国家科学技术学术著作出版基金资助出版

机制毒理学

庄志雄　何　云　主编

科学出版社

北　京

内 容 简 介

本书为我国首部机制毒理学专著,内容涵盖了机制毒理学的基本概念、研究方法和模型,毒物对机体主要器官系统的毒作用及其细胞、亚细胞和分子机制。既保留了经典毒理学知识精华,又突出了近年来机制毒理学的新型理论体系,并对机制毒理学研究领域的很多具有争议性的热点进行了探讨。本书力求较全面地反映我国机制毒理学的研究成果,同时又注意与国际接轨,是一部具有科学性、系统性、前沿性和创新性的学术著作。

本书可作为从事毒理学教学、科研和安全性评价机构人员,高等院校研究生和本科生的参考书,也可供从事医药产业、环境保护、食品安全、畜牧兽医、化学化工人员在实际工作中参考。

图书在版编目(CIP)数据

机制毒理学/庄志雄,何云主编. —北京:科学出版社,2021.3
ISBN 978-7-03-066806-6

Ⅰ. ①机… Ⅱ. ①庄… ②何… Ⅲ. ①毒理学 Ⅳ. R99

中国版本图书馆 CIP 数据核字(2020)第 220958 号

责任编辑:罗 静 岳漫宇 田明霞 / 责任校对:郑金红
责任印制:吴兆东 / 封面设计:何乐玮

科 学 出 版 社 出版
北京东黄城根北街 16 号
邮政编码:100717
http://www.sciencep.com
北京虎彩文化传播有限公司 印刷
科学出版社发行 各地新华书店经销
*

2021 年 3 月第 一 版 开本:787×1092 1/16
2022 年 7 月第三次印刷 印张:45 3/4
字数:1 085 000
定价:398.00 元
(如有印装质量问题,我社负责调换)

《机制毒理学》编委会名单

主 编 简 介

庄志雄，教授，博士生导师。曾任中山医科大学公共卫生学院院长、深圳市疾病预防控制中心主任。1970 年毕业于中山医科大学医疗系，1982 年在中山医科大学获硕士学位，1988 年在北京医科大学获博士学位，1991—1993 年在美国纽约大学环境医学研究所从事博士后研究。

历任中国毒理学会理事长、中国毒理学会生化与分子毒理专业委员会主任委员、国务院学位委员会学科评议组成员、国家职业卫生标准委员会副主任委员、中华预防医学会劳动卫生与职业病学分会副主任委员、中华预防医学会卫生毒理分会副主任委员、中国高等医学教育学会预防医学教育研究会副理事长、广东省预防医学会卫生毒理分会主任委员、广东省热带医学学会副理事长、深圳市预防医学会会长，以及《卫生毒理学杂志》副主编、《中国公共卫生》副主编、《中国公共卫生管理》副主编、《中国性病艾滋病》副主编、《中国药理学与毒理学杂志》编委、《中华劳动卫生职业病杂志》编委、《中华预防医学杂志》资深编委、《中华疾病控制杂志》资深编委、《卫生研究》编委、《环境与职业医学》编委。主持和参加国家重点基础研究发展计划项目（973 计划项目）、国家自然科学基金项目、卫生部（现为国家卫生健康委员会）科研基金项目、广东省科研基金项目二十余项，主编和参编教材与专著 10 余部，发表科技论文 300 余篇。获国家教委科技奖、卫生部科技奖、中华医学科技奖和广东省科学技术进步奖等 18 项。1993年获国务院政府特殊津贴；1996 年被评为广东省"五个一科教兴医工程"学术带头人；2003 年获全国五一劳动奖章、全国抗击非典先进个人称号、广东省抗击非典一等功和深圳市抗击非典突出贡献个人称号；2005 年获深圳市十佳医务工作者；2007 年获全国预防医学优秀科技工作者；2011 年获深圳市优秀医学专家称号；2013 年获中华预防医学会公共卫生与预防医学发展贡献奖、中国毒理学会发展贡献奖。

何云，教授，博士生导师。1990 年毕业于上海医科大学预防医学专业，1996 年进入中山医科大学攻读劳动卫生与职业病学硕士学位，1998 年提前攻博，2001 年在中山医科大学获得卫生毒理学专业医学博士学位。2004 年底至 2012 年在美国耶鲁大学从事心血管生物学与治疗研究。2012 年作为中山大学"百人计划"引进人才回到中山大学（已与中山医科大学合并）。现任中国环境诱变剂学会理事、中国毒理学会遗传毒理学专业委员会副主任委员、广东省毒理学会常务理事、广东省环境诱变剂学会理事、国家医学考试中心专家委员会专家、《中华预防医学杂志》编委、《癌变·畸变·突变》编委、《环境与职业医学》编委、《中国职业医学》编委、《华南预防医学》编委、《环境科学学报》编委，以及 *Environmental Toxicology and Pharmacology*、*Cancer Communication*、*Toxicological Sciences* 审稿人。先后主持了多项国家自然科学基金项目、广东省自然科学基金项目，在 *Science Signaling*、*Journal of Clinical Investigation*、*Cancer Research*、*Toxicology Letters*、《中华预防医学杂志》等国内外重要期刊发表论文 90 余篇；参编《毒理学辞典》、《靶器官毒理学》、《毒理学基础》（第 2 版）（双语教材）、《现代毒理学》和《分子毒理学》等著作。主要研究方向为心血管毒理学、遗传毒理学、职业卫生与职业病学、环境与健康，主要研究兴趣为环境化学污染物与心血管疾病易感基因、表观遗传及生命历程的交互作用、环境化学污染物对慢病的影响及其机制。

前　言

　　机制毒理学（mechanistic toxicology）是研究外源化学物导致机体损害的细胞和分子机制的学科。作为一门基础学科，它与描述毒理学、管理毒理学共同构成现代毒理学的三大支柱。机制毒理学的核心问题是毒物与机体的交互作用，既包括外源化学物（或其代谢产物）对机体的作用，也包括机体对外源化学物侵入的应答。一方面，机体通过一系列毒物代谢动力学过程（吸收、分布、代谢、蓄积、排泄）而影响外源化学物的去向和结局，并在不同水平上启动应答防御和修复机制，以保护机体内环境的稳定。另一方面，外源化学物（或其代谢产物）通过一系列毒物效应动力学过程，与生物靶标如生物大分子（蛋白质、核酸）的共价结合、与特异性细胞受体的结合、诱发特异性抗原抗体反应或细胞免疫反应、对细胞信号传递的干扰、对细胞能量代谢的影响等，最终导致细胞结构和功能的损伤。机制毒理学在阐明毒作用的本质与规律、解释描述性毒性资料、筛查生物标志、开发靶向药物、评估有害物质的风险，以及制定有效的中毒预防和控制策略等应用领域具有重要的实践与理论意义。同时，现代毒理学已经从单纯研究外源化学物对机体的损害作用扩展为一门工具学科。对外源化学物毒作用机制的深入研究，有利于人们对机体基本生理和生化过程及人类某些重要疾病病理过程的进一步认识。因此，机制毒理学已成为毒理学乃至生物医学最为活跃的领域之一。

　　机制毒理学作为一门独立的学科始于何时已无法准确追溯，早期人类的祖先为了生存和繁衍，在与外界各种有毒物质作斗争的过程中，通过反复尝试、体验，靠经验和直觉不断地发现毒物、认识毒物，并利用毒物为人类服务。直到 16 世纪，欧洲进入资本主义时代，科学技术和生产力得到了突飞猛进的发展，科学工作者通过长期的实践，认识到不能单纯凭经验和直观来认识事物，而要通过科学实验观察、分析对比和逻辑推理的方法来探索毒物作用的机制，认识中毒的规律和本质，实现从经验毒理学向实验毒理学和机制毒理学的飞跃。瑞士科学家帕拉塞尔苏斯（Paracelsus，1493—1541）最先奠定了实验毒理学的基础，他鼓励使用动物来研究毒物，提出人体本质上是一个化学系统的学说。他指出：“所有物质都是毒物，没有绝对的非毒物，剂量决定一种物质是不是毒物”，确立了剂量-反应关系这一重要的毒理学基本原理，被认为是毒理学发展史上的重要里程碑，为近代毒理学的起源奠定了基础。此后，许多毒理学家就毒物代谢、化学致癌、细胞死亡、基因突变等问题开展了长期的研究，为机制毒理学的发展作出了重要贡献。20 世纪中叶，DNA 双螺旋结构的发现揭开了生命的奥秘，遗传密码的破译、遗传信息传递中心法则的确立、重组 DNA 技术的建立等，推动着分子生物学的概念和技术全面渗透到生命科学的各个领域，同时也渗透到了现代毒理学中。21 世纪以来，生命科学和化学飞速发展，特别是人类基因组计划的完成，以及环境基因组计划、表观基因组研究的开展，赋予了毒理学新的生命力，使机制毒理学发生了革命性的变化，研究人员提出了许多新理论、新概念。国际毒理学界对毒理学研究热点问题展开了激烈的争论，这些问题的解决与阐明，大大加速了毒理学理论体系的更新，促进了毒理学和环境医学的发展。

由此可见，机制毒理学是伴随着毒理学学科的深入发展、适应人类对毒作用规律和本质认识的需求而形成和发展的。因此，许多机制毒理学的知识，都融合和渗透在一些重要的毒理学专著，特别是细胞、生化与分子毒理学等一些国际权威专著中，如 Klaassen 主编的 *Casarett & Doull's Toxicology: The Basic Science of Poisons*（1—8 版）、McQueen 等主编的 *Comprehensive Toxicology*（1—3 版）、Hayes 主编的 *Principle and Method of Toxicology*（1—6 版）、Hodgson 等主编的 *A Textbook of Modern Toxicology*（1—3 版）、Ballantyne 等主编的 *General and Applied Toxicology*（1、2 版）、Smart 和 Hodgson 主编的 *Molecular and Biochemical Toxicology*（4、5 版）、Stanley 主编的 *Molecular and Cellular Toxicology*，以及 Costa 和 Eaton 主编的 *Gene-Environment Interaction: Fundamentals of Ecogenetics* 等著作均有毒性机制相关的专门章节。但作为独立的机制毒理学专著，是从21 世纪初才开始出现的。2003 年，瑞士巴塞尔大学临床药理研究所的 Boelsterli 教授主编的 *Mechanistic Toxicology: The Molecular Basis of How Chemicals Disrupt Biological Targets* 出版，该书比较全面地阐述了毒作用的主要生化与分子基础，内容新颖，给读者耳目一新的感觉，有不少亮点和特点，如该书对基本原理的阐述简明扼要，图文并茂，观点鲜明，提供了实际案例，每个章节后均有一个提纲挈领的小结，并附以推荐读者进一步阅读的文献。但由于篇幅和出版时间所限，该书亦存在一些局限性，如无法全面顾及内容编排的系统性和基本理论的完整性；对近年来一些新的毒理学内容，如毒物机体交互作用理论、毒理宏基因组学在机制毒理学中的应用、细胞和动物模型在机制毒理学中的应用、表观遗传学机制等极少或完全未涉及。而且，囿于作者的研究领域（临床药物毒理），实际案例均以少数药物为主，所涉及毒物种类偏少，难免以偏概全；该书曾于 2008 年再版，但整体结构和内容变化不大。

遗憾的是，我国迄今尚无独立的、适合我国实际的大型机制毒理学专著。因此，出版一部有我国特色的机制毒理学专著是十分必要和及时的。鉴于此，作者基于 40 余年从事毒理学教学、科研和实际工作的体会，参考近年国内外专著及文献资料，结合所在研究团队近 20 年来在国家自然科学基金、973 计划项目、卫生部和广东省科学基金资助下获得的研究成果，与中山大学公共卫生学院何云教授，共同组织了中山大学公共卫生学院和深圳市疾病预防控制中心等单位从事毒理学教学和研究工作的教授、专家、研究生共同编写本书。本书共分 23 章，第一章为绪论，简要描述机制毒理学的基本概念、学科形成与发展趋势；第二章至第四章阐述机制毒理学研究的实验模型和方法；第五章至第十八章为毒性损害的分子、细胞和亚细胞机制；第十九章至第二十三章为机体主要系统毒性损害相关疾病的机制。本书力求内容丰富，资料翔实，概念准确，能较全面地反映我国机制毒理学的研究成果，同时又注意与国际接轨。在编写内容方面注重知识的系统性、科学性和前沿性，既保留传统的毒理学理论的精华，又突出近年来机制毒理学领域出现的热点和新的理论体系，如环境机体交互作用理论、毒物低剂量兴奋效应、环境基因组学、毒理基因组学、表观基因组学、系统毒理学理论等，希望能对我国毒理学的学科发展和促进国际学术交流起到积极的作用。本书既可作为从事毒理学教学、科研和安全性评价的人员，高等院校研究生和本科生的参考书，又可供医药产业、环境保护、食品安全、畜牧兽医和化学化工专业的人员参考。

　　本书的编写获得 2015 年度国家科学技术学术著作出版基金、国家重点基础研究发展计划项目（2002CB512903）、国家自然科学基金（30630055、30571592、30671746、30571557、30700673）的资助，以及科学出版社和各作者所在单位的大力支持，陈君石院士、倪嘉瓒院士、郑玉新教授对本书的出版给予热情的鼓励和指导，在此一并表示衷心的感谢！由于编者水平所限，加之参加编写人员较多，写作风格各异，难免存在疏漏和缺陷，欢迎广大读者和同仁批评指正！

庄志雄

2019 年 6 月 18 日

目　录

第一章 绪 论

第一节 概 述

一、机制毒理学的基本概念

机制毒理学（mechanistic toxicology）研究外源化学物对生物系统产生损害作用的细胞、生化和分子机制，即外源化学物引起生物系统毒效应的过程，包括毒物如何跨越生理屏障进入机体、如何与靶分子交互作用而产生损害，以及机体如何应对这种损害等，探求毒物损害的生化、生理和结构基础。机制研究结果在应用毒理学的许多领域具有重要的实践和理论意义。这些信息为解释描述性毒性资料、评估某化学物引起有害效应的概率、确定预防和拮抗毒效应的方法、设计危害程度较小的药物和工业化学物，以及开发对靶生物具有良好选择毒性的杀虫剂等提供了合理基础（Eaton and Gilbert，2013；Betharia and Farris，2014）。现代毒理学已经从单纯研究外源化学物对机体的损害作用扩展为一门工具学科，对外源化学物毒作用机制的深入研究，有利于人们对机体基本生理和生化过程及人类某些重要疾病病理过程的进一步认识。机制毒理学已成为毒理学乃至生物医学最为活跃的领域之一。近年来，国际毒理学界对当前毒理学研究热点问题展开了激烈的争论。这些问题的解决与阐明，将大大加速毒理学理论体系的更新，促进毒理学和环境医学的发展（Boelsteri，2007；Gregus，2013）。

二、毒物-机体交互作用的基本模式

交互作用是现代机制毒理学的核心问题，存在着三个不同层次的交互作用。

（一）化学物（毒物）之间的交互作用

化学物之间的交互作用，即联合作用，这类相互作用是通过对应化学物之间的替代、竞争、拮抗和协同作用而影响其他化学物的毒代动力学和毒效动力学来实现的。

（二）化学物与机体的交互作用

传统毒理学（研究毒物对机体损伤作用及其机制的科学）主要研究毒物的损伤效应，即毒物对机体的作用。近年来，毒物与机体、环境与基因的交互作用成为毒理学研究的主流，表现在各个不同水平的损伤效应，如分子水平的基因和蛋白质结构与功能的损伤、细胞结构的损伤和功能的紊乱，乃至器官功能的紊乱。而机体对抗化学物表现为机体的防御功能，如对化学物的代谢解毒、DNA和细胞损伤的修复、细胞周期的核查及机体免疫调节。

（三）化学物引发的各种分子事件间的交互作用

化学物引发的各种分子事件间的交互作用包括蛋白质-蛋白质、蛋白质-核酸、蛋白质-代谢物的交互作用和这些交互作用形成的分子机制、**通路（pathway）**和**网络（network）**。由于交互作用的通路和网络涉及细胞、组织和器官等不同层次，因此也包括细胞-细胞、组织-组织和器官-器官的交互作用。由此形成了一种新的组学技术——**相互作用物组学（interactomics）**。必须指出，机体暴露于化学物产生的反应是多种不同生物学通路的总和，这些效应可发生于转录组水平、蛋白质组水平和代谢组水平（De Las Rivas，2018）。化学物所激活的生物学通路可以分为三类：带来一些期望效应的有益通路（如营养物和药物的功效）、对机体既无正面效应又无负面效应的中性通路和引起一些不期望效应的有害通路（庄志雄，2008；曹佳等，2011）。

为了将毒性机制研究与危险度评定有机地结合起来，许多研究机构采用系统方法和基于通路与作用模式的方法来描述相关毒物对人体产生损害作用的过程。2001年，国际化学品安全方案（TOCS）用**作用模式（mode of action，MOA）**框架来确定动物数据与人类的相关性。MOA是指从化学物与生物分子交互作用开始的、证据权重支持的、可能导致毒性有关终点的一组事件或过程（Barile，2013；Eaton and Gallagher，2010）。2007年，美国国家研究委员会（National Research Council，NRC）在一份毒理学领域具有里程碑意义的《21世纪毒性测试：愿景与策略》报告中，提出了**毒性通路（toxicity pathway）**的概念。毒性通路是指细胞对毒物的反应通路，当其紊乱到一定程度时会导致机体的损害，一般包括从细胞膜受体结合到基因表达的一系列分子事件，甚至包括细胞层面的反应，如细胞增殖或凋亡。2010年，Ankley提出了"**有害结局通路（adverse outcome pathway，AOP）**"这样一个概念工作框架，用于描述已有的、关于一个直接的**分子起始事件（molecular initiating event，MIE）**（如外源化学物与特定生物大分子的相互作用）与在生物不同组织结构层次（如细胞、器官、机体、群体）出现的、与危险度评定相关的"有害结局"之间的相互联系。毒性通路、MOA和AOP有内在的一致性，都强调毒作用机制的研究，但在理念上又有所不同。AOP是从MIE到产生有害结局的相关生物反应的一系列有序发展过程（庄志雄等，2018）。如图1-1所示，AOP在毒性通路和作用模式基础上进一步扩展，更突出了暴露至群体中发生有害效应的关键环节的分析，是在个体或群体的水平上关于分子起始事件和有害结局之间联系的框架。因此，AOP是跨越多个层次的生物组织，它可以描述一个以非特异性相互作用为起始的路径，也可以描述特异性配体-受体相互作用导致的损害作用。AOP为有机地整合已有知识提供了一个有用的框架，从而可以确定关键的不确定性及要优先研究的内容，丰富了管理毒理学中的预测手段。为评定人群和生态危险，经济合作与发展组织（OECD）于2013年制定了AOP的指南，将其作为毒理学测试分析的新策略。AOP的概念有别于"毒性通路"，毒性通路关注的是分子起始事件，是细胞水平可测量的关键机制终点，而不是效应本身（Vinken，2013）。AOP代表的是各种分子起始事件导致与危险度评定相关的"有害结局"的相互联系，它既包含了毒性通路的内容，又延伸了毒性通路的范围。AOP概念的形成也是由于"作用机制"和"作用模式"使用领域所出现的不确定性，作用机制常常描述的是由分子起始事件导致有害结局过程中生物学反应的某一个环节，而作用模式通常关注的是分子起始事件或有害结局，很少关注作用机制。AOP 关注的是从分子起始事件到与危险度评定相关的有害结局，它包含了作用机制与作用模式的功能。因此，要全面解读毒效应的启动和发展过程，除了研究这些通路各自自上而下的**级联**（**cascade**）过程、关键事件及限速步骤，还要研究它们之间是如何发生**交互作用**（**crosstalk**）的，特别是这些过程与最终的有害结局的因果关系。

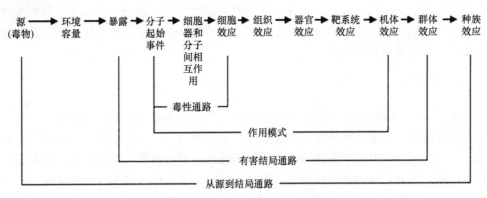

图 1-1　毒性通路、作用模式、有害结局通路、从源到结局通路概念的理论范围

第二节　机制毒理学的研究内容

为了阐明毒作用的本质，多年来，国内外学者分别从器官、组织、细胞及分子水平研究了中毒作用机制。多数毒物发挥其对机体的毒作用至少经历四个过程：经各种暴露途径吸收进入机体血循环；通过多种屏障转运至一个或多个靶部位；进入靶部位的毒物或其活性代谢物（终毒物）、自由基与内源靶分子发生交互作用，引起机体分子、细胞和组织器官水平结构与功能的紊乱；机体启动不同水平的修复机制应对毒物对机体的作用，当机体修复功能低下或毒物引起的结构和功能紊乱超过机体的修复能力时，机体即出现组织坏死、纤维化和癌症等毒性损害（庄志雄等，2018）。

一、毒物与靶分子的交互作用

毒性是由终毒物与靶分子反应所介导的一系列继发生化事件。实际上所有内源分子都是毒物的潜在靶分子，但毒理学较关注的靶分子为生物大分子（如核酸、蛋白质和膜脂）。

（一）毒物与靶分子共价结合

终毒物大多为亲电代谢物，易与亲核物（各种大分子，如 DNA、RNA、蛋白质、多糖等）发生不可逆的共价结合，形成加合物，产生多种效应。共价结合引起的核酸分子损伤有碱基置换、碱基丢失、核酸链断裂、核酸交联。DNA 分子损伤可致细胞死亡、发生基因突变和癌变。蛋白质中的氨基酸残基的共价效应是多方面的，可能包括酶（例如，蛋白磷酸酶）、膜转运蛋白或结构蛋白（例如，神经丝）的失活，肽的半抗原化，以及诱导参与应激反应基因调节的信号通路，产生毒效应，引起细胞损伤和死亡。在某些个体，与终毒物共价结合的蛋白质作为新抗原，激发免疫应答。

（二）毒物与靶分子非共价结合

某些终毒物与膜受体、细胞内受体、离子通道和某些酶等靶分子非共价结合。这些化学物原子的空间排列使其与内源性分子的互补部位结合，模拟或影响了内源性配体、离子或底物与相应的靶分子结合，因而表现出毒效应。但由于非共价结合的键能相对较低，非共价结合通常是可逆的。

（三）自由基反应

自由基（free radical）是独立游离存在的、带有不成对电子的分子、原子或离子，主要由化合物的共价键发生均裂而产生。自由基的特点是：具有顺磁性、化学性质十分活泼、反应性极高，因而半衰期极短。自由基能迅速引起内源化学物去氢，生成新的内源性自由基。例如，自由基使巯基化合物（R—SH）去氢形成硫基自由基（R—S·），这种自由基是次磺酸（R—SOH）和二硫化物（R—S—S—R）等其他巯基氧化产物的前身。自由基能使游离氨基酸或氨基酸残基的—NH₂基团去氢，转变为羰基化合体，并进一步与胺类化合物反应，形成 DNA 或蛋白质交联。自由基使脱氧核糖去氢并产生 C-4′自由基是引起 DNA 链断裂的第一步，而脂肪酸去氢并产生脂质自由基最终启动生物膜质过氧化，使机体处于**氧化应激**（oxidative stress）状态，进而造成机体的损害。

二、毒物引起细胞功能障碍的机制

毒物与靶分子反应进一步导致细胞功能损害，机体的每个细胞都执行着特定的程序，某些程序决定细胞增殖、分化或凋亡，而另一些程序则控制着已分化细胞的活动，包括细胞分泌、收缩或舒张、转运和代谢。为调节这些细胞程序，细胞具有能被外部信号分子激活或灭活的信号网络。为执行这些程序，细胞装备有合成、代谢、动力、转运和产生能量的体系及结构元件，这些元件组装成大分子复合物、细胞膜和细胞器，以维持其自身的完整性和支持其他细胞的功能。毒物所引起的细胞功能障碍主要取决于受影响靶分子在细胞中的功能。如果受影响的靶分子参与细胞信号通路的调节过程，那么基因表达的调节障碍和/或细胞活动调节障碍就会首先发生；如果受影响的靶分子主要参与维持细胞自身的功能，则细胞的存活可能受到威胁；如果毒物与维持细胞外稳态的靶分子反应，则其他细胞和整个器官系统的功能可能受影响（Gregus，2013）。

三、决定靶器官毒性的机制

靶器官的结构与功能特点不同，其对毒物的毒效应不同。近年来，对某些化学物的器官选择毒性机制的研究取得了重要进展。导致这种亲器官效应的生物学基础通常包括**毒物代谢动力学**（toxicokinetics）和**毒物效应动力学**（toxicodynamics）机制。毒物代谢动力学描述机体内某种化合物的浓度随时间的改变。这种改变主要由该化合物被吸收进入机体或某一特定组织，该化合物在机体内的分布、代谢等因素决定，这些因素又有各自的动力学行为。另外，化合物的排泄也影响该化合物在机体或组织中的浓度。例如，某种特定化合物在特定组织和细胞类型的摄取与蓄积能导致毒性的出现，但这种毒性在大多数其他组织和细胞不发生。当一种潜在的毒性代谢物从细胞正常排出受到抑制时也可引起毒性。毒物效应动力学描述化合物与生物靶点的动态交互作用及其所产生的下游生物学效应。例如，外源化学物与细胞大分子的共价交互作用或与细胞受体的交互作用和活化。这种交互作用通常十分复杂且不同作用之间存在着密切联系，形成毒物效应动力学级联或网络。

第三节 机制毒理学研究的基本模式与思路

生物医学研究流程是一系列连续的过程，包括问题的提出、最初概念和主题的确立、假设的形成、检验求证、得出结论和解释结论、交流与应用等多个步骤。机制毒理学的研究过程也是如此。现代机制毒理学研究摆脱了传统的描述毒理学研究的思路，强调逻辑性、推理性和创新性，避免低水平、重复性研究。在机制研究过程中，首先应提出假说，并对假说进行严格论证。对涉及的基因的功能进行逐一的正面分析和反面验证。这就要求科学家不仅要揭示某一生物过程所涉及基因的种类和数量，更要揭示基因间的因果（上下游）关系，以及这些基因是何时、何处（如在细胞器和细胞外基质中的定位）及如何发生作用的（磷酸化、糖基化、分子间的结合及结合位点等）。现代机制研究强调多学科交叉。生命现象具有复杂性，同一基因在不同细胞中可能具有不同的功能，而同一生物现象又可能涉及不同的、替代的通路，在细胞和整体水平进行探讨是机制研究的新动向。信号转导是机制研究活跃的领域，这是由于解读基因的功能，首先要破解基因是在哪些信号的"操纵"下，如何程序性地依次被启动，进行转录、翻译，并特异地与蛋白质、细胞结合，最终精确地完成预定的生物过程的。正是信号转导在生物过程中的时序性，决定了信号转导研究在功能基因组学研究中占有重要的位置（庄志雄等，2018）。

一、观察和提出问题

观察是科学探究的基石。通过观察可以发现自然界和社会中存在的各种事物与现象，从而提出问题，根据社会需求，确立探究的主题。毒理学是一门应用范围广泛、针对社会需求较能解决现实问题的应用科学。近几年来，我国毒理学工作者对国内经济发展过程中环境、食品、药品、职业和新材料等的安全性，和人民健康密切相关的社会需求及存在的问题积极开展了相关的针对性研究。例如，对大气颗粒物（PM2.5）、内分泌干扰物、纳米毒理学进行了关注，提出了各种毒性危害的科学应对之策，及时修订或完善了相应的管理法规或标准，为各级政府应急办和相关部门提供了参考。

二、搜集科学文献资料

文献资料蕴涵的科技信息是科学研究的基础，一项科研活动往往从研究现有的文献资料开始。因此，善于检索文献信息是进行科学研究必备的要素。科学研究的高速发展，研究规模的迅速扩大，研究成果的大量涌现，导致了文献数量的急剧增加。此外，科学研究日益专门化，专门学科不断出现，学科之间相互渗透、相互交叉的现象日趋强烈，致使各学科的文献越来越分散。因此，能精准检索待研究问题的相关科学资料，是科研人员的基本功之一。科学研究过程大体上经历了三个阶段：确定课题阶段、科学实验阶段和成果总结阶段。在确定课题阶段，必须查阅大量的文献资料，了解课题的历史与现状、前景与动向，把握前人做了什么、别人正在做什么、存在什么问题、有什么经验和教训，在充分调查的基础上，借鉴成功的经验、失败的教训和研究的方法，才能作出是重复别人还是另有创新的结论，制订出具体的科研计划。在科学实验阶段，难免会遇到一些问题和困难，这就需要借鉴前人的经验，获得解疑排难的启示。在成果总结阶段，要阐明研究成果的继承性和创造性，也必须广泛搜集有关论述，把他人的和自己的研究成果进行科学比较，作出客观评价，以充分证明其准确性。可见，科学研究自始至终都需要借鉴、交流、积累和继承，都离不开对信息的利用。所以，在科学研究过程中，做好文献检索不仅能够促进信息资源的迅速开发和利用，而且能够帮助科研人员继承和借鉴前人的成果，避免重复研究，少走弯路。

三、形成科学假设

研究假设是研究者根据事实、已有的知识经验和科学理论对所研究的问题的规律或原因作出的一种推测性论断和假定性解释，是在进行研究之前预先设想的、暂定的理论。简单地说，即研究问题的暂时的可能性答案。假设可能有一种，也可能有多种，但不论有多少，都必须具有合理性，才能制订出解决问题的可行性方案。由于一个假设只是对问题的一种观点和看法，因此在实际探究中，不能将自己限制在一种假设之中，而要尽可能地提出多种假设，以避免那些有可能局限于某种观点的偏见，从而保证研究的开放性，以获得客观、真实的研究结果。在毒理学中，应用以假设为基础的研究曾发现了多种可以解释广泛化学物毒效应的一般机制。受体介导机制、细胞膜介导的效应、细胞能量改变、细胞钙稳态失调、与关键细胞大分子结合、细胞信号异常、氧化应激、免疫异常、遗传和表观遗传机制等，都是通过应用体外和体内模型系统进行确认的，通过这些模型可以观察到毒性或细胞功能改变引起的相关功能改变的终点。大多数毒性物质可以干扰细胞和分子稳态，进而产生包括改变基础细胞活动在内的一系列影响，这些基础细胞活动是特定靶器官的功能基础，其改变有助于阐明靶器官毒性。此外，其他毒物引发的效应还包括细胞修复机制的改变、细胞增殖的改变和一般的细胞毒性。毒性物质对生命体系的影响是其与多种细胞和生物分子相互作用的结果。虽然人们尝试从单因素角度来阐述毒性机制，但实际上毒性的产生是多种生物化学、细胞或分子通路同时或先后发生异常的后果。谨慎选择适用于假设的模型系统可以阐明这些机制及其在细胞功能异常和损伤中的作用。

四、检验求证

检验是对观察和假设的一种验证。通过检验，假设就可能被证实或支持，也可能被否定或推翻。检验使人们能够探查自然界中那些隐藏在自然现象和事物背后的奥秘，揭示自然的本质。假设驱动的研究（hypothesis-driven research）是应用体内或体外模型系统，通过一个或一系列实验来证明或反驳一个预先设定的机制。随着计算毒理学、生物信息学、系统生物学、毒理基因组学、表观遗传学等理论和技术的飞速发展，应用模型系统开展毒性检测及对相关毒性机制进行探讨也取得了显著的进展。目前，虽然已经有很多不同类型的模型系统用于预测毒性机制，但是仍然主要依赖于整体动物模型。应用整体动物模型进行毒性检测是一个时间和资源消耗都很大的过程，并且不能提供众多未经测试的化学物的毒性信息，也不能反映化学物对不同生命阶段机体的健康效应。2007 年，美国 NRC 设想未来可以用可预测的、高通量的体外方法来鉴定和评估化学物的毒性通路以替代整体动物研究。如果可能的话，应用人源性的细胞、细胞系或细胞成分可以避免种属差异。为了确保正确的毒性评价，还可以应用体内或体外模型进行靶向检测，以补充毒性通路检测。接着进行剂量-反应模型和外推模型研究。以人群研究为基础的人体暴露数据对新的毒性测试方法十分重要。

为了证明作用模式这一假说确实成立，人们通常需要罗列出导致中毒或疾病发生的各个事件环节，同时找到可检测的关键事件，通常承担这一角色的就是生物标志。生物标志是一种可以反映机体发生改变的分子或细胞水平的内在指标，一个可靠的生物标志可以成为联系人们所接触的环境与人体健康之间的特异性因素，仔细分析这些信息，判断这些罗列出的关键事件是否确实与疾病的发生存在因果关系。通常，关键事件包括代谢、受体-配体改变、基因表达改变、细胞生长速率和器官重量增加、激素分泌失调和其他生理功能紊乱、异常增生现象及细胞过度增殖等。经过验证的生物标志才能应用于预防医学和临床实践，发挥其在健康危险预警中的作用。

五、用系统生物学方法建立预测模型

如何对以上研究所获得的庞大数据进行整合分析并用于化学物的检测、分析和评价成为一个亟待解决的问题。研究者将系统生物学研究方法和策略引入毒理学中来，发展形成了一个新兴学科——系统毒理学，即通过检测化学物暴露（不同浓度、不同暴露时间）后细胞内所发生的分子事件改变，结合现有毒理学资料，并应用生物信息学和计算机技术，系统检测和评估外源化学物与机体的相互作用。目前，系统毒理学的主要技术基础是各类组学技术，用于毒理学中关键分子事件或终点效应的检测，并通过统计学模型和计算机技术将其进行关联，用于构建和描述毒性通路，有助于化学物的毒性评价和风险评估。按照系统生物学的研究思路及方法，利用信息科学提供的数据挖掘工具，可以整合有效的生物信息，以构成数学模型建立的数据基础。在此基础上，通过数学思想构建合理的数学模型，并使用数学语言加以描述和求解。可见，建模在系统生物学中起到了对生物信息的实质性整合作用：各层次的生物信息通过模型的数学描述，建立起定量或定性的关系。

六、形成和解释结论

在对假设进行验证的基础上，加以概括、归纳，形成对某一现象或问题的科学认识。在此过程中，不仅要搜集证据，而且要将观察与实验结果与自己已有的知识经验联系起来，借助于分析、推理，提出现象或结果产生的原因，并在实验证据和逻辑论证的基础上建立各种变量间的联系，从而形成以已有知识和当前观察与实验结果为基础的新的理解。解释必须同自然观察或实验结果所获得的证据一致，遵循证据规则。同时，解释还须接受公开的批评和质疑，并要求运用各种科学的认知方法和过程，如分类、分析、推论、预测、批判性推理和逻辑推理等。循证毒理学是应用数理统计的方法对高质量研究方法和化学物研究的数据进行评估，从而评价化学物的危害，并为化学品管理法规提供建议和为化学物暴露人群提供预防咨询的一门学科。近年来，循证毒理学主要有 4 个发展领域，即方法评价、特定化学物不同研究的定量综合分析、健康效应的原因研究和循证医学关联的临床毒理学研究。循证毒理学的基本方法是参考循证医学建立的，包括评分体系、Meta 分析和国际互联网门户建立等。目前，Schneider 等（2009）已经在体内实验和体外实验研究中分别初步建立了一组评分标准并进行了两轮评估，尽管结果存在可变性，但是为未来评分体系的研究提供了一个正确的方向。与循证医学不同的是，在毒理学研究中，不同的研究中心或机构选用的检测方法和研究设计不完全一致，这给研究结果的比较带来了巨大的不便，而且在毒理学研究中几乎不发表常规毒理检测的结果，尤其是阴性检测结果，使得数据获取极其困难，不利于 Meta 分析的应用。在循证医学发展中，多中心国际的合作为其提供了极为重要的条件，使得较高质量和相关性的数据的获取与验证成为可能，国际 Cochrane 协作网为循证医学的建立发展提供了坚实的基础。循证毒理学想要真正地实现快速的发展，就要建立毒理学自己的数据登记、发表、集中和交流的国际的协作端口。Kinsner 等（2009）牵头建立了第一个国际范围内的交流合作平台，用于联合组织循证毒理学活动，建立系统回顾数据图书馆系统。

七、毒理学信息的交流、沟通、分析和应用

在形成关于某一现象或问题的结论、解释后，还需要与他人进行广泛交流，包括在学术界的交流和与公众的交流。学术交流方式有多种，包括发表论文、参加学术会议。要准确地向其他人阐明自己所探究的问题和方法、探究过程及结果，并倾听他人对证据和解释的看法与态度。通过交流，可以获得各种可能的解释，有助于实验证据、已有的科学知识和他人所提出的解释这三者之间更紧密地联系起来，最终解决彼此观点中的矛盾，巩固以实验、事实为基础的论证，促进科学结论的获得。最后，还需要将所获得的结论应用到其他情境中，经得起他人的重复考证，以进一步验证结论。

第四节 机制毒理学的发展历史和趋势

一、机制毒理学的发展历史

机制毒理学作为一门独立的学科始于何时已无法准确追溯。早期人类的祖先为了生存和繁衍，在与外界各种有毒物质做斗争的过程中，通过反复尝试、体验，靠经验和直觉不断地发现毒物、认识毒物，并利用毒物为人类服务。直到 16 世纪，欧洲进入资本主义时代，科学技术和生产力得到了突飞猛进的发展，科学工作者通过长期的实践，认识到不能单纯凭经验和直观来认识事物，而要通过科学实验观察、分析对比和逻辑推理的方法来探索毒物作用的机制、认识中毒的规律和本质，实现从经验毒理学向实验毒理学和机制毒理学的飞跃（Gallo，2013）。瑞士科学家帕拉塞尔苏斯（Paracelsus，1493—1541）最先奠定实验毒理学的基础。他鼓励使用动物来研究毒物，提出了人体本质上是一个化学系统的学说。他指出："所有物质都是毒物，没有绝对的非毒物，剂量决定一种物质是不是毒物"，确立了剂量-反应关系这一重要的毒理学基本原理，被认为是毒理学发展史上的重要里程碑，为近代毒理学的起源奠定了基础。此后，法国医生格雷万（Grevin，1538—1570）进一步发展了化学生物学相互作用的概念，被誉为现代生物毒理学之父。18 世纪意大利内科医生、生理学家、佛罗伦萨自然历史博物馆馆长丰塔纳（Fontana，1720—1805）进一步发展了帕拉塞尔苏斯的一些概念，提出靶器官毒性概念，即中毒症状是毒物作用于特殊器官的结果。他也是研究蛇毒的第一位科学家。1775年，英国著名医生波特（Pott，1714—1788）研究了烟囱清扫工接触煤烟与阴囊癌的因果关系，揭示了多环芳烃致癌作用的事实，为化学致癌（多环芳烃致癌）作用的首例报道，并注意到儿童对化学物的易感性增高的现象。毒理学真正成为一门学科应归功于巴黎大学教授、西班牙人奥尔菲拉（Orfila，1781—1853），他认为毒理学应该成为一门独立的学科。于是 1815 年他着手编写了以毒药为主题的第一本毒理学专著——《毒理学概论》，该书将毒药分门别类，详细描述了人服用后的反应、症状及鉴定分析方法。该书的问世标志着现代毒理学的诞生，现代毒理学逐渐发展为一门应用广泛的学科。奥尔菲拉被誉为"现代毒理学之父"、现代毒代（药代）和毒效（药效）动力学的先驱。19世纪两位最著名的法国医生和实验生理学家马让迪（Magendie，1783—1855）和他的学生伯纳德（Bernard，1813—1878）的经典研究对机制毒理学的确立起到了重要的作用。马让迪证实了脊神经的功能，将士的宁、碘和溴化物引入药用，他发现了依米丁和士的宁的作用机制及穿膜运动的动力学。马让迪也是第一个观察和描述过敏性休克的科学家。伯纳德不仅研究了箭毒对神经肌肉传导作用的本质，还对一氧化碳（CO）中毒机制进行了研究，CO 和血红蛋白（Hb）不可逆结合导致机体组织缺氧是 CO 中毒的原因。他最先提出"内环境"的概念，首倡用双盲实验确保科学观察的客观性。1865 年，他撰写的《实验科学研究导论》一书出版，该书成为所有生物学和医学学生必读的教材之一。他进一步发展了靶器官毒性的概念。这些研究成果至今都被奉为毒理学和药理学中的经典。同时期还有许多欧洲科学家推进了毒物作用机制的研究，并出版了专著。例如，意大利医生罗涅塔（Rognetta，1800—1857）推进了砷等毒物作用机制的研究，佛罗伦萨医生贝利尼（Bellini，1817—1878）撰写了第一部实验毒理学教科书。许多德国科学家为毒理学的发展作出了巨大的贡献。例如，施米德贝格（Schmiedeberg，1838—1921）首创的实验药理学成为近代药理学的基础。他认为药物同毒物有时难以严密区分，药理学实际上也以毒物为研究对象。他还研究了不同动物肝脏中马尿酸的合成和肝脏的解毒机制。德国药理学家卢因（Lewin，1850—1929）主要研究了尼古丁和其他生物碱的慢性毒性，开展了酒精、鸦片和植物致幻剂的毒理学早期研究，并对植物性精神药物进行了分类。

1927 年，遗传学家米勒（Müller）发现了电离辐射（X 射线）可引起果蝇生殖细胞发生基因突变，并且确定这些突变发生在染色体上，而且可遗传给后代。1942 年，Auerback 和 Robson 发现芥子气可以对果蝇产生诱变作用，首次阐述了化学物的诱变作用。1961 年，Conen 和 Slansky 首次报道了芥子气处理人类淋巴细胞导致染色体畸变。

20 世纪中期，威尔士生化学家威廉姆斯（Wiliams，1909—1979）开展了大量的外源化学物代谢研究，于 1947 年撰写了《解毒机制》一书，提出了外源化学物在体内生物转化的理论。他认为生物转化过程由两个不同的时相组成：Ⅰ相反应包括氧化、还原与水解，Ⅱ相反应为结合。1955 年，日本学者 Hayaishi 和美国学者 Mason 发现一类重要的氧化转化的氧合酶，这类酶催化的反应需要氧化剂（分子氧）和还原剂（NADPH），因而称为"混合功能氧化酶"。1958 年，Garfingkel 和 Klingenberg 在研究大鼠肝脏微粒体组分所含的色素光谱时，发现了一种异常的 CO 结合色素，其最大吸光率处的波长为 450nm。1964 年，日本学者 Omura 和 Sato 利用去垢剂增加微粒体的溶解度，证实了这种色素是一种血红蛋白，称为细胞色素 P450（CYP450），并建立了对其进行定性和定量测定的光谱学方法。20 世纪 20 年代后期，欧洲和美国、日本等国家和地区的学者开始了化学致癌的实验研究，分别用化学物成功诱发了皮肤癌、肺癌和肝癌。1941 年，Berenblum 发现巴豆油有促进小鼠皮肤癌的作用，提出了癌症发生的三阶段学说（引发、促长和进展）。

机制毒理学发展促进了解毒药的开发。基于 1923 年 Voegtlin 和 1945 年 Peters 的研究，二巯基丙醇（dimercaprol）成为砷的解毒剂；1934 年，美国著名药理学家陈克恢（美籍华人）发明了用硝酸盐和硫代硫酸盐治疗氰化物中毒；20 世纪 50 年代初，Wilson 等使用**解磷定（pralidoxime，PAM）**治疗有机磷中毒，都是典型的案例（Lane，2014）。

毒理学总是与生物医学科学的发展相互依赖、相互促进。基础生命科学的新理论、新技术推动了毒理学机制的阐明，而具有特异性毒作用机制的毒物也是成为基础科学揭示生命奥秘的工具。毒理学既是基础学科，又是应用学科。20 世纪下半叶，特别是 21 世纪以来，毒理学领域取得了前所未有的巨大进展，而这些进展的取得，在很大程度上得益于科学新思想的渗透和新技术的应用，特别是生物化学、细胞生物学和分子生物学理论与技术的飞速发展，赋予了毒理学工作者新的启迪和工具，从而改变了毒理学研究的基本格局，真正实现了从整体和器官水平向细胞和分子水平的飞跃。1993 年 3 月，美国著名科学专栏评论家 Marshall 在 *Science* 杂志上以显要的位置发表了题为"毒理学进入分子水平"（Toxicology goes molecular）的专论，指出"一批新生代毒理学家正在应用超敏感的探针检测细胞水平的毒效应，并制订出预防接触这些毒物的措施"。中国毒理学会前理事长吴德昌院士在中国毒理学会第二届学术会议（1997年5月，西安）所做的"迎接21世纪的中国毒理学"报告中强调，随着医学科学的发展，毒理学已经有了巨大的进展，并且还在发生着巨大变化，其中最重要的变化是分子生物学理论和技术的引入。由于癌基因、抑癌基因、外源物受体删除模型及其他相关领域的重大发现与进展，人们对外源物致癌机制及生物学有了更深入的理解。在研究方法中，基因引入技术令人瞩目，可以以此来深入研究DNA所引起的毒理学作用。纵观我国毒理学的发展历程，一些常用的细胞与分子生物学技术，如基因重组和克隆技术、核酸杂交技术、核酸和蛋白质印迹技术、PCR技术、DNA测序技术，以及一系列突变检测技术已广泛应用于外源化学物和环境致癌物引起的DNA损害、基因突变、加合物形成、基因多态、癌基因和抑癌基因表达、细胞信号转导和细胞周期障碍的检测。一些新技术和方法，如RNA干扰技术、差异显示技术、荧光原位杂交技术、单细胞凝胶电泳技术及穿梭质粒迅速成为毒理学研究的重要手段，利用这些技术和方法，人们建立了一系列基因工程细胞株和动物模型，开展了突变基因和新基因的分离与鉴定。随着人类基因组计划的完成及随后环境基因组计划和表观基因组计划的启动，我国毒理学工作者利用基因组学、蛋白质组学、代谢组学、基因芯片等高新技术开展了有害化学物的毒作用机制、环境应答基因（如毒物代谢基因、DNA修复基因、免疫相关基因）功能和多态性等研究，取得了一些重要成果，大大提高了毒理学机制研究的整体水平（庄志雄，2008）。

二、机制毒理学的发展趋势

（一）分化与综合相结合

科学史表明，科学经历了综合、分化、再综合的过程。现代科学既高度分化又高度综合，而交叉科学又集分化与综合于一体，实现了科学的整体化。学科交叉点往往就是科学新的生长点、新的科学前沿，这里最有可能产生重大的科学突破，使科学发生革命性的变化。同时，交叉科学是综合性、跨学科的产物，因而有利于解决人类面临的重大复杂科学问题、社会问题和全球性问题。机制毒理学也不例外，一方面，随着研究的深入，新的学科分支不断出现，如分子毒理学、膜毒理学、细胞毒理学、生化毒理学、免疫毒理学及遗传毒理学等；另一方面，毒理学与其他生物科学的交叉融合形成了一些新的交叉学科，如毒理学与"组学"技术和生物信息学结合形成**毒理基因组学**（**toxicogenomics**）和**毒理蛋白质组学**（**toxicoprotenomics**），与系统生物学融合为**系统毒理学**（**systems toxicology**），与比较生物学融合为**比较毒理学**（**comparative toxicology**），与时间生物学融合为时间毒理学，与计算机信息技术及分子生物学和化学融合形成**计算毒理学**（**computational toxicology**）和**预测毒理学**（**predictive toxicology**）（Waters and Fostel，2004；Singh et al.，2010；王心如，2013）。

（二）微观研究与宏观研究相结合

微观研究与宏观研究相结合至今仍是毒理学研究的重要趋势。微观的细胞和分子水平的毒理学研究可揭示毒物相关的细胞过程和分子事件，阐明毒作用机制和特点。这种微观方法在研究新化学物的健康效应方面具有重要作用。但毒理学研究的最终目的是预测环境污染物对人体或生物群体的有害效应，通过风险评估，预防其对健康的损害。生物体是极其复杂的开放的巨系统，在复杂多变的环境中受多层次因素的影响，因而也可能产生多水平、多靶位、多终点的效应，只有从群体、个体、器官、组织、细胞和分子等不同层次进行研究，相互结合，互为补充，才能综合解决多方面的问题。现代生物技术的迅速发展，特别是近年来发展的高通量"组学"和芯片技术为解决这些问题提供了新的科研思路和技术手段。纵观毒理学的发展历程，一般都是从宏观发现提出问题，从微观研究阐明其发生机制，并为防治工作提供理论依据，再回到宏观解决问题（Lynes，2009；Smart and Hodgson，2018；王心如，2013）。

（三）从毒理基因组学到系统毒理学

人类基因组计划的完成、新的生物学技术的不断出现，为环境医学和毒理学研究开辟了更广阔的空间。1997 年由美国国家环境卫生科学研究所（National Institute of Environmental Health Sciences，NIEHS）提出并于 1998 年斥资 6000 万美元正式启动了环境基因组计划的研究。环境基因组计划的主要目标是推进有重要功能意义的环境应答基因的多态性研究，确定它们引起环境暴露致病危险性差异的遗传因素，并以开展和推动环境-基因相互作用对疾病发生影响的人群流行病学研究为最终目的；该所 2000 年成立了国家毒理基因组学研究中心（National Center for Toxicogenomics，NCT），开展毒理基因组学研究，从基因组全局研究外源化学物对基因和基因产物的影响及其相互作用。它应用基因组的信息与技术在分子水平上研究化学物的毒性及其毒作用机制。该中心还主办了世界上第一种毒理基因组学杂志 *Toxicogenomics*，专门刊登有关毒理基因组学研究最新进展的文章。毒理基因组学除了利用微阵列技术进行基因组规模的转录表达谱分析外，还整合了其他研究领域的信息，包括细胞或组织水平的全面蛋白表达谱分析、基因多态性分析、代谢中间产物的整体分析及计算机模型的建立等。利用这些信息，人们可以从调控生命过程的不同层面研究生命现象。由于毒作用机制不是一个或几个基因的改变，而是许多基因及其表达产物相互作用的结果，因此，可以通过这种分析手段全面研究化学物的毒性机制，发现新的生物标志、新的毒作用机制，建立起更加灵敏高效的安全性评价方法。

2003 年，NCT 在开发第一个毒理基因组学信息资源库时提出了"系统毒理学"的概念，该信息资源库将来自转录组学、蛋白质组学、代谢物组学的分子表达数据集，传统毒理学参数，环境毒理和人类疾病有关的毒物代谢途径，以及基因调节网络信息结合在一起，定名为"生物学系统的化学效应"（CEBS）信息资源库，该库是为了适应系统毒理学的信息需要而设计的。"系统毒理学"一词由"系统生物学"的概念演变而来，系统生物学以基因组学、转录组学、蛋白质组学、代谢组学、相互作用组学和表型组学等为技术平台，在细胞、组织、器官和生物体整体水平研究结构与功能各异的各种分子及其相互作用，并通过计算生物学来定量描述和预测生物功能、表型与行为。系统毒理学是将毒理基因组学、传统毒理学和生物信息学融合在一起而形成的一个体系。系统毒理学不仅要收集细胞成分的信息，而且要了解这些成分对毒物应答的对应信息，获取生物体对该应激的适应、生存或死亡等方面的资料（Waters and Fostel，2004；Sturla et al.，2014）。为了准确地在网络水平上反映分子表达，便于在系统水平上解释生物学现象，知识库的开发需要一个全新的数据管理、数据集成和计算机建模模型。除了研究机体对物理、化学和生物应激原的应答外，还要使用精确的序列数据来确认大分子协同定位和协同表达的交互作用实验数据，分析蛋白质-蛋白质交互作用，以及通过基因敲除、基因嵌入和 RNA 干扰实验得到的功能和表型资料，建立全面涵盖系统毒理学的信息资源库。这些数据使特定的分子能反映正常和应激状态下的细胞、组织、器官或机体的生物学表征（Hoeng et al.，2014；Rabilloud and Lescuyer，2015）。

（四）从环境基因组学到表观基因组学

2003 年人类基因组测序完成后，人类基因密码的功能分析似乎成为最为直接的任务。事实上，纵然人类基因组计划使得人们可能在理解人类疾病和其他特质方面取得了巨大进展，但完全了解人类遗传过程远比原先预料的要复杂得多。也许这些复杂性中最为重要的是表观遗传学，它在人类遗传特征的表达方面起着极其重要的作用。从癌症到环境毒性、到母体行为的影响，再到体外受精的风险，表观遗传效应对于天性与教养的相互作用而决定的人类特质起着重要的以前未充分意识到的作用。表观遗传是指没有DNA 序列变化的、可通过有丝分裂和减数分裂在细胞与世代间传递的基因表达改变。表观遗传学研究主要涉及 DNA 甲基化、组蛋白翻译后修饰、染色质重塑，以及microRNA、siRNA 等。在基因组水平研究表观遗传改变规律及其效应的学科领域称为表观基因组学（epigenomics）。进入后基因组时代，表观遗传学将成为阐明基因组功能的关键研究领域之一（Barouki et al.，2018）。

基因组中表观遗传过程的精确性对于调控基因转录活性和染色体稳定性，以及人类正常发育是必要的。许多环境化学性及物理性因素可以通过基因组的可遗传的变异产生潜在的毒理学作用和可遗传的表型改变，导致多种人类疾病，如肿瘤、衰老、印记综合征、免疫疾病、中枢神经系统疾病及精神发育障碍。表观遗传改变的一个重要特征是它的持久性，其中有些改变可从上一代传递到下一代。在动物、植物和人类中，现在越来越多的证据表明，由许多不同类型的刺激和干预所诱导的表观遗传改变，包括营养、内分泌干扰物、母体照护和母体应激可跨代遗传。因此，在某种意义上，表观遗传机制可能比遗传机制更加有助于探讨和阐明环境、基因与疾病之间的联系。同时，由于表观遗传改变的可逆性，改善环境、适当的营养补充和有针对性的干预措施可以通过表观遗传特征而逆转不利的基因表达模式与表型。这为环境相关疾病的预防、早期诊断和治疗提供了新的思路。**环境表观基因组学（environmental epigenomics）**正是在基因组水平探讨环境因素的表观遗传效应及其对基因表达影响的学科。从环境-基因交互作用的角度来看，环境表观基因组学是环境基因组计划的延伸和深入（Jirtle and Skinner，2007）。

（五）从描述毒理学到预测毒理学

由于待测化学物的数量增长快速、测试费用高昂、耗时长，待测生物的物种间差异、动物保护等，能快速预测化学物的毒性一直是毒理学家追求的一个目标。预测毒理学的目标就是揭示化学物结构与毒性之间的关系，建立体外效应预测体内效应和种属间预测的模型。将定量分析构效关系作为重要研究内容之一的计算毒理学和毒物基因组学的发展将为这一目标的实现提供可能。

三、我国机制毒理学研究的主要进展

（一）遗传易感基因多态性研究

为了研究毒性反应的个体和种族差异，973 计划项目、国家自然科学基金委员会和国家卫生健康委员会科学研究基金分别资助了毒物与基因多态性相关的多项课题，主要集中在代谢酶基因和 DNA 修复酶基因的多态性研究上。近年来，中国疾病预防控制中心（CDC）等单位对毒物代谢酶基因[细胞色素 P450 基因（*CYP450*）、谷胱甘肽 *S*-转移酶基因（*GST*）、*N*-乙酰转移酶基因（*NAT*）、醛脱氢酶基因（*ALDH*）和醇脱氢酶基因（*ADH*）]及免疫系统相关基因[人白细胞抗原基因（*HLA*）、肿瘤坏死因子基因（*TNF*）和白细胞介素基因（*IL*）]多态性与三氯乙烯中毒关系的分析表明，*N*-乙酰基转移酶 2（*NAT2*）基因、醛脱氢酶 2 基因（*ALDH2*）、人白细胞抗原-DM 基因（*HLA-DM*）、人白细胞抗原-DR基因（*HLA-DR*）、人白细胞抗原-DQ 基因（*HLA-DQ*），以及肿瘤坏死因子 A II 基因（*TNFA II*）的多态性与三氯乙烯中毒性皮肤损害存在着一定的联系。特别是 *HLA-B*1301*等位基因与三氯乙烯过敏性皮炎存在着高度相关性，其可作为三氯乙烯的易感性标志。对外源化学物代谢酶和 DNA 损伤修复酶基因多态性与焦炉作业工人外周血淋巴细胞DNA 损伤易感性关系的研究发现，*XRCC1 280His*、*ERCC1 C19007T*、*ERCC6 A3368G*、*ERCC2 G23591A* 和 *GSTP1 104Val* 等位基因可增加职业性多环芳烃暴露导致的外周血淋巴细胞DNA 损伤水平。对基质 γ-羧基谷氨酸蛋白（MGP）和氨基乙酰丙酸脱水酶（ALAD）基因多态性在儿童铅中毒发生过程中作用的研究发现，*ALAD1-2*、*ALAD2-2* 或 *MGP TT*基因型可能是儿童铅中毒的易感基因型。对细胞色素 P450 2D6 氧化酶（*CYP2D6*）基因、*NQO1* 基因与慢性职业性锰中毒关系的研究表明，*CYP2D6* 基因可能是与锰中毒有关的易感/耐受基因。在慢性苯中毒遗传易感性基因筛查中发现，多个不同基因，如着色性干皮病基因 D（*XPD*）、*XRCC3* 和髓过氧化物酶基因（*MPO*）的多态性与苯中毒的易感性有关。中国科学院上海分院等研究了贵州省包含 2042 名苗汉两个民族的人群砷相关的皮肤病变与 *GST T1* 和 *M1* 基因多态性的关系，发现 *GSTP1 A1578G*（*Ile105Val*）可能与砷相关的皮肤病变的易感性有关。上述基因多态性的研究，为进一步探讨环境-基因交互作用、揭示个体对毒性反应的影响因素和易感性机制提供了依据（中国毒理学会，2011；庄志雄，2008）。

（二）神经生化与分子毒理学的研究

20 世纪 90 年代后期，我国在有机磷和拟除虫菊酯类农药、铅、正己烷、氯丙烯、二氯乙烷、有机汞等的神经毒作用机制研究方面取得了一些重要成果（中国毒理学会，2011；庄志雄，2008）。

1）对有机磷农药的毒作用研究发现，氧化乐果、乐果影响神经肌肉接头突触传导

阻滞的机制可能与其降低神经肌肉细胞微终板电流（MEPC）的频率和幅度，进而阻断由微终板电位（MEPP）引发的动作电位（AP）有关。利用膜片钳技术进一步发现氧化乐果和乐果可缩短 nAChR 通道开放时间，降低开放概率。研究显示，该类农药属于典型的 nAChR 通道开放阻断剂，该研究结果为探索有机磷中毒中间综合征的发病机制提供了重要线索。

2）对拟除虫菊酯神经毒作用的研究发现，氰戊菊酯除诱导脑、肝组织 CYP450 和 NADPH-CYP450 还原酶活性外，还明显增加 CYP450 2B1/2B2 mRNA 表达。由于正常情况下大鼠脑、肝组织中 CYP450 2B1/2B2 表达很低，因而推测氰戊菊酯对该亚型 CYP450 的诱导，可能干扰机体对内、外源化学物的正常代谢，从而产生毒作用。

3）铅一直是我国工业毒理学重点研究的重金属毒物。随着生产环境卫生条件的改善和对铅毒性的进一步认识，20 世纪 80 年代，人们开始注意环境低浓度铅对儿童生长发育，特别是智力发育的影响。我国毒理学工作者也同时在流行病学研究、铅经胎盘转运的动力学研究、电生理研究和生化与分子生物学机制研究等领域做了大量的工作，发现铅对大鼠海马 CA1 区非 N-甲基-D-天冬氨酸（NMDA）受体依赖的长时程增强（LTP）损伤的机制，报道了铅对海马神经细胞内质网上 Ryanodine 受体的影响。Ryanodine 受体具有调控内质网钙库与胞内钙平衡的重要作用，因此铅中毒可引起胞内钙稳态失衡。研究人员还利用敲除 JNK 基因的小鼠研究了 JNK 基因对突触可塑性 LTP 的影响，证明 JNK 基因是调控学习记忆功能一个非常重要的基因，并进一步研究了亚单位 JNK-1 基因在铅损伤通路中的作用。与此同时，进一步阐明了细胞周期蛋白依赖性激酶（CDK）系统与铅神经毒性的关系，并揭示了铅引起的细胞损伤与 CDK1—CDK4 相关的 PRb-AKT 信号转导通路的作用机制。

4）山东大学的毒理学工作者系统筛查了 2,5-己二酮（2,5-HD）对大鼠神经组织的 6 种主要细胞骨架蛋白的影响，结果表明，神经纤维（NF）是 2,5-HD 作用的一个比较敏感的分子靶点。在 2,5-HD 中毒性神经病发生进展过程中，神经组织 NF 含量变化具有明显的时间依赖性和症状依赖性，并与动物的神经行为学改变高度相关。此外，还观察到 2,5-HD 诱导的大鼠中毒性神经病的自然恢复和 2,5-HD 诱导的 NF 变化的可逆性。

（三）膜毒理学研究

北京大学的毒理学工作者在二氧化硅（SiO_2）、三硝基甲苯（TNT）等有毒有害物质对生物膜系统损伤方面的研究取得了突破性进展，为创立我国特有的膜毒理学研究体系作出了重要贡献。通过从功能到形态学的系统研究，直接证实了在离体实验条件下，通过检测肺泡巨噬细胞（alveolar macrophage，AM）的乳酸脱氢酶（LDH）活性、K^+ 和丙二醛（MDA）含量及荧光偏振度（P），分析了 SiO_2 粉尘对 AM 膜通透性、脂质过氧化及流动性的影响，证实了 SiO_2 粉尘被 AM 吞噬后，导致 AM 受损，AM 在生物物理、生物化学、膜成分及形态结构等方面都发生了变化，最终导致细胞死亡，诱发纤维化，这是硅沉着病发病的重要原因。在 TNT 毒性机制研究中发现，TNT 在大鼠的多种器官组织，以及肝细胞多种亚细胞器中，可被硝基还原酶还原活化。在无氧条件下，TNT 与肝线粒体和微粒体，以及 NADPH 共同孵育时，在电子自旋共振仪上出现硝基阴离子自由基信号。在有氧环境中，TNT 硝基阴离子恢复为 TNT，并使分子氧成为超氧阴离子自由基，进而产生大量其他成分活性氧，诱发脂质过氧化和钙稳态紊乱，导致细胞死亡。此后，其他研究者相继在铅、氟、砷和真菌毒素丁烯酸内酯的生物膜毒性方面进行了大量研究，丰富了我国的膜毒理体系（中国毒理学会，2011；庄志雄，2008）。

（四）环境表观遗传学研究

表观遗传是指没有 DNA 序列变化的、可通过有丝分裂和减数分裂在细胞与世代间传递的基因表达改变。我国学者已陆续开展了细胞恶性转化和细胞衰老过程中表观遗传学调控改变的研究，如在结晶型硫化镍（NiS）诱发细胞恶性转化过程中，整体基因组 DNA 甲基化水平降低，DNA 甲基转移酶 1 基因（*DNMT1*）表达上调；甲基鸟嘌呤甲基转移酶基因（*MGMT*）CpG 岛启动子高甲基化，并伴有组蛋白修饰及甲基 CpG 结合结构域蛋白（methyl CpG binding domain protein，MBD）的结合，导致 *MGMT* 的表观遗传失活，增强基因组不稳定。在细胞复制性衰老及过氧化氢诱导的细胞早衰过程中，基因组 DNA 的低甲基化，组蛋白 H3、H4 的低乙酰化和组蛋白 H4K20 的高甲基化，以及衰老相关基因（*p53*、*p16*、*IGF-2*、*p66*、*FOXA2*）的表观遗传学失衡是细胞衰老发生的重要条件（中国毒理学会，2011；庄志雄，2008）。

（五）生殖发育毒性机制的研究

我国的生殖发育毒性研究主要涉及工业毒物和环境污染物、计划生育的药品和器具、保健食品、中草药、高频电磁场、旋转强磁场、超声波、噪声、辐射等。主要是利用动物整体和细胞培养试验进行研究，流行病学调查研究较少。所涉及的分子机制包括细胞凋亡、细胞信号转导、基因表达及其调控等，其中环境内分泌干扰物的生殖危害研究、雌性生殖内分泌干扰作用及其作用机制研究等特色明显。对邻苯二甲酸酯类和双酚 A 等内分泌干扰物、有机磷和有机氯农药、拟除虫菊酯类农药、常见金属（如铅、镉、汞、锰）及常用有机溶剂（如正乙烷、二硫化碳、氯乙烯、丙烯酰胺、二苯基甲烷二异氰酸酯、二甲基甲酰胺、1-溴丙烷、2-溴丙烷、丙烯腈）生殖毒性的研究发现，它们均在不同程度上造成实验动物的生殖毒性、妊娠毒性及对子代的毒性影响，其中部分在人群流行病学研究中得到了证实。

（六）免疫毒理学研究

我国的免疫毒理学研究起步较晚，从 20 世纪 70 年代末才开始开展有关工业粉尘与毒物、环境污染物、农药、药物、工业毒物等对免疫系统的影响及其影响机制方面的研究。20 世纪 80 年代以来，我国免疫毒理学有了一定的发展，研究的内容涉及特异性和非特异性免疫、体液和细胞免疫的各个方面，已经在一定的深度和广度上进行了较详尽的研究。其中研究的环境因素包括物理因素（电离辐射、微波、紫外线、工频电场）、物理-化学因素（二氧化硅、石棉纤维）和化学因素[锰、铅、镍、镉、汞、砷、O_3、CS_2、硝酸烯钠、芥子气、氯仿、甲醛、氯丁二烯、镉金属硫蛋白、苯并(α)芘、烹调油烟、自来水有机浓集物及燃煤空气颗粒物]等。关于敏感动物模型的建立也取得了一定的成就。

在以往敏感的动物种属的基础上，又建立了两种敏感动物模型，分别是卡介苗预免疫动物模型和植入肿瘤动物模型。近年来，我国学者也深入到免疫毒性机制的研究方面：客观研究了免疫毒效应的长期动态变化规律及其观察的适用或敏感指标；免疫兴奋与免疫抑制的相互作用与影响；结合我国人群现场研究的特点和优势，研究制定了适合我国人群的免疫毒性检测方案等；从免疫功能到免疫细胞再到免疫分子，从动物实验到接触人群的研究，均证明免疫毒性也存在剂量-反应关系，打破了致敏作用无剂量-反应关系的看法。这些使我国的免疫毒理学研究水平与国际研究水平同步（中国毒理学会，2011；陈成章，2008）。

（七）遗传毒理学研究

遗传毒理学在我国的发展始于 20 世纪 70 年代，大致经历了三个阶段。①20 世纪 70 年代末到 80 年代初的起步阶段：引进国外一系列遗传毒性检测方法，建立起相关实验室，培训专业人员，大量筛检我国人群中所接触的化学物及环境因子的遗传毒性。②20 世纪 80—90 年代中期的发展阶段：遗传毒性的检测方法逐步走向标准化、规范化。我国各种新药、农药、工业化学品、食品、化妆品及消毒剂等的开发研制过程中，遗传毒性试验的组合方案正式列入安全性评价指南中，启动了某些突变机制的基础研究，开展了对抗突变物的干预及其机制研究。③20 世纪 90 年代中期开始随着国际发展进入分子时代：开展了一些建立遗传毒性测试系统和突变分子机制等有自己特色、达到国际先进水平的研究工作。在突变机制的研究方面，浙江大学等单位在国外刚构建 pZ189 质粒不久就将其引进国内开展突变特征和机制的研究。之后开始自己构建携带不同靶基因的穿梭质粒，并应用于机制研究。中国疾病预防控制中心应用携带 *TC* 基因的 pBR322 质粒研究了甲基丙烯酸缩水甘油酯（glycidyl methacrylate）的诱变分子机制，海军军医大学观察了亚硝基胍对含 *xylE* 基因的 pESNX/FL 穿梭质粒克隆细胞的诱变作用。海军军医大学等单位在微核形成机制和检测方法方面开展了比较系统的研究。近年来，浙江大学研究了 *N*-甲基-*N'*-硝基-*N*-亚硝基胍（MNNG）和苯并(α)花对哺乳动物细胞早期遗传毒性，探讨了遗传毒性应激反应机制。海军军医大学卫生毒理学教研室研究了 MNNG 和苯并(α)花对哺乳动物细胞和人支气管细胞遗传毒性的基因表达谱，观察了细胞恶性转化过程中基因表达谱的动态变化。

在建立遗传毒性新的测试系统方面，中国科学院海洋研究所等单位成功研制了紫露草四分体微核计算机图像分析系统。复旦大学遗传学研究所和海军军医大学卫生毒理学教研室等单位以 *xylE* 基因作为诱变指示的靶基因，构建了 pFD891 EBV-*xylE* 和 pESNX 穿梭质粒致突变测试系统，并采用显微注射法成功建立了以 pESNX 穿梭质粒为载体的 *xylE*/ICR 转基因小鼠致突变检测模型。研究结果表明，该模型不仅能有效地评估化学物的遗传毒性，还可用于研究致突变作用的分子机制。在此基础上，他们还进一步建立了携带 *xylE* 靶基因、以 pUC118NX 质粒为载体的 C57BL/6J 转基因小鼠。陆军军医大学卫生毒理学教研室构建了携带 *LacZ* 靶基因的 λ 噬菌体的体外突变测试方法，该方法可以在检测化学物诱变性的同时，分析 DNA 分子水平上的突变信息。

在抗突变机制研究方面，我国许多实验室应用致突变试验的短期测试系统研究了数百种物质的抗突变作用，包括蔬菜、茶叶、中药、合成化学物和药物、稀土化合物、维生素、微量元素和产于各地的特有植物，还研究了一些抗突变作用的机制。由于近 20 年来在抗突变研究方面的成就和资料积累，我国在颁布功能性保健食品的测试项目中，已将抗突变作为保健功能之一，并规定了必测与补充测试的项目（中国毒理学会，2011；庄志雄，2008）。

（八）分子生物标志及其应用的研究

分子生物标志所反映的是外来理化因素及生物因素与机体细胞，特别是生物大分子（核酸、蛋白质）相互作用引起的一切分子水平的改变。与其他生物监测指标相比，分子生物标志在准确、敏感地评价早期、低水平的损害方面具有独特的优势，因而在评估这些因素对人类的危险度和评价预防措施的效果方面具有广阔的应用前景，并成为分子流行病学调查的重要手段。目前，我国已开展了包括接触标志、效应标志和易感性标志三大类标志在内的数十种分子生物标志的研究，如 DNA 加合物、蛋白质加合物、DNA-蛋白质交联物、DNA 断裂与交联、8-羟基脱氧鸟嘌呤、多腺苷二磷酸-核糖聚合酶、癌基因、抑癌基因及其表达产物、热激蛋白、体细胞和生殖细胞基因、毒物代谢酶基因（GST、CYP、NAT）和 DNA 修复基因多态性等。这些标志物都是以基因和蛋白质水平的改变为终点的，有些标志物已应用于人群中（中国毒理学会，2011；庄志雄，2008）。

（九）毒理基因组学、蛋白质组学、代谢组学研究

我国的毒理相关组学研究起步较晚，尚处在摸索阶段。例如，海军军医大学应用基因表达谱芯片研究了 N-甲基-N'-硝基-N'-亚硝基胍（MNNG）诱致小鼠胚胎畸形肢体基因表达的变化；山东师范大学应用寡核苷酸芯片研究了维甲酸诱导神经母细胞瘤分化过程中基因表达的整体变化；陆军军医大学与香港城市大学联合构建的小鼠毒理基因芯片技术平台，建立了 4 种具有肝毒效应的临床药物（红霉素、四环素、环磷酰胺、异环磷酰胺）的 Balb/c 小鼠肝毒性模型，对比研究了各药物作用后不同时相点和剂量点小鼠肝脏基因表达谱的变化，为在分子水平上探索药物肝毒作用机制积累了资料，同时开展了促癌物的检测识别和促癌作用机制的研究；中国人民解放军军事医学科学院毒物药物研究所利用毒理基因组学和代谢组学技术研究了 Z24 的毒性机制；吉林大学开展了抗痴呆化合物 9714 的比格犬长期毒性、毒代动力学及毒理基因组学研究；四川大学和中国人民解放军军事医学科学院毒物药物研究所开展了金属硫蛋白抗阿霉素心脏毒作用的基因组学与蛋白质组学研究，以及异烟肼与利福平肝毒性的代谢组学研究（中国毒理学会，2011；庄志雄，2008）。

综上所述，近年来，在 973 计划项目和国家自然科学基金不断追加资助下，国内在环境与机体交互作用方面的基础研究有了可喜的进步，部分研究成果已赶上世界先进水平。但总体而言，我国的机制毒理学研究在深度、广度和系统性方面都与发达国家有较大差距，跟踪和重复研究较多，源头创新和独创性研究极少，发表有影响力的论文及出版物较少。

四、关于我国机制毒理学研究的优先领域的建议

（一）重点环境化学污染物毒性机制的研究

继续深入开展危害面广、危害程度高的重点环境化学污染物的毒性机制研究，特别是远期效应（致癌作用、生殖发育毒性）和重要靶器官（肝、肾、心脏、神经内分泌）毒性机制研究，包括食品污染物、环境生物地球化学物、室内空气污染物、我国主要大气污染物、职业毒物和持久性有机污染物对人体健康影响的研究。

（二）新型产品的毒性机制研究

纳米材料、转基因食品和药物、生物农药和新型生物制品（单克隆抗体、DNA 疫苗、重组细胞因子、基因治疗制品、反义药物等）等将为农业、医疗带来革命性的变化，有广阔的发展前景，但这些产品的生物效应及对机体的潜在危害机制仍待阐明，也有安全性评价的新问题，因为用传统方法难以对这些产品进行可靠的评价，必须探索新的敏感可靠的检测评价技术。

（三）开展环境污染物低剂量长期效应的研究

人类对环境污染物的暴露在大多数情况下是慢性的、长期的低水平的暴露，而既往的毒理学研究大多是短期的大剂量暴露，依此外推人类的实际生物效应，可能存在着许多不确定因素和误差。

（四）进一步开展环境-基因交互作用和环境表观遗传学研究

应用系统毒理学的理论和方法深入开展多终点、多靶位、多层次、多水平毒作用机制的研究。推动基因、蛋白质表达技术及表观遗传学的应用，识别环境暴露与人类疾病易感的相互关系，寻找疾病和环境暴露的生物标志，建立高效的预警体系。

（五）加强计算毒理学研究

增强计算机技术在评价暴露和生物效应中的应用，建立有中国特色的毒物与生物效应的公共数据库。

（庄志雄）

参 考 文 献

曹佳, 郑玉新, 周宗灿, 等. 2011. 毒理学研究进展及热点. 中国科学基金, 3: 138-140.
陈成章. 2008. 免疫毒理学. 郑州: 郑州大学出版社: 10-20.
王心如. 2013. 毒理学基础. 6 版. 北京: 人民卫生出版社: 1-5.
中国毒理学会. 2011. 2010—2011 年毒理学学科发展报告. 北京: 中国科学技术出版社: 3-35.
庄志雄. 2008. 我国毒理学的发展历程和展望. 中华预防医学杂志, 42(增刊): 9-15.

庄志雄, 等. 2018. 机制毒理学概述. //庄志雄, 曹佳, 张文昌. 现代毒理学. 北京: 人民卫生出版社: 469-474.

Ankley GT, Bennett RS, Erickson RJ, et al. 2010. Adverse outcome pathways: a conceptual framework to support ecotoxicology research and risk assessment. Environ Toxicol Chem, 29(3): 730-741.

Barile FA. 2013. Principles of Toxicology Testing. 2nd ed. New York, London: CRC Press, Taylor & Francis: 1-22.

Barouki R, Melén E, Herceg Z, et al. 2018. Epigenetics as a mechanism linking developmental exposures to long-term toxicity. Environ Int, 114: 77-86.

Betharia S, Farris FF. 2014. Mechanisms of toxicity. //Wexler P. Encyclopedia of Toxicology. Vol 3. Amsterdam, Boston: Elsevier: 165-175.

Boelsteri UA. 2007. Mechanistic Toxicology. 2nd ed. Boca Raton, London, New York: CRC Press, Taylor & Francis Group: 1-10.

Costa LG, Eaton DL. 2005. Gene-Environment Interactions: Fundamentals of Ecogenetics. Hoboken: John Wiley & Sons: 1-7.

De Las Rivas J, Alonso-López D, Arroyo MM. 2018. Human interactomics: comparative analysis of different protein interaction resources and construction of a cancer protein-drug bipartite network. Adv Protein Chem Struct Biol, 111: 263-282.

Eaton DL, Gilbert SG. 2013. Principles of toxicology. //Klaassen CD. Casarett & Doull's Toxicology, the basic science of poisons. 8th ed. New York: McGraw-Hill: 13-48.

Gallo MA. 2013. History and scope of toxicology. //Klaassen CD. Casarett & Doull's Toxicology, The Basic Science of Poisons. 8th ed. New Nork: McGraw-Hill: 3-11.

Gregus Z. 2013. Mechanisms of toxicity. //Klaassen CD. Casarett & Doull's Toxicology, The Basic Science of Poisons. 8th ed. New Nork: McGraw-Hill: 49-122.

Hoeng J, Talikka M, Martin F, et al. 2014. Toxicopanomics: applications of genomics, transcriptomics, proteomics, and lipidomics in predictive mechanistic toxicology. //Hayes AW. Hayes' Principles and Methods of Toxicology. 6th ed. Boca Raton, London, New York: CRC Press: 295-330.

Jirtle RL, Skinner MK. 2007. Environmental epigenomics and disease susceptibility. Nature Rev Genet, 8: 257-262.

Kinsner A, Griesinger C, Hoffmann S, et al. 2009. An online portal to evidence-based toxicology. Hum Exp Toxicol, 28(2-3): 161.

Lane RW. 2014. The Wissenschaften of toxicology: harming and helping through time.//Hayes AW. Hayes' Principles and Methods of Toxicology. 6th ed. Boca Raton, London, New York: CRC Press: 17-26.

Lynes MA. 2009. Molecular and cellular concepts in toxicology. //Ballantyne B, Marrs TC, Syversen T. General and Applied Toxicology. Vol 6. 3rd ed. Chichester: John Wiley & Sons: 229-245.

Organization for Economic Cooperation and Development (OECD). 2013. Guidance Document on Developing and Assessing Adverse Outcome Pathways. Series on Testing and Assessment No. 184.

Rabilloud T, Lescuyer P. 2015. Proteomics in mechanistic toxicology: history, concepts, achievements, caveats, and potential. Proteomics, 15(5-6): 1051-1074.

Schneider K, Schwarz M, Burkholder I, et al. 2009. "ToxRTool", a new tool to assess the reliability of toxicological data. Toxicol Lett, 189(2): 138-144.

Singh S, Singhal NK, Srivastava G, et al. 2010. Omics in mechanistic and predictive toxicology. Toxicol Mech Methods, 20(7): 355-362.

Smart RC, Hodgson E. 2018. Molecular and biochemical toxicology: definition and scope. //Hodgson E, Smart RC. Molecular and Biochemical Toxicology. 5th ed. Hoboken: John Wiley & Sons: 3-11.

Sturla SJ, Boobis AR, FitzGerald RE, et al. 2014. Systems toxicology: from basic research to risk assessment. Chem Res Toxicol, 27(3): 314-329.

Vinken M. 2013. The adverse outcome pathway concept: a pragmatic tool in toxicology. Toxicology, 312: 158-165.

Waters MD, Fostel JM. 2004. Toxicogenomics and systems toxicology: aims and prospects. Nat Rev Genet, 5(12): 936-948.

第二章　机制毒理学研究的实验模型

实验模型（experimental model）可以定义为机体暴露于毒物后所发生的分子、细胞、生物化学或生理过程的改变的总和，可以用于理解毒理学机制。长期以来，科学家利用模型来理解复杂的、细胞与生理稳态的化学与生物学机制。人们发现，模型系统可用于阐明许多药物和化学物的药理学与毒理学作用模式或作用机制。**作用模式（mode of action）**的定义是：在生物学上，生物体暴露于药物或化学物后发生了一系列的关键事件和过程，通过生物学途径中的各种操作和解剖学上的改变，最终导致细胞损伤、发病与死亡。作用机制意味着对于事件更深层次的理解与描述，常常是在分子水平上建立的、可能的因果关系。关键事件是作用模式的一个重要部分，可以是从实验中观察到的先导步骤，也可以是一个具有生物学基础的标志物（Boobis et al.，2006）。

生物学反应是暴露与生物功能交互作用的结果。这种交互作用导致生物学途径的紊乱。当紊乱足够大或由于营养、遗传、疾病或生活状态而导致机体不能适应时，生物功能受损，产生毒性与疾病。不同的模型系统可以用于研究毒性途径中的不同步骤。这一毒性途径是指当紊乱足够大时，预期会发生的能导致不良健康效应的细胞反应途径。在剂量-反应曲线的不同部分可能存在根本不同的毒性途径。这种现象在毒性机制中称为**剂量依赖性转变（dose-dependent transition）**。用于解释所观察过程的模型系统不必那么复杂，可以像下面这个例子一样简单。早在 1921 年，Otto Loewi 就用一个简单的实验蛙模型来说明神经激素与自主反应的关系。Loewi 用一个供体蛙心脏和一个受体蛙心脏来说明神经冲动是由周围释放的化学物所介导的。他刺激供体蛙心脏的迷走神经并将受体蛙心脏暴露于供体蛙的灌注液中。当刺激供体蛙心脏的迷走神经时，可以诱导叫作"Vagusstoff"的物质释放到灌注液中。这种物质可以减慢受体蛙心脏的心率，后来被确定为乙酰胆碱。Loewi 的实验说明了自主神经递质及其作用的基本原理，这是一个用简单的实验动物模型来研究生物关系的有用而经典的例子。通过简单系统来解释复杂的过程，其结果可以在基础与应用科学中得到广泛的运用。

如果没有对乙酰胆碱生化和生理作用、代谢和转运的清醒认识，人们就不可能理解有机磷杀虫剂抑制乙酰胆碱酯酶的毒性机制。如果人们不理解有机磷对乙酰胆碱酯酶的抑制，就不可能在有机磷中毒时给予正确的药物。Loewi 于 1921 年进行的基础实验为未来的工作打下了基础，使人们极大地加深了对受体介导的生理反应的认识。分子技术的快速发展和应用使人们发现了胆碱能受体蛋白的多肽序列及三级结构，并且鉴别出几种与乙酰胆碱相关的基因。胆碱能受体的现代生理和生化模型系统为人们提供了大量复杂的信息，并在药理与毒理学中得到了广泛应用。以下综述了研究毒性机制的不同实验模型，以及它们的优缺点，并举例说明了假设驱动模型的发展和用混合实验模型进行的假设检验。毒性途径及机制的成功预测很可能需要运用几种不同的实验模型，包括体内、体外模型，在硅片上运用转化实验和整合实验策略的计算机模型。所有的模型都必须进行有效验证以说明其在预测人体反应方面具有利用价值。

第一节　机制毒理学研究的实验模型种类

一、体内模型

（一）人体

由于暴露于某些药物或化学物后严重的毒性仅发生于人而非动物，因此需要用人体实验模型来研究这些药物或化学物的毒性机制。然而，人体暴露于毒物的剂量及暴露后侵入性的检查都受到伦理学的限制。人体研究只有在得到医学伦理委员会批准后才能实施。美国国家环境保护局最近颁布了毒性研究中使用人体的严格的准则。然而，通过伦理器官捐献项目，越来越多的人体组织样本被用作体外模型。有几种研究模型（如流行病学、职业研究、对照暴露研究/临床试验、现场调查及案例报告等）依赖于人类暴露资料。每一种模型都有其优缺点。人体模型的一个共同优点是动物实验中阐述的不良作用在人群中也能观察到。

1. 流行病学模型

流行病学主要研究暴露与疾病之间的关系，对研究急、慢性作用都很有用。但是，众所周知，对于慢性暴露与疾病之间关系的研究是非常费钱、耗时的。流行病学资料如果和准确的暴露资料相结合可能在毒物的剂量-反应评价方面很有用。混杂因素（例如，暴露于其他化学物及已存在的健康问题）、暴露资料的可靠性，以及证实暴露与效应因果关系的难度都限制了流行病学研究的应用。

2. 职业研究模型

来自职业暴露的资料有助于危险度评价者确定某种组分的浓度暴露可能会产生意料之外的严重的不良反应或者确定引起不良反应的最低暴露浓度。职业研究模型的局限性在于健康工人可能较普通人群（如儿童、老人及有健康问题的人）对毒物不敏感。由于职业工人很可能是男性，对妇女的不良作用可能得不到评价。职业研究资料可以用流行病学研究或实地考察的方法来研究。

3. 对照暴露研究/临床试验

人类暴露研究主要涉及毒作用稳定可操作性强的短期暴露效应，可以进行一些临床操作，如采集血样、测定肺功能和监测心脏功能。因而，这些研究可以提供毒物动力学资料或识别早期暴露的生物标志。急性暴露对于研究短时间内的作用机制是很有用的，但是对于检测慢性毒性的作用则比较有限。样本量小、需要临床基础设施及医学经验等都限制了其应用。

4. 现场调查

现场调查可以提供暴露和可能与暴露相关的人群健康效应的信息。现场调查主要是监测员工工作环境中的有害物质浓度，在公共环境或私人建筑物内的室内空气采样，研究可能与这些暴露相关的健康效应。

5. 案例报告

健康效应的案例报告可以在暴露人群中证实动物实验中所观察到的效应，可能有助于理解中毒事件中或紧急反应情形下物质的毒性，因为案例报告往往涉及高暴露。

（二）实验动物

由于在人身上进行某些类型的实验毒性研究是受伦理学限制的，因此人们用动物替代人来研究物质的毒性机制。在药物的临床前试验中，在人身上进行试验之前，人们常用实验动物来预测毒性。另外，动物模型还用于识别环境中化学物的潜在毒性与致癌性，有助于建立健康保护的法规。

1. 动物实验的优缺点

动物实验已被证明在科学上是有效的，有助于对哺乳动物和人类疾病的治疗与治愈。因为在人类和动物间有相似的毒性途径，所以哺乳动物模型可用于研究毒性机制。与人体模型相比，在动物实验中可以使用更具有侵入性的方案。人们可以用特定的动物模型来模拟某些人类疾病。而且，新近开展的遗传模型有可能回答易感机制方面的问题。转染后表达人类基因和蛋白质的动物细胞可作为预测模型系统。

由于可以控制动物研究的暴露条件，增加剂量和浓度以阐明剂量-反应关系，因此较之人类研究的结果更易解释。用于研究的动物的品系较纯，所以除生物学的合理性和潜在的机制之外，更容易建立起暴露与毒性的因果关系。对于慢性毒性的测试，动物实验的主要优点是可以花费较少的时间去完成一项终生的研究（人体需要 30—40 年的实验在啮齿类动物只需 2 年），并且花费较少。美国国家研究委员会（NRC）最近评审了几个管理机构如美国国家环境保护局（EPA）和经济合作与发展组织的研究方案，其中指定了用于预测人类毒性的急性、亚慢性和慢性的动物毒性资料的类型。

动物实验最主要的局限是需要从动物身上得到的结果去推断人，并且在人身上不容易观察到相应的剂量-反应关系。由于遗传和健康的差异，动物研究不一定能准确预测人类的变异。在暴露于毒物后的生理和行为反应方面，动物和人类有时是大相径庭的。实验动物的品种纯合并饲养在不同的实验条件下，这些都会影响和改变实验结果。另外，动物实验的设计与评价可能会影响对人类反应的预测，尤其是致癌。因此，利用动物模型预测人类反应也存在着许多不确定性。

2. 评价动物实验的相关性

动物模型可能产生一些与人类无关的资料，因此人们对动物模型的使用还有疑问。世界卫生组织国际化学品安全规划（IPCS）已经致力于协调危险度评价实践，并发表了几篇有关化学致癌机制的重要文章。虽然 IPCS 发起的运动主要集中在致癌机制上，但是他们也大力发展非致癌机制的评价研究。总的说来，研究动物实验在致癌过程中相关性的基本原理也适用于非致癌过程。Sonich-Mullin 等（2001）提供了一个评价化学致癌机制的框架。Boobis 等（2006）提出了评价化学致癌的最新程序，以及从动物实验评价人类可能的致癌机制的危险度的相关性结构框架。由于人们已认识到动物实验的不足之处，因此发展更好的、可以获得更适用于人的信息技术已被提到议事日程上。

3. 毒性机制研究中的剂量依赖性转变

在技术方面，人们认为动物实验已经变得过时的一个的例子是用高剂量暴露来研究化合物的作用机制，尤其是预测低剂量健康效应时。出于经济上的考虑，人们在致癌研究中传统上使用高剂量来评价化合物对人类的危害。如果用低剂量进行测试，为了得到有统计意义的增加的癌症发病率，需要大量的动物进行试验。然而，一些生物学过程呈现剂量依赖的动力学特性或动态表现，高剂量时的作用机制和低剂量时差异很大。这些呈现剂量依赖性转变的生物学过程包括：吸收、分布、消除和化学转化（激活、解毒），受体相互作用（亲和力、饱和程度）；修复/逆转（DNA 修复、受体激活、蛋白质合成、细胞替代）；稳态的改变（诱导、代谢、细胞增殖）等。转变被定义为随着剂量增加，一些影响毒性根本机制的关键动态因素的漂移或改变，最终导致剂量-反应关系的改变，如丁二烯、乙二醇和甲醛等的剂量-反应转化过程。事实上，毒物作用的机制也随着整个剂量-反应曲线而改变。

为了评价紧急情况下的反应，仍然需要高剂量测试来鉴别潜在的健康效应。例如，制定急性暴露水平指南时需要用到高剂量暴露动物资料及致死性资料，包括紧急情况下从少许不适、严重到死亡，逐级增加。

（三）其他

鱼是非哺乳类品系的例子，其在结构和生理上都与高等脊椎动物很相似，因而可用于预测人类的健康效应。与哺乳动物相比，鱼类感觉迟钝，有较短的发育周期和寿命，只需要简单的、经济的实验条件。虹鳟已被用于研究致癌机制，因为它们有与哺乳动物相似的代谢途径和产生致突变的 DNA 加合物的途径。而且由于实验花费小，可以同时染毒大量的虹鳟。有研究者综述了用斑马鱼作为人类疾病和毒性机制的模型。斑马鱼的优点是：它们的大部分基因组已经测序；至少两种斑马鱼的寡核苷酸芯片可用；斑马鱼的卵是透明的，可以用解剖显微镜观察其发育过程；因为遗传筛查的周期只需三个月，所以斑马鱼模型可以用于遗传筛查。

用非哺乳类品系作为实验模型的缺点是，与哺乳类品系和人类在代谢方面的差异相比，非哺乳类和人类的差异更大。另外，由于非哺乳类和人类在解剖与生理方面的巨大差异，不能在某些非哺乳类品系中去研究一些毒性终点。

二、体外模型

运用体外模型系统可以减少活体动物的使用，减少动物暴露于毒性物质所遭受的痛苦。因此，从公众的角度来说，体外模型系统比整体动物模型更受欢迎。体外模型系统的应用已大大拓展了人们在药物和化学物诱导毒性方面的视野。与体外模型相比，由于体内模型在结构与功能方面变异很大，难以通过清楚地定义或重复地测定来确定毒性机制。所以，从科学的方法来看，已有几种理由来增加体外模型的使用。不同体外模型的综合使用可以用于确定毒物导致损伤的精确机制，因为毒性表现可以从细胞器细微的异常到器官功能永久的丧失。

以下讨论体外模型一般的优缺点、体外模型的种类，以及用体外模型来研究化合物对人类毒性应该遵循的几个基本步骤。

（一）体外模型的优点与局限

体外模型是研究和评价毒性可靠、重复性好且省钱的方法。它消除了血流、神经和体液因素的影响，可进行系统简单化的操作，并且可以控制细胞外的环境（如营养、激素状态及氧供）。它可用于评价微量化合物的毒性，这在化合物数量有限的情况下有无可比拟的优点。

体外模型可用于研究详细的时间-效应关系和剂量-反应关系。另外，在毒性机制研究中，体外实验可以测试剂量依赖性转变的不同终点的细胞毒性并进行功能分析。使用体外模型易于研究相似级别化合物的构效关系，也便于从生化改变与伴随细胞形态的细胞内离子改变的相关性得到一些重要信息。对动物体外模型和人类体外模型所得到的结果进行比较研究有助于将从动物身上得到的结果外推到人，或者提供动物研究与人类无相关性的证据。这些相关性可以提高人们对毒性机制的认识。如果在体外模型中应用人体的组织、细胞或细胞系，还可以减少动物体外模型外推到人产生的风险。

体外模型由均质的细胞群组成，因而可用于研究毒物对特定细胞的毒性。另外，细胞悬液、细胞系和原代细胞培养的单细胞的特点使得观察单细胞的形态及运用数字化的荧光成像成为可能。荧光成像是一个很有用的观察单个活细胞内事件的工具。特定荧光标记分子可以无创引入细胞内，以测定重要离子的改变或评价细胞器功能，并可以研究细胞群的反应及个体的变异。

与体内系统相比，体外系统主要的缺点是它们的整合水平较低。培养的原代细胞可能丢失分化功能、缩短生存时间，因为它们不再整合进它们所分离出来的组织和器官。细胞系由于通常获得自肿瘤，是被转化了的，因而可能不能代表原始的细胞。如果要用从体外模型中得到的结果来精确预测体内机制，则需要测量体内模型中的组织浓度。必须在体外进行一系列综合测试才可以得到体内实验能得到的结果。体外模型不可能预测组织损伤所引起的疼痛、刺激和炎症反应。虽然应用较复杂的培养技术（如肝细胞与表皮细胞的共培养）或使用长期培养的细胞系可能可以进行一些慢性毒性机制的研究，但是有些体外模型只能用于短期研究，不能用于慢性或细胞康复研究。

（二）体外模型的类型

在研究化学物毒性的几种体外模型中，最常用的是器官灌注系统、组织块、细胞系、原代细胞及细胞器。最近，还出现了干细胞、不同转化或分化阶段的细胞、不同类型细胞的共培养系统、三维培养系统、微团块培养系统及屏障系统等。转染后表达人类基因和蛋白质的动物细胞是研究致癌及药物代谢很有前景的模型系统。

从多样化的体外模型中可以得到不同类型的信息，这是体内模型所得不到的。为了选择最适合的模型以发挥其最大的优势，确定精确的研究目的是至关重要的。例如，器官灌注系统在识别某种毒素的特定靶向细胞类型以及是否不同细胞类型相互作用而导致毒性方面是一个好的模型。不是生命系统的所有部分都受到同等的影响，许多化合物的毒作用只表现在特定器官，这些器官被认为是毒性的靶器官。这一概念已发展成为通过靶器官特异性来评价毒物。因而，用来源于靶器官的细胞建立的体外模型可用于研究针对该靶器官的毒性机制。

虽然体外模型主要用于急性作用研究，但是替代实验策略已发展成为研究致癌等慢性作用机制的方法。有几种验证过的评价化合物遗传毒作用的体外分析方法包括基因突变、染色体畸变和 DNA 损伤。这些分析将化学物或药物引起的 DNA 损伤与其在人类与动物中的致癌活性关联起来。当与体内实验配对分析时，体外实验可以鉴别遗传毒性最大的致癌物。按照 Eisenbrand 等的观点，体外遗传毒性测试的核心组合是：①诱导细菌基因突变的试验；②诱导哺乳动物细胞基因突变的试验（最好是小鼠淋巴瘤胸苷激酶基因突变试验）；③诱导哺乳动物细胞染色体畸变的试验。另外，人们还建立了可用于研究非遗传毒性机制的体外模型。基于机制的、识别致癌物的体外替代试验应该与动物研究联合应用，以便更全面地理解遗传毒性和非遗传毒性机制。

（三）建立体外模型的基本步骤

在应用体外模型去预测人类毒性机制之前，有几个基本步骤必须完成。首先要有来自人类和动物的组织与实验资料。如果进行涉及特定组织功能的机制研究，那么应该鉴别受影响的靶器官。为了找到用于体外模型的体内浓度和暴露时间，必须用来自人类或动物模型的资料，其靶器官和组织浓度需已经确定，或者可以用**以生理学为基础的毒物代谢动力学（physiologically based toxicokinetics，PBTK）**模型来预测组织浓度。如果可以得到人类组织或细胞，那么应该用它们来建立体外模型。如果没有人类组织或细胞，应该用来源于某一品系的动物细胞或组织，这种细胞或组织在一定程度上也可以真实地反映人类接触该物质后的情况。

在上述基本步骤完成之后，可以建立并评价体外模型以证明其保留体内细胞与组织的特征。已知毒物可用体外模型来评价。未知化合物可与已知毒物进行对照、比较，来研究和评价其毒性。在产生明显的毒性之前的早期阶段可进行深度机制研究，用不同的毒性评价方法识别细胞损伤的机制。实验室间可以运用同样的方法来证实原始实验的结果，从而验证体外模型的使用及研究中的毒性参数是否正确。

（四）体外-体内的推导

可靠的体外模型可增加人们所需要的评价化合物作用机制的信息。然而，体外模型仅是复杂系统的简化。因此，从体外模型推导体内必须考虑体外模型的共同缺点即较低的整合度。只有遵循建立体外模型的基本步骤，正确使用体外模型，得到的信息才有意义。正如本章通篇所强调的那样，体内研究与体外研究的结合可以使人们更深入地了解化合物的毒性。

有几种体外模型的局限性可能导致不能精确预测体内的情况。

1）缺乏所测试化合物的体内毒物动力学的精确信息。

2）缺乏体内受影响组织器官或细胞类型的精确信息。

3）缺乏体外模型的适当对照。

4）当化合物溶解于培养基时其特性发生了改变。

5）体外与体内模型的实验条件和毒性测试有差异。

6）缺乏整体实验动物的高水平整合。

7）不能真实反映人类情况。

体外模型的局限性主要是缺乏化合物的吸收、分布、代谢、解毒和消除等毒物代谢动力学方面的准确信息。人们必须知道体外模型暴露的时间和浓度，才能精确预测化学物在体内条件下的作用。

在体外模型中使用适当的对照是很重要的。这些对照可以将 pH、溶解测试化合物的载体及测试物体积改变所引起的效应与毒效应区分开来。体外测试的化合物必须溶解在培养基或缓冲液中，化合物的毒性可能会改变。用不能真实反映人类情况的动物品系的体外模型将不能精确预测人类反应。体内与体外模型的条件可能不同，从而产生了与期望不同的效应。这些条件包括动物的性别、品系、年龄或饲养温度等。用于评价体外诱导的毒性或毒作用的试验可能与体内研究有很大的不同，所得资料可能不可比较。另外，体内效应可能是整体动物的高水平整合效应，不能在简单系统中反映出来。

三、计算机化的毒理学模型

计算机科学和信息技术的发展进步为理解毒性途径及毒理学机制提供了重要的工具。我们需要用计算机技术与数学模型去理解复杂的生物过程，这一领域称为计算生物学。用计算机或芯片方法去预测人类暴露于毒物后的反应是很有前景但具有挑战性的工作，主要是因为体内生物过程仍有很多未被充分阐明。2007 年美国 NRC 编写了《21 世纪毒性测试：愿景与策略》（*Toxicity Testing in the 21st Century: a Vision and a Strategy*，TT21C）的研究报告（Krewski et al.，2010）。该报告一经提出，便得到各国学术界一致响应，各国纷纷投入巨资先后启动多个重大项目，如"21 世纪毒性测试"（Tox21）（Andersen and Krewski，2009）、"毒性预报"（ToxCast）等（Dix et al.，2007）。

Tox21 项目与"21 世纪暴露组学"（Lioy and Smith，2013）、人类健康风险评估"RISK21"（Pastoor et al.，2014）项目一起，为使用高新技术快速、全面、准确评估化合物对人体、健康的安全性提供了可能。目前，Tox21 项目利用高通量筛选方法，已对数以万计化合物可能的毒性通路关键蛋白进行了测试（Tice et al.，2013；Schmidt，2009），其测试结果在其相关化合物检索平台和 Aggregated Computational Toxicology Resource System （ACToR）（Judson et al.，2012）、Chemical Effects in Biological Systems （CEBS）（Waters et al.，2008）、PubChem （Wang et al.，2014）等综合数据库上可开放获取。ToxCast 项目目前也已完成了多种食品添加剂、纳米材料等化合物的相关测试工作（Kavlock et al.，2012；Knudsen et al.，2011）。

（一）以生理学为基础的毒物代谢动力学模型

PBTK 模型描述了物质的吸收、分布、代谢或消除。一个有效的 PBTK 模型在暴露途径、组织剂量和生物学相互作用之间可以提供有用的信息。PBTK 模型的一个重要功能是提供测量组织浓度的方法，因此从来自体外机制模型的结果可以推断出体内水平。

理解物质的毒物代谢动力学常常需要测试整体动物，因为循环系统在毒物的分布中具有重要作用。物质被吸收入体后被分布到特定器官，可能经历了对其效应有决定作用的代谢转化，随后在机体内被消除。体外模型不能精确预测这些复杂的多步骤过程。然而，体外模型可以在如何处置化合物的单一步骤方面（如吸收、代谢）提供有价值的信息，因而可以用于获得特定化合物的 PBTK 模型的组织-血液分隔参数。在研究物质的毒物代谢动力学方面，人类、动物与体外模型都是需要的。

（二）剂量-反应模型

有几种预测化合物剂量-反应关系的数学模型，可用于有阈值的非线性剂量-反应关系的化合物和被认为可以在任何剂量引起毒性的具有线性剂量-反应关系的化合物的预测。以下将简短综述**基准剂量（benchmark dose，BMD）模型**和**基于生物学的剂量-反应关系（biological-based dose-response，BBDR）**模型。有研究者也综述了其他类型的建立剂量-反应关系模型（阈值与非阈值模型、分类回归模型）的数学方法。

BMD 模型是描述资料在可观察范围内的剂量-反应关系的数学模型。BMD 模型利用贯穿整个剂量-反应曲线的信息，包括剂量-反应曲线的坡度，而不仅限于未观察到有害作用水平（NOAEL）。NOAEL 模型主要用于在管理上设置一个预测化合物毒性的限值。在 BMD 模型中，计算 BMD 作为关键的估计值，并在确定的基准反应水平上得到 95%基准剂量下限值（BMDL）。在管理设置上，BMDL 可作为 NOAEL 的替代指标，或在非阈值线性剂量-反应作用机制中作为 0 端线性推导的一个出发点。与NOAEL 模型相比，BMD 模型较少受剂量间隔的影响，并且考虑到研究的变异与不确定性。而且，如果在每项研究中用同样的基准剂量-反应水平，可以用 BMD 模型比较不同的研究。BMD 模型易于和 PBTK 模型联合使用。BMD 模型的优缺点如下：①BMD 模型中得到的 BMDL 总是低于 NOAEL，尤其是当每个剂量组动物数目少、变异大时，所以 BMD 模型可能偏于保守；②当很多剂量组有不同的反应水平时，BMD模型的效果较好；③对于样本量小、剂量水平有限及毒性机制相关信息有限的资料，BMD 模型可能导致线性化；④高剂量组的资料可能会过度影响 BMD 模型的结果。与

BMD 模型相比，BBDR 模型也是一种剂量-反应关系的数学模型，但是更多地考虑了详细的机制资料。BBDR 模型描述了资料可观察范围内的剂量-反应关系，可以将剂量-反应关系推导到较低剂量如环境浓度，并可以进行物种与物种间的推导。BBDR 模型还描述了从起始的生物反应到细胞损伤和组织功能的异常，以及组织损伤和机体死亡的过程。BBDR 模型依赖于物质详细的作用机制的信息，而不依赖于通常所说的生物学、药代动力学和物质的理化性质等。它包括对生物学过程的定量分析和反复的建模。

（三）用于组学技术的计算机方法

系统生物学强调生命过程不是各个单元的简单相加，而应作为一个完整的整体来研究（Kitano，2002）。基于这种思想，毒理学研究也不再局限于定量结构性质分析（quantitative structure property relationship，QSPR）的简单分析和传统的动物体内实验，系统毒理学由此而产生（Waters and Fostel，2004），其中毒理组学技术是其重要组成部分。近年来，得益于高通量分析技术的发展，毒理组学技术发展十分迅速。毒理组学主要包括毒理基因组学、毒理蛋白质组学和毒理代谢组学。毒理基因组学是基因组学和转录组学在毒理学中的应用。毒理蛋白质组学主要是理解在特定系统中蛋白质的组成与功能，外源化学物怎样有差异地影响蛋白质和/或其表达以及它们所涉及的特定的生化途径，还包括物种间蛋白质的差异怎样对毒性途径产生不同的影响。代谢基因组学是研究生命系统在对外源化学物或遗传改变产生反应时，其代谢产物所发生的定量改变。该类相关系统生物学数据可通过两个免费开放的代表性数据库：维基通路（Wiki pathway）（Pico et al.，2008）和京都基因与基因组学百科全书（Kyoto Encyclopedia of Genes and Genomes，KEGG）（Du et al.，2014）获取，更多系统生物学相关数据库可见 http://www.pathguide.org（Bader et al.，2006）。

来自基因组/转录组本身或与蛋白质组和代谢组相结合的资料为检测与理解毒作用机制建立了一个强大的模型系统。但是如果没有计算机技术的进步，来自这些分析中的大量资料就无法被整理和利用。人们已经将计算机技术、生物信息学或"资料挖掘"（即快速提取储存在数据库中的基因表达谱）与组学技术相结合，以加深人们对毒作用机制的理解。通过对基因功能的研究，人们深入解释、聚类和分析了大量的基因，揭示了许多有趣的基因表达谱。这些研究揭示了关键生物学途径中基因表达或蛋白质和代谢产物的显著改变，提供了理解毒作用机制的潜在视角。例如，美国哈姆纳健康科学研究所已商业化的"药物所致肝毒性"预测软件 DILTsym^{TM}（Bhattacharya et al.，2012）采用常微分方程法，定量模拟了分子、细胞、组织和器官等多个尺度上安全性评估的重要步骤。

（四）构效关系模型

作为定性或定量模型的**构效关系（structure-activity relationship，SAR）**模型是建立在利用化学物的结构可以预测其理化特性和活性的前提之上的。当该化学物与生物系统相互作用时，这一关系反过来可以帮助研究者理解其潜在的生物学/毒理学特性。例如，化学物的结构元件可以作为一种警报，一种化学物的危害情况可以通过另一种结构相似的化学物的危害进行评价，或者具有相似结构特征的化学物可以归于相同的毒性等级。

现在已经发展了运用电荷、理化、大小、疏水性或分子结构的混合特征来预测物质有害特性的计算机系统。

以知识或规律为基础的系统可以成套比较化学物的许多参数，并且预测其他化学物的特征。利用已存在的知识对危险进行推导和估计是一种有用的以规律为基础的构效关系模型，可以研究物质的致敏性和致癌性的潜力。人们用计算方法、结构关联与不同的统计方法来构建统计学模型以推导出一组不同化合物的数学关系。以统计为基础的模型有 MultiCASE 和 QSAR 等。

（五）化学靶相互作用与代谢转归的三维模型

自身不会产生毒性反应的外源化学物可以代谢成与蛋白质或 DNA 相互作用而产生毒性反应的活性中间产物。代谢转归模型与 SAR 模型相似，可以识别对代谢易感的化学物的结构部分，并用权重算法来测定最可能的代谢产物。虽然如果能得到适当的资料，则可以进行种属与种属之间的推导，但是这些模型还是主要集中于哺乳动物模型及细胞色素 P450。大量代谢转归的计算机模型可以从商业上获得。设计一个细胞色素活性位点的三维模型可用于代谢转归模型。

商业上也有基于计算配体对接得分的预测蛋白质-配体相互作用的三维计算机模型。主要的蛋白质-配体相互作用应用有细胞色素 P450 家族和人类 ether-1-go-go（hERG）钾通道。

四、不同实验模型间的协调关系

人们讨论了体外模型和计算机模型之间的关系并指出来自两种模型的资料之间具有协同关系，同样的关系也存在于体内模型。为了用计算机模型预测人类毒理学机制，人们在体内与体外模型可以预测人类结果的假设下，必须说明计算机模型能预测体内和/或体外的研究结果。体内与体外模型的结果可以为机器学习和模型验证提供强大的数据集。一旦经学习和计算验证，计算机模型就可用于预测未知作用模式的化合物对人类的作用机制，或更全面理解已有详细资料的化学物的作用模式。同样的关系存在于体内和体外模型，即从体内模型得到的结果可以验证体外模型，而从体外模型得到的结果可用于预测人体内的作用方式。即使一个模型不能预测人体内的结果，它也提供了改进和优化模型以使之更能预测与人相关的毒性机制。最后，重要的是，在最新实验结果的基础上要不断优化及更新体内、体外和计算机模型。

第二节 模型在实验研究中的作用

一、靶向特异的以机制为基础的模型的发展

美国 EPA、国立卫生研究院**国家转化科学促进中心化学基因组中心（NACTS Chemical Genomics Center，NCGC）、国家毒理学项目（National Toxicology Program，NTP）**和**国家研究委员会（National Research Council，NRC）**正在建立毒理学试验长

远的策略规划。显然，正如最近更新的 TT21C 中所说的，其目的是更好地利用模型进行毒理学预测，而不是进行传统的观察研究。

通过这些倡议，NTP、EPA 和 NCGC 正在将毒理学从一个在体内特定疾病模型水平上以观察为主的科学推进到一个注重靶向特异的、以机制为基础的、以体外生物学预测为主的科学。

通过自动化、高通量的研究可以得到关于多种毒理学效应（如肝毒性、诱变性、遗传毒性、致癌性等）和化学物（如杀虫剂和环境化学污染物）影响的海量数据库。应用计算机技术将这些生物学特性与结构活性进行关联而形成的生物信息学可以为预测新型药物和化学物的有害效应提供依据。EPA 的 ToxCast 项目就是通过高通量的手段来筛选优先进行经典毒理学检测的化学物的。

机制毒理学也正在由单纯的描述性方法学逐步转变为更为复杂的在细胞和分子水平上对毒性机制的探讨。根据实验模型系统的定义，机制毒理学的目标是为机制探讨、假设验证等研究提供框架。这些问题的答案可以为我们理解细胞损伤或细胞死亡过程及其靶向，进一步为确定预防或治疗措施，并预测外源化学物对人体健康的有害影响提供基础。随着时间的推移，科学技术水平不断提高，但人们对实验模型的应用仍停留在对某个模型系统优缺点的最基本的理解上。

Otto Loewi 提出了循环神经体液物质参与了心跳自主减缓过程的假说，并根据该假说设计了简单的青蛙实验，如果没有这个假说，Loewi 就无法理解并解释他的实验结果。

在科学研究中，在实验之初就明确研究目标，对于后续选择正确的研究模型至关重要。模型开发的第一步应该明确实验假设及其相关问题。例如，要研究一种特定物质对人体的作用机制，就应该选用人体模型、临床试验或流行病学调查等模型系统。然而，基于伦理学争议，我们很少有机会应用人体来研究药物或化学物的毒性，除了一些特定情况，如用药过量、意外中毒、职业暴露等。因此我们必须选择一种适宜的模型系统，使得所观察到的反应可以外推至人。

二、实验模型和一般毒性机制

在毒理学中，应用以假设为基础的研究曾发现了多种可以解释广泛化学物毒效应的一般机制。这些机制是通过应用体外和体内模型进行确认的，通过这些模型可以观察到毒性或细胞功能改变引起的相关功能改变的终点。大多数毒性物质均可以干扰细胞和分子稳态，进而产生包括改变基础细胞活动在内的一系列影响，这些基础细胞活动是特定靶器官的功能基础，其改变有助于阐明靶器官毒性。此外，其他毒物引发的效应还包括细胞修复机制的改变、细胞增殖的改变和一般的细胞毒性。

现在已经明确了混杂化学物效应的许多特定毒性机制，此处将做简要阐述。毒性物质对生命体系的影响是其与多种生物化学过程、细胞和分子相互作用的结果。虽然人们尝试从单因素角度来阐述毒性机制，但实际上毒性的产生是多种生物化学、细胞或分子通路同时或先后发生异常的后果。谨慎选择适用于假设的模型系统可以阐明毒性物质在细胞功能异常和损伤中的作用及机制。

（一）受体介导机制

许多化合物可以通过质膜或核表面受体介导的作用而产生毒效应。通常认为环戊二烯类杀虫剂（如狄氏剂和七氯）的神经毒作用是通过对膜上γ-氨基丁酸（GABA）受体（特别是 GABAA 受体）的拮抗作用而实现的，这些抑制性受体通过电压依赖性的氯离子通道调节氯离子流。环戊二烯类杀虫剂与 GABAA 受体介导的氯离子通道之间的这种拮抗作用可以导致去抑制，随后引起兴奋或抽搐等神经毒效应。应用分离的膜和细胞培养模型可以对许多这类作用机制进行探讨。

与胞质受体，尤其是**芳烃受体（aryl hydrocarbon receptor，AhR）**的相互作用是卤代芳烃类化学物，如 2,3,7,8-四氯代二苯并-p-二噁英（2,3,7,8-tetrachlorodibenzo-p-dioxin，TCDD）等毒物的起始作用点，并诱导了随后的细胞效应。整体动物实验和细胞系相结合来模拟 AhR 的激活及其分子效应，AhR 可以作为可溶性胞质蛋白复合体的组成部分与化合物（如 TCDD）结合。配体与受体结合可引起一系列最终导致配体-受体复合体发生核转运的事件。芳烃受体-配体复合体在核内随后与 DNA 增强子序列-芳烃反应元件（AhRE）、二噁英反应元件（DRE）或外源化学物反应元件（XRE）结合，引起几种细胞蛋白的转录激活和蛋白质表达。这些蛋白质包括药物代谢酶（CYP450 介导的和非CY450 介导的两类）和生长调节蛋白（如表皮生长因子、转化生长因子和白细胞介素-1）。对芳烃受体-配体相互作用的研究为阐明芳烃的分子效应提供了基础，并且为这类化学物的安全性评价和风险评估提供了基础。

（二）细胞膜介导的效应

细胞膜是细胞与其周围环境隔离开来的基本屏障，毒物必须穿过细胞膜才能进入细胞，因此，细胞膜是毒物引起损伤理所当然的靶标。此外，毒物通常还可以与细胞膜本身的特定成分产生相互作用。

除了与特定膜受体结合，毒物还可以影响其他靶标。某些化合物，如催眠剂和有机溶剂可以通过非特异性地降低**中枢神经系统（central nervous system，CNS）**的兴奋性及突触后反应性而对 CNS 产生影响。另外，动物毒素，如河鲀毒素或蛤蚌毒素可以损伤可兴奋细胞的钠离子通道，从而阻断其动作电位。二氯二苯三氯乙烷（dichloro-diphenyl-trichloroethane，DDT，也称为滴滴涕）是一类氯化烃类杀虫剂，可以通过减缓钠离子通道关闭，进而改变可兴奋膜的复极过程来发挥其毒效应。

（三）细胞能量改变

细胞能量的产生和利用对于所有类型的细胞存活均至关重要，某些类型细胞，如脑细胞、心肌细胞、肾细胞等，当其产生和利用能量物质的能力下降时，对毒性物质尤其敏感。任何可以直接或间接影响这些机制的化合物均有可能产生有害效应。例如，肾细胞在运输过程与线粒体能量学之间具有紧密联系。钠钾 ATP 酶活性最高并且重吸收钠最多的肾段线粒体密度也最高，这些肾近端小管对那些可以干扰线粒体功能的毒物极为敏感。可直接影响线粒体功能的毒物最终均会引起细胞死亡。有研究发现，在新鲜剥离的兔肾近端小管中，氯化汞可以引起线粒体功能损伤，最终导致细胞死亡，其中，氯化汞可以通过汞离子与电子传递链中的磷酸化位点Ⅲ之前部分的相互作用而影响肾线粒体功能，随即通过干扰底物转运及代谢，或通过直接损伤转运蛋白来改变电子传递进程，随后，依赖于完整线粒体功能的细胞渗透压调节功能受损，最终导致细胞死亡。线粒体功能损伤及随后的细胞死亡也可以作为其他细胞系统失调引发事件而出现。例如，有研究显示，在兔肾近曲小管悬浮液中，细胞氧消耗、ATP 含量、谷胱甘肽浓度、脂质过氧化物产生等与细胞死亡之间具有时间相关关系，同时，该研究还发现，氧化应激促进线粒体功能损伤。另有研究也证实，在兔肾近曲小管悬浮液模型中氧化应激可以导致线粒体功能损伤。以上研究结果还显示了如何应用一种模型系统（如分离的肾小管）来阐明线粒体功能损伤与细胞死亡之间的关系。

蒽环类抗癌药物引起的心脏毒性也与治疗过程中心肌能量的改变有关。在大多数情况下，心脏收缩需要实时产生 ATP 以提供能量，很少有能量储存可用。阿霉素可以引发氧化还原循环，而过多的活性氧自由基的产生可能会破坏线粒体功能。

（四）细胞钙稳态失调

很多研究者已经深入地探讨了钙稳态的改变与细胞损伤之间的关系。钙超载作为多种毒物引起细胞损伤或死亡的最终共同通路这一概念已逐渐被接受。毒物诱导的细胞内钙浓度升高可以引起多种细胞改变。在早期、可恢复的细胞损伤阶段，这些改变包括细胞骨架改变和气泡形成、核染色质聚集、线粒体浓缩等，而晚期不可逆损伤主要以磷脂酶 A 活化和线粒体膜通透性改变为特征。在细胞凋亡的情况下，胞内钙浓度升高导致钙依赖性核酸内切酶活化，引起 DNA 断裂，最终导致程序性细胞死亡；胞质钙浓度升高引发的坏死性细胞死亡以膜对不同离子的通透性改变、线粒体系统关闭、渗透压失调、非特异性 DNA 分解为特征。细胞钙失调也可引起细胞信号机制和基因活化改变，这些改变在毒物引起的细胞分化和致癌效应中发挥重要作用。

各种模型系统可以用于研究细胞损伤过程中钙的作用特点，然而，由于易于操作和检测，体外模型应用更为广泛。例如，有研究应用原代培养大鼠肾皮质表皮细胞来研究线粒体钙超载在环孢素引起的肾毒性中的作用。结果显示，细胞损伤的时序性依次包括胞质钙稳态失调、ATP 耗竭、线粒体膜去极化和线粒体破坏等。在该研究中应用数字荧光成像和线粒体膜电位测量等方法与细胞毒性的生化检测相结合来确定环孢素引起细胞损伤的时间序列。

（五）与关键细胞大分子结合

毒物与关键细胞大分子的共价结合是一种已被广泛接受的毒物引起细胞损伤的作用机制之一。活性代谢产物与细胞成分结合，继而引起组织坏死是毒物引起靶器官特异性损伤的原因之一。毒物通常与结构蛋白、关键酶、脂质和核酸结合。结合反应通常发生在亲电的活性中间产物和亲核的巯基、氨基或羟基基团之间。当共价结合超出了细胞修复能力时，人们认为这种结合是一种不可逆的过程。活性亲电物与 DNA 上亲核位点发生的相互作用可以导致遗传毒性。因为产生活性分子过程中出现的许多烷基产物（细胞膜上的非活性成分、结构蛋白等）不是细胞功能所必需的，所以这些产物通常成为干扰这些区域活动信噪比的严重问题。

（六）细胞信号异常

随着技术的发展，人们逐渐认识到，基因组的功能不仅仅在于经典的编码蛋白质，而是在机体中控制和编排所有的稳态事件。从控制中间代谢到胚胎发育、损伤应答、凋亡，甚至理性和感觉等，基因编码对内部和外部事件适当的控制和应答能力是 DNA 蓝图的奇迹之一。

这些稳态反应是通过控制极其复杂的信号进程而实现的。因而，当暴露于外源化学物分子时，这些细胞信号进程将受到干扰。信号干扰可以引起凋亡失调、过度或缺乏的炎症反应、肿瘤形成、发育不全、致畸及许多其他毒性反应。这是迄今为止发展最为活跃的毒理学研究领域之一。

例如，凋亡失调可以引起酒精性肝中毒。胚胎发育是一个高度保守，并严格按顺序调控的进程，很多胚胎毒性致畸物可以干扰这一过程。最常见的人类致畸物是酒精，其可以引起胎儿酒精样综合征，其作用机制可能是导致细胞异常凋亡。还有很多其他已知的致畸物，新药研发过程中对这类致畸物有害效应的筛选是一个必要的环节。通过计算机强大的生物信息学手段可以阐明这些毒效应的共性，进而为预测毒理学提供依据。

（七）毒理基因组学

药物基因组是指遗传的差异可以导致个体药物作用的不同，也可以指个体对外源化学物毒性反应的差别。毒理基因组学是一个相似但更广泛的词，涵盖了机体内所有的遗传特性及其对药物的反应。毒理基因组学研究可以应用于药物研发。确定个体反应差异的遗传机制包括代谢的增强或减弱、细胞摄取和挤压载体机制的增加或降低，以及药物受体相互作用的改变。这些常常是由相关受体分子结构改变引起的。在建立切实可行的有用的预测模型时应该将个体差异纳入考虑范围内。例如，铍病是一种很早就发现的由遗传决定毒性大小的疾病。不同基因型的个体，对铍引起的肉芽肿性肺损伤敏感性差异较大。遗传差异对砷代谢的影响也有报道。

但是，预测模型也存在一些问题。当它们试图预测所有的事件时，必须将机体的复杂性考虑进去。在毒理基因组学研究中，以计算机为基础的模型正逐渐成为有用的预测模型。例如，用这种预测模型可以计算原代培养大鼠肝细胞中基因表达变化，进而预测肝毒性。

目前，药物/毒理基因组学研究应用得较为成功的例子是巯基嘌呤甲基转移酶活性的表型测定。在接触 6-巯基嘌呤或硫唑嘌呤时，具有无活性酶的患者易于诱发致死性的免疫抑制反应。因此，在治疗之前确定酶表型并且进行剂量调整是可以挽救生命的。

三、假说检验

接下来将举例说明如何应用模型系统来阐明特定化合物的毒性机制，这些例子展示了可以应用体内或体外模型来检测前述某些作用机制。

（一）烯丙胺诱导的血管毒性

假设驱动的研究（hypothesis-driven research） 是应用一个或一系列实验来证明或反驳一个预先提出的问题。我们经常发现，在回答原先的毒性机制问题时，我们会进入其他相关领域。例如，早期烯丙胺引起血管毒性机制的研究为化学物诱发动脉粥样硬化的机制及动脉粥样硬化的一般过程提供了有价值的信息。

烯丙胺（单烯丙胺、双烯丙胺、三烯丙胺）是广泛用于商业产品及医药产品合成的一类化学物的代表。高剂量烯丙胺可以诱发致死性的心血管毒性，发生类似于动脉粥样硬化的病变。应用 ^{14}C 标记烯丙胺在大血管中的定位研究发现其可以直接作用于脉管系统。应用血管特异性的氨基脲敏感性胺氧化酶、苄基胺氧化酶将烯丙胺代谢转化为丙烯醛的研究进一步证实脉管系统对烯丙胺诱发的毒性极为敏感。这些研究数据提示，烯丙胺可以对脉管系统产生直接毒效应，位点特异地将烯丙胺活化为活性代谢产物与损伤的局部定位有关。此外，烯丙胺能够引起动脉粥样硬化样症状，提示烯丙胺可以作为进一步研究动脉粥样硬化发病机制的有效工具。

有研究对 SD 大鼠进行亚慢性烯丙胺染毒，继而原代分离培养其主动脉平滑肌细胞，建立起一种独特的细胞培养模型，在生化、细胞和分子水平对烯丙胺引发的毒作用机制及继发的主动脉平滑肌细胞表型改变进行了深入研究，可以用于探讨细胞和分子水平化学物诱发动脉粥样硬化的机制。这一实验混合运用了体内毒物暴露及随后烯丙胺处理动物的主动脉平滑肌原代细胞培养。这一实验设计为详细研究烯丙胺暴露对细胞的毒效应及细胞对毒性的反应提供了良好模型，并且使得实验条件更加容易控制。

体内研究所检测到的烯丙胺引起的改变也可以在体外模型中重现并量化，提示烯丙胺可能是通过化学物暴露引起基因型改变而对机体造成损伤的。应用该模型系统可以对烯丙胺在细胞和分子水平引起的损伤进行系统研究，也为研究原代培养细胞的表型变化及其相关通路提供了基础。研究还显示，烯丙胺重复染毒可以引起主动脉平滑肌细胞从静息状态转变为增殖状态。这种转变可以通过增殖表型检测，如细胞形态变圆、收缩活动丧失、对有丝分裂原反应性增加等来鉴定。

烯丙胺染毒动物的平滑肌细胞增殖表型的诱导同时伴有数种细胞信号机制的改变，有人提出，这些细胞的增殖可能与蛋白激酶 C（PKC）依赖途径的活化相关。研究显示，用 PKC 抑制剂鞘氨醇处理烯丙胺染毒动物细胞可以抑制细胞对有丝分裂原的反应性。此外，烯丙胺处理可以增强细胞磷脂酰肌醇代谢和 PKC 活性。

已有研究证明，*c-Ha-ras* 原癌基因表达在血管平滑肌细胞的细胞周期调节中发挥了作用。有研究观察到烯丙胺染毒大鼠的平滑肌细胞中的 *c-Ha-ras* 原癌基因表达与有丝分裂原反应性增加相关。这一发现提示，烯丙胺染毒动物的细胞增殖状态的改变可能与有丝分裂信号转导通路的改变相关。后续研究进一步揭示，大鼠主动脉平滑肌细胞对环腺苷酸（cAMP）引起的 *c-Ha-ras* 原癌基因表达和 DNA 合成抑制较为敏感。另外，应用 *c-Ha-ras* EJ 转染大鼠主动脉平滑肌细胞可以导致其表皮生长因子反应性增强及引发恶性化表型。

应用体外模型评价烯丙胺引起的血管毒性和表型改变，是机制毒理学研究中可以为研究疾病发病机制提供细胞和分子水平证据的一个很好的例子。在体内和体外暴露于烯丙胺均可以导致细胞功能的改变，如收缩活动丧失、有丝分裂原反应性增强、信号转导途径改变等。此外，应用该系统还可以检测到形态、生化和分子水平的改变，可以为解决相关机制问题提供新的可能。该系统不仅可以用于鉴定烯丙胺引起的血管毒性，还可以提供研究外源化学物诱导的动脉粥样硬化特征的方法。

（二）谷胱甘肽结合介导的毒性

外源化学物分子经过代谢后通常会降低毒性，但并不总是如此。通常认为，活性亲电物与谷胱甘肽结合是一种解毒过程，对于保护细胞内关键亲核体至关重要。然而，在某些情况下，与谷胱甘肽的结合反应却可以增强代谢产物的毒性。典型例子之一就是溴苯诱导的肾毒性。邻溴苯酚是溴苯的重要代谢产物，与其母体化合物相比，其可引起更为严重的肾毒性。后续体内研究发现，2-溴氢醌是邻溴苯酚的主要代谢产物，其在低于10%腹腔注射溴苯的剂量下就可以引起毒性。体内与体外实验均发现单个或双个替代的谷胱甘肽与2-溴氢醌结合可以产生毒性。

在体外直接观察体内所识别出的代谢产物毒性的实验是很有用的。应用体外模型可以观察从体内研究中收集和识别的单一代谢产物的毒性，还可以观察研究这些化合物在肾脏与其他组织的细胞与分子毒性相关的复杂问题。有学者应用体外模型（组织切片、分离细胞和细胞培养）结合体内研究进行了相关机制研究。体外研究和体内观察相互结合、互相验证为阐明外源化学物引发毒性的机制提供了更为可靠的手段。

（三）吐根碱抑制心肌糖酵解

吐根糖浆是一种治疗急性经口中毒的催吐制剂，吐根碱是其有效成分，暴食者滥用吐根糖浆可以导致心脏毒性。离体灌注大鼠心脏是一种古老的研究心脏功能的模型，其与现代生化技术及心电图检测相结合发现，吐根碱可能是通过对糖酵解限速酶磷酸果糖激酶的不可逆抑制而产生心脏毒性的。相反，氰化物的作用在这一模型中是可逆的。

第三节　实验模型未来的发展方向

未来毒理学的发展将取决于如何将尖端科技转化和整合到毒理学中来解决问题。随着计算毒理学、生物信息学、系统生物学、毒理基因组学、表观遗传学等理论和技术的飞速发展，应用模型系统开展毒性检测及对相关毒性机制进行探讨也取得了显著的进展。NRC发布的TT21C对毒性检测做了一个长远的战略规划。虽然这个规划主要是在讨论毒性检测，但也有部分原则适用于毒性机制研究。目前，虽然已经有很多不同类型的模型系统用于预测毒性机制，但仍然主要依赖于整体动物模型。应用整体动物模型来进行毒性检测是一个时间和资源消耗都很大的过程，并且也不能提供众多未经测试的化学物的毒性信息，不能反映化学物对不同生命阶段机体的健康效应。NRC设想未来可以用可预测的、高通量的体外方法来鉴定和评估化学物的毒性通路从而替代整体动物研究。如果可能的话，应用人源性的细胞、细胞系或细胞成分可以避免种属差异。为了确保正确的毒性评价，还可以应用体内或体外模型进行靶向检测，以补充毒性通路检测。最后进行剂量-反应模型和外推模型研究。以人群研究为基础的人体暴露数据对新的毒性测试方法十分重要。

21世纪毒性测试理念的重点在于：检测更广泛的化学物及其混合物、检测更全面的毒效应和更细致的生命阶段；减少检测时间和费用、应用更少的动物并且减轻对动物造成的痛苦；建立一套具有更强科学性的方法来评估环境物质的健康效应。更科学的改进后的模型系统可以为评估化学物的人体毒性提供更全面的数据，也可以提高检测化学物的效率。明确的证据权重方法与毒性机制结合可以促进管理决策的改进，因为这些决策是建立在对毒性机制更详尽了解的基础上的，所以会增加其公众可信性，并且更加容易被接受。

综上所述，对一种物质毒作用的细胞和分子机制的深入研究有助于阐明该毒物在体内的作用。可以开发评估化学物的敏感实验模型，研究化学物产生毒性的特定机制。实验模型必须能够充分预测化学物对人体的潜在毒性程度及其可能的机制的特征，同时，还需要不断优化完善实验模型，使其可以更好地反映体内情况。为了保证人类的安全与减少动物实验，必须对这些方法进行进一步研究、开发、验证和利用。

（何　云　赵志强）

参 考 文 献

Andersen ME, Krewski D. 2009. Toxicity testing in the 21st century: bringing the vision to life. Toxicol Sci, 107(2): 324-330.

Bader GD, Cary MP, Sander C. 2006. Pathguide: a pathway resource list. Nucleic Acids Res, 34(Database issue): D504-D506.

Bhattacharya S, Shoda LK, Zhang Q, et al. 2012. Modeling drug-and chemical-induced hepatotoxicity with systems biology approaches. Front Physiol, 3: 462.

Boobis AR, Cohen SM, Dellarco V. 2006. IPCS framework for analyzing the relevance of a cancer mode of action for humans. Crit Rev Toxicol, 36: 781-792.

Dix DJ, Houck KA, Martin MT, et al. 2007. The ToxCast program for prioritizing toxicity testing of environmental chemicals. Toxicol Sci, 95(1): 5-12.

Du J, Yuan Z, Ma Z, et al. 2014. KEGG-PATH: Kyoto encyclopedia of genes and genomes-based pathway analysis using a path analysis model. Mol Biosyst, 10(9): 2441-2447.

Judson RS, Martin MT, Egeghy P, et al. 2012. Aggregating data for computational toxicology applications: the U. S. Environmental Protection Agency (EPA) Aggregated Computational Toxicology Resource (ACToR) System. Int J MolSci, 13(2): 1805-1831.

Kavlock R, Chandler K, Houck K, et al. 2012. Update on EPA's ToxCast program: providing high throughput decision support tools for chemical risk management. Chem Res Toxicol, 25(7): 1287-1302.

Kitano H. 2002. Systems biology: a brief overview. Science, 295(5560): 1662-1664.

Knudsen TB, Houck KA, Sipes NS, et al. 2011. Activity profiles of 309 ToxCast chemicals evaluated across 292 biochemical targets. Toxicology, 282(1-2): 1-15.

Krewski D, Acosta D Jr, Andersen M, et al. 2010. Toxicity testing in the 21st century: a vision and a strategy. J Toxicol Environ Health B Crit Rev, 13(2-4): 51-138.

Lioy PJ, Smith KR. 2013. A discussion of exposure science in the 21st century: a vision and a strategy. Environ Health Perspect, 121(4): 405-409.

Pastoor TP, Bachman AN, Bell DR, et al. 2014. A 21st century roadmap for human health risk assessment. Crit Rev Toxicol, 44(Suppl 3): 1-5.

Pico AR, Kelder T, van Iersel MP, et al. 2008. Wiki pathways: pathway editing for the people. PLoS Biol, 6(7): e184.

Schmidt CW. 2009. TOX 21: new dimensions of toxicity testing. Environ Health Perspect, 117(8): A348-A353.

Sonich-Mullin C, Fielder R, Wiltse J, et al. 2001. IPCS conceptual framework for evaluating a mode of action for chemical carcinogenesis. Regul Toxicol Pharmacol, 34(2): 146-152.

Tice RR, Austin CP, Kavlock RJ, et al. 2013. Improving the human hazard characterization of chemicals: a Tox21 update. Environ Health Perspect, 121(7): 756-765.

Wang Y, Suzek T, Zhang J, et al. 2014. PubChem BioAssay: 2014 update. Nucleic Acids Res, 42(Database issue): D1075-D1082.

Waters M, Stasiewicz S, Merrick BA, et al. 2008. CEBS-Chemical Effects in Biological Systems: a public data repository integrating study design and toxicity data with microarray and proteomics data. Nucleic Acids Res, 36(Database issue): D892-D900.

Waters MD, Fostel JM. 2004. Toxicogenomics and systems toxicology: aims and prospects. Nat Rev Genet, 5(12): 936-948.

第三章　毒理组学在毒性机制研究中的应用

第一节　概　　述

随着人类基因组计划的进行，新的基因测序与分析技术不断出现，为人类进行生命科学研究提供了一个全新的领域。近年来，随着高通量分子生物学技术如**基因组学**（**genomics**）、**转录组学**（**transcriptomics**）、**蛋白质组学**（**proteomics**）、**代谢组学**（**metabonomics**）及功能组学的研究进展，人类或动物基因组结构与功能的研究也突飞猛进，研究人员构建了大量基本数据库提供系统生物学必要的结构框图，并由此推动了毒理学研究迈上新的台阶。组学技术的发展为毒理学研究开辟了更广阔的空间，并在组学领域形成了一个新的分支学科——毒理组学。**毒理组学**（**toxicopanomics**）的广泛定义是将组学技术（基因组学、转录组学、蛋白质组学及代谢组学）与传统毒理学及组织病理学终点相结合，研究基因结构、变化与外源化学物之间的关系，评价和预测化学物毒性的一门学科。

传统的毒理学研究依赖于整体动物、组织或细胞暴露于化学物后的表型变化。表型变化主要通过临床症状、病理组织改变及对特定细胞功能的生物标志的影响来评判。毒理组学的长期目标是整合基因组学与传统毒理学，从多基因、全基因组角度研究毒物作用与基因表达的相互影响。毒理组学通过一系列的相关生物标志来反映表型变化，从而减少实验动物的使用量。毒理组学是一个新的科学领域，主要阐述整个基因组如何参与暴露在环境毒物/应激下机体的生物反应。毒理组学通过 mRNA 基因组模型分析、组织蛋白表达谱（蛋白质组学）、遗传易感性和计算机模型来探讨基因与环境在疾病发生中的交互作用。基因网络的功能在于掌控细胞或组织对于毒物反应的剂量依赖性、解释毒物与受试对象的相互作用机制、确定关键效应基因及其通路或网络、从生物学角度评估该化学物的安全风险。毒理组学还能比较准确地判定动物实验结果是否可跨物种外推。

2007 年，美国国家科学院（NAS）与国家研究委员会（NRC）联合编写了《毒理基因组学技术在预测毒理学和风险评估中的应用》报告。此报告中美国国家科学院专家委员会指出毒理基因组学技术为复杂的生物系统毒理学研究和评估化学物对该生物系统的影响提供了新方法，并特别强调组学技术可用于分析化学物潜在毒性、完善化学危害性分析中的跨物种外推、确定易感人群、评估暴露于化学物的早期影响、完善暴露评价和分析化学物或混合物暴露后的生物学效应。

第二节　毒理组学信息资源与分析技术

一、信息资源

生物技术在 20 世纪 90 年代蓬勃发展，主要得益于 80 年代末分子生物学中高通量技术的出现。与此同时，信息技术也取得了巨大的进步，包括更快的处理器速度、廉价的数字存储、数据库系统和万维网。随着基因组学的发展，现已有多个开放式访问网址，可提供丰富的新资源和信息，主要包括：美国国家生物技术信息中心（NCBI）网址、国家人类基因组研究所（NHGRI）网址、美国能源部（DOE）联合基因组研究所网址。美国能源部联合基因组研究所网页有许多易于新手和毒理基因组学研究者学习的教育资源。在 NCBI 和 NHGRI 网页上已建立了关于多种物种（包括人类）基因组学开放性的访问数据库，并开发了一些软件进行基因组数据分析，特别是建立了详细的 DNA 序列数据库。这些数据库的信息是免费提供的，目的是让大家更多地了解遗传和分子过程对人类健康与疾病的影响。

毒理学一个越来越重要的方面是开发和应用生物信息学工具与数据库，使毒理组学研究数据得以更好地管理、应用与分析，以便确定和预测化学物对人类基因组潜在的毒性。分子生物学家和毒理学家开始利用 NCBI、NHGRI 及其他网站上可利用的资源和生物信息进行日常的实验设计[基因表达综合数据库（GEO）：美国国家生物技术信息中心，以及美国国家环境卫生科学研究所（NIEHS）赞助的生物学系统的化学效应数据库]（Waters et al., 2008）。除了美国国立卫生研究院（NIH）赞助的网站，许多商业公司也专门针对毒理组学研究开发了一些产品和服务，包括一些组学技术的数据统计软件、数据库和数据分析软件。

毒理学实验需要使用多个物种，如啮齿类动物、斑马鱼、秀丽隐杆线虫等，毒理学家可根据不同物种基因组数据（或链接到这些数据）进行安全性评估，并找到相应的毒理学机制。例如，小鼠基因组资源网页或 Jackson 实验室公开的小鼠基因组信息及基因年鉴网站。此外，万维网的基本搜索引擎可以链接到许多开放性的大学、研究机构、网络和公司网站，可提供大量关于生物学技术的信息。

（一）比较基因组信息：人类、小鼠、大鼠

当对人类、小鼠和大鼠的基因组进行比较时，最引人注目的观察结果是三者有大于80%的基因组几乎相同。人类、小鼠、大鼠基因组中含有大约相同数量的基因（30 000个），而且几乎所有已知的与疾病相关的人类基因在小鼠和大鼠的基因组中都很类似，所以小鼠和大鼠在医学研究领域是非常有用的动物模型。此外，三种不同的生物体中，基因序列在许多区域都是进化保守的。例如，小鼠 11 号染色体和人类 17 号染色体的一个大区域不仅有几乎相同的基因序列，而且基因沿着每个染色体的排列也是完全相同的。基因序列的保守性表明这些基因拥有一个共同的祖先，并被继承作为一个单一的"模块"。人类、小鼠和大鼠的基因序列中含有约 280 个大区域的进化保守、序列相似的"模块"。

（二）人类基因组的变异

人类个体基因组大约有 99%是相同的，另外 1%的差异与人类遗传变异直接相关。基因序列的变异实质上是控制酶和蛋白质生物转化的密码子的变异（活化代谢和解毒），当人体面对受体的小分子配体如二噁英（芳烃受体）、膜转运蛋白，生物应答（DNA 修

复、细胞凋亡），这些已经被确认为有毒的应激源时，个体的易感性可以导致变异。这些蛋白质或酶参与外源化学物的吸收、代谢、排泄和细胞免疫应答，在个体间存在遗传差异。遗传变异可影响毒理学研究的每个步骤：化学物暴露会改变机体结构/功能，并导致疾病（图 3-1）。

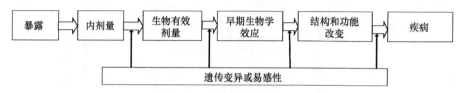

图 3-1　遗传变异或易感性相关的经典毒理学模式

人类基因组测序揭示了人类基因组变异序列的类型和频率。人类最常出现和研究的遗传变异是单核苷酸多态性（single nucleotide polymorphism，SNP）。SNP 是分散在整个基因组的单碱基对的差异。除 SNP 外，基因组中还有其他变异，如 DNA 一个到数千个碱基对的插入和删除、序列倒置、序列重复和拷贝数的变异。尽管这些变异（如插入和删除）在人类基因组变异中仅占少数，但这些序列的变化会影响数千个碱基对。*CYP450* 基因的变异已被广泛研究，可用于评估单个基因对有毒物质的敏感性。几乎所有的生物物种均带有 CYP 酶，目前已确定存在超过 7700 个不同的 CYP 序列，这些物种包括：哺乳动物、鸟类、鱼类、昆虫、蠕虫、植物、真菌、黏菌。大多数常见的 CYP450 的变异形式可通过相关网站获得。*CYP450* 超家族的基因组学研究表明人类中包含 18 个 *CYP450* 的家族基因和 43 个亚家族基因。CYP3A 是人类中一个重要的药物/毒物代谢组酶。

通过比较人类、小鼠、大鼠的 CYP450 基因组，可发现啮齿类动物亚家族数量较多，同时小鼠和大鼠间也存在显著差异。例如，CYP450 亚家族 CYP2J，人类仅含一个单独基因，大鼠含有 4 个基因，小鼠含有 8 个基因。华法林，作为防止血栓产生的药物，由 CYP2C9 酶代谢形成无活性的物质排出，*CYP2C9* 基因变异可引起药物不良反应，*CYP2C9* 基因变异可通过改变 CYP2C9 酶的活性来影响华法林在血浆中的含量。美国食品药品监督管理局（FDA）已经批准了华法林的药物标签，标明个体基因变异可引起不同药物反应及利用基因检测进行指导，便于药品生产商对患者药物初始剂量的估计。基因变异对于研究环境暴露遗传毒性致癌物的机体反应非常重要，例如，苯的生物活性代谢物——醌类是已知的细胞毒性和遗传毒性代谢物，主要由 CYP2E1 代谢产生，可进一步由醌氧化还原酶 1（NQO1）代谢解毒。因此，苯活化代谢酶和解毒酶是由苯诱导产生细胞毒性和遗传毒性的关键因素，苯中毒发生急性髓细胞白血病的人群中，CYP2E1 和 NQO1 的基因变异明显增加。令人感兴趣的是，NQO1 的基因变异与种族有关，白种人 NQO1 609 C→T 等位基因变异频率约为 5%，而亚洲人种发生变异的频率可高达 20%。

二、组学分析技术

生物遗传中心法则是现代生物学中最重要、最基本的规律之一，其在探索生命现象的本质及普遍规律方面起了巨大的作用，极大地推动了现代生物学的发展，是现代生物学的理论基石，并为生物学基础理论的统一指明了方向，在生物科学发展过程中占有重要地位（图 3-2）。

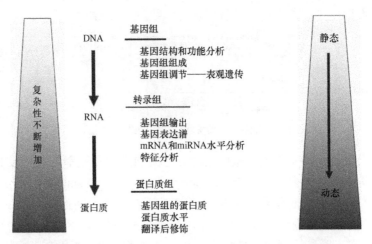

图 3-2　生物遗传中心法则（DNA→RNA→蛋白质，未显示反转录）

（一）特定的 DNA 分析：聚合酶链反应和基因芯片

聚合酶链反应（PCR）技术是一种体外迅速扩增 DNA 片段的技术，该技术在扩增一个有限的 DNA 样本进行基因组 DNA 分析方面成效显著，大量研究报道以单细胞为基础进行 PCR 扩增。PCR 可以进行单个基因、部分基因、非编码序列、mRNA、cDNA 的扩增。

DNA 芯片（即基因芯片）利用 DNA 双螺旋序列的互补性开发而成。DNA 芯片通常以尼龙膜、玻璃、塑料、硅片为基质材料，固着特异序列 DNA 单链探针，并与被检测序列单链 cDNA 序列互补结合（通常称为杂交）。被检测序列用生物素或荧光染料标记，通过荧光染料信号强度，可推算每个探针对应的样品量。一张 DNA 芯片可固着成千上万个探针。该方法在单个实验中可以检测高达 50 000 个单独基因片段或序列。

PCR 和基因芯片技术可用来分析基因组中几乎每一个基因的特异性 DNA 片段和 mRNA 的具体含量，实验者可从基因在组织或细胞中的表达估算 mRNA 的表达水平。

（二）转录组学分析

在过去的十年里，出现了许多既能分析单个基因的表达水平，又能同时分析非常有限的新鲜样本和福尔马林固定的石蜡包埋组织（FFPE）中数以千计的基因的技术（Bibikova et al., 2008）。用来评估和量化基因表达的技术，统称为转录组学分析技术或表型分析技术，其目的是通过检测特定的蛋白质或 mRNA 来衡量基因表达。基于基因转录中 mRNA 水平和蛋白质含量能反映基因表达活性，组学技术可以检测 mRNA 水平和蛋白质含量。值得注意的是，特定遗传位点上产生的 mRNA 水平或蛋白质含量不一定能真实反映该基因转录酶的生物活性。

反转录聚合酶链反应（RT-PCR）是一个高度灵敏和特异的技术，可用来确定细胞或组织样品中单个 mRNA 的表达水平（Vanguilder et al.，2008）。该技术已被证实是毒理基因组学文献中报道的最广泛使用的检测特定 mRNA 水平的方法。表型分析是指使用芯片同时检测细胞或组织样品中成千上万基因的 mRNA 的表达水平。迄今为止，表型分析仍是全球范围内毒理基因组学细胞毒性研究中检测基因组反应的主要工具。目前市售的 DNA 芯片可应用于多个平台，可用于量化从人到小鼠基因组已知 3000 多个基因的 mRNA 水平（亦称为转录组学或表达分析）。供应商可以有针对性地设计基因组的微阵列，如以毒理学特定反应（氧化应激、DNA 损伤和炎症）为基础设计的微阵列。

（三）蛋白质组学分析

在毒理学中，蛋白质组学技术主要用于衡量细胞或组织毒物暴露后基因表达终点——蛋白质的结构和功能变化。蛋白质组学适用于体外细胞或生物体液中潜在生物标志分析（Merrick，2008）。瑞士生物信息学研究所（SIB）对蛋白质组学分析工具、数据库和门户网络进行了开发，开发了可用于蛋白质序列及结构分析的专业蛋白质分析系统（ExPASy）。同时，NIH 蛋白质组学研究小组（Proteomics Interest Group，ProtIG）创建了网页，该网页可链接到许多商业化但有开放权限的分析工具。

双向电泳、质谱和生物信息学技术是蛋白质组学研究的三大核心技术。蛋白质组学分析的基本步骤是：提取蛋白质后，首先使用凝胶的或非凝胶的方法分离蛋白质，随后使用不同质谱分析方法进行蛋白质分析、鉴定，再利用生物信息学辅助获取和深入分析全面的信息。双向凝胶电泳（two-dimensional gel electrophoresis，2DE）的基本原理是：第一向基于蛋白质的等电点不同在 pH 梯度胶内等电聚焦；第二向根据分子量的大小进行十二烷基硫酸钠-聚丙烯酰胺凝胶电泳（sodium dodecylsulfate-polyacrylamide gel electrophoresis，SDS-PAGE）分离，将复杂蛋白质混合物中的蛋白质在二维平面上分开。双向电泳可同时分离数千种蛋白质。质谱可以精确获得蛋白质的具体信息，如等电点、分子量、氨基酸序列等。生物信息学的建立使得分析复杂的蛋白质图谱变得更容易。

随着蛋白质组学的发展，新的蛋白质组学技术也不断涌现。多维液相色谱与串联质谱联用分析鉴定蛋白质混合物是近年来发展迅速的非凝胶新方法，可以实现对样品中大小差异较大的蛋白质、低丰度的蛋白质及疏水性蛋白质等的分析。细胞培养中氨基酸稳定同位素标记技术（stable isotope labeling with amino acid in cell culture，SILAC）是目前定量分析误差最小的比较蛋白质组学研究策略（Bagert et al.，2014），可以定性和定量分析差异表达的蛋白质，还可用于蛋白质翻译后修饰和蛋白质相互作用的分析。表面增强激光解吸/电离（surface enhanced laser desorption/ionization，SELDI）蛋白质芯片是根据层析原理，结合 SELDI 质谱技术发展而来的（Ciavarella et al.，2011），是继基因芯片之后出现的新一代生物芯片技术。

蛋白质组学相比于基因组学和转录组学更加复杂及多元化。蛋白质从翻译之后开始，便拥有无数种被化学修饰的可能（即翻译后修饰）。许多蛋白质会被添加含碳氢元素的基团，同时会被磷酸、乙酰、甲基等基团修饰，蛋白质发生翻译后修饰会产生巨大的复杂性、多样性。基因组是静态的，但基因表达与翻译后修饰模式的千变万化，导致蛋白质组是动态的。蛋白质是细胞生命功能的直接执行者，基于蛋白质的生物标志可将表型与生物效应直接联系起来。

蛋白质组学技术曾被用来分析对 TCDD 敏感性不同的大鼠肝脏蛋白质的表达差异。研究发现，Kuopio 系大鼠（H/W）对 TCDD 不敏感，主要原因是其芳烃受体（AhR）编码基因中的第 10 位外显子/内含子交界处含有 3 个异常剪切位点，降低了 AhR 对 TCDD 的亲和力，减小了 TCDD 在体内的毒效应（Moffat et al.，2007）。通过对 Kuopio 和 Long-Evans 大鼠肝脏进行二噁英类化合物毒性耐受相关蛋白的分析发现，某些肝脏特有蛋白存在显著变化。随着蛋白质组学高通量技术的兴起，其可广泛应用于毒作用相关生物标志的发现。

（四）代谢组学分析

1999 年英国帝国理工大学 Nicholson 等正式提出代谢组学概念，即"对生物系统因病理、生理刺激或者基因改变而产生的多参数动态应答进行定量测定"，可通过考察生物体系受刺激或扰动前后代谢产物图谱及其动态变化来研究生物体系的代谢网络（Nicholson et al.，1999）。代谢组学通过组群指标分析，进行高通量检测和数据处理，对生物体内的小分子代谢物进行动态的定性与定量分析，分析代谢物与毒理变化的相对关系，灵敏地发现由毒物作用引起的异常代谢变化，从而获得毒物毒理学信息。代谢组学的研究方法与蛋白质组学的方法类似，通常有两种方法。一种方法称作**代谢指纹分析（metabolomic fingerprinting）**，即采用液相色谱-质谱联用（LC-MS）的方法，比较不同血样中各自的代谢产物以确定所有的代谢产物。从本质上来说，代谢指纹分析涉及比较不同个体中代谢产物的质谱峰，最终了解不同化合物的结构，建立一套完备的识别这些不同化合物特征的分析方法。另一种方法是**代谢轮廓分析（metabolomic profiling）**，即对某一类结构、性质相关的化学物（如脂质、类异戊二烯、糖类），或某一代谢途径的特定代谢物进行定量分析，此方法常用于描述药物研发中化学品的降解过程（Fiehn，2002）。毒物进入机体后，扰动正常生理状态下的内稳态，导致血液、尿液和组织中代谢产物种类与浓度的变化，这种特征变化能够提供毒效应、毒作用机制和靶器官的信息。因此代谢组学能够在毒理学研究中发挥重要作用。

（五）生物信息学分析

随着毒理基因组学研究的深入，cDNA 微阵列、DNA 芯片、微流控芯片、分子指纹图谱和 SAGE 分析等都将产生高通量、大规模的基因组信息，没有功能强大的软件是不可能处理这些海量数据的。生物信息学技术正好满足了这种需求，它以庞大的数据库作为支持，并从中分析挖掘基因组序列中蛋白质和 RNA 所对应的基因编码区，归纳、整理与基因组遗传信息表达及其调控相关的转录谱和蛋白质谱数据，通过相关数据库的建立，将毒理学、病理学与基因表达谱、蛋白质组学及单核苷酸多态性（SNP）分析有机结合起来，筛选有效生物标志，达到提高预防疾病水平的目的，以及对致癌物质进行分类。

（六）组学数据集成

组学数据集成大致可分为以下两类方法：①生物学策略；②数据策略。生物学策略往往受假说驱动，利用生物实验数据推测可能的毒性机制，如通过收集来自整体小鼠和人类神经内分泌（NE）肿瘤、小鼠 NE 肿瘤培养细胞和人类原代培养 NE 肿瘤细胞的芯片与代谢物数据，研究集成代谢与基因表达数据，识别 NE 肿瘤敏感生物标志。数据策略是将图谱信息转化为参数信息的一种数据分析，主要包括数据预处理、主成分分析、自动组织映射和偏最小二乘回归分析等方法。数据的预处理过程包括：谱图的处理、生成原始数据矩阵、数据的归一化及标准化处理过程。针对实验性质、条件及样品等因素应采用不同的预处理方法。主成分分析是多元统计中最常用的一种方法，是将分散的信息集中到几个综合指标即主成分上，有助于简化分析和多维数据的可视化，进而通过主成分来描述机体代谢变化的情况。偏最小二乘回归分析法是一种新型的多元统计数据分析方法，其基本原理是：①将数据中心化和标准化，形成自变量和因变量矩阵；②求协方差矩阵，并根据协方差求其最大特征值对应的特征向量；③通过检验交叉有效性来确定提取成分的个数；④求相应的回归方程及相应的回归系数，最后还原回归模式。

在实际数据分析应用过程中，由于不同的模式识别技术适用范围和优缺点各不相同，因此应将各种方法有机结合起来，并寻找更多更有效的统计分析方法。随着组学技术的日益发展，数据处理成为研究中重要的难题，由于尚未有功能完备的数据库，数据分析受到一定限制。与此同时，生物样本的复杂性需要进一步发展高通量、高效、快速及整合化的仪器分析技术，开发能满足全组分分析的算法和软件，将仪器分析技术、数据处理技术、多元统计技术及可视化软件有机地结合起来，以更好地促进毒理宏基因组学的发展。

第三节 毒理组学在毒性机制研究中的应用进展

毒理组学是将组学技术（转录组学、蛋白质组学及代谢组学）与传统毒理学及组织病理学终点相结合，研究基因结构、变化与外源化学物之间的关系，评价和预测受试物毒性。随着基因组学、转录组学、蛋白质组学和代谢组学等高通量组学技术的不断成熟，毒理组学日渐受到毒理学家的重视。将毒理组学与传统毒理学相整合，可更好地进行易感性基因的筛选、毒物作用机制（模式）分析、不同物种间外推和未知物质毒性预测等。整合分析筛选的生物标志不仅可用于体内外实验和跨物种实验的外推，还可用于危险度评估及潜在危害的预警。

目前，基因组学技术已经成功用于研究化合物的作用机制，而毒理组学进行毒性机制研究主要体现在以下几个方面：①阐明毒作用机制及预测毒性；②确定毒作用的靶细胞群；③筛选敏感的生物标志；④跨物种实验结果的外推；⑤化合物安全性预测；⑥剂量-反应关系与危险度分析。

一、阐明毒作用机制及预测毒性

毒理学的首要任务之一是研究毒物作用方式和机制，毒物的暴露往往会直接或间接地引起基因表达的改变，实际上毒性就是毒物对细胞正常结构或功能的干扰；大多数病理过程是在基因调控下进行的，与毒性相关的基因表达的变化往往比目前应用的病理学终点出现更早；毒物所诱导基因表型的变化绝不是单一基因功能改变的结果，而是众多基因表达网络、多个细胞生物效应的综合结果。

传统毒理学使用大量的动物模型进行毒性测试，存在使用动物多、周期长、工作量大的缺点，并且反映毒性终点的各种表型改变、形态学指标等通常较为复杂、间接。毒理基因组学的出现使得研究者可以从基因层次全面探讨化学物的安全性，通过比较分析化学物作用前后机体的特征表达谱，与现有基因表达数据库进行比较分析，可在基因水平了解毒物的作用途径，预测其可能的毒性。阐明毒作用机制和预测新化合物毒性的关键在于识别毒物所特有的分子标志或"基因指纹"，这通常依赖于对基因表达的分析。因为大多数参与化合物与机体相互作用的基因，如代谢转化酶基因，通常是在相关化合物的诱导下进行表达的，所以就单个基因而言，对化合物的反应往往具有交叉性，不具备单独作为"基因指纹"的特异性。只有采用多种变量（如多个基因），分析其综合变化情况（如表达谱），才能描绘出化合物的特征性指纹。因此，对毒作用"基因指纹"的识别应是基于基因群甚至全基因组水平的分析，而要完成对成千上万个基因表达的分析，只有高通量、平行检测的 DNA 微阵列技术才能实现。目前，运用此项技术分析基因表达谱，以阐明毒物、药物作用机制的研究报道已越来越多。

此外，全基因表达谱分析能预测新化合物可能具有的毒效应。如果已建有足够的已知化合物毒作用信息的数据库，将新化合物作用的基因与已知化合物的"基因指纹"相比较，就可以从中推测出新化合物是否具有某种相似的毒效应，从而进一步设计更全面、更细致和更彻底的毒性检测，同时也为尽早筛选出可疑的有毒化合物提供了可能。

利用"毒物指纹"或"毒性指纹"还有望在基因组水平对化合物进行重新分类。基于基因表达谱的分类方法不仅直观、快速，而且由于容纳了大量甚至全部的基因信息，同时结合数据库支持和统计学处理，较传统分类法更加精确可靠。例如，化合物、多肽库中存在大量结构高度相似的异构体，以基因组信息为基础的分类法通过筛选高度特异的分子标志，有可能区分物质间极微小的差异。美国 NCT 的科学家已尝试利用 DNA 微阵列技术，对过氧化物酶体增生剂和酶诱导剂进行分类。结果表明，同一类化合物可以产生相似但又可互相区分的表达谱，不同种类化合物间的表达谱相似度低于同类化合物，进一步根据已获得的表达谱数据在双盲条件下对 3 种化合物进行了正确分类，成功预测了其毒效应。

因此，毒理组学从全基因组角度考察机体暴露于外源化学物后的总体变化，在基因水平探讨化学物的毒作用机制，具有其他检测方法无法比拟的高效性和全面性，在化学物毒性机制研究中应用也最为广泛。毒理组学可预测原本需要较长时间动物实验才能观察到的毒性表型，并在机体病理指标改变前发现化学物毒性引起的基因变化，提高了化学物毒性预警能力。

二、确定毒作用的靶细胞群

目前，毒理组学的研究大多针对整体组织，而整体组织由多个具不同功能的细胞群组成，这些细胞群会产生与组织不同的功能。例如，肝脏中除肝细胞外，还有星形细胞、内皮细胞及肝巨噬细胞，这些细胞控制肝脏的许多关键功能，并在肝脏损伤过程中发挥决定作用。因此，整体组织的微阵列实验数据很可能完全或部分掩盖亚细胞群体中基因表达的差异，应针对整体组织中特定细胞开展相关基因表达分析，通用做法是先使用纯化技术（如激光捕获显微切割技术）分离细胞，再进行基因表达分析。众所周知，骨髓组织中的造血干细胞是化学物毒作用的靶标。有研究报道，利用毒理组学技术比较分析整体骨髓组织和造血干细胞苯暴露后的基因表达改变差异（Faiola et al.，2004），发现苯暴露后，两者间基因表达存在显著差异。因此，针对目标人群或动物组织的特定亚细胞群体开展毒理组学分析，能够帮助人们更好地理解毒物作用机制并确定毒作用的靶细胞群。

三、筛选敏感的生物标志

毒理组学的主要技术平台为高通量组学分析技术，毒理学家可以利用高通量技术在短时间内筛选出众多的毒物相关特征性表达基因、蛋白质和代谢物群，这些差异表达基因往往代表着毒物作用的直接遗传物质靶标，差异蛋白质是损伤机能的执行分子，而差异代谢物是毒物损伤作用的最终产物。更重要的是这些差异表达基因、蛋白质和代谢物群的出现一般要远远早于目前应用的病理学终点，可作为暴露生物标志、效应生物标志和易感性生物标志的候选对象。由于化学物毒性的复杂性，毒效应往往不是由单个生物标志引起的，通常涉及复杂的基因级联调控机制。与传统毒性检测方法往往聚焦于一个基因或生物标志改变相比，毒理基因组学方法不仅可对多个样品同时进行检测，还可同时展现成千上万个基因的整体表达模式及基因间的网络调控模式，从而分析和判定化学物毒性。由于基因表达图谱的改变要远远早于且优于传统组织病理学的改变，传统毒理学检测毒性终点多在 14 天后才能观察，而基因表达图谱的生物标志检测则只需用 1—3天。因此，毒理基因组学方法的高通量和灵敏性是传统毒理学研究无法比拟的。

目前应用毒理组学进行生物标志研究的方法主要包括：应用基因芯片分析挖掘基因表达谱数据库中的差异表达基因；分析临床前研究中的基因表达数据，以发现与病理相关或先于病理学改变的差异表达的基因；直接从临床前研究或临床试验获得血液样品进行基因表达谱分析。具有可预测性、特异性强和重复性好是保证生物标志有效性的前提条件。Goodsaid 和 Fruel（2006）推荐应用基因组学技术筛选并鉴定的生物标志应符合以下几条原则：①在传统组织病理学检测发现前已有基因表达；②基因表达应与化合物不良反应引起组织病理改变的进展呈现一定的相关性；③基因表达与化合物浓度存在量-效关系；④基因表达应具有一定特异性。在未来，随着研究的深入，毒理基因组学的应用也将日趋成熟，在发现和筛选生物标志方面也必将开辟更广阔的空间。

四、跨物种实验结果的外推

由于生化途径、受体亲和力等不同，物种间的毒效应存在较大的差异，在某些情况下甚至出现毒作用的差异。在毒理学研究中，如何将动物实验结果外推到人是一个长期未能解决的问题，而解决这一问题的关键在于寻找能够在不同物种间进行毒性比较的生物标志，Aardema 和 MacGregor（2002）形象地称之为"桥式生物标志"。物种间基因具有同源性，某些物种之间甚至具有高度同源性，为从基因水平寻找桥式生物标志提供了可能。例如，最新公布的包括大鼠 90%遗传物质的基因组草图表明，大鼠染色体上有 27.5 亿个碱基对，与人类染色体上的 29 亿个碱基对相当接近，并且在已破译基因组的 3 种哺乳动物（人类、小鼠和大鼠）中，有大约 90%的基因是相同的。因此，采用高通量的 DNA 微阵列技术，可以从大量甚至全部基因中筛选出适当的"桥式生物标志"，用于比较化合物毒作用的种属间差异，从而将动物实验结果外推到人。此外，比较不同物种间基因表达谱的相似程度，也有助于寻找与人类反应最接近的实验动物，使毒理学研究更接近人类实际情况。

随着技术的进步，毒理组学研究比较了经典的啮齿类动物模型和人类模型的异同，以便解释物种间的差异。虽然生理药理动力学模型（PBPK）已被证实对于跨物种间实验结果外推行之有效，但该模型不适于将小鼠或大鼠的实验结果外推至人。人类与啮齿类动物的基因组计划已证实这两个物种间的差异基因主要参与应对外源化学物刺激。大多数啮齿类动物与人类存在序列相同的基因与蛋白质，且其功能也非常相似，理论上从啮齿类动物中找到的生物标志有着跨物种成为人类生物标志的潜力。毒理组学还可通过剂量-反应关系的研究寻找早期指示物来判别毒作用的易感人群。毒理学中物种差异研究模型——平行四边形外推模型是由 Sobels 于 1977 年首次建立的，主要是利用细胞作为研究对象分析致突变物的剂量-效应关系，并将所获得的数据资料外推至人。该法整合了 PBPK 和毒理组学中的表型锚定，为系统生物学和比较生物学提供了风险评估框架（图 3-3）。平行四边形外推模型为系统分析机制特异性提供了理性方法，为不同物种或测试系统之间互推提供了科学基础。该模型能提供人类风险评估所需要的定性及定量的外推资料。

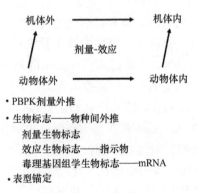

图 3-3 整合生理药理动力学模型（PBPK）与毒理组学表型锚定的风险评估框架图

毒理组学研究发现豆香素的毒效应存在物种差异，豆香素诱导大鼠肝脏出现差异表达基因明显多于人类，而双氯芬酸钠的这种物种差异不明显。多氯联苯（PCB）主要通过作用于多环芳烃受体而产生毒性，不同品系大鼠间存在明显的毒效应差异。有研究通过比较信息学鉴定发现物种间存在"二噁英反应元件"，并证实 TCDD 与芳烃受体间的结合力的不同是导致物种差异的基础，低亲和性芳烃受体等位基因的啮齿类动物可耐受 TCDD。

因此，在进行跨物种外推的相对定量风险评估中，必须考虑到物种间的差异。

五、化合物安全性预测

通过对不同物种高通量的谱系分析，可同时检测上万的基因、蛋白质和代谢物，一旦确定了某种毒作用的基因表达模式或分子指纹，这些相关差异表达基因群就可以作为暴露的生物标志群来鉴别和预测相应的毒作用。作用机制相近的化学物可诱导产生相似的基因和蛋白质表达谱，不同的基因表达模式可区别不同作用机制的化学物，而得到具有"诊断性"的基因和蛋白质表达谱。这类全面检测机体所有表达基因的技术可用于预测未知毒物特别是化学毒物的毒作用，从而对毒物毒性实施预测和归类。毒理组学预测未知或全新化合物毒性时，必须满足以下几点：①有详尽的实验体系；②有清晰的实验参数；③在已知化合物毒理资料的基础上建立庞大的数据库；④确定作用机制相关的生物标志。

传统的化学物致癌性的判别需要消耗大量的人力和物力，啮齿类动物的致癌实验成为判断化学物潜在致癌性的主要依据。随着基因芯片技术的快速发展，毒理组学为化学物的致癌性预测提供了一种全新的研究思路，可为预测化学物致癌性节省巨大资源。Ruepp 等（2005）研究表明，毒理组学可通过短期动物实验建立的代表经典致癌物的表达谱的数据库，提取标记基因来对未知化合物处理大鼠后得到的表达谱进行分析从而进行致癌物的预测。Nie 等（2006）采用基因芯片技术，对不同化学物处理的动物肝脏的基因表达谱进行了分析，判断了化学物的致癌性。毒理组学还可通过基因表达的改变来了解化学物的作用机制并预测其致癌性。

六、剂量-反应关系与危险度分析

剂量-反应关系是化学毒物危险度评价的关键之一。推断毒物低剂量作用于人体时的效应是安全性评估的核心。传统毒理学为了减少漏筛毒物毒性的机会，总是采用过大的剂量，并用各种方法外推至低剂量时的效应。此外，确定中毒阈剂量或无作用剂量也是一个难题，因为这需要在无明显损伤效应的情况下寻找敏感、特异的指标。由于基因表达的变化常常是早期、敏感的分子事件，可能出现在毒效应未发生或发生之前，因此基因组学分析更有可能提供低剂量暴露的分子信息，如反映亚病理状态的基因/蛋白质改变。毒理组学采用高通量检测技术在很宽的剂量范围内对上万个基因表达、蛋白质结构和功能或代谢过程的改变进行检测。化合物可在低于引起病理变化的剂量引起基因（蛋白质）表达变化，通过测定低剂量下基因、蛋白质和代谢物的变化，就可能为高剂量向低剂量效应的外推及确定产生毒性的阈剂量提供重要依据。

近来有大量研究通过分析化合物的剂量-反应关系及基因表达谱进行化学物的风险性评估，研究显示，将剂量-反应关系与基因表达和生物学功能整合的实验设计，更有助于化学物的风险性评估。联合基准剂量（BMD）计算、基因本体（gene ontology，GO）及基因通路构建，可全方位分析化学物如何作用于生物学进程及细胞组件。近期有研究表明，低剂量甲醛暴露虽然不改变细胞表型（细胞增殖/免疫组化），但基因表达发生变化，甲醛可导致鼻腔上皮细胞膜及胞外组件基因易位；而高剂量甲醛暴露可导致细胞炎症，最终导致细胞凋亡。这项研究证实存在甲醛作用相关的基因通路，同时也提示不同剂量的甲醛暴露可产生性质截然不同的毒效应。因此，在这种情况下，低剂量的实验资料不能用于高剂量外推。

七、展望

毒理组学是后基因组时代出现的毒理学新学科分支，但一些理论问题和技术问题尚待解决，如毒物应答基因表达量的变化在多大程度上是真实可靠的、基因表达的变化与蛋白质功能变化及与疾病后果的时空关联如何等。虽然基因组学、蛋白质组学和代谢组学的方法正逐渐被毒理学家接受，但这些技术还没有形成一个统一的标准，从而限制了实验结果的可重复性和可比性。尽管如此，但与传统毒理学研究方法相比，毒理组学具有高通量、微观化及自动化等优点，减小了对动物的依赖性，有望成为传统毒理学动物实验的替代方法。

（黄海燕　何　云　刘建军　庄志雄）

参 考 文 献

Aardema MJ, MacGregor JT. 2002. Toxicology and genetic toxicology in the new era of "toxicogenomics": impact of "-omics" technologies. Mutat Re, 499(1): 13-25.

Bagert JD, Xie YJ, Sweredoski MJ, et al. 2014. Quantitative, time-resolved proteomic analysis by combining bioorthogonal noncanonical amino acid tagging and pulsed stable isotope labeling by amino acids in cell culture. Mol Cell Proteomics, 13(5): 1352-1358.

Bibikova M, Yeakley JM, Wang-Rodriguez J, et al. 2008. Quantitative expression profiling of RNA from formalin-fixed, paraffin-embedded tissues using randomly assembled bead arrays. Methods Mol Biol, 439: 159-177.

Ciavarella D, Mastrovincenzo M, D'Onofrio V, et al. 2011. Saliva analysis by surface-enhanced laser desorption/ionization time-of-flight mass spectrometry (SELDI-TOF-MS) in orthodontic treatment: first pilot study. Prog Orthod, 12(2): 126-131.

Faiola B, Fuller ES, Wong VA, et al. 2004. Exposure of hematopoietic stem cells to benzene or 1, 4-benzoquinone induces gender-specific gene expression. Stem Cells, 22(5): 750-758.

Fiehn O. 2002. Metabolomics--the link between genotypes and phenotypes. Plant Mol Biol, 48(1-2): 155-171.

Goodsaid F, Frueh F. 2006. Process map proposal for the validation of genomic biomarkers. Pharmaco-genomics, 7(5): 773-782.

Merrick BA. 2008. The plasma proteome, adductome and idiosyncratic toxicity in toxicoproteomics research. Brief Funct Genomic Proteomic, 7(1): 35-49.

Moffat ID, Roblin S, Harper PA, et al. 2007. Aryl hydrocarbon receptor splice variants in the dioxin-resistant rat: tissue expression and transactivational activity. Mol Pharmacol, 72(4): 956-966.

Nicholson JK, Lindon JC, Holmes E. 1999. 'Metabonomics': understanding the metabolic responses of living systems to pathophysiological stimuli via multivariate statistical analysis of biological NMR spectroscopic data. Xenobiotica, 29(11): 1181-1189.

Nie AY, Mc Millian M, Parker JB, et al. 2006. Predictive toxicogenomics approaches reveal underlying molecular of nongenotoxic carcinogenicity. Mol Carcinog, 45(12): 914-933.

Ruepp S, Boess F, Suter L, et al. 2005. Assessment of hepatotoxic liabilities by transcript profiling. Toxicol

Appl Pharmacol, 207 (2Suppl): 161-170.

Sobels FH. 1977. Some problems associated with the testing for environmental mutagens and a perspective for studies in "comparative mutagenesis". Mutat Res, 46(4): 245-260.

Vanguilder H, Vrana K, Freeman W. 2008. Twenty-five years of quantitative PCR for gene expression analysis. Biotechniques, 44(5): 619-626.

Waters M, Stasiewicz S, Merrick BA, et al. 2008. CEBS—Chemical Effects in Biological Systems: a public data repository integrating study design and toxicity data with microarray and proteomics data. Nucleic Acids Res, 36 (Database issue): D892-D900.

第四章 毒性机制研究中的生物标志

第一节 生物标志的基本概念

随着分子生物学理论的发展和技术的广泛应用，分子生物标志的研究和利用作为分子流行病学和转化医学的重要手段引起了国内外医学界的共同关注。**生物标志**（**biomarker**）所反映的是生物体系与某种环境因子（化学的、物理的或生物学的）相互作用所引起的任何可测定的改变，包括生化、生理、免疫和遗传等多方面的改变，这些改变可发生在整体、器官、细胞、亚细胞和分子水平上。**分子生物标志**（**molecular biomarker**）则是指外来理化因子与机体、细胞，特别是生物大分子（核酸、蛋白质）相互作用所引起的一切分子水平的改变。与其他生物监测指标相比，分子生物标志在准确、敏感地评价早期、低水平的损害方面具有独特的优势，分子生物标志的识别、开发、验证和应用迅速扩展了人们对发病及中毒机制的认识，因而对评估外源化学物的危险度和预防措施的效果及疾病的临床诊断、治疗都具有广阔的应用前景。我国自 20 世纪 90 年代以来在分子生物标志的研究和利用方面取得了一些重要的成果，已经广泛应用于癌症的研究（庄志雄和张桥，1997）。近年来反映心血管疾病和神经系统疾病进展途径的分子生物标志也得到了迅速发展。生物标志和流行病学的整合包括测定一系列分子、细胞和其他生物化学指标，并与个体和人群研究联系起来，以便在不同的人群中探索病因、预防和控制所面临的健康风险。经过验证的生物标志在传统的描述性流行病学研究中的应用有助于理清从暴露到疾病之间多个事件的关系。这些工具的灵敏性也可以帮助识别外源化学物的低暴露和在疾病自然史中较早的时间点揭示个人风险。总的来说，这些生物标志的敏感性和特异性，有助于减少对因变量和自变量的误判，从而提升对个体和人群风险的监测与评估（李煌元和张文昌，2018）。这些生物标志还揭示了暴露和疾病相关的毒理学机制。以分子生物标志为基础的流行病学研究的一个独特功能是促进了不同人群及来自不同学科和实验室的科学家跨学科之间的合作，如流行病学、毒理学、分子生物学、遗传学、免疫学、生物化学、病理学和化学等领域（Fowler，2012）。分析检测生物标志对分子流行病学研究是至关重要的，因此需要特别注意生物标本的收集、处理和存储，以及分析方法的开发和验证。例如，美国**国家研究委员会生物标志委员会**（**Committee on Biological Markers of the National Research Council**）（1987）所提到的，疾病的发生和发展是机体暴露于某种环境物质或其他毒物的结果，是多阶段的，从暴露到内剂量（如蓄积剂量）、生物有效剂量（如现场的毒作用剂量）、早期生物学效应（如在亚细胞水平）、结构或功能改变（如亚临床变化），最后到中毒或疾病（图 4-1）。在这个过程中个人的易感因素（包括遗传性状和效应的影响因素，如饮食或其他环境风险）可能会改变疾病发生发展过程中的任何一个步骤。因此，生物标志是反映疾病发展的多阶段中生理、细胞、细胞器和分子水平改变的指标。本章拟就生物标志在毒理学中应用的有关问题作进一步阐述。

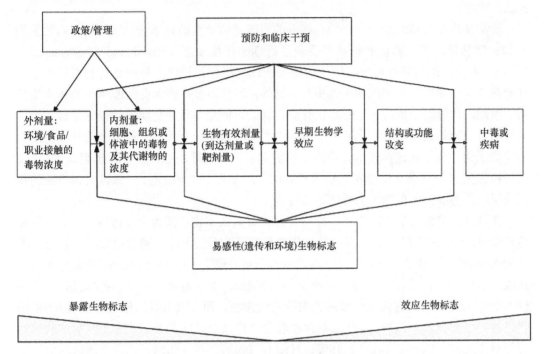

图 4-1　生物标志及其应用的相互关系示意图

第二节　生物标志的种类与特征

1989 年美国国家科学院（NAS）将生物标志分为三大类：①**暴露生物标志（biomarker of exposure）**：机体内某个隔室中测定到外源物质及其代谢产物（内剂量），或外来因子与某些靶分子或细胞相互作用的产物（生物有效剂量或到达剂量）；②**效应生物标志（biomarker of effect）**：机体内可测定的生化、生理或其他方面的改变，这些改变依程度不同，可表现为确定的或潜在的健康损害或疾病；③**易感性生物标志（biomarker of susceptiblilty）**：机体接触某种特定的外源物质时，其反应能力的先天性或获得性缺陷的指标。这些标志可互为因果，相互作用，它们的相互关系如图 4-1 所示。

一、暴露生物标志

暴露生物标志是指与疾病/健康状态有关的暴露因素的生物标志。

（一）内剂量生物标志

内剂量生物标志是指直接测定的细胞、组织或体液（如血液、尿液、粪便、乳汁、羊水、汗液、毛发、指甲、唾液）中的毒物及其代谢物。例如，呼出气中的有机溶剂，血液中的苯乙烯、铅、镉、砷等，脂肪组织中的多氯联苯、多溴联苯、二氯二苯三氯乙烷

（dichloro-diphenyl-trichloroethane，DDT）和 TCDD，尿液中的黄曲霉毒素和苯的代谢物及其他致突变物，头发中的砷[①]、铅等重金属，血液中的碳氧血红蛋白、高铁血红蛋白等（Barrett et al.，1997）。

检测体内铅负荷就是一个例子，体内的铅既是铅负荷的标志物，又可区分内剂量和生物有效剂量。现已确认血铅水平反映了近期的环境暴露（Heard and Chamberlain，1984）。然而，铅的某些毒性，如肾功能损伤或神经精神损伤，与铅负荷的累积水平，如骨骼或牙齿中的铅水平的相关性更好。另外，现已知道骨骼含有超过 90% 的体内铅负荷。因此，体内的铅负荷主要分布在骨骼，骨铅可能是与效应更相关的检测指标。为了直接测量骨骼铅的水平，可使用 X 射线荧光技术，即用一个外部的放射源使骨骼中的铅原子离子化。离子化过程使围绕铅原子核的电子发生重排，进一步导致 X 射线的释放。这种被称为 X 射线荧光的能量是铅所特有的，并可以在体外检测到。通过对该方法的仔细校正，X 射线强度可转化为骨骼铅浓度。

在许多人群流行病学研究中，检测外源物或其代谢物已成为一项内容。例如，黄曲霉毒素 B1（AFB1）的主要代谢物之一黄曲霉毒素 M1（AFM1）可以排出体外，已作为评价人类暴露于 AF 的标志物，且发现该标志物与肝癌有关（Groopman and Wang，2010）。在吸烟者的尿中已检测出一种烟草特有的亚硝胺即 4-甲基亚硝基-1-(3-吡啶基)-1-丁酮（NNK），其是一种具有强化学致癌性的特定代谢物，而非吸烟者的尿中未检出 NNK 的代谢物。吸烟者尿中的 NNK 代谢物存在着个体内及个体间差异，这对于疾病风险评估可能是重要的（Carmella et al.，1995；Hecht，2003）。其他的例子包括检测血和血清中的重金属与农药含量，如 DDT 的主要代谢物 2,2-双(4-氯苯基)-1,1,1-二氯乙烯（DDE），DDE 在女性乳腺癌的研究中已被用作生物标志（Groopman and Wang，2010）。

很多生物标志的研究一直检测低分子量的化合物及其代谢物。使用最广泛的是针对一系列重金属的分析方法，如人的生物样本尿液、血液、头发和组织中铅、砷、镉与汞的检测。使用的技术包括原子吸收（AA）、电感耦合等离子体-发射光谱（ICP-OES）、电感耦合等离子体-质谱（ICP-MS）。这些分析技术的灵敏度达到了微克水平，足以保证个体环境暴露的检测。虽然检测生物样本中母体有机化合物仍被广泛使用，但调查显示大多数有机毒物或致癌物会发生代谢并通过代谢发挥其致畸或致癌效应。因此，将特定代谢物表型及表征方法结合能更好地评估暴露。

（二）生物有效剂量（到达剂量或靶剂量）的生物标志

生物有效剂量的生物标志是指测定毒物与靶分子相互作用（例如，经代谢活化的环境致癌物可以和细胞大分子，如 DNA 和蛋白质相互作用）共价结合形成的产物（加合物）。这些致癌物-大分子加合物在人群生物监测和分子流行病学研究中起着重要作用（Groopman and Kensler，1993，1999）。这些特定的生物标志既提供了一个描述人群暴露于化学致癌物特征的途径，也提供了致癌靶点（DNA 或蛋白质）特定剂量的信息。通过检测这些加合物水平，可以建立暴露与肿瘤发生之间的关系（Perera，1996）。另外，

---

① 由于砷的化合物具有金属性质，也将砷当作重金属

这些技术在临床上已用于检测应用烷基化物进行化疗的患者体内致癌物-大分子加合物水平，以建立加合物水平与临床结果的关系（Poirier and Beland，1992；Poirier et al.，1992）。最近，这些方法还在临床试验中用于验证各种干预措施的效果，评估化学预防药物的作用（Groopman et al.，2008）。

1. DNA 加合物

迄今已发现各种烷化剂、多环芳烃、芳香胺和黄曲霉毒素等 100 多种致癌物与诱变剂可导致 DNA 加合物的形成，如焦炉工外周血淋巴细胞中的苯并(α)芘-DNA 加合物，肿瘤化疗患者白细胞中的顺铂-DNA 加合物，亚硝胺摄入后胃肠道黏膜的 ^6O-甲基脱氧鸟苷等，黄曲霉毒素污染区居民尿中的黄曲霉毒素-N^7-鸟苷加合物，接触辐射和其他形式的氧化应激后尿中的碱基氧化产物 8-羟基脱氧鸟苷等。DNA 加合物最常用的检测方法是 ^{32}P-后标记方法，此外，某些加合物可用放射免疫、酶联免疫吸附测定（ELISA）及紫外荧光光谱法测定。经代谢活化的致癌物可以和细胞内的 DNA 共价结合，这是肿瘤发生的关键性一步（Links and Groopman，2010）。检测致癌物-DNA 加合物在人群生物监测和分子流行病学研究中有重要的作用。加合物是一些特定的生物标志，可以用来检测人群化学致癌物的暴露情况，提供关键致癌靶点生物效应剂量信息。实际上，通过检测这些加合物的含量，可以在肿瘤发生与暴露之间建立一种联系。

在检测致癌物-DNA 加合物方面已经发展了许多不同的分析技术，包括免疫分析技术，如酶联免疫吸附测定（ELISA）试验、放射免疫测定（RIA）试验、免疫亲和层析（IAC）试验和免疫组织化学着色（IHC）试验等；放射后标记技术，如 ^{32}P-后标记；各种物理化学技术，如气相色谱（GC）、高效液相色谱（HPLC）、气相色谱-质谱（GC-MS）、液相色谱-质谱（LC-MS）、电化学检测器（ECD）、荧光和磷光光谱仪；或上述技术的组合（Links and Groopman，2010）。毛细管电泳及其他新的分离技术提高了上述技术的灵敏性和特异性。

例如，^{32}P-后标记技术，即用有放射性的 ^{32}P 标记经消化的样本 DNA 加合物，由于其灵敏性高及仅有微克级的 DNA 需要量而被广泛应用。该方法特别适用于单一暴露实验中加合物的检测，以及对之前未研究过的潜在致癌物代谢活化的检测。^{32}P-后标记试验可以反映总加合物负荷，但它不能准确定量人标本中特定的加合物。要克服上述不足，可能需要使用更好的化学标准、更先进的预处理技术及质谱技术（Links and Groopman，2010）。致癌物-DNA 加合物荧光检测技术已应用于可导致强荧光产物或可演变为强荧光化学物的加合物的检测。物理化学方法，包括 MS，具有高化学特异性的优势。检测方法灵敏性的巨大提高使得在生物基质中可以检测出更少量的加合物。每种方法的灵敏性不同，这通常取决于所分析的 DNA 量，定量分析的检测限通常为 10^7 个或 10^9 个核苷酸检出一个加合物。然而，非常复杂且使用少量 ^3H 或 ^{14}C 标记化合物的加速质谱仪（AMS）的检测限能达到 10^{12} 个核苷酸检出一个加合物的水平（Links and Groopman，2010）。最近，该项技术用于鉴定实验模型中一系列烷基苯胺类物的归宿。

这些技术除用于检测排泄在尿中的 DNA 加合物外，还用于检测外周血淋巴细胞、膀胱、乳腺、肺和结肠等组织中混合的及特定的 DNA 加合物。此外，这些技术也在临床上用于检测正接受烷基化药物化疗的患者体内致癌物-大分子加合物，以期建立加合物水平与临床结果的关系。最近，这些方法还在临床试验中用于验证各种干预措施的效果，这些干预措施用于评估化学预防药物在改变各种中间标志物中的作用（Groopman et al.，1994；Kensler et al.，2004）。

许多研究用 DNA 加合物评价致癌物暴露的潜在来源。为评估人群对波兰环境污染复杂混合物的暴露情况，一项经典研究检测了一系列生物标志（Perera and Weinstein，2000；Perera et al.，1992）。对高暴露地区居民外周血样本遗传性损伤的检测显示，环境污染与致癌物-DNA 加合物[多环芳烃（PAH）-DNA 及其他芳香族加合物]、姐妹染色单体交换（sister chromatid exchange，SCE）、染色体畸变（chromosomal aberration，CA）频率及 ras 癌基因表达的显著升高相关。Perera 及其同事发现 DNA 上的芳香族加合物与染色体突变显著相关，这说明环境暴露与疾病相关遗传变异之间可能存在一定的联系。

肺癌的主要致病因素烟草含有几种已知的致癌物。其中含量最丰富的是 PAH、芳胺和烟草特有的亚硝胺，包括对肺有特异性的致癌物 NNK。这些致癌物被代谢激活成反应性物质，进一步形成特定的 DNA 加合物。与非吸烟者相比，吸烟者体内的芳香族和/或疏水性加合物水平通常明显升高，一些研究发现 DNA 加合物水平与总吸烟暴露呈线性相关关系（Groopman and Wang，2010）。一项研究用 ^{32}P-后标记方法检测了吸烟者和戒烟者肺泡中大体积的疏水性 DNA 加合物水平。吸烟者 DNA 加合物水平比戒烟者高 5 倍。吸烟者大体积加合物水平和 CYP1A1[一种芳烃羟化酶（aryl hydrocarbon hydroxylase，AHH）]活性呈正相关关系。肺微粒体 AHH 活性与苯并(α)芘-DNA 加合物水平相关，且有统计学意义（$r=0.91$；$P<0.01$）。另一项研究对白细胞特定亚群中的 PAH-DNA 加合物进行了评估。吸烟者淋巴细胞和单核细胞碎片中可检测到 DNA 加合物，平均值为（4.38 ± 4.29）个加合物/10^8 个核苷酸，而非吸烟者相应的值为（1.35 ± 0.78）个加合物/10^8 个核苷酸（$P<0.001$）。

来自 40 名健康吸烟者（>1 包/天，吸烟史>1 年）的一系列样本显示，停止吸烟后外周血 PAH-DNA 加合物和 4-氨基联苯-血红蛋白（4-ABP-Hb）加合物含量下降。停止吸烟后 PAH-DNA 加合物和 4-ABP-Hb 加合物水平实质性下降（50%—70%），显示这些加合物反映了吸烟的暴露情况（Mooney et al.，1995）。白细胞中 PAH-DNA 加合物的预测半衰期是 9—13 周，而 4-ABP-Hb 加合物的预测半衰期是 7—9 周。妇女的 4-ABP-Hb 加合物基底水平及停止吸烟后的水平均较高。

烷化剂如 N-亚硝基化合物是潜在的人类致癌物。现已知人类通过食物、工作场所、香烟和体内合成暴露于 N-亚硝胺。这些化合物通过烷基化 DNA 产生各种类型的 DNA 加合物。这其中包括 7-烷基-2′-脱氧鸟苷（dG）加合物（如 7-甲基-dGp 和 7-乙基-dGp）。几项研究（Groopman and Wang，2010）检测了人肺组织中的 7-甲基-dGp 加合物。吸烟者体内的水平高于非吸烟者。肺组织中的 7-甲基-dGp 水平与细胞色素 P450 2D6 和 2E1 的基因多态性相关。一项研究用 ^{32}P-后标记方法分析了 46 名喉癌患者 DNA 中的 N^7-烷基鸟嘌呤加合物含量。肿瘤细胞中的 N^7-烷基鸟嘌呤平均含量是 $26.2/10^7$ 个核苷酸，非肿瘤细胞是 $22.7/10^7$ 个核苷酸，血液中白细胞是 $13.1/10^7$ 个核苷酸。男性和吸烟者该加合物水平分别明显高于女性和非吸烟者。在另一项研究中，研究者对 10 个尸检肺组织（每个肺组织取 8 个不同部位）的 7-甲基-dGp 加合物进行了检测。在全部 8 个部位中均检测出 7-甲基-dGp[含量为 0.3—11.5 个加合物/10^7dG；平均值为(2.5±2.3) 个加合物/10^7dG]。除 5 个标本外，其余标本均检出 7-乙基-dGp[含量为 0.1—7.1 个加合物/10^7dG；平均值为(1.6±1.7)个加合物/10^7dG]。7-甲基-dGp 水平比 7-乙基-dGp 高约 1.5 倍，且在大多数样本中两者呈正相关关系。加合物在不同肺叶的分布未表现出规律性。

众多文献报告了化学致癌物的职业暴露。自从 Rehn 对苯胺染料工人的首次报道以来，很多实验室检测了这些致癌物及其代谢物以确定工作场所的暴露。有研究显示，在暴露于芳香胺、4,4′-亚甲基-双（2-氯苯胺）（MOCA）的工人的尿道脱落上皮细胞中检测出 DNA 加合物，4,4′-亚甲基-双（2-氯苯胺）可诱导啮齿动物肺和肝脏肿瘤，诱导狗膀胱肿瘤（Kaderlik et al.，1993）。^{32}P-后标记分析显示，在色谱图上存在一种单一的主要的 DNA 加合物——N-羟基-MOCA-DNA 加合物，此外，N-(脱氧腺苷-8-基)-4-氨基-3-氯苯甲醇也在体外伴随着形成。在一项对 105 名来自一家铝厂、暴露于不同水平 PAH 的工人进行的研究中（van Schooten et al.，1995），在工人的白细胞和尿液中分别检出 PAH-DNA 加合物和 1-羟基芘。用个体监测的方法对 PAH 暴露进行了检测，暴露浓度为 0.4—150fg/m^3。工作环境中 PAH 的高暴露与尿液中 1-羟基芘的浓度增加相关。在 93%的工人样本中检测出 PAH-DNA 加合物。PAH 高暴露工人体内的加合物水平显著高于 PAH 低暴露者。PAH 暴露与血中的 PAH-DNA 加合物平均水平有良好的相关性。吸烟者加合物的平均水平与其尿中的 1-羟基芘浓度也有显著的统计学相关性。

除对致癌物-DNA 加合物进行检测外，也可对上述加合物在尿液中的裂解产物进行检测。在大鼠一次性暴露于 AFB1 后，检测其尿中 AF 标志物的剂量依赖性（Groopman et al.，1992）。在暴露后 24h 内，AFB1 剂量与尿中排出的主要核酸加合物 AFB1-N^7-鸟嘌呤（AFB1-N^7-Gua）水平呈现很好的线性相关性。相比之下，其他的代谢产物，如 AFP1 和 AFB1 未显示线性相关性。

要使 AF 加合物作为标志物得到进一步的确认，需建立动物模型进行相关实验，同时对这些分子生物标志在人类中的使用情况进行系统评价。有人对中国一肝癌高发地区人群尿液中的 AF 代谢物进行了研究（Groopman et al.，1992）。用 IAC 高效液相色谱（IAC-HPLC）方法分析了 24h 尿液中的 AF 代谢物。AF 代谢物中检测出最多的是 AFB1-N^7-Gua、AFM1、AFP1 和 AFB1，然而，只有 AFB1-N^7-Gua 和 AFM1 显示出与 AF 的摄入存在剂量依赖关系。这项研究说明这两个代谢物有可能作为暴露生物标志。有趣的是，这些研究还证实 AFB1-N^7-Gua 在 F344 大鼠和人体内形成及排泄至尿中的动力学模式是相同的，这也提高了啮齿类动物研究在人类暴露风险评估中的价值。

腺嘌呤 N3 的修饰是许多烷化剂致癌物形成 DNA 加合物的主要途径。修饰后形成的 3-烷基脱氧腺苷不稳定，迅速去嘌呤形成 3-烷基腺嘌呤（N3-aLKYLA），并排泄至尿中。这些代谢物可用免疫化学和/或 GC-MS 等方法定量检测。在一项对接受甲基亚硝基脲（MNU，联合化疗的组成成分）治疗的肿瘤患者的研究中，收集患者 24h 尿液，对尿液 3-甲基腺嘌呤（N3-MeA）的分析显示，吸烟者排出的该标志物较对照多。总的来看，N3-MeA 的排出量与 MNU 用量存在剂量依赖关系。

内在的 DNA 氧化损伤可能在包括癌症在内的慢性退行性病变形成过程中起着重要

作用。在许多氧化损伤的 DNA 碱基中，8-羟基-2′-dG 或 8-氧代-7,8-二氢-2′-dG（8-oxodG）是一种可被灵敏地检测到的标志物。人们已经开发和应用了几种技术来检测动物和人体液与组织样本中的这种损伤产物。这些技术包括 HPLC-EC、GC-MS、免疫分析、荧光后标记、^{3}H-后标记和 ^{32}P-后标记等。也有人对分析尿中氧化损伤产物核酸的方法进行了描述。定量分析饲喂无核酸饲料大鼠尿中的这些加合物显示，8-氧代-7,8-二氢鸟嘌呤是 DNA 中 8-oxodG 的主要修复产物。除此之外，人尿中的 DNA 氧化损伤产物也与食物中的抗氧化物消耗量相关（Groopman and Wang，2010）。因此，这些标志物除用于评估人类的患病风险外，还可用于评估自我保护状态。

丙二醛（malondialdehyde，MDA） 是生物膜多不饱和脂肪酸过氧化后产生的一种主要活性醛类，它也是前列腺素生物合成过程中的副产物。MDA 已被证实对大鼠有致癌性，在一些细菌和哺乳动物致突变试验中有致突变性，并且能直接和 DNA 反应产生一些加合物。已在健康者体内检测出相对高水平的 MDA-DNA 加合物（1—10 个加合物/10^7 个核苷酸）。因此，MDA 被认为是导致部分人类肿瘤，特别是与高脂饮食有关的肿瘤的一种重要的内生遗传毒性物质。

有人对 51 个乳腺癌患者正常乳腺组织的外科手术标本进行了 MDA-DNA 加合物分析（Wang et al.，1996c）。以 28 个非肿瘤患者的正常乳腺组织作为对照。在全部受检的组织样本中检测出两个之前确定的 MDA-脱氧腺苷（dA）和一个 MDA-脱氧鸟苷（dG）加合物。癌症患者正常组织中的 MDA-DNA 加合物水平明显高于非癌症患者。10/51 的癌症患者和 1/28 的非癌症患者的 MDA-DNA 加合物水平大于 $1/10^7$ 个核苷酸。年龄和体重对加合物的水平没有显著影响。然而，之前检测到的癌症患者乳腺组织中的苯并(α)芘-DNA 加合物与患者体内较高水平的 MDA-dA 加合物有关。令人感兴趣的是，吸烟者和戒烟者体内的 MDA-dA 加合物水平明显低于非吸烟者。肿瘤组织（$n=11$）中的 MDA加合物水平明显低于毗邻的正常组织。这些结果显示，脂质过氧化产物可以在人的乳腺组织中累积并在女性乳腺癌患者的乳腺组织中达到较高的水平。

更广泛的研究涉及内源性雌激素作为危险性因素在人类癌症中的作用，因为这类物质能够与嘌呤碱基形成 DNA 加合物，然后导致快速的去嘌呤化。对人乳腺组织的光谱学研究提供了体内这类内生去嘌呤加合物形成的证据。

2. 蛋白质加合物

致癌物-蛋白质加合物是除 DNA 加合物之外的另一种有价值的加合物，因为许多化学致癌物在血液中既和 DNA 结合，也和蛋白质结合，两者有相似的剂量-反应动力学模式。虽然人们努力证实组蛋白和胶原蛋白加合物的存在，但血红蛋白（Hb）和血清白蛋白仍是较好的选择，因为它们比 DNA 更易获取，含量比 DNA 更高，并且人们已知其生命周期。血红蛋白的生命周期在啮齿类动物大约是 60 天，在人类是 120 天；血清白蛋白的半衰期在人类是 23 天。由于蛋白质加合物稳定且不易被活跃的修复系统清除，相比于 DNA 加合物，它们是一个更精确的测量工具。致癌物通常通过取代亲核氨基酸与蛋白质发生相互作用。对于烷化剂，最常见的取代氨基酸是半胱氨酸；对于其他致癌物，取代的氨基酸有赖氨酸、天冬氨酸、谷氨酸、色氨酸、组氨酸和缬氨酸。

对动物及人的研究显示，很多致癌物，如 AFB1、芳香胺、B(α)P、苯、二甲基亚硝胺、环氧乙烷、IQ（2-氨基-3-甲基咪唑并[4,5-F]喹啉）、甲基甲烷磺盐、NNK、环氧丙烷、苯乙烯及来自工作场所的 PAH 可以形成血红蛋白或血清白蛋白加合物（Groopman and Wang, 2010）。检测致癌物-蛋白质加合物的方法有免疫分析法（如 ELISA、RIA 和 IAC）和分析化学法（如 GC、GC-MS、HPLC、LC-MS 和 AMS）。一些组合方法，如 IAC-HPLC 结合荧光检测法和同位素稀释质谱（isotopic dilution mass spectrometry, IDMS）法已用于蛋白质加合物检测。这些方法的检测灵敏度通常可以达到毫微微摩尔至微微摩尔范围。为了检测人体中的血红蛋白或血清白蛋白加合物，在分析样本前必须进行加合物富集或者将加合物从蛋白质中移出。可以通过化学的或酶的方法将加合物或致癌物从蛋白质中释放出来，或者通过将蛋白质消化成肽段和氨基酸的方法来完成。在用 GC-MS、HPLC 或 LC-MS 进行分析前，还可以用溶剂抽提或 IAC 纯化的方法对加合物或致癌物进行部分纯化。

很多芳香胺和多环芳烃在高浓度情况下与血红蛋白结合。通过吡啶氧代丁基化形成的结合于血红蛋白的烟草特有的亚硝胺（NNK）被检测出的浓度为（29.3±25.9）fmol/g 血红蛋白。检测到的 2-萘胺、4-乙基苯胺、2,6-二甲基苯胺、4-氨基联苯、3,5-二甲基苯胺等的浓度如表 4-1 所示。一个已经被验证的致癌物-Hb 加合物是膀胱癌强致癌物 4-ABP。有多项研究在人的血液样本中发现了 4-ABP-Hb 加合物（Groopman and Wang, 2010）。这些结果显示，4-ABP-Hb 加合物与是否吸烟、香烟类型及乙酰化表型三个主要的危险因素密切相关。

表 4-1　吸烟人群中血红蛋白加合物

化合物	浓度（fmol/g 血红蛋白）
烟草特有的亚硝胺（NNK）	29.3±25.9
2-萘胺	40± 20
4-乙基苯胺	99±10
2,6-二甲基苯胺	157±50
4-氨基联苯	166±77
3,5-二甲基苯胺	220± 20
邻甲苯胺	320±90
对甲苯胺	640±370
间甲苯胺	6 400±1 900
N-(2-氨基甲酰基乙基)缬氨酸	19 000±12
苯胺	41 000±22 000
N-(2-羟乙基)缬氨酸	58 000±25 000

为进一步探索芳香胺在非吸烟者膀胱癌发生过程中的作用，在洛杉矶开展了一项基于人群的病例-对照研究（包含 298 名膀胱癌病例和 308 名对照者）。为了评估芳香胺的暴露情况，研究者检测了研究对象外周血中 9 种芳香胺[2,3-二甲基苯胺（2,3-DMA）、2,4-DMA、2,5-DMA、2,6-DMA、3,4-DMA、3,5-DMA、2-乙基苯胺（2-EA）、3-EA 和 4-EA]的水平。吸烟者所有芳香胺-Hb 加合物的水平，除 2,6-DMA-Hb 之外，均高于非吸烟者；膀胱癌患

者所有芳香胺-Hb 加合物水平均高于对照者。在对采集血液样本时是否吸烟、终生吸烟史及其他潜在危险因素进行调整后，发现 2,6-DMA-Hb 加合物、3,5-DMA-Hb 加合物、3-EA-Hb 加合物均与膀胱癌的发生相关，且具显著的统计学意义（均 $P<0.001$）。即使对于在抽血时的非吸烟者，这些加合物也均与膀胱癌的发生相关[75%百分位数 vs 25%百分位数：2,6-DMA 的膀胱癌相对危险度（RR）=8.1，95%可信限（CI）=3.6—18.0；3,5-DMA 的 RR=2.7，95% CI=1.2—6.0；3-EA 的 RR=4.3，95% CI=1.6—11.6]。因此，在非吸烟者中多种芳香胺暴露均与膀胱癌的发生密切相关（Gan et al.，2004）。

一个报告描述了环境烟草暴露（ETS）与怀孕期间不吸烟妇女及吸烟妇女体内 4-ABP-Hb 加合物水平的关系。对怀孕妇女进行了一项关于吸烟及 ETS 的问卷调查。在孕妇生产时抽取孕妇及婴儿脐带血并用 GC-MS 分析 4-ABP-Hb 加合物水平。吸烟者体内的加合物平均水平比非吸烟者高近9倍。非吸烟者体内的 4-ABP-Hb 加合物水平随 ETS 暴露增加而增加。ETS 和 4-ABP-Hb 加合物水平之间的关系支持怀孕期间 ETS 可能有害的观点。

除了致癌物-Hb 加合物，人们也对致癌物-血清白蛋白加合物，特别是 AFB1 暴露情况下的致癌物-血清白蛋白加合物进行了研究。目前，已有 4 种分析方法适用于人血液中 AFB1-血清白蛋白加合物的检测，即 ELISA、RIA、IAC-HPLC 联合荧光检测和同位素稀释质谱（IDMS）法。

Gan 等（1988）用 RIA 方法检测了中国广西居民血清样本中的 AF-血清白蛋白加合物水平，发现 AFB1-血清白蛋白加合物水平和研究人群的 AFB1 摄入量有高度的相关性。另外，吸收的 AFB1 有大约 2%和血清白蛋白进行了共价结合，这一数据与给大鼠饲喂 AFB1 得出的数据非常接近。比较尿液和血清中的 AFB1-N^7-Gua 加合物水平，发现两者相关性有统计学意义，相关系数为 0.73（Groopman et al.，1992）。Wild 等（1990）用 ELISA 研究了世界不同地区人们血清中的 AFB1-血清白蛋白加合物水平，发现 12%—100%来自非洲国家儿童和成人的血清样本含有 AFB1-血清白蛋白加合物，最高含量达 350pg AFB1-赖氨酸/mg 血清白蛋白。在冈比亚和西非等国家进行的研究显示，AF 暴露和 AFB1-血清白蛋白加合物之间有较强的剂量-反应关系（Wild et al.，1992），这点与之前在中国报道的情况相似（Gan et al.，1988）。从流行病学的实用观点来看，检测血清 AFB1-血清白蛋白加合物可以提供一个快速而方便的筛选大量人群的方法（Groopman et al.，1994；Turner et al.，2005）。

Scholl 等（2006）比较了分别用 ELISA 和 IDMS 方法检测来自几内亚与西非的 20 份人血清标本中 AFB1-血清白蛋白加合物的结果，发现这两种方法的检测结果高度相关（$r=0.856$，$P<0.0001$）。在一项实验研究中，研究者将给啮齿类动物饲喂单剂量 AFB1 形成的 AFB1-血清白蛋白加合物水平与来自暴露于 AFB1 人群的资料进行了对比。结果显示，1mg/kg 体重的 AFB1 染毒剂量在 3 种品系的大鼠（Fischer 344、Wistar 和 Sprague-Dawley）体内可产生 0.30—0.51pg AFB1-赖氨酸/mg 血清白蛋白的 AFB1-血清白蛋白加合物，在小鼠（C57BL）体内产生的 AFB1-血清白蛋白加合物小于 0.025pg AFB1-赖氨酸/mg 血清白蛋白。在同样的暴露水平下，来自冈比亚和中国南方人群的 AFB1-血清白蛋白加合物水平估计为 1.56pg AFB1-赖氨酸/mg 血清白蛋白。这些数据显示，暴露

于 AFB1 的人形成的 AFB1-血清白蛋白加合物水平与在 AFB1 敏感动物观察到的 AFB1-血清白蛋白加合物水平接近，并高于 AFB1 耐受动物 1—2 个数量级。

3. DNA-蛋白质交联物

DNA-蛋白质交联物（DNA-protein crosslink，DPC）是环境污染物或致癌物引起的一种重要的遗传损害产物，通过直接或间接的机制，使细胞内 DNA 与蛋白质之间形成一种稳定的结合物，这种损害较难修复，在体内保留时间较长，因而作为一种生物标志具有其独特的价值。紫外线、电离辐射、各种烷化剂、醛类化合物、铂类抗癌物、某些重金属（镍、铬）等可引起这种改变，多年来国内外一直致力于研究有效的 DPC 检测方法，可用碱洗脱法、滤膜过滤法、梯度离心法、凝胶电泳法进行定量检测。DPC 可以通过各种不同的方式由天然和人工合成的化合物诱导形成，包括环境因素诱导、治疗药物诱导和内生性诱导（Barker et al.，2005）。

（1）环境因素导致的 DPC

在环境中存在几种不同的 DPC 诱导因子。在暴露于电离辐射、紫外线和各种过渡金属（如铬和镍）离子的情况下，DPC 可被诱导产生。还有一些其他的致癌物质也会引起 DPC，包括双功能烷化剂，如 1,3-丁二烯、二环氧丁烷、丙烯醛和丁烯醛（Klages-Mundt and Li，2017）。

（2）治疗药物导致的 DPC

诱导交联或 DNA 交叉连接的游离辐射和化学化合物，在化疗方案中经常被使用，无论是单独使用还是与其他治疗方案结合使用，在每个细胞的基因组中，每戈瑞（Gy）电离辐射均可产生大约 150 个 DPC。几种癌症药物如氮芥、5-氮杂-2-脱氧胞苷（5-azadC）及铂类（如顺铂和反铂衍生物）均可诱导产生 DPC。化疗药物喜树碱（camptothecin）和依托泊苷（etoposide）这类拓扑异构酶抑制剂并非单纯抑制该酶的催化活性，还可分别通过与 Topo I -DNA 可裂解复合体和 Topo II -DNA 结合，形成抑制剂-Topo-DNA 三元复合体，阻止 DNA 重新连接，致使复制和转录不能进行下去，从而使细胞死亡（Barker et al.，2005；Stingele et al.，2017；Stingele and Jentsch，2015）。

（3）内生性诱导的 DPC

由内生性诱导的 DPC 可以通过酶和非酶的方式得到。某些与 DNA 相互作用的酶，可以进入 DNA，形成 DPC。也有大量的内源性代谢物和其他产物通过非酶的方式导致细胞内 DPC 的形成，活性醛类是一类已确认的在细胞中内源发生的诱导因子。

二、效应生物标志

（一）遗传性改变

效应生物标志涵盖了广泛的功能性改变，但实际上，效应生物标志通常反映的是亚细胞水平,特别是染色体和分子水平的变化,如细胞遗传学改变和基因突变等。应用于分子流行病学研究中的细胞遗传学标志包括染色体畸变(CA)、姐妹染色单体交换(SCE)和微核(micronucleus,MN)。CA 指的是染色体结构改变、断裂和重排。用荧光原位杂交(fluorescence in situ hybridization,FISH)和聚合酶链反应(PCR)等分析方法可检测染色体特定区域新出现的重排和转座子。已发现人体暴露于电离辐射、有烷基化作用的细胞抑制剂、烟草、苯和苯乙烯可诱导 CA。SCE 反映的是在细胞有丝分裂中期两个姐妹染色单体之间进行的 DNA 片段对称交换。吸烟、有烷基化作用的细胞抑制剂和环氧乙烷可以诱导人淋巴细胞内的 SCE。人体暴露于电离辐射和甲醛后,淋巴细胞出现 MN 的频率增加(Beedanagan et al.,2014)。

基因突变的标志物包括替代组织的体细胞突变和靶组织的基因突变。**次黄嘌呤-鸟嘌呤磷酸核糖转移酶(hypoxanthine-guanine phosphoribosyltransferase,HPRT)**基因突变试验和**血型糖蛋白 A(glycophorin A,GPA)**试验是目前在分子流行病学中用于人类风险检测的两个体细胞基因突变试验。基因突变,特别是关键靶基因的突变是生物效应、功能改变和疾病临床前期的重要生物标志。突变引起的原癌基因激活和抑癌基因失活是癌症最终发生的关键性遗传学改变。例如,*ras* 原癌基因是许多遗传毒性致癌物的靶基因。*ras* 激活在许多化学致癌物引起的啮齿类动物肿瘤的进程中是一个早期事件,可能发生在起始阶段。*ras* 原癌基因在不同类型的人类肿瘤中也有表达,并且较其他任何一种癌基因出现的频率都要高。在人结肠癌和肺癌的发展过程中,发现有 *ras* 癌基因的激活和部分抑癌基因,包括 *p53* 的失活。抑癌基因 *p53* 是在人类肿瘤中检测到的最常见的变异基因,已作为生物标志用于分子致癌、分子流行病学和癌症风险评估。该基因突变的数量和类型不是均衡分布的,而是发生在几个特定的"热点",并因肿瘤类型不同而有差异。不同肿瘤之间突变模式的差异与特定肿瘤类型病因学差异一致。在该领域中的一个突出例子是对 AF 暴露与人肝细胞癌(HCC)发生之间关系的研究,下面将对此作简要概述。

3 个独立的关于暴露于高剂量饮食来源的 AF 的人群中原发性肝癌 *p53* 突变的研究显示,密码子 249 位置 G 颠换为 T 的频率较高。在日本及其他很少暴露于 AF 的地区原发性肝癌人群 *p53* 突变的研究显示,密码子 249 位置没有发生突变。这些研究表明,AF 暴露的特征性突变和发生在中国与南非的肝脏肿瘤中检测到的 *p53* 中突变事件之间有较强的间接联系。

进一步对如下假说进行验证,即不管单独暴露于 AFB1 还是联合其他环境致癌物一起暴露于 AFB1,都可能与中国 HCC 发生过程中的等位基因丢失有关。HCC 组织标本来自中国两个不同的地区:启东,对肝炎病毒 B(HBV)和 AFB1 高暴露;北京,对 HBV 高暴露,但对 AFB1 低暴露。研究者分析了肿瘤组织 *p53* 基因突变及 *p53*、*Rb* 和 *APC* 基因杂合度丢失情况。来自启东的 25 份 HCC 标本的 *p53* 基因突变、丢失及变异(突变或丢失)的频率分别是 60%、58% 和 80%,来自北京的 9 份 HCC 标本相应的频率分别是 56%、57% 和 78%,来自启东和北京的 HCC 标本在密码子 249 位置发生 G 至 T 颠换的频率分别是 52% 和 0。这些数据显示,除密码子 249 位置的突变之外,*p53* 基因突变和/或杂合度丢失也在 HBV 相关的中国 HCC 发生进程中起着关键性作用。这些结果还显示在启东 HCC 和北京 HCC 之间等位基因丢失的模式有着明显差异，提示 AFB1 和/或其他环境致癌物可能对此差异有影响。

伴随 AF 暴露出现的 *p53* 基因密码子 249 位置发生突变的现象不止局限于中国和南非。塞内加尔是全世界肝癌发病率最高的国家之一，它对 AF 的暴露比较高。对 15 份肝癌样本进行了 *p53* 基因密码子 249 位置突变的检测。来自患者非肿瘤组织的 DNA 显示为野生型基因。在 15 份肿瘤组织中的 10 份（67%）检测出 *p53* 基因密码子 249 位置发生了突变。截至目前，*p53* 基因密码子 249 位置突变频率是文献报道中最高的。这些结果证实在 AF 高摄入的国家和 *p53* 基因密码子 249 位置高频率突变之间存在联系，而 HBV 单独不能导致这些碱基的变化。Aguilar 等（1994）重新检测了 AFB1 的作用，以及来自美国、泰国、中国启东的 HCC 和正常肝组织样本中 *p53* 突变的情况，上述地区 AFB1 的暴露情况分别为可忽略、低和高。

实验研究的结果也显示 AFB1 是导致前面描述的 *p53* 突变的原因。先前的工作显示，AFB1 暴露导致细菌几乎全部发生 G—T 颠换，在体外的质粒中 AF-环氧化物可以结合在 *p53* 基因密码子 249 位置，这些结果进一步提供了 AF 暴露在 *p53* 突变中可能发挥作用的间接证据。Aguilar 等（1993）用 RFLP/PCR 基因分型策略研究了经大鼠肝细胞微粒体激活的 AFB1 致人 HCC 细胞 HepG2 *p53* 基因密码子 247—250 位置的突变情况。他们发现 AFB1 优先诱导密码子 249 位置 G—T 颠换；然而，AFB1 也可以以较低的频率诱导邻近密码子 G—T 和 C—A 的颠换。Cerutti 等（1994）用类似的方法研究了 AFB1 致人肝细胞 *p53* 基因密码子 247—250 位置突变的能力。AFB1 优先诱导密码子 249 位置 G—T 颠换，该突变与来自世界 AFB1 食物污染地区大部分 HCC 的突变类型一致。这些实验结果支持在 AFB1 污染地区 AFB1 是 HCC 的致病因素的观点。

（二）表观遗传改变

人类基因组中含有两类信息：一类是传统意义上的遗传学（genetics）信息，它提供了生命所必需的所有蛋白质的模板；另一类是表观遗传学（epigenetics）信息，它提供了何时、何地和如何应用遗传学信息的指令，以确保基因适当地开关。遗传是指基于基因序列改变所致基因表达水平变化，如基因突变、基因杂合性丢失和微卫星不稳定等；而表观遗传是指没有 DNA 序列变化的、可通过有丝分裂和减数分裂在细胞及世代间传递的基因表达改变。表观遗传学研究主要涉及 DNA 甲基化、组蛋白翻译后修饰、染色质重塑、microRNA、siRNA 等。进入后基因组时代，表观遗传学成为阐明基因组功能的关键研究领域之一。基因组中表观遗传过程的精确性对于调控基因转录活性和染色体稳定性及人类正常发育是必要的。许多环境化学性及物理性因素可以通过基因组的可遗传的变异产生潜在的毒理学作用，导致可遗传的表型改变，过去通常认为这是突变的后果。然而，突变并不是基因组可遗传变异的唯一机制，其中还有一定的表观遗传基础。环境因素可通过表观遗传机制改变基因的表达，表观突变（epimutation），即错误的表观遗传程序的建立可导致多种人类疾病，如肿瘤、衰老、印记综合征、免疫疾病、中枢神经系统及精神发育紊乱。表观遗传改变对相关环境毒物的暴露高度敏感，特别是在个体发育的关键早期阶段；表观遗传改变比 DNA 序列的突变有较高的发生频率，并具有种属和组织特异性。因此，在某种意义上，表观遗传机制可能比遗传机制更加有助于探讨和阐明环境、基因与疾病之间的联系。同时，由于表观遗传改变的可逆性，改善环境、适当地补充营养和采取有针对性的干预措施可以通过表观遗传特征而逆转不利的基因表达模式与表型，这为环境相关疾病的预防、早期诊断和治疗提供了新的思路。近年来，表观遗传改变作为环境因素的安全性评价和危险度评估的组分已引起广泛的关注（Rasoulpour et al.，2011）。2009 年 10 月，国际生命科学研究院健康与环境研究所（ILSI-HESI）组织了一次题为"科学的状态：评价表观遗传改变"的研讨会。来自不同国家的 90 名从事管理和研究的科学家参加了会议，并围绕"在考虑将表观遗传学评价整合进安全性评价中需要明确的问题"进行了热烈的讨论（LeBaron et al.，2010）。这些问题包括：①何种模式系统可用于评价化学物产生表观遗传改变的能力；②何种表观遗传学终点/靶标可被评价；③什么样的技术可应用；④如何将表观遗传学这一新学科整合到管理过程中。

对一个化学物对表观遗传状态潜在影响的评价进行了解有助于阐明其作用机制，运用合理（适宜）的剂量来进行毒物安全性评价，探索其潜在的早期毒性，确定剂量-反应曲线，挑选合适的剂量来进行种间外推增强基于遗传毒性的评定的有效性，提供比单独用细胞致死实验和遗传毒性资料更全面的潜在毒性的指征，提示一些外源化学物特别是能改变 DNA 甲基化的非遗传毒性化合物在非细胞致死浓度下潜在的毒性（Aliberti and Barile，2014；Bock，2009）。然而，由于表观基因组学是一个刚出现的研究领域，许多根本问题仍待解答。一些最重要的核心问题是哪些人类基因在受到环境因素的作用而出现表观遗传失调时可能提高人类疾病的易感性？何种环境因素在何种剂量时对表观基因组产生不良影响？如何界定正常的、适应性的、有利的和有害的表观遗传效应？如何减少或逆转化学和物理因素对表观基因组的损害作用？能否筛查出一些表观遗传标志用于检测早期阶段的效应？能否开发出可迅速、准确地在全基因组进行表观基因组评价的检测技术？

目前，科学家尚无法确定有多少物质可造成表观遗传效应；这些可遗传的表观突变（epimutation）的外显率有多大；如果存在易感素质的话，什么样的易感素质使个体更容易发生表观遗传改变；是否这些表观遗传改变在表现出来之前即可被测试鉴定；是否有因果关系的因素可以被鉴别。最终，这些问题的解答将依赖于解码与年龄、饮食、生活方式、环境毒性暴露和其他未知因素有关的潜在表观遗传调控机制。不过，与癌症和常见疾病相关的基因特异 DNA 甲基化现已作为分子诊断、预后及预测生物侵袭性和疾病治疗的临床反应的潜在生物标志。有关表观遗传与各种损害和疾病的关系，详见第十二章。

（三）"组学"生物标志

近年来，全面审视机体所有基因、蛋白质和代谢物水平建立的各种"组学"技术平台，在阐明毒物对机体的损伤作用、致癌的分子机制及分子生物标志探索方面都取得了重要的突破。组学技术正在飞速地前进，其为功能基因组学研究提供了更加深入的见解和更多有用的工具。通过对不同物种和细胞高通量的谱系分析，可同时检测上万的基因、蛋白质和代谢物，一旦确定了某种毒作用的基因表达模式或分子指纹，这些相关差异表达基因群就可以作为暴露的生物标志群来鉴别和预测相应的毒作用。作用机制相近的化学物可诱导产生相似的基因和蛋白质表达谱，不同的基因表达模式可区别不同作用机制的化学物，而得到具有"诊断性"的基因和蛋白质表达谱。这类全面检测机体所有表达基因的技术可用于预测未知毒物特别是化学毒物的毒作用，从而对毒物毒性实施预测和归类。例如，最近的研究表明，小 RNA 分子（microRNA 或 miRNA）在调控基因表达方面扮演着意义重大的角色。新的 DNA 测序设备（高通量平行测序）可同时对大于 10 万个 DNA 分子片段进行测序，而且成本仅有传统毛细管测序方法的 1%。高通量、低成本且有着现有技术无法企及的分辨率的快速人类测序方法正在降临，并将被用来绘制新一代的基因组图谱，为 DNA 多样性相关的生物医学研究提供广阔的视野。利用运算工具可以将不同领域的组学技术整合到系统生物学框架之中，为毒理学中的预测及风险性评估提供指导。显然，毒理学正在进入一个理解机制的全新领域，依赖强大的工具，对基因组本身功能及其与环境相互作用的研究越来越多，达到了传统方法无法企及的高度（Kussmann et al.，2006）。

虽然基因组学、蛋白质组学和代谢组学的方法正逐渐被毒理学家接受，但这些技术还没有形成一个统一的标准，因此限制了实验结果的可重复性和可比性。尽管如此，但与传统毒理学研究方法相比，毒理组学具有高通量、微观化及自动化等优点，减小了对动物的依赖性，有望成为传统毒理学动物实验的替代方法。

（四）利用 DNA 和蛋白加合物探索肿瘤效应标志

DNA 和蛋白质的加合物不但可以作为暴露生物标志，而且可以作为肿瘤风险评估的标志。这方面已经被用到几个人群流行病学研究中。1986 年，上海开展了一个巢式病例对照研究来探讨黄曲霉毒素生物标志、HBV 及肝癌三者之间的相关性（Ross et al.，1992；Qian et al.，1994）。在这项研究中，从年龄 45—64 岁的健康男性中收集了超过 18 000 个尿样。在接下来的 7 年中，50 人患上肝癌。研究者将这些病例和对照经过年龄与居住地匹配后，分析了黄曲霉毒素的标志物和乙型肝炎表面抗原（HBsAg）。结果显示，在尿样中检测到黄曲霉毒素生物标志（AFB1-N^7-Gua 和其他的 AFB1 代谢物）的肝癌病例的相对危险度增加了 3.5，统计有显著差异。HBsAg 阳性对象的相对危险度是 8，但是既检测到尿样中的黄曲霉毒素生物标志，其乙型肝炎表面抗原又呈阳性对象的相对危险度达到了 57。这些结果第一次表明了致癌物特异性的标志物与患癌风险之间存在着相关关系。此外，这些发现第一次揭示了肝癌两大危险因素之间有显著的相乘交互作用。进一步把黄曲霉毒素代谢物进行分层，分析肝癌发生率，发现尿中出现 AFB1-N^7-Gua 导致患肝癌风险增加 2—3 倍（Ross et al.，1992；Qian et al.，1994）。

一个病例对照研究检测了来自肺癌患者和健康人群的白细胞（WBC）DNA 中二羟基环氧四氢苯并(α)芘(BPDE)-DNA 加合物。发现来自肺癌患者的白细胞中含有 65—533 个/10^8 个核苷酸的高水平加合物。来自健康对象（吸烟，非吸烟）的 WBC-DNA 样品中，加合物只在吸烟者中检测到，但是比肺癌患者水平要低。另一个研究调查了 119 个非小细胞肺癌患者和 98 个对照的外周白细胞中 PAH-DNA 加合物。调整受试者的年龄、性别、宗教、季节和吸烟组成后,病例组白细胞中 DNA 加合物水平明显高于对照,比值比为 7.7(95% CI = 1.7—34;$P < 0.01$)。调整年龄、性别、宗教和季节后,在吸烟者和被动吸烟者中白细胞 DNA 加合物水平比非吸烟者和对照明显增加。

两个研究采用黄曲霉毒素-血清白蛋白加合物作为标志物来研究肝癌的患病风险。一个是在台湾开展的巢式病例对照研究,对一个含有 8068 个男性的队列随访 3 年,出现 27 例人肝细胞癌(HCC)患者,120 个健康人作为对照。血清样本通过 ELISA 进行 AFB1-血清白蛋白加合物的分析。HCC 患者中检测到 AFB1-血清白蛋白加合物的比例(74%)要高于对照组(66%),比值比为 1.5。在年龄小于 52 岁的男性中,AFB1-血清白蛋白加合物水平和 HCC 患病风险有明显的相关关系,多元变量调整后的比值比为 5.3,在 AFB1-血清白蛋白加合物和 HBsAg 携带者之间没有相关关系。另一个前瞻性的巢式病例对照研究在 1991 年中国启东开展。来自年龄 30—65 岁的 804 个健康乙型肝炎表面抗原阳性对象(728 个男性,76 个女性)的血清样本被收集和保存。1993 年和 1995 年,这些对象中共有 38 个患上了肝细胞癌。这些对象中 34 个的血清样本通过年龄、性别、居住地和收集时间与 170 个对照进行匹配,通过 RIA 对血清中 AFB1-血清白蛋白加合物水平进行检测。AFB1-血清白蛋白阳性的个体患肝细胞癌的相对危险度为 2.4。

三、易感性生物标志

(一)外源化学物代谢酶的多态性

易感性生物标志主要涉及影响外源化学物动力学(吸收、分布、代谢和排出,以及亚细胞生物效应)的一些因素。与外源化学物活化和解毒有关的酶被分为两类:Ⅰ相酶,主要是细胞色素 P450 混合功能氧化酶超家族;Ⅱ相酶,作用于被氧化的底物并将其与各种成分,如葡糖醛酸、谷胱甘肽和硫酸盐结合起来(这些代谢酶在表达上的遗传学差异可能是个体在疾病易感性方面存在差异的主要原因)。人们正在研究这些代谢酶在不同人群中的基因型和表型,以明确外源性暴露和特定代谢基因型的特定疾病之间是否存在联系。过去几年来许多研究发现,涉及外源物代谢的基因,包括细胞色素 P450 基因 *CYP1A1*、*CYP1A2*、*CYP2A6*、*CYP2D6*、*CYP2E1*、N-乙酰基转移酶 1 和 2 基因(*NAT1* 和 *NAT2*)、**谷胱甘肽 *S*-转移酶(glutathione *S*-transferase,GST)**μ 基因和 GSTθ 基因(*GSTM1* 和 *GSTT1*)等在人群中呈多态性;而且,在某些情况下特定等位基因与一系列各种癌症风险的增加有关。另外,对不同人群细胞色素 P450 基因型的研究发现这些酶在转录和翻译环节也有少量差异。

乙酰化标志物是另外一组在芳香胺和杂环胺暴露中起重要作用的代谢易感基因的标志物。乙酰基转移酶催化 N-乙酰化和 O-乙酰化反应。N-乙酰化对芳基胺,如 2-萘胺和 4-ABP 而言是解毒的过程,但 N-羟基芳基胺 O-乙酰化可以形成诱导 DNA 损伤的有高度反应活性的酯类。几项流行病学研究利用各种生物标志(如咖啡因的代谢物作为乙酰基转移酶表型的指示物)已发现慢性乙酰化表型和膀胱癌之间有联系,这在职业暴露于芳香胺的人群中尤为明显。另外,几项研究显示快速乙酰基转移酶表型和结肠癌之间有联系。

N-乙酰基转移酶由位于人 8 号染色体、分别被命名为 *NAT1* 和 *NAT2* 的明显不同的两个基因编码。*NAT2* 的多态性来自没有内含子编码区的点突变，导致表型上的慢代谢和快代谢。慢乙酰化者基因是纯合子，5%的加拿大因纽特人、10%—20%的日本人、50%—60%的高加索人及 90%的北非人属于这种类型；而快乙酰化者基因为杂合子或纯合子。*NAT1* 编码乙酰基转移酶有催化活性的部分，现在研究显示其也是一个多态性的基因。在与吸烟相关的膀胱癌 *N*-乙酰化多态性中人们还发现了一种基因-基因-环境暴露三因素交互作用模式。

在细胞色素 P450 基因多态性方面，*CYP1A2* 是人们研究最多的一个，它也被发现与人结直肠癌和膀胱癌患病风险的增加有关。*CYP1A2* 催化几种芳香胺和杂环胺上的 N 氧化，使其成为与 DNA 作用的活性组分。虽然在 *CYP1A2* 基因的结构上并未发现多态性序列，但人们已经通过咖啡因代谢物、非那西丁 *O*-去乙基、茶碱 1-去甲基评估了该酶的代谢表型。用尿液中的咖啡因代谢物作为该酶活性的生物标志已在多项流行病学研究中得到了证实。使用这种方法的理论依据是咖啡因在初始阶段的生物转化（咖啡因3-去甲基）是由 CYP1A2 催化的。不论是服用咖啡因 4—5h 后在尿液中检测[1,7-二甲基黄嘌呤（1,7-dimethylxanthine）（17X）+1,7 二甲基尿酸盐（1,7-dimethylurate）（17U）]/[咖啡因（caffeine）（137X）]比率，还是服用咖啡因 24h 后检测[5-乙酰氨基-6-氨基-3-甲基尿嘧啶（AAMU）+1-甲基(夹)氧杂蒽（1X）+1-甲基尿酸盐（1U）]/17U的比率，两者均已作为 *CYP1A2* 表型的标志物用于人类研究。除日本人群外，*CYP1A2* 表型分布在其他人群中呈三种模态（慢速、中间和快速代谢者）。检测肝脏 *CYP1A2* 和 *NAT2* 的标志物——咖啡因的各种代谢物的同时完成了 *NAT2* 和 *CYP1A2* 表型的检测。*NAT2* 表型可以用尿中的 5-乙酰氨基-6-甲酰氨基-3-甲基尿嘧啶（AFMU）/1X 比值进行测定。*CYP1A2* 和 *NAT2* 的多态性与各种类型人类肿瘤的易感性有关。例如，在一项涉及有结直肠癌或息肉史的患者的病例对照研究中，*NAT2* 快乙酰化者的比例有增加的趋势。另外，癌症和息肉患者中 *CYP1A2* 快代谢者的比例明显高于对照组。当比较病例组和对照组 *CYP1A2* 快乙酰化者、快代谢者人数时，发现病例组 33%有结直肠癌或息肉的患者是快/快表型，而对照组只有 13%的人是这种表型。

人细胞质谷胱甘肽 *S*-转移酶（GST）属于一组超基因家族酶，该家族酶包括至少 4 个簇，分别是 α、μ、π 和 θ。GST 受至少 7 个基因位点的调控，并在 μ 和 π 两组同工酶中发现了遗传学多态性。μ 组同工酶包括 GSTM1 位点的表达产物，该位点被发现在近一半的各少数民族人群中缺失。由于该组酶催化还原型谷胱甘肽与有活性的亲电子底物，包括苯并(α)芘等有活化作用的代谢物结合，遗传学上失去 GSTM1 活性的个体可能处于患各种致癌物相关肿瘤的高风险中。几项检测表型/基因型的人群研究显示，GSTM1 活性或基因缺失，至少部分，与烟草相关的肺癌，特别是腺癌的遗传易感性有关。在其他暴露于致癌物的人群中，研究则显示其与癌症风险增加有较弱的关系。一项研究显示，在日本人群中，*GSTM1* 基因缺失与胃腺癌和远端结直肠腺癌易感性有关。另外，*GSTM1* 基因缺失被发现与 *CYP1A1* 基因高转录有关。也有报道显示，GST θ（*GSTT1*）基因位点有类似的基因多态性。*GSTT1* 基因缺失与 1,3-丁二烯和卤代烷暴露诱导的遗传损伤有关。一项病例对照研究发现，结直肠癌患者 *GSTT1* 基因缺失的频率明显增高，其与完全溃疡性结肠炎易感性增高有关。

NAT 和 *CYP1A2* 的代谢多样性也被认为影响 4-ABP-DNA 加合物和 4-ABP-Hb 加合物的形成。一项研究检测了膀胱细胞中的 DNA 加合物水平、79 名个体的 4-ABP-Hb 加合物水平及乙酰化者的基因型和表型。慢乙酰化者的 4-ABP-Hb 加合物水平明显高于快乙酰化者。该研究还显示，慢乙酰化者清除低剂量致癌物的能力降低。由于在快 *N*-氧化（*CYP1A2*）和慢 *N*-乙酰化（*NAT2*）表型的个体中加合物水平最高，检测表型与基因型可以较好地预测和评估人患肿瘤的风险。

（二）DNA 修复酶的多态性

DNA 修复能力（DNA repair capacity，DRC）的改变可以作为另外一种易感性生物标志。对遗传决定的个体 DRC 可能影响 DNA 损伤的清除率和突变的修复率的认识促进了检测这种重要的宿主易感性因素的方法的发展。程序外 DNA 合成（unschedule DNA synthesis，UDS）和持久 DNA 加合物检测等方法已用于检测致癌物引起的 DNA 修复或总 DNA 修复能力。一项用于检测人淋巴细胞 DNA 修复能力的宿主细胞再激活试验已被开发出来并在流行病学研究中得到评估。在这项试验中，一段受到化学损伤的、含有氯霉素乙酰转移酶（chloramphenicol acetyltransferase，CAT）报告基因的质粒 DNA 被转移到一个从人体获取的淋巴细胞标本内。经过一段孵育时间以完成修复和报告基因的表达后，通过检测再激活的 CAT 活性，DNA 剪切修复能力就被测量了出来。修复受损伤 DNA 能力较低的人的细胞中报告基因的表达会较低，因此 CAT 活性也较低。这项技术已应用于比较基底细胞癌（basal cell carcinoma，BCC）患者和对照组的 DRC（Wei et al.，1993）。研究者发现，DRC 的下降与年龄有关，DRC 的下降对患有 BCC 的年轻人和有皮肤癌家族史的个体是一个特别重要的危险因素。和对照比较，患有 BCC 的年轻人修复 DNA 损伤的能力比较弱。随着年龄增长，患者和对照之间的差异渐渐消失了（Wei et al.，1994）。随年龄增长而出现的正常的 DNA 修复能力下降可以解释为什么人至中年患皮肤癌的风险增加，这也提示年轻人发生皮肤癌是其修复能力下降的一个生物化学方面的证明。这项技术在另一项病例对照研究（Wei et al.，1990）中得到了应用，该研究包括 51 个新诊断的肺癌患者及 56 个在年龄、性别和民族方面均已匹配的对照。病例组的平均 DRC 水平（3.3%）明显低于对照组（5.1%）（$P<0.01$），只有 9 个患者（18%）的 DNA 修复能力高于对照。用对照组 DRC 的中位数作为计算优势比(OR 值)的界值，在对年龄、性别、民族和吸烟状况进行调整后，发现病例组的 DRC 比对照组更低。

（三）诱变剂敏感性作为易感性生物标志

Miller（1978）的一项包含 28 个肝癌患者和 110 个健康对照的研究发现，病例组和对照组每个细胞中由博来霉素诱导的 DNA 断裂的平均数分别为 0.92 和 0.55（$P<0.001$）。对苯并(α)芘二醇环氧化物（BPDE）的灵敏度，病例组和对照组该值分别为 0.90 和 0.46（$P<0.001$）。近 68% 的病例，仅 27% 的对照显示对博来霉素敏感。80% 的病例，仅 22% 的对照显示对 BPDE 敏感。多变量分析显示博来霉素敏感性和 BPDE 敏感性均与肝癌风险升高显著相关，OR 值（95%CI）分别为 5.63（2.30，13.81）和 14.13（3.52，56.68）。对两个试验都敏感的个体，其患肿瘤的风险为 35.88。

第三节 生物标志的开发与应用

一、生物标志的选择

生物标志的最终目的是应用于人群,因此,在选择和评估生物标志时,必须考虑下面几个因素。首先,衡量一个分子生物标志应用价值最重要的因素是它与所研究的生物学现象之间的联系即关联性,如癌基因活化及抑癌基因失活与肿瘤发生的关系,胆碱酯酶活性与有机磷农药中毒临床表现的关系。其次,这种指标要能反映比较早期和低水平接触所引起的轻微改变,以及多次重复低水平接触累加所引起的远期效应,并能确定这些改变是由某种特定因子引起的独特改变,也就是方法的敏感性和特异性。一般而言,保证某一指标的敏感性往往会牺牲其特异性为代价,反之亦然,人们在选择合适的分子生物标志时,必须根据上述需要,综合分析,权衡利弊。有时需要采取一组综合的评价指标。最后,由于分子生物标志的最终对象是人体,因此必须考虑受检对象的可接受程度,如采样方法的无损伤性或低损伤性,简便易行,便于推广应用,即检测方法的实用性,并且有较好的可重复性和准确性。此外,一些伦理学问题也须加以考虑,如受检者对该检查的认识、信念和态度,提供相关信息的可能性和合作程度,是否涉及个人隐私,以及标志物的法规效能等。

二、生物标志的验证

随着分子生物学理论和检测技术的发展,生物标志的种类越来越多,然而候选生物标志被确定为有效的生物标志之前必须经过来自实验室、流行病学研究或临床方面的验证。经过验证的生物标志才能应用于预防医学和临床实践,发挥其在健康危险预警中的作用。

候选生物标志被确定为有效的生物标志需要经历 3 个阶段:①优化实验室的分析条件,增加分析的灵敏性、特异性和可靠性;②评价人口分布在生物标志变异中的混杂作用;③确定候选生物标志和疾病之间的因果关系(图 4-2)。

(一)暴露生物标志的验证

暴露生物标志是指机体生物材料中(器官或体液中)的某种外源化学物及其代谢产物或其与靶细胞或靶分子相互作用的产物,它们能够反映这种物质的存在以及当前和过去暴露的程度,包括反映内剂量和生物有效剂量两类标志物。目前,普遍认为生物有效剂量能更准确地反映暴露对机体的健康效应,更适于终点健康危险度评价(滕艳霞和戴宇飞,2009)。

1)保证样本在采集、运输和储存过程中的稳定性:样本的采集过程和采集工具不应引起样品的外部污染、化学降解、蒸发作用、生物学作用,并且样本与容器或其他化合物的相互作用也不应影响分析前样本的稳定性。绝大部分暴露生物标志都能够满足这一要求。

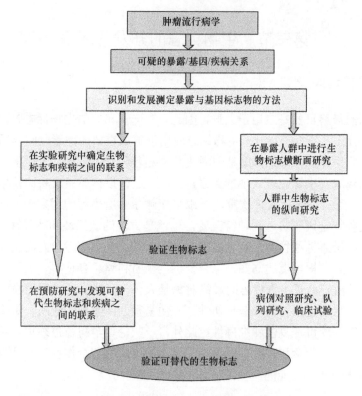

图 4-2　生物标志研究的验证示意图

2）分析方法本身的可行性及对环境暴露水平检测的准确性和可重复性：检出限值低和分析灵敏度高对环境暴露的评价十分重要。

3）生物标志自身灵敏性和特异性的验证：生物标志必须能够验证暴露正在发生或已经发生，并且能根据其水平区分个体的暴露特性，这一点在生物标志有效性验证中非常关键。

（二）效应生物标志的验证

效应生物标志揭示暴露后人体对暴露因素的生物反应程度。这样的生物标志可能是反映机体功能的内源性成分，也可能是被确认为损伤或疾病的状态。中间效应（即暴露与疾病之间）的生物标志可以用病例-对照研究和队列研究来验证。效应生物标志一经验证后，就可以作为疾病的替代终点，虽然并不是所有的具有某种生物标志的人都会发展为疾病，但是效应生物标志高水平组的个体一般具有更大的风险度。

（三）易感性生物标志的验证

易感性生物标志是反映或衡量机体暴露于特定的外源性物质或其他有毒物质后，先天或后天应对暴露能力的一个指标。这样的生物标志可以是一种异常出现或消失的内源性物质，也可以是应对施加暴露后出现的异常功能反应。分子流行病学和分子生物标志在阐明环境暴露和临床疾病发展之间的关系，以及识别某种疾病的高危人群方面起着重要作用。随着分子生物学和基因组学的发展，人们已经发现大量有关基因多态性与个体对疾病遗传易感性差异相关联的证据。但是只有少数易感性生物标志可用来描述与疾病之间的因果关系，如蚕豆病患者是由于存在葡糖-6-磷酸脱氢酶基因缺陷，在环境诱因存在下（如吃蚕豆）可发生溶血性贫血。

由于易感性生物标志可能反映化学物在暴露、毒代动力学和生物学效应方面的变异，因此易感性生物标志对化学物的风险评估和危险管理具有很大的应用价值。在人群中进行易感性生物标志的有效性评价，不仅需要快速简便的方法进行准确的基因分型，还需要了解易感基因在人群中的分布、疾病的发病特点，从而为进一步的现场人群研究提供基础资料。对于易感性生物标志，往往应用大规模的前瞻性队列研究对其有效性进行评价。通过验证易感性生物标志的有效性，可以指导制定疾病的治疗策略，采取恰当的治疗措施，减少药物不良反应的发生。

（四）生物标志的分析应考虑的其他因素

目前，有多种方法用来测定反映人群中暴露和危险度的分子生物标志。这些分析方法包括生物、物理、化学和免疫学方法，这些方法必须标准化，以便在各种外部环境中进行生物危险性的识别和危险度的评估（WHO/ICPS，1993）。

内标非常重要，所有的定量测定都需要采用标准物质来计算样品测定时的回收率，但是目前对它的关注非常少。例如，质谱分析，内标一般采用与检测对象相同的放射性核素标记的物质。获得放射性核素标记的物质需要化学合成，如果这种化学品没有商业化，就阻碍了内标在多个领域的应用。在免疫测定方面，内标面临着不同的挑战，因为加入的内标必须能够被抗体识别而得到阳性的结果（WHO/ICPS，2001）。

此外，对本底值的了解也将有助于对接触剂量-反应的分析。当进行风险评估时，应格外关注某一特定接触对总体风险所造成的影响。因此，在研究之前，需要了解通过上述作用模式影响人类健康的有害化学物的本底水平。最终人们想知道的是疾病发生的本底值，只有知道了这一信息，才能够在接触剂量-反应曲线上进行定位。在这一领域中，生物标志的作用不可估量。

三、生物标志在转化毒理学中的应用

生物标志是转化毒理学的关键，在风险评估、生物监测、流行病学调查和临床等方面已经展现出广阔的应用前景，概括起来，主要有以下几个方面。

（一）确定毒物在机体的存在及其所产生的损害的性质和程度

暴露生物标志能用于肯定和评价个体或群体对特定物质的接触，提供外环境接触与进入机体的内剂量之间的联系。与环境监测相比，生物标志能更准确地反映机体及靶组织的实际接触量。而且，由于某些暴露生物标志综合了多途径进入的毒物和一段时间内接触毒物的总和，排除了不同时间毒物浓度涨落的影响和不同吸收途径对毒物分布的影响，因而能描绘出机体接触状态的完整图像和消长规律。生物有效剂量的生物标志反映了毒物或其代谢产物直接与细胞内靶分子相互作用的性质和程度,如各种致癌物引起的 DNA 加合物、蛋白质加合物、DNA-蛋白质交联物,这类标志既是毒物进入机体的后果,又是产生遗传损害和致癌的原因,因此,这类标志实际上是早期效应生物标志。在职业流行病学调查和危险度评价时,往往需要选择合适的终点来确定毒物所引起的损害,以区分有无不良反应的个体,特别是那些隐匿的、轻微的、早期的改变,生物标志可为筛选这类终点提供高效、敏感和方便的工具(Fan,2014;庄志雄,1999)。

(二)研究毒物作用的剂量-效应关系

在职业危险度评价和流行病学研究中,常常必须阐明剂量-效应(反应)关系、原因(接触)与后果(疾病)的关系,而暴露生物标志与效应生物标志则可定量地对这两者的关系进行评价,了解其关联程度。易感性生物标志则通过影响毒物从进入、吸收、代谢、分布到排泄等各种体内过程而影响毒物的生物效应。这种剂量-效应关系可通过横断面调查、病例对照研究和前瞻性队列研究得到。在这些研究中,分子生物标志可提供客观可信的评价指标,由于其敏感性较高,特别适于人类接触的大多数环境化学物的低剂量情况。

(三)探究和阐明毒物作用机制

分子生物标志为在分子水平深入洞察毒物从吸收到产生生物学效应乃至疾病的全过程提供了重要的工具:不同阶段的分子生物标志的组合可反映疾病发生发展过程的详情和因果关系,解释毒物作用机制。例如,DNA 加合物是许多化学致癌物与 DNA 相互作用的产物,它可导致 DNA 复制、表达与修复过程的错误,如果将此类标志与基因突变指标、癌基因活化、抑癌基因失活及肿瘤生物标志指标结合起来,则可提供化学致癌机制(遗传或遗传外)的重要线索。平面的芳烃化学物通过芳烃受体结合而诱导 *CYP1A* 的转录,这种改变与这些化学物的毒作用和致癌性有关。与内剂量和早期生物学反应的生物标志一样,易感性生物标志也可提供疾病发生机制的线索。例如,芳香胺引起的膀胱癌患者中慢性乙酰化者比例增多,提示乙酰化速率影响这种化合物的解毒。

(四)生物标志作为健康监护和疾病早期诊断与预防的指标

1)筛选易感人群,减少接触危险性:易感性生物标志反映了机体接触有害物质后发生毒性反应的危险性增加,可用于识别和筛选对某种特定有害物质易感的个体,从而保护这些个体。大多数易感性生物标志都属于分子生物标志的范畴,如各种代谢酶多态性和抗氧化酶及 DNA 修复酶的缺陷,可分别用分子生物学方法或生物化学方法对它们的基因型和表型进行测定。

2)早期生物学效应的生物标志可尽早发现可逆的和亚临床病变,保证有效的康复。

3)利用暴露和效应生物标志可检查与鉴定预防措施的效果(沈惠麒等,2006)。

第四节 生物标志转化应用的典型案例
——黄曲霉毒素生物标志

黄曲霉毒素的分子流行病学研究是一个最完整的生物标志研究实例，包括了分子生物标志从开发、验证到应用的完整过程。

一、黄曲霉毒素致癌问题的提出

（一）动物致癌的化学致癌物

20世纪60年代以来，**黄曲霉毒素 B1（aflatoxin B1，AFB1）**被认为对人类肝癌有促进作用。1984年，Busby 和 Wogan 首次指出，在许多物种，如啮齿类动物、非人类灵长类动物和鱼中，高活性的 AFB1 为致癌物质。一般来说，肝脏是主要的靶器官，但是在某些情况下，有些肿瘤也会在其他部位发生，如肾脏和结肠，这取决于动物种属和品系，AFB1 剂量、给药途径，以及饮食因素。事实上，只有极少数的动物物种被认为可抵抗黄曲霉毒素的致癌作用。AFB1 对多个物种均有致癌的能力，包括灵长类动物，提示 AFB1 可能会促进人类癌症的发生。

（二）疑似人类致癌物与疾病的联系

在动物实验研究的基础上，科研人员通过广泛努力，旨在调查黄曲霉毒素暴露与人类肝癌患病风险之间的相关性。由于黄曲霉毒素在人体中的摄入量、排泄和代谢及相关的易感因素，如饮食和病毒暴露等缺乏足够的数据，以及全球癌症发病率和死亡率统计数据的不完整性，阻碍了这些研究的发展。但这些不足也促进了评估暴露状态的生物标志技术的开发。随后，这些生物标志被应用于传统的分子流行病学调查，以评估其与肝癌患病风险的关联性。

黄曲霉毒素作为分子生物标志范例的第一个因素是暴露。在食品供应过程中，所有可能接触黄曲霉毒素的环节都做到了严格记录，有关黄曲霉毒素的食品安全法规也在世界各地开始实施。最容易被黄曲霉毒素污染的食品有花生、坚果类、棉籽、玉米和大米。此外，人们也可能通过食用鸡蛋或牛奶制品接触黄曲霉毒素（例如，动物食用了被 AFM1 污染的饲料）。黄曲霉毒素的产生具有非特异性，几乎在任何食品中都可能污染霉菌。污染的霉菌在特定的区域内可引起广泛传播，而其在粮食中的最终浓度变化范围较大，可低于 $1\mu g/kg$，也可在 $12\,000\mu g/kg$ 以上。因此，通过食品采样或饮食问卷调查来衡量人类对黄曲霉毒素的暴露情况是非常不精确的，而黄曲霉毒素生物标志的检测在准确评估其暴露水平方面则是一个显著进步。

20世纪60年代末至70年代初，在亚洲和非洲进行的流行病学相关研究估计了含黄曲霉毒素的饮食摄入量与肝癌的发病率之间的相关性。研究发现，随着黄曲霉毒素摄入量的增加，肝癌的发病率也相应升高。黄曲霉毒素暴露作为生物标志在这些早期研究中还未出现，膳食调查以人群为基础，而不是直接检测患病个体的暴露情况。其他与肝癌相关的重要的病原生物标志，如 HBV 也未使用。因此，尽管这些研究数据为黄曲霉毒素的摄入量和肝癌发病率之间的相关关系研究提供了有力支持，但这些研究结果还不足以确定因果关系的存在（Kensler et al.，2011）。

二、黄曲霉毒素生物标志检测方法的开发

黄曲霉毒素-DNA 和黄曲霉毒素-蛋白质加合物的检测是主要研究方向，因为它们是损害细胞大分子靶标的直接作用物（或替代指标）。目前，大多数黄曲霉毒素与 DNA 和蛋白质加合物的化学结构已经明确。研究表明，主要的黄曲霉毒素-核酸加合物 AFB1-N^7-Gua 只特异地存在于大鼠排泄的尿液中，这一发现极大地推动了这一代谢物的应用。血清中黄曲霉毒素-血清白蛋白加合物也是一个暴露生物标志。因为与尿液中的黄曲霉毒素-DNA 加合物相比，血清白蛋白在体内的半衰期较长，所以黄曲霉毒素-血清白蛋白加合物可以反映更长时期的暴露情况。尽管存在动力学的差异，但在随后的实验模型中发现，肝脏中黄曲霉毒素-DNA 加合物的形成、尿液中黄曲霉毒素-核酸加合物的排泄与黄曲霉毒素-血清白蛋白加合物的合成具有高度相关性（Groopman et al.，1992）。因此，这两个生物标志的检测结果应具有可比性。

如前所述，各种不同的分析方法可用于定量生物样品中的这些加合物。每种方法都有其特异性和灵敏度，用户可根据不同的应用情况选择最合适的方法。例如，测量单个的黄曲霉毒素代谢物，色谱方法可以从各种黄曲霉毒素的混合物中提取出各种单个化合物组分，且该提取过程不会引入其他化学品的干扰。基于抗体的方法往往比色谱法具有更高的敏感性，免疫测定法中抗体可以与多种代谢物发生交叉反应，选择性较差。

一种免疫亲和层析-高效液相色谱法（IAC-HPLC）被用来分离和测量生物样品中的黄曲霉毒素代谢物。采用这种方法初步验证了大鼠单次暴露 AFB1 后尿液中黄曲霉毒素生物标志排泄的剂量依赖性。结果发现，在暴露的最初 24h 内 AFB1 剂量与尿液中 AFB1-N^7-Gua 加合物的排泄量之间呈线性关系。而其他的氧化代谢产物，如 AFB1 没有表现出剂量线性相关性。随后在啮齿类动物中进行的研究评估了长期摄入 AFB1 后黄曲霉毒素大分子加合物的形成情况，这一研究也支持采用 DNA 和蛋白质加合物作为暴露生物标志。

实验模型在检测生物标志分析方法的发展中起着非常重要的作用。在黄曲霉毒素等外源化学物的研究中，应使用已知的剂量单次给药，或者以恒定量的毒素多次暴露。这种方法一方面大大降低了人类常见暴露物的差异性，另一方面，在所有样品中都可以被检测到，除非这种方法非常不敏感。遗憾的是，这些实验模型中的数据外推到人类时往往没有考虑到日常毒素暴露的巨大变异。此外，动物模型中几乎可以检测到所有需要的数据，但应用到动物模型的统计正态假设不适用于人类的研究，因为在人类研究中有>50％的数据可能是检测不到的。因此，早在啮齿类动物中进行的黄曲霉毒素生物标志的研究并没有考虑未来调查研究的复杂性。

三、实验动物研究

（一）确定暴露生物标志和疾病的关系

早在 1980 年，一个旨在寻找黄曲霉毒素致癌物有效化学预防策略的实验室之间的合作就开始了。研究的假设是化学预防药物引起 AFB1-DNA 加合物水平下降在机制上可能与癌症预防功效的预测有关。先前应用各种已建立的化学预防药物的研究发现，单剂量 AFB1 处理后，DNA 加合物的水平下降了（Kensler et al., 1986）。因此，一个采用多种剂量 AFB1 和化学预防药物乙氧基喹啉（ethoxyquin）的更加完善的研究在大鼠实验中展开，来检测乙氧基喹啉对 DNA 加合物形成、消除和肝癌发生的影响。乙氧基喹啉处理使可能被癌前病灶占位的肝脏面积和体积减小了 95%。相同的处理过程也同样大大降低了 AFB1 与肝细胞 DNA 的结合，结合率从开始的 90% 下降到处理两周后的 70%。然而残留的 DNA 加合物的数量在处理几个月后没有明显的差异。因此，干预的效率似乎取决于分析的时间。

随后，用几种不同的化学预防药物重复了相同的实验，在所有实验条件下，黄曲霉毒素与 DNA 和蛋白质加合物的水平均降低了。然而，即使在最佳条件下，大分子加合物的减少也不能充分反映肿瘤负荷的大小（Bolton et al., 1993）。因此，这些大分子加合物能够以人口为基础追踪疾病的预后情况，但在癌症的不同阶段，加合物的绝对水平仅可作为肿瘤形成的必要但不充分指标。

（二）动物化学预防研究中生物标志的应用

采用化学预防药物奥替普拉（oltipraz），Roebuck 等于 1991 年在研究暴露黄曲霉毒素大鼠的尿中 AFB1-N^7-Gua 水平和 HCC 的发病率之间建立了相关关系。总的来说，加合物水平的下降反映了对致癌物的预防作用，但是这些研究没有说明标志物和个人患病风险之间的关系。在一个后续的研究中，5 周中大鼠每天摄入 AFB1，被随机分为三组：非干预、采用奥替普拉在暴露的 2—3 周延迟-瞬间干预和 5 周奥替普拉持续干预。在整个暴露过程中每周收集每只动物的血清白蛋白以便来定量黄曲霉毒素-白蛋白加合物。奥替普拉延迟-瞬间干预组和持续干预组与非干预组相比黄曲霉毒素-白蛋白加合物的整体水平下降了 20%—30%。同样的，延迟-瞬间干预组和持续干预组的 HCC 的整体发生率从 83% 分别下降到 60% 和 48%。总的来说，整体的标志物水平和 HCC 发病风险之间存在着明显的相关关系（$P=0.01$）。但在处理组未发现在标志物的整体水平和 HCC 发病风险之间有相关关系（$P=0.56$）。这些数据明显表明黄曲霉毒素-白蛋白加合物的水平能够预测人群中 HCC 的发病风险，但是不能预测个体发生 HCC 的风险。由于致癌性的多步骤，为了预测个体的发病风险，采用一组反映不同阶段的标志物是必需的。

四、人群流行病学研究

（一）生物标志的横断面研究

对于人群在环境致癌物中的暴露一般首先采用横断面研究，样品来自潜在暴露的人群。尽管这些调查对验证标志物分析方法的灵敏度和特异性非常有价值，但它们几乎不能包括对暴露的完整检测，从而使它很难决定人群中的剂量-反应关系。由于没有评估健康终点，因此解释这些结果时也应谨慎。然而，这些调查是理解来自人类暴露和危险度评估相关实验研究数据非常重要的第一步。

在菲律宾的早期研究中发现在尿中能够检测到黄曲霉毒素的一种氧化代谢产物，因此其有可能用作内剂量生物标志。在后来的研究中，Autrup 等（1983，1987）采用同步荧光光谱法（synchronous fluorescent spectroscopy，SFS）检测肯尼亚人尿中的 AFB1-DNA 加合物。总的来说，这些发现说明人类机体有代谢黄曲霉毒素的能力，能够产生以前只在动物实验中检测到的黄曲霉毒素代谢产物。接下来的工作在中国和西非冈比亚展开。这些地区有很高的 HCC 发病率，并且确定了黄曲霉毒素的饮食摄入和尿中黄曲霉毒素标志物的水平。这是首次在人群中进行的剂量-反应关系研究。尿中 AFB1-N^7-Gua 和 AFM1 显示在黄曲霉毒素的摄入和清除之间存在着剂量-反应的相关关系。这些研究也表明尿中 AFB1-N^7-Gua 形成和排泄的动力学在大鼠和人之间非常相似，加深了我们对黄曲霉毒素致癌机制的了解。

黄曲霉毒素暴露和 HCC 发病之间的关系通过对 p53 抑癌基因的研究被进一步阐明了，p53 在许多人类肿瘤中是最常见的突变基因。研究暴露高浓度黄曲霉毒素人群中 HCC 病例的 p53 突变发现高频率的鸟嘌呤转化成胸腺嘧啶，并且聚集在 249 密码子。相反，在来自日本和其他低暴露地区的 HCC 病例的 p53 基因中只发现了非突变的 249 密码子。以前有关机制研究的结果表明，在细菌实验中 AFB1 暴露引起几乎是其独有的鸟嘌呤转化成胸腺嘧啶的突变。并且，在体外实验中，AFB1-8,9-环氧化物能够结合到质粒 p53 249 密码子。研究人员进一步检测了暴露于 AFB1 的人 HepG2 细胞和肝细胞中 p53 基因的突变，发现 249 密码子的第三位碱基优先被诱导，使鸟嘌呤转化成胸腺嘧啶。进一步的研究阐明了 AFB1 与密码子 249 加合物的形成机制。这些实验结果强烈支持横断面流行病学研究的数据，表明 AFB1 是 HCC 的一个病因。总的来说，在肝癌病例中，p53 249 密码子第三个碱基上 G-T 转换的突变频率与黄曲霉毒素高暴露或低暴露有关，并且体外数据也支持这个假说。在 HBV 感染的患者中也发现了大量的 249 密码子突变，也说明黄曲霉毒素暴露与 p53 249 密码子突变存在相关关系。然而，高 HBV 感染组 249 密码子突变仅仅发生在 AFB1 高暴露的地区。HBV 在突变中明显起着混杂作用，因此，采用 249 密码子突变作为暴露于黄曲霉毒素时的一个生物标志必须谨慎（Ozturk，1991）。

尽管横断面流行病学研究非常有用，但是其对证明暴露和疾病之间的因果联系有比较低的效力。来自横断面黄曲霉毒素标志物研究的数据对许多黄曲霉毒素代谢产物来说可以反映短期剂量-反应关系。这些数据能够被用在随访研究中来探讨与高暴露个体风险有关的许多假说、暴露改变和干预的效率，以及潜在的易感性的机制。

（二）生物标志的纵向研究

为了实施纵向研究，弄清楚黄曲霉毒素标志物在很长的一段时间内是否稳定是非常必要的。因此，在上海进行的队列研究中通过样品收集时在尿液样本中补充黄曲霉毒素来监测黄曲霉毒素标志物的稳定性。用超过 8 年时间对样品分析后发现黄曲霉毒素是稳定的。同样的，黄曲霉毒素-白蛋白加合物在来自中国广西的血清样本中在–20℃可以保持稳定至少 10 年。因此，至少对某些黄曲霉毒素标志物研究来说，降解不是一个大问题；然而，其他所有的化学特异性的标志物是否同样稳定有待证实。

开发黄曲霉毒素生物标志的一个目的是预测人群过去和将来的暴露，即遵循追踪的原则，生物标志水平应该能够反映出在一段时间内，某一个体相对于组中其他个体暴露水平的高低。组内相关系数反映了组内个体的相对变化。当组内相关系数是 1.0 时，一个人在组内的相对位置没有变化，与暴露没有相关关系。如果组内相关系数是 0.0，则在这段时间里，个人的生物标志水平相对于组内其他人来说被定位在了随机位置。追踪的概念是解释暴露相关数据和标志物水平的核心，并且需要来自研究对象的重复样本。不幸的是，关于人样本中黄曲霉毒素加合物形成的时间模式和持久性的数据非常少。很明显，在横断面研究中测定的化学特异性的标志物不可能提供有关预测价值或者个体标志物水平追踪的信息。

在评估暴露时，追踪研究非常重要，而且这些信息对干预研究设计是必需的。在所有这些情况中，关键是知道需要多少生物标志样本和何时收集。例如，如果暴露持续存在，随着时间的推移，对一个标志物追踪的价值也将发生变化，可以假定追踪到的变化是由生物学过程引起的，如负责加合物形成的代谢途径发生改变。另外，追踪的缺乏也可以造成暴露的巨大差异。因此，为了明确组内和组间个体对生物标志水平的影响，一定要评估追踪实验对象的纵向变化。

目前极少开展人群多重抽样和追踪研究来探讨黄曲霉毒素生物标志或者其他致癌物的暴露。其中一个最广泛的调查是在中国启东开展的（Wang et al., 1996b），在 12 周的监测期间，以及在接下来的 6 个月的随访和稍后额外的 12 周，黄曲霉毒素-白蛋白加合物的水平不能从一个时间点追踪到另一个时间点（组间相关系数是 0.0）。相反，在大鼠模型中，组间相关系数是 0.29。针对在人和大鼠研究中存在的差距有两种可能的解释：暴露的差异和实验分析方法的不同。在大鼠模型中，黄曲霉毒素的暴露在整个研究中是恒定的。在人群研究中，如果短期暴露引起的变化较大，可能掩盖两个时间点之间的追踪，甚至对性质稳定的标志物也是如此。因此，暴露的本质差别能够解释组间的差异。如果这个被证明是正确的，则使用黄曲霉毒素-白蛋白加合物作为个体暴露生物标志的可能性会大大降低。另一个对这些结果的解释是在黄曲霉毒素-白蛋白加合物的实验设计中采用横断面分析还是采用纵向研究分析会产生差异。在人群研究中，120 个人中每个人在一年中取 15 次血样。样品采用横断面分析，即所有 120 个人在同一个时间点进行分析；或者每个个体进行纵向分析，即所有来自同一个人的 15 份血样在一个实验室在同一天进行测量。如果我们在一天中分析 50 个以上的样本，3 天就可以测完横断面研究需要的样本，或者是 3 个人的 15 个纵向样本能够在一天中检测完。因此，在横断面研究和纵向研究中，检测之间的变异因所选择的方法不同而不同。获得所有的样本后为了避免拖延，采用横断面的分析方法对这些样本进行分析。相反，在大鼠实验研究中，采用纵向分析的方法对血清中黄曲霉毒素-白蛋白的水平进行检测。因此，当发现追踪数值中的差异时，采用纵向分析的方法对一组人群样本进行检测。人们发现，人群样本的纵向分析结果与大鼠的纵向分析结果相似。因此，在我们的试验中，每天之间存在的固有变异是导致人群研究中缺乏可追踪性的主要原因。尽管，按人口来说，均数和标准差保持不变，但是队列分析方法的选择能够对一个个体在组中的排列位置产生显著的影响。这个在研究设计中的局限对分析来自目前正在进行的临床干预研究的生物标志是非常重要的。

（三）病例对照研究、队列研究

1. 病例对照研究

大量已发表的病例对照研究已经对黄曲霉毒素暴露和 HCC 的关系进行了研究。与队列研究相比，病例对照研究省时省力。然而，病例对照研究是在暴露发生很久以后才开始，采用特异性标志时，不能认为暴露随着时间的推移没有明显的改变。这种研究也包括在选择对照时的假设，以及疾病状态不会影响黄曲霉毒素的代谢。因此，在一个特异性标志的研究中，病例和对照的匹配比队列研究更加困难，包括遗传标志。想必这些固有的问题可能造成结果的偏移，导致没有效应的结论，或一个阳性的发现可能代表一个被低估的真实效应。

在第一个病例对照研究中，Bulatao-Jayme 等（1982）把菲律宾 HCC 病例中黄曲霉毒素饮食摄入和经过年龄与性别匹配的对照相比，发现在 HCC 病例中每天黄曲霉毒素的平均暴露是对照的 4.5 倍；然而，在这个研究中，酒精的摄入是一个共同因素，可能加强了这个效应。van Rensburg 等（1985）、Peers 和 Linsell（1977）分别在莫桑比克与斯威士兰采用了相似的设计，也发现平均饮食摄入值与 HCC 发病率有明显的相关关系，说明对应于肝脏疾病发病率的上升，黄曲霉毒素的摄入量有一个剂量依赖性的增加。

在中国广西壮族自治区，Yeh 等（1989）研究了 HBV 感染与饮食中黄曲霉毒素轻度和重度双重暴露的相互关系。那些乙型肝炎表面抗原阳性并且黄曲霉毒素重度暴露的病例比轻度污染区的人群在 HCC 发病率上高了 10 倍。乙型肝炎表面抗原阴性但是摄入高污染饮食的人群与乙型肝炎表面抗原阳性且摄入高污染饮食的人群在 HCC 发病率上具有可比性。在我国台湾的一个病例对照研究中测定了两个生物标志——肝组织中黄曲霉毒素-血清白蛋白加合物和黄曲霉毒素-DNA 加合物。病例组中能够检测到黄曲霉毒素-血清白蛋白加合物的比例比匹配的对照要高（比值比为 1.5）。黄曲霉毒素-血清白蛋白加合物的水平和年龄小于 52 岁的 HCC 发病风险有显著的相关关系（多变量调整比值比为 5.3）。

在病例对照研究中也报道了基因-环境与黄曲霉毒素之间的相互作用。在一项关于环氧化物水解酶和 GSTM1 两个基因的遗传变异与黄曲霉毒素-血清白蛋白加合物关系研究中，分析了 HCC 发病率以及 p53 249 位密码子的突变。两个基因都发生突变的情况在黄曲霉毒素-白蛋白加合物阳性的个体中出现的比例明显增高，在肝癌患者中环氧化物水解酶突变的等位基因所占比例明显增高。环氧化物水解酶与肝癌之间的关系随着乙型肝炎表面抗原携带状态的改变而改变，因此两者之间可能存在协同作用。密码子 249 突变只在带有一个或两个高风险基因型的 HCC 患者中出现。这些结果说明带有环氧化物水解酶和 GSTM1 突变基因型的个体当暴露 AFB1 时可能有更高的风险形成黄曲霉毒素-白蛋白加合物、*p53* 突变和 HCC。这些发现支持人类存在对 AFB1 的遗传易感性，说明在 HCC 患者中这种易感性可能与 HBV 感染相互作用促进病情的发展。

尽管有许多关于黄曲霉毒素和 HCC 的病例对照研究得到了阴性结果，但是来自大量研究的压倒性证据表明黄曲霉毒素是人 HCC 的一个病因。一般来说，病例对照研究最大的困难在于对照的选择。黄曲霉毒素生物标志的持续发展应该减少对病例和对照的错误分类。

2. 队列研究

从队列研究中得到的数据能够提供最有力的证据证明暴露和疾病之间存在的相关关系，因为它从一个健康的人群开始，获得生物标志，随访一直到获得绝大部分病例。用一个巢式队列研究设计来匹配病例和对照。这种方法的好处是对照和病例是同时进入队列的并且有相同的健康状态，因此两者能够很好地匹配。然而一个主要的不足是为了累积病例而需要较长的随访时间（经常是许多年）。但是可以通过招募大量的人（经常是上万人）来确保病例以一个合理的速度累积来克服这个不足的一部分。

到目前为止，两个研究黄曲霉毒素生物标志的队列研究均发现这个致癌物在肝癌发病中的作用。第一个研究在上海开展，由超过 18 000 人组成，检测了 HBV 与作为 HCC 独立和交互的危险因素黄曲霉毒素生物标志的相互作用。巢式病例对照的数据显示，在尿液中检测到黄曲霉毒素标志物的 HCC 病例的相对危险度显著增加到 3.4。对于乙型肝炎表面抗原阳性的人，其相对危险度为 7，但是对检测到黄曲霉毒素同时乙型肝炎表面抗原呈阳性的个体，其相对危险度为 59（Qian et al.，1994；Ross et al.，1992）。这些结果强烈支持黄曲霉毒素和病毒特异性的标志物与 HCC 发病风险之间存在一个因果关系。后来在台湾开展的队列研究明确支持了来自上海调查的结果。Wang 等（1996a）检测了来自巢式队列研究的 HCC 病例和对照，发现 HBV 感染的人群中可检测到黄曲霉毒素-血清白蛋白加合物与检测不到的相比，其有一个经过调整的比值比 2.8，尿液中高浓度的黄曲霉毒素代谢产物与低浓度的相比，其比值比为 5.5。在一个随访研究中，发现 HBV 携带者的尿液中 AFM1 浓度和 HCC 的风险度有剂量-反应关系。与来自上海的数据类似，在尿液中检测到 AFB1-N^7-Gua 的 HBV 携带者中具有更加显著的与 AFB1 暴露有关的 HCC 的危险度。

因此，这些来自两个不同人群的队列研究的数据说明了经过验证的黄曲霉毒素标志物能够有助于认识之前没有了解的诱导 HCC 的化学物和病毒之间的相互作用。这些发现对公共健康有非常大的影响。首先，预防 HBV 感染的疫苗是能够明显降低 HCC 发病风险的一个重要因素。不幸的是，在世界大多数地方，许多人 3 岁前就获得了 HBV 感染，因此，在世界范围内通过疫苗完全消除 HBV 感染将需要下个世纪的大部分时间来完成。其次，消除和降低黄曲霉毒素的暴露也可以降低 HCC 的发病风险。这个能够通过采用可行的技术来达到。来自流行病学研究的剂量-反应关系的数据说明：与戒烟类似，在人的一生中黄曲霉毒素暴露的减少应该可以降低 HCC 的风险。总的来说，这些队列研究为建立采用一些黄曲霉毒素标志物作为验证风险标志物的方案提供了最终的数据。

五、临床试验和干预研究

临床试验和干预研究把来自人群和试验研究的发现应用到公共健康预防中去。一级预防（减少暴露）和二级预防（改变代谢和蓄积）能够采用特异性的生物标志来作为疗效的终点。这些生物标志能够用在队列研究中对暴露的人群进行初筛，这样可以减少样本量，也可以作为短期可调节的终点。在一级预防研究中，目的是减少饮食中对黄曲霉毒素的暴露，包括降低收获的玉米种霉菌的生长，以及采用能够阻止黄曲霉毒素吸收摄入的捕获剂。在二级预防试验中，目的是改变摄入的黄曲霉毒素的代谢来促进解毒。

在中国启东进行的奥替普拉临床二期化学预防试验中，黄曲霉毒素生物标志第一次被用作中间指标。为了提高不同诊疗技术之间的可比性，药物学的评价应该尽可能采用终点指标。如果获得终点指标有困难，也可以采用比较关键的中间指标进行分析，但应提供相应的研究文献依据，说明中间指标与终点指标之间的联系和相关程度。这是一个有安慰剂对照和双盲的研究，参与者被随机接受安慰剂或每天 125mg 的奥替普拉或每周 500mg 的奥替普拉。所有的试验对象每天接受两种同样的胶囊。血液和尿液样本在 8 周的干预期内每两周收集一次，接下来的 8 周检测毒性和评估标志物。血清中黄曲霉毒素-血清白蛋白加合物的水平和 AFM1 以及从尿液中排出的黄曲霉毒素 B1-硫醚氨酸（aflatoxin-mercapturic acid，AFB1-NAC）在这个研究中作为主要的生物标志进行检测。在安慰剂组或在接受 125mg 奥替普拉组，黄曲霉毒素-血清白蛋白加合物水平没有一致性的变化。然而，接受 500mg 奥替普拉一周一次连续 8 周的对象，黄曲霉毒素-血清白蛋白加合物水平从干预 1 个月后开始到处理停止后继续持续 1 个月都有明显的下降趋势。因为这个生物标志可以很容易地被跟踪到，所以每个对象都可以作为本身的对照。

相反，因为尿液中黄曲霉毒素代谢物，如 AFM1 和 AFB1-NAC，具有较短的生物半衰期，所以采用横断面研究来研究这些标志物。AFM1 是 AFB1 主要的代谢产物，在超过 80%的研究对象尿液中都可检测出来。利用免疫亲和柱-高效液相色谱（IA-HPLC）对每周 4 个采样点的样品进行分析发现，尿液中 AFM1 水平在接受每周 500mg 剂量组中与安慰剂组相比下降了 51%。尿样中 AFM1 水平在 25mg 组和安慰剂组之间没有显著性差异。在 500mg 组中观察到了黄曲霉毒素-血清白蛋白加合物下降的速度和 AFM1 排出的水平存在相关关系，说明这两个终点有一个共同的机制。AFM1，以及与 DNA 和蛋白质形成加合物的活性中间产物，由常见的细胞色素 P450 CYP1A2 产生。AFB1-NAC 浓度的中位数在 125mg 组增加了 2.6 倍，但是在 500mg 组没有变化。增加的 AFB1-NAC 反映了通过激活 GST 诱导了黄曲霉毒素加合物。500mg 组明显缺乏诱导效应可能是因为抑制了 CYP1A2 的活性，减少了底物合成。总的来说，这些结果凸显了致癌物在优化化学预防药物剂量和疗程及疗效评估中的作用。这些标志物目前被用在叶绿素的化学预防干预试验和随访 12 个月的奥替普拉二期干预研究中。

在实验室模型中，在致癌物暴露期间或大致的时间段，当叶绿素的剂量大大超过致癌物的剂量时可成为最有效的抗癌化学物。叶绿素作为抗癌化学物在几个模型中的有效性、简单的分子络合机制，以及缺少已知的毒性促使人们在中国启东地区开展了一个随机、双盲、安慰剂对照的化学预防试验。180 个来自启东的健康成人被随机分到 100mg 摄入量或者一个安慰剂组，一天三次，连续 4 个月。在实验终点收集了 3 个月的尿液标本，并检测了标本中黄曲霉毒素-N^7-鸟嘌呤加合物的水平。黄曲霉毒素-DNA 加合物的排泄产物作为黄曲霉毒素生物有效剂量标志，而且逐渐增加的水平与肝癌风险的增加具有相关关系。每餐叶绿素的摄入使得黄曲霉毒素生物标志浓度的中位数与安慰剂组相比下降了 55%。采用叶绿素或富含叶绿素的食物对肝癌和其他环境诱导的肿瘤进行预防性干预是一种切实可行的方法。总的来说，这些奥替普拉和叶绿素的初步结果凸显了生物标志在化学预防研究中验证化合物效力的作用（Groopman and Wang，2010）。

绿茶多酚（green tea polyphenol，GTP）的实验数据提供了将这些策略应用到临床试验的动力。在目前报道的这项研究中，在中国广西黄曲霉毒素暴露的高风险人群中，通过测定来自一个随机、双盲、二期化学预防试验的尿样中氧化性 DNA 损伤标志——**8-羟基脱氧鸟苷（8-hydroxydeoxyguanosine，8-OHdG）**来评估 GTP 对这个损伤标志的作用。已经有报道 8-OHdG 随着黄曲霉毒素的暴露增加而增加，并且与 HCC 风险有相关性。所有的参加者的黄曲霉毒素-血清白蛋白加合物都是阳性，每天摄取 500mg 和 1000mg 的 GTP 胶囊，设置安慰剂对照，连续 3 个月。干预前，研究的第一个月和第三个月收集 24h 的尿样。在 3 个月的干预结束后，8-OHdG 的浓度在两个 GTP 处理组都有大幅度的下降，安慰剂组、500mg 组和 1000mg 组的中位数分别是 2.02ng/mg 肌酐、1.03ng/mg 肌酐和 1.15ng/mg 肌酐（$P = 0.007$）。结果说明 GTP 的化学预防作用在消除氧化性 DNA 损伤方面非常有效。为了评估 GTP 在改变 AFB1 标志物中的有效性，测定了来自同样的化学预防试验的 352 个血清样本和 352 个尿样中 AFB1-血清白蛋白加合物、AFM1 和 AFB1-NAC 水平。AFB1-血清白蛋白加合物的基底水平在三组间具有可比性（$P = 0.506$），安慰剂组的 AFB1-血清白蛋白加合物水平在 3 个月期间没有显著性的差异（$P = 0.252$）。然而，在 500mg 组观察到了 AFB1-白蛋白加合物水平显著降低（$P = 0.002$）。1000mg 组经过 3 个月干预后也发现了有统计意义的轻微下降（$P=0.051$）。采用一个混合效应模型进行分析，结果表明，AFB1-血清白蛋白加合物水平的下降是剂量和时间依赖性的（剂量-时间相互作用，$P=0.049$）。在 AFM1 基底值（$P=0.832$）、GTP 处理一个月（$P=0.188$）和 GTP 处理 3 个月（$P=0.132$）后，3 个研究组 AFM1 水平的中位数之间没有统计学意义上的差别。然而，与安慰剂组相比，500mg 组（$P=0.096$）和 1000mg 组（$P=0.072$）在处理 3 个月后 AFM1 水平的中位数下降了 42%—43%。和安慰剂组相比，AFB1-NAC 和 AFB1-NAC/AFM1 的中位数在 500mg 组、1000mg 组在 1 个月（$P < 0.001$）和 3 个月（$P < 0.001$）干预后均有显著性的增加。这些数据说明 GTP 有效调节了 AFB1 的代谢和代谢活化（Groopman and Wang，2010）。

十字花科蔬菜，如西兰花，含有抗肿瘤成分。硫苷是西兰花芽菜中主要的芥子苷，被肠道菌群水解为萝卜硫素，萝卜硫素是一种潜在的诱导致癌物解毒酶类的化学物。在一个随机、有安慰剂对照的化学预防试验中，研究者请受试者饮用熬煮 3 天的西兰花芽菜的热水，热水中含有已知浓度的硫苷，检测它是否能够改变黄曲霉毒素和菲类的累积。200 个健康成人每晚饮用含有 400mmol/L 或者小于 3mmol/L 硫苷的水，连续两周。受试者的依从性很好，安全和持久性也没有问题。尿液中 AFB1-N^7-Gua 的水平在两个干预组之间没有差别（P =0.68）。然而，测定尿液中二硫代氨基甲酸盐（萝卜硫素的代谢产物）的水平发现个体间的生物利用度存在巨大的差异。在摄入西兰花芽硫代葡萄糖苷的对象中，二硫代氨基甲酸盐的排泄和黄曲霉毒素-DNA 加合物水平之间存在着负相关关系（$r=0.31$；$P=0.002$）。此外，尽管在干预组之间又一次观察到没有整体的差异（$P=0.29$），但菲类物质代谢产物——反式-菲四醇，在所有对象的尿液中都被检测到，并且与西兰花芽硫代葡萄糖苷水平呈负相关关系（$r=0.39$；$P=0.0001$）。了解影响硫代葡萄糖苷水解和生物利用度的因素对优化西兰花芽菜在人群干预中的应用是非常必要的（Groopman and Wang，2010）。

临床试验和干预研究把来自人群和实验研究的发现应用到公共健康预防中去。采用特异性的生物标志作为一级预防（减少暴露）和二级预防（改变代谢和蓄积）疗效的终点。这些生物标志能够用在队列研究中对暴露的人群进行初筛，以减少样本量。一级预防的目的是减少饮食中对黄曲霉毒素的暴露，包括抑制收获的玉米真菌的生长、采用能够阻止黄曲霉毒素吸收摄入的物质。二级预防的目的是改变摄入的黄曲霉毒素的代谢以促进解毒。

从暴露到临床疾病形成的分子生物标志的发展和应用已经快速拓展了我们对疾病病因学机制的认识。这些标志物将会在早期诊断、治疗、干预及预防中有着越来越大的潜力。来自毒物/致癌物代谢的标志物包括了体液和排泄物中作为内剂量生物标志的多种母体物质与代谢物。致癌物-大分子加合物，如 DNA 和蛋白质加合物，在血液和组织中形成或者从尿液中排出体外，是多个种领域特异性的标志物，如评估人暴露复杂化合物和职业性致癌物的暴露生物标志；反映生物有效剂量或早期生物效应的生物标志来测定致癌物靶位点的实际剂量；或者用于致癌物暴露和最终形成肿瘤的危险度评价的生物标志。

目前已经开发了多种不同的分析方法来识别和测量母体化合物、代谢产物、致癌物-DNA 和致癌物-蛋白质加合物。这些方法包括免疫组化、ELISA、RIA、IHC 和 IA，辐射后标记方法，如 ^{32}P-后标记，以及各种物理化学方法，如 GC、HPLC、GC-MS、LC-MS、ECD、荧光和磷光光谱，或者这些方法的组合。毛细管电泳和其他新的分离技术已经提高了这些技术的灵敏度和特异性。核磁共振（NMR）光谱也被用来测定立体定向性和三维结构。采用致癌物-大分子加合物检测的分子流行病学研究可能在将来被广泛应用，并且可能产生相关的基本生物学机制，这些机制接下来可能在实验室得到验证。采用先进的技术，如快速开发代谢组学和蛋白质组学技术包括 NMR-MS 和基质辅助激光解吸/电离（matrix-assisted laser desorption ionization，MALDI）-MS，以及将验证过的标志物整合到大规模的研究中去，将会有助于理解基因-环境之间复杂的本质和化学物生物体之间的相互作用。将来，在人类慢性疾病如肿瘤的流行病学研究中，把这些标志相关的数据与其他环境和宿主易感性因素结合起来，将会有助于阐明发病机制和发现高危人群。

对黄曲霉毒素的分子流行病学的研究可能代表这个领域中最完整的数据集。这个工作可以作为将来研究其他环境物质的模板。黄曲霉毒素生物标志的发展基于实验和从人群研究中获得的有关黄曲霉毒素生物化学和毒理学知识。接下来这些标志被用于实验室模型中，为不同疾病条件下对这些标志进行筛查提供了数据。这个系统的方法激励了人们探索预防性干预措施，并且作为在肿瘤和其他慢性疾病的研究中发展、验证和应用其他生物标志的模板。

（庄志雄　李文学　刘建东　刘庆成）

参 考 文 献

李煌元, 张文昌. 2018. 毒理学中的生物标志.//庄志雄, 曹佳, 张文昌. 现代毒理学. 北京: 人民卫生出版社: 151-169.

沈惠麒, 顾祖维, 吴宜群. 2006. 生物监测和生物标志物: 理论基础及应用. 2 版. 北京: 北京大学医学出版社.

滕艳霞, 戴宇飞. 2009. 生物标志物的验证及其在健康危险预警中的作用. 国外医学卫生学分册, 36(4): 216-220.

庄志雄. 1999. 分子生物标志物在职业医学中的应用. 中国工业医学杂志, 12(1): 59-62.

庄志雄, 张桥. 1997. 分子生物标志物研究的现状与展望. 中华劳动卫生职业病杂志, 15(3): 131-133.

Aguilar F, Harris CC, Sun T, et al. 1994. Geographic variation of *p53* mutational profile in nonmalignant human liver. Science, 264(5163): 1317-1319.

Aguilar F, Hussain SP, Cerutti P. 1993. Aflatoxin B1 induces the transversion of G→T in codon 249 of the *p53* tumor suppressor gene in human hepatocytes. Proc Natl Acad Sci USA, 90(18): 8586-8590.

Aliberti A, Barile FA. 2014. Epigenetic biomarkers in toxicology. //Gupta RC. Biomarkers in Toxicology. New York: Academic Press: 717-728.

Autrup H, Bradley KA, Shamsuddin AK, et al. 1983. Detection of putative adduct with fluorescence characteristics identical to 2, 3-dihydro-2-(7'-guanyl)-3-hydroxyaflatoxin B1 in human urine collected in Murang'a district, Kenya. Carcinogenesis, 4(9): 1193-1195.

Autrup H, Seremet T, Wakhisi J, et al. 1987. Aflatoxin exposure measured by urinary excretion of aflatoxin B1-guanine adduct and hepatitis B virus infection in areas with different liver cancer incidence in Kenya. Cancer Res, 47(13): 3430-3433.

Barker S, Weinfeld M, Murray D. 2005. DNA–protein crosslinks: their induction, repair, and biological consequences. Mutat Res, 589(2): 111-135.

Barrett JC, Vainio H, Peakall D, et al. 1997. 12th meeting of the Scientific Group on Methodologies for the Safety Evaluation of Chemicals: susceptibility to environmental hazards. Environ Health Perspect, 105 Suppl 4: 699-737.

Beedanagan S, Vulimin SV, Bhatia S, et al. 2014. Genotoxicity biomarkers: molecular basis, genetic variability and susceptibility. //Gupta RC. Biomarkers in Toxicology. New York: Academic Press: 729-742.

Bock C. 2009. Epigenetic biomarker development. Epigenomics, 1(1): 99-110.

Bolton MG, Muñoz A, Jacobson LP, et al. 1993. Transient intervention with oltipraz protects against aflatoxin-induced hepatic tumorigenesis. Cancer Res, 53(15): 3499-3504.

Bulatao-Jayme J, Almero EM, Castro MC, et al. 1982. A case-control dietary study of primary liver cancer risk from aflatoxin exposure. Int J Epidemiol, 11(2): 112-119.

Busby WF, Wogan GN. 1984. Aflatoxins. //Searl CE. Chemical Carcinogens, Vol 2. 2nd ed. Washington DC: American Chemical Society: 945-1136.

Carmella SG, Akerkar SA, Richie JP Jr, et al. 1995. Intraindividual and interindividual differences in metabolites of the tobacco-specific lung carcinogen 4-(methylnitrosamino)-1-(3-pyridyl)-1-butanone (NNK) in smokers' urine. Cancer Epidemiol Biomarkers Prev, 4(6): 635-642.

Cerutti P, Hussain P, Purzand C, et al. 1994. Mutagenesis of the H-*ras* protooncogene and the *p53* tumor suppressor gene. Cancer Res, 54(Suppl. 7): 1934s-1938s.

Fan AM. 2014. Risk assessment and environmental chemical regulations biomarkers. //Gupta RC. Biomarkers in Toxicology. New York: Academic Press: 1057-1079.

Fowler BA. 2012. Biomarkers in toxicology and risk assessment. //Luch A. Molecular, Clinical and Environmental Toxicology. Vol 3: Environmental Toxicology. Heidelberg: Springer: 459-470.

Gan J, Skipper PL, Gago-Dominguez M, et al. 2004. Alkylaniline-hemoglobin adducts and risk of non-smoking -related bladder cancer. J Natl Cancer Inst, 96(19): 1425-1431.

Gan LS, Skipper PL, Peng X, et al. 1988. Serum albumin adducts in the molecular epidemiology of aflatoxin carcinogenesis: correlation with aflatoxin B 1 intake and urinary excretion of aflatoxin M 1. Carcinogenesis, 9(7): 1323-1325.

Groopman JD, Hall AJ, Whittle H, et al. 1992. Molecular dosimetry of aflatoxin-N^7-guanine in human urine obtained in the Gambia, West Africa. Cancer Epidemiol Biomarkers Prev, 1(3): 221-227.

Groopman JD, Kensler TW, Wild CP. 2008. Protective interventions to prevent aflatoxin-induced carcinogenesis in developing countries. Annu Rev Public Health, 29: 187-203.

Groopman JD, Kensler TW. 1993. Molecular biomarkers for human chemical carcinogen exposures. Chem Res Toxicol, 6(6): 764-770.

Groopman JD, Kensler TW. 1999. The light at the end of the tunnel for chemical-specific biomarkers: daylight or headlight? Carcinogenesis, 20(1): 1-11.

Groopman JD, Wang JS. 2010. Molecular biomarkers. //McQueen CA. Comprehensive Toxicology. Vol 2. 2nd ed. New York: Elsevier Science & Technology: 268-295.

Groopman JD, Wogan GN, Roebuck BD, et al. 1994. Molecular biomarkers for aflatoxins and their application to human cancer prevention. Cancer Res, 54(7 Suppl): 1907s-1911s.

Heard MJ, Chamberlain AC. 1984. Uptake of Pb by human skeleton and comparative metabolism of Pb and alkaline earth elements. Health Phys, 47(6): 857-865.

Hecht SS. 2003. Tobacco carcinogens, their biomarkers and tobacco-induced cancer. Nat Rev Cancer, 3(10): 733-744.

Kaderlik KR, Talaska G, DeBord DG, et al. 1993. 4, 4'-Methylene-bis(2-chloroaniline)-DNA adduct analysis in human exfoliated urothelial cells by 32P-postlabeling. Cancer Epidemiol Biomarkers Prev, 2(1): 63-69.

Kensler TW, Egner PA, Davidson NE, et al. 1986. Modulation of aflatoxin metabolism, aflatoxin-N^7-guanine formation, and hepatic tumorigenesis in rats fed ethoxyquin: role of induction of glutathione *S*-transferases. Cancer Res, 46(8): 3924-3931.

Kensler TW, Egner PA, Wang JB, et al. 2004. Chemoprevention of hepatocellular carcinoma in aflatoxin endemic areas. Gastroenterology, 127(5 Suppl 1): S310-S318.

Kensler TW, Roebuck BD, Wogan GN, et al. 2011. Aflatoxin: a 50-year odyssey of mechanistic and translational toxicology. Toxicol Sci, 120(Suppl 1): S28-S48.

Klages-Mundt NL, Li L. 2017. Formation and repair of DNA-protein crosslink damage. Sci China Life Sci, 60(10): 1065-1076.

Kussmann M, Raymond F, Affolter M. 2006. OMICS-driven biomarker discovery in nutrition and health. Journal of Biotechnology, 124: 758-787.

LeBaron MJ, Reza J, Rasoulpour RJ, et al. 2010. Epigenetics and chemical safety assessment. Mutation Research, 705: 83-95.

Links JM, Groopman JD. 2010. Biomarkers of exposure, effect, and susceptibility. //McQueen CA. Comprehensive Toxicology. Vol 1. General Principles. 2nd ed. Kidlington: Elsevier Ltd.: 225-243.

Miller EC. 1978. Some current perspectives on chemical carcinogenesis in humans and experimental animals: presidential address. Cancer Res, 38(6): 1479-1496.

Mooney LA, Santella RM, Covey L, et al. 1995. Decline of DNA damage and other biomarkers in peripheral blood following smoking cessation. Cancer Epidemiol Biomarkers Prev, 4(6): 627-634.

Ozturk, M. 1991. p53 mutation in hepatocellular carcinoma after aflatoxin exposure. Lancet, 338: 1356-1359.

Peers, FG, Linsell CA. 1977. Dietary aflatoxins and human primary liver cancer. Ann Nutr Aliment, 31(4-6):

1005-1017.

Perera FP. 1996. Uncovering new clues to cancer risk. Sci Am, 274(5): 54-55, 58-62.

Perera FP, Hemminki K, Gryzbowska E, et al. 1992. Molecular and genetic damage in humans from environmental pollution in Poland. Nature, 360(6401): 256-258.

Perera FP, Weinstein IB. 2000. Molecular epidemiology: recent advances and future directions. Carcinogenesis, 21(3): 517-524.

Poirier MC, Beland FA. 1992. DNA adduct measurements and tumor incidence during chronic carcinogen exposure in animal models: implications for DNA adduct-based human cancer risk assessment. Chem Res Toxicol, 5(6): 749-755.

Poirier MC, Reed E, Litterst CL, et al. 1992. Persistence of platinum-ammine-DNA adducts in gonads and kidneys of rats and multiple tissues from cancer patients. Cancer Res, 52(1): 149-153.

Qian GS, Ross RK, Yu MC, et al. 1994. A follow-up study of urinary markers of aflatoxin exposure and liver cancer risk in Shanghai, People's Republic of China. Cancer Epidemiol. Biomarkers Prev, 3(1): 3-10.

Rasoulpour RJ, LeBaron MJ, Ellis-Hutchings RG, et al. 2011. Epigenetic screening in product safety assessment: are we there yet? Toxicology Mechanisms and Methods, 21(4): 298-311.

Roebuck BD, Liu YL, Rogers AE, et al. 1991. Protection against aflatoxin B1-induced hepatocarcinogenesis in F344 rats by 5-(2-pyrazinyl)-4-methyl-1,2-dithiole-3-thione (oltipraz): predictive role for short-term molecular dosimetry. Cancer Res, 51(20): 5501-5506.

Ross RK, Yuan JM, Yu MC, et al. 1992. Urinary aflatoxin biomarkers and risk of hepatocellular carcinoma. Lancet, 339(8799): 943-946.

Scholl PF, Turner PC, Sutcliffe AE, et al. 2006. Quantitative comparison of aflatoxin B1 serum albumin adducts in humans by isotope dilution mass spectrometry and ELISA. Cancer Epidemiol Biomarkers Prev, 15(4): 823-826.

Stingele J, Bellelli R, Boulton SJ. 2017. Mechanisms of DNA-protein crosslink repair. Nat Rev Mol Cell Biol, 18(9): 563-573.

Stingele J, Jentsch S. 2015. DNA-protein crosslink repair. Nat Rev Mol Cell Biol, 16(8): 455-460.

The Committee on Biological Markers of the National Research Council. 1987. Biological markers in environmental health research. Environmental Health Perspectives, 74: 3-9.

Turner PC, Sylla A, Gong YY, et al. 2005. Reduction in exposure to carcinogenic aflatoxins by postharvest intervention measures in west Africa: a community-based intervention study. Lancet, 365(9475): 1950-1956.

van Rensburg SJ, Hall JM, du Bruyn DB. 1985. Effects of various dietary staples on esophageal carcinogenesis induced in rats by subcutaneously administered N-nitrosomethylbenzylamine. J Natl Cancer Inst, 75(3): 561-566.

van Schooten FJ, Jongeneelen FJ, Hillebrand MJ, et al. 1995. Polycyclic aromatic hydrocarbon-DNA adducts in white blood cell DNA and 1-hydroxypyrene in the urine from aluminum workers: relation with job category and synergistic effect of smoking. Cancer Epidemiol Biomarkers Prev, 4(1): 69-77.

Wang JS, Qian GS, Zarba A, et al. 1996a. Temporal patterns of aflatoxin-albumin adducts in hepatitis B surface antigen-positive and antigen-negative residents of Daxin, Qidong County, People's Republic of China. Cancer Epidemiol Biomarkers Prev, 5(4): 253-261.

Wang LY, Hatch M, Chen CJ, et al. 1996b. Aflatoxin exposure and risk of hepatocellular carcinoma in Taiwan. Int J Cancer, 67(5): 620-625.

Wang M, Dhingra K, Hittelman WN, et al. 1996c. Lipid peroxidation-induced putative malondialdehyde-DNA adducts in human breast tissues. Cancer Epidemiol Biomarkers Prev, 5(9): 705-710.

Wei Q, Cheng L, Hong WK, et al. 1990. Reduced DNA repair capacity in lung cancer patients. Cancer Res, 56(18): 4103-4107.

Wei Q, Matanoski GM, Farmer ER, et al. 1993. DNA repair and aging in basal cell carcinoma: a molecular epidemiology study. Proc Natl Acad Sci USA, 90(4): 1614-1618.

Wei Q, Matanoski GM, Farmer ER, et al. 1994. DNA repair related to multiple skin cancers and drug use. Cancer Res, 54(2): 437-440.

WHO/ICPS. 1993. Biomarkers and risk assessment: concepts and principles. International Programme on

Chemical Safety (ICPS), Environmental Health Criteria 155, WHO, Geneva, Switzerland: 1-35.

WHO/ICPS. 2001. Biomarkers in risk assessment: validity and validation. International Programme on Chemical Safety (ICPS), Environmental Health Criteria 222, WHO, Geneva, Switzerland: 1-154.

Wild CP, Hudson GJ, Sabbioni G, et al. 1992. Dietary intake of aflatoxins and the level of albumin-bound aflatoxin in peripheral blood in The Gambia, West Africa. Cancer Epidemiol Biomarkers Prev, 1(3): 229-234.

Wild CP, Jiang YZ, Allen SJ, et al. 1990. Aflatoxin-albumin adducts in human sera from different regions of the world. Carcinogenesis, 11(12): 2271-2274.

Yeh FS, Yu MC, Mo CC, et al. 1989. Hepatitis B virus, aflatoxins, and hepatocellular carcinoma in southern Guangxi, China. Cancer Res, 49(9): 2506-2509.

第五章 外源化学物的代谢活化与生物大分子的共价结合

第一节 概 述

一、化合物的反应性和毒性

外源化学物通常通过与生物体内关键大分子的相互作用来干扰细胞的生理进程，进而产生毒作用，常见的包括外源化学物与体内大分子通过非共价键结合而产生的可逆相互作用（如离子对、氢键、疏水性的相互作用等），特异受体的拮抗作用/促进作用，抑制酶或转运分子、封锁离子通道及干扰 DNA 的转录表达等。外源化学物与生物大分子的非共价性相互作用与外源化学物自身特异的化学结构密切相关，包括外源化学物和生物大分子结合体的吻合程度及靶点中外源化学物浓度。有关不同类型的外源化学物与关键生物大分子之间的这类可逆的、特异的相互作用将在本书其他章节陆续介绍。

本章主要关注**亲电物（electrophile）**与生物大分子形成不可逆共价键而引起的生物学毒性结果。外源化学物的亲电性将引导外源化学物与蛋白质中的亲核氨基酸残基或核酸中亲核位点相互结合，而不是与特异生物大分子的非共价性结合。外源化学物亲电性的特征是来源于化合物结构自身的内在特点或通过代谢形成另一种活性产物（LoPachin et al.，2019；Chattaraj et al.，2012）。本章将会提供一些亲电物的例子，帮助大家理解这些类型的化学物如何通过与内在的**亲核物（nucleophile）**发生化学反应而产生毒性。

外源化学物或其亲电性活性代谢产物与蛋白质靶点的反应可能会导致各种毒理学的后果。这一反应取决于特定靶蛋白质和组织。与外源化学物加合的蛋白质不能发挥关键的作用，从而导致这些蛋白质所在细胞的功能障碍。当外源化学物剂量足够高时，其可以引起组织毒性和细胞死亡。此外，外源化学物共价修饰的蛋白质可以被宿主免疫系统视为外源物质，引起蛋白质自身的免疫响应和免疫过敏反应。如果免疫过敏反应强烈，则会产生靶组织毒性（Nelson and Pearson，1990）。

外源化学物或其化学活性代谢产物与核酸发生反应会引起基因突变，并在一些情况下引起畸变或癌变。如果是在一个重要的细胞蛋白质编码位点发生的突变，将引发细胞毒性。但是，如果突变不引发细胞死亡，而仅仅改变编码蛋白质的活性，那么这种突变可能通过 DNA 复制而传递到下一代。如果修饰后的基因参与细胞繁殖的调控和分化，则基因的改变可能导致癌变。如果基因修饰发生在精子或卵细胞中，则突变可在后代的自我繁殖中出现，导致胎儿的出生缺陷或死亡。鉴于所有这些可能的有害后果，研究者应该特别关注这些通过外源化学物反应修饰的生物大分子。

二、亲电性与亲核性的概念

有机化学及有机反应研究的基本原则涉及**亲核性（nucleophilicity）**和**亲电性（electrophilicity）**的概念。亲核物是富电子的化学物，倾向于和缺电子分子上的原子发生反应。生物大分子通常有丰富的亲核中心，如氨基酸残基的氨基和巯基。当一个外源化学物本身是亲电子的，或其代谢物为亲电性的时，它可以与生物大分子中的亲核物反应形成共价加合物（Liu et al.，2014；LoPachin et al.，2019）。

大多数外源化学物的生物转化反应类型可归为两类：①第一阶段反应或Ⅰ相反应，通过氧化、还原和水解途径，引入功能基团（—OH、—SH、—NH$_2$ 或—COOH），以适当地增加其水溶液中的溶解度，但有少数反应例外（如 O-甲基化和 N-乙酰化）；②第二阶段反应或Ⅱ相反应，通过结合反应引入新的官能团，形成 O-葡糖醛酸苷、N-葡糖醛酸苷、硫酸酯、乙酸酯和谷胱甘肽结合物，这些结合物相对于未结合的代谢物，大多数亲水性提高。代谢物的亲水特性使之难以穿透生物膜性结构并进入到组织中。因此，在许多情况下，它们由肾脏和肝脏中的转运蛋白通过跨细胞膜转运进入排泄液，并降低回归循环的能力。在大多数情况下，外源化学物的代谢反应被视为解毒途径。然而，根据外源化学物包括药物不同的结构特征，相同的代谢活动有时可以产生有化学活性和毒性的代谢产物。除了惰性化学分子，外源化学物通过Ⅰ相的氧化反应可以转化为亲电性的环氧化物、醛、醌、醌亚胺、醌类甲基中间体等。Ⅱ相的结合反应也可以通过将"良好的离去基团"（good leaving group）转移到一般不起化学反应的取代基上而产生亲电物，易于通过**单分子亲核取代（unimolecular nucleophilic substitution，S$_N$1）**或**双分子亲核取代（bimolecular nucleophilic substitution，S$_N$2）**形成稳定的加合物。例如，脂肪醇的硫酸酯化可以将一个弱的离去基团（羟基）转变为强的离去基团（硫酸基），易于在碳原子上发生亲核攻击。

在代谢过程中，亲电性反应的代谢产物可能导致以下结局（图 5-1）。首先，如果该代谢产物活性非常强，则它们可以和附近代谢酶的亲核氨基酸残基发生反应。因此，这一进程将导致酶失活。这种现象的一个典型例子是，噻吩（thiophene）的代谢产物替尼酸与细胞色素 P450 家族成员 2C9 反应生成共价加合物导致该酶的失活（Bonierbale et al.，1999）。其次，活性代谢物从酶的活性位点扩散开，通过与水或内源性三肽和抗氧化谷胱甘肽反应解毒，其中谷胱甘肽在哺乳动物中含量丰富（可达 10mmol/L 左右）。这些解毒途径可以不涉及酶的作用（即单纯的化学反应），或通过酶促反应[如环氧化物水解酶介导的环氧化物水解反应和谷胱甘肽 S-转移酶（GST）介导的谷胱甘肽结合软亲电物反应]。最后，一些亲电物具有中等强度的反应性，可以避免直接与周围的水或其他小的水溶性亲核物反应，而在细胞内或到其他细胞/组织中扩散开，与蛋白质或核酸发生反应。对于活性亲电性代谢物引起的毒性，这是它们最可能的结局（Obach and Kalgutkar，2010）。

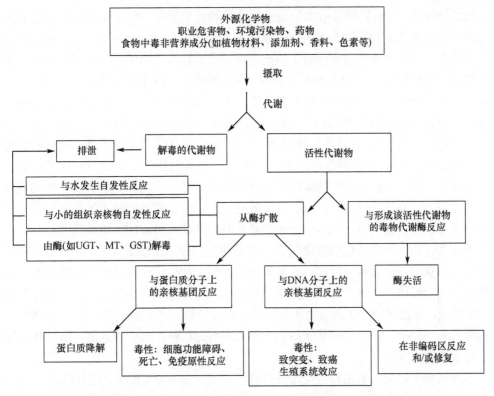

图 5-1　哺乳动物中外源化学物的代谢途径（Obach and Kalgutkar，2010）
UGT. 葡糖醛酸转移酶；MT. 金属硫蛋白；GST. 谷胱甘肽 S-转移酶

第二节　硬/软、酸/碱（HSAB）理论在毒物-靶分子相互作用中的应用

一、亲核物和亲电物的软硬特征

许多化学毒物和/或它们的活性代谢物都是亲电物，通过与生物大分子上的亲核靶点形成共价键而导致细胞损伤。然而，不同类型的亲核物和亲电物之间的共价反应是有区别的，因为这些相互作用有很大程度的选择性。20 世纪 60 年代，Pearson（1990）引入了"硬"和"软"亲核物与亲电物的概念，来描述分子间相互作用和反应的潜能、反应速率及加合物的稳定性。这些概念最初用于帮助人们理解有机化学的反应机制，同样有助于表征生物亲核物和外源性亲电物形成加合物的潜能。在过去的几十年里，**硬/软、酸/碱（hard and soft, acid and base，HSAB）**理论已被证明是预测此类反应结果的一个有用工具。这一概念利用固有电子的极性特征来定义，例如，将活性亲电物和亲核物定为硬的或是软的。这些 HSAB 定义已成功地应用于生物系统中化学物诱导的毒性（LoPachin et al.，2019）。根据这一原理，有毒亲电物优先与硬度或软度相似的生物靶标发生反应。外源性亲电物的软/硬分类在识别毒性的可能生物靶点和分子机制方面具有明显的实用价值。

虽然 HSAB 理论最初是用实验离子化电势和反应分子的电子亲和性来描述硬度与软度的，但这些参数也可能与最外层或前沿分子轨道（frontier molecular orbital，FMO）的各自能量有关。因为小分子 FMO 的能量可以用各种量子力学计算模型来确定，某种亲电物及其亲核靶标的 HSAB 参数如软度（σ）或硬度（η）很容易被推导出来。同时，利用最近开发的算法，σ 和 η 值可用于计算毒物的亲电指数（ω），亲电指数是一种反映亲电物与特定生物亲核物形成加合物倾向的指标。亲核物 σ 和 η 值也可以用来推导各自的亲核指数（ω^-），但推导过程比较复杂（见下文）。从实用的角度来看，这些参数可以用来预测亲电性外源化学物的毒性潜力，并有助于识别其所作用的相应的亲核分子位点。事实上，利用 α,β-不饱和羰基化合物研究表明，排除空间和其他物理化学的问题，这些描述符的计算值（η、σ、ω、ω^-）直接与 α,β-不饱和羰基半胱氨酸巯基加合反应的二阶速率常数相对应。对于 α,β-不饱和羰基系列的某些成员，HSAB 参数的动力学与相应的体外毒性如突触体功能的破坏的大小密切相关。HSAB 参数（η、σ、ω、ω^-）能预测给定化学物的效力，对风险评估有着重要的作用。此外，这些参数在寻找毒性的大分子靶标和随后阐明分子机制方面是一个有用的工具。因此，在这个角度，本部分将讨论 HSAB 理论，并定义硬、软亲电物和亲核物的理化特性。建立基于动力学和 HSAB 属性的构效关系（SAR）可以揭示基础结构（如 α,β-不饱和醛）或部分基团（如羰基）导致亲电物毒性的原因。

作为缺电子物质，亲电物将通过各种化学途径（如 S_N2、Schiff 碱的形成、Michael 加成）与富电子的亲核物形成共价键。在生物系统中，可逆的亲电、亲核相互作用是基础细胞生理过程的重要组成部分，如一氧化氮信号通路与细胞防御机制的相互作用。而不可逆的亲电、亲核相互作用则参与氧化应激和其他潜在的病理生理过程，介导器官损伤、药物/化学物毒性和疾病状态。亲电物最常靶向的生物学亲核物是蛋白质氨基酸（如 Cys、His、Arg、Lys）的侧链及 DNA 碱基上的芳香氮位点（如鸟嘌呤 N^7）。表 5-1 中列出了亲电物和亲核物的软硬特征。软亲核物与软亲电物反应，而硬亲核物与硬亲电物反应。值得注意的是，内源性亲核物包括谷胱甘肽（glutathione，GSH）、半胱氨酸（巯基）、酪氨酸（酚）、丝氨酸（醇）、赖氨酸、鸟嘌呤、胞嘧啶、腺苷（胺）和组氨酸（五元芳香杂环）。蛋白质和核酸的区别在于，前者大多是软亲核物而后者为硬亲核物，蛋白质上的赖氨酸则是个例外。通过实验可以清楚地观察到，外源化学物可以在代谢依赖性突

表 5-1 亲核物和亲电物的软硬特征

硬亲电物	软亲电物	硬亲核物	软亲核物
缺失电子位于静电中心，正电荷密度高	缺失电子分布于大分子区域，正电荷密度低	富电子原子的电子联相对紧密	富电子原子的电子相对分散分布
亲电中心低极化状态、高电荷密度	亲电中心高极化状态、低电荷密度	低极化、高负电中心	高极化、低负电中心
价电子层没有未共用电子	价电子层有单电子对	不容易被氧化	容易被氧化
最低空轨道的能量高（高 E_{LUMO}）	最低空轨道的能量低（低 E_{LUMO}）	最高占据分子轨道的能量低（低 E_{HOMO}）	最高占据分子轨道的能量高（高 E_{HOMO}）
相关化学物：碳正离子（可以由外源性物质生成）、醛、酰基卤代物、亚胺、环氧化物、烷基硫酸酯	相关化学物：α,β-不饱和羰基化合物、α-卤代羰基化合物	相关化学物：水、氢氧根离子、醇、杂环族胺、芳香胺、苯酚	相关化学物：脂肪胺

变试验中呈阳性（即与硬亲核 DNA 碱基发生反应），但是与软亲核物如谷胱甘肽却不能形成稳定的加成物，反之亦然。亲电物在结构上是多元化的，因为它们可以来源于和生物接触的无数的外源化学物（Chamorro et al., 2013）。已经深入研究了一些亲电性的外源化学物，包括**环氧化物（epoxide）、α,β-不饱和羰基化合物（α,β-unsaturated carbonyl compound）**、酰基卤化物等。

二、亲电-亲核加合物形成的 HSAB 变量参数及计算

如上所述，反应分子之间的共价键形成可以通过它们最外层轨道的属性来描述。其中最重要的两个属性是：①最高能量轨道有电子占据（HOMO =highest occupied molecular orbital，最高占据分子轨道）；②最低能量轨道无电子占据（LUMO =lowest unoccupied molecular orbital，最低未占据分子轨道）。共价键如加合物的形成过程就是活性物质（亲核物和亲电物）的轨道之间的电子密度转移过程。各种各样的化学结构的 FMO 能量（E_{HOMO}、E_{LUMO}）可以根据量子力学模型计算出来，然后相应的硬度（η）和软度（σ）用公式（5-1）和公式（5-2）推导出来（LoPachin et al., 2012）。

$$\eta = (E_{LUMO} - E_{HOMO})/2 \tag{5-1}$$
$$\sigma = 1/\eta \tag{5-2}$$

从本质上看，软度衡量的是电子在共价键形成过程中重新分布的容易程度，即亲核物的电子供给和亲电物的接受程度。因此，对于亲电物，常常会出现软度（更高的 σ 值）与形成加合物的容易程度（例如，表现为反应速率）相关的情况。亲电指数（ω）是结合软度和化学势[μ；公式（5-3）]的一个参数。而 μ 反映一种物质发生化学变化的倾向。因此，ω 可根据公式（5-4）计算，它是一个更全面的亲电反应的测量指标。

$$\mu = (E_{LUMO} + E_{HOMO})/2 \tag{5-3}$$
$$\omega = \mu^2/2\eta \tag{5-4}$$

对于亲核物，相应的分子轨道能量也可以用来计算亲核物的软度和化学势，如公式（5-2）和公式（5-3）所示。此外，某亲核物（A）与某亲电物（B）形成一个加合物的可能性可以利用公式（5-5）计算亲核性指数（ω^-）来预测（LoPachin et al., 2019）。

$$\omega^- = \eta_A(\mu_A - \mu_B)^2/[2(\eta_A + \eta_B)^2] \tag{5-5}$$

这个参数同时考虑了亲电和亲核反应物的硬度（η）与化学势（μ）。亲电指数（ω）及亲核指数（ω^-）被证明是各种亲电物和亲核物相互作用的可靠描述符（表 5-2）。

表 5-2 HSAB 参数及相关算法

参数	算法	注释
硬度（η）	$(E_{LUMO} - E_{HOMO})/2$	反映共价键形成过程中电子重新分布的容易程度
软度（σ）	$1/\eta$	反映共价键形成过程中电子重新分布的容易程度
化学势（μ）	$(E_{LUMO} + E_{HOMO})/2$	某种物质发生化学变化的倾向
亲电指数（ω）	$\mu^2/2\eta$	亲电性的测量指标
亲核指数（ω^-）	$\eta_A(\mu_A - \mu_B)^2/[2(\eta_A + \eta_B)^2]$	反映亲核物（A）与亲电物（B）形成加合物的倾向

注：这些量子力学计算可以用几种不同的软件包来完成：高斯（http://www.gaussian.com）、Q-Chem（http://www.q-chem.com）和 Spartan（http://www.wavefun.com）。尽管有各种各样的模型，但最常用的是密度泛函理论（DFT）模型

三、决定亲电物和亲核物的选择性相互作用的物理化学原理

HSAB 理论根据极化率，即电子密度被转移或移动从而形成新的共价键的难易程度而将反应物分为相对硬的和相对软的类型。极化率是电子在原子或分子中分布的一种固有特性（LoPachin et al., 2012）。因此，远离原子核影响或占有较大范围的电子（电子云）更容易被取代，即重新分布成新的键合模式。例如，许多 2 型烯烃（type-2 alkene）的共轭 α,β-不饱和羰基结构被认为是一类软亲电物（表 5-3），因为其不受约束的 π 电子是可移动的。这种迁移率可以看作电子云在 4 个核中心（C=C-C=O）上的延伸，基于吸电子羰基轨道和烯烃基轨道之间的相互作用，扩展的电子云很容易变形，因此是软的（可极化的）。相反，硬亲电毒物，如氧化氯乙烯或氯乙烯（表 5-3），在特定的亲电中心，如各自的 C1 原子具有高度局域化的、非扩展的电荷密度。因此，这些化学物具有低极化率的特点。亲核物的软度或硬度也由相应电子的极化率决定。硫的原子半径很大，所以它的价电子离原子核相对较远，因此具有很高的极化率。在巯基离子化时（即 $SH \rightarrow S^-$），随之发生的阴离子云的扩散产生了相对较软的（最容易极化的）硫醇化亲核物。相比之下，氮和氧亲核物的原子半径相对较小，它们的电子云不易扭曲。因此，这样的化合物是较硬的亲核物，例如，甲氧基离子和赖氨酸的伯胺氮（表 5-4）。电子云通过与不饱和位点附近结合而扩散，形成硬度较低的亲核物，例如，组氨酸的仲胺、2-乙酰环戊酮的酚酸离子或烯酸盐（表 5-4）。

表 5-3　某些选择性亲电物的硬度、软度及亲电指数

化合物	结构	硬度(η, eV)	软度(σ, eV^{-1})	亲电指数(ω, eV)	注释
氧化氯乙烯 chloroethylene oxide		4.26	0.235	1.64	通过 DNA 加合物形成肿瘤
氯乙烯 vinyl chloride		3.55	0.282	1.71	致癌物、神经毒性和肝毒性工业化学品
正己烷 n-hexane		5.43	0.184	0.71	工业溶剂
2,5-己二酮 2,5-hexanedione		3.23	0.310	2.04	正己烷的代谢物，选择性神经毒物
丁烯酸甲酯 methyl crotonate		3.05	0.328	2.95	工业化学物
丙烯酰胺（ACR）		2.89	0.346	2.62	选择性神经毒物，可疑化学致癌物
丙烯醛 acrolein		2.64	0.379	3.57	细胞氧化应激的内源性介质
4-羟基-2-壬烯醛（4-HNE）		2.55	0.393	3.78	细胞氧化应激的内源性介质
N-乙基马来酰亚胺（NEM）		2.43	0.410	4.73	工业化学品
2-丙基戊酸钠		4.48	0.404	0.009	抗惊厥药

续表

化合物	结构	硬度(η, eV)	软度(σ, eV^{-1})	亲电指数(ω, eV)	注释
对乙酰氨基酚（APAP）		4.59	0.217	0.92	解热镇痛药
N-乙酰-p-苯醌亚胺（NAPQI）		1.98	0.505	6.83	对乙酰氨基酚的有毒代谢物
顺铂（Pt）		2.50	0.400	3.43	抗癌药品

表 5-4　某些选择性亲核物的硬度、软度及亲核指数

生物亲核物	活性基团的结构	软度（σ, ×10^{-3} eV^{-1}）	硬度（η, eV）	亲核指数 w/丙烯醛（ω^-, eV）	亲核指数 w/毒死蜱（ω^-, eV）
半胱氨酸		1.724	0.58	0.0502	0.0421
半胱氨酸阴离子		0.601	1.67	0.6388	0.6097
丝氨酸		0.289	3.46	0.0610	0.0485
丝氨酸阴离子		0.373	2.68	0.9790	0.9414
赖氨酸阳离子		0.259	3.86	0.0632	0.0505
赖氨酸		0.296	3.38	0.0830	0.0684
组氨酸阳离子		0.321	3.115	0.0092	0.0045
组氨酸		0.298	3.36	0.1146	0.0976

　　根据 HSAB 模型的选择性原理，软亲电物优先与相匹配软度的亲核物形成加合物，而硬亲电物优先与硬亲核物形成加合物。表 5-4 中的数据表明，在生物亲核物中，半胱氨酸残基中含巯基的硫醇是最软的。因此，软亲电物 α,β-不饱和羰基首选的细胞亲核靶标是半胱氨酸巯基硫醇盐。相比之下，毒害神经的正己烷代谢物 2,5-己二酮是硬亲电物（表 5-3），优先与硬亲核物，如赖氨酸残基 ε-氨基上的氮原子形成加合物。其他硬亲核物的靶标包括组氨酸的仲咪唑氮及 DNA/RNA 的碳、氮和氧基团。

四、HSAB 理论的毒理学应用

　　大多数有毒化学物是亲电物，它们通过与生物亲核物相互作用而产生毒性，因此，HSAB 概念在分子毒理学领域具有广泛的适用性。本部分以**丙烯醛（acrolein）、丙烯酰胺（acrylamide，ACR）、4-羟基-2-壬烯醛（4-hydroxy-2-nonenal，4-HNE）**及其他 α,β-不饱和羰基和醛衍生物为例阐述 HSAB 原理的毒理学应用。

　　HSAB 模型认为，毒性亲电物将优先与软度或硬度相当的亲核生物靶标反应（LoPachin et al.，2012）。例如，丙烯酰胺（ACR）、甲基乙烯基酮（methyl vinyl ketone，MVK）和其他 2 型烯烃的共轭 α,β-不饱和羰基结构是一个软亲电物，通过与肽氨基酸的软亲核侧链的

二级加成反应形成 Michael 加合物（表 5-3）。丙烯酰胺、丙烯醛、4-羟基-2-壬烯醛和其他结构相关的衍生物（表 5-3）的特点是：当一个吸电子基团（如羰基）与烯烃联结时会形成共轭 α,β-不饱和羰基子结构。因此，它们属于 2 型烯烃类的软亲电物。这一类别的成员广泛应用于制造业、农业和聚合物工业，因此，职业人体接触必须引起关注。此外，这些化学物被认为是环境污染物和食品污染物，如石化燃料燃烧产生的丙烯醛、汽车尾气中的甲基乙烯基酮及炸薯条中的丙烯酰胺。α,β-不饱和羰基衍生物，如丙烯醛、ACR 和丙烯腈也是香烟烟雾的组成部分。急性或慢性接触这些 2 型烯烃与人体和实验室动物的主要器官系统毒性及可能的致癌性有关。除了环境或外源性中毒，丙烯醛、4-羟基-2-壬烯醛和某些其他 α,β-不饱和醛也是细胞氧化应激过程产生的、高毒的膜质过氧化副产品。越来越多的证据表明，这些内源性 2 型烯烃在许多以氧化应激为主要分子病因的疾病，如动脉粥样硬化、阿尔茨海默病、糖尿病中起重要作用。显然，就环境获得性毒性和内源性疾病发病机制而言，2 型烯烃是一类重要的化学物。正如上面所讨论的，α,β-不饱和羰基衍生物的相对软度和亲电性可以利用量子力学模型确定的 LUMO 和 HOMO 能量来计算。如表 5-3 所示，在检测的 2 型烯烃中，丙烯醛和 4-羟基-2-壬烯醛的亲电性较强。也就是说，它们各自的气相亲电指数（ω）比化学系列中的其他成分要大。相反，丙烯酰胺和丙烯酸甲酯（MA）的亲电性较弱，而甲基乙烯基酮表现出中间的亲电反应活性。总的来说，2 型烯烃亲电指数显示亲电性的顺序如下：丙烯醛≈HNE > MVK>> MA ≥ACR。在本系列 2 型烯烃中，相对亲电性差异取决于取代基官能团和各自对 α,β-不饱和羰基结构电子密度的贡献。烯丙醇和丙醛不包含扩展的 π 电子体系。因此，与丙烯醛及其共轭类似物相比，烯丙醇和丙醛的亲电性要小得多（表 5-3）。

研究结果表明，不饱和烯烃与半胱氨酸巯基的反应比与赖氨酸 ε-氨基和组氨酸咪唑侧链上的伯氮和仲氮亲核物的反应更快。这些动力学差异表明，半胱氨酸残基是 2 型烯烃加合物形成的首选位点。然而，重要的是要认识到，并不是所有的半胱氨酸巯基都是功能相关的。因此，不能认定这些残基的共价加合具有毒理学意义（LoPachin and Barber，2006）。然而，大量证据表明，2 型烯烃和其他亲电物，如多巴胺的代谢物邻苯醌、乙酰氨基酚的代谢物 N-乙酰-p-苯醌亚胺（NAPQI）通过一个共同的分子机制引起细胞毒性。该分子机制涉及特定的半胱氨酸残基，如去乙酰化酶 3 的 Cys280、甘油醛-3-磷酸脱氢酶（GAPDH）的 Cys152、肌动蛋白的 Cys374 等。在生理条件下（pH=7.4），半胱氨酸巯基主要以弱亲核硫醇（^{0}）状态存在（表 5-4），因此对软的 2 型烯烃亲电物在动力学上并不有利。基础研究加上 HSAB 参数的计算表明，氨基酸（组氨酸、赖氨酸）氮基团是相对较弱的硬亲核物，因此不是软亲电物的理想靶标。与之相反，半胱氨酸巯基电离生成的阴离子硫醇盐（$^{-1}$），具有相应较高的 ω^{-} 值，这是一个软高度亲核的状态，与软的 2 型烯烃亲电物的反应速率相应地也较大。值得注意的是，作为二级反应，这些软-软共价加合物形成的相对速率（k_2）也会随着亲电组分的固有反应活性（亲电性）而变化。在硬-硬交互作用方面，毒害神经的正己烷代谢物 2,5-己二酮（2,5-hexanedione）是一个硬的亲电物（表 5-3），可与神经纤维细丝和其他细胞骨架蛋白上赖氨酸残基 ε-氨基的硬亲核氮原子形成 **2,5-二甲基吡咯（2,5-dimethyl- pyrrole）**加合物。这些异常蛋白质在中毒的患者和实验动物的远端外周神经中存在特征性的巨大轴突肿胀。这种肿胀是与亚慢性职业接触正己烷有关的 γ-二酮轴突病变的表现。先前的研究表明，在 2,5-己二酮中毒动物的神经组织中存在大量的高分子量神经丝衍生物。然而，最近的研究表明，这些异常蛋白在对照组和 2,5-己二酮中毒动物的神经组织样本中都很常见。因此，相应的病理性关联是不确定的。随后的研究（Zhang et al.，2010）表明，2,5-己二酮通过赖氨酸残基的加成反应介导这些蛋白质-蛋白质相互作用，选择性地破坏了微管相关蛋白（MAP）与微管的结合。MAP 在细胞骨架结构和功能中的关键作用表明，这些赖氨酸残基是 2,5-己二酮的毒理学相关靶点。硬-硬反应在铂（platinum，Pt）类化疗药的抗肿瘤过程中也起着重要作用。具体来说，Pt 具有硬亲电性，可与 DNA 上的硬亲核残基（如鸟嘌呤 N^7）形成加合物。Pt 与 DNA 结合破坏转录，导致癌细胞死亡。

第三节 外源化学物和 DNA 加合物的形成

一、外源化学物与 DNA 相互作用的主要类型

许多化学致癌物在未经代谢的情况下无法结合到 DNA 上，这一发现对理解化学物的作用机制非常重要。一般而言，许多广泛研究的化学致癌物通常是非极性的、水溶性较低的物质。为了增加这些化合物的水溶性使它们更容易排出体外，细胞通过各种酶代谢这些化合物。但是，在许多情况下，形成的代谢中间体是具有化学活性的亲电物，常见的活化反应类型包括芳香族双键的氧化反应、硝基生成胺类的还原反应、胺类的 N-羟化反应，酯化反应和结合反应。这些亲电物可以结合到 DNA 上形成共价 DNA 加合物，或以其他方式与 DNA 相互作用，如引起 DNA-DNA 或 DNA-蛋白质交联、DNA 嵌入、DNA 单链断裂和双链断裂等（Preston and Ross，2010）。图 5-2 展示了一些类型的 DNA 改变。

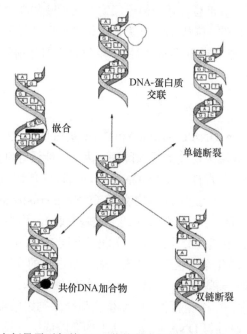

图 5-2 DNA-反应剂暴露引起的 DNA 修饰的主要类型（Preston and Ross，2010）

（一）外源化学物与 DNA 共价结合物的形成

自从 1915 年日本学者市川和山极成功地用煤焦油长期涂抹兔耳，诱发皮肤乳头状瘤和癌以来，一系列有机和无机致癌物的发现呈指数增加。但是，多年来一直存在着一个自相矛盾的奇怪现象：许多已知的强致癌物其化学反应性是相对惰性的。这个谜直到 20 世纪 60 年代初才解开，原来大多数化学致癌物在与细胞构成成分反应前必须经过代谢活化。今天，已被广泛接受的观点是，**前致癌物（procarcinogen）**通过生物转化转变为不可逆地结合于 DNA 的**终致癌物（ultimate carcinogen）**是化学致癌过程的关键性步骤，烷化或芳基化地引起错误复制，这种错误复制如不修复，就会导致基因组的永久性改变，如点突变、移码突变和密码子的重排。

外源化学物母体直接与核酸进行共价结合的反应较少见，属此类的有直接烷化剂与二亚硫酸钠等。绝大多数是由外源化学物的活性代谢产物与核酸碱基进行共价结合，形成 **DNA 加合物（DNA adduct）**。其中第一类是亲电子活性代谢产物，这是最常见的打击核酸的物质，一般在其反应中心富有正电荷，因而主要打击核酸的富电子点；第二类为亲核活性代谢物，其反应中心富有电子，因而打击核酸的低电子点，与第一类相比，较为少见；第三类以自由基形式打击核酸（Basu and Nohmi，2018）。有关各种类型的化学致癌物与 DNA 共价结合的案例可参见第二十二章。

核酸的任何一个亚单元，碱基、核糖或脱氧核糖和磷酸酯皆可受上述三类活性代谢产物的打击，但毒理学意义最大的是碱基受损。亲电子活性代谢产物主要打击鸟嘌呤的 N^7、C^8、O^6（环外氧原子），腺嘌呤的 N^1、N^2，胞嘧啶和鸟嘌呤的氨基。亲核活性代谢产物主要打击胞嘧啶的 C^6、尿嘧啶与胸腺嘧啶的 C^6。此外，胸腺嘧啶的 N^3、O^2、O^6 也是常见的受打击对象（Enoch and Cronin，2010）。一般认为，DNA 分子中的鸟嘌呤碱基是化学致癌物攻击的主要部位，而一种致癌物在鸟嘌呤的哪个位置上发生作用则又取决于这种致癌物本身的特性。例如，N^7 位置为烷化剂如甲基化和乙基化毒物攻击的主要目标，而芳香胺如 4-氨基联苯和多环芳烃如苯并(α)芘则分别易于打击 C^8 和 N^2 位置（Barnes et al.，2018）。

（二）DNA-DNA 和 DNA-蛋白质交联

DNA-DNA 交联（DNA-DNA crosslink）和 **DNA-蛋白质交联（DNA-protein crosslink）**的形成可导致细胞复制或转录功能的重大障碍。因此，能诱导细胞交联的化学物包括癌症化疗药物都有很高的细胞毒性。DNA-DNA 交联可以在单链内部发生（一个 DNA 分子单链上两个碱基交联），称为 **DNA 链内交联（DNA intrastrand crosslink）**；也可以在两条链间发生（一个 DNA 分子两个不同链上碱基交联），称为 **DNA 链间交联（DNA interstrand crosslink）**；或是在分子间发生交联（不同 DNA 分子的碱基交联）。许多可以引起 DNA-DNA 交联的化合物也可以引起 DNA-蛋白质的交联（Jena，2012）。例如，交联剂氮芥、补骨脂素、某些金属（如铬）和顺氯氨铂（Klages-Mundt and Li，2017；Noll et al.，2006）。其中，一个重要的 DNA-蛋白质交联剂组成部分是醛类和部分金属，包括镍。很多醛类物质通过与 DNA 或蛋白质上的亚胺或氨基反应形成 Schiff 碱然后进一步与第二个氨基结合。DNA-蛋白质的交联不能被有效修复，因此会对 DNA 功能有潜在的长期损伤（Deans and West，2011）。

（三）DNA 链断裂

DNA 链断裂代表着一类重要的 DNA 损伤，这类损伤是由一些化学物和电离辐射引起的（Abbotts and Wilson，2017；Jeggo and Lobrich，2007）。化疗剂**博来霉素（bleomycin）**是一种 DNA 单链断裂和 DNA 双链断裂的有效诱导剂。博来霉素插入 DNA 螺旋中，取代了脱氧核糖 C4 位的氢原子，诱导自由基的产生，并导致单链断裂或出现脱碱基位点。这些断裂的链不能由 DNA 连接酶直接修复，几个 DNA 碱基必须先被除去，然后在链连接之前序列重新合成。能诱导活性氧产生的很多化学物也能够诱导单链断裂。新的大分子烯二炔类抗肿瘤抗生素 C-1027 可引起 DNA 双链断裂，这种物质极具细胞毒性（Kennedy et al.，2007）。DNA 双链断裂和 DNA 单链断裂的产生都能导致染色体改变（Cannan and Pederson，2016）。

（四）DNA 嵌入（DNA intercalation）

在 DNA 分子的相邻碱基对之间发生平面分子叠堆，且这些化学物与 DNA 分子没有任何共价键形成时，就会发生嵌入（Ferguson and Denny，2007）。在这个意义上，DNA 嵌入剂（DNA intercalator）不是 DNA 加合物。嵌入具有致突变性。嵌入部分的存在诱导该位点 DNA 螺旋结构变形，会干扰 DNA 和 RNA 多聚酶结合到相应位点。嵌入也会导致 DNA 超螺旋的解旋，阻碍 DNA 结合蛋白和转录因子识别 DNA。嵌入剂引起的螺旋变形趋向导致移码突变，这一现象是通过单链滑行机制实现的。常见的 DNA 嵌入剂包括：吖啶（acridine）、溴化乙锭（ethidium bromide），B(α)P-四醇[B(α)P-tetrol]和化疗剂，如沙利度胺（thalidomide）、道诺霉素（daunomycin）和阿霉素（adriamycin）。对于一些包含平面结构的芳香族化合物的共价 DNA 加合物，如 2-AAF-C8-脱氧腺苷加合物，该加合物的平面基团部分可能会叠堆在相邻碱基之间，这种构型导致的嵌入使该螺旋发生扭曲，其状态与解旋相似。这可能是导致这些加合物致突变作用的原因。

二、外源化学物与 DNA 共价结合的后果

DNA 加合物的形成可引起几种不同的生物效应，包括细胞毒性、诱变作用、改变蛋白质-DNA 相互作用和肿瘤的启动等。引起细胞毒性的 DNA 加合物有亚硝基脲及苯并(α)二醇环氧化物（BPDE）的 DNA 加合物，烷基化的 DNA 加合物如 O^6-甲基脱氧鸟苷（O^6-MedG）和 N^3-甲基脱氧腺苷（N^3-MedA）。有些 DNA 加合物可导致复制错误，引起致死的或非致死的突变。点突变可由复制过程中的碱基错配或错误修复引起。在复制时，O^6-MedG 的存在使 DNA 聚合酶在 O^6-MedG 的对侧催化插入一个脱氧胸腺嘧啶而不是正常情况下脱氧鸟嘌呤的配对碱基——脱氧胞嘧啶。同样地，O^4-甲基脱氧胸腺嘧啶（O^4-MedT）可引起脱氧鸟嘌呤的错配。N-乙酰-N-2-乙酰氨基的 C^8-鸟嘌呤加合物可引起移码突变，这种加合物使 DNA 双螺旋不稳定，在一条 DNA 链上形成发夹结构，

因此在 DNA 合成时使 DNA 聚合酶无法发挥作用而丢失部分碱基（Nelson and Pearson，1990）。

DNA 加合物的形成能改变 DNA 与特定蛋白质之间的相互作用。例如，DNA-黄曲霉毒素加合物能抑制大肠杆菌（*Escherichia coli*）RNA 聚合酶在体外的转录作用；O^6-MedG 在限制性酶切部位的存在可使酶失去识别和剪切该部位的能力；含 O^4-乙基脱氧胸腺嘧啶（O^4-EtdT）加合物的 DNA 也有类似作用（Basu and Nohmi，2018）。

DNA 与外源化学物共价结合形成的加合物还可活化**癌基因（oncogene）**，影响抑癌基因的表达（Basu and Nohmi，2018）。芳香胺可引起碱基颠换型改变，活化 *ras* 原癌基因；多环芳烃类如苯并(α)芘可在 *ras* 原癌基因第 12 位密码子上诱导 G→T 颠换，而 7,12-二甲基苯(α)蒽则在第 61 位密码子上引起 A→T 颠换，两者均可导致点突变，使该基因转变为活化的癌基因。已证实，职业暴露于多环芳烃的工人、吸烟者及肺癌患者血清中所含的 *fes* 和 *ras* 原癌基因蛋白质产物水平增高。许多学者研究了 DNA 加合物形成与致癌性的因果及数量关系，发现：①多环芳烃类和烷化剂的 DNA 加合物形成能力与整体致癌作用相关；②DNA 加合物形成与体外细胞转化及肿瘤诱导正相关；③敏感动物种系与耐受动物种系相比，靶组织中 DNA 加合物水平较高。一旦细胞内 DNA 加合物形成，致癌过程即启动，随后进入促进和演进阶段（Barnes et al.，2018）。因此，DNA 加合物形成是化学致癌过程中一个早期可检测的关键步骤，可以作为致癌物暴露的内部剂量仪（dosimeter）。实验证据还表明，DNA 加合物可能在肿瘤形成过程的后阶段也起作用。例如，大鼠皮肤癌及肝癌试验均证实，DNA 加合物形成可促进良性乳头状瘤转变为恶性的鳞状细胞癌（Basu，2018）。

三、外源化学物与 DNA 共价结合在危险度评估中的意义

2005 年，美国国家环境保护局发表的《致癌物风险评估指南》对以前的指南进行了重大修改，鼓励使用机制数据来支持评估方法（EPA，2005a）。为了使这一变化更易于操作，其开发了一个基于毒作用模式和关键事件的风险评估框架（EPA，2005b）。毒作用模式是指毒物暴露后发生的一系列关键事件和过程，包括从反应物质与细胞的相互作用开始，随后发生功能运作上与解剖学上的变化，进而导致癌症的形成。关键事件是指在**毒作用机制（mechanism of action）**研究的基础上，从细胞与化学物接触开始，包括之后的结构和功能的变化直到实验观察到的损伤效应中那些可以检测的、对毒效应是必需的但并不一定是充分的现象或变化。关键事件首先是能够定量检测的，如果在细胞或动物模型中观察到的关键事件能在人群流行病学调查中得到验证，就可以更客观地将毒作用从模型外推到人类。MOA 强调关键事件在细胞、动物及人群资料中的一致性和可检测性，应用性更强。关键事件可作为肿瘤反应的真正替代标志物，并可用于推测在低于人类或实验动物模型的暴露情况下评估肿瘤时剂量-反应曲线形状的信息。IPCS 目前已经公布了人类癌症和非癌症 MOA 分析的框架协议，已有多种化学物的癌和非癌 MOA 得到阐述。在本章中，DNA 反应性是一个作用模式，而 DNA 加合物的形成可以作为一个关键事件。

Preston 和 Williams（2005）发展了一套关于 DNA 反应剂的关键事件，将 DNA 反应剂诱导的转移性肿瘤用于具有 DNA 反应活性的化学物的风险评估中。这些关键事件包括：①靶细胞暴露于终 DNA 反应剂和诱变剂；②终 DNA 反应剂和诱变剂与靶细胞的 DNA 反应产生 DNA 损伤；③损坏的模板引起 DNA 复制或修复的错误；④在复制的靶细胞中产生的关键癌基因突变；⑤增强细胞的增殖；⑥由 DNA 损伤和复制引起额外的基因突变；⑦突变细胞的克隆扩增；⑧癌前损伤和肿瘤的发展；⑨恶性肿瘤行为。

关键事件 1（靶细胞暴露于终毒物 DNA 反应剂和诱变剂）是整个致癌作用过程的启动和限制性事件，因为如果没有暴露到靶细胞，随后的其他关键事件就不会发生。关键事件 1 不能发生的原因包括：①母体化合物或活性代谢不能到达靶细胞；②人类靶细胞缺乏关键代谢酶或缺少活化化学物所必需的特异酶活性。这将导致有效剂量的不足，不能产生应答。

关键事件 2（与靶细胞 DNA 反应导致 DNA 损伤）部分依赖于关键步骤 1。风险评估（与慢性暴露时关系密切）时特别重要的是 DNA 损伤的稳态水平。对于与 DNA 反应的化学物而言，其所引起的 DNA 损伤可持续产生和修复，在低水平暴露，所有的 DNA 损伤可能马上被修复。如此将不会出现复制错误并导致基因突变或染色体改变。如果所有诱导的 DNA 损伤不能被修复，修复的精确性和动力学（在复制时 DNA 损伤的数量）就会对突变诱导的可能性变得很重要。

关键事件 3（损伤 DNA 模板的错误复制或 DNA 损伤的错误修复）发生在 DNA 损伤的诱导之后。DNA 复制和无误修复过程有一个背景错误率，这个错误率是很低的且不会随低水平化学物暴露诱导的低水平损伤的叠加而增加。如果修复和复制错误率随着化学物剂量的增加而增加，就会产生非线性的基因突变或染色体改变曲线。化学物暴露之后，关键事件 3 发生的可能性依赖于 DNA 损伤被转换成突变或需要 DNA 复制的染色体改变。因此，如果靶细胞没有 DNA 复制，就不会有突变发生。这些推测已经在对 DNA 加合物和氧化性 DNA 损伤的研究中得到了证实。Arai 等（2006）的研究证明，为了增加溴化钾诱导修复缺陷鼠（$Ogg1^{-/-}$）肝脏的突变率，必须通过部分肝脏切除来诱导细胞增殖。因此，如果靶细胞不发生复制，即使有 DNA 反应化合物存在，也不会出现化学物诱导的突变。如果有非常低的复制率，DNA 修复和复制之间的竞争会有利于修复，因此减少产生突变的可能性，可能导致出现一个真实或可操作的阈值。

以上所述三个首发的关键步骤是 DNA 反应剂使细胞从一个正常细胞变成一个被转化细胞的前提条件。其他关键步骤则是独立于特定的 DNA 活性反应物的作用模式。审视 DNA 反应剂的关键事件环节，DNA 加合物或其他 DNA 结构的改变必然会导致遗传学变化，进而引起一个基因或染色体的突变。这种情况的发生有两种途径：DNA 修复错误和 DNA 复制错误。就电离辐射而言，在细胞周期的 G_1 期、G_2 期及 S 期的非复制和复制区域的 DNA 错误修复会引起遗传改变。反之，由 DNA 反应剂引起的 DNA 改变而诱导遗传改变几乎完全是 DNA 复制错误的结果。一种可能的例外是 DNA 切除修复在 DNA 复制时是有残缺的，由于在损伤模板上进行复制，因此导致了遗传改变。然而，这一机制仍然依赖于 DNA 复制错误。修复特征的差异（相对于辐射诱导的 DNA 损伤的快速修复，化学物诱导的 DNA 加合物的全效修复缓慢得多）

是突变性机制差异的主要原因。这种对 DNA 复制的依赖，需要 DNA 反应剂引起 DNA 损伤导致的遗传改变及细胞增殖。再生性细胞增殖是外源化学物诱导细胞毒作用的结果，会增强 DNA 损伤转换成遗传突变或染色体改变的能力。需要注意的是，DNA 反应剂很可能同时具有强烈的突变作用和细胞毒性。这在很大程度上是 DNA 损伤导致基因和染色体突变的结果，对细胞具有致死性，同时，也是广泛的 DNA 损伤导致的细胞死亡的结果。

为了定量评估 DNA 反应剂对 DNA 损伤（也就是遗传改变）的影响，即关键事件 2（DNA 损伤）和关键事件 3、4（复制错误和关键基因突变）的定量关系，必须了解特定化学物引起的 DNA 损伤的整体情况，以及某种 DNA 加合物或能转化成基因突变或染色体改变的其他类型变化的可能性。然而，人们很少关注 DNA 加合物致突变作用的有效性评估。Otteneder 和 Lutz（1999）尝试开发了一套针对一系列致癌化合物的致癌作用值。他们计算出了在一个两年的生物学实验中导致 50%的肝细胞发生肿瘤的 DNA 加合物的剂量。在大鼠的肝脏实验中，挑选的这些化学物的数值都惊人地聚集在一个很紧凑的范围内。能诱导 50%肝细胞发生肿瘤的 DNA 加合物浓度值是每 10^8 个核苷酸中有 53—2083 个加合物，这些化学物分别是黄曲霉毒素 B1、它莫昔芬、2-氨基-3-甲基咪唑[4,5f]喹啉、2-氨基-3,4-二甲基咪唑[4,5f]喹啉、2,4-二氨基甲苯和二甲基亚硝胺。在小鼠肝细胞中，具有代表性的浓度值是每 10^8 个核苷酸中有 812—5543 个加合物，这些化学物依次为氧化乙烯、二甲亚硝胺、2-氨基联苯和 2-乙酰氨基芴（2-AAF）。显然，大鼠和小鼠肿瘤所展示的 DNA 加合物的剂量范围反映了 DNA 加合物导致肿瘤发生的关键突变的可能性。然而，这仅仅能部分解决 DNA 加合物突变性的问题，但确实提出了一种有效可行的方法。此外，Otteneder 和 Lutz（1999）开发的这种方法可用于比较一些 DNA 反应剂诱导大鼠和小鼠突变的可能性。这些对比很重要，因为在风险性评估中必须比较啮齿类动物和人类之间这些可能性的差异，尽管背景突变率显示这些可能性也许并不具有明显差异。DNA 损伤转变为基因突变和染色体改变的可能性对遗传终点的剂量-反应关系曲线形状有影响。这一问题已经被 Swenberg 等（2008）详细讨论过。暴露生物标志如 DNA 加合物的剂量-反应曲线一般是线性的。当暴露范围较大时，人们对于 DNA 反应剂诱导的基因突变和染色体改变的剂量-反应曲线知之甚少，尤其是在环境低浓度暴露的情况下。然而，一些资料观察到了低剂量非线性关系，尽管在什么情况下出现这种表现并不确定（Doak et al.，2007；Swenberg et al.，2008）。例如，Doak 等（2007）在人类淋巴干细胞中测量到了微核和次黄嘌呤-鸟嘌呤磷酸核糖转移酶（HPRT）正向突变，这些淋巴干细胞在体外依次暴露于浓度范围广泛的甲基甲磺酸（MMS）、甲基亚硝基脲（MNU）、乙基甲磺酸（EMS）和乙基亚硝基脲（EMU）。MNU 和 ENU 所诱发的突变终点的剂量-反应曲线是线性的，而 MMS 和 EMS 则是非线性的。这一曲线包含了一段非突变浓度范围。在 EMS 和 MMS 诱导的两个终点中观察到的最低有效水平是 1μg/ml。这一研究对于在更广的范围内研究 DNA 活性致癌物的风险评估和从高浓度到低浓度暴露的体外推算是很重要的。在此项研究中，研究人员增加了微核和 HPRT 突变分析的灵敏度，以保证观察到的阈值（或其他非线性）足够低。

第四节　外源化学物与蛋白质的共价结合

一、外源化学物与蛋白质共价结合研究的历史和展望

20 世纪 40 年代，Miller 夫妇首次发现化学致癌物（如对二甲氨基偶氮苯）被生物转化为亲电代谢物，这些代谢物与包括 DNA 和蛋白质在内的大分子共价结合（Miller EC and Miller JA，1981）。后来，DNA 加合物形成成为化学致癌的主导机制，蛋白质共价结合的重要性逐渐被掩盖。但 20 世纪 70 年代初，蛋白质共价结合作为药物及其化学毒性的关键机制重新得到重视，人们在芳香胺等外源化学物的毒作用中发现了血红蛋白（Hb）加合物。此外，一些研究表明，乙酰氨基酚（APAP）代谢物和肝脏蛋白的共价结合与 APAP 的肝毒性密切相关。大量关于蛋白质加合物的形成及其与毒性的相关性的数据逐渐出现（Liebler，2008），由于当时技术限制，阻碍了蛋白质加合物的表征，直到 20 世纪 90 年代末才出现了基于质谱的蛋白质组学，亲电物的蛋白质靶点和蛋白质损伤的后果的表征取得了迅速进展。近年来，亲电物的亲和化学、鸟枪法蛋白质组学方法和系统建模工具等新技术的整合，已经在哺乳动物系统中鉴定出了数百种亲电物的蛋白质靶点。目前存在的技术是将损伤目标映射到信号通路和代谢网络的关键组成部分上，并在系统级别上理解损伤机制。对来自外源性和内源性亲电物的蛋白质加合物进行敏感性与特异性分析，将蛋白质损伤与化学暴露和疾病过程的临床相关健康影响紧密联系起来（Enoch et al.，2011）。

二、外源化学物与蛋白质共价结合的机制

如前所述，外源化学物（中间体或代谢物）通常具有较低的电子密度，并能与电子密度较高的分子中心（即亲核试剂）结合。在生物分子中，硬亲电物通常与亲核物的 N、O 和 C 反应，而软亲电物则更容易与 S 反应。前者更可能具有基因毒性，因为它们可以形成 DNA 加合物。加合的靶蛋白通常含有强亲核位点，如半胱氨酸巯基、赖氨酸氨基、组氨酸咪唑基和蛋白质的 N 端氨基等，易被活性反应组分攻击（Casini et al.，2002；Guengerich et al.，2001）。一些蛋白质含有较少的亲核位点，包括甲硫氨酸巯基、精氨酸胍基、酪氨酸酚基、丝氨酸和苏氨酸羟基、天冬氨酸和谷氨酸羧基。

血浆蛋白（主要是白蛋白和血红蛋白）和各种肝脏蛋白是活性药物的共同靶点。人血清白蛋白（human serum albumin，HSA）是巯基白蛋白和非巯基白蛋白的杂合混合物，每摩尔含有 35 个半胱氨酸残基，它们很容易受到亲核攻击。血浆/Hb 易于取样，便于在体内监测药物-蛋白质加合物的形成。一种蛋白质可能被多个活性反应组分加合，一个活性组分可能攻击位于不同亚细胞组分的多个靶蛋白，这取决于被攻击的蛋白质和活性反应组分结构与性质。

活性反应组分与蛋白质分子共价结合的机制尚不清楚，但已发现亲核取代和 Schiff 碱机制。亲核取代是指亲核物中未共享电子对形成新的共价键，这被认为是蛋白质加合物形成的主要机制。另外，外源化学物生物活化形成的醛类可与亲核物（如胺类）发生

可逆反应，通过生成甲醇胺形成 Schiff 碱。例如，许多羧酸药物的酰基葡醛酸根可以通过酰基化和/或糖基化共价结合到蛋白质上。糖基化涉及分子内重组，与蛋白质的氨基基团反应，形成蛋白质的分子内和分子间交联，称为晚期 Maillard 产物或晚期糖基化终产物（Zhou et al.，2005）。

蛋白质分子中有许多功能基因可与外源化学物或其活性代谢产物共价结合，除了各种氨基酸分子中共同存在的氨基和羟基外，还包括丝氨酸和苏氨酸所特有的羟基、半胱氨酸的巯基、赖氨酸的ε-氨基、精氨酸的胍基、组氨酸的咪唑基、酪氨酸的酚基和色氨酸的吲哚基，而以羟基、巯基、ε-氨基、胍基和咪唑基参加共价结合最为常见。这些活性基团往往是酶的催化部位或对维持蛋白质结构起重要作用，因而与这些功能基团共价结合最终会抑制这些蛋白质的功能（Liebler，2008；Zhou et al.，2005）。

三、外源化学物与蛋白质共价结合的后果

（一）组织细胞毒性与坏死

这是最常见的一类细胞对外源化学物的反应，也是蛋白质共价结合最主要的后果之一。外源化学物或其代谢物与胞质、核或膜结合的蛋白质均可发生共价结合而形成加合物，从而改变酶活性、膜通透性和离子转运，引起线粒体能量代谢障碍、细胞骨架损害，改变微粒体混合功能氧化酶活性，引起细胞内钙稳态失调及影响细胞信号传递等一系列反应，最终导致细胞死亡。自 20 世纪 50 年代至今，已检测出几十种外源化学物的共价结合与毒性的关系，其中以溴苯和对乙酰氨基酚研究最为详尽，并被用作研究蛋白质共价结合的模型药物。必须指出，以蛋白质共价结合解释毒性损害（组织坏死及细胞死亡），多数是基于相关性研究，即在体外实验和整体实验条件下，蛋白质共价结合与某些终点如细胞死亡或血清谷丙转氨酶（GPT）升高之间的相关关系。但也有许多不能为蛋白质共价结合所解释的事实。例如，溴苯及其同系的化合物，皆能导致肝小叶中心性坏死，其引起坏死程度的高低依次如下：O-溴腈苯、溴苯、O-溴甲苯与 O-三氟溴苯，但其毒性等级与蛋白质共价结合能力不符；对乙酰氨基酚的 3,5-二甲基衍生物代谢所形成的醌二胺代谢物不能与蛋白质共价结合，因为该分子中的亲电子部位被甲基掩盖，但是，3,5-二甲基对乙酰氨基酚仍具有明显的肝毒性。同样的，细胞色素 P450 可催化乙氧基香豆素脱乙基，这种脱乙基作用不产生亲电子的中间产物，但可见代谢依赖的肝细胞杀伤效应。以上情况说明，蛋白质共价结合不是细胞损伤和死亡的唯一机制，活性代谢物与细胞大分子的共价结合可能只是细胞损伤过程中的一种简单的附带现象（Iorga et al.，2017；Zhou et al.，2005）。

1. 溴苯

溴苯（bromobenzene） 具有肝毒性和肾毒性，溴苯可引起肝小叶中心性坏死和肾近曲小管坏死。过去一般认为，溴苯经细胞色素 P450 的催化而形成溴苯-3,4-环氧化物，然后可经自发重排而形成 4-溴酚，也可经环氧化物水解酶催化形成二氢二醇或与谷胱甘肽结合而解毒（EPA，2009）。由于环氧溴苯的主要解毒途径是与谷胱甘肽结合，故当大

量溴苯进入机体后将会引起肝细胞内谷胱甘肽大量耗竭，进而增加环氧溴苯与细胞内大分子如蛋白质共价结合的机会，从而导致肝细胞死亡（图 5-3）。但后来的研究发现，环氧溴苯对蛋白质的反应性并不很强，且易于扩散出肝细胞。虽然环氧溴苯能烷化蛋白质

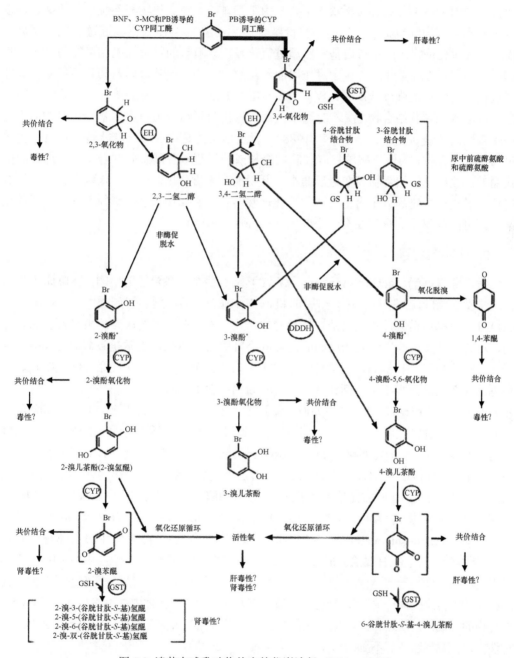

图 5-3　溴苯在哺乳动物体内的代谢途径（EPA，2009）

3-MC = 3-甲基胆蒽；BNF=β-萘黄酮；CYP =细胞色素 P450；DDDH =二氢二醇脱氢酶；EH =环氧化物水解酶；GSH=谷胱甘肽；GST =谷胱甘肽 S-转移酶；PB =苯巴比妥；"*"表示可能形成尿中的代谢物，包括硫酸结合物和葡萄糖醛酸结合物。

图中粗箭头表示主要途径

的半胱氨酸残基，但这种结合仅占总的共价结合的 0.4%。溴苯除了能代谢为环氧化物外，还有其他的代谢途径，包括代谢为氢醌类和邻苯二酚类（Koen et al.，2012）。同时还发现，溴化的或脱溴的这些醌类代谢物能共价结合于蛋白质分子中半胱氨酸及甲硫氨酸的含硫基团上，有 4 种不同的加合物已被鉴定出来。因此，溴苯的肝毒性可能取决于两方面的因素：①谷胱甘肽耗竭，主要是由于溴苯-3,4-环氧化物与谷胱甘肽的结合，以及各种不同代谢物包括醌类代谢物共价结合；②由醌类-半醌代谢物通过氧化还原循环而引起的氧化应激，产生自由基和脂质过氧化反应。溴苯的肾毒性机制可能与肝毒性机制有所不同，谷胱甘肽结合有增毒作用而不是解毒作用。溴苯母体及其几种代谢物导致肾近曲小管坏死的强度依次是：溴苯＜2-溴酚＜2-溴氢醌＜溴氢醌单谷胱甘肽结合物＜溴氢醌双谷胱甘肽结合物。溴苯的氢醌代谢物氧化为可结合蛋白质的苯醌代谢物似乎是产生毒性的关键（Lau and Monks，1988）。肾近曲小管是 γ-谷胺酰转肽酶（γ-GT）含量最为丰富的部位，而溴氢醌单谷胱甘肽结合物或溴氢醌双谷胱甘肽结合物是由这种酶所代谢的，故形成的加合物多在肾近曲小管蓄积而产生毒作用。此外，苯醌半胱氨酸结合物可通过醌衍生物的分子内重排产生环化产物——苯并噻嗪，这是一种水溶性很低的化学物，可能与溴苯的肾毒性有一定联系（Bryant，2014）。

2. 对乙酰氨基酚

对乙酰氨基酚（acetaminophen，APAP） 是一种对氨基苯酚衍生物，在临床上作为常用非处方镇痛解热药。镇痛作用的机制尚未阐明，但可能是通过中枢和外周抑制 COX-1/2 来抑制前列腺素的合成。在治疗剂量上，APAP 一直被认为是相对安全的。然而，APAP 过量可能导致人和动物的急性肝小叶中心性坏死，通常是致命的。APAP 肝毒性已经提出了几种机制，包括与细胞中蛋白质的共价结合、氧化应激、细胞凋亡、钙稳态的破坏及肝巨噬细胞的活化（Lancaster et al.，2015）。

当用于治疗剂量时，APAP 主要通过葡糖醛酸化（52%—57%的尿液代谢物）和硫酸化（30%—44%的尿液代谢物）来解毒，产生排泄到尿液中的葡糖醛酸盐和硫酸盐。体外研究表明，大多数葡糖醛酸转移酶（glucuronosyl transferase，UGT）催化 APAP 葡糖醛酸化，UGT1A1、UGT1A6 和 UGT1A9 最为活跃。对乙酰氨基酚在治疗剂量下也有轻微氧化。然而，在 APAP 过量时，硫酸化作用趋于饱和，以葡糖醛酸化为主要途径（66%—75%的尿液代谢物），而增加的 APAP（7%—15%）则被氧化形成活性的 **N-乙酰-p-苯醌亚胺**（**N-acetyl-p-benzo-quinoneimine，NAPQI**）（图 5-4）。所产生的毒性 NAPQI 通常通过 GST（主要是 GST-π）与 GSH 结合，形成 GSH 结合物，GSH 结合物易于排泄到尿液中而不引起肝毒性。在毒性剂量的 APAP 使用后，可利用的谷胱甘肽池将被耗尽，从而使过量的活性 NAPQI 接近肝脏蛋白。然而，最近的一项研究发现，GST-π 在体内并不参与 NAPQI GSH 结合物的形成，但缺乏 GST-π 的小鼠，对 APAP 肝毒性的耐受性增强。GST-π 在 APAP 的毒性中可能发挥着意想不到的新作用（Zhou et al.，2005）。

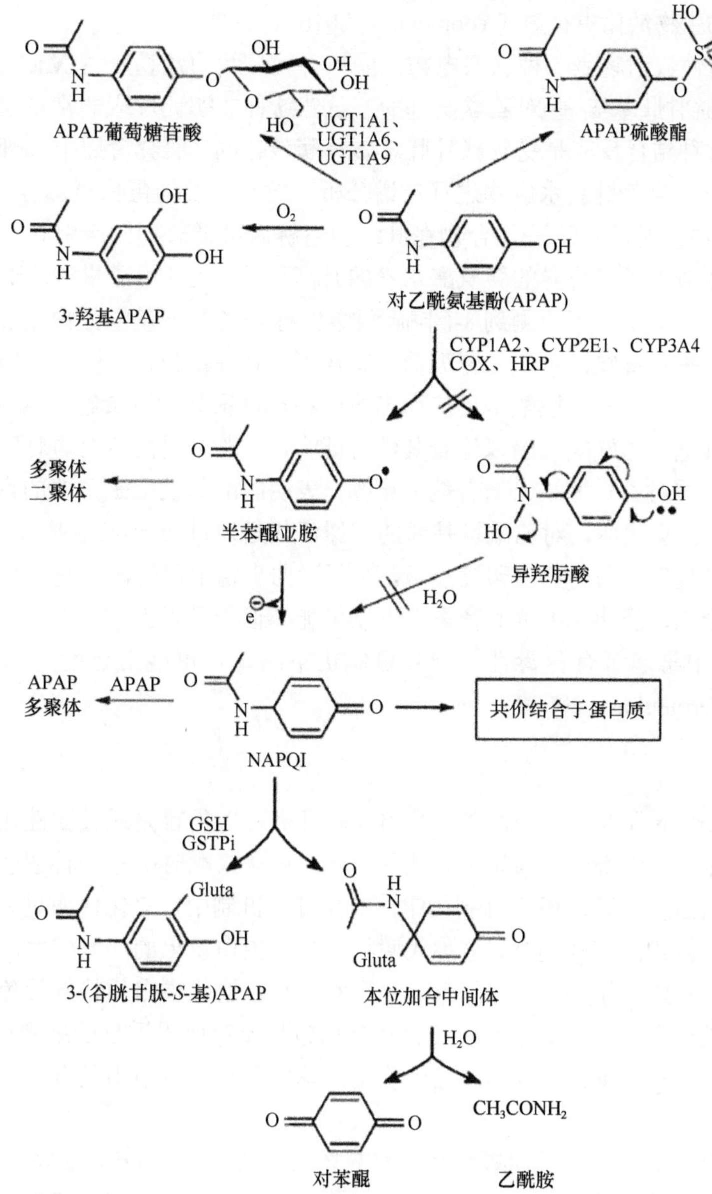

图 5-4　对乙酰氨基酚（APAP）反应生成 N-乙酰-p-苯醌亚胺（NAPQI）（Zhou et al.，2005）

　　APAP 生成 NAPQI 的生化机制尚不清楚。NAPQI 似乎并非通过酰胺基的 N-羟化形成的异羟肟酸进行脱水形成或 4-芳香环氧化之后发生环氧环开放和脱水，因为在体外研究时，$^{18}O_2$ 标记试验未能检测到异羟肟酸。然而，有证据表明，NAPQI 的形成可能是经中间体半苯醌亚胺通过第二氢原子提取来完成的，然后与 GSH 结合形成 3-(谷胱甘肽-S-基)APAP 和**本位加合中间体（ipso-adduct intermediate）**，后者水解生成对苯醌和乙酰胺。体外研究表明，合成的 NAPQI 与 GSH 快速反应形成 APAP 和 3-(谷胱甘肽-S-基)APAP，与 APAP 或 NADPH 反应生成 APAP 聚合物。NAPQI 的形成主要受 CYP3A4 的催化，较少受 CYP1A2、CYP2D6、CYP2E1、CYP2A6 的催化。然而，在毒性剂量下，CYP2E1

似乎对 APAP 的生物活化更有效（Yoon et al.，2016）。

APAP 的活性代谢物是一种软亲电物，能与谷胱甘肽的巯基发生 Michael 型加成反应，形成 3-(谷胱甘肽基-S-基)对乙酰氨基酚。虽然这种非酶促反应非常迅速，但整体动物实验表明，这种结合反应是受谷胱甘肽 S-转移酶催化的。研究者用中毒剂量的对乙酰氨基酚处理小鼠，对其肝脏水解物进行质谱分析，发现主要的蛋白质加合物是 3-(半胱氨酸-S-基)对乙酰氨基酚。这些加合物在肝细胞溶解后可释放到血清中。血清中这些加合物的存在与血清中肝脏特异的转氨酶水平的升高相关。在使用过量对乙酰氨基酚而发生肝中毒的患者血清中也可检测到 3-(半胱氨酸-S-基)对乙酰氨基酚蛋白质加合物。对乙酰氨基酚也是一种肾毒物，可引起肾近曲小管坏死。在 Fischer 大鼠中，导致肾损害的机制可能是对酰基氨基酚经脱酰基反应而形成一种毒性很强的肾毒物——4-氨基酚。用放射性同位素标记对乙酰氨基酚以检查其结合能力，发现标记在环上的对乙酰氨基酚比标记在乙酰基上的对乙酰氨基酚结合能力更强，表明脱酰基反应是重要的毒性机制。然而，小鼠的实验证据表明，对乙酰氨基酚的代谢活化是通过与 N-乙酰基-对-苯醌的结合而无需经脱酰基反应。利用免疫印迹技术，在肾近曲小管中可检测到高水平的对乙酰氨基酚蛋白质加合物，因此，小鼠的肾毒性机制可能类似于肝毒性。在人体，虽然已发现约 10% 的严重中毒患者有肾毒性，但其机制仍不清楚，可能上述两种机制都参与了（Bessems and Vermeulen，2001）。

3. 氟烷

氟烷（halothane）是一种麻醉剂，其引起的肝炎可能是首先通过活性代谢物共价结合于蛋白质，然后形成蛋白质卤烷加合物的抗体，再次接触时引起一种超敏反应而表现为肝毒性。虽然卤烷可通过还原机制代谢，但在毒性机制中，氧化代谢更为严重。卤烷氧化为活性的三氟乙酰基代谢物，这种代谢物可酰化蛋白质上的赖氨酸而产生三氟乙酰基-赖氨酸-蛋白质加合物（图 5-5）。有人利用对三氟乙酰化蛋白质特异的免疫学测定技术证实，用卤烷处理大鼠，导致许多微粒体蛋白包括苯巴比妥诱导的细胞色素 P450 发生三氟乙酰化（Iorga et al.，2017）。已经确定卤烷肝炎患者血清中具有识别三氟乙酰化肽的抗体。

氟烷是世界上应用最广泛的挥发性麻醉剂之一。CYP2E1 和 CYP2A6 对其进行生物活化，形成**三氟乙酰氯（trifluoroacetyl chloride，TFAC）**、溴和活性代谢中间产物，能够乙酰化各种肝脏蛋白（图 5-5）。**三氟乙酸（trifluoroacetic acid，TFA）**部分的共价结合可能导致半抗原的形成，引起免疫应答，最终导致氟烷诱导的肝炎。利用患者血清和识别加合 TFA 蛋白的抗体，许多来自肝脏的蛋白已被确定为 TFA 的靶点。氟烷肝炎患者的大多数反应性针对分子量为 54kDa、57kDa、59kDa、63kDa、76kDa、80kDa、82kDa 和 100kDa 的微粒体蛋白，57kDa 和 58kDa 加合物均被鉴定为蛋白二硫化物异构酶。采用抗 TFA 抗体免疫亲和层析法纯化 59kDa 氟烷修饰的蛋白质，其 N 端氨基酸序列与微粒体羧酸酯酶同源。63kDa 蛋白质加合物的氨基酸序列与报道的小鼠 cDNA 编码的钙结合内质网蛋白**钙网蛋白（calreticulin）**具有 98% 的同源性，该蛋白类似于**系统性红斑狼疮（systemic lupus erythematosus，SLE）**中的自身抗原 Ro/SSA。

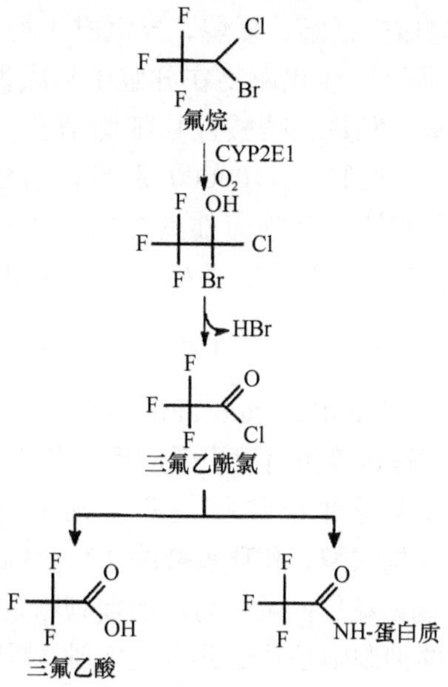

图 5-5　氟烷的生物活化过程

80kDa 的 TFA 蛋白被发现是 ERp72（一种内质网蛋白），而 100kDa 的氟烷蛋白加合物被鉴定为 ERp99。ERp72 可以水解畸形蛋白，而 ERp99 是一种能够与畸形蛋白结合的分子伴侣。82kDa 蛋白被发现与葡萄糖调节蛋白 GRP78 或 BiP 具有同源序列。已知 GRP78 是一种分子伴侣和内质网应激蛋白，参与多肽易位、蛋白质折叠和蛋白质降解。此外，170kDa TFA-蛋白质加合物用主要的氟烷修饰蛋白抗体免疫共沉淀，鉴定为 UDP-葡萄糖糖蛋白糖基转移酶，其是一种参与糖蛋白合成和蛋白质成熟的腔内内质网蛋白（Dugan et al.，2010）。

其他一些重要的蛋白质/酶也是氟烷的靶点，如血清中可检测到的自身抗体，包括针对三种主要内质网蛋白的自身抗体、纯化的人肝微粒体羧酸酯酶和 CYP2E1-生物活化氟烷为活性中间产物的主要酶。自身抗体抑制 CYP2E1 的活性，似乎主要针对构象表位。由于 CYP2E1 在生物活化氟烷时发生三氟乙酰化，共价结合的 CYP2E1 可能能够绕过正常存在的免疫耐受。类似的机制可以解释自身抗体的形成，这些抗体已经被发现可以针对氟烷活性代谢物的其他细胞靶点（Ray and Drummond，1991）。

细胞质蛋白如谷胱甘肽 S-转移酶（GST）也被发现是 TFA-氟烷氯化物的靶标。在暴露于氟烷的豚鼠肝脏切片中，共价结合被定位于 26kDa 和 27kDa 的两种胞质蛋白，后者通过测序分析被鉴定为 GST。此外，氟烷处理的豚鼠肝 GST 与氟烷共价结合。至少 20%—30%氟烷肝炎患者有明显血清抗 GST-IgG 滴度升高的证据。最近，在一些自身免疫性肝炎的病例中，细胞质 GST 被确认为可溶性肝抗原。与氟烷类似，吸入麻醉药如安氟醚（enflurane）和异氟醚（isoflurane）也通过 CYP 生物活化为活性三氟乙酰氯（TFAC），CYP 能够以类似的方式加合具有交叉反应性的蛋白质。然而，与安氟醚和异氟醚相比，对氟烷的蛋白质加合特性的研究更为广泛，许多靶蛋白已被分离和鉴定（Zhou et al.，2005）。

常用的吸入卤代麻醉剂如安氟醚、氟烷、异氟醚等均与肝毒性有关（20%—25%的患者为轻度肝炎），它与通过活性代谢物在肝脏中形成蛋白质加合物有关。这类肝炎的临床症状通常包括皮疹、发热、嗜酸性粒细胞增多、白细胞浸润和肝肾微粒体自身抗体。此外，还有一种罕见的（1/10000）肝炎，它会引起严重的肝毒性，通常是致命的。有证据表明，所有这些麻醉药都具有加合许多细胞蛋白质的能力，这些蛋白质已通过色谱和免疫学方法分离鉴定（Alempijevic et al.，2017）。

4. 非甾体抗炎药

非甾体抗炎药（non-steroid anti-inflammatory-drug，NSAID）是一组不相关的有机酸，因其具有镇痛、消炎、解热等作用而广泛应用于发热、头痛、慢性关节炎的治疗。阿司匹林和其他水杨酸盐也是非甾体抗炎药。所有这些制剂都是**环氧合酶 1（cyclooxygenase 1，COX1）**（构成型）和**环氧合酶 2（cyclooxygenase 2，COX2）**（炎症诱导型）的抑制剂，直接抑制由花生四烯酸合成的前列腺素和凝血酶。其主要作用机制是 COX2 的抑制，而 COX1 的抑制则是其部分毒性特别是胃肠道毒性的原因（Stichtenoth and Frolich，2003）。这促使了新型 NSAID 的开发以降低 COX1 抑制产生的毒性，在充分发挥抗炎功效的基础上仅选择性抑制 COX2。然而，非甾体抗炎药引起的超敏反应也是其临床应用的一个问题，这与蛋白质通过活性代谢物的共价结合有关。临床前和临床研究表明，大量非甾体抗炎药可与白蛋白/血浆及其他组织（肝和肠道）蛋白共价结合，这是广泛应用色谱和免疫等分离检测技术发现的。NSAID 与肠道蛋白的共价结合可能是其频繁产生胃肠道毒性的部分原因。

许多非甾体抗炎药被代谢成反应性**酰基葡糖醛酸酯（acyl glucuronide）**。这些代谢物在生理 pH 下具有化学不稳定性，通过酰基迁移发生水解并导致位置异构体的产生。酰基迁移是指酰基从葡糖醛酸环的 1β 位转移到 C2、C3 或 C4 位，从而形成同分异构体酰基葡糖醛酸酯（Spahn-Langguth and Benet，1992）。许多非甾体抗炎药的酰基葡聚糖及其同分异构体可与血浆和细胞蛋白在体外与体内通过转酰基或所谓的 Schiff 碱机制（糖基化）形成加合物。在直接转酰基机制中，葡糖醛酸部分被位于蛋白质上的亲核基团取代，如—OH、—SH 或—NH$_2$。在糖基化机制中，酰基葡糖醛酸酯重排异构体以开链形式（含有活性醛基）短暂存在，该醛基可生成 Schiff 碱。在这个机制中，葡糖醛酸的一半保留在加合物中。几种非甾体抗炎药中酰基葡糖醛酸酯对细胞蛋白的共价结合与它们对易感患者的特异性肝毒性有关。这些药物包括托美丁（tolmetin）、佐美酸（zomepirac）、**双氯芬酸（diclofenac）**和二氟尼柳（diflunisal）。非甾体抗炎药引起的特异性肝毒性在肝脏中是罕见的不良反应，包括急性重型肝炎和胆汁淤积，且大多与给药剂量和宿主依赖性无关（Spahn-Langguth et al.，1996）。

药物和其他外源化学物的某些代谢物能与胆管和小肠中的蛋白质形成加合物。可以从毒物动力学方面找到这种组织选择性的原因。这些代谢物包括结合的中间产物从肝脏运输到胆汁，从而防止形成过大的浓度梯度，因此它们在胆管中储量丰富。典型的例子是酰基葡糖醛酸，其是含羧酸的化合物产生的蛋白活性代谢物。然而目前还不能清楚地确认由这些葡糖醛酸引起的酰基化和下游毒理效应之间的因果关系。酰基葡糖醛酸蛋白质加合物也可能仅仅是共价蛋白结合范围的分子标志。

双氯芬酸（diclofenac）可以作为阐述具有蛋白质活性的酰基葡糖醛酸在胆管中发挥作用的例子。双氯芬酸是最广泛使用的治疗骨关节炎、风湿性关节炎、强直性脊椎炎和急性疼痛的非甾体抗炎药（NSAID）之一。虽然双氯芬酸通常是一种安全的药物，但是其在少数情况下会产生严重的肝损伤。另外一种副作用为胃肠道毒性。虽然这种毒性（胃刺激和出血）已明确与 NSAID 药理学作用（即抑制胃黏膜中细胞保护性前列腺素的产生）相关，然而小肠刺激、侵蚀及溃疡形成的机制仍不清楚。同样肝损伤的机制也还不清楚。如图 5-6 所示，双氯芬酸通过氧化代谢（CYP2C9 和 CYP3A4 催化的环羟基化）和结合至葡糖醛酸（人类由 UGT2B7 催化，鼠同源物为 UGT2B1）在肝脏中被代谢（Tang，2003）。双氯芬酸的氧化代谢物主要通过肾脏排泄，而酰基葡糖醛酸通过另一种路径被清除；大量的葡糖醛酸通过胆汁排泄（大鼠和狗，人类胆汁排泄量很小）。由于双氯芬酸酰基葡糖醛酸是个大分子，通过转运载

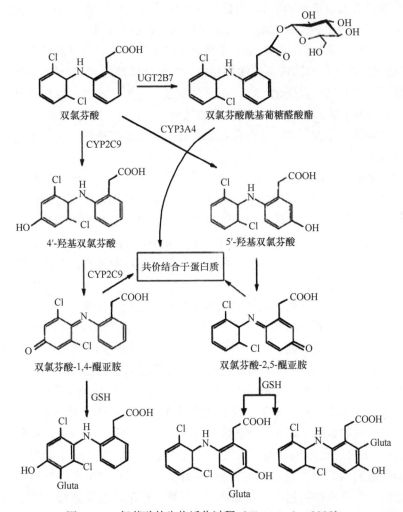

图 5-6　双氯芬酸的生物活化过程（Zhou et al.，2005）

体 Mrp2，其跨过肝细胞膜被运输到胆小管。葡糖醛酸离开肝脏并到达小肠，在小肠一部分被细菌 β-葡糖醛酸酶裂解，释放出非糖部分，然后被重吸收。因此，相当部分的双氯芬酸（和其他 NSAID 一样）要经过肝肠循环。与内源化学物（例如，胆汁酸）相似，双氯芬酸经过肝肠循环、再结合及再排泄，经过数次循环直到全部都通过肾或胆汁排泄出去（Aygün et al.，2012；Zhou，2005）。

肝胆蛋白的双氯芬酸酰基葡糖醛酸酰化机制：肝肠循环可能会为双氯芬酸及相似药物的毒性研究提供线索。首先，胆管及小肠暴露于双氯芬酸很长时间；其次，重要的是，胆小管中的双氯芬酸代谢物达到高的局部浓度，由于酰基葡糖醛酸被活化上调，因此胆小管中的双氯芬酸代谢物在局部可达到很高的浓度，有利于排泄。对其他酰基葡糖醛酸在胆汁中浓度上调范围进行了解，显示胆小管内浓度比肝细胞内浓度高 100 倍以上，比周围血中浓度高 5000 倍以上。这是位于肝细胞的胆小管膜强有力的葡糖醛酸运输泵所起的作用（Tang，2003）。

多药耐受相关蛋白-2（Mrp2），也称为结合运输泵，它是属于 ABC（ATP-结合盒）家族中一个依赖 ATP 的跨膜载体家族成员（Klaassen and Aleksunes，2010）。它有较高的底物特异性，介导载体性肝胆转运，主要转运谷胱甘肽、谷胱甘肽结合物、白三烯素 4，以及包括双氯芬酸在内的许多外源性和内源性底物葡糖醛酸结合物。Mrp2 的表达受到严密调控，不仅其量可以变化，如果某些生理条件需要，其也可以转移到肝细胞膜的其他区域（如基底膜侧）。例如，当胆汁流动减少或停止时，转运体重新定位于基底膜，伴随其他基底膜结合泵的上调，从而保证亲胆化合物从肝细胞中排出，因此可以避免毒物达到过高浓度。

酰基葡糖醛酸（acyl glucuronic acid）具有蛋白质反应性，近来已经确定许多双氯芬酸的蛋白质加合物与酰基葡糖醛酸化有关。某些蛋白质存在于循环血浆，其他局限于特定的组织。在肝脏中，大量的蛋白质加合物存在于肝细胞的胆小管膜。已经确定的双氯芬酸的一个重要靶分子是**二肽酰肽酶Ⅳ（dipeptidyl peptidase Ⅳ，DPPⅣ）**。二肽酰肽酶Ⅳ是一种多功能跨膜糖蛋白和外肽酶，具有脯氨酸肽酶活性，在几乎所有哺乳动物细胞中都表达，并且与淋巴细胞上的腺苷酸脱氨酶结合蛋白同源。DPPⅣ也在肝细胞胆小管区表达。其在肝脏的准确作用及其生理底物的性质仍不清楚。DPPⅣ表达的典型特征是具有一个较短的胞质面结构域和一个疏水跨膜结构域，而该酶的大部分位于胞外，包含三个结构域，中间部分拥有 10—12 个高度保守的半胱氨酸残基（参与 DPPⅣ结合胶原Ⅰ）。因此，这一区域有许多亲核位点，成为亲电物质的靶位点。大鼠暴露于双氯芬酸后，在其体内不仅发现了 DPPⅣ加合物，而且此酶的肽酶功能降低。

血清白蛋白和血浆蛋白似乎是各种药物酰基葡糖醛酸酯的主要靶蛋白，这是基于多种体外和体内研究的结果。然而，已经发现其他组织（如肝、肾、肠、脑和膀胱）中有 NSAID 蛋白质加合物的形成，如在大鼠中发现二氟尼柳、在牛脑微管蛋白中发现佐美酸、在分离灌流的鼠肝中发现萘普生（naproxen）。这种肝药物-蛋白质加合物的形成可能是非甾体抗炎药肝毒性的起因或起始因素。已鉴定出酰基葡糖醛酸酯的某些细胞蛋白靶点。例如，二肽酰肽酶Ⅳ（CD26）与双氯芬酸和佐美酸的酰基葡糖醛酸共价结合（Zhou et al.，2005）。而葡糖醛酸化酮洛芬（ketoprofen）的 UGT2B1 则与其酰基葡糖醛酸酯共价结合，通过抗酮洛芬抗体免疫荧光显微镜和免疫印迹分析可发现上述现象。

　　除酰基葡糖醛酸外，其他活性代谢物/中间体可能通过 I 相酶的生物活化而形成，它们可能参与某些非甾体抗炎药的肝毒性和血液毒性。已有研究表明，双氯芬酸在人肝微粒体中被 CYP2C9 和 CYP3A4 代谢为活性苯醌亚胺。研究表明，双氯芬酸在人肝微粒体中被 CYP2C9 和 CYP3A4 代谢为反应性苯醌亚胺，而在大鼠则由 CYP2C11 代谢（图 5-6）。在双氯芬酸 4-羟基化和/或 5-羟基化过程中，可能产生一种高度反应性的中间体，可能是芳烃氧化物（arene oxide），使 CYP2C11 失活。活性苯醌亚胺被发现与 GSH 和肝微粒体蛋白共价结合。对大鼠的体外和体内研究表明，CYP 形成的活性代谢物灭活 CYP3A2 和其他 CYP（Zhou et al.，2005）。

　　在次氯酸（HClO）存在的情况下，活化的中性粒细胞中的髓过氧化物酶（myeloperoxidase，MPO）也可以氧化吲哚美辛（indomethacin）为去甲基去氯苯基吲哚美辛，再进一步氧化为活性亚氨基醌。液相色谱-质谱（LC-MS）分析表明，亚氨基醌可与 GSH 或 NAC 结合形成共轭产物。中性粒细胞活化的吲哚美辛的反应中间体是吲哚美辛诱导粒细胞缺乏症的原因。此外，有报道称阿司匹林和 5-氨基水杨酸与人血红蛋白加合物的形成也与活性亚氨基醌的形成有关。

（二）免疫反应

　　某些分子量较小的外源化学物或其代谢产物，可以作为半抗原与机体组织蛋白共价结合，改变蛋白质的结构，而使之成为一种免疫原，诱发各种特殊的免疫反应，如过敏型反应、细胞毒性反应、免疫复合体形成及迟发型过敏反应（详见第二十一章）。此外，化学物与蛋白质的加合物在某些自体免疫性疾病的发展过程中也起重要作用（Chipinda et al.，2011）。已知能直接与蛋白质反应形成加合物而引起免疫反应的外源化学物有：卤代二硝基苯类、青霉素裂解产物、头孢霉素裂解产物、甲巯丙脯酸（captopril）、青霉胺和甲苯二异氰酸酯。用氟-2,4-二硝基苯染毒大鼠可形成一些通过谷胱甘肽解毒的代谢物，以及一种长寿命的含有乙酰化赖氨酸的代谢物，以二硝基酚基团结合于赖氨酸的 ε-氨基。青霉素是研究最多的一种产生免疫后果的药物，现已明确，其主要抗原决定簇是青霉素 β-内酰胺羟基与蛋白质中赖氨酸的 ε-氨基反应形成的，而小部分的抗原决定簇则是蛋白质与青霉素代谢物之间形成二硫键而形成的。同样地，血管紧张素转换酶抑制剂甲巯丙脯酸和青霉胺也是通过二硫键的形成而共价结合于蛋白质的。另外，一些外源化学物须经代谢活化后才能形成蛋白质加合物，并作为免疫原，如卤烷、漆酚及芳香胺类等。普鲁卡因酰胺可能经过羟化并转变为亚硝基衍生物，然后结合于蛋白质。由药物天尼酸（tienilic acid）引起的肝毒性可能与免疫机制有关，由这种药物引起的肝炎患者产生抗细胞色素 P450 抗体，随后的研究发现这种药物在人微粒体代谢为能共价结合于蛋白质的代谢物（Pallardy and Bechara，2017）。其他一些经代谢而产生免疫毒性的药物还有心得宁、苯妥英、乙炔基雌二醇、丙基硫代尿嘧啶和肼屈嗪等。

（三）蛋白磷酸酶的共价修饰和失活

　　蛋白磷酸酶（protein phosphatase，PP）是具有催化已经磷酸化的蛋白质分子发生去磷酸化反应的一类酶分子，与蛋白激酶相对应存在，二者共同构成了磷酸化和去磷酸化这一重要的蛋白质活性的开关系统。这种蛋白质对于细胞存活非常重要，对其共价修饰将导致细胞死亡。这些酶是**微囊藻毒素（microcystic toxin）**的选择性靶分子（Valério et al.，2016）。

藻类水华是一个世界性问题。蓝绿藻能对牲畜和水鸟产生潜在的威胁，在动物中引起中毒已有报道。毒素并没有从蓝绿藻释放入水中而仍然存在于细胞中，因此，当整个细胞被摄取时，毒性化合物开始起作用。因此，藻类生长用硫酸铜化学处理并没有帮助，因为毒素随后从破坏的细胞释放入水并对浮游生物有毒。除了产生微囊藻毒素，蓝绿藻也产生**节球藻毒素（nodularin）**，其是循环五肽，和变性毒素一样，也有肝毒性和神经毒性。在饮用水中，微囊藻毒素可能对人类健康产生很大的危害。人类饮用水的污染可产生在动物中可见的同样的肝毒性病理和症状。例如，1996 年首次报道巴西发生了饮用水受微囊藻毒素污染的相关病例，为微囊藻毒素抑制人肝脏中 PP 提供了证据（Svirčev et al.，2017）。

微囊藻毒素是由蓝绿藻，如铜锈微囊藻产生的一组相关的环形七肽。如果在湖或池塘中出现藻类水华，这些毒素的污染将成为环境问题并影响动物生存。已确定 20 种以上微囊藻毒素不同的分子种类。这一类分子拥有两个不同的 L-氨基酸（亮氨酸、精氨酸）、三个 D-氨基酸和两种非常见氨基酸（甲基脱氢丙氨酸和氨基-甲氧基-三甲基-苯基-癸二烯酸）。重要的是，微囊藻毒素有一个亲电中心，它们不需要被生物激活成活性基团（Campos and Vasconcelos，2010）。微囊藻毒素表现出明显的嗜器官毒性，数个物种的肝脏都受到其影响。肝损伤进展很快（数小时内），并以内皮损伤、凋亡、肝内出血及肝实质坏死为特征。

蛋白磷酸酶（PP）是参与细胞稳态的重要胞质蛋白，因为它们催化蛋白质的去磷酸化。可逆蛋白磷酸化和去磷酸化是一种重要的机制，通过这种机制可调控蛋白质的翻译后功能。这些调控机制在细胞分化、增殖、代谢和结构蛋白转运中起着重要作用。一方面，蛋白激酶把磷酸基团从 ATP 转移到丝氨酸、苏氨酸或者酪氨酸残基上；另一方面，蛋白磷酸酶使磷酸键水解并使活化过程逆转。丝氨酸-苏氨酸磷酸酶可分为两类：PP1 和 PP2。它们都拥有一个催化位点，具有高度的同源性，并且两者都是微囊藻毒素的靶标（Campos and Vasconcelos，2010）。

蛋白磷酸酶参与调节**丝裂原激活的蛋白激酶（mitogen-activated protein kinase，MAPK）**通路，后者又参与死亡受体介导的细胞凋亡。微囊藻毒素对 PP2A 的失活在伴随有微囊藻毒素肝毒性的凋亡诱导中起着多大作用仍待了解。蛋白磷酸酶的一个重要作用是调节细胞骨架成分的翻转。蛋白激酶参与细胞骨架的去组装，而蛋白磷酸酶参与细胞骨架的重组。这可以解释为什么微囊藻毒素很快破坏中间纤维的完整性，而中间纤维是肝细胞骨架的重要成分。同样，细胞间连接的完整性也高度依赖于 PP 功能并在暴露于微囊藻毒素后很快消失（Liu and Sun，2015）。微囊藻毒素对这些蛋白靶的作用具有高度选择性，因此在很低浓度微囊藻毒素时就可以发生毒效应。实际上，抑制 PP1 和 PP2A 需要微囊藻毒素的半数抑制浓度（IC_{50}）为 $2×10^{-10}$mol/L。由于微囊藻毒素的毒性很强，它们可能会对环境和人类造成危害。

（四）神经丝的共价修饰

蛋白质选择性共价修饰导致毒性的另一个典型案例是**正己烷（*n*-hexane）**及相关化合物引起的神经病变。正己烷是一种有机溶剂，广泛应用于食品工业、聚合物的工业生产及油工业（石油的提取）中。正己烷也存在于胶水、油漆和其他的家用原料中。传统认为正己烷和其他烃类引起的急性毒性是很小的，但长期暴露（数月）可导致周围神经毒性（感觉或运动神经症）。20 世纪 60 年代，神经毒性首先在日本鞋厂长期暴露于相对高浓度的挥发性正己烷的工人中被发现。后来，在重复或无意吸入相对高浓度的这种物质的儿童中也发现同样的毒性症状。开始，症状并不特异，包括体重减轻、疲倦，但是逐渐转变成严重的四肢感觉功能障碍（麻木、末端瘫痪），也转变成舌、手指、臂和腿的肌无力，这些症状和正己烷暴露之间存在着明显的因果关系（LoPachin and DeCaprio，2005；EPA，2005c）。

正己烷导致神经症的机制：正己烷神经毒效应与生物转化为一种蛋白质活性代谢物有关。正己烷在肝脏中被连续氧化代谢为 **2,5-己二酮（2,5-hexanedione）**，在大鼠和人类中引起明显的外周神经病变及睾丸功能障碍。许多实验证据支持 2,5-己二酮和其他 γ-二酮类与轴突细胞骨架蛋白的赖氨酰 γ-氨基形成吡咯样加合物的观点，吡咯环氧化导致神经微丝的交联反应。2,5-己二酮与睾丸细胞微管的类似反应引起睾丸的损害（图 5-7）。

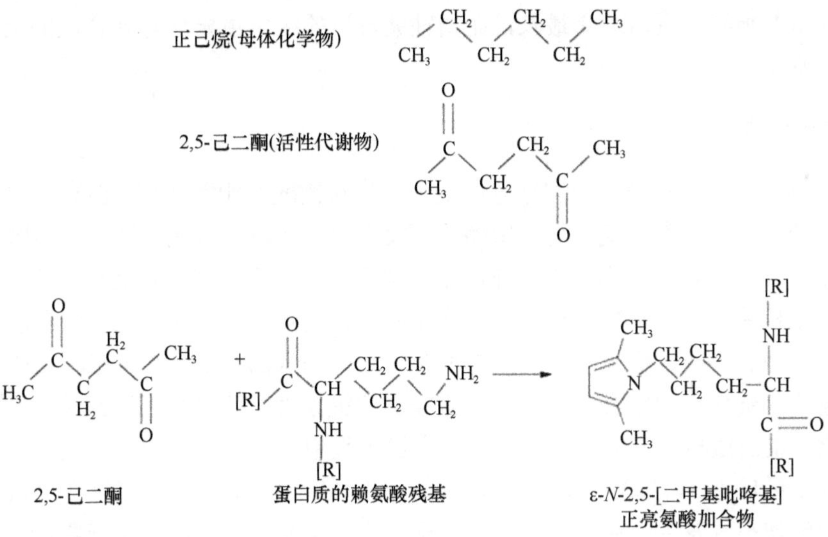

图 5-7　2,5-己二酮与亲核赖氨酸 ε-氨基共价反应，在蛋白质上形成 2,5-二甲基吡咯加合物

2,5-己二酮是引起神经病变的终毒性代谢物，而 2,6-己二酮和 2,4-己二酮没有毒性，表明结构的立体异构性对分子的毒性有影响。实际上，有同样毒性的所有化合物都是在 γ 位点有两个酮基的二酮与靶蛋白相互作用，因此这种毒性也被称为"γ-二酮神经症"。γ-二酮和神经元靶蛋白相互作用并与其选择性结合形成加合物。2,5-己二酮的羧基碳为亲电位点，连续受到赖氨酸残基的攻击，导致半胺的形成，接着形成吡咯烷，最后脱水

导致二甲基化的吡咯形成（DeCaprio，1987）。许多研究证实，靶蛋白是存在于许多细胞的中间纤维的成分，但在神经丝中特别丰富。暴露于正己烷或 2,5-己二酮导致这些神经丝蛋白赖氨酸 ε-氨基的吡咯化，从而在很大程度上影响它们与其他细胞骨架成分的相互作用。最终由于互聚物的间隔，神经丝-微小管网络遭到破坏。这些改变的神经丝可能在轴突收缩位点如郎飞结聚集。另外，吡咯环的再次自氧化能导致神经丝-神经丝交联。γ-二酮对这一分子靶的选择性也可从体外研究得到证明：2,5-己二酮与分离的大鼠神经丝 M 和 H 蛋白选择性结合。神经丝是神经元特异的中间纤维，并且是周围轴突的成分（中间纤维通常协同微管和微丝，形成动物细胞中的细胞骨架）。神经丝包含三种不同类型的纤维亚结构，并且它们以高度磷酸化为特征。在神经细胞中，包括神经丝的所有新合成蛋白质来自神经元的胞体。神经丝接着沿着轴突以消耗 ATP 的机制和 0.2—1.0mm/d 的低速传递。不是所有的神经丝都迁移，某些保持静止。蛋白质水解和蛋白质翻转发生在神经元的末端，靠近突触附近（EPA，2005c）。

由于神经元的吡咯化，轴突逐渐变性，形态学特征主要是逐渐变稀的髓鞘，末端变性的轴突残骸，以及变短的轴突近末端区域出现棒状肿胀（在横断面上，看上去像一个"大轴突"），这些轴突肿胀充满了神经丝。共价结合和吡咯化发生于体内许多其他蛋白质上，但是为什么 γ-二酮引发的毒性在轴突最严重？显然，一个重要的因素就是轴突蛋白的寿命（半衰期）。神经丝非常稳定并且有非常长的半衰期，可促进持续的吡咯加合物形成和交联（DeCaprio，1987）。实际上，人们发现加合物密度最高的地方在轴突尾部，这里的神经丝蛋白寿命最长，而离轴突较近的区域主要含有新合成的蛋白质，从而存在非常少的吡咯加合物。

（五）肿瘤形成

虽然目前化学致癌研究的主导方向是致癌物与核酸的相互作用，但有些致癌物在体外实验系统中并不引起突变。化学致癌的非突变机制（渐进机制）认为，细胞核与胞质蛋白的作用并非单向的，胞质改变亦可影响细胞核的活性，甚至使之处于不可逆状态。胞质蛋白或核蛋白与致癌物共价结合后会反映在核的遗传物质上。某些蛋白质特别是核蛋白在控制细胞生长、增殖和分化等方面起重要作用（Basu and Nohmi，2018）。同时，化学致癌物与蛋白质的结合是其转运所必需的前提条件，可使致癌物更易接近核遗传物质。因此，蛋白质与致癌物的共价结合在致癌过程中的作用不可忽视。例如，全氯乙烯（perchloroethylene）与偏氯乙烯（vinylidene chloride，VDC）在很多诱变测试系统均为阴性，但能使小鼠发生癌症，前者诱发胃癌，后者诱发肾癌。在上述靶器官中，可见蛋白质共价结合量与 DNA 合成量显著增加，并有坏死的病理改变。因此，这两种外源化学物可能是由于细胞毒性而导致 DNA 合成增加及合成中失误增加，从而诱发肿瘤。其他如 DDT、氯仿与四氯化碳也可能通过渐进机制致癌（Hinson and Roberts，1992）。

致癌物与蛋白质分子的相互作用可以多种不同的方式进行，主要取决于致癌物的化学结构、理化特性、剂量及被结合的蛋白质的特性和数量、实验条件与机体状态等多方面的因素。迄今为止，所观察到的所有活性致癌物与蛋白质之间形成共价键的反应都是亲核取代或加成反应。这些反应发生于致癌物亲电中心，致癌物攻击蛋白质分子中的杂原子（亲核基团）。根据致癌物分子量的大小，反应可分为两大类。当致癌物是分子量很低的化学物时，蛋白质分子中的氨基酸就如同溶液中分散的溶质而不是以聚合的单位与致癌物反应，这类致癌物包括乙烯、丙烷和苯乙烯的氧化物、尿烷和氯乙烯的环氧化物、丙烯酰胺、烷化剂如溴甲烷和氯乙醛等。这类化合物形成的加合物似乎主要取决于与各种不同的氨基酸反应的相对速率，而这种速率严格遵循 Swain-Scott 规则。当致癌物是高分子量的亲脂化合物时，蛋白质的三级结构对结合起着非常重要或主要的作用。这类致癌物包括黄曲霉毒素 B1、某些芳香胺及多环芳烃类，它们的活性代谢物与蛋白质的反应性较难预测，有时先形成一种不稳定的最初反应产物，然后进一步转化而形成稳定的共价加合物（Hinson and Roberts，1992）。例如，黄曲霉毒素 B1（AFB1）加合物的形成最初表现为开环形式 AFB1-8,9-二氢-8,9-二醇与蛋白质的赖氨酸残基缩合而成的 Schiff 碱，这种产物也可通过 8,9-环氧化物烷化赖氨酸而形成，Schiff 碱随后通过一系列质子转移重排而产生最终的加合物，在加合物中，香豆素环仍然存在，故加合物的光谱特性十分类似于 AFB1。虽然致癌物-蛋白质加合物在致癌过程中的准确机制尚未完全了解，但蛋白质加合物与 DNA 加合物形成的速率常数基本一致，且两者之间存在着一定的相关性。蛋白质在机体中的数量较丰富，易于采集，致癌物进入机体后，往往先与蛋白质反应，再与之结合（Skipper and Tannenbaum，1990）。因此，蛋白质加合物可以作为 DNA 加合物的替代物，用于环境中外源致癌物暴露水平监测的剂量仪（dosimeter）。

（六）致畸胎作用

沙利度胺（thalidomide）又称反应停，是 1956 年由德国 Chemie Grunethal 公司开发的一种口服镇静剂，但由于其导致海豹肢畸形（phocomelia）的致畸作用于 1961 年被撤离市场。然而，由于发现了新的药理作用，如抗血管生成和免疫调节效应，沙利度胺又越来越多地用作口服药物治疗各种疾病，包括结节性麻风病、眼-口-生殖器综合征（又称白塞综合征，Behcet syndrom），最近用于一些恶性肿瘤，如多发性骨髓瘤，肾、乳腺、前列腺癌的治疗。然而，沙利度胺是一种强有力的人类致畸因子，母亲使用后会导致新生儿肢体畸形。沙利度胺致畸性的机制尚不清楚，可能的假说包括活性代谢中间体的形成、活性氧的生成、DNA 插入、大分子乙酰化、干扰谷氨酸代谢、叶酸拮抗、抗血管生成效应、黏附受体表达降低等。

沙利度胺在生理 pH 和生物基质（如血浆和血液）的水介质中处于不稳定状态，能快速自发水解。体外研究表明，沙利度胺被 CYP2C19 生物转化，产生 5-羟基-沙利度胺、5,6-二羟基-沙利度胺、4,5-二羟基-沙利度胺、5'-羟基-沙利度胺等羟基代谢物。CYP 催化的代谢在体内对沙利度胺的消除起微小作用（Teo et al.，2000）。一些沙利度胺代谢物如 5'-羟基-沙利度胺已经被报道可以抑制血管生成。5'-羟基-沙利度胺在致畸性中的作用尚不清楚。

沙利度胺的生物活化是其致畸和抗血管生成等生物效应的必要条件。沙利度胺通过过氧化物酶（如 HRP 和 COX）生物活化产生自由基中间产物及活性氧，导致 DNA、GSH 和其他细胞大分子的氧化损伤（图 5-8）。COX 参与的证据来自对家兔的体内研究，用 COX 抑制剂阿司匹林预处理的动物，沙利度胺致畸作用明显降低。最近的研究也强烈表明，沙利度胺在家兔体内启动胚胎 DNA 氧化和致畸性，而这两种作用均被自旋诱捕剂 a-苯基-n-t-丁基硝酮预处理所消除。同时给予羟自由基清除剂甘醇和 2-巯基乙醇也能抑制沙利度胺在胚胎中的抗血管生成作用。此外，研究发现，兔肢体芽细胞中的核 GSH 含量被选择性改变，表明核氧化还原环境发生了变化。然而，在对沙利度胺致畸性具有抗性的小鼠中，沙利度胺不会促进 DNA 氧化，即使沙利度胺剂量比兔子中的高 300%，这为研究胚胎决定因素的物种依赖的敏感性提供了证据。与其他酰亚胺类似，过氧化物酶介导的沙利度胺生物活化机制涉及戊二酰亚胺（glutarimide）部分的单电子氧化到以氮为中心的自由基。沙利度胺可产生高活性氧自由基，如•OH 或超氧阴离子自由基（•O$_2^-$），这与沙利度胺在体内氧化谷胱甘肽的假说一致（Zhou et al.，2005）。

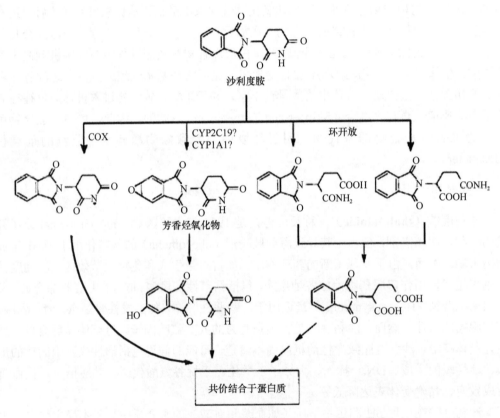

图 5-8　沙利度胺的生物活化过程（Zhou et al.，2005）

沙利度胺还存在另一种生物活化途径，涉及 CYP 介导的氧化芳烃反应中间体的形成。由于微粒体环氧水解酶抑制剂的添加增强了沙利度胺的淋巴细胞毒性，因此通过向孵育混合物中加入纯化的环氧化物水解酶可用来防止毒性的产生。从沙利度胺处理的动物尿液中分离出的酚类代谢物为这一途径的存在提供了一些证据。Braun 等（1986）报道 CYP 产生的沙利度胺代谢物抑制细胞附着，这是胚胎发生的一个重要过程。开环的沙利度胺代谢物如 N-肽酰异谷氨酰胺（N-phthalyl isoglutamine）保留了致畸作用，这一发现为芳烃氧化物中间体参与沙利度胺致畸作用提供了进一步的证据。然而，尽管在肝脏组织中缺乏形成芳烃氧化物的能力，但母药具有致畸作用，这一事实不支持芳烃氧化物中间体的作用（Stephens et al.，2000）。

（七）其他后果

在毒理学上具有重要意义的一种蛋白质共价结合反应是血红蛋白的"自杀毁灭"（suicide destruction），这是由于活性代谢物共价结合于其母体的血红蛋白上，从而抑制了细胞色素 P450 的活性。与此同时，出现**卟啉症（porphyria）**和血红蛋白生物合成障碍（Oritz de Montellano and Correia，1983）。链烯烃、炔类和某些杂环化合物等物质均能代谢为共价结合于细胞色素 P450 的血红蛋白的衍生物。能够使细胞色素 P450 失活的链烯有卤乙烯、乙烯、丙烯、氟环氧乙烯、异丙基戊酰胺和司可巴比妥等，炔类包括乙炔、丙炔、乙烯基雌二醇及诺塞甾酮，杂环化合物包括 1-氨基苯基三唑和苯肼等。

另一类蛋白质共价结合的重要后果是酶的抑制。酶为一类重要蛋白质，因而与蛋白质共价结合的各种原则也适用于酶。外源化学物或其活性代谢物与酶共价结合，从而抑制酶的活性（Pumford and Halmes，1997），最突出的例子是有机磷农药如马拉硫磷对乙酰胆碱酯酶活性的抑制。马拉硫磷在昆虫体内形成活性代谢物马拉氧磷，后者与乙酰胆碱酯酶酯部位的丝氨酸羟基氧结合，而使该酶磷酰化。

（庄志雄　王金勇　洪文旭）

参 考 文 献

Abbotts R, Wilson DM. 2017. Coordination of DNA single strand break repair. Free Radic Biol Med, 107: 228-244.

Alempijevic T, Zec S, Milosavljevic T. 2017. drug-induced liver injury: do we know everything? World J Hepatol, 9(10): 491-502.

Arai T, Kelly VP, Minowa O, et al. 2006. The study using wild-type and *Ogg1* knockout mice exposed to potassium bromate shows no tumor induction despite an extensive accumulation of 8-hydroxyguanine in kidney DNA. Toxicology, 221(2-3): 179-186.

Aygün D, Kaplan S, Odaci E, et al. 2012. Toxicity of non-steroidal anti-inflammatory drugs: a review of melatonin and diclofenac sodium association. Histol Histopathol, 27(4): 417-436.

Barnes JL, Zubair M, John K, et al. 2018. Carcinogens and DNA damage. Biochem Soc Trans, 46(5): 1213-1224.

Basu AK. 2018. DNA damage, mutagenesis and cancer. Int J Mol Sci, 19(4): E970.

Basu AK, Nohmi T. 2018. Chemically-induced DNA damage, mutagenesis, and cancer. Int J Mol Sci, 19(6): E1767.

Bessems JG, Vermeulen NP. 2001. Paracetamol (acetaminophen)-induced toxicity: molecular and biochemical mechanisms, analogues and protective approaches. Crit Rev Toxicol, 31(1): 55-138.

Bonierbale E, Valadon P, Pons C, et al. 1999. Opposite behaviors of reactive metabolites of tienilic acid and its isomer toward liver proteins: use of specific anti-tienilic acid-protein adduct antibodies and the possible relationship with different hepatotoxic effects of the two compounds. Chem Res Chem Res Toxicol, 12(3): 286-296.

Braun AG, Harding FA, Weinreb SL. 1986. Teratogen metabolism: thalidomide activation is mediated by cytochrome P450. Toxicol Appl Pharmacol, 82: 175-179.

Bryant MA. 2014. Bromobenzene. //Wexler P. Encyclopedia of Toxicology. Volume 1. 3rd ed. Amsterdam:

Elsevier Inc.: 559-560.

Campos A, Vasconcelos V. 2010. Molecular mechanisms of microcystin toxicity in animal cells. Int J Mol Sci, 11(1): 268-287.

Cannan WJ, Pederson DS. 2016. Mechanisms and consequences of double-strand DNA break formation in chromatin. J Cell Physiol, 231: 3-14.

Casini A, Scozzafava A, Supuran CT. 2002. Cysteine-modifying agents: a possible approach for effective anticancer and antiviral drugs. Environ Health Perspect, 110: 801-806.

Chamorro E, Duque-Noreña M, Notario R, et al. 2013. Intrinsic relative scales of electrophilicity and nucleophilicity. J Phys Chem A, 117(12): 2636-2643.

Chattaraj PK, Duley S, Domingo LR. 2012.Understanding local electrophilicity/nucleophilicity activation through a single reactivity difference index. Org Biomol Chem, 10(14): 2855-2861.

Chipinda I, Hettick JM, Siegel PD. 2011. Haptenation: chemical reactivity and protein binding. J Allergy (Cairo), 2011: 839682.

Deans AJ, West SC. 2011. DNA interstrand crosslink repair and cancer. Nat Rev Cancer, 11: 467-480.

DeCaprio AP. 1987. n-Hexane neurotoxicity: a mechanism involving pyrrole adduct formation in axonal cytoskeletal protein. Neurotoxicology, 8(1): 199-210.

Doak SH, Jenkins GJ, Johnson GE, et al. 2007. Mechanistic influences for mutation induction curves after exposure to DNA-reactive carcinogens. Cancer Res, 67(8): 3904-3911.

Dugan CM, MacDonald AE, Roth RA, et al. 2010. A mouse model of severe halothane hepatitis based on human risk factors. J Pharmacol Exp Ther, 333: 364-372.

Enoch SJ, Cronin MT. 2010. A review of the electrophilic reaction chemistry involved in covalent DNA binding. Crit Rev Toxicol, 40(8): 728-748.

Enoch SJ, Ellison CM, Schultz TW, et al. 2011. A review of the electrophilic reaction chemistry involved in covalent protein binding relevant to toxicity. Crit Rev Toxicol, 41(9): 783-802.

EPA. 2005a. Guidelines for Carcinogen Risk Assessment. R. A. Forum. Washington, D.C., U.S. Environmental Protection Agency.

EPA. 2005b. Supplemental Guidance for Assessing Cancer Susceptibility from Early-Life Exposure to Carcinogens. R. A. Forum. Washington, D.C., U. S. Environmental Protection Agency.

EPA. 2005c. Toxicological_Review of n-hexane. EPA/635/R-03/012NCEA-S-1605 Washington D.C., U. S. Environmental Protection Agency.

EPA. 2009. Toxicological Review of Bromobenzene (CAS RN: 108-86-1): In Support of Summary Information on the Integrated Risk Information System. Washington, D.C., U.S. Environmental Protection Agency.

Ferguson L R, Denny WA. 2007. Genotoxicity of non-covalent interactions: DNA intercalators. Mutat Res, 623(1-2): 14-23.

Guengerich FP, Cai H, Johnson WW, et al. 2001. Reactive intermediates in biological systems: what have we learned and where are we going? Adv Exp Med Biol, 500: 639-650.

Hinson JA, Roberts DW. 1992. Role of covalent and noncovalent interactions in cell toxicity: effects on proteins. Annu Rev Pharmacol Toxicol, 32: 471-510.

Iorga A, Dara L, Kaplowitz N. 2017. Drug-induced liver injury: cascade of events leading to cell death, apoptosis or necrosis. Int J Mol Sci, 18(5): E1018.

Jeggo PA, Lobrich M. 2007. DNA double-strand breaks: their cellular and clinical impact. Oncogene, 26: 7717-7719.

Jena NR. 2012. DNA damage by reactive species: mechanisms, mutation and repair. J Biosci, 37(3): 503-517.

Kennedy DR, Gawron LS, Ju J, et al.2007. Single chemical modifications of the C-1027 enediyne core, a radiomimetic antitumor drug, affect both drug potency and the role of ataxia-telangiectasia mutated in cellular responses to DNA double-strand breaks. Cancer Res, 67(2): 773-781.

Klaassen CD, Aleksunes LM. 2010. Xenobiotic, bile acid, and cholesterol transporters: function and regulation. Pharmacol Rev, 62(1): 1-96.

Klages-Mundt NL, Li L. 2017. Formation and repair of DNA-protein crosslink damage. Sci China Life Sci,

　　60(10): 1065-1076.

Koen YM, Hajovsky H, Liu K, et al. 2012. Liver protein targets of hepatotoxic 4-bromophenol metabolites. Chem Res Toxicol, 25(8): 1777-1786.

Lancaster EM, Hiatt JR, Zarrinpar A. 2015. Acetaminophen hepatotoxicity: an updated review. Arch Toxicol, 89(2): 193-199.

Lau SS, Monks TJ. 1988. The contribution of bromobenzene to our current understanding of chemically-induced toxicities. Life Sci, 42(13): 1259-1269.

Liebler DC. 2008. Protein damage by reactive electrophiles: targets and consequences. Chem Res Toxicol, 21(1): 117-128.

Liu J, Sun Y. 2015. The role of PP2A-associated proteins and signal pathways in microcystin-LR toxicity. Toxicol Lett, 236(1): 1-7.

Liu S, Rong C, Lu T. 2014. Information conservation principle determines electrophilicity, nucleophilicity, and regioselectivity. J Phys Chem A, 118(20): 3698-3704.

Lopachin RM, Barber DS. 2006. Synaptic cysteine sulfhydryl groups as targets of electrophilic neurotoxicants. Tox Sci, 94: 240-255.

LoPachin RM, DeCaprio AP. 2005. Protein adduct formation as a molecular mechanism in neurotoxicity. Toxicol Sci, 86(2): 214-225.

LoPachin RM, Gavin T, DeCaprio A, et al. 2012. Application of the hard and soft, acids and bases (HSAB) theory to toxicant-target interactions. Chem Res Toxicol, 25(2): 239-251.

LoPachin RM, Geohagen BC, Nordstroem LU. 2019. Mechanisms of soft and hard electrophile toxicities. Toxicology, 418: 62-69.

Miller EC, Miller JA. 1981. Searches for ultimate chemical carcinogens and their reactions with cellular macromolecules. Cancer, 47: 2327-2345.

Nelson SD, Pearson PG. 1990. Covalent and noncovalent interactions in acute lethal cell injury caused by chemicals. Annu Rev Pharmacol Toxicol, 30: 169-195.

Noll DM, Mason TM, Miller PS. 2006. Formation and repair of interstrand cross-links in DNA. Chem Rev, 106: 277-301.

Obach RS, Kalgutkar AS. 2010. Reactive Electrophiles and metabolic activation. //McQueen CA. Comprehensive Toxicology. Vol 1. 2nd ed. New York: Elsevier Science & Technology: 309-347.

Oritz de Montellano PR, Correia MA. 1983. Suicidal destruction of cytochrome P-450 during oxidative drug metabolism. Annu Rev Pharmacol Toxicol, 23: 481-503.

Otteneder M, Lutz WK. 1999. Correlation of DNA adduct levels with tumor incidence: carcinogenic potency of DNA adducts. Mutat Res, 424(1-2): 237-247.

Pallardy M, Bechara R. 2017. Chemical or drug hypersensitivity: is the immune system clearing the danger? Toxicol Sci, 158(1): 14-22.

Pearson RG. 1990. Hard and soft acids and bases - the evolution of a chemical concept. Coord Chem Rev, 100: 403-425.

Preston RJ, Ross JA. 2010. DNA-reactive agents. //McQueen CA. Comprehensive Toxicology. Vol 1. 2nd ed. New York: Elsevier Science & Technology: 348-360.

Preston RJ, Williams GM. 2005. DNA-reactive carcinogens: mode of action and human cancer hazard. Crit Rev Toxicol, 35(8-9): 673-683.

Pumford NR, Halmes NC. 1997. Protein targets of xenobiotic reactive intermediates. Annu Rev Pharmacol Toxicol, 37: 91-117.

Ray DC, Drummond GB. 1991. Halothane hepatitis. Br J Anaesth, 67: 84-99.

Skipper PL, Tannenbaum SR. 1990. Protein adducts in the molecular dosimetry of chemical carcinogens. Carcinogenesis, 11(4): 507-518.

Spahn-Langguth H, Benet LZ. 1992. Acyl glucuronides revisited: is the glucuronidation process a toxification as well as a detoxification mechanism? Drug Metab Rev, 24: 5-48.

Spahn-Langguth H, Dahms M, Hermening A. 1996. Acyl glucuronides: Covalent binding and its potential relevance. Adv Exp Med Biol, 387: 313-328.

Stephens TD, Bunde CJW, Fillmore BJ. 2000. Mechanism of action in thalidomide teratogenesis. Biochem Pharmacol, 59: 1489-1499.

Stichtenoth DO, Frolich JC. 2003. The second generation of COX-2 inhibitors: what advantages do the newest offer? Drugs, 63: 33-45.

Svirčev Z, Drobac D, Tokodi N, et al. 2017. Toxicology of microcystins with reference to cases of human intoxications and epidemiological investigations of exposures to cyanobacteria and cyanotoxins. Arch Toxicol, 91(2): 621-650.

Swenberg JA, Fryar-Tita E, Jeong YC, et al. 2008. Biomarkers in toxicology and risk assessment: informing critical dose-response relationships. Chem Res Toxicol, 21(1): 253-265.

Tang W. 2003. The metabolism of diclofenac-enzymology and toxicology perspectives. Curr Drug Metab, 4(4): 319-329.

Teo SK, Sabourin PJ, O'Brien K, et al. 2000. Metabolism of thalidomide in human microsomes, cloned human cytochrome P-450 isozymes, and Hansen's disease patients. J Biochem Mol Toxicol, 14: 140-147.

Valério E, Vasconcelos V, Campos A. 2016. New insights on the mode of action of microcystins in animal cells - A review. Mini Rev Med Chem, 16(13): 1032-1041.

Yoon E, Babar A, Choudhary M, et al. 2016. Acetaminophen-induced hepatotoxicity: a comprehensive update. J Clin Transl Hepatol, 4(2): 131-142.

Zhang L, Gavin T, DeCaprio AP, et al. 2010. γ-Diketone axonopathy: analyses of cytoskeletal motors and highways in CNS myelinated axon. Toxicol Sci, 117: 180-189.

Zhou S, Chan E, Duan W, et al. 2005. Drug bioactivation, covalent binding to target proteins and toxicity relevance. Drug Metab Rev, 37(1): 41-213.

第六章　DNA 损伤与致突变作用

DNA 在化学上是具有高度活性的。由于 DNA 上的碱基包含了亲核性中心和不稳定的双键，因此 DNA 特别容易受到化学反应的影响，经常受到化学修饰。DNA 损伤常常改变碱基的编码特性并对 DNA 结构产生深刻的影响。因此，DNA 损伤能够导致细胞毒性（细胞死亡）和遗传毒性（突变形成）。细胞毒性是 DNA 损伤的一种急性生物学效应，而遗传毒性则是一种按照时间顺序发生的、可能要花费许多年才能在生物体上显示出其生理学后果的效应，正如癌症的发生一样。作为反应，细胞包含多种复杂的系统来应对 DNA 损伤的有害效应。在高等真核生物中，细胞对 DNA 损伤的反应包括 DNA 修复、细胞周期检查点反应、细胞凋亡和 DNA 损伤耐受等。

DNA 修复（DNA repair） 是对抗 DNA 损伤的主要细胞防御机制，在该种修复机制中 DNA 损伤可以通过酶促反应而被完全除去。大多数修复机制是利用存储在双链 DNA 的未受损链上的完全相同的遗传信息以使受损序列恢复到其初始状态。也就是说，通过使用 DNA 互补的未受损链作为模板，一个小修复补片被合成出来以取代受损序列。这就强调了以双链 DNA 形式所存储的遗传信息的重要性取决于修复 DNA 损伤的容易程度，以此保证遗传稳定性。对于独立生物体而言，这也许是演化双链 DNA 以存储遗传信息最根本的依据。

根据损伤 DNA 因子的来源，DNA 损伤被分成两种主要类型：内源性 DNA 损伤和环境因素所致的 DNA 损伤。内源性 DNA 损伤是由正常存在于细胞内的各种因子或是正常细胞功能造成的，而环境因素所致的 DNA 损伤则是由环境因子如辐射和多种化学物造成的。有些 DNA 损伤仅由环境因子引发，如紫外线辐射产生的原发性 DNA 损伤。然而，多种 DNA 损伤可以在细胞内自发地或者在环境因子的诱导下产生，如氧化损伤和脱嘌呤介导的碱基丢失。

第一节　内源性 DNA 损伤

内源性 DNA 损伤（endogenous DNA damage） 是在缺乏外源性环境因子的条件下产生的。内源性 DNA 损伤的主要原因是化学活性 DNA 分别与细胞内自然存在的水和活性氧（reactive oxygen species，ROS）发生水解与氧化反应。这种与生俱来的、DNA 与周围环境分子倾向于发生反应而造成的 DNA 损伤是不可避免的。这些 DNA 改变对于散发性癌症和遗传性疾病的发展很可能起到重要的作用。

一、DNA 碱基错配

在错配的 DNA 碱基中，每个碱基在化学结构上是完整的。然而，碱基在双链 DNA

上得到不正确地配对，不能形成 Watson-Crick 碱基配对（A∶T，C∶G）。DNA 上的错配碱基如果没有得到修复就会在下一轮复制中导致突变。DNA 碱基错配的主要来源是复制。当一个模板碱基在复制期间被复制于子链上时，由于氢键（碱基配对能量）和聚合酶活性位点上的几何拟合，通常会选择正确的碱基。在 DNA 合成的核苷酸插入步骤中，每次复制每个碱基对就会产生 10^{-5}—10^{-4} 的错误率。复制性聚合酶 δ 和ε的 3′→5′核酸外切酶活性会为对抗 DNA 复制过程中的错配提供第一道防线。错误掺入的核苷酸可以很容易被聚合酶的核酸外切酶活性所除去，因此被称作校读。校读性核酸外切酶将 DNA 合成的保真性改善至每次复制每个碱基对 10^{-7} 的错误率。逃离校读性核酸外切酶切除作用的错配碱基会受到第二道防线错配修复的作用。该种修复机制进一步将 DNA 合成的保真度增加了 50—1000 倍，即每次复制时每个碱基对的错误率为 10^{-9} 左右。这种复制的精确水平是非凡的。这就好比于这样的情形：大约相当于 1000 本书仅允许有一处错误。然而，人类细胞每次复制其基因组时约有 3×10^{9} 个碱基对得到复制。这就意味着人类细胞每次复制时都会产生一些错配，因此随之产生一些突变。某些金属离子，如 Ni^{2+} 能够与 Mg^{2+} 竞争 DNA 内切酶和 DNA 聚合酶上的 Mg^{2+} 结合位点，降低 DNA 聚合酶和 DNA 内切酶的活力，引起 DNA 碱基错配（Carmona et al.，2010）。

二、脱氨基作用

胞嘧啶（cytosine，C）、腺嘌呤（adenine，A）和鸟嘌呤（guanine，G）包含了一个环外氨基，它们能够脱氨基而分别形成尿嘧啶（uracil，U）、次黄嘌呤和黄嘌呤（图 6-1）。胞嘧啶脱氨基以比腺嘌呤或鸟嘌呤高得多的比例发生，因而具有更大的生物学意义。自发性的胞嘧啶脱氨基速度在单链 DNA 上比在双链 DNA 上要快 100 倍。基于体外实验测定的脱氨基速率常数，可以估计一个人类细胞每天大约有 500 个胞嘧啶在 DNA 上发生脱氨基。由于尿嘧啶是 RNA 而不是 DNA 的碱基成分，DNA 上的尿嘧啶被称为一种不相称的碱基。当 DNA 内的胞嘧啶脱氨基形成尿嘧啶时，初始的 C∶G 碱基对就会在下一轮复制中变成 U∶A 碱基对，从而导致 C→T（thymine，胸腺嘧啶）的突变。目前，人们认为胞嘧啶脱氨基对细胞内自发突变起着重要的作用。毫不奇怪，尿嘧啶从 DNA 上的去除构成了细胞内一种高度有效的修复机制。胸腺嘧啶而不是尿嘧啶进化成为 DNA 的一个碱基成分。胸腺嘧啶对基因组的稳定性而言是有益的，因为细胞能够将 DNA 内胞嘧啶的脱氨基产物识别为一个不正确的碱基而通过相应的 DNA 修复系统来去除它。

亚硝酸和亚硫酸氢钠可以促进碱基脱氨基作用。亚硝酸非特异性促进双链及单链 DNA 上的碱基脱氨基。亚硫酸氢钠特异地促进单链 DNA 上胞嘧啶脱氨基。有些单链 DNA 确实存在于细胞核内，至少在转录期间暂时如此。在某些情形下，亚硫酸氢钠常用作食品添加剂，也用于酿酒工业。

在哺乳动物基因组内，DNA 的 CpG 序列的有些胞嘧啶残基被甲基化，形成 5-甲基胞嘧啶。然而，5-甲基胞嘧啶脱氨基后会产生胸腺嘧啶。在单链 DNA 内，这是一个富有挑战性的问题，因为细胞不能确定这个胸腺嘧啶是否异常。然而，在双链 DNA 内，在一个甲基化了的 C：G 碱基对内 5-甲基胞嘧啶的脱氨基产生了一个 T：G 错配。细胞因此能够在一个 T：G 错配碱基对内将胸腺嘧啶区别为异常的，并因此借助糖苷酶通过碱基切除修复通路而将之除去。

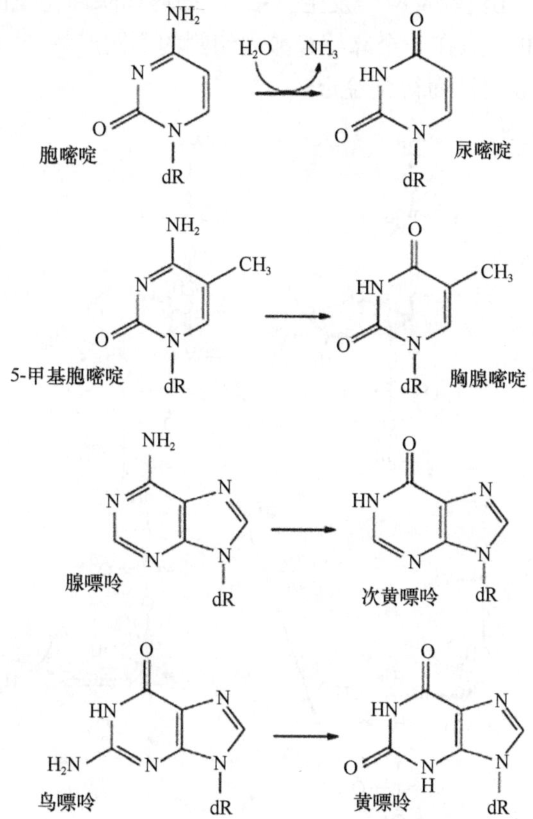

图 6-1　DNA 碱基的脱氨基及其作用产物的形成（其中脱氧核糖基称为 dR）（Wang，2018）

三、无碱基位点

在 DNA 内，碱基通过 *N*-糖苷键与糖磷酸骨架联系在一起。该键易受到水解作用而断裂，导致碱基的丢失，从而在 DNA 上留下一个**无碱基位点（abasic site）**。无碱基位点通常被称作**无嘌呤/无嘧啶位点（apurinic/apyrimidinic site，AP site）**，或者简称为 AP 位点。它有时被称为非编码性损伤，因为该种损伤不含有编码碱基。脱嘌呤作用（A 或 G 的丢失）比脱嘧啶作用（C 或 T 的丢失）出现得更快。酸性条件会促进碱基丢失。在试管中，碱基很容易在高温条件下通过酸性水解而从 DNA 中释放出来。基于体外实验所检测到的脱嘌呤作用的速率常数，可以估计一个人类细胞每天大约有 10 000 个嘌呤从 DNA 中释放出来。

AP 位点上的脱氧核糖在闭链呋喃糖与开链乙醛之间存在着平衡（图 6-2）。由于乙醛的形成，DNA 内的 AP 位点是不稳定的。AP 位点易于经历β消除反应，从而在 AP 位点的 3′端产生 DNA 链断裂（图 6-2）。碱性和高温条件促进β消除反应。因而，DNA 内的 AP 位点能够通过碱性处理或者加热之后的 DNA 链分裂实验而被方便地测定出来。在β消除反应之后，可能发生另一种消除反应即δ消除反应，从而释放出 AP 位点，如 4-羟基戊-2,4-二烯酸（图 6-2）。在诸如硼氢化钠之类还原剂存在的情况下，戊糖乙醛被还原成乙醇，因而阻止了β消除反应的发生。AP 核酸内切酶催化下的酶性切割发生于 AP 位点的 3′端。这些 AP 位点在一个寡核苷酸内切割的不同产物能够被分离开来，并可通过变性聚丙烯酰胺凝胶电泳而得到鉴定。

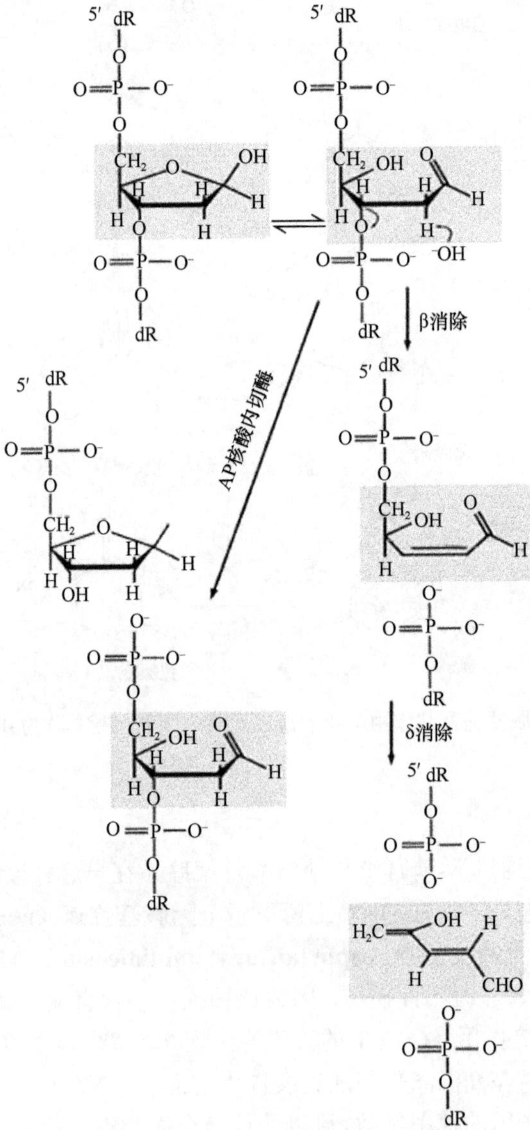

图 6-2　DNA 链在 AP 位点上的酶性及化学性切割（Wang，2018）

AP 位点在化学结构上是不稳定的，要经历自发性的β消除反应，从而导致 DNA 链在 AP 位点的 3′端发生断裂。只有 AP 核酸内切酶在链断裂处产生的 3′端可以用于 DNA 聚合酶介导下的 DNA 合成。β消除反应也能够被 AP 裂解酶催化。值得注意的是无碱基脱氧核糖的结局

四、DNA 氧化损伤

氧消耗是一种产生生物能 ATP 的有效方式。然而，随之产生了非正常的副产品：能够损伤 DNA 的**活性氧**（**reactive oxygen species，ROS**）**自由基**。因此，对于需氧生物而言，氧化损伤构成了自发性 DNA 损伤的主要来源。细胞内主要的活性氧包括**超氧自由基**（**superoxide radical，$O_2^{\cdot-}$**）、**过氧化氢**（**hydrogen peroxide，H_2O_2**）和**羟自由基**（**hydroxyl radical，·OH**）。$O_2^{\cdot-}$ 是氧接受一个电子而形成的。

通常情况下，$O_2^{\cdot-}$ 可以分别通过**超氧化物歧化酶**（**superoxide dismutase，SOD**）和**过氧化氢酶**（**catalase**）的连续作用等细胞防御机制而被清除掉。

$$2O_2^{\cdot-} + 2H^+ \xrightarrow{\text{SOD}} H_2O_2 + O_2$$

$$2H_2O_2 \xrightarrow{\text{过氧化氢酶}} 2H_2O + O_2$$

在亚铁离子（Fe^{2+}）存在的情况下，H_2O_2 通过 Fenton 反应被转变成羟自由基：

$$Fe^{2+} + H_2O_2 \longrightarrow Fe^{3+} + \cdot OH + OH^-$$

·OH 是细胞内自发性 DNA 损伤的主要来源。它具有非常高的反应性，有可能短期存在，与包括 DNA 在内的其他有机分子发生反应。因此·OH 不大可能从产生它的位置上向远处扩散。这样，·OH 引起的 DNA 损伤是在与 Fe^{2+} 络合的 DNA 位点上发生的。限制细胞暴露于自由亚铁离子的一种重要机制是将这些离子以铁蛋白的形式存储起来，而铁蛋白富含于心脏和肝脏内。其他的过渡金属如铜也能够通过催化 Fenton 反应而促进氧化性应激和 DNA 氧化损伤。

·OH 能够与脱氧核糖发生反应，导致 DNA 单链断裂，或者与 DNA 碱基发生反应而产生氧化性碱基损伤。氧化性碱基损伤是复杂的，目前已知有 80 多种不同的损伤类型。8-氧鸟嘌呤、8-羟基鸟嘌呤、胸腺嘧啶乙二醇、胞嘧啶水合物和 2,6-二氨基-4-羟基-5-甲酰氨基嘧啶是氧化性碱基损伤的主要代表性产物（图 6-3）。据估计，一个人类细胞的 DNA 每天形成 1000—2000 个 8-羟基鸟嘌呤和 2000 个胸腺嘧啶乙二醇及胸腺嘧啶水合物。在各种类型的氧化性碱基损伤中，8-羟基鸟嘌呤是具有高度诱变性的，因为它能够与 C 或者 A 进行碱基配对。C8 位置上一个简单的氧化反应就能明显地改变鸟嘌呤的编码特性。该种损伤称为错编，它常常导致 G→T 颠换之类的突变。

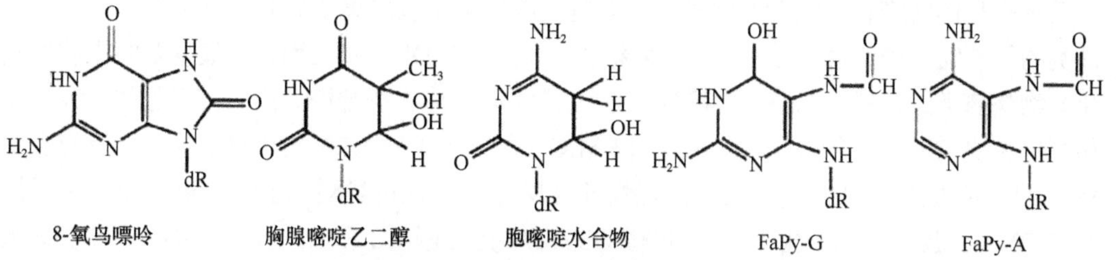

图 6-3　氧化性碱基损伤的主要代表性产物（Wang，2018）

8-氧鸟嘌呤由于异构化也被称作 8-羟基鸟嘌呤。FaPy-G 为 2,6-二氨基-4-羟基-5-甲酰氨基嘧啶；FaPy-A 为 2,6-二氨基-5-甲酰氨基嘧啶

自发性 DNA 氧化损伤的另一种机制是由过氧硝酸盐（一氧化氮的一种氧化衍生物）

介导的。一氧化氮自由基（NO·）是生物中的一种关键分子。它参与了多种生理过程，如神经传导、血管舒张和免疫反应等。由于 NO·具有高度化学反应性，其是相当不稳定的，并且具有毒性。NO·与超氧自由基以一种极快的方式发生反应，从而形成过氧亚硝基：

$$NO·+O_2·^- \longrightarrow ONOO^-$$

该种反应的速率常数大约为 $6.7×10^9/mol·s$，接近于传播的极限。相比之下，SOD 催化的超氧自由基快速分解大约慢了 3.5 倍。与羟自由基相比，过氧亚硝基能够在细胞内扩散。过氧亚硝基通过氧化及硝化作用而与 DNA 发生反应。反应产物是复杂的。然而，主要损伤包括了 DNA 单链断裂、8-氧鸟嘌呤、片断化的鸟嘌呤衍生物、8-硝基鸟嘌呤和 AP 位点。大多数 DNA 单链断裂很可能来源于 DNA 脱氧核糖成分的氧化。对于碱基而言，过氧亚硝基主要是与鸟嘌呤反应，从而产生多种次级氧化产物。过氧亚硝基介导下的 DNA 内鸟嘌呤的硝化产物为 **8-硝基鸟嘌呤**。该种损伤产物是相当不稳定的，在 37℃条件下的半衰期约为 4h。它脱嘌呤后就会在 DNA 上留下一个 AP 位点。NO 不仅能够在旁路信号通路中起到交流作用，也能调控炎症环境和血管功能，产生损伤或应激反应（Klammer et al.，2015；Yakovlev，2015）。被刺激激发的细胞分泌蛋白调控因子，能够通过这些旁路信号刺激未被激发的细胞，使其产生 ROS/活性氮（RNS）、DNA 损伤等后果（Havaki et al.，2015；Widel et al.，2014；Yang et al.，2005）

NO·与氧反应形成另外一种 DNA 损伤剂 N_2O_3。它是一种亚硝基化剂，靶向 DNA 碱基的伯胺。亚硝化胞嘧啶、5-甲基胞嘧啶，腺嘌呤和鸟嘌呤是不稳定的，会导致脱氨基并分别产生尿嘧啶、胸腺嘧啶、次黄嘌呤和黄嘌呤。DNA 内的黄嘌呤是不稳定的，它脱嘌呤从而在 DNA 上留下一个 AP 位点。由 N_2O_3 产生的其他较小的损伤包括 DNA 单链断裂和 DNA 交联。

五、脂质过氧化产物形成的 DNA 加合物

多不饱和脂肪酸是细胞膜及日常饮食当中的主要生物分子类型。定位于多不饱和脂肪酸内顺式双键之间的亚甲基对于诸如·OH 之类的氧化剂具有高度反应性。氧自由基易于从亚甲基中获取电子，从而形成碳自由基。碳自由基与 O_2 以极大的速率发生反应并形成过氧化氢自由基，该自由基代表着脂质过氧化的初始产物。这样就启动了一个自由基链式反应。脂质过氧化的终产物是复杂的化学物。有些反应包含了金属离子如亚铁离子等。许多诸如此类的终产物是能够损伤 DNA 的活性亲电子剂。对于 DNA 损伤而言，最重要的脂质过氧化产物是醛类，包括丙二醛、丙烯醛、丁烯醛和 4-羟基-2-壬烯醛。丙二醛引起的 DNA 损伤产生大块 DNA 加合物 M_1G、M_1A 和 M_1C（图 6-4a）。丙二醛与 DNA 的体外反应表明 M_1G 的数量大约是 M_1A 的 5 倍。仅有微量的 M_1C 形成。丙烯醛、丁烯醛和 4-羟基-2-壬烯醛与 DNA 的反应分别产生 $1,N^2$-丙烯醛-dG、$1,N^2$-巴豆醛-dG 和 $1,N^2$-HNE-dG 等丙烷-DNA 加合物（图 6-4b）。4-羟基-2-壬烯醛能够进一步环氧化成 2,3-环氧-4-羟基壬烯醛，再与 DNA 反应形成亚乙烯基 DNA 加合物 N^2,3-亚乙烯基-dG、$1,N^6$-亚乙烯基-dA 和 $3,N^4$-亚乙烯基-dC（图 6-4c）。这些醛类物质具有很强的反应活性和亲电子性，能够与氨基酸、核酸、蛋白质和磷脂的游离氨基酸发生反应形成脂褐素，使生物分子内部或之间发生交联，DNA 的双螺

旋结构因此而产生复制错误或无法分裂（Kryston et al.，2011）。据估计，一个人类细胞每天大约有 1000 个 DNA 损伤通过脂质过氧化产物产生。在诸如威尔逊氏症和血色素沉着病之类的金属贮积病中，脂质过氧化产物介导的 DNA 损伤会增加。威尔逊氏症是一种罕见的能够影响铜代谢的常染色体隐性遗传病。威尔逊氏症患者中 P 型铜转运 ATP 酶介导下铜转运的缺陷是 *ATP7B* 基因突变所致，从而导致铜在肝脏内过多沉积。血色素沉着病是铁过多性疾病最常见的形式。血色素沉着病患者从食物中摄取吸收过多的铁从而导致更高水平的铁储存于组织尤其是肝脏、心脏和胰腺中。已有研究表明，饮食摄入ω-6 多不饱和脂肪酸也会导致更高水平的脂质过氧化产物介导下的 DNA 损伤。此外，自由基会损伤 DNA 链中的脱氧核糖，从而干扰 DNA 聚合酶和 DNA 连接酶的活性（Vera-Ramirez et al.，2011）。

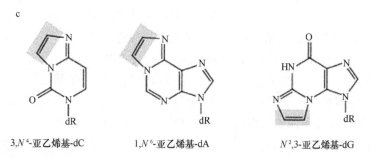

图 6-4　脂质过氧化产物的主要 DNA 损伤（Wang，2018）

a. 丙二醛引起的 DNA 损伤。M_1 表示丙二醛的单体形式。丙二醛能够多聚化，形成可以与 DNA 反应的二聚体和三聚体，随之产生的损伤被分别命名为 M_2 和 M_3。然而这些损伤在细胞内可能并不具有重要意义，因为丙二醛的多聚化程度在中性 pH 条件下相当低。b. 丙烯醛、丁烯醛和 4-羟基-2-壬烯醛产生的 $1,N^2$-丙烷-dG DNA 加合物。$1,N^2$-丙烯醛-dG 由 3 种异构体构成。$1,N^2$-丁烯醛-dG 由两种异构体构成。$1,N^2$-HNE-dG 由 4 种异构体构成。c. 2,3-环氧-4-羟基壬烯醛产生的亚乙烯基 DNA 加合物。4-羟基-2-壬烯醛进一步氧化成 2,3-环氧-4-羟基壬烯醛，该物质与 DNA 反应形成环外亚乙烯基加合物

六、DNA 甲基化

在哺乳动物基因组内，CpG 序列（胞嘧啶之后跟着鸟嘌呤）常常在胞嘧啶 C5 位置上被 DNA 甲基转移酶甲基化。生理性的甲基化在发育过程中起关键作用，并且是表观基因沉默的关键机制。然而，在 DNA 其他位置上的甲基化通常是通过非酶促化学反应而发生的，从而形成 DNA 损伤的重要类型。**S-腺苷甲硫氨酸**（*S*-adenosylmethionine，**SAM**）是细胞内各种生物合成的甲基主要供体。在体外实验中，SAM 通过非酶促反应充当一种弱的 DNA 甲基化剂，从而产生 7-甲基鸟嘌呤和 3-甲基腺嘌呤。因此，SAM 被认为是细胞内自发性 DNA 甲基化损伤的主要来源。据估计，一个人类细胞每天能够单独产生约 6000 个 7-甲基鸟嘌呤和 1200 个 3-甲基腺嘌呤。

表观遗传学在 DNA 修复过程中发挥着重要的调节作用，在细胞的恶性转化中，伴随着 CpG 岛的高甲基化和组蛋白修饰等表观遗传改变。基因启动子区域的 CpG 岛异常甲基化能够引起相关 DNA 修复基因沉默（Ji et al.，2008）。

七、DNA 复制期间不恰当和受损的 dNTP 掺入到 DNA 中

和 DNA 一样，脱氧核苷酸（dNTP）的碱基是亲核性的并且具有高度反应性。因此，DNA 合成所需的 dNTP 池也会遭受到损伤。然而，大多数受损的 dNTP 不能被 DNA 聚合酶有效识别，dUTP 和 8-oxo-dGTP（一种氧化的 dGTP）能够在复制期间被 DNA 聚合酶有效利用，结果导致 U 和 8-氧鸟嘌呤分别掺入到 DNA 中。

（一）尿嘧啶掺入到 DNA 中

在细胞内，dUMP 被用于 dTMP 的合成，dTMP 进一步磷酸化成 dTTP 用于 DNA 合成。细胞内 dUTP 池则借助于 dUMP 的磷酸化而存在。又由于 dUTP 酶（将 dUTP 水解成 dUMP）的存在，dUTP 的稳态浓度相对低于 dTTP。然而，由于细胞内小的 dUTP 池，尿嘧啶在 DNA 复制期间在 DNA 聚合酶的作用下偶尔插入到 DNA 当中。U 的编码特性相当于 T。因此，U 的插入取代 T 而导致 U：A 碱基配对，这样可以保留 DNA 的相同遗传学编码。这与 DNA 当中来源于具有诱变性的胞嘧啶脱氨基作用的尿嘧啶相反。

U：A 碱基配对内错误掺入的尿嘧啶借助碱基切除修复通路，容易得到 dUTP 酶的有效修复。因此，DNA 内的尿嘧啶在正常生长条件下是检测不出来的。在 *E. coli* 中，DNA 内的尿嘧啶在 dUTP 酶灭活时变得可以检测。当 dUTP 酶被灭活以增加细胞内 dUTP 浓度时，DNA 内的尿嘧啶含量能够上升到所有碱基的 0.5%。氨甲蝶呤（一种抗癌药）介导二氢叶酸还原酶的抑制会导致在胸腺嘧啶核苷酸合酶介导下由 dUMP 合成 dTMP 的抑制。因而，在用该种药物处理培养的人细胞后，细胞内 dUTP 浓度大大增加而 dTTP 浓度减小，从而使 DNA 内尿嘧啶达到易于检测的水平。饮食中叶酸的缺乏也会使人 DNA 内尿嘧啶达到可检测的水平。叶酸衍生物 N^5,N^{10}-亚基甲氢叶酸是 dUMP 合成 dTMP 所必需的。细胞内叶酸不足会导致 dTTP 水平的降低和 dUTP 水平的升高，从而促进尿嘧啶插入基因组 DNA 之内。

当尿嘧啶被广泛地插入 DNA 时,dUTP 酶介导的修复之后是 AP 核酸内切酶对 DNA 的切割,以防止在下游修复反应的附近产生广泛的断裂。结果是在与尿嘧啶位点相对应的位点上产生广泛的 DNA 残片,即 DNA 被分解成小片。因而,包含了广泛掺入尿嘧啶的 DNA 与 dUTP 酶不相容。当噬菌体 M13 在 *E. coli* 变种细胞内繁殖时,其 DNA 基因组内包含了大量的 U 取代 T。这样的噬菌体由于 dUTP 酶启动的 DNA 断裂而不能在野生型 *E. coli* 中生存。在 dUTP 酶缺失的 ung 变种细胞内,包含了尿嘧啶的噬菌体 M13 变得有活力。

(二) 8-氧鸟嘌呤掺入到 DNA 中

氧化的 dGTP 即 8-氧鸟嘌呤具有错编特性,它能够在 DNA 复制期间与模板 C 或 A 进行配对。该种损伤如果没有得到修复,掺入的 8-氧鸟嘌呤能够在下一轮 DNA 合成期间导致 A→C 和 G→T 的颠换突变。因而,8-氧-脱氧鸟嘌呤(8-oxo-dGTP)是 DNA 合成中一种具有潜在诱变性的前体物。

除了 dGTP 的直接氧化,8-oxo-dGTP 也可能来源于氧化的 dGDP 即 8-oxo-dGDP。人类中能够将二磷酸核苷转变为对应的三磷酸核苷的二磷酸核苷激酶能够将 8-oxo-dGDP 转变为 8-oxo-dGTP,但是只有 1/3 的效率。作为一种反抗 8-氧鸟嘌呤插入 DNA 的有效防御机制,细胞包含了 8-oxo-dGTP 酶以将 8-oxo-dGTP 水解成 8-oxo-dGMP,因而将 8-oxo-dGTP 池减到最小值。8-oxo-dGTP 酶受到 *E. coli* 的 *mutT* 基因和人类的 *MTH1*(*mutT* 同源基因)基因的编码。8-oxo-dGMP 一旦被水解,就不能被转变回 8-oxo-dGTP,因为能够分别使 GMP 和 dGMP 磷酸化成 GDP 和 dGDP 的人类鸟苷酸激酶对 8-oxo-dGTP 失去了活性。8-oxo-dGMP 被进一步去磷酸化成 8-氧-脱氧鸟苷。8-氧-脱氧鸟苷很容易透过细胞膜,通过尿液而得到排泄。

第二节　环境因素所致的 DNA 损伤

环境因素所致的 DNA 损伤是细胞暴露于能够与 DNA 起反应的环境因素而发生的。因而,该类 DNA 损伤是可避免的或者是可通过排除或减少生物体对 DNA 损伤因素的暴露而得到控制。环境因素所致的 DNA 损伤因素主要有两种类型:①诸如辐射之类的物理性因素;②诸如许多化学致癌物之类的化学性因素。然而,有些损伤 DNA 的化学物是生物源性的。例如,就霉菌毒素而言,这些环境化学物中的大多数来源于人类生产/活动。

一、电离辐射诱导的 DNA 损伤

在人类环境中,**电离辐射(ionizing radiation)**是很常见的。人类暴露的辐射源包括:氡、岩石和某些地区的土壤、宇宙辐射、医疗/牙科 X 射线。辐射能随着激发和电离而储存。电离能够引起 DNA 损伤。所有的细胞分子包括 DNA 均能够通过辐射而电离,从而形成阳离子自由基。

$$离子化：\quad R \longrightarrow \cdot R^+ + e^-$$

阳离子自由基能够与另一个分子如 DNA 发生反应，从而启动链式反应。

$$\cdot R^+ + X \longrightarrow R + \cdot X^+$$

DNA 是通过直接及间接的机制而遭受损伤的。其直接的损伤来源于辐射诱导的 DNA 自身的离子化。间接性损伤来源于其他自由基对 DNA 的攻击。由于水是细胞内的主要分子，直接的辐射性 DNA 损伤来自水的辐照分解。

$$离子化：\quad H_2O \longrightarrow H_2O \cdot^+ + e^-$$

$H_2O \cdot^+$ 迅速分解成一个质子和一个羟自由基：

$$H_2O \cdot^+ \longrightarrow H^+ + \cdot OH$$

在有氧条件下，被释放出来的电子快速与 O_2 发生反应以形成超氧自由基：

$$O_2 + e^- \longrightarrow O_2 \cdot^-$$

超氧自由基能够导致损伤 DNA 的主要活性氧类羟自由基的形成。据估计，有65%以上的辐射性 DNA 损伤是羟自由基攻击的结果，而35%左右产生于直接性的 DNA 离子化。因此，电离辐射也构成了 DNA 氧化损伤的主要环境因素。总之，直接和间接的机制产生了高度复杂的各类 DNA 损伤。这些损伤由碱基损伤、单链断裂、多损伤位点、双链断裂、脱氧核糖损伤和 DNA-蛋白质交联等构成。

（一）碱基损伤和单链断裂

DNA 氧化损伤和间接性辐射损伤均主要由羟自由基介导。因此，活性氧（ROS）和辐射诱导的碱基损伤是相似的。辐射增加了另一种复杂性，某些损伤是由辐射直接作用于碱基而产生的。与 ROS 所引起的氧化损伤相似，辐射诱导的碱基损伤产物主要包括 8-氧鸟嘌呤、胸腺嘧啶乙二醇、胞嘧啶乙二醇和甲酰氨基嘧啶（图 6-3）。许多其他类型的损伤被确定为次要损伤。

DNA **单链断裂**（single strand break，SSB）可由辐射所致。然而，这些断裂不能通过简单的 DNA 接合作用而得到修复，DNA 接合作用在缺口处需要 3′羟基和 5′磷酸基。研究表明，在这些断裂处，磷酸基存在于 5′端。然而，70%的 3′端包含一个磷酸基而 30%包含一个磷酸乙醇酸基序。这些 3′端受到 AP 核酸内切酶的修复。由于辐射诱导的、在 DNA 的磷酸二酯键上的断裂不是一种完全的断裂，因此许多链断裂包含了一个单核苷酸缺口。然而，如此的 DNA 单链断裂在细胞内易于被碱基切除修复通路所修复。

（二）多损伤位点和双链断裂

多损伤位点（multiply damaged site，MDS）是 DNA 双链上紧密定位的损伤。**双链断裂**（double-strand break，DSB）是 MDS 的一个例子。电子辐射作用下 MDS 的形成通过电离能沉积而产生，随之而生的是自由基反应。MDS 对电离辐射而言是唯一的。与单个损伤位点相比，MDS 在细胞内的修复更应成为一个问题。通常情况下，主要的切除修复通路利用未受损链作为模板。在 MDS 的位置上，正常的切除修复被损伤无效地提交到模板链上。因而，MDS 对细胞的杀伤作用和突变形成较之单个碱基损伤和单链断裂具有更深刻的影响。研究表明，MDS 的确比单个损伤位点更具有细胞毒性。

作为 MDS 的一种形式，双链断裂是一种具有高度杀伤细胞潜能的损伤。据估计，离子辐射后细胞内可被检测到的双链断裂少于总 MDS 的 10%。然而双链断裂明显有助于电离辐射所致的细胞杀伤作用。事实上，由于双链断裂强大的生物效应，其被认为是电离辐射所致 DNA 损伤的标志。在实验生物学上，诸如 γ 射线和 X 射线之类的电离辐射已被广泛用作 DNA 双链断裂的一种有效方法。电离辐射也被广泛用于癌症患者的辐射治疗。降低硫醇水平和增加氧水平会增强电离辐射的效应。这个已被用作一种策略以增强临床上辐射治疗的效果。单链 DNA 的产生能够诱发 DNA 损伤检测点的激活，并伴随着 DNA 双链断裂修复的细胞周期进程（Villa et al.，2016）。

二、紫外线辐射诱导的 DNA 损伤

紫外线（ultraviolet，UV）是太阳光谱的一个组成成分。事实上阳光是不可避免的。由于其对皮肤的晒黑作用，长时间的阳光照射令许多西方人向往。因此，UV 辐射很可能是最普遍的环境 DNA 损伤因素和人群致癌物。UV 光谱可被分成三个部分：UVA（320—400nm）、UVB（290—320nm）和 UVC（100—290nm）。DNA 的最大光吸收是 260nm，这归因于它的碱基。除了 260nm 以外，DNA 的 UV 吸收随着波长的增加而减少，而当波长超过 300nm 时就变得无意义了。因而，DNA 损伤主要是 UVC 诱导的。UVB 也可损伤 DNA，但效率更小。大气臭氧层能够有效挡住 UVC。因此地球表面的 DNA 损伤是由 UVB 介导的。这一点强调了臭氧层对抗阳光对人类的致突变和致癌的重要保护作用。

（一）主要的 UV 损伤：环丁烷嘧啶二聚体和(6,4)光产物

尽管 UVB 与人类的暴露更相关，但是 UVC 已被广泛地用于实验室来研究 UV 损伤及其修复。从历史观点上说，实验室内方便有效的 UV 来源是杀菌灯，它能够发射出最大波长为 254nm 的紫外线，而该波长与 DNA 的 260nm 吸收峰非常接近。因而，杀菌灯对于诱导 DNA 损伤是非常有效的。UVB 和 UVC 所诱导产生的 DNA 损伤类型是相似的。因此，大量文献所记录的关于 UVC 的研究结果可被用于定性地外推到对 UVB 辐射的认识方面。因此，本章所述及的 UV 损伤指的就是由 UVB 和 UVC 所诱导的 DNA 损伤，除非另有陈述。

UV 辐射之后所致的 DNA 损伤主要有两种产物：**环丁烷嘧啶二聚体（cyclobutane pyrimidine dimer，CPD）**和**嘧啶-嘧啶酮(6,4)光产物[pyrimidine-pyrimidone (6,4) photoproduct，PP 光产物或(6,4)光产物]**。这些 DNA 损伤的形成可能受到 DNA 序列的影响。然而，一般来说，在 UV 辐射过的 DNA 中 CPD 比(6,4)光产物更为丰富。例如，在 UVC 辐射过的 DNA 中，CPD 与(6,4)光产物的含量之比约为 3：1。

1. 环丁烷嘧啶二聚体

CPD 是在相同的 DNA 链上共价连接两个毗邻的嘧啶而形成的，该形成过程是借助

于一个来源于两个嘧啶的 C5 和 C6 双链之间的环加成反应（2+2）来完成的（图 6-5）。在双螺旋 DNA 中，CPD 主要以 *cis*-syn 型立体异构体的形式形成。少量 *trans*-syn 型 CPD 另外形成于单链 DNA 受到 UV 辐射时。在 DNA 内，大多数 CPD 是在 TT 序列上形成的（为简单起见，常常称为 TT 二聚体），而极少量 CPD 是在 CC 序列上形成的。例如，当质粒 DNA 受到 254nm 的 UV 辐射时，各类 CPD 即 TT：TC：CT：CC 二聚体的比例是 68：16：13：3。在 5-甲基 CpG 位点上，阳光吸收增加 5—10 倍。结果是，CPD 在这些甲基化 CpG 位点上 TmC 和 CmC 甲基化类型的频率与没有 5-甲基化的相应序列更为高度相关。

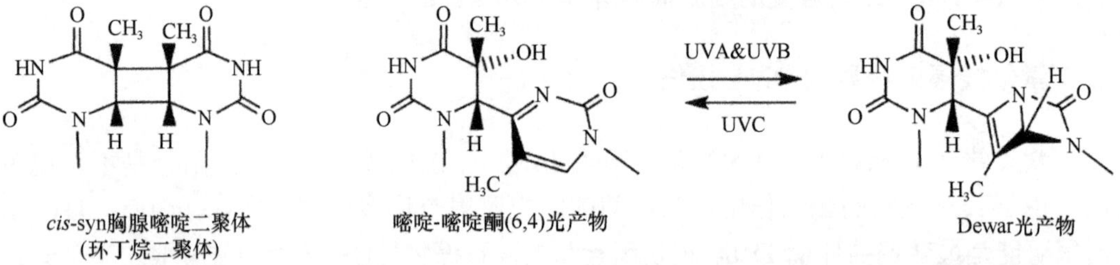

图 6-5　紫外线诱导的由相邻的两个胸腺嘧啶形成的环丁烷胸腺嘧啶二聚体、嘧啶-嘧啶酮(6,4)光产物和 Dewar 光产物的化学结构（Basu，2018）

在光敏剂如乙酰苯存在的情况下，很高水平的 TT 二聚体在实验上可以通过 UV 辐射的敏化而获得。乙酰苯的最低三线态能量状态高于 T 而低于 A、C 和 G。当 DNA 在乙酰苯存在的条件下受到 UV 辐射时，乙酰苯就会被激发成一种三线态以致其能量能够被转移到 DNA 链相邻 T 碱基上，从而导致 TT 二聚体的形成。受激发的乙酰苯也能够将其能量转移到氧上，从而导致 DNA 氧化损伤。(6,4)光产物不是借助三线态媒介作用而形成的。因此，DNA 在乙酰苯存在并有氮或氩的前提下受到 300nm 的 UV 辐射产生高水平的 TT 二聚体而没有产生(6,4)光产物，而这种方法大大促进了 TT 二聚体的研究。

TT 二聚体是高度稳定的，这样就使得研究其结构、修复及突变形成成为可能。晶体结构研究表明，TT 二聚体在一定程度上使双螺旋 DNA 的结构变了形。DNA 螺旋向大沟弯曲了约 30°，并且被该二聚体解开了 9°。尽管固定了 DNA 的变形，但 TT 二聚体仍有可能将 DNA 螺旋和某些氢键容纳在内。与 TT 二聚体的异常稳定性相比，包含了 C 的 CPD 更易于脱氨基，从而在二聚体上将 C 转变成 U 或者将 5-甲基胞嘧啶转变成 T。TC 和 CT 二聚体脱氨基的半衰期似乎是几小时。CPD 脱氨基在生物学上很可能是重要的，因为它正好发生于 24h 的细胞分裂周期范围之内。因此，当复制期间这些损伤位点被跨损伤合成所复制时，某些未被修复的 CPD 也许会被脱氨基。于是，John-Stephen Taylor 及其同事推测脱氨基作用是包含了 C 的 CPD 突变形成的潜在机制。虽然包含 C 的二聚体与 TT 二聚体相比可以解释一小部分的 CPD，但是它们比 TT 二聚体更具诱变性。

2. 嘧啶-嘧啶酮(6,4)光产物

(6,4)光产物是通过一个连接相同 DNA 链上两个毗邻嘧啶的共价链而形成的。在(6,4)光产物内，5'端成分仍保留一个嘧啶环，而 3'端成分则变成一个嘧啶酮环。该两种成分在

5′嘧啶环的 C6 与 3′嘧啶酮环的 C4 之间联系在一起。因而，命名为(6,4)（图 6-5）。(6,4)光产物仅有一种立体异构体形成于 DNA 上。(6,4)光产物在 CC 序列上形成比在 TT 序列上形成更为常见。(6,4)光产物在 CT 序列上几乎没有。(6,4)光产物的形成受到 5-甲基胞嘧啶的抑制。(6,4)光产物在中性条件下通常是稳定的。然而，在热（80—100℃）的碱性条件下，3′嘧啶酮环会被降解而形成 DNA 链断裂。与 CPD 相比，(6,4)光产物的嘧啶酮环吸收紫外线并在 325nm 处有最大吸收峰。因而，(6,4)光产物对 UV（UVA 和 UVB）的进一步吸收导致二次光反应，从而产生 Dewar 光产物（图 6-5）。

在(6,4)光产物中，3′嘧啶酮环几乎垂直于 5′嘧啶环，并且粗略地平行于 DNA 双螺旋的轴。其结果是在 DNA 之内形成一个孔。该孔反过来会干扰碱基，以及损伤 3′端碱基之间的叠加和对侧两个碱基之间的叠加。基于核磁共振（NMR）结构研究，在 AA 对侧包含了一个 TT(6,4)光产物的双螺旋 DNA 向小沟弯曲了 44°，并松开了 32°。根据 NMR 分析，当 A 被 TT(6,4)光产物的 3′ T 对侧的 G 所取代时，DNA 弯曲减小到 27°，而 DNA 解链则减小到 2°。这为跨损伤合成期间 TT(6,4)光产物的 3′ T 对侧常常掺入 G 的观察提供了一种结构上的证据。(6,4)光产物比 CPD 对 DNA 结构更具扭曲能力。因而，TT 光产物被核苷酸切除修复系统修复得更快。NMR 研究表明，TT(6,4)光产物与其 Dewar 衍生物引起 DNA 不稳定的水平相似。与之相一致的是，在体外实验中这两类损伤均被 *E. coli* 的 UvrABC 系统以相同的速率修复。

（二）UV 辐射所致的小 DNA 损伤

目前已知有几种 UV 辐射之后产生的小 DNA 损伤，包括胞嘧啶水合物、胸腺嘧啶乙二醇和单链断裂。胞嘧啶水合物是在 DNA 内通过将一个水分子加到胞嘧啶的 C5 和 C6 双链上，从而产生 5，6-二氢-6-羟基-胞嘧啶。胸腺嘧啶乙二醇是 DNA 氧化损伤和电离辐射损伤的一个有意义的形式。

三、化学物引起的 DNA 损伤

许多化学物可与 DNA 尤其是碱基发生反应，从而导致各种类型的 DNA 损伤。由于工业的发展，越来越多的能够损伤 DNA 的化学物不断地被合成出来。在人类生存的环境甚至是食物中均能发现损伤 DNA 的化学物。我们能够使人类避免暴露于许多损伤 DNA 的化学物或者将人类的暴露水平限制到最低水平，但是我们不能生活在一个完全没有这些化学物的环境中。利用化学物与 DNA 损伤相关的细胞毒性，有些损伤 DNA 的化学物已在临床上被广泛用作抗癌药物。大多数化学致癌物能够损伤 DNA。这些化学物的致癌效应与它们损伤 DNA 及其后诱导突变的能力相关。因而，损伤 DNA 的因子能够引起癌症或者能够治疗癌症，这取决于特定的因素以及它是如何被使用的。损伤 DNA 的化学物可被分成两类：不需要生物活化/代谢活化的化学物（直接致癌物）和需要生物活化/代谢活化的化学物（间接致癌物）。本章仅讨论少数几个能与 DNA 反应且得到较好研究的化学物，包括烷化剂、交联剂、芳香胺、多环芳烃、生物毒素，以及其他亲电物（图 6-6）。这些物质也称为 **DNA 反应剂（DNA-reactive agent）**（Preston and Ross，2010；Basu，2018）。

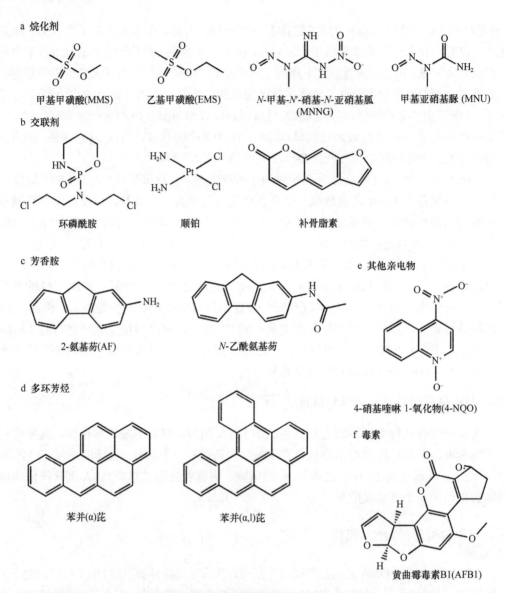

图 6-6　代表性 DNA 损伤剂的结构（Basu，2018）

（一）无需代谢活化即可损伤 DNA 的化学物

这些化学物在细胞内没有经过进一步修饰或代谢就对 DNA 具有反应活性。该类物质的典型例子是铂类化合物和简单的烷化剂。

1. 诱导 DNA 氧化损伤的化学物

许多化学物能够诱发 DNA 氧化损伤。H_2O_2 和四氧化锇（osmium tetroxide，OsO_4）就属于此类。用 H_2O_2 处理细胞后会产生多种类型的 DNA 氧化损伤。OsO_4 与单链 DNA 发生反应，产生胸腺嘧啶二醇作为主要损伤产物。单链 DNA 断裂是作为 OsO_4 处理后的次要产物而形成的。因为 OsO_4 损伤的 DNA 具有相对特异性，其常被用于 DNA 修复研究当中。在体外实验中，通过将 OsO_4 与诸如质粒之类的 DNA 在 70℃下孵育，可以方便地获得 OsO_4 修饰的 DNA。高温在局部上使双链 DNA 变性，从而允许 OsO_4 与单链式反应片段发生反应。受损的 DNA 能够被进一步纯化。例如，通过对质粒在 5%—20%蔗糖梯度中的离心除去少量包含单链断裂的 DNA。

2. 顺铂类化合物

顺铂（图 6-6）在临床上被广泛用作抗癌药物。它对睾丸癌是高度有效的。顺铂也被用于卵巢、膀胱、肺和头颈部癌症以及淋巴瘤的治疗过程。顺铂的细胞毒性首次由 Barnett Rosenberg 及其同事于 1965 年在研究电流对细菌生长的效应时发现。观察到的生长抑制现象被证明是铂电极与氯化物形成的含铂化合物所致，含铂化合物（包括顺铂和反铂）产生于铂电极的介质当中。Barnett Rosenberg 及其同事的随后研究证明顺铂拥有抗癌活性。1978 年，顺铂获 FDA 批准在临床上用作抗癌药物。

顺铂所致的主要 DNA 损伤是链内交联，即顺铂结合于嘌呤的 N^7 位置上。在体外实验中，顺铂[*cis*-diamminedichloroplatinum（Ⅱ）]与 DNA 形成链内交联，其中在 GG、AG 和 GNG 序列上分别占 25%、65% 和 6%。同时在 GC/CG（2%）上也产生了次要链内交联。目前认为，顺铂的抗癌活性来源于顺铂加合物所诱发的细胞毒性。顺铂 GG1,2-链内交联的结构已通过 X 射线晶体衍射和 NMR 光谱学所解析。在 21—25℃时，双螺旋 DNA 在受损的 GG 位点上朝向大沟被解链，并在 58℃时被扭结。小沟受到明显扰乱。顺铂 1,2-链内交联引起的 DNA 结构扭曲与 HMG-结构域蛋白诱导的 DNA 结合所观察到的结果相似。因此，HMG-结构域蛋白有效地结合于顺铂损伤的 DNA 上。有一种关于 HMG-结构域蛋白结合顺铂导致对癌细胞的有效杀伤的理论认为与损伤屏蔽核苷酸切除修复通路有关。目前关于顺铂为什么会对睾丸癌特别有效仍不清楚。令人注意的是，反铂（transplatin）则没有抗癌活性。反铂几何学特性并不允许 1,2-链内交联。反铂所致的主要损伤是 1,3-链内交联和链间交联。HMG-结构域蛋白能够特异地识别顺铂 1,2-链内交联。因此，这些蛋白质并不结合于反铂损伤性 DNA 上。这些差别表明顺铂的抗癌活性来自 1,2-链内交联。由于顺铂的肾毒性和神经毒性，另外一种顺铂类化合物卡铂被开发出来用于临床治疗。卡铂副作用较少，其副作用主要是血液毒性。

3. 简单的烷化剂

简单的烷化剂是指不需要活化的直接烷化剂。它们通过**单分子亲核取代（unimolecular nucleophilic substitution，S_N1）或双分子亲核取代（bimolecular nucleophilic substitution，S_N2）**的方式使 DNA 烷基化。

$$RX \longrightarrow R^+ + X^- \xrightarrow{\text{DNA}} DNA\text{-}R + X^- \qquad S_N1 \text{ 烷基化}$$

$$RX \xrightarrow{\text{DNA}} \left[\overset{\delta^-}{R} \cdots\cdots \overset{\delta^-}{DNA} \cdots\cdots \overset{\delta^-}{X} \right] \longrightarrow DNA\text{-}R + X^- \qquad S_N2 \text{ 烷基化}$$

S_N1 在与 DNA 发生反应之前就涉及一个中间碳正离子，并按一级动力学继续进行。速率控制步骤是碳正离子的形成。S_N2 取决于烷化剂和 DNA。因此，反应按二级动力学继续进行。DNA 上的多个位点能被烷基化。这些位点包括：腺嘌呤的 N^1、N^2、N^6 和

N^7，鸟嘌呤的 N^1、N^2、N^3、N^7 和 O^6，胞嘧啶的 N^3、N^4 和 O^2，胸腺嘧啶的 O^4，以及为形成磷酸三酯的 DNA 脱氧核糖-磷酸骨架的磷酸二酯键的 O。上标的环外原子屈指可数。一般来说，碱基环氮比氧更具亲核性。尤其是鸟嘌呤的 N^7 和胞嘧啶的 N^3 是最具活性的。在这两个位点上的烷基化使连接碱基和脱氧核糖的 N-糖苷键不稳定，从而导致频繁的脱嘌呤和 DNA 上 AP 位点的形成。

有几种简单的烷化剂常用于实验室，包括：**甲基甲磺酸**（methyl methanesulfonate，**MMS**）、**乙基甲磺酸**（ethyl methanesulfonate，**EMS**）、**N-甲基-N'-硝基-N-亚硝基胍**（**N-methyl-N'-nitro-N-nitrosoguanidine，MNNG**）、**甲基亚硝基脲**（**methyl nitrosourea，MNU**）（图 6-6）。DNA 用 MMS 处理主要产生 N^7-甲基鸟嘌呤（83%）和 N^3-甲基腺嘌呤（11%），以及一些次要产物，包括 O^6-甲基鸟嘌呤（0.3%）。因而，DNA 用 MMS 处理之后常会产生 AP 位点。O^6-甲基鸟嘌呤是一种错编性的损伤，它能够与 C 或者 T 配对并导致 G→A 的转换突变。因此，该种损伤具有高度诱变性。用 MNNG 和 EMS 处理在 DNA 上产生 O^6-甲基鸟嘌呤与 MMS 处理相比效率更高。

4. 补骨脂素

补骨脂素（psoralen，ps）是 DNA 交联剂（图 6-6）。目前，补骨脂素已被用于治疗人类皮肤病——银屑病。诸如甲氧基补骨脂素之类的补骨脂素已常被用于实验室进行链间 DNA 交联修复研究。由于补骨脂素的平面三环类构造，其能够插入 DNA 内。一旦受到 UVA 的光复活作用，细胞就会产生两类主要的 DNA 损伤：①补骨脂素单加合物，由于加成反应而绕过它的 C^5、C^6 双键，共价连接于胸腺嘧啶；②TA 序列上的链间 DNA 交联，该种交联是由一条 DNA 链上补骨脂素和胸腺嘧啶的 C^3、C^4 双键之间，以及其他 DNA 链上补骨脂素和胸腺嘧啶的 $C^{4'}$、$C^{5'}$ 双键之间两种独立的加成反应产生的。

链间交联对 DNA 复制、转录和修复施加了一种相当大的挑战。两条 DNA 链通过交联剂而共价联系在一起，因而不能被分离开。然而，DNA 交联损伤在细胞内可以被修复。它们的修复在所有修复机制中是被了解最少的。交联剂的强大细胞毒效应已被开发用于临床上癌症的化学疗法。

（二）需要代谢活化才能损伤 DNA 的化学物

相对来说，这些化合物是非极性的，因而它们本身独自是不活跃的。这些化合物通常在细胞内被代谢成更具极性的氧化产物，以致它们能够被机体排泄出去。这样就组成了重要的细胞内解毒系统。然而，解毒过程有时会将无活性的母体化合物转变成对 DNA 具有反应性的亲电物，从而代谢活化或生物活化成遗传毒性和致癌性衍生物。这些与 DNA 共价结合且具有反应性的代谢产物常被称作**终致癌物**（**ultimate carcinogen**）。

1. 用于化学疗法的烷化剂

在第一次世界大战中，有毒气体被用于化学武器。最具毁灭性的气体是硫芥子气。硫芥子气对人类健康的影响导致其在癌症治疗中的研究。此后，另外一种密切相关的被用于第二次世界大战的化合物氮芥，也被作为一种抗癌物用于临床研究当中。现在，最为广泛使用的化疗性烷化剂是氮芥。临床上通常有 5 种氮芥用于癌症治疗：二氯甲基二乙胺、环磷酰胺、异环磷酰胺、左旋溶肉瘤素和苯丁酸氮芥。环磷酰胺是最广泛使用的治疗性烷化剂，并被用作淋巴瘤、某些白血病和某些实质固态瘤的治疗。它也被用作某些自身免疫性疾病的治疗。

芥子气是 S_N1 剂。氮芥通过吖丙啶盐中间体与 DNA 发生反应。这些芥子气是具有双功能能基的烷化剂，即能够同时使 DNA 分子中两位点烷基化形成 DNA 链间交联。而硫芥和二氯甲基二乙胺是不需要活化的直接烷化剂，环磷酰胺则是一种在体内经代谢活化的前体药物（图 6-7）。

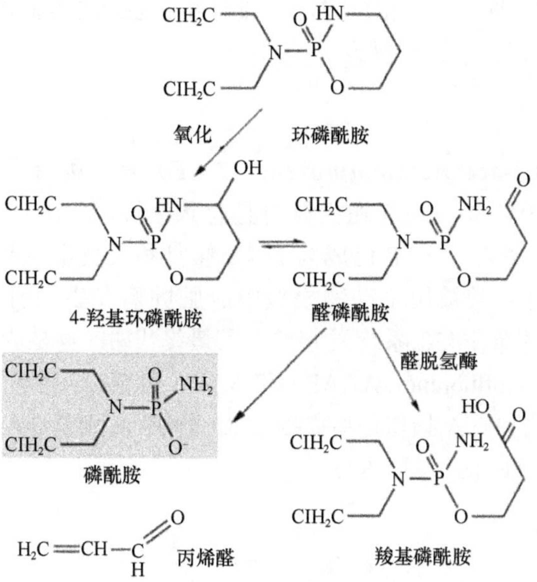

图 6-7　环磷酰胺的代谢（Wang，2018）

在图中主要的治疗性代谢物磷酰胺衬有阴影

环磷酰胺在肝脏可被微粒体转换成 4-羟基环磷酰胺，而 4-羟基环磷酰胺与它的互变异构体醛磷酰胺存在平衡。在生理性 pH 条件下，其主要形式是 4-羟基环磷酰胺。4-羟基环磷酰胺/醛磷酰胺混合物从肝细胞扩散入血浆中，并分布于全身。4-羟基环磷酰胺是相对非极性的。因而，它易于通过扩散进入细胞内。在细胞内，醛磷酰胺自发地分解成磷酰胺芥子气和丙烯醛（图 6-7）。磷酰胺芥子气是一种能够与 DNA 反应的直接烷化剂，并且是对环磷酰胺的治疗效应起主要作用的代谢产物。丙烯醛也是一种能够损伤 DNA 的亲电物。在醛脱氢酶存在的条件下，醛磷酰胺被氧化成羧基磷酰胺，这是一种无活性的代谢产物并通过尿液排泄出去。环磷酰胺的大多数（80%）管理剂量是通过该种机制来清除的。肝细胞、初始造血细胞、肠干细胞和黏膜吸收细胞包含了高浓度的醛脱氢酶。因而，环磷酰胺与其他的化学治疗性烷化剂相比具有更小的胃肠毒性和血液毒性，这就使得环磷酰胺在它的同类物中成为一个受欢迎的选择。而在肿瘤组织中，环磷酰胺被代谢成为磷酰胺氮芥（PM），其能够抑制二氢叶酸还原酶的活性，阻止嘧啶和嘌呤核苷酸的合成，抑制 DNA 聚合酶，干扰转录，抑制 mRNA 合成，阻止蛋白质的合成，从而导致 DNA 链的断裂和 DNA 模板失活，DNA 合成停止，促进细胞凋亡等（Selvakumar et al.，2006；Loeber et al.，2008）。

另一种在临床上使用的烷基化药物是丝裂霉素 C。作为一种从薰衣草链霉菌中分离出来的中性产物，丝裂霉素 C 是一种氮杂环丙烷类化合物，它与氮芥子气密切相关。该种化合物是目前已知的在 DNA 修复领域最好的一种 DNA 链间交联剂。丝裂霉素 C 已被用于乳腺癌和胃肠道癌的治疗。

烷化剂通过损伤 DNA 而杀伤细胞。DNA 损伤的另一种重要后果是形成突变。由化疗所引起的继发性肿瘤诱导现象已可通过使用烷化剂来观察到。烷化剂治疗之后急性白血病的发生率在某些组患者当中可能是 10%或者更高。越来越多的固态肿瘤也被注意到与治疗性烷化剂有关。随着癌症治疗方法的改善和癌症患者寿命的增加，解决化疗引起的继发性肿瘤问题变得越来越重要。

2. 2-乙酰氨基芴

2-乙酰氨基芴（2-acetylaminofluorene，AAF）是一种芳香胺类物质。第二次世界大战期间，直到 1941 年发现其在大鼠内具有致瘤性，AAF 一直以来被认为是一种很有前景的杀虫剂。目前，AAF 已成为 DNA 修复和突变形成领域最广泛的 DNA 损伤研究模型之一，并且常被用于动物模型中肝脏肿瘤发生的研究当中。在细胞内，AAF 代谢是由细胞色素 P450 系统发起的。其最终代谢产物是 N-乙酰氧-2-乙酰氨基芴（N-acetoxy-2-acetylaminofluorene，AAAF）和 AAF（图 6-8）。两者均对 DNA 内的鸟嘌呤具有反应性。其主要的 DNA 损伤是鸟嘌呤 C^8 加合物：分别是 AAAF 引起的 AAF-dG 和 N-乙酰氨基芴引起的 AF-dG（图 6-8）。

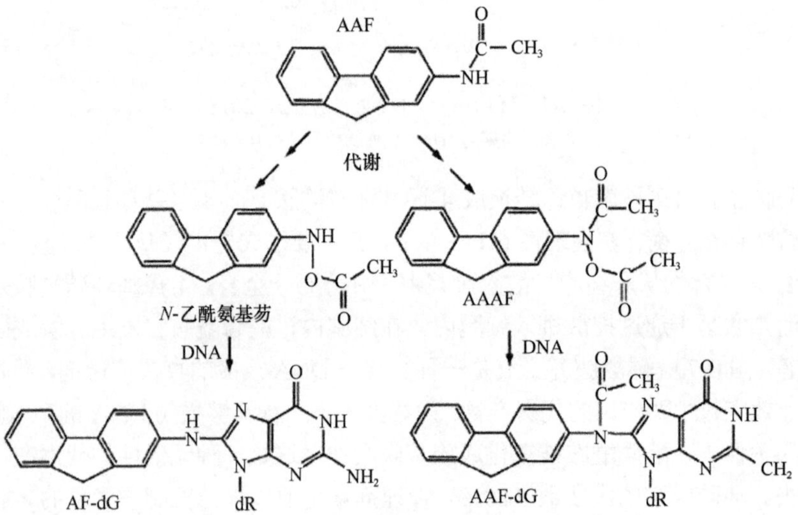

图 6-8 2-乙酰氨基芴（AAF）代谢成损伤 DNA 的终致癌物（Wang，2018）
有两种代谢物对 DNA 具有反应性，从而分别形成 AF-dG 和 AAF-dG 作为主要的 DNA 加合物

3. 多环芳烃

多环芳烃（polycyclic aromatic hydrocarbon，PAH）是一类重要的环境污染物。它们是由木材或者煤等有机燃料不完全燃烧而产生的，也常见于烟草烟雾、汽车尾气和烹

饪期间烧焦的食物等中。PAH 本身是非极性和惰性的化合物。这些化合物在细胞内被细胞色素 P450 系统代谢而排泄出去。PAH 的代谢物中具有高度反应性的是湾区二氢二醇环氧化物。二氢二醇环氧化物是亲电性的并易与 DNA 发生反应，从而在 DNA 碱基上形成共价结合的大块加合物。因而，PAH 通常具有诱变性和致癌性。

PAH 的致癌效应大约在 200 年以前首次受到关注。研究发现，烟囱清扫与英国烟囱清扫工人皮肤（阴囊）癌的高发病率有关。烟囱中烟灰常是燃烧木炭积累的，因此有高水平 PAH 的污染。此后，每天进行洗澡被推荐给烟囱清扫工人以作为对抗皮肤癌的一种预防性措施。19 世纪 30 年代，苯并(α)芘从天然的煤焦油当中被分离出来并被鉴定为一种潜在的致癌物。

苯并(α)芘是一种得到广泛研究的多环芳烃类化合物，其诱变性的代谢产物是 (+)-7R,8S,9S,10R 对映异构体和(+)-anti-BPDE（图 6-9a，b）。DNA 损伤主要通过 anti-BPDE 的 C^6 位点到鸟嘌呤的 N^2 位点之间加合物的形成而发生。有 4 种立体对映异构性大块加合物产生：10S(+)-*trans*-anti-BPDE-N^2-dG、10R(+)-*cis*-anti-BPDE-N^2-dG、10R(–)-*trans*-anti-BPDE-N^2-dG 和 10S(–)-*cis*-anti-BPDE-N^2-dG。在体外，(+)-anti-BPDE 与 DNA 反应主要形成(+)-*trans*-anti-BPDE-N^2-dG 加合物，而(–)-anti-BPDE 与 DNA 反应则主要形成(–)-*trans*-anti-BPDE-N^2-dG 加合物。在细胞内，主要的苯并(α)芘 DNA 加合物是(+)-*trans*-anti-BPDE-N^2-dG。

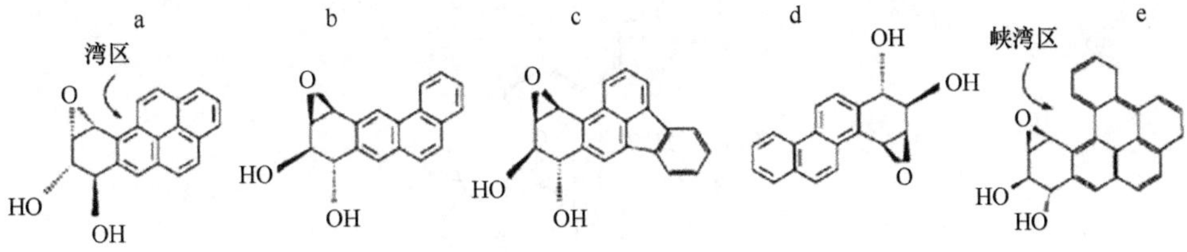

图 6-9 几种多环芳烃类二氢二醇环氧化物的结构（Wang，2018）

a. 苯并(α)芘-反式-7,8-二氢二醇-9,10-环氧化物（BPDE）；b. 苯并(α)蒽-反式-8,9-二氢二醇-10,11-环氧化物（BADE）；c. 苯并(α)荧蒽-反式-9,10-二氢二醇-11,12-环氧化物（BPFE）；d. 䓛-反式-1,2-二氢二醇-3,4-环氧化物（CDE）；e. 二苯并(α,l)芘-反式-11,12-二氢二醇-13,14-环氧化物（DBPDE）。图中仅显示出每种二氢二醇环氧化物的一种对映体

4 种 anti-BPDE-N^2-dG 的 DNA 加合物的结构已通过核磁共振分析而得到阐明。在一个包含了(+)或(–)-*trans*-anti-BPDE-N^2-dG 加合物的双螺旋 DNA 中，芳香芘基并不插入毗邻的碱基对之间。就(+)-*trans*-anti-BPDE-N^2-dG 加合物而言，芳香芘基主要堆积于小沟内互补链的相邻糖环上，并且朝向修饰链的 5′端。就(–)-*trans*-anti-BPDE-N^2-dG 加合物而言，芳香芘基主要堆积于小沟内互补链的一个糖环上，并且朝向修饰链的 3′端。因此，该种立体异构性(+)或(–)-*trans*-anti-BPDE- N^2-dG 加合物在双螺旋 DNA 内采用不同的构造是由于 4 个手性碳原子取代基的绝对构造不同。

另外一种比苯并(α)芘更具潜在致癌性的 PAH 是**二苯并(α,l)芘[DB(α,l)P]**。DB(α,l)P 与苯并(α)芘相似（图 6-9e），但带有一个额外的苯环。这个苯环的加入使得苯并(α)芘的湾区转变成峡湾区。一种具有峡湾区的 PAH 通常比与其对应的湾区 PAH 更具致癌性。在细胞内，二苯并(α,l)芘-反式-11,12-二氢二醇-13,14-环氧化物形成。DB(α,l)P 活化的发生具有高度立体选择性，从而产生 (–)-anti-(11R,12S,13S,14R)-DB(α,l)PDE 和

(+)-syn-(11S,12R,13S,14R)-DB(α,l)PDE。其主要损伤是 DB(α,l)PDE-dA DNA 加合物（＞73%）。anti-DB(α,l)PDE 形成大约 17%的鸟嘌呤加合物，而 syn-DB(α,l)PDE 则产生少于9%的鸟嘌呤加合物。DB(α,l)P 可能是目前已知的化学性最强的致癌物。目前对于该种致癌物的致癌性为什么会如此强大仍不完全清楚。其中一个重要的影响因素就是DB(α,l)PDE 比 BPDE 对 DNA 更具反应性。同样浓度的二醇氧化物，DB(α,l)P DNA 加合物比苯并(α)芘的 DNA 加合物要多产生好几倍。图 6-9 中显示出其他几个 PAH 二氢二醇环氧化物。

4. 黄曲霉毒素 B1

黄曲霉毒素是真菌黄曲霉和寄生曲霉所产生的天然产物。它们是强的肝脏致癌物，尤其是黄曲霉毒素 B1。这些真菌能够在粮谷中生长。因而，霉变的大米、花生和玉米如果被消费则会对人类健康产生危害。在细胞内，黄曲霉毒素 B1 在新陈代谢上被细胞色素 P450 系统所活化并主要形成黄曲霉毒素 B1-8,9-环氧化物。主要 DNA 损伤是鸟嘌呤 N^7 位点上的黄曲霉毒素 B1 加合物。这些产物是不稳定的。常发生脱嘌呤作用并在DNA 上留下 AP 位点。也会形成带有开放咪唑环的甲酰胺基嘧啶衍生物（图 6-10）。

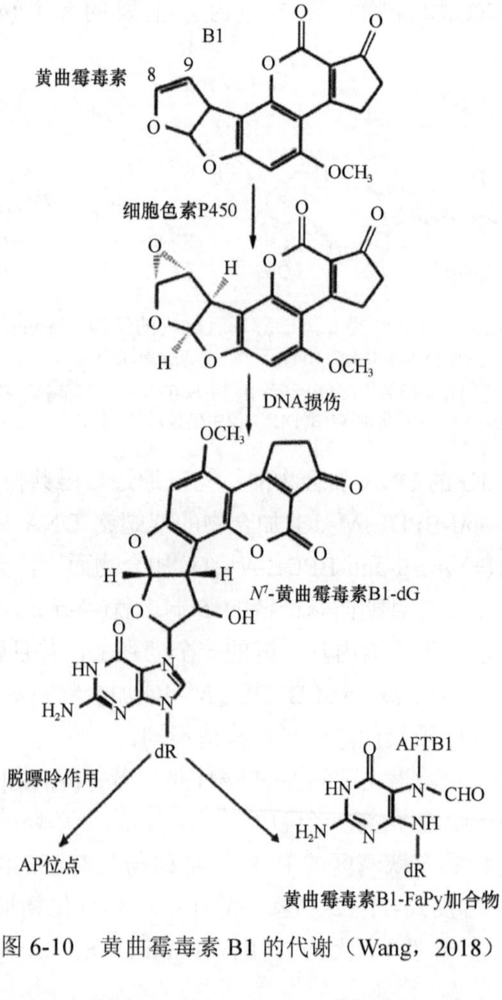

图 6-10　黄曲霉毒素 B1 的代谢（Wang，2018）

5. 醌类

醌类可能会在体内发挥多种毒效应，其中之一就是通过氧化还原循环的氧化性应激。在细胞内许多有机化合物可代谢产生醌类。例如，酚类化合物、氢醌和儿茶酚能够通过单加氧酶和过氧化物酶而被转变为醌类；苯能够被代谢为 p-苯醌。有些醌类对氧化还原具有高度活性。它们能够与其对应的醌类一起经受酶促和非酶促的氧化还原循环。ROS 也就会随着每个氧化还原循环而产生。因此，每个醌类分子能够产生多个 ROS 分子直到氧化还原循环被终结。当醌类及其半醌的氧化还原循环在细胞内发生时，ROS 副产物就会通过羟自由基而导致 DNA 氧化损伤。

第三节　致突变作用及其生物学意义

一、突变的起源

突变主要来源于 DNA 复制保真度的限制和 DNA 损伤。此外，双链断裂修复期间的**非同源末端连接（nonhomologous end joining，NHEJ）**也会导致突变形成。

细胞分裂期间，细胞包含了非常有效的复制器来复制它们的核基因组。复制性 DNA 合成常常以非常高的效率和保真度发生。每次复制每个碱基对复制错误率降低到约 10^{-9}，这是由于 DNA 聚合酶 Polε 和 Polδ 介导精确的 DNA 合成、$3'\rightarrow5'$ 校读核酸外切酶活性和错配修复的混合效应。然而，复制器有一个小的误差界限。当人类核基因组的大量碱基（约 3×10^{9}bp）在每轮复制期间被复制时，理论上就会有一些突变产生。除了错误插入以外，单核苷酸重复序列和微卫星序列的 DNA 合成很容易发生滑移。这样的复制性滑移能够导致删除或者插入突变。

自发性的 DNA 损伤是不可避免的，有些环境性 DNA 损伤也是不可避免的。因而，人类基因组在任一特定的时刻里包含了 DNA 损伤。例如，即使是在细胞所有修复机制正常时，也可能通过敏感技术检测到人类 DNA 内的氧化性损伤，更不用说所收集到的血样已经存在 DNA 损伤。由于复制性 DNA 聚合酶已经进化成只能用正常 DNA 模板进行高效合成的酶，所以存在 DNA 损伤时，复制性 DNA 聚合酶会变得无效。因此需要专门的 DNA 聚合酶来复制 DNA 模板的受损位点，但是仅仅能够复制受损的位点。这些 DNA 聚合酶对 DNA 合成而言具有非常低的保真度，并且缺乏 $3'\rightarrow5'$ 校读核酸外切酶活性。此外，碱基损伤常常会导致其编码特性的改变。这些因素一起决定了 DNA 受损位点的复制（一种称为跨损伤合成的细胞过程）是高度易误的。有限的复制保真性和复制绕过 DNA 上受损位点确保了每次细胞复制均会有突变产生。根据这个概念，有力促进细胞分裂的因子是具有致癌性的，因为它们通过促进复制而促进突变形成，尽管它们本身并不是直接的诱变剂。

DNA 双链断裂是一类重要的 DNA 损伤。在细胞内，双链断裂是通过重组来修复的。然而同源重组大多数是精确的，NHEJ 是高度易误的。因此，NHEJ 介导的双链断裂修复常会导致 DNA 连接位点的突变形成。

二、DNA 损伤诱导突变形成的机制

在大多数情况下，DNA 损伤的诱变后果是微基因组的改变，即点突变、小删除和小插入之类的有限的 DNA 序列。在各类 DNA 损伤中，碱基修饰占据很大的优势。碱基损伤诱导的突变主要是通过一种共同的机制即易错性跨损伤合成而发生的。双链断裂在全部 DNA 损伤中占一小部分。双链断裂引起的突变形成主要受到另外一种机制即非同源末端连接的介导。有些 DNA 损伤也能够导致宏基因组的改变即染色体畸变。损伤诱导突变形成的这些机制具体如下。

（一）染色体畸变

染色体畸变（chromosomal aberration）包括染色体数量改变和染色体结构改变。染色体数量改变导致非整倍性，即一条或更多条染色体的丢失或获得。诸如易位、缺失和基因扩增之类的染色体断裂和重排是染色体的结构改变。使用适当的染色或者**荧光原位杂交**（Fluorescence *in situ* hybridization，FISH）技术对中期相的染色体进行染色，这些染色体畸变是可以通过显微镜观察到的。因而，它们相对于 DNA 序列水平的微观尺度的基因组而言，是发生于宏观尺度的基因组改变。

能够导致染色体断裂的物质称为断裂剂。电离辐射和苯是经典的断裂剂，细胞暴露于这些物质之后会产生染色体畸变。当染色体畸变是由 DNA 损伤剂引起时，双链断裂是导致该种畸变的主要损伤。因而，电离辐射的一个重要后果就是染色体畸变。UV 辐射及大多数的诱变剂并不直接诱发双链断裂。然而，单链断裂和某些不稳定的位点如 AP 位点能够在复制期间通过一个称为**复制叉崩溃**（replication fork collapse）的过程而转变为双链断裂。因此，其他一些 DNA 损伤物质也与断裂效应相关。

未得到修复的双链断裂可能会导致染色体断裂。双链断裂是通过重组过程来修复的。在高等真核生物中，重组机制是**同源重组**（homologous recombination）和**非同源末端连接**（nonhomologous end joining）。同源重组要求大量的序列同源区。通常情况下，同源重组发生于有丝分裂细胞的姐妹染色单体之间。如此重组的结果就是对 DNA 双链断裂的精确修复。然而，当重组发生于不同染色体的同源 DNA 序列之间（即异位同源重组）时，就可能形成**相互易位**（reciprocal translocation）、**双着丝粒染色体**（dicentric chromosome）和**无着丝粒断片**（acentric fragment）（图 6-11）。当重组过程发生于同样染色体内两个**直接重复序列**（direct repeat sequence）（也被称为单链退火）时，就会导致一个重复单位和重复序列之间插入序列的缺失（图 6-11）。只有一个双链断裂是需要启动同源重组过程的。如果两个双链断裂形成于不同的染色体，则非同源末端连接介导下的修复也会产生双着丝粒染色体和无着丝粒断片（图 6-11）。

在染色体分离期间，双着丝粒染色体由于相同染色体上两个着丝粒而被牵引向两个相反的方向，这样反过来可能会导致另外一种易位。相比之下，无着丝粒断片并不含有任何着丝粒。因此，当细胞分裂时，有些无着丝粒断片就会被拒绝进入子细胞核之内，

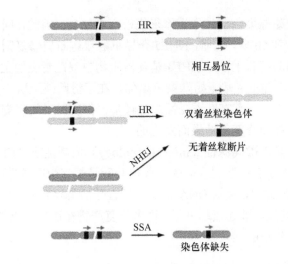

图 6-11　染色体畸变形成的机制性模型（Wang，2018）

序列同源区（如重复序列和假基因）用带有箭头以表明方向的黑盒子表示。

HR. 同源重组；NHEJ. 非同源末端连接；SSA. 单链退火

从而导致细胞质内额外的小核的出现，或者以它们自己的形式或是与其他片段连同在一起。这些结构称为**微核（micronucleus）**。微核有时被用作染色体畸变的生物标志或指示。

染色体畸变在人类染色体断裂综合征如**毛细血管扩张性共济失调综合征（ataxia telangiectasia）、奈梅亨断裂综合征（Nijmegen breakage syndrome）、毛细血管扩张性共济失调样失调（ataxia telangiectasia-like disorder）、布卢姆综合征（Bloom syndrome）、沃纳综合征（Werner syndrome）和范科尼贫血（Fanconi anemia）**中会自发性升高。这些常染色体隐性遗传病以染色体不稳定和癌症易感性为特征。毛细血管扩张性共济失调综合征、奈梅亨断裂综合征和毛细血管扩张性共济失调样失调患者分别在 *ATM*、*NBS1* 和 *MRE11* 基因方面有缺陷。这些基因表达产物参与双链断裂的信号发送及修复过程。它们相对应的突变细胞对电离辐射具有敏感性。布卢姆综合征和沃纳综合征患者分别在 *BLM* 和 *WRN* 基因上有缺陷。这两个基因属于 DNA 解旋酶的 RecQ 家族。BLM 和 WRN 的确切功能目前还清楚。它们可能是在解决受损伤阻滞的复制叉问题中起作用以防止复制叉的崩溃。布卢姆综合征的标志是高水平的姐妹染色单体交换。范科尼贫血则较为复杂，它与多个基因有关。范科尼贫血相关蛋白的一个重要作用就是对 DNA 交联进行修复。DNA 损伤诱导的染色体畸变在这些变种细胞内通常更为明显。

染色体畸变改变了基因组序列。因而它们具有诱变性。更为重要的是，染色体畸变可能导致抑癌基因缺失和/或癌基因的激活。染色体畸变的发生与 DNA 序列突变相比，其在数量上要少得多，然而，它们的生物学后果与大多数点突变相比通常更为严重。

（二）双链断裂诱导的突变形成

除了染色体畸变可被 DNA 双链断裂诱导之外，其他在 DNA 序列水平上的突变也能够被 DNA 双链断裂诱导。在高等真核生物中，同源重组介导的双链断裂修复通常发生于姐妹染色单体之间，并且其结果是无错性的。本质上，在双链断裂上丢失的遗传信息通过使用其完整的姐妹染色单体作为修复模板而被修复。因此，同源重组修复仅限于细胞周期的 S 期晚期和 G₂ 期。然而，NHEJ 介导下的双链断裂修复则发生于整个细胞周期，包括 S 期晚期和 G₂ 期。因此，NHEJ 是真核生物中双链断裂的主要修复机制。与同源重组不一样，NHEJ 并不依赖于姐妹染色单体。在双链断裂上所丢失的遗传信息是永久性的丢失，因此 NHEJ 具有高度诱变性。与碱基损伤所诱导的突变相比，双链断裂诱导的突变是作为双链断裂修复的结果而发生的。

NHEJ 修复通路是以**微同源性（microhomology）**依赖性或者微同源性非依赖性的方式进行的。不管存在于双链断裂末端的一些核苷酸是否有微同源性存在，大多数 NHEJ 都参与了 DNA 末端的处理，包括 DNA 末端的核苷酸的去除和 DNA 聚合酶介导下的缺口填补。在 DNA 末端最后被连接起来后，许多修复产物在连接位点处包含了小的缺失，偶尔也会在连接处产生小的插入。

（三）DNA 损伤耐受

DNA 修复是对抗 DNA 损伤的主要细胞防御系统。它从结构上将损伤从 DNA 上除去。**细胞周期检查点（cell cycle checkpoint）**控制使该种修复系统更有效，因为细胞周期会暂时地停止下来以允许该修复系统有更多时间来进行 DNA 修复。此外，在多细胞生物中，细胞凋亡也被用于清除过多的受损细胞。然而，这些细胞防御系统并不是完美地起作用，因此某些损伤在复制期间仍持续存在。有几个因素进一步促进 DNA 损伤在复制期间的持续存在。这些因素包括：①高水平的损伤；②难以被修复的损伤；③不能得到有效修复的基因组损伤；④持续存在于细胞周期 S 期的损伤。复制性聚合酶已逐步形成利用正常结构和化学组成的模板进行高度有效且精确的 DNA 合成的特性。当 DNA 模板受到损伤时，复制性聚合酶就会变得无效。也就是说，DNA 损伤常常阻碍了复制。如果不能完成复制过程，细胞就会死亡。在对复制期间未被修复的 DNA 损伤作出反应的过程中，细胞已逐步形成一套复杂的系统。它允许细胞在那些通常会阻碍复制性聚合酶的 DNA 损伤存在的情况下复制其基因组。该系统耐受（而不是清除）DNA 损伤，因此被称为**损伤耐受（damage tolerance）**。复制之后，被耐受的损伤才受到 DNA 修复系统的清除。在真核生物中，损伤耐受至少包括两种机制：①**无错性复制后修复（error-free postreplication）**，也被称作**模板转换（template switching）**；②**跨损伤合成（translesion synthesis）**（图 6-12）。复制后修复的术语来自使用碱性蔗糖梯度以检测细胞在 UV 辐射之后 DNA 合成情况的实验。UV 辐射之后，更小的 DNA 片段立即产生而被碱性蔗糖梯度检测到。随着孵育时间的延长，这些更小的 DNA 片段被转变成通常没有 DNA 损伤也会被检测到的大片段。目前人们已清楚该种现象反映了 DNA 损伤耐受的作用。这种 DNA 损伤在结构上不被除去，所以复制后修复可能是误导性的。因此，模板转换是用于描述该种 DNA 损伤耐受机制的首选术语。

在真核生物中，模板转换至少需要 Rad6、Rad18、Rad5、Mms2-Ubc13 复合体、PCNA 和 Polδ 等。真核生物体内模板转换的分子细节在很大程度上仍未知。图 6-12 显示出了一种概念化的模型。在该模型中，当 DNA 合成受到模板损伤的阻碍时，未受损模板链上的合成可能延续到一个有限的程度。然后，通过使用新合成的子链作为模板（模板转换），受损伤阻碍的 DNA 合成能够在与损伤相对应位点的更远处的下游进一步继续进行下去。在两条新合成子链分离之后，每一条子链重新退火成其原来的母链，并因此绕过母链上的受损位点（图 6-12）。模板转换避免了复制 DNA 模板的受损位点。因而，其结果是对损伤的无错性耐受。相比之下，跨损伤合成则是直接复制模板上的受损位点（图 6-12）。

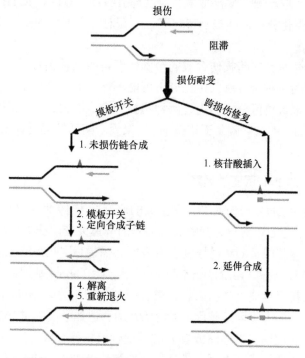

图 6-12　两种损伤耐受机制的模型（Wang，2018）

在损伤位点处，模板转换（左边通路）是使用新合成的子链作为模板来进行 DNA 合成，因此以无错性的方式绕过损伤。相比之下，跨损伤合成（右边通路）则在模板处直接复制受损位点，结果是常常在损伤的对侧产生突变（图中用方形表示）

（四）DNA 碱基损伤引起的突变

1. 易错性跨损伤合成是碱基损伤诱导突变的主要机制

跨损伤合成是在 DNA 合成期间直接复制模板的受损位点的细胞过程。它包括损伤对侧核苷酸的插入和从损伤对侧开始的延长合成过程（图 6-12）。执行插入过程、延长过程或者执行两个过程的 DNA 聚合酶称为跨损伤聚合酶或者旁路聚合酶。**损伤旁路（lesion bypass）**这个术语有时可与跨损伤合成交换使用。根据 DNA 损伤对侧核苷酸插入的精确性，跨损伤合成被进一步分成两类：**无错性（error-free）**和**易错性（error-prone）**。无错性跨损伤合成在损伤对侧主要是插入正确的核苷酸。因而，它是一种避免突变的机制，即抑制 DNA 损伤诱导的突变生成。易错性跨损伤合成常常在损伤对侧插入一个错误的核苷酸。因而，它是一种产生突变的机制，即促进 DNA 损伤诱导的突变生成。易错性跨损伤合成构成细胞内碱基损伤诱导突变的主要机制。

对于一种给定的损伤，旁路聚合酶介导的无错性或易错性跨损伤合成常由体外跨损伤合成试验所决定（图 6-12）。该种试验由旁路聚合酶介导，该酶包含了位点特异性损伤的寡核苷酸模板。在其 5′端用 ^{32}P 标记的 DNA 引物在安排实验反应之前被退火成受损模板。在聚合酶反应之后，通过 20%的变性聚丙烯酰胺凝胶电泳来分离产物。DNA产物片段通过凝胶的放射自显影而被观察到。如此的分析决定 DNA 聚合酶是否能够进行跨损伤合成以从一种特定的损伤处绕过。为了进一步确定是什么样的核苷酸被插入损伤对侧，在每次只存在一种三磷酸脱氧核苷（即 dATP、dGTP、dCTP 和 dTTP）的条件下进行试验。这些生化分析能够揭示特定聚合酶在对特定损伤的反应中的跨损伤合成的特性。

无错性和易错性是针对跨损伤合成的精确性而言的一种相对描述。有时根据对一种特定损伤作出反应的一种聚合酶的生化分析可能不能明显地区分出无错性和易错性。可以通过遗传学分析来最终区分细胞内这两种跨损伤合成的模式。如果聚合酶活性抑制了损伤诱导的突变生成，那么它就是无错性的。如果聚合酶活性促进损伤诱导的突变生成，那么它就是易错性的。

2. 真核生物中的 Polζ诱变性通路

关于真核生物中 DNA 损伤诱导突变生成的研究始于 19 世纪 70 年代初对酿酒酵母的遗传学分析。几个在 UV 诱导突变中具有缺陷的酵母突变菌株被分离出来。也就是说，与之相对应的野生型基因是 UV 诱导突变生成所必需的。这些在遗传上被鉴定出来的基因包括 *rad6*、*rad18*、*rev1*、*rev3*、*rev6* 和 *rev7* 等。除了 *rev6* 基因，其他酵母突变生成基因及其人类同源基因也被克隆出来。人类有两种密切相关的 **rad6** 同源基因，分别命名为 **HHR6A**（*rad6* 的人类同源基因）和 **HHR6B**。遗传学实验进一步表明，这些基因通常在一种被称为 Polζ诱变性通路或者 Polζ诱变性跨损伤合成通路中发挥作用。最近，又有两种蛋白被发现参与了 Polζ诱变性通路，即酵母 Polδ的 Pol32 亚单位（一种复制性聚合酶）和增殖细胞核抗原（proliferating cell nuclear antigen，PCNA）持续性滑动夹。这样看来，Polζ通路是真核细胞内跨损伤合成和碱基损伤诱导突变生成的主要机制。

（1）Rad6-Rad18 复合体是一种泛素连接酶复合体

Rad6 是一种泛素缀合酶，与 Rad18 形成一个稳定的复合体。Rad18 是一种包含了典型泛素连接酶序列基序的环指蛋白。Rad6-Rad18 复合体能够催化 PCNA 泛素化。因而，该种复合体预计是一种泛素连接酶复合体。Rad6-Rad18 介导下的 PCNA 泛素化在Polζ诱变性通路的早期步骤中发挥作用，对突变生成而言是一个重要的控制。

泛素（ubiquitin）是一种在进化上保守并且普遍存在的含有 76 个氨基酸的蛋白质。对于蛋白质泛素化来说，泛素首先由 E1 酶通过 ATP 介导的腺苷酰作用转移到该酶的硫醇基上而被激活。接着，泛素被转移到 E2 酶的半胱氨酸的硫醇基上。最后，靶蛋白被识别并与 E3 酶联系起来，以使泛素从 E2 酶转移到靶蛋白上，从而完成单泛素化过程。多泛素化可以通过在泛素的 Lys48 或 Lys63 上联系多个泛素单位而完成。多泛素化蛋白通常被靶向蛋白酶体（一种大的含有多个亚单位蛋白酶的复合体）降解。然而，Rad6-Rad18 介导下的 PCNA 单泛素化导致功能性修饰而不是蛋白质降解。

（2）REV3-REV7 复合体构成跨损伤聚合酶 Polζ

REV3-REV7 蛋白复合体构成 Polζ，其中 REV3 是催化性亚单位，REV7 是非催化性亚单位。REV3 蛋白属于 B 族 DNA 聚合酶。该家族也包括复制性聚合酶α、δ和ε。然而，与复制性聚合酶不一样，*REV3* 基因并不是酵母细胞生长所必需的。因而，REV3 是一种用于跨损伤合成的专用聚合酶。

纯化的酵母 Polζ能够在 TT(6,4)光产物、AAF-dG 和(+)或(−)-*trans*-anti-BPDE-N^2-dG 加合物等几种 DNA 损伤对侧执行有限的核苷酸插入。此外，Polζ也能够用不同的效率从许多种损伤[其中包括 AP 位点、*cis*-syn TT 二聚体、(6,4)光产物、AAF-dG 和(+)或(−)-*trans*-anti-BPDE-N^2-dG 加合物和来自丙烯醛的 dG 加合物]的对侧催化延长合成。因此，有人认为 Polζ既可以作为一种插入聚合酶又可以作为一种延长聚合酶而发挥作用。目前看来 Polζ 的延长活性是多功能的。因而，人们认为 Polζ在真核生物的跨损伤合成期间是一种主要的延长聚合酶。

REV3（353kDa）是人类细胞中最大的蛋白质之一，这使得其难以产生重组蛋白用于体外生物化学研究。除 C 端结构域外，人类 REV3 蛋白还包括了大的 N 端区，N 端区占了该蛋白质的 3/4，其很有可能与跨损伤合成期间 Polζ在 DNA 损伤位点招募时蛋白质-蛋白质相互作用有关。*REV3* 基因敲除在小鼠中具有胚胎致死性。这种死亡的胚胎表现出双链断裂的增加和大量的细胞凋亡。据推测，在缺乏 Polζ 的条件下，DNA 双链断裂积聚于未被复制的 DNA 损伤位点上，从而导致能够引起致死性的过度的细胞凋亡。而且，REV3$^{-/-}$细胞系不能从 Polζ 基因敲除小鼠的早期胚胎中建立起来，除非 *p53* 基因被另外灭活，表明 Polζ 是细胞长期生存所必需的。这就与酵母及鸡细胞形成对比，在这两种生物中，*REV3* 基因的缺失与正常生长条件下的细胞生存并不矛盾。

在体外实验中，在 TT 二聚体 3′ T 的对侧，Polζ 不能插入一个核苷酸，尽管 Polζ 对于该种二聚体 5′ T 的对侧的跨损伤合成来说是有活性的。因此，需要其他跨损伤聚合酶来绕过 TT 二聚体和其他损伤（Polζ 对于这些损伤是不具有活性的）的 3′ T。在跨损伤合成期间，聚合酶的活性位点必须能够容纳受损的模板碱基。因为有许多种类型的损伤在化学组成及结构上有明显的不同，所以需要多种跨损伤聚合酶用于 DNA 受损位点的复制，并且每种聚合酶拥有不同的损伤特异性。Y 族 DNA 聚合酶就是一种跨损伤聚合酶。

3. Y 族 DNA 聚合酶

酵母 *REV1* 基因克隆于 1989 年，人们注意到 Rev1 蛋白与 *E. coli* 的 UmuC 蛋白具有某些序列同源性。1996 年，Chirstopher Lawrence 及其同事发现酵母 Rev1 蛋白在模板 G 和 AP 位点对侧是一种 DNA 模板依赖性的脱氧胞嘧啶甲基转移酶[deoxycytidyl（dCMP）transferase]。此后不久，酵母 *RAD30* 基因作为 *E. coli* 的 *dinB* 和 *umuC* 同源基因而被克隆出来。对酵母 *rad30* 基因的人类同源基因的寻找导致了三个基因的克隆：*RAD30*、*RAD30B* 和 *DINB1*。由于 Rad30 蛋白与 Rev1 有序列同源性，有人怀疑二者可能拥有相同的 dCMP 转移酶。1999 年，试图检验该种预测的实验揭示 Rad30 蛋白事实上是一种新的 DNA 聚合酶，被命名为 Polη。它能够进行无错性跨损伤合成而从 UV 所致 DNA

损伤即模板 *cis*-syn 型 TT 二聚体上绕过。大约在同一时候，Fumio Hanaoka 及其同事独立发现人类着色性干皮病变种（xeroderma pigmentosum variant，XPV）蛋白是一种能够进行无错性跨损伤合成而从模板 *cis*-syn 型 TT 二聚体绕过的 DNA 聚合酶。XPV 蛋白是由人类 *RAD30* 基因编码的，于 1999 年很快就得到了确定。该种蛋白质的 *E. coli* 同源物即 DinB 和 UmuC（与 UmuD′2 复合在一起）分别于 1999 年被确定为 DNA 聚合酶Ⅳ和聚合酶Ⅴ。随后，有研究证明，人类 *DINB1* 和 *RAD30B* 基因分别编码 Polκ和 Polι。到那时为止，UmuC 超家族被确定为一个新 DNA 聚合酶家族，随后被重命名为 Y 族 DNA 聚合酶。Polη、Polι和 Polκ的新基因名也被重新确定为 *POLH*、*POLI* 和 *POLK*。人类 Y 族 DNA 聚合酶成员包括 REV1、Polη、Polι和 Polκ（Basu，2018）。

（1）REV1 酶

在纯化的酵母和人类酶上所进行的大量生物化学研究揭示了 REV1 蛋白的特性。REV1 在核苷酸插入及其延长方面和 DNA 子代的合成运行就像经典的 DNA 聚合酶一样在模板 G 对侧运行。在诸如 AP 位点、尿嘧啶、8-氧鸟嘌呤、1-N^6-乙烯基腺嘌呤、(+)-*trans*-anti-BPDE-N^2-dG 和(−)-*trans*-anti-BPDE-N^2-dG 之类的模板损伤对侧，REV1 蛋白是一种 dCMP 转移酶，能够有效地插入一个 C。即使是在模板 A、T 和 C 对侧，REV1 也能够插入一个 C，但与模板 G 相比其效率有所减小。因而，REV1 识别未受损的模板 A、C 和 T 及几个受损伤的碱基，并在每个损伤对侧毫不例外地优先插入一个 C。如此的模板依赖性 dCMP 转移酶活性是极不寻常的。控制正常 DNA 合成的聚合酶活性位点上的氢键和几何拟合规则并不适用于 REV1 的 dCMP 转移酶活性。目前，C 插入的分子机制已通过酵母 Rev1 催化结构域的晶体结构而被揭露出来。Rev1 使用该种蛋白的 Arg324 而不是 DNA 模板 G 作为模板，目的是在催化期间选择 dCTP 作为引入的碱基。

（2）DNA 聚合酶η

DNA 聚合酶η（Polη）的特点是能够有效地进行无错性跨损伤合成以从 UV 诱导的 TT 二聚体上绕过。Polη在真核生物对 UV 辐射的反应中起着关键作用。缺乏 Polη的酵母细胞对 UV 辐射显示出敏感性增高。在人类中，Polη基因的缺陷会导致遗传性疾病变种型着色性干皮病。因而，Polη也可被分别称为 XPV、RAD30 和 POLH。XPV 患者对阳光具有高度敏感性，并且具有患皮肤癌的倾向。XPV 患者在核苷酸切除修复功能方面是正常的，但是在 UV 辐射之后的无错性跨损伤合成方面则是有缺陷的。在体外实验中，纯化的 Polη能够以无错性的方式优先在损伤对侧插入正确的 AA 而有效地绕过 TT 二聚体。在 XPV 细胞中，通常由 DNA 聚合酶 Polη进行正确复制，但是在 XPV 细胞中，UV 诱导的损伤被其他跨病变聚合酶绕过，效率较低且容易出错。因而，这些变种细胞对 UV 更为敏感且更具有高突变性。

XPV 的分子缺陷明显不同于其他着色性干皮病患者（如 XPA、XPB、XPC、XPD、XPE、XPVF 和 XPG），而这些着色性干皮病患者在核苷酸切除修复方面是有缺陷的，这些疾病的临床表现很相似。Polη或者核苷酸切除修复的缺陷会导致一个共同的问题：复制期间 TT 二聚体及其他 CPD 对其他旁路聚合酶介导的跨损伤合成的基因组超负荷。

可以预测到这样的结果：阳光中的 UV 成分所引起的细胞毒性及突变生成水平的升高，构成了着色性干皮病的细胞学基础。

除了 TT 二聚体以外，Polη也能够在各种化学物诱导的 DNA 损伤对侧以无错性或易错性进行跨损伤合成。Polη介导的其他无错性跨损伤合成包括 AAF 加合物和胸腺嘧啶乙二醇之类的损伤。Polη 介导的易错性跨损伤合成包括 AP 位点(±)-*trans*-anti-苯并(α)芘-N^2-dG 加合物和 p-苯醌 DNA 加合物之类的损伤。Polη 在体外能够有效地复制 DNA 上的 8-氧鸟嘌呤。酵母 Polη 主要是在损伤对侧插入正确的 C，而人类 Polη 则对 C 插入仅有轻微的偏爱。因而，人类细胞中 Polη 对 8-氧鸟嘌呤的反应是无错性还是易错性，还有待于借助体内的遗传学实验来加以确定。

（3）DNA 聚合酶κ

DNA 聚合酶κ（Polκ）的特点就是能够有效地进行无错性跨损伤而绕过 Zhigang Wang 及其同事所发现的(–)-*trans*-anti-BPDE-N^2-dG 加合物的损伤。Polκ也可以通过在损伤对侧插入正确的 C 而绕过(+)-*trans*-anti-BPDE-N^2-dG 加合物的损伤。这些化合物形成于母体化合物苯并(α)芘所作用的细胞内。在体外实验中也观察到 Polκ在几个其他损伤对侧介导跨损伤 DNA 合成。Polκ介导的其他无错性跨损伤合成包括诸如 8-氧鸟嘌呤和胸腺嘧啶乙二醇之类的损伤。Polκ介导的易错性跨损伤合成包括 AP 位点（在损伤对侧倾向于插入 A）和 AAF-dG 加合物（通常错误插入 T）之类的损伤。与 *E. coli* 中的 DNA 聚合酶Ⅳ（与 Polκ最具有同源性）不一样，Polκ在复制未受损 DNA 时的主要错误是碱基替换而不是缺失。

（4）DNA 聚合酶ι

研究发现，DNA 聚合酶ι（Polι）的特点就是它违反了在模板 T 对侧的 Watson-Crick 碱基配对原则。该种酶在模板 T 对侧以比 A 要高 3—10 倍的比率来插入 G。由于模板 T 和 C 对侧的低催化效率，人类 Polι只能够合成很短的 DNA 补片。这些突出的生物化学特征的功能性意义目前仍不完全清楚。Polι能够在体外进行无错性和易错性的跨损伤合成。在 8-氧鸟嘌呤的反应中，人类 Polι在损伤对侧主要插入 C。人类 Polι能够在 AAF 加合的鸟嘌呤对侧插入正确的 C。然而，该种损伤阻碍了进一步的 DNA 合成。人类 Polι在模板 AP 位点对侧比在模板 T 对侧插入一个核苷酸要更为有效，其插入效率为 G＞T＞A＞C。在 AP 位点对侧插入一个核苷酸之后，进一步的 DNA 合成即被终止。

令人吃惊的是，人类 Polι在模板 TT(6,4)光产物 3′ T 对侧更倾向于插入 A，与之相反的是，在未受损模板 T 对侧更倾向于插入 G。然而，TT(6,4)光产物 5′ T 对侧核苷酸插入则主要受到该种损伤的阻碍。在模板 TT 二聚体对侧，人类 Polι具有很有限的活性，在损伤 3′ T 对侧优先插入一个 T。该种活性虽然很无效，但是可能有助于缺乏了 Polη 的 XPV 细胞内 TT 二聚体所诱导的突变生成。

（5）Y 族 DNA 聚合酶的共同生物化学特性

Y 族 DNA 聚合酶具有以下几个生物化学特性：①缺乏 3′→5′校读核酸外切酶活性；

②以一种或多或少分配性的方式合成 DNA；③均能进行无错性和易错性的跨损伤合成，这取决于损伤类型；④以极低的保真度从未受损伤模板上合成 DNA。这些特征很好地适应跨损伤合成聚合酶的任务。校读活性将会使跨损伤合成产生严重的问题。因为 DNA 损伤常会改变 DNA 碱基的编码特性，所以不正确的核苷酸常常被插入损伤的对侧。校读活性会导致核苷酸插入和除去、接着又是插入和除去诸如此类的无效循环。因为 Y 族 DNA 聚合酶是以非常低的保真度复制未受损 DNA 的，所以如果这些跨损伤聚合酶在跨损伤合成之后仍继续停留在模板上很长时间，这对基因组而言将是灾难性的。因而，这些聚合酶是分配性的，因为它们在合成一个或者几个核苷酸之后就是从模板上脱落，从而降低了损伤位点附近未受损的 DNA 区的错误发生的可能性。

　　Y 族 DNA 聚合酶的低保真性很可能反映了它们在跨损伤合成中的生物学功能的必然后果。最初有学者推测 Y 族 DNA 聚合酶包含了一个松散且灵活的活性位点以致受损的模板碱基能够被跨损伤合成所接纳。这个观点后来通过酵母 Polη 和 Dpo4（Polκ 在硫磺矿硫化叶菌中的一种同源物）晶体结构分析而被证明是正确的。因此，在复制未受损 DNA 时，Y 族 DNA 聚合酶的活性位点会失去严格的以高度精确的 Watson-Crick 碱基配对为特征的几何学限制，从而导致极低保真度的 DNA 合成。这样的失真性达到一个极端的程度，即在 Polι 复制未受损模板 T 时，G 而不是正确的 A 在该酶催化下被优先插入。

4. 跨损伤合成的机制性模型

　　目前看来，存在多种跨损伤合成的机制，因为有多种旁路聚合酶的参与。在最简单的情况下，一种聚合酶在损伤对侧插入一个核苷酸，然后同样的聚合酶从该损伤对侧开始延长。这就构成了一种聚合酶两步骤的机制（图 6-13）。该种模型跨损伤合成的例子包括 Polη 介导下 TT 二聚体的旁路和 Polκ 介导下 (–)-*trans*-anti-苯并(α)芘-N^2-dG 旁路。在一个更为复杂的方案中，一种聚合酶介导损伤对侧的核苷酸插入之后，另外一种聚合酶催化随后的延长合成过程。这就构成了两种聚合酶两步骤的机制（图 6-13）。Polζ 被认为是跨损伤合成期间以两个聚合酶两个步骤机制发挥作用的主要延长聚合酶。此外，Polκ 和 Polη 也可能催化某些选择性损伤旁路的延长合成过程。

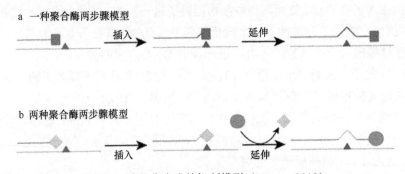

图 6-13　跨损伤合成的机制模型（Wang，2018）

a. 一种聚合酶两步骤模型。即核苷酸的插入步骤和延长步骤是受同一种跨损伤合成聚合酶催化的。b. 两种聚合酶两步骤模型。在插入步骤中，由一种聚合酶在损伤对侧介导核苷酸的插入；随后，另外一种不同的聚合酶取代插入聚合酶，并接着催化从损伤起的延长合成。图中 DNA 损伤用模板上的一个三角形表示

细胞选择一种聚合酶两步骤还是选择两种聚合酶两步骤很可能取决于损伤的特定类型。很显然，单一聚合酶介导下有效的损伤旁路，如 Polη 介导的 TT 二聚体是一种例外情况。因而，很多类型损伤的跨损伤合成很可能牵涉两种聚合酶两步骤的机制。也有可能有些损伤是由该两种跨损伤合成机制所绕过的，一小部分旁路涉及单一的聚合酶而剩余的旁路则要求两种不同聚合酶联合在一起。因此，体内跨损伤合成常涉及多个聚合酶的参与。这样一种跨损伤合成的多聚合酶模型在酵母中已被观察到。

5. 跨损伤合成的控制与突变形成

在 *E. coli* 中，DNA 损伤诱导的突变形成受到 SOS 调节系统的严格控制。然而，真核生物并不包含一个相似的 SOS 反应系统。真核生物中跨损伤合成和碱基损伤诱导的突变形成是在两种水平上受到控制的。首先，旁路聚合酶在细胞内被控制到一个低的浓度水平。其次，跨损伤合成对 DNA 损伤耐受的贡献程度在细胞内受到控制。

由于 Y 族 DNA 聚合酶的低保真性，为了维持基因组的稳定性它们就必须被拒绝于正常的 DNA 复制之外。可以想象的是，这些专门的聚合酶易于通过一种招募机制而接近受损位点。此外，这些聚合酶可能受到转录和转录后的调控。酵母内 Polη 的表达的确可通过 UV 辐射而被诱导。Polη 在其 C 端区也包含了一个核定位序列，该区缺失并不影响其聚合酶活性，但是会导致 Polη 在对 UV 辐射的反应中出现生物学上的失活。因而，蛋白质在 C 端上的截短可能代表着一种重要的控制机制。

跨损伤合成常具有诱变性，从而导致基因组不稳定；而模板转换是无错性的，从而在碱基损伤存在的情况下促进基因组的稳定性。因而，模板转换抑制了碱基损伤的致癌性效应。细胞在对复制期间未修复的碱基损伤的反应中动用哪一种损伤耐受通路对基因组的稳定性及致癌作用会产生一个深刻的影响。关于细胞是如何控制模板转换和跨损伤合成这两种平行通路的仍值得深入探究。

6. 碱基损伤诱导突变生成的特异性

由于 Y 族 DNA 聚合酶的发现，通过使用体外生物化学实验使跨损伤合成得到了广泛的研究。生物化学方法是一种极有效的工具，并产生了详细的分子信息和跨损伤合成模型。然而，生物化学方法并不能在体内条件下得到精确的复制。因而，生物化学结果需要得到体内遗传学的验证。通过结合生物化学方法和遗传学方法，可以获得更具有见地的关于跨损伤合成的信息。本部分列举了几个例子以说明 DNA 损伤诱导突变生成的特异性及其潜在机制。

（1）AP 位点

AP 位点是自发性 DNA 损伤的一种主要类型，它们也能被许多环境因素所诱导。AP 位点是非编码性的。所以，任何一种聚合酶介导下 AP 位点的跨损伤合成都是易错性的。AP 位点具有高度诱变性。在 *E. coli* 中，AP 位点的跨损伤合成导致损伤对侧 A 的优先插入。如此偏向性的 A 插入并不出现于哺乳动物中。AP 位点对侧所有 4 种碱基的插入在哺乳动物细胞中已被检测出来。

在酵母细胞内，C 优先插入 AP 位点的对侧，这取决于 Rev1 和 Polζ的功能。在体外实验中，Rev1 的 dCMP 转移酶能够在 AP 位点上插入一个 C，但它不能催化从损伤对侧起的延长反应。然而，在体外实验中，Rev1 和 Polζ的联合会导致 AP 位点的旁路修复。因而，Rev1 和 Polζ这种两种聚合酶两步骤的作用构成了酵母细胞内 AP 位点的跨损伤合成的主要机制。人类 REV1 也能够有效地在 AP 位点上插入一个 C，针对 AP 位点而进行跨损伤合成的一种相似的 REV1-Polζ机制很可能也在人类中运行。然而与酵母相比，人类细胞另外含有 Y 族 DNA 聚合酶 Polι和 Polκ。在体外实验中，人类 Polι在 AP 位点上能够插入一个 G，而插入 T 的效率则更低，并未观察到延长合成。人类 Polκ在体外能够在 AP 位点对侧优先插入一个 A。如果下一个模板碱基是 T，那么有效的延长性合成能够在 Polκ 催化下通过一个－1 缺失机制而完成。人类细胞中 REV1、Polι和 Polκ 很有可能参与了 AP 位点跨损伤合成期间的核苷酸插入，从而导致损伤对侧 C、G、A 和 T 的插入。

（2）UV 辐射产物

UV 辐射所致的主要 DNA 损伤是**环丁烷嘧啶二聚体（cyclobutane pyrimidine dimer，CPD）**和(6,4)光产物。因为(6,4)光产物形成得较少，并且更为重要的是它们的修复效率比 CPD 更高，所以 UV 辐射的突变主要来自 CPD。碱基替换占主导地位。主要的突变是 C→T 的转换。在正常细胞中，包含了 C 的 CPD 是具有高度诱变性的，而 TT 二聚体则由于 Polη介导的无错性跨损伤合成而只具有轻微的诱变性。在缺乏了 Polη 的 XPV 细胞内，TT 二聚体上的突变生成有明显增加，但在包含了 C 的 CPD 上的突变仍占大多数。

在 UV 所致的 DNA 损伤中，*cis*-syn 型 TT 二聚体和 TT(6,4)光产物是相当稳定的，并且已得到了广泛的研究结果。TT 二聚体可以在 Polη的催化下通过在损伤对侧插入 AA 而被有效地绕过。该二聚体的 3′ T 即第一个 T 遇到聚合酶，就会在体外完全阻碍人类 Polκ和酵母 Polζ活性。相比之下，Polζ能够在二聚体的 5′ T 对侧有效地插入正确的 A 并随后延伸损伤以外的合成。Polκ能够从 TT 二聚体的 3′ T 对侧上的 G 开始进行延长性合成。在模板 TT 二聚体对侧，人类 Polι的活性非常有限，优先插入一个 T，而在损伤的 3′ T 对侧插入 G 的效率则较低。虽然这种活性的效率低，但是它可以在缺乏 Polη的情况下如在 XPV 细胞内对 TT 二聚体诱导的突变生成过程起重要作用。然而，在 Polι催化下从二聚体的 3′ T 对侧起所进行的延长性合成是无关紧要的或无意义的。因而，Polι催化的插入步骤之后的延长性合成可能涉及 Polζ和 Polκ。与 Polκ在 TT 二聚体的延长性合成中的作用一致，Polκ基因敲除的小鼠细胞对 UV 辐射有轻微的敏感性。Polη是 TT 二聚体及其他可能的 CPD 旁路的主要跨损伤聚合酶，这可以对 XPV 细胞在对 UV 辐射作出反应中的严重表型作出解释。

与 TT 二聚体相比，TT(6,4)光产物不能在体外由 Polη单独绕过。相反，Polη能够于终止 DNA 合成之前在 TT(6,4)光产物的 3′ T 对侧插入一个 G。跨损伤合成由此产生的中间体是 Polζ介导延长性合成的底物。因而，这两种聚合酶之间的协调能够在跨损伤合成两种聚合酶两步骤机制介导下完成 TT(6,4)光产物的旁路过程。这种现象的确发生于酵母细胞内，并且是 TT(6,4)光产物 3′ T 对侧的 G 错误插入的主要机制，从而导致 T→C 的转换突变。Polζ 在 TT(6,4)光产物对侧也拥有有限的核苷酸插入活性，常常是在 3′ T 对侧错误地插入一个 T，但主要是在损伤的 5′ T 对侧插入正确的 A。因而，在缺乏 Polη 的酵母细胞内，在假定的 TT(6,4)光产物上的突变谱由于损伤的 3′ T 对侧的 T 的插入而从 T→C 突变改变为主要的 T→A 突变。在哺乳动物细胞内，TT(6,4)光产物也主要引起 T→C 的转换突变，这是损伤的 3′ T 对侧 G 错误插入的结果。考虑到酵母的研究结果，Polη 在 TT(6,4)光产物引起 T→C 突变中的主要作用预期出现于哺乳动物中。在对 TT 二聚体和 TT(6,4)光产物的反应中，REV1 在催化性方面是失活的。然而，正如遗传学实验所揭示的那样，REV1 是 UV 诱导突变所必需的。因而，REV1 很可能在 UV 损伤的跨损伤合成及致突变过程中起到一个非催化性的作用。

关于 UV 所诱导的突变形成，Polη 起着相反的作用：在对 TT 二聚体的反应中抑制突变形成，而在对 TT(6,4)光产物的反应中则促进突变形成。那么，为什么缺乏了 Polη 的 XPV 细胞对 UV 辐射具有超突变性？有两个关键因素可能导致这种现象。首先，TT(6,4)光产物的产量明显低于 TT 二聚体。其次，也可能是重要的，TT(6,4)光产物可能通过核苷酸切除修复而很快地被除去。相反，TT 二聚体则难被修复，尤其是在一个活性基因的非转录链上和基因组的转录性沉默区。因而，TT 二聚体而不是 TT(6,4)光产物是细胞暴露于阳光之后复制期间更为普遍存在的 UV 所致 DNA 损伤。所以，Polη 介导的无错性跨损伤合成在对 UV 辐射作出反应的过程中支配着它的生物学功能。在低等真核生物中，CPD 能够被光解酶选择性修复。不幸的是，该种酶在进化到哺乳动物的过程中被丢失了。这个事实进一步强调了我们的观点：Polη 在防护 UV 辐射的细胞毒性及诱变性效应中起决定性作用。如果没有这种单一的跨损伤聚合酶，生命暴露于阳光下将会变得非常危险。

（3）BPDE-N^2-dG 加合物

BPDE-N^2-dG 加合物是来自苯并(α)芘的主要 DNA 损伤。这些损伤所引起的主要突变是 G→T 的颠换突变。人类 Polκ 能够有效地进行无错性的跨损伤合成而从 (−)-*trans*-anti-BPDE-N^2-dG 加合物上绕过，而在体外从(+)-*trans*-anti-BPDE-N^2-dG 加合物上绕过的效率则更低。有些序列背景明显影响 Polκ 所催化的从(+)-*trans*-anti-BPDE-N^2-dG 加合物绕过的效率。与或多或少地独立于序列背景的 DNA 修复不同，跨损伤合成和突变生成常常明显受到序列背景的影响。因此，序列背景可能对细胞内的**突变热点**（**mutation hot spot**）起着重要的作用。根据这种生物化学结果可以预测 Polκ 可能在抑制 BPDE 诱导突变中发挥作用。这种预测在 Polκ 基因敲除的小鼠细胞内被证明是正确的。纯化的人 REV1 主要是在(±)-*trans*-anti-BPDE-N^2-dG 加合物对侧插入正确的 C。延长性合成不能由 REV1 来完成，但是能够在体外得到 Polκ 的有效催化。因而，在细胞内多种跨损伤聚合酶介导的 BPDE-dG 旁路期间，Polκ 可能作为一种延长性聚合酶而具有另外的功能。

Polη 在体外通过优先插入 A 于损伤对侧而完成(+)和(−)-*trans*-anti-BPDE-N^2-dG 加合物对侧易错性跨损伤合成。这种酶在对前面所述的同分异构性损伤作出反应的过程中更具活性。在酵母细胞内，Polη、Polζ和Rev1 均是 G→T 颠换突变所必需的聚合酶。其可能的机制是，Polη介导损伤对侧 A 的插入，之后由 Polζ介导延长性合成，而 Rev1 则很可能在 BPDE 损伤之类的诱变性旁路中起着非催化性作用。

（4）AAF-dG 加合物

基于正向突变实验，细胞内由 AAF-DNA 加合物引起的主要突变是移码突变。在酵母内，Polζ的突变生成通路在 AAF-dG 加合物的易错性跨损伤合成中起主要作用。与体内实验结果相同，酵母 Polζ在体外能够进行有限的跨损伤合成而从 AAF-dG 加合物绕过，并在 AAF-dG 加合物对侧错误插入一个 G。此外，Polζ也能从 AAF-dG 加合物对侧开始进行延长性合成。在对模板 AAF-dG 加合物的反应中，REV1 基本不具有 dCMP 转移酶活性。人类 Polκ能够在体外进行易错性跨损伤合成，从而在 AAF-dG 加合物对侧以相似的频率插入 T 或 C 以及以更低的频率插入 A。

AAF-dG 加合物对侧有效的无错性核苷酸插入在体外能够由 Polη催化。与酵母的 Polη相比，人类 Polη在随后的延长性合成中更为有效。如果 Polη的无错性跨损伤合成活性在细胞对 AAF-dG 加合物的反应中被利用，那么该酶就会发挥作用以抑制 AAF 诱导的突变形成。一项关于酵母细胞的研究报道了 Polη的无错性旁路作用和移码突变作用。因此，在模板 AAF-dG 加合物对侧，人类 Polη能够在体外优先插入一个 C。然而并没有观察到随后的延长性合成。

（5）顺铂

顺铂[*cis*-diamminedichloroplatinum（Ⅱ），cisplatin]在临床上被用作一个化疗药物以治疗人类的各种癌症。人们认为，顺铂之所以有抗癌活性，是因为顺铂-DNA 加合物可以诱发细胞毒性。毫无疑问，顺铂本身是一种诱变剂和致癌物。G→T 和 A→T 的颠换突变是顺铂诱发的主要突变。

目前关于真核生物细胞内顺铂诱导突变形成的机制仍知之甚少。在体外实验中，人类 Polη能够有效地进行跨损伤合成而从模板顺铂-GG 链内交联绕过，从而在受损的 3′G 对侧主要插入一个正确的 C。不同研究表明，在受损的 5′G 对侧，分别插入 C 和 A，这可能反映了在对顺铂损伤的 5′G 的受损反应中，Polη所介导的核苷酸选择受明显的序列背景影响。在某些序列背景方面，在人类 Polη介导顺铂-GG 链内交联的体外跨损伤合成过程中也观察到缺失突变。

（6）丙烯醛加合物

丙烯醛（acrolein，AC）与 DNA 发生加合，能够生成多种 AC-DNA 加合物，其中 AC-dG 加合物是最主要的加合物，还包括 α-OH-PdG 和 γ-OH-PdG，主要加合物 γ-OH-PdG 可造成 DNA 的链间交联和 DNA 与蛋白质的加合，而次要加合物 α-OH-PdG 能抑制 DNA 复制时 DNA 聚合酶的作用，往往会导致碱基替换。AC 诱导的 DNA 加合物优先与鸟嘌呤核苷酸的高频率出现的区域和专门的 5′-CTXG-3′区域发生胞嘧啶的甲基化，常见的主要由 AC 引起的突变为 G→C 的颠换和 GC→TA 的转换。AC 也可以与其他碱基发生加合，生成其他类型的 DNA 加合物，包括 AC 与 dA、dC 和 dT 的加合物（Voulgaridou et al.，2011；Tang et al.，2011）。此外，AC 可降低 *XPA*、*XPC*、*hOGG1*、*PMS2* 和 *MLH1* 等 DNA 修复基因在蛋白质水平的表达，并会导致修复蛋白降解，从而影响受损 DNA 的修复（Wang et al.，2012）。

7. 体细胞高频突变

除了在 DNA 损伤及产生基因组变异的情况下促进细胞生存以外，**体细胞高频突变（somatic hypermutation）**是高等真核生物中跨损伤合成和突变形成的另外一个重要生物学功能。从本质上讲，无限的抗体多样性是由一套有限的免疫球蛋白基因通过两个步骤的发展过程而建立起来的。免疫球蛋白基因多样性的第一个水平就是由 V（D）J 重组来完成的。V、J 和 D 的基因片段随机结合在一起以形成一个功能性的 V（D）J 序列以编码结合抗原的 V 区。双链断裂通过**重组活化基因（recombination activation gene，RAG）**编码的 RAG1 和 RAG2 复合体而被引入特异性位点上，并由易错性 NHEJ 修复。免疫球蛋白基因多样性的第二个水平是由 V 区内的体细胞高频突变来完成的。体细胞高频突变通常发生于 V 区内的三个**互补决定区（complementarity-determining region，CDR）**上。接触抗原的氨基酸残基在互补决定区内聚集在一起（图 6-14）。

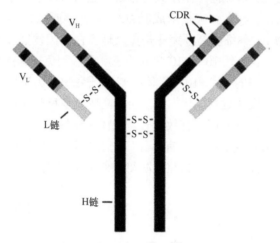

图 6-14　免疫球蛋白 IgG 的示意图（Wang，2018）

该复合体包含两条重链（heavy chain，H）和两条轻链（light chain，L）。对抗体多样性具有明显作用的体细胞高频突变发生于重链和轻链的可变区（V），尤其是互补决定区

体细胞高频突变发生于次级淋巴组织的生发中心内的 B 细胞内。其突变率非常高（每代 10^{-4}—10^{-3}/bp），可以高达自发突变率的 10^6 倍。细胞活力与如此高的突变率不相容。因而，体细胞高频突变必须以某种方式受到更为精确地控制。B 细胞内体细胞高频突变传播至其他区域能够导致 B 细胞淋巴瘤。体细胞高频突变特异性发生于免疫球蛋白的 V 区。它也需要靶序列的转录和 Ig 增强子的存在，但并不需要特殊的启动子。

体细胞高频突变是**活化诱导的胞苷脱氨酶（activation-induced cytidine deaminase，AID）**催化的单链 DNA 内胞嘧啶脱氨基作用所发起的，而 AID 则特异表达于生发中心的 B 细胞内。DNA 的单链区很可能通过转录过程而建立起来。在 DNA 内 C 脱氨基产生 U。DNA 内 U 残基的复制导致 C→T 转换突变。U 残基能够被尿嘧啶-DNA 糖基酶所除去，从而在 DNA 内产生 AP 位点。AP 位点的复制需要跨损伤合成。突变伴随着 AP 位点的跨损伤合成之后产生。因此，Polζ和 REV1 起主要作用，而 Polη和 Polι在体细胞高频突变中起次要作用。此外，AP 位点在化学上是不稳定的，易于进行β消除以产生 DNA 链断裂。AP 核酸内切酶催化的尝试修复也能在 AP 位点上产生 DNA 链断裂。因而，单链 DNA 内紧密聚集的 AP 位点易于产生 DNA 缺口。这些缺口可以由易错性跨损伤聚合酶来填补，从而在缺口填补过程中产生突变。近年来，人们对体细胞高频突变分子机制的理解已有明显的进展。

三、突变形成的生物学意义

突变是生物进化和适应、人类遗传性疾病和癌症发生的基本动因。人类基因组内的大多数突变是中性的，也就是说，是没有功能性的后果。然而，某些突变对个体可能是有害的。例如，突变能够导致遗传性疾病和癌症。然而，在整个物种的背景下，突变是进化和适应所必不可少的。从某种意义上讲，在遗传毒性应激条件下，基因组变得更为柔韧，它更易于通过突变形成而产生永久性改变，这将有助于一个物种在变化的环境中继续生存及随后的增殖。因此，突变形成能力对于一个物种的长期生存是至关重要的。

在高等真核生物中，体细胞高频突变是免疫球蛋白基因发展成不同抗体的一个关键步骤。它主要将点突变以每代 $10^{-4}—10^{-3}$/bp 的速率引入到免疫球蛋白的可变区内，这是其余基因组的自发突变率的 $10^5—10^6$ 倍。体细胞高频突变被认为是生发中心的 B 细胞内精确控制的超速的基因进化过程。从本质上讲，高频突变所产生的强大的基因多样性已被用作一种创造抗体多样性的高度有效方式。抗体多样性在本质上是没有限制的。对于一个仅有 100 个氨基酸长度的肽段而言，其理论上的多样性可能是 20^{100} 种，即约 10^{130} 种。因此，突变形成是高等真核生物免疫防御系统的关键成分。

（胡恭华　何云　庄志雄）

参 考 文 献

Basu AK. 2018. DNA damage, mutagenesis and cancer. Int J Mol Sci, 19(4): E970.

Carmona ER, Creus A, Marcos R. 2010. Genotoxic effects of two nickel-compounds in somatic cells of *Drosophila melanogaster*. Mutation Research-Fundamental and Molecular Mechanisms of Mutagenesis, 718(1-2): 33-37.

Havaki S, Kotsinas A, Chronopoulos E, et al. 2015. The role of oxidative DNA damage in radiation induced bystander effect. Cancer Lett, 356(1): 43-51.

Ji W, Yang L, Yu L, et al. 2008. Epigenetic silencing of O6-methylguanine DNA methyltransferase gene in NiS-transformed cells. Carcinogenesis, 29(6): 1267-1275.

Klammer H, Mladenov E, Li F, Iliakis G. 2015. Bystander effects as manifestation of intercellular communication of DNA damage and of the cellular oxidative status. Cancer Lett, 356(1): 58-71.

Kryston TB, Georgiev AB, Pissis P, et al. 2011. Role of oxidative stress and DNA damage in human carcinogenesis. Mutation Research-Fundamental and Molecular Mechanisms of Mutagenesis, 711(1-2): 193-201.

Loeber R, Michaelson E, Fang Q, et al. 2008. Cross-linking of the DNA repair protein Omicron6-alkylguanine DNA alkyltransferase to DNA in the presence of antitumor nitrogen mustards. Chem Res Toxicol, 21(4): 787-795.

Preston RJ, Ross JA. 2010. DNA-reactive agents. //McQueen CA. Comprehensive Toxicology. Vol 1. 2nd ed. New York: Elsevier Science & Technology: 348-360.

Selvakumar E, Prahalathan C, Varalakshmi P, et al. 2006. Modification of cyclophosphamide -induced clastogenesis and apoptosis in rats by alpha-lipoic acid. Mutat Res, 606(1-2): 85-91.

Tang MS, Wang HT, Hu Y, et al. 2011. Acrolein induced DNA damage, mutagenicity and effect on DNA repair. Mol Nutr Food Res, 55(9): 1291-1300.

Vera-Ramirez L, Sanchez-Rovira P, Ramirez-Tortosa MC, et al. 2011. Free radicals in breast carcinogenesis, breast cancer progression and cancer stem cells. Biological bases to develop oxidative-based therapies. Crit Rev Oncol Hematol, 80(3): 347-368.

Villa M, Cassani C, Gobbini E, et al. 2016. Coupling end resection with the checkpoint response at DNA double-strand breaks. Cell Mol Life Sci, 73(19): 3655-3663.

Voulgaridou GP, Anestopoulos I, Franco R, et al. 2011. DNA damage induced by endogenous aldehydes: current state of knowledge. Mutat Res, 711(1-2): 13-27.

Wang HT, Hu Y, Tong D, et al. 2012. Effect of carcinogenic acrolein on DNA repair and mutagenic susceptibility. J Biol Chem, 287(15): 12379-12386.

Wang Z. 2018. DNA Damage and mutagenesis. //Smart RC, Hodgson E. Molecular and Biochemical Toxicology. 5th ed. Hoboken, New Jersey: John Wiley & Sons, Inc.: 421-482.

Widel M, Krzywon A, Gajda K, et al. 2014. Induction of bystander effects by UVA, UVB, and UVC radiation in human fibroblasts and the implication of reactive oxygen species. Free Radic Biol Med, 68: 278-287.

Yakovlev VA. 2015. Role of nitric oxide in the radiation-induced bystander effect. Redox Biol, 6: 396-400.

Yang H, Asaad N, Held KD. 2005. Medium-mediated intercellular communication is involved in bystander responses of X-ray-irradiated normal human fibroblasts. Oncogene, 24(12): 2096-2103.

第七章　DNA 修复

第一节　概　述

在前面一章中介绍了多种类型的、所有活细胞都可能发生的 DNA 损伤。DNA 损伤可能与以下因素有关：①DNA 本身所固有的化学不稳定性；②细胞中的活性分子；③基因组复制过程中 DNA 聚合酶的高保真性；④暴露于环境中所存在的化学和物理因素。DNA 损伤一般可分为自发性损伤和环境诱导性损伤两类，前者由细胞内部的活性反应引发，后者则由细胞外因子诱发。DNA 损伤可以是对正常 DNA 结构的修饰或改造，可以发生在磷酸二酯骨架、脱氧核糖或碱基上，从而改变 DNA 的正常结构。DNA 损伤也可以是 DNA 信息性能的改变。例如，在 DNA 合成过程中，由 DNA 聚合酶的错误引起的不正确的胸腺嘧啶替代胞嘧啶与鸟嘌呤结合，虽然没有改变 DNA 的正常化学结构（胸腺嘧啶与胞嘧啶都是 DNA 的正常组成部分），但是此时的 DNA 所携带的信息发生了改变。

持续存在的 DNA 损伤对细胞或器官可造成极大伤害，可以引起突变，导致小范围的单核苷酸碱基改变或大范围的染色质重组；可以通过影响 RNA 聚合酶改变基因表达；可以通过干扰 DNA 聚合酶阻碍基因组复制。以上多种改变均是 DNA 损伤引发细胞死亡的原因。此外，DNA 损伤也在癌症发生、衰老及多种人类疾病模式中发挥重要作用。因此，细胞具有一套复杂的 DNA 修复系统来维持 DNA 完整性。在过去的 25 年里，人类在基因和生化水平上发现了多种不同的 DNA 修复通路。多数 DNA 修复通路在多种物种间（如细菌、真菌、人）是通用的，与细菌相比，哺乳动物中参与各种修复途径的蛋白质数量较大，并且相对复杂。

表 7-1 中列出了迄今为止发现的存在于多种生物体中的主要 DNA 修复通路。本章将详细阐述不同通路，以及进化形成的、各种类型 DNA 损伤的多种修复或耐受策略。如前所述，DNA 的许多部分均可能被损伤或修饰，**直接逆向修复（direct reversal repair）** 和 **切除修复（excision repair）** 通路一般均作用于碱基受损的 DNA。直接逆向修复是最简单的 DNA 修复类型，它可以通过单个酶催化反应使受损碱基恢复其原始状态。切除修复通路相对较为复杂，它通过切除游离碱基或核苷酸来修复 DNA 损伤，而不是只恢复 DNA 损伤。切除修复有三种不同类型：**碱基切除修复（base excision repair）**、**核苷酸切除修复（nucleotide excision repair）** 和 **错配修复（mismatch repair）**。一般来说，这三种切除修复的作用机制和生化机制各不相同。不同的损伤底物决定不同的修复方式。碱基切除修复一般去除受损或错误的碱基，这种损伤通常不会显著干扰 DNA 双螺旋结构，因此是"非大块"损伤，而核苷酸切除修复则去除"大块"损伤，这类损伤通常会造成显著的 DNA 双螺旋结构扭曲。**转录偶联核苷酸切除修复**

（transcription-coupled nucleotide excision repair）是一种特殊类型的核苷酸切除修复，它可以移除阻碍转录延长过程中 RNA 聚合酶复合体的损伤。第三种类型的切除修复——错配修复，通常用来移除 DNA 链中不适当或错误的碱基，而不是被修饰的碱基。当 DNA 聚合酶错误地将不正确配对的碱基加入到子链中时，通常发生错配。例如，DNA 聚合酶可以错误地以鸟嘌呤为模板合成胸腺嘧啶，而形成 GT 错配。如果这类错配未被及时修复，最终可以在该位点形成突变。**重组修复**（recombination repair）和**非同源末端连接**（nonhomologous end joining）与直接逆向修复、切除修复途径不同，它们并没有去除损伤并将之恢复到初始状态，而是充当一种耐受机制，此时损伤并未被及时移除，但细胞存活的能力得到了提高。此外，细胞形成了一套复杂的信号转导通路网络，以应对 DNA 损伤，并引起细胞周期不同阶段的阻滞。这些细胞周期关卡可以使细胞有更多的时间去修复 DNA 损伤，并减少 DNA 损伤引起的各种有害效应。

表 7-1　DNA 修复通路

修复通路	作用底物	机制
直接逆向修复	UV 损伤，烷基化损伤	最简单的类型：损伤在一种单一的酶催化的反应中被除去
切除修复		
碱基切除修复	小的非块状损伤	
核苷酸切除修复	大的扭曲双螺旋的损伤	损伤被作为一个自由的碱基或者在一大段核苷酸内被除去
（转录偶联核苷酸切除修复）	阻碍 RNA 聚合酶延长的大损伤	
错配修复	不相称的错配碱基	
重组修复	双链断裂 链间交联 损伤阻止的 DNA 复制复合体	要求序列同源性，DNA 链交换，霍利迪连接体形成及其分解
非同源末端连接	双链断裂	直接的并不需要大的序列同源区或链交换的端对端融合。序列完整性往往没有得到完全的恢复

第二节　碱基损伤的直接逆向修复

直接逆向修复/直接反转修复是一种被多肽催化的单步骤反应，这种修复方式简单而少见，仅用于修复少数几种 DNA 损伤。它可以修复 UV 照射引起的细菌和真菌的 DNA 损伤，但在人或其他哺乳动物的 UV 损伤过程中可能并无相应的修复作用。直接逆向修复也发生在烷化剂引起的细菌、真菌或人特定类型的 DNA 损伤过程中。该种修复方式具有以下特征：只需一个很可能是无误性的反应步骤。相对于其他更为复杂的修复方式，为何这种简单修复在自然界中极为罕见，目前仍不清楚。

一、UV 照射

也许从生命起源开始，所有生物都要处理由 UV 照射引起的损伤效应。UV 可以与 DNA 中的相邻嘧啶反应，产生两种 DNA 损伤，最常见的类型是 **CPD**，其次是**(6,4)光产物**，通常两种形式的比例是 4∶1。大肠杆菌（*E. coli*）中的 CPD 可以经光裂合酶或嘧啶二聚体 DNA 光裂合酶（PD-DNA 光裂合酶）催化的光依赖反应而直接逆向修复，该种过程称为**光复活（photoreactivation）**。光复活是在 20 世纪 40 年代发现的首个 DNA 修复通路。PD-DNA 光裂合酶与受损 DNA 结合，吸收特定波长（300—500nm）的光经一定的光复活反应，打开相邻嘧啶的共价键，使其恢复单体状态（图 7-1）。将细胞暴露于光复活反应波长的光线中可以显著提高其在 UV 照射条件下的存活率，Albert Kelner 就是通过这个现象发现了该种修复方式的。

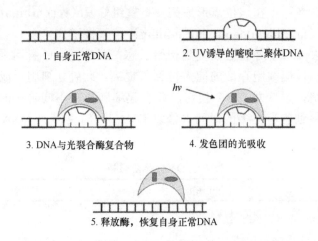

图 7-1 PD-DNA 光裂合酶催化下嘧啶二聚体的直接修复的示意图（Friedberg et al.，2006）
酶结合于存在 DNA 上的嘧啶二聚体上。方形和椭圆形代表存在所有光裂合酶中两个非共价结合的发色团。
发色团利用了阳光的光复活蓝波长的能量，并将它们用于催化嘧啶二聚体的断裂，使之恢复到相邻的单体

光复活在自然界中普遍存在，在动物、植物、微生物三界中大多数物种包括细菌、真菌、绿色海藻、植物、果蝇、鱼等机体内均证实有该种修复通路。在有胎盘的哺乳动物体内未检测到 PD-DNA 光裂合酶活性。研究发现，光复活是在进化的后期才消失的。关于光复活修复的大多数信息都是从对 *E. coli* 的研究中得到的。20 世纪 50 年代后期，Stan Rupert 和 Sol Goodgal 首次报道了在生物体内发现 PD-DNA 光裂合酶活性，直到 20 世纪七八十年代 DNA 重组技术出现才从 *E. coli* 和酵母中提纯到 PD-DNA 光裂合酶。在细胞中这种酶的含量极其微量，并且多种类似的 DNA 修复蛋白在机体中也很微量。这就明显地阻碍了在生化水平对这些修复蛋白进行纯化和研究。

纯化的 *E. coli* PD-DNA 光裂合酶蛋白分子量为 49kDa，它有两个不同的非共价结合的可吸收光的发色团，因此不需要依赖二价阳离子来发挥活性。一个发色团是黄素腺嘌呤二核苷酸（FAD），另一个是 5,10-亚甲基四氢叶酸（MTHF）。发色团可以吸收光，这一作用对酶直接将嘧啶二聚体修复为嘧啶单体极为重要，而 PD-DNA 光裂合酶与嘧啶二聚体的结合并不依赖于对光的吸收。因此，修复酶识别并与 CPD 结合是不依赖光的，也称为"暗步骤"，接下来发色团吸收 300—500nm 波长光线，酶催化 CPD 解聚，称为"光步骤"。修复酶与 CPD 结合是非常特异性的，特异结合与非特异结合之间的结合率相差 10^5 倍，酶催化 CPD 解聚的过程也是特异的，PD-DNA 光裂合酶不能催化 UV 照射引起的其他类型的光产物，如(6,4)光产物。MTHF 发色团可以作为光接收器，吸收蓝光光子（图 7-2），这种能量被转移至 FADH-发色团上，后者提供一个电子供 CPD 转化为 CPD 阴离子，在该过程中，FAD 发色团作为光催化剂。CPD 阴离

子自发重组形成嘧啶单体，同时电子传递给 FADH⁻。PD-DNA 光裂合酶晶体研究表明，CPD 从 DNA 双螺旋结构中伸出，并嵌入酶的内腔，这种"碱基嵌入"（base-flipping）模式是非常重要的一种 DNA 修复机制（Sancar，2003）。

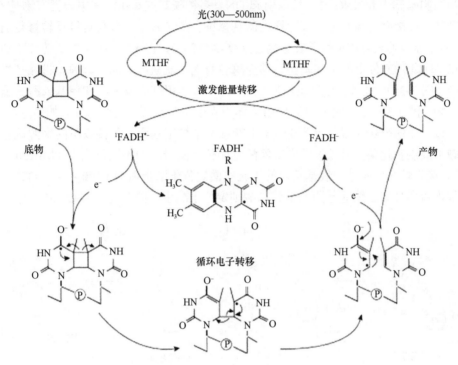

图 7-2　PD-DNA 光裂合酶的反应机制（Sancar，2003）

蓝光的光子由充当光接收器的 MTHF 发色团所吸收。受激发的光能被转移到黄素腺嘌呤二核苷酸还原形式之一（FADH⁻）上。受激发的黄素发色团（FADH*⁻）充当一种光催化剂，并将一个电子转移到 DNA 内的 CPD 上。胸腺嘧啶被恢复到其自然状态，电子被转移回黄素上

多年以来，一直认为光复活仅限于修复 CPD，而不能修复(6,4)光产物。因为两种光产物的化学结构截然不同，一般认为如果一种酶可以水解包含(6,4)光产物的嘧啶间的化学键，则其不可以将嘧啶恢复至其原始状态。直到 20 世纪 90 年代在线虫中才发现具有光复活(6,4)光产物活性的酶，后来在一些脊椎动物和植物中也发现了具有这种活性的酶。这类酶被命名为(6,4)光产物-DNA 光裂合酶[(6,4)PP-DNA 光裂合酶]，以区别于 PD-DNA 光裂合酶。至今这类酶的作用机制尚未被阐明。它们有一个 FAD 发色团，可以利用两个组氨酸残基在(6,4)光产物与氨基酸之间传递质子，光激活 FAD 发色团与酶结合传递电子，并且重塑嘧啶单体结构。

二、烷基化损伤

一些由烷化剂类化学物引起的特定类型的 DNA 损伤也可以直接反转修复。这种类型的修复方式是通过一种**适应性反应（adaptive response）**而被发现的。将 E. coli 暴露于高剂量的烷化剂 N-甲基-N'-硝基-N-亚硝基胍（MNNG），可以产生大量的突变而引起

多数细胞死亡,而如果先用极低剂量 MNNG 处理 *E. coli*,再将其暴露于高剂量的 MNNG,其造成的突变和引起死亡的细胞数量均显著下降。这个现象是 John Cairns 和他的学生 Leona Samson 在 20 世纪 70 年代中期发现的。

当细胞暴露于 MNNG 时,可以引起 DNA 多种碱基烷基化,其中一类产物是 O^6-甲基鸟嘌呤,直接逆向修复可以移除这类碱基修饰。在 *E. coli* 中参与直接反转修复的蛋白质是 O^6-烷基鸟嘌呤-DNA 烷基转移酶 I(O^6-AGT I),它通过 DNA 甲基转移酶活性将 O^6-甲基鸟嘌呤 O^6 位上的甲基基团转移至酶自身的半胱氨酸基团上,因此将碱基恢复到鸟嘌呤(图 7-3a)。此外,这种蛋白质还可以移除 O^4-甲基胸腺嘧啶和甲基磷酸三酯上的甲基基团(图 7-3b、c),它还可以作用于体积大于甲基基团的烷基基团,如乙基、丙基、丁基。每一个酶分子可以从受损 DNA 上转移两个烷基基团,但接收不同来源烷基(烷基化碱基或烷基化磷酸骨架)的半胱氨酸基团位于酶蛋白的不同位点上(Mishina et al., 2006)。接收烷基化碱基上烷基基团的半胱氨酸定位于酶蛋白的 C 端——Cys321,而接收烷基化磷酸骨架上烷基基团的半胱氨酸则定位于酶蛋白的 N 端——Cys38。

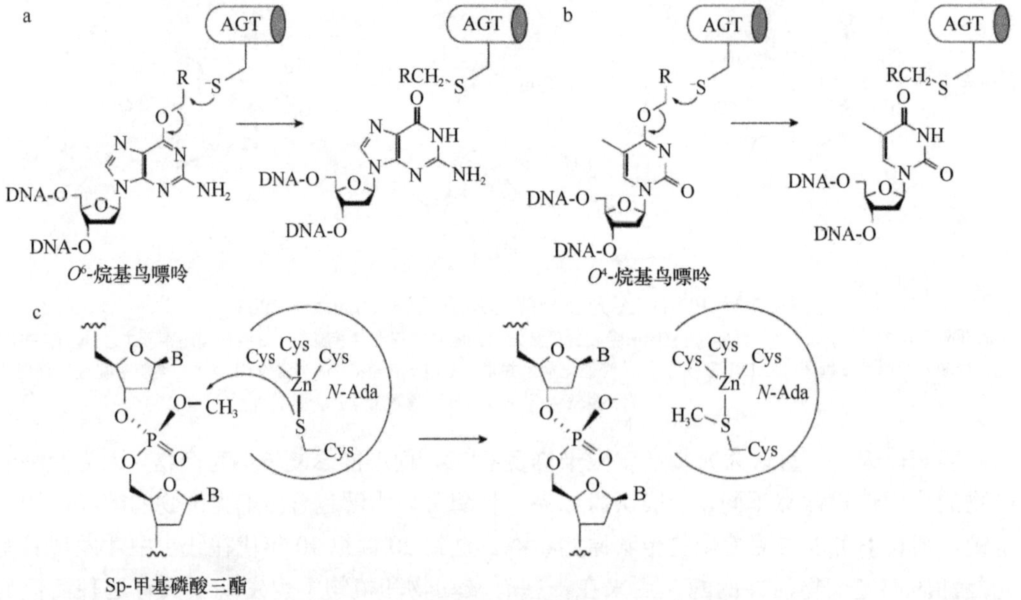

图 7-3　O^6-烷基鸟嘌呤-DNA 烷基转移酶 I 活性(Mishina et al., 2006)

a. O^6-AGT I 利用存在于蛋白质 C 端区的半胱氨酸残基以从鸟嘌呤的 O^6 位上除去烷基;b. O^6-AGT I 利用存在于蛋白质 C 端区的半胱氨酸残基以从胸腺嘧啶的 O^4 位上除去烷基;c. 存在于蛋白质 N 端区的锌结合半胱氨酸从甲基磷酸三酯转移掉一个甲基。O^6-AGT I 也被称为 Ada,因为它参与了适应性反应。所有对半胱氨酸残基的转移都是不可逆转的

O^6-AGT I 在适应性反应中发挥关键作用,因此在某些领域称其为 *E. coli* 的 *ada* 基因编码的 Ada 蛋白。当它将烷基化基团转移到自身半胱氨酸残基上后,该蛋白质本身失活,因此也称为自杀性酶蛋白。O^6-AGT I 有两种功能,一种是作为修复蛋白,另一种则是作为转录调节因子,来调节烷基化损伤引起的修复过程。当用烷化剂处理 *E. coli* 后,该酶蛋白表达水平可上调数百倍,这种改变是由转录调节因子 O^6-AGT I 引起的。当其将烷基化磷酸三酯上的烷基基团转移到自身 Cys38 位点后,即与启动子区结合,发

挥其转录激活活性，上调包括 *ada* 基因在内的多种烷基化修复基因的表达，这种作用模式的机制尚未被阐明。

在酵母、哺乳动物及多种古生菌中均可检测到 O^6-AGT 活性。在人体内仅发现了可特异性移除 O^6-甲基鸟嘌呤的酶，该酶不可以修复甲基磷酸三酯，亦不能特异性修复 O^4-甲基胸腺嘧啶，因此该酶在人体内称为 O^6-甲基鸟嘌呤甲基转移酶（O^6-MGMT）。和 *E. coli* 中的 O^6-AGT I 一样，当 O^6-MGMT 将 O^6-甲基鸟嘌呤上的甲基基团转移到自身时，其活性就会丧失。用低剂量烷化剂处理人细胞可以使细胞耐受后续的高剂量烷化剂的作用。因此，在人类细胞中也存在烷基化修复的适应性反应。

有趣的是，在不同的人和啮齿类动物细胞中 O^6-MGMT 活性各不相同，依据 O^6-MGMT 活性可以将细胞分为 mer+和 mer–两种表型，细胞如果有明显的 O^6-MGMT 活性则被认为是 mer+表型，而细胞如果没有 O^6-MGMT 活性则被认为是 mer–表型。有时在文献中也被称为 mex+或 mex–表型。O^6-MGMT 活性降低可能是由于编码该酶的 O^6-MGMT 基因启动子区高甲基化，或是由于可导致基因表达降低的调节蛋白的染色质结构变得过于紧致。该蛋白质的表达关闭具有明显的临床意义，可以引起特定类型的癌症，也可以影响特定类型癌症的治疗。研究证实，DNA 中的 O^6-甲基鸟嘌呤可以导致突变并引发癌症，因此 O^6-MGMT 失活或表达降低均可以引起这种损伤类型的积聚，从而在人体内引发特定类型的癌症。有研究发现，在食管和肠道肿瘤中，O^6-MGMT 基因启动子区发生高甲基化。从另一方面来看，因为烷化剂可以杀死细胞，所以也被用作特定类型肿瘤的治疗药物。其中一种机制就是，通过抑制或者灭活该种转移酶在肿瘤细胞内的活性而增加用于化疗的烷化剂的效力。

第三节　碱基切除修复

碱基切除修复（**base excision repair，BER**）是一类复杂的、由 DNA 糖苷酶催化的、多步骤修复通路，DNA 糖苷酶可以识别受损伤碱基，并通过裂解连接碱基和脱氧核糖骨架的 *N*-糖苷键将受损碱基移除（图 7-4）。碱基切除修复的名称来源于该种类型的修复牵涉错误碱基的去除或者切除，这与切除包含了损伤的短片段寡核苷酸的核苷酸切除修复不同。

DNA 糖苷酶介导受损伤碱基去除可以导致一个无碱基位点（AP 位点）（也称为脱嘌呤或脱嘧啶位点）的形成。AP 核酸内切酶作用于 AP 位点，通过水解其 5′端磷酸二酯键（图 7-4）在受损伤链上形成一个切口，或者一些 DNA 糖苷酶发挥相应的裂解酶作用，在 AP 位点 3′端切断受损伤链（见图 7-4 左侧）。通过以上作用形成的结构进一步被另外的酶，如核酸外切酶、脱氧核糖磷酸二酯酶（deoxyribophosphodiesterase，dRpase）催化。在短片段 BER 通路中，形成一个单核苷酸缺口，然后经 DNA 聚合酶依赖的修复机制填充，而在长片段 BER 通路中，则形成较长修补片段，导致 5′端瓣状结构（分叉结构），后者需经瓣状核酸内切酶 1（flap endonuclease 1，FEN1）切割。最后经 DNA 连接酶重建磷酸二酯键恢复 DNA 完整性而完成修复过程（Wyatt et al.，1999）。在接下来的部分中将详述 BER 的各个步骤。

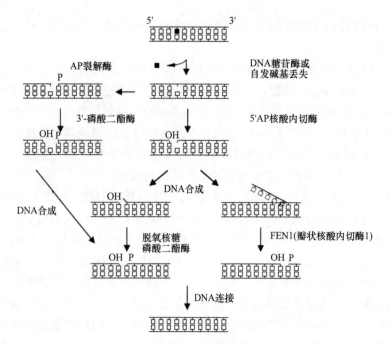

图 7-4　碱基切除修复通路示意图（Wyatt et al.，1999）

DNA 糖苷酶的活性或者自发性的碱基损失破坏了碱基与脱氧核糖之间的 N-糖苷键，从而形成 AP 位点。AP 核酸内切酶将磷酸二酯键 5'端水解成 AP 位点，从而产生链断裂。单核苷酸缺口由 DNA 聚合酶来填补。脱氧核糖核酸二酯酶（dRpase）和片状核酸内切酶 1 对 DNA 末端进行修饰，以促进 DNA 合成及其延长。DNA 连接酶将最后的缺口封上。在短片段碱基切除修复通路中，单一的核苷酸缺口被取代。5'AP 核酸内切酶之后的右分支代表了长片段碱基切除修复，在该种通路中，由 DNA 合成创建的片段能够被 FEN1 加工。DNA 糖苷酶介导的步骤之后的左分支代表着 DNA 末端的处理，该过程发生于 DNA 糖苷酶拥有裂解酶活性的时候

一、DNA 糖苷酶

多种受损或错误的碱基可以通过 BER 来去除。这些受损或错误的碱基常常是内源性形成的、细胞代谢过程的副产物。相对应地有大量不同的 **DNA 糖苷酶（DNA glycosylase）**可以专一地修复各种类型受损碱基或类似结构的底物。表 7-2 和表 7-3 列出了已经在 *E. coli* 和人体内鉴定出的 DNA 糖苷酶。目前已知有两种类型 DNA 糖苷酶，即只能移除碱基而形成 AP 位点的单功能 DNA 糖苷酶，以及不仅可以移除碱基，还可以利用它们的裂解酶活性切开 3'端磷酸二酯骨架以形成 AP 位点的双功能 DNA 糖苷酶。

许多（但不是全部）DNA 糖苷酶的活性位点侧翼均为高度保守的双链 DNA 结合结构域，称为螺旋-发夹-螺旋（HhH）结构域。这个结构域包括两个经发夹结构连接的α螺旋结构，它定位于包含酶活性位点的深沟结构附近。具有 HhH 结构域的 DNA 糖苷酶被归类于 HhH 家族。这个家族的成员氨基酸序列差异很大，但具有很高的结构保守性。受损或错误碱基"弹"出 DNA 双螺旋，进入酶的活性位点，该家族中不同酶成员活性位点的氨基酸残基的差异很大，使得不同 DNA 糖苷酶可特异性地修复不同类型的受损碱基。

表 7-2 *E. coli* 中的 DNA 糖苷酶

蛋白质	常用名称	活性实例
Ung	尿嘧啶-DNA 糖苷酶	去除尿嘧啶
Mug	Mug-DNA 糖苷酶	去除尿嘧啶或鸟嘌呤对侧的乙烯基胞嘧啶和胞嘧啶对侧的乙烯基鸟嘌呤
Fpg(MutM)[a]	甲酰胺基嘧啶-DNA 糖苷酶（FaPy-DNA 糖苷酶）	去除被氧化的及开环的嘌呤，其中包括 8-氧鸟嘌呤和甲酰氨基嘧啶
MutY	MutY-DNA 糖苷酶	去除 7,8-二氢-8-氧鸟嘌呤对侧的腺嘌呤
Nth(endoIII)[a]	核酸内切酶III	去除片段化嘧啶的饱和环
TagA	3-甲基腺嘌呤-DNA 糖苷酶 I	去除 3-甲基腺嘌呤和 3-乙基腺嘌呤
AlkA	3-甲基腺嘌呤-DNA 糖苷酶 II	去除 3-甲基鸟嘌呤、7-甲基鸟/腺嘌呤、3-乙基嘌呤、7-乙基嘌呤、1,N^6-亚乙烯基腺嘌呤

a 带有相关裂解酶活性的 DNA 糖苷酶

表 7-3 人类细胞中的 DNA 糖苷酶

蛋白质	常用名称	活性实例
UNG	尿嘧啶-DNA 糖苷酶	去除尿嘧啶
SMUG1	SMUG-DNA 糖苷酶	去除尿嘧啶和 5-羟甲基尿嘧啶
TDG	胸腺嘧啶-DNA 糖苷酶	去除尿嘧啶、胸腺嘧啶或鸟嘌呤对侧的乙烯基胞嘧啶
OGG1[a]	7,8-二氢-8-氧鸟嘌呤-DNA 糖苷酶	去除被氧化的及开环的嘌呤，其中包括 7,8-二氢-8-氧鸟嘌呤和甲酰氨基嘧啶
MYH	MutY 同源物 DNA	去除 7,8-二氢-8-氧鸟嘌呤对侧的腺嘌呤和 G 对侧的 2-OH-A
NTH1a	核酸内切酶III	去除片段化嘧啶的饱和环
MPG	*N*-甲基腺嘌呤-DNA 糖苷酶	去除 3-甲基腺嘌呤、次黄嘌呤和乙烯基腺嘌呤

a 带有相关裂解酶活性的 DNA 糖苷酶

（一）尿嘧啶

尿嘧啶是 DNA 中常见的异常碱基，Tomas Lindahl 在 20 世纪 70 年代中期通过对 *E. coli* 研究，首次发现了可以从 DNA 中移除尿嘧啶的活性酶。尿嘧啶-DNA 糖苷酶（UNG）是一类可以从 DNA 中移除尿嘧啶的酶家族，它存在于各个物种中。目前普遍认为，这类酶体积较小但活性很强，可特异性地移除单链或双链 DNA 中的尿嘧啶，不需要金属辅因子的辅助，不过 Mg^{2+} 对该酶有较强的激活作用。这类酶有多个不同家族，家族 1（family 1）代表性的酶是在 *E. coli* 中的 Ung，这是一种由 *ung* 基因编码的单功能 DNA 糖苷酶，可以移除尿嘧啶形成 AP 位点。在作用过程中，酶沿着 DNA 小弯滑行，搜索异常碱基，一旦检测到尿嘧啶，它可以绞缠含有异常碱基的磷酸二酯骨架，使碱基弹出至酶的活性位点，导致 N-糖苷键断裂，释放出尿嘧啶形成 AP 位点。该酶活性位点的结构和氨基酸组成使其不能识别或剪切其他碱基。在哺乳动物细胞中，UNG 的主要功能是移除在 DNA 复制过程中错误插入的尿嘧啶。

第二个 UNG 家族识别错配尿嘧啶。胞嘧啶脱氨基形成尿嘧啶，进而在 DNA 双链中形成 G-U 错配。在真核生物中胸腺嘧啶-DNA 糖苷酶（TDG）可以移除与鸟嘌呤发生错配的胸腺嘧啶。此外，它也可移除 G-U 错配的尿嘧啶。细菌体内也有与真核生物 TDG 结构相似的酶，称为**错配特异性尿嘧啶-DNA 糖苷酶（mismatch-specific uracil-DNA glycosylase，Mug）**。然而，Mug 只能去除尿嘧啶，而不能去除胸腺嘧啶，当它与鸟嘌呤发生错配时，Mug 和 TDG 具有宽广的底物特异性，可以移除烷基化碱基，如鸟嘌呤对侧的乙烯基胞嘧啶和胞嘧啶对侧的乙烯基鸟嘌呤。这类受损碱基可能是在脂质过氧化或特定化学物暴露过程中形成的。这类酶并非通过碱基弹出机制发挥作用。

第三个 UNG 家族（family 3）对于单链 DNA 中的尿嘧啶具有很高的活性。因此被命名为**单链特异性单功能尿嘧啶-DNA 糖苷酶（single strand-specific monofunctional uracil-DNA glycosylase，SMUG）**，然而其生物学底物基本上都是双链 DNA。SMUG 的作用是移除氧化剂产生的 5-羟甲基尿嘧啶。在古生菌和一些细菌中发现了另外的 UNG 家族。在大多数情况下，它们在相当高的温度下生存，在进化过程中对于脱氨基和损伤很可能已经耐受了。

（二）烷基化碱基

与 UNG 相比，大多数其余的 DNA 糖苷酶可以识别更大范围的底物。由于存在大量碱基损伤类型，因此单一酶特异性地移除一种类型碱基损伤是很少见的。多数 DNA 糖苷酶可以参与多种类型碱基的移除。然而，这种功能仍需保持高度的损伤特异性，以免将正常的碱基一并移除。

特定的烷化剂可以产生大量损伤碱基，如 7-甲基鸟嘌呤（7-meG）和 3-甲基腺嘌呤（3-meA）。这些类型的碱基修饰是极不稳定的，可以显著增加自发性脱嘌呤概率。然而，有特定类型的 DNA 糖苷酶可以帮助移除这类碱基。在 $E.\ coli$ 中，3-甲基腺嘌呤-DNA 糖苷酶 I（TagA）可以高度特异地移除 3-甲基腺嘌呤，但不可以移除同样由烷化剂产生的 7-meG 或 O^6-甲基鸟嘌呤。$E.\ coli$ 中还存在另外一种 DNA 糖苷酶，3-甲基腺嘌呤-DNA 糖苷酶 II，该酶也可以移除 3-甲基腺嘌呤。这类酶由 $alka$ 基因编码，现在通常被称为 AlkA。AlkA 可以比 TagA 识别更为广泛的损伤类型，可以移除 3-甲基鸟嘌呤、7-meG、7-甲基腺嘌呤及 $1,N^6$-亚乙烯基腺嘌呤。作为适应性反应的一部分，细胞暴露于烷化剂可以激活 $alka$ 基因。在未处理的细胞中，AlkA 只有 5%—10% 的 3-甲基腺嘌呤-DNA 糖苷酶活性，而经烷化剂处理的细胞中该酶的活性可以达到总活性的 50%—70%。在其他细菌和真核细胞中也发现了 AlkA 的同源物，而在哺乳动物中却没有发现。哺乳动物有一种不同的 3-甲基腺嘌呤-DNA 糖苷酶，称为 N-**甲基腺嘌呤-DNA 糖苷酶**（N-**methylpurine-DNA glycosylase，MPG**），这种酶可以识别广泛类型的烷基化嘌呤和次黄嘌呤。

（三）氧化和片段化的碱基

活性氧（reactive oxygen species，ROS）和离子辐射可以产生多种类型的碱基损伤，包括 7,8-二氢-8-氧鸟嘌呤（8-oxoG）、5-羟基胞嘧啶（5-OH-G）、2,6-二氨基-4-羟基-5-*N*-甲基甲酰胺嘧啶（FaPy-G）、4,6-二氨基-5-*N*-甲基甲酰胺嘧啶（FaPy-A）。后两种损伤是咪唑环打开后的鸟嘌呤和腺嘌呤。在 *E. coli* 中一种称为**甲酰胺基嘧啶-DNA 糖苷酶（formamidopyrimidine-DNA glycosylase，Fpg）**的糖苷酶可以移除这些类型的损伤，这种酶也称为 MutM。Fpg 不含有 HhH 基序，也不是 HhH 酶家族成员。除了作为 DNA 糖苷酶，它还可以催化β消除、δ消除反应以在 AP 位点上切割 DNA，留下 3′和 5′磷酸基及一个单核苷酸缺口。*fpg* 基因缺陷的细胞，突变发生率会显著增高。

E. coli 中第二种 DNA 糖苷酶 MutY 可以移除 8-oxoG 对侧的腺嘌呤。MutY 是 HhH 酶家族成员之一，在 DNA 复制过程中，DNA 聚合酶有时会错误地将 A 插入 8-oxoG 对侧，从而形成 8-oxoG：A 错配。MutY 可以将未受损链上的 A 移除，继而在 BER 作用下代之以 C，形成 8-oxoG：C 错配，进而在 Fpg 作用下移除 8-oxoG。这一过程成为"GO 系统"（图 7-5）。第三种酶是 MutT，这类酶不属于 DNA 糖苷酶，却可以在这个修复通路中通过净化受损伤的 dGTP 池，以免在 DNA 合成过程中掺入这些损伤核酸。MutT 水解 8-oxodGTP，使之形成 8-oxodGMP，从而避免其掺入 DNA 链中（图 7-5）。

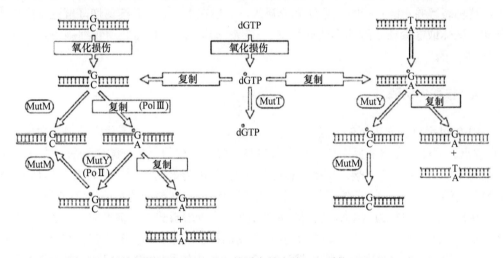

图 7-5　保护细胞以防止 8-oxoG 的诱变效应的 GO 系统（Mellon，2018）

暴露于氧化损伤因子能够在 DNA 内产生 8-oxoG，这种损伤可被 MutM 除去。如果 8-oxoG 存在于 DNA 内并遭遇到 DNA 复制器，那么 A 就能够被错误地插入 8-oxoG 的对侧，从而产生 8-oxoG：A 错配。这种错误可能受到 MutY 的作用，MutY 能够在碱基切除修复期间除掉 8-oxoG：A 错配碱基对内的 A，然后通常用一个 C 来取而代之。这就为 MutM 提供了另一个检测 8-oxoG：C 配对并除去 8-oxoG 的机会，然后为正常的鸟嘌呤所取代。该种通路中的第三种酶是 MutT，它通过将 8-oxoGTP 转化为 8-oxoGMP 而起到清洁 dGTP 池的作用。这就在 DNA 合成期间阻止了 8-oxoG 直接插入 DNA 之内

在 *E. coli* 中灭活 *fpg*（*mutM*）、*mutY* 或 *mutT* 基因可以导致其突变概率显著增加。人体内也存在 *mutY* 基因的同源基因，称为 *MYH*。令人感兴趣的是，在某些结肠癌遗传易感性个体当中发现了人类 *MYH* 基因的突变。此外，在一些还不清楚是否具有遗传易感性的个体患者的结肠肿瘤中也发现相似的 *MYH* 基因突变。因此，*MYH* 基因缺失可以

为癌症早期诊断提供依据。

除了上述移除氧化和片段化嘌呤的酶外，细胞内还存在一类可以移除氧化和片段化嘧啶的酶。在 *E. coli* 中的核酸内切酶Ⅲ就是这类酶中的一种，最初在带切口的 UV 照射或氧化损伤的 DNA 中发现其活性，因此被命名为核酸内切酶，事实上它是一种具有裂解能力的 DNA 糖苷酶而非核酸内切酶。该酶由 *nth* 基因编码，近年来逐渐用 Nth 来取代其原名。Nth 可以识别包括胸腺嘧啶二醇、胸腺嘧啶水合物、胞嘧啶水合物和尿嘧啶等在内的广泛的异常嘧啶。它是 HhH 酶超家族成员之一，可以通过碱基弹出机制移除受损伤的碱基。在酵母和哺乳动物等很多物种中有 Nth 的同源物，此外，还有多种候选 DNA 糖苷酶可以移除这些类型的受损碱基。

（四）嘧啶二聚体

在 UV 照射下细胞可以形成环丁烷嘧啶二聚体。一些物种中含有可以移除这种二聚体的 DNA 糖苷酶。人们对在藤黄微球菌（*Micrococcus luteus*）和 T4 噬菌体中发现的两种酶研究得最为深入，最初认为它们是核酸内切酶，后来经鉴定具有 DNA 糖苷酶和裂解酶的活性，而不具有核酸内切酶活性。此外，其 DNA 糖苷酶活性仅限于裂解链接嘧啶二聚体 5′端构件与脱氧核糖核酸骨架的 *N*-糖苷键，这是其区别于其他 DNA 糖苷酶的特点。因为嘧啶二聚体是通过嘧啶环和二聚体 3′端构件与脱氧核糖核酸骨架连接的，所以，这种裂解并不能将嘧啶二聚体充分释放，只能在 DNA 的后续剪切降解过程中以核苷酸二聚体或寡聚核苷酸的形式被移除。在 *E. coli*、酵母和哺乳动物细胞中缺乏该类 DNA 糖苷酶。

二、AP 核酸内切酶

BER 过程可以产生 AP 位点，此外，在 DNA 结构中，遗传不稳定性也会自发形成 AP 位点。因此，在自然界中广泛存在着参与该修复过程的 AP 核酸内切酶。在 *E. coli* 中最为重要的一种 AP 核酸内切酶是核酸外切酶Ⅲ，因为最初识别该酶时发现其 3′→5′ 核酸外切酶和磷酸酶活性，随后的研究发现其也具有 5′AP 核酸内切酶活性。该酶被 *xthA* 基因编码，因此也称为 XthA，它可以水解 AP 位点 5′端磷酸二酯键形成一个 3′羟基和一个 5′脱氧核糖磷酸。其活性与某些 DNA 糖苷酶的裂解活性不同（图 7-6）。在哺乳动物中存在一种相似的蛋白，称为 APEX 核酸酶（AP 核酸内切酶/核酸外切酶）。敲除该基因可以导致小鼠胚胎死亡，这些研究表明 AP 核酸内切酶活性对于细胞活性是至关重要的。

E. coli 还有第二个 AP 核酸内切酶——核酸内切酶Ⅳ，该酶由 *nfo* 基因编码，因此也称为 Nfo。Nfo 在细胞中只具有 10%的 AP 核酸内切酶活性，其与 XthA 的功能一样，可以裂解 AP 位点 5′端磷酸二酯键，具有磷酸二酯酶活性，但不具有 3′→5′核酸外切酶活性。总体来说，其底物与 XthA 相同。但 *nfo* 突变菌株对博来霉素的敏感性远高于 *xthA* 突变菌株，提示 Nfo 可能对博来霉素引起的某种 DNA 损伤具有更高的特异性。此外，*nfo* 基因还可以被产生过氧化自由基的物质诱导表达。

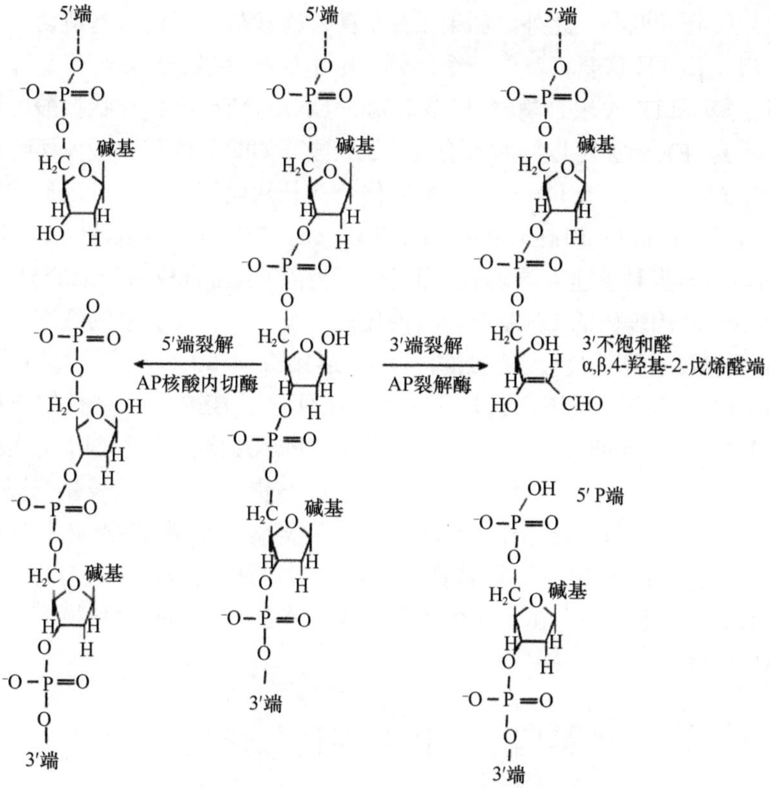

图 7-6 AP 位点的结构（中间位置）和 5′AP 核酸内切酶（左侧）或
裂解酶（右侧）作用形成的结构（Mellon，2018）

这些结构形成于双链 DNA 内，图中仅显示一条链。5′AP 核酸内切酶活性导致 5′-脱氧核糖-磷酸盐末端（5′-dRR）的形成，随后受 dRpase 的处理。裂解酶活性导致 3′-不饱和醛类即α,β,4-羟基-2-戊烯醛端，它随后一定受到 5′AP 核酸内切酶的作用

三、修复合成与连接

BER 途径最终会涉及 DNA 合成和连接，如果 DNA 糖苷酶具有相应的 AP 裂解酶活性，则可以产生一个 3′-α,β非饱和醛基（图 7-6），这个非饱和基团后续会受到具有磷酸二酯酶活性的 AP 核酸内切酶作用。如果一个 AP 核酸内切酶直接将 AP 位点在 DNA 的 5′端切割，就会产生一个 3′羟基和一个 5′脱氧核糖磷酸（dRp），3′羟基可以作为一个引物末端，DNA 聚合酶可以在此处催化延长反应，合成一个修复核苷酸。但在长片段 BER 过程中，dRp 残基必须经脱氧核糖磷酸二酯酶（dRpase）或分叉核酸内切酶移除。在 *E. coli* 中，DNA 聚合酶Ⅰ负责修复缺口的合成步骤，并且有多种不同酶参与 dRp 残基移除。在哺乳动物细胞内，DNA 聚合酶β（Polβ）负责大部分 BER 过程的缺口合成，此外，该酶也具有 dRp 残基移除活性，两个不同的活性基团位于酶蛋白的不同结构域中。

在哺乳动物细胞内，BER 可以被**短片段修复（short-patch repair）**或**长片段修复（long-patch repair）**所替代，前者掺入单个核苷酸，后者掺入多个核苷酸。确定哪个修复机制发挥作用的决定性因素尚不清楚。在短片段修复过程中，Polβ将单核苷酸掺入修复位点，并发挥其脱氧核糖磷酸二酯酶活性移除 dRp 残基。当难以处理 dRp 残基时，

则会启动长片段修复机制。此外，如果 DNA 糖苷酶参与受损伤碱基剪切或自发碱基剪切也可能是启动长片段修复机制的一个因素。由于修补片段长，参与修复过程的酶也不同，DNA 聚合酶δ和 DNA 聚合酶ε参与该机制的 DNA 合成步骤。**片状核酸内切酶 1（flap endonuclease 1，FEN1）** 可以同时具有 5′→3′核酸外切酶活性和核酸内切酶活性，剪切 5′端瓣状结构（图 7-6）。当 DNA 聚合酶催化合成长片段核苷酸时可以形成瓣状结构。**增殖细胞核抗原（proliferating cell nuclear antigen，PCNA）** 可以激活 FEN1 的活性。

BER 的最后一步是重建末端磷酸二酯键，以封闭 DNA 合成后形成的缺口，在 *E. coli* 中一种称为 *ligA* 基因编码的 DNA 连接酶催化这个反应，在哺乳动物细胞中有三个基因 *LIG1*、*LIG3* 和 *LIG4* 编码 DNA 连接酶，DNA 连接酶Ⅰ和 DNA 连接酶Ⅲ的异构体Ⅲα均可以参与 BER，但研究发现，DNA 连接酶Ⅲα催化了 BER 中大多数的连接反应。

未经修复的 AP 位点可以阻碍 DNA 复制过程中 DNA 聚合酶的作用，在 DNA 和 RNA 合成过程中引起突变。它也可以经自发重组产生能与蛋白质或脂质发生交联的结构，从而产生毒性损伤。它还可以通过Ⅰ型 DNA 拓扑异构酶和Ⅱ型 DNA 拓扑异构酶活性产生毒性损伤。此外，BER 蛋白催化形成 AP 位点的过程中可以产生具有毒作用的结构。因而，在 BER 修复过程中，由特定酶催化的不同步骤之间均有"切换"，以防出现遗留下来的 AP 位点。

第四节　核苷酸切除修复

核苷酸切除修复（nucleotide excision repair，NER） 可以切除多种类型的 DNA 损伤。它可以切除因暴露于致癌物而形成的化学加合物，以及由 UV 照射引起的 CPD 和(6,4)光产物。BER 与 NER 修复途径的最大区别在于对 DNA 损伤的识别。在上一节中描述了 BER 通路如何通过多种不同 DNA 糖苷酶启动，并且每种酶如何识别特定类型的受损伤碱基或与受损伤碱基结构相关的基团。与此不同的是，NER 通路可以识别多种结构有差异的不同类型损伤。因此，与其说 NER 在识别损伤本身，不如说其在识别 DNA 双螺旋的结构异常。这个过程可以分为多个步骤：①损伤识别和确认；②在损伤部位将 DNA 解螺旋；③在损伤部位的两端各形成一个切口；④移除（切除）含有受损部位的一段 DNA；⑤合成 DNA 替代被剪切片段；⑥将新合成的 DNA 连接到原来的 DNA 链上。虽然不同物种间参与 NER 修复通路的蛋白质及程序各有不同，但研究表明在 *E. coli*、酵母和哺乳动物细胞内均存在该修复通路。

UV 光产物十分稳定，且易于诱导，而且在几乎所有的生物体中均存在对该类损伤的修复过程，因此，它在 DNA 损伤修复通路研究中作为底物模型。UV 光产物具有致突变作用，特定的人类疾病显示其具有致癌作用。在发现光反应后，研究者将 UV 照射相关的修复过程分为两类：一类为光依赖反应（需要可见光的修复过程），另一类为非光依赖反应（不需要可见光的修复过程）。早在 20 世纪 60 年代，Richard Setlow、Dick Carrier 研究团队与 Dick Boyce、Paul Howar-Flanders 研究团队同时首次发现了切除修复机制。他们发现，将经 UV 照射暴露的细胞在暗处培养使其恢复后，存在于高分子量 DNA 片段上的 CPD 在切除修复的作用下逐渐被转移到低分子量 DNA 上。随后，20 世纪 60 年代中期，Phil Hanawalt 和他的研究生 Dave Pettijohn 发现在经 UV 照射的 *E. coli* 中存在这种修复系统。这些关于核苷酸切除修复通路的发现晚于碱基切除修复，在接下来的部分中将详细描述 NER 的每个步骤。

一、DNA 损伤识别

NER 途径可识别广泛类型的非结构相关的损伤，并严格区分受损和未受损 DNA。对于如何完成这一任务目前尚未完全明了，由受损伤碱基引起的 DNA 结构异常可能是识别的关键因素之一，NER 识别的通常是双螺旋结构异常形成的"粗大"损伤。例如，CPD 引起的双螺旋解链 19.7°并产生一个 27°的 DNA 折叠，这种解链和折叠对于 DNA 损伤的识别至关重要。此外，单个或多个碱基共价修饰是损伤识别的另外一个关键因素，而对于非共价结合在双螺旋结构的损伤，如单个碱基错配、环状 DNA、插入等均不能被识别。在某些体外研究的情况下，NER 途径也可以识别一些非特异性损伤，如嘧啶二醇等，但识别能力较弱，如果这类损伤部位转变为因错配而引起局部 DNA 解链就非常易于识别了。在细菌和哺乳动物细胞中，识别不同种类修饰的效率不同，与损伤造成的 DNA 双螺旋结构异常的程度相关。

二、大肠杆菌中的核苷酸切除修复

目前对于大肠杆菌（*E. coli*）中的 NER 途径了解最为详细，可以作为研究其他物种 NER 的模型。UvrABC 系统负责损伤识别过程，该系统也称为 UvrABC 损伤特异性核酸内切酶或 UvrABC 切割核酸酶，包括 UvrA、UvrB 和 UvrC 三种酶蛋白。这三种蛋白通过顺序作用而不是形成复合体而发挥作用。由于这些蛋白在细胞中表达丰度很低，因此了解该过程的详细生化细节非常困难。另外，含有非特异性缺口的、未受损 DNA 的细胞中出现的其他核酸酶也使这个问题复杂化。直到 20 世纪七八十年代，随着重组 DNA 方法学的发展，才对 DNA 修复途径，包括 NER 途径的生化细节有所了解。

目前普遍受欢迎的损伤识别及其修复模型见图 7-7。UvrA 是一种非 DNA 依赖性 ATP 酶，也是一种 DNA 结合蛋白，它包括两个催化 ATP 水解的 ATP 酶结构域，参与 DNA 结合和蛋白质变构的两个锌指结构，以及一个 α 螺旋-转角-α 螺旋（HtH）基序。UvrA 蛋白在 ATP 作用下形成二聚体，与 UvrB 蛋白结合形成 UvrA$_2$B 复合体后与 DNA 结合。尽管目前存在争议，但是普遍还是认为 UvrA$_2$B 复合体负责 DNA 损伤的识别。UvrB 有 6 个 α 螺旋结构域，并且与 α 螺旋酶结构相似，UvrB 所具有的 α 螺旋酶活性为 UvrA$_2$B 复合体沿着 DNA 链移行并检测损伤位点提供了动力。该复合体可以在 DNA 链上单向短距离移行，如果未检测到损伤，则复合体解聚，如果检测到损伤碱基，其可以在受损局部（约 5bp）解聚 DNA 并扭转 DNA 双螺旋（约 130°），UvrB 蛋白紧密结合在受损位点，UvrA$_2$ 复合体解聚，剩下含 UvrB 蛋白在内的剪切前复合体。

目前也有学者认为，UvrB 蛋白还可以参与损伤确认，其弹性β转角结构插入 DNA

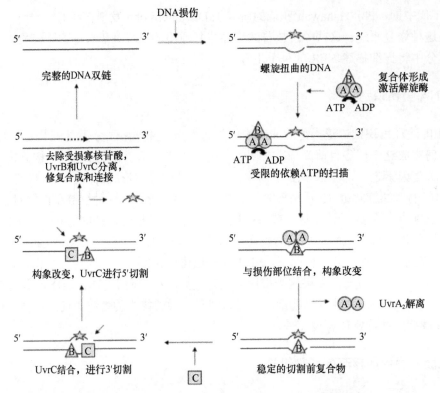

图 7-7 *E. coli* 内核苷酸切除修复介导的 DNA 损伤识别及其修复（Mellon，2018）

在溶解状态下，UvrA 的两个分子结合并形成一个二聚体。二聚化作用是受到 ATP 结合驱动的。UvrB 能够结合溶解状态的 $UvrA_2$ 或者结合到 DNA 上，从而产生一个 $UvrA_2B$ 复合体。该复合体一旦结合到 DNA 上，就能够沿着 DNA 移位一小段距离，因此水解 ATP。当 DNA 损伤遇到该复合体时，就会经历一个形态上的改变，最初与 UvrA 保持紧密联系的损伤被转移到 UvrB 上。UvrA 分解并留下一个稳定的结合 UvrB 的 DNA 复合体。UvrC 结合到该种复合体上，并且催化 3′切割，而该过程之后紧跟着 5′切割。然后通过受损的寡核苷酸被取代、UvrA 和 UvrB 分离、修复合成和连接等过程而恢复完整 DNA 双螺旋

双螺旋确认包含损伤部位的 DNA 变形，并确认受损链。利用原子力显微镜观察到，在 UvrB 蛋白周围的 DNA 确实是受损片段，并且受损碱基弹出双螺旋结构。最近研究表明，UvrB 蛋白也可以形成二聚体，参与损伤识别的复合体可能是 $UvrA_2B_2$。

DNA 损伤识别过程产生一个复合体，成为剪切的引领部位。DNA 损伤位点与 UvrB 复合体结合，随后 UvrC 识别并与之结合，形成 UvrBC 复合体（图 7-7）。该复合体在受损部位的两端各形成一个切口，第一个切口在受损部位 3′端第 4 个或第 5 个磷酸二酯键，第二个切口在受损部位 5′端第 8 个磷酸二酯键。形成 3′端和 5′端切口的催化位点分别位于 UvrC 蛋白的 N 端和 C 端区域。然而，目前还存在着争议，即 UvrC 的一个还是两个分子是该种切割所必需的。

UvrD 蛋白也称为螺旋酶Ⅱ，是另外一种参与 NER 的解旋酶。它可以将 DNA 解链并释放剪切的受损伤核苷酸，以及剪切后复合体中的 UvrC。此时，UvrB 仍然结合在缺口部位，DNA 聚合酶替代 UvrB 结合后，催化合成新的 DNA，修复片段合成后，DNA 连接酶封闭缺口。大多数情况下（约 90%）修补片段长度为 12 个核苷酸。

很明显，即使在像 *E. coli* 这样简单的物种中 NER 也是十分复杂的。虽然目前人

们对该修复过程已经了解较多，但仍有很多问题需要进一步解决，尤其是损伤识别复合体如何可以用不同的识别效率有区别地识别不同类型的损伤，同时避免识别未受损 DNA。

三、哺乳动物细胞中的核苷酸切除修复

Robert Painter 在 20 世纪 60 年代中期应用放射自显影的方法发现了哺乳动物细胞中的**非程序 DNA 合成（unscheduled DNA synthesis，UDS）**。包括复制在内的 DNA 合成过程一般发生在细胞周期的 S 期。在 S 期之外的 DNA 合成均称为非程序 DNA 合成，该过程与 DNA 损伤密切相关，可以反映 NER 过程中短修复片段的合成过程。Jim Cleaver 应用相似的方法在光敏感患者及有皮肤癌倾向的遗传性疾病着色性干皮病（XP）患者细胞中发现了 UDS 缺陷。基于这个发现提出了遗传性 DNA 修复基因缺陷引起的 NER 障碍导致着色性干皮病的假说。XP 患者来源的细胞系可以提供一种克隆人类 NER 基因的关键资源。此外，研究发现很多突变型啮齿类动物细胞中也有 NER 缺陷，而这些细胞也可以提供克隆 NER 基因的关键资源。事实上，很多 NER 基因最初被命名为**切除修复交叉互补（excision repair cross-complementing，ERCC）基因**，在全世界范围内 20 余年的研究基础上，在 20 世纪 80 年代，Rick Wood 和 Tomas Lindahl 在无细胞体系中重建了 NER 途径。

哺乳动物体系 NER 的一般策略与 *E. coli* 中的 NER 基本相似，但参与的酶蛋白种类却复杂很多（图 7-8）。在 *E. coli* 中 DNA 双螺旋结构异常对于 DNA 损伤识别极为重要，有证据证明 XPC-RAD23B 复合体在识别早期发挥作用，在识别 UV 照射导致的损伤时 DDB1 和 DDB2 蛋白（DNA 损伤结合蛋白）发挥一定作用。XPC-RAD23B 与一段约 30 个核苷酸长度的双链 DNA 片段结合，随即，招募 TFⅡH 复合体引起损伤部位的 DNA 解链。TFⅡH 复合体参与 NER 和转录起始。TFⅡH 是一个包含 10 个亚单位的大复合体，其中两个亚单位是 XPB 蛋白和 XPD 蛋白，XPB 具有 $3' \rightarrow 5'$ 螺旋酶活性，而 XPD 则具有反向的螺旋酶活性。这两个酶蛋白可以在受损伤 DNA 附近 25—30 个核苷酸范围内形成松散的泡状结构，XPG、XPA、RPA 和 ERCC1-XPF 形成一个稳定的剪切前复合体，同时识别特定的剪切位点，其中 XPA 和 RPA 可能负责剪切确认，XPG 负责在 $3'$ 端剪切，ERCC1-XPF 则负责 $5'$ 端剪切。XPG 和 ERCC1-XPF 复合体共同组成一类特殊的**连接特异性核酸内切酶（junction-specific endonuclease）**，其在双链和单链 DNA 接合处切割 DNA，当单链 DNA 在接合处由 $3'$ 端延伸至 $5'$ 端时，XPG 发挥作用，反之，当单链 DNA 在接合处由 $5'$ 端延伸至 $3'$ 端时，ERCC1-XPF 发挥作用。上述很多蛋白的编码基因均以"XP"命名，是因为这些基因在着色性干皮病患者体内发生了突变（Mellon，2018）。

双重切割导致受损碱基的寡核苷酸（平均约为 27 个核苷酸）的释放。所形成的缺口通过 DNA 聚合酶δ或者 DNA 聚合酶ε介导的取决于 PCNA 的反应来填补。DNA 连接酶Ⅰ封上最后的缺口。

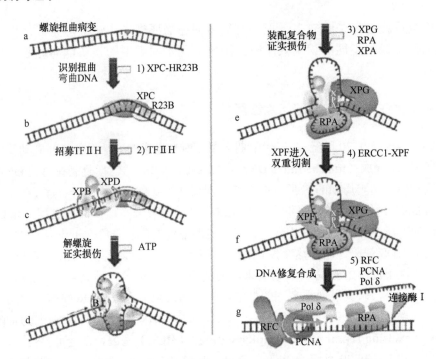

图 7-8　哺乳动物细胞内的核苷酸切除修复通路（Mellon，2018）

DNA 内形成的损伤常常构成明显的变形。XPC-RAD23B 发现该种变形，并与之结合形成复合体。该上复合体装载了 TFⅡH，而 TFⅡH 通过使用它的解旋酶活性进行移位并解开 DNA 双螺旋，直到其中一个亚单位遇到一个被化学修饰过的碱基为止。另外一个亚单位继续解开 DNA 并形成一个更为开放的泡状结构。接着 XPG、RPA 和 XPA 被招募过来，并且证实了真正损伤的存在。一旦 ERCC1-XPF 结合，连接特异性核酸内切酶就会对其进行双重切割。XPG 催化 3′ 端切割，而 ERCC1-XPF 催化 5′ 端切割。RPA 仍然结合于单链 DNA 上，从而促进向修复合成及连接过程的过渡

四、核苷酸切除修复和转录

相对于非转录链，通常在转录链上更容易检测到**转录偶联核苷酸切除修复（transcription-coupled nucleotide excision repair，TC-NER）**。经 UV 照射形成的包括 CPD 在内的很多类型的 DNA 损伤可以阻碍转录延长过程。CPD 发生在转录链上时可以阻碍 RNA 聚合酶发挥作用，而当其发生在非转录链上时则通常不会引起阻碍作用。一般认为，在受损伤位点发生的 RNA 聚合酶复合体阻滞是 TC-NER 的起始阶段。通常，细胞暴露于 UV 射线会引起 RNA 合成减少。Lynn Mayne 和 Alan Lehmann 等首次发现经 UV 照射的哺乳动物细胞在移除大量 UV 诱导的 DNA 损伤后 RNA 合成重新开始，这个发现正是 DNA 损伤引起 TC-NER 的重要佐证之一。这一发现也可以解释哺乳动物细胞中，为何相对于非转录链和基因组中非表达区域，活化基因或转录链上由 UV 照射引起的损伤移除会更快。选择性地对只占基因组很小部分的表达基因转录链上损伤的修复使在不对基因组整体 DNA 进行修复的情况下保障转录的顺利进行。这种"链特异性修复"是 Isabel Mellon 和 Phil Hanawalt 等于 20 世纪 80 年代中期在 *E. coli* 和酵母体内首次发现的（Mellon，2018）。

TC-NER 的底物包括 UV 照射引起的 CPD 和(6,4)光产物，以及化学物引起的特定类型的大范围损伤。这种 NER 的亚途径保守性地存在于细菌到人类等物种中。NER 途径也可以是**整体基因组修复（global genome repair，GGR）**，包括对表达基因的非转录链

和基因组中非表达区域进行修复。TC-NER 和 NER 途径中存在多种相同的蛋白质，但两种途径在损伤识别这一步存在差异。TC-NER 途径的损伤识别是由 RNA 聚合酶复合体在表达基因转录链损伤部位的停顿引起的，此外，TC-NER 需要其他蛋白质来处理在损伤部位停顿的 RNA 聚合酶。

除了 XPC-RAD23B，哺乳动物细胞中所有参与 NER 的蛋白质均参与 TC-NER 过程。在 TC-NER 途径中，RNA 聚合酶复合体在损伤识别过程中替代了 XPC-RAD23B 的功能。遗传学研究提示，在哺乳动物细胞中 TC-NER 途径尚需另外几种基因的参与，进一步的生化研究表明，CSA、CSB 和 XAB2 参与 TC-NER。像 *E. coli* 一样，哺乳动物细胞中的 TC-NER 也可能依赖损伤部位转录泡的定位，而非 NER 蛋白与转录因子之间的直接作用。CSA、CSB、TF Ⅱ H 和 XAB2 在重塑转录泡促发 TC-NER 进程中发挥重要作用。**科凯恩综合征（Cockayne syndrome，CS）**患者体内编码 CSA、CSB 蛋白的基因发生了突变。

五、核苷酸切除修复缺陷与人类疾病

研究表明，很多种类型的人类疾病与 DNA 修复基因缺陷相关，本部分将集中论述 NER 途径相关基因缺陷。如上所述，在 NER 研究领域最重要的发现之一是在着色性干皮病患者中发现有 NER 途径相关基因缺陷。一共有 8 个不同的互补组代表了 8 个不同基因，任何一个基因的缺陷均可以导致着色性干皮病。在 8 个基因中，7 个编码 NER 途径相关蛋白，1 个编码参与 DNA 损伤位点 DNA 合成的蛋白。前者被分别命名为 *XPA*、*XPB*、*XPC*、*XPD*、*XPE*、*XPF*、*XPG*。每种基因产物在 NER 的特定步骤中发挥不同作用，其中 *XPE* 编码 DDB2 蛋白。

可以通过对不同个体来源的细胞进行分阶段融合和 UDS 检测对着色性干皮病患者进行分类。因为着色性干皮病患者有 NER 相关基因缺陷，所以当他们受 UV 照射时，体内 UDS 水平非常低，但不同互补组患者来源的细胞混合后，再经 UV 照射，UDS 检测值将接近正常水平。其原因是来源于不同患者的细胞具有不同 NER 相关基因缺陷，而这种缺陷是互补的。例如，如果一种 XPA-细胞与一种 XPB-细胞融合，XPA-细胞可以表达 XPB 而 XPB-细胞可以表达 XPA。如果一种 XPA-细胞与另一种 XPA-细胞融合，没有互补表达，则细胞混合物 XPA 缺失。至今仍沿用这种方法来对 XP 患者进行分类。

XP 患者易于罹患皮肤癌，并且发展为基底细胞癌、鳞状细胞癌、黑色素瘤的危险性更大。而这些或其他皮肤病变在很大程度上与 UV 照射有关，UV 可以在患者基因组 DNA 中产生 UV 光产物，而 XP 患者由于修复能力差或完全不能修复这类损伤，损伤便积聚在细胞中，引起 DNA 损伤位点处突变累积，进而影响细胞周期检查点和引起基因组不稳定性。这些改变促发皮肤肿瘤。很多 XP 患者在 1 岁之内就表现出相关的皮肤问题，在 10 岁之内发展为皮肤癌。而在普通人群中皮肤癌发生的平均年龄超过 60 岁。因此，XP 患者发生皮肤癌要比非 XP 患者发生皮肤癌早 50 年。XP 是一种常染色体隐性遗传病，患者需从父母双方遗传同时发生突变的同一 NER 等位基因，因此发病率极低。而单一位点突变等位基因的携带者则较为普遍，约为 1/300。这类人群皮肤或其他部位癌症发生危险性尚不清楚。有些 XP 患者同时会发生神经系统的并发症，但机制未明。

科凯恩综合征（CS）患者拥有遗传性突变体等位基因而在 TC-NER 通路上有缺陷。与 XP 患者相似，他们对太阳光也极为敏感。但 CS 患者的很多特征各不相同，他们出生时表现正常，出生后 1—2 年会发生严重的晒伤症状，但不会发生 XP 患者所出现的干皮病症状，通常在 12 岁病情迅速发展。随后，出现生长和神经发育障碍，这类患者一般体型较小、消瘦、反应迟钝、四肢较长、凹眼、耳朵和鼻子较大、易患白内障。CS 与 *CSA* 和 *CSB* 两个基因相关，CS 患者来源的细胞内 TC-NER 途径缺陷，不能选择性移除 UV 照射引起的活性基因转录链上的 DNA 损伤。而 UV 照射也是引起该类患者各种明显症状的主要原因。有研究则认为，这种疾病的主要症状可能是转录过程中转录偶联核苷酸切除修复机制缺陷造成的。与 XP 相似，CS 也是常染色体隐性遗传疾病，发生率极低。但 CS 患者没有任何皮肤癌的癌前病变症状。有个别患者兼有 XP 和 CS 症状，表现为 *XPB*、*XPD*、*XPG* 基因突变，该现象的发生机制尚未明了。

毛发低硫营养不良（trichothiodystrophy，TTD） 是一种以毛发脆弱、鱼鳞癣、反应迟钝、生长缺陷为主要症状的疾病，半数患者表现为 UV 敏感性。TTD 患者 *XPD*、*XPB* 或 *TTDA* 基因缺陷，近期发现，*TTDA* 基因编码一种与 TFⅡH 复合体相关的新蛋白。因此，XPB、XPD、TTDA 三种蛋白均参与 TFⅡH 复合体的形成，除了对 UV 敏感外，TTD 患者的其他症状多与转录缺陷相关，而与 DNA 修复缺陷无关。

此外，不完全的 DNA 修复也是导致亨廷顿病、阿尔茨海默病和帕金森病的重要原因。这些疾病的发生均与线粒体 DNA 的异常和氧化损伤有关（Tuppen et al.，2010；Shokolenko et al.，2009）。线粒体 NER 能够通过 4 种不同的酶修复 DNA 氧化损伤，包括 DNA 糖苷酶、限制性内切酶、DNA 聚合酶 γ 和 DNA 连接酶，这些酶移动至碱基损伤位点开始进行修复工作，而这些酶活性的下降已被证实会促进衰老的发生（Boesch et al.，2011；Maynard et al.，2009；Gorbunova et al.，2007）。

综上所述，一个明显的问题是，同一个基因（如 *XPD*）缺陷为何引起三种不同类型的疾病：XP、CS 和 TTD？一般认为，发生在 *XPD* 基因不同位点的突变引起了不同的疾病，也有观点认为更为复杂和广泛的原因导致了这一现象。

第五节　错　配　修　复

NER 途径主要移除被修饰的碱基，**错配修复（mismatch repair，MMR）** 途径则主要负责移除错配碱基。多数错配碱基是由参与基因组复制的 DNA 聚合酶引起的，DNA 聚合酶以母链为模板合成子链 DNA 的过程中偶尔会发生将不正确配对的脱氧核苷酸引入的事件，从而导致错配碱基对（图 7-9），在复制过程中的延误即可导致模板链和新合成链脱出，在 DNA 上形成一个小环。这种类型的错误经由 MMR 途径修复，MMR 的主要任务是在 DNA 链上发现并确定错配碱基。在 NER 途径中修复机制可检测被修饰的碱基，而在 MMR 途径中需要识别两个非正常配对但结构正常的碱基，并将其移除。因错配碱基发生在新合成链上，所以 MMR 需区分母链和子链，这种机制在 *E. coli* 中已经十分清楚，但在哺乳动物细胞中尚未完全明了。

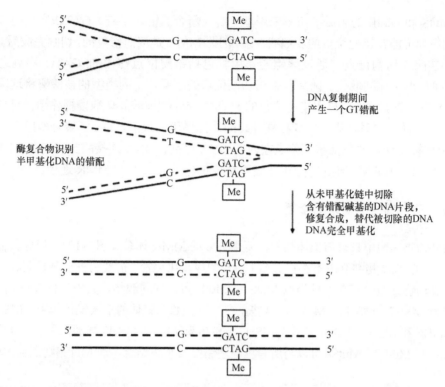

图 7-9　*E. coli* 内甲基指引的错配修复的 Wagner-Meselson 模型（Wagner and Meselson，1976）

GATC 有很多重复序列，并散布于整个 *E. coli* 基因组。它们在腺嘌呤的 6 位点上被甲基化。在半保留复制期间，T 被错误地掺入模板 G 的对侧。新链比模板链更短。GATC 序列的甲基化状态决定了是否切割包含 G 的链，并最终将之去除。复制之后的一小段时间内，新合成链内的 GATC 序列仍保留未甲基化。一种参与错配修复的酶在未甲基化的 GATC 序列附近切割新合成的链，接着 DNA 上包含的不正确 T 被去除，修复合成取代被切除了的 DNA，DNA 连接酶封上最后的缺口。新合成的 GATC 序列的甲基化将 DNA 恢复到最初的状态

一、大肠杆菌中的错配修复

20 世纪 60 年代中期，基于 Robin Holliday 的重组研究与 Evelyn Witkin 的突变研究，人们首次提出 MMR 途径。Rober Wagner 和 Matthew Meselson 在 20 世纪 70 年代中期提出了 MMR 的 Wagner-Meselson 模型（图 7-9）（Wagner and Meselson，1976）。此后，来自不同研究小组的大量遗传学和生物化学研究从不同角度支持了这种大肠杆菌（*E. coli*）的 MMR 模型。*E. coli* 基因组内散在分布着 GATC 回文序列，其中在双链 A 位点均在 DAM 甲基酶的催化下发生甲基化（图 7-9）。该甲基化位点是识别母链和子链的结构基础。在 GATC 序列被复制后，新合成链的 A 位点是未甲基化的。在 GATC 序列合成与 DAM 甲基酶催化 A 位点甲基化之间存在一定的时间，母链和子链的区分就发生在该间隔内。有三个蛋白质参与了不同阶段大肠杆菌 MMR，分别是 MutH、MutS、MutL。

MutS 以二聚体或四聚体的形式识别并结合在单个碱基错配和小插入缺失错配位点上，并发挥至关重要的 MMR 的弱 ATP 酶活性。MutS 与错配位点的结合启动错配修复机制，随后 MutL 以二聚体的形式结合于 MutS-错配位点的复合体上，MutL 也具有较弱的 ATP 酶活性。在 DNA 复制完成后，MutH 识别半甲基化的 GATC 序列并与之结合，

并在 MutS 和 MutL 的刺激下切割未甲基化链（新合成链、子链）GATC 序列的 5'端，被切割序列可能在错配位点的 5'端或 3'端，因此 MMR 是双向修复的。切割完成后，DNA 解旋酶装配至切割位点，通过解螺旋作用将包括错配位点在内的 GATC 序列之间约 1000bp 的 DNA 序列取代。随后，根据切割位点的不同，不同类型的核酸酶将这段松散的 DNA 序列降解，当切口在错配位点的 5'端时，5'→3'核酸外切酶发挥作用，而当切口在错配位点的 3'端时，则 3'→5'核酸外切酶发挥作用。最后，DNA 聚合酶III合成新的 DNA 取代被剪切掉的包括错配位点在内的 DNA 序列，DNA 连接酶封闭切口。20 世纪 80 年代后期，Paul Modrich 等应用非细胞系统重建了 *E. coli* 的 MMR 途径。

二、哺乳动物细胞中的错配修复

哺乳动物细胞中具有与上述相似但复杂许多的 MMR 体系（图 7-10）。但像其他真核细胞一样，哺乳动物细胞中不存在 DAM 依赖的甲基化途径，需要另外一种机制进行链识别。哺乳动物细胞中存在多种类似 MutS 和 MutL 蛋白的同源物，其中三种 MutS 同源物被命名为 MSH2、MSH3、MSH6，这些蛋白质以异源二聚体的形式发挥作用，MSH2 可以与 MSH6 和 MSH3 结合分别形成 MSH2-MSH6 和 MSH2-MSH3 异源二聚体，也分别称为 MutSα 和 MutSβ。MutSα 可以与所有单碱基错配及小环结合，而 MutSβ 则识别大环。

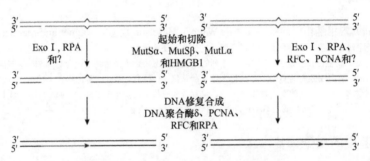

图 7-10　体外实验研究的哺乳动物细胞内的双向错配修复（Iyer et al.，2006）

体外错配修复可被定位于 5'或 3'的链断裂指向错配碱基。在体内实验中，链断裂很可能是由正在合成 DNA 链的末端所提供的。MutSα、MutSβ 和 MutLα 参与了错配碱基的识别与处理过程。核酸外切酶及其他酶参与了切除。修复合成是在 DNA 聚合酶δ或者ε的催化下进行的

哺乳动物细胞内也有多种 MutL 同源物，其中三种主要蛋白分别称为 MLH1、PMS2、PMS1，MLH1 可以与 PMS2 和 PMS1 分别形成 MLH1-PMS2（MutLα）和 MLH1-PMS1（MutLβ）复合体。MutLα 与 MutSα 形成复合体修复单碱基错配和小环，而与 MutSβ 形成复合体修复大环。哺乳动物细胞中的 MMR 也是双向的，在 MutS 和 MutL 同源蛋白结合后，DNA 解旋酶取代被剪切链，核酸外切酶将之降解。MMR 体系中 Exo I 具有 5'→3' 核酸外切酶的活性，也可以发挥 3'→5'核酸外切酶的作用，其可能是唯一一种发挥作用的核酸外切酶。

目前普遍认为，在哺乳动物和其他一些物种中 MMR 识别子链的信号由复制叉中新合成 DNA 链的 DNA 终点提供。该信号不仅是 DNA 聚合酶的作用终点，而且为螺旋酶和 Exo I 作用提供了插入点。但错配位点与 DNA 聚合酶作用终点之间相隔数千个碱基，

二者之间如何进行信息交换，从而协调整个修复途径的机制尚不清楚。最近，研究者提出了许多模型来尝试解释该机制，其一是 Rick Fishel 提出的**分子开关模型（molecular switch model）**。Paul Modrich 等最近证实 MutLα 也具有核酸内切酶活性，这一发现可能重新定义了 MMR 途径移除 DNA 损伤的位点。这些模型仍需进一步研究来加以证实。

三、错配修复缺陷和癌症

20 世纪 90 年代有研究发现 *MMR* 基因突变与遗传性非息肉病结肠癌（hereditary nonpolyposis colon cancer，HNPCC）之间存在相关关系。HNPCC 是结肠癌的癌前病变，所有 HNPCC 患者最终均会发展为结肠癌，一些患者还可以发展为其他类型的癌症，如子宫内膜癌、卵巢癌、胃癌、胰腺癌等。HNPCC 有非常严格的诊断标准，其中家族性 HNPCC 的诊断标准是在两代直系亲属中最少有 3 位结肠癌患者，并且其中必须有一位在 50 岁之前确诊，因此 HNPCC 患者结肠癌的发病年龄要早于一般人群，并且有遗传导致的家族聚集性。

对于大肠杆菌和酿酒酵母中特定形式的基因不稳定性研究提示 *MMR* 基因突变与 HNPCC 有相关性。这两个物种及哺乳动物细胞内含有单核苷酸、双核苷酸、三核苷酸等重复序列。20 世纪 80 年代后期，人们发现在大肠杆菌中 *MMR* 基因突变可以引起简单双核苷酸重复序列聚(GT)n 的不稳定性。之后在 20 世纪 90 年代早期发现了在 HNPCC 患者来源细胞中也存在这种不稳定性。随即，在酵母中也证实 *MMR* 基因缺失可以导致相似的不稳定性。以上三个发现均表明 HNPCC 与 *MMR* 基因缺陷密切相关。很快，很多研究小组相继证实这一事实，并且进一步发现在所有的 *MMR* 基因中，*MSH2* 和 *MLH1* 基因在 HNPCC 患者中突变频率最高。

HNPCC 与其他因 DNA 修复基因缺失导致的疾病不同，患者体内仅有一个突变的 *MMR* 等位基因，另外一个等位基因则是野生型，因此人群发病率较高。很多研究显示，这种杂合子状态并不会显著降低细胞表达 *MMR* 的能力，因此，来源于 HNPCC 患者的大部分细胞的 *MMR* 基因看似表达正常。而在患者生命过程中，野生型等位基因发生突变即可引起发病，此时 *MMR* 基因表达缺失，引起基因组不稳定、自发性突变频发，最终导致肿瘤。

这种简单重复序列的不稳定也称为**微卫星不稳定性（microsatellite instability，MSI）**，其是诊断 HNPCC 的依据之一，是由 DNA 合成过程中的**滑移事件（slippage event）**引起的，其也是诱发结肠癌和子宫内膜癌的基础（Jiricny，2006）。因为是重复序列，所以更多的重复单位均发生错位，在 DNA 复制过程中移出双螺旋，在新链和模板链上均形成小"环"。如果这种滑移不能被 MMR 识别并修复，在下一次的复制中将会导致更多的重复单位发生插入或缺失。因此，在细胞复制和分裂过程中，重复单位的数量发生变化。

更为重要的是，在无遗传性癌症倾向的结肠癌和其他类型肿瘤患者中也发现了 *MMR* 基因缺陷，这些患者称为散发病例。一般认为，这些患者在出生时 *MMR* 基因的两个等位基因均正常，但在其生命过程中，两个等位基因均发生了突变。普通 HNPCC 患者一般在 40—50 岁进展为结肠癌，而这种散发病例则一般到 70 岁以后才发展至结肠癌。

第六节 重 组 修 复

重组修复可以通过与多种类型 DNA 损伤的复制机制相互作用而参与多种不同类型的损伤修复。与上述修复机制不同的是，重组修复后的受损伤 DNA 往往不能回复其原始状态。电离辐射等的直接作用均可以引起**双链断裂（double-strand break，DSB）**，DNA 复制过程中模板链上的缺口（nick）或单链缺失（gap）也可以导致前导链或滞后链类型的双链断裂。当损伤阻碍双链合成时，会产生一种类似鸡脚的结构。以上的损伤类型或结构均可启动重组修复，这种修复是一种耐受机制，可以使细胞在 DNA 未完全恢复其正常结构的状态下继续分裂。

一、大肠杆菌中的双链断裂修复

20 世纪 40 年代中期，Joshua Lederberg 首次提出了大肠杆菌中存在同源重组（homologous recombination，HR），这个过程包含两个具有相似序列的 DNA 分子交换。在 DSB 修复中发挥作用的同源重组称为 DSB 修复（图 7-11）。DNA 双链断裂形成过程中，断裂端的核苷酸丢失，因此这种断裂不能仅仅重新连接，它需要另外一端与之有相

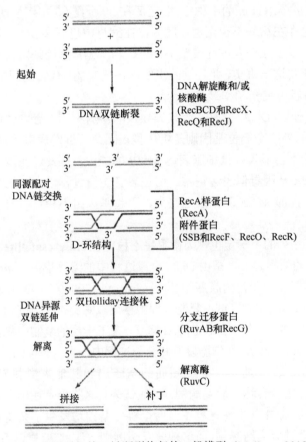

图 7-11　同源重组的双链断裂修复的一般模型（Mellon，2018）

似碱基序列的双链 DNA 的参与。RecA 蛋白在 DSB 修复过程中发挥关键作用，其可以包裹 DNA 分子使其形成核蛋白丝，这种结构对于同源 DNA 分子配对和启动链交换过程至关重要。DNA 双链断裂经 DNA 解旋酶或核酸酶作用，形成 3′突出端，插入未受损伤的同源双链 DNA，以其为模板合成断裂末端丢失的核苷酸，形成一对 Holliday 交叉结构。该结构一旦形成即会召集其他蛋白启动支链迁移以延伸杂合双链，进而剪切不同 DNA 链，分解 Holliday 交叉结构，形成含有修补片段的非重组分子和含有侧翼交换 DNA 的重组分子。这种机制也用于修复模板链缺失引起的子链 DNA 缺口。

二、真核细胞中的双链断裂修复

真核细胞有两条修复 DSB 的途径，其一是与上述大肠杆菌中类似的同源重组修复，但目前对哺乳动物细胞中的该种修复方式知之甚少。同源重组也是酵母中修复 DSB 的重要途径，而在哺乳动物细胞中，该修复局限在细胞周期 S 期和 G_2 期。第二种修复途径称为**非同源末端连接（nonhomologous end joining，NHEJ）**，是哺乳动物细胞中 DSB 的主要修复途径。以上两种修复途径有不同蛋白质参与，并且修复产物也有显著差别，其中 NHEJ 属易误修复，而同源重组则产生错误的概率较小。

NHEJ 是脊椎动物免疫系统中 V（D）J 重组途径的重要组成部分，同时在淋巴细胞抗原受体产生过程中发挥重要作用。NHEJ 缺陷的小鼠表现出免疫缺陷的特征，同时对电离辐射敏感，这一现象提示，NHEJ 也参与了电离辐射引起的 DSB 的修复过程。人类该修复途径的缺陷也同样引起免疫缺陷和对电离辐射敏感的症状。图 7-12 为 NHEJ 修复途径模型：早期 Ku 蛋白分别结合于 DSB 形成的两个末端上，保护 DNA 不再遭受进一步损伤，同时招募并活化 **DNA 依赖的蛋白激酶（DNA-dependent protein kinase，DNA-PK）**，后者招募 Artemis 发挥核酸酶作用修剪 DNA 的 5′端和 3′端。此时，如果两段 DNA 之间存在缺口，DNA 聚合酶将合成新链填补该缺口，随后 XRCC4 和 DNA 连接酶Ⅳ形成的复合体完成 DNA 连接。在脊椎动物中修复 DSB 的主要途径是 NHEJ，而在酵母中则是同源重组。这一现象可能是由于脊椎动物基因组中存在大量较大片段的高度重复序列，难以寻找正确的同源片段。

同源重组是一种具有较高保真度的修复途径，如果细胞存在 HR 修复缺陷则会对电离辐射产生显著增高的敏感性（Hunt et al.，2013）。如何在哺乳动物细胞内对 DSB 进行同源重组尚未完全明了，但如同大肠杆菌中的同源重组修复一样，它需要依赖核酸酶对 DSB 末端进行处理产生有 3′端突出的 DNA 尾，有证据显示 MRN（Mre11/Rad50/NBS）复合体在该阶段发挥核酸酶的作用，但其具体作用机制尚未明了。一种称为 Rad51 的蛋白是该修复途径的关键蛋白之一，其作用类似于 RecA，可以包被 DNA 形成核蛋白丝结构。此外，**单链 DNA 结合蛋白复制蛋白 A（single-strand DNA-binding protein replication protein A，RPA）**、Rad52、Rad54 及 Rad51 的多种同源物也参与该过程。DNA 聚合酶与 DNA 连接酶催化缺失 DNA 的合成及连接，在该过程中形成 Holliday 交叉结构和分支迁移，最终核酸酶分解 Holliday 交叉结构，产生两条完整的 DNA 双链。

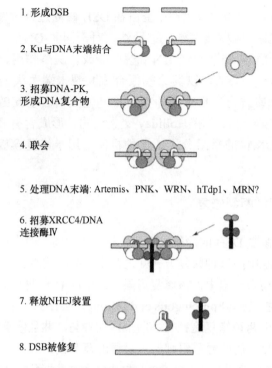

1. 形成DSB

2. Ku与DNA末端结合

3. 招募DNA-PK, 形成DNA复合物

4. 联会

5. 处理DNA末端: Artemis、PNK、WRN、hTdp1、MRN?

6. 招募XRCC4/DNA 连接酶Ⅳ

7. 释放NHEJ装置

8. DSB被修复

图 7-12　非同源末端连接的修复途径模型（Mellon，2018）

通过 DNA 损伤因子或者是 DNA 损伤期间的复制都可以产生双链断裂。Ku 异源二聚体结合于 DNA 末端。它可以移位而远离 DNA 末端，并将 DNA-PK 招募于 DNA 末端上。Ku 结合到 DNA-PK 上形成了一个有活性的 DNA-PK。Artemis 及其他蛋白质可能聚集在一起以处理 DNA 末端。这是个必要的过程，因为某些 DNA 损伤因子产生具有阻碍性或者不能够被直接连接的末端。两个断裂的 DNA 末端通过存在于每个末端的 DNA 分子而被放在一起。XRCC4/DNA 连接酶Ⅳ也可能在它们连接之前参与了这些末端的处理

同源重组机制之所以相当复杂，部分原因在于其作用的结构具有多样性，多种蛋白质参与了该修复机制，但其在细胞中真正特异性的作用机制尚未明了。BRCA1 和 BRCA2 均参与 DSB 的修复途径，而这两个基因的改变可以引起乳腺癌和卵巢癌。BRCA2 可以直接作用于 Rad51，通过与 DSB 结合而调节 Rad51 依赖的链交换。有研究称 BRCA1 比 Rad51 和 Rad52 蛋白更早聚集到 DNA 双链断裂位点，其作用可能类似于 DNA 双链断裂损伤的检测分子，能使 Rad51 发生磷酸化（Ziogas et al.，2009）。而 BRCA1 与 Rad51 之间通过间接作用共同调节同源重组修复。靶向性地敲除小鼠 rad51、BRCA1 和 BRCA2 基因可以引起胚胎致死效应。DNA 修复蛋白 52（Rad52）是 HR 中最重要的蛋白质，在其作用下，MRX 同源重组修复复合体连接到双链断裂处，进而启动由 Rad51 介导的 DNA 链交换反应（Nakai et al.，2011）。在现在已知的重组修复形式中，Rad52 蛋白都是必需的，当 Rad52 蛋白缺失时，细胞内任何 DSB 修复途径几乎都会被阻断，而 Rad51 蛋白却并非必需（Pohl and Nickoloff，2008）。此外，人体中大肠杆菌螺旋酶 RecQ 家族的同系物 Bloom（BLM）、Werner（WRN）和 Rothmund-Thomson（Recql4）蛋白也参与同源重组。编码这些蛋白质的基因的改变可以引起同名综合征，而这些患者可以预诊为不同类型的癌症。这些患者的细胞表现为染色体不稳定和异常复制中间产物聚积。体外研

究表明，这类螺旋酶可以分解类似于 Holliday 交叉的结构。参与同源重组的蛋白质有一个共同特点，即当细胞 DNA 受损伤时，这些蛋白质可以形成核灶/核焦点，并且可以通过免疫荧光的方法被观察到。

三、链间交联修复

前面曾经描述了化学物如何与 DNA 作用形成**链间交联（interstrand crosslink，ICL）**，使两条 DNA 链之间发生共价结合，导致复制与转录在该处无法正常进行。同时，因为损伤同时发生在两条 DNA 链上，给 DNA 修复造成一定的困难。

在大肠杆菌中 NER 和同源重组修复共同参与了 ICL 的修复（图 7-13）。首先，UvrABC 复合体在一条链损伤部位两端剪切，然后在 5′→3′核酸外切酶或 UvrABC 复合体本身的

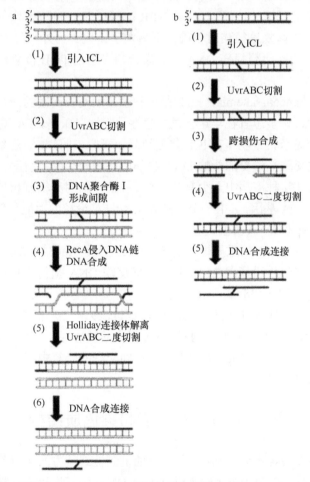

图 7-13　*E. coli* 内的链间交联修复（Mellon，2018）

a. 两个姐妹染色单体通过黑色和白色的双螺旋而被显示出来。ICL 由一条粗的连接黑螺旋内两条链的斜线来代表。由 UvrABC 系统切割 3′→5′链上的 ICL。DNA 聚合酶 I 的核酸外切酶活性在被切除 ICL 的 3′侧产生一个缺口。RecA 覆盖于单链区，接着 RecA 丝状物与同源双链配对并进行链的交换而越过交联。这就促进了同源双链内的 DNA 合成。Holliday 连接体（四股 DNA 链所形成的交叉结构）被分解成两个单独的双螺旋分子。UvrABC 系统切割交联了的寡核苷酸。DNA 合成和连接恢复了 DNA 的完整性。b. UvrABC 系统介导下 ICL 的修复和跨损伤合成

作用下，在交联部位 3′端形成一个缺口。此时在 RecA 蛋白介导下，寻找同源 DNA 双链，并使其插入缺口，取代 UvrABC 复合体剪切形成的短核苷酸片段，而后者经交联部位的连接黏附在互补链上。随后 UvrABC 复合体继续对互补链的损伤部位进行切割，释放包含交联部位在内的小片段双链核苷酸，最后经修复合成和连接填补缺口。

哺乳动物细胞中的 ICL 修复机制相对复杂，并且有多种途径共同参与。其中类似于大肠杆菌中的 NER 和同源重组机制的结合也是其中一条重要途径。如前所述，NER 相关基因突变可以引起哺乳动物细胞对致交联物质敏感性增加，而 ERCC1 或 XPF 的突变可以导致细胞对这类物质更为敏感，有学者提出，在 ICL 修复早期需要利用 ERCC1-XPF 连接特异的核酸内切酶活性。在这一修复机制中，螺旋酶的作用或复制叉结构的出现可以将 ICL 3′端的双螺旋解开，形成一个 "Y" 形结构，ERCC1-XPF 可将该结构 3′端单链与双链结合部位裂解，然后在相同链上剪切 ICL 的 5′端。同源重组和复制叉结构消失均可以填补该缺口，接着 NER 就可以对交联的另外一端进行剪切以完成修复。这种 ICL 的修复途径相对精确，不易发生错误。另外一种途径则在 ICL 附近形成 DSB，然后激活需要跨损伤 DNA 合成聚合酶参与的 DSB 修复模式，相对来说这是一种易误修复途径。

范科尼贫血（Fanconi anemia，FA）是一种由基因变异引发的遗传性贫血，它会导致骨髓障碍和癌症，许多患者在早年会发生急性骨髓性白血病。FA 患者来源的细胞对交联剂格外敏感，提示其可能存在 ICL 修复缺陷。研究表明，FA 患者 ICL 修复缺陷代表了一种可以产生交联剂耐受的新的 DNA 损伤应答途径（FA 途径）。但事实证明该途径十分复杂，因为在这种疾病中至少有 12 个互补群，阐明其机制相当困难。目前，已经成功克隆了 11 个 FA 基因，其中一个就是 *BRCA2*。FA 途径的功能可能是整合了在 ICL 修复及应答过程中多种 DNA 修复途径。

Rad51 蛋白是参与 HR 的重要蛋白之一，Rad51D 是 Rad51 家族中的第四位成员，现已认为其是卵巢癌的易感基因之一，也在链间交联 DNA 损伤修复和维持染色体完整性中发挥重要作用。RNF138 属于 E3 连接酶家族，其包含了氨基端的无名指区域。RNF138 能够增加 Rad51D 蛋白的稳定性，可能与其能够调控泛素-蛋白酶介导的 Rad51D 降解有关。然而，RNF138 能降低细胞对 DNA 损伤的敏感性，减少 Rad51 蛋白的合成，使得染色体趋向于不稳定。因此，RNF138 在链间交联的修复中起到了调节 Rad51D 蛋白的作用（Yard et al.，2016）。

第七节　DNA 修复和染色质结构

很多生化研究在决定不同 DNA 修复通路的机制性细节方面起着关键的作用，但它们均是以裸露的 DNA 作为受损底物来进行关于 DNA 修复途径的机制研究的。然而，细胞内的 DNA 实际上与多种组蛋白或其他蛋白装配在一起，通过这种装配使得 DNA 可以以恰当的形式存在于核内，同时可以进行正常的代谢。装配成为染色质的 DNA 如何影响不同修复途径，进而使其作用于受损伤 DNA 的机制目前尚未完全明了。

一、染色质结构

哺乳动物细胞基因组 DNA 总长可以达到 2m，而细胞核的直径却仅有 10^{-5}m，需要经过多个水平的致密化才能使 DNA 放置在如此狭小的空间。首先是核小体水平的装配，每个核小体是一段 170—240bp 的 DNA 缠绕在由两个分子的 H2A、H2B、H3、H4 组蛋白及一个 H1 连接组蛋白组成的八聚体核上形成的。DNA 紧密缠绕在组蛋白核上，而连接结构将每个核紧密连接，形成一种线珠状结构，使 DNA 长度压缩 7 倍。然后形成 30nm 纤丝又可以将长度压缩 50 倍，中期染色体结构形成又将长度压缩 250 倍。在染色质中每 30—100kb 长度的 DNA 可以形成一个结构域，这些结构域固定在核基质上，而后者是催化 DNA 复制、转录及修复等代谢过程的各种酶的所在位点。

二、DNA 修复中的染色质重塑

核苷酸切除修复途径识别特定的 DNA 结构异常并找到受损位点，将之修复，而当 DNA 装配成染色质之后，完成这一过程看起来十分困难。体内和体外研究均提示，在染色体内，核小体的 DNA 损伤与修复系统是隔绝的。有学者提出诱导染色质重塑酶有助于 NER 蛋白可以进入损伤部位的模型，并有实验证据支持该模型。有多种复合体参与改变了组蛋白与 DNA 之间的结构，这些蛋白复合体均包含一个属于 SNF2 超家族的 ATP 酶亚基。其中包括 SWI/SNF（switch/sucrose nonfermenting），该复合体可以增加核小体内 DNA 与转录因子、限制性酶之间的接触，并且可以诱导组蛋白八聚体滑行。有证据表明，SWI/SNF 还有助于光裂合酶结合于 UV 所致 DNA 损伤位点。遗传学研究表明，这些复合体可以帮助 NER 蛋白与 UV 所致 DNA 损伤接近。修复完成后，需要重新恢复染色质结构，其发生过程尚未明了。有学者提出，组蛋白分子伴侣参与了该过程，研究发现，**染色质装配因子 1（chromatin assembly factor 1，CAF1）**可以促进 NER 相关的染色质装配过程。最近研究表明，在以上过程中，新的组蛋白将代替原先的组蛋白完成染色质重新装配。

染色质结构也可以影响 DNA 损伤形成。在核小体核心、连接部位及染色质上均可以形成 CPD，而(6,4)光产物只在核小体连接部位形成。关于后者是选择性形成于特定位点，还是损伤形成后引起核小体结构变化使之移位到连接部位，这一过程尚不清楚。有证据表明，染色质结构可以显著影响一些 DNA 化学修饰的分布。在染色质中，那些正在处于转录阶段的 DNA 处于相对开放状态，而基因组中的一些重复序列则处于相对致密状态。这一现象可以影响 DNA 损伤形成和 DNA 损伤移除过程。组蛋白乙酰化在维持染色质松散状态过程中发挥重要作用，有证据表明组蛋白高乙酰化可以促进经 NER 途径移除 DNA 损伤。

BER 蛋白识别和移除 DNA 损伤的能力也受染色质重塑的影响，哺乳动物细胞中含有一种可以将聚 ADP-核糖支链加至蛋白质上的聚(ADP-核糖)聚合酶[poly(ADP-ribose) polymerase，PARP]。组蛋白是 PARP1 的底物之一，而组蛋白聚 ADP-核糖基化修饰有助于 BER 相关的染色质重塑。PARP1 可以与断裂单链及 dRp 残基紧密结合，并且 PARP1

和 PARP2 可以与多种 BER 蛋白相互作用。

第八节　DNA 损伤和细胞周期检查点

除了从 DNA 除去损伤的处理机制之外，细胞已逐步形成了一种"感应（sense）"损伤的复杂机制，并且以将细胞阻滞于细胞周期的不同阶段的最终结果来**"转导信号（transduce signal）"**。这种**细胞周期阻滞（cell cycle arrest）**能够为清除 DNA 损伤及阻止突变形成提供必需的时间，而当复制器遭遇到尚未被修复的 DNA 损伤时就会形成突变。在复制和转录期遭遇到某些类型的 DNA 损伤时，细胞周期阻滞可提供时间来除去损伤并且潜在阻止有害结构的形成。细胞周期阻滞也能够阻止下列问题的出现：细胞进入有丝分裂但是由于 DNA 损伤的存在而不能正确地将染色体分离到子代细胞中去。细胞通过细胞周期的各个阶段如 G_1、S、G_2 和 M 期的进展是一个受到高度调控的过程。**细胞周期检查点（cell cycle checkpoint）**受到信号级联反应的活化并暂时阻碍细胞周期进程。细胞周期内存在 G_1/S 期、G_2/M 期和 S 期检查点。在这些信号通路的顶部有两种蛋白：毛细血管扩张性共济失调突变（ataxia telangiectasia mutated，ATM）蛋白和毛细血管扩张性共济失调及 Rad3 裂殖酵母菌相关蛋白（ATR）。它们属于**磷脂酰肌醇 3-激酶相关激酶（phosphatidylinositol 3-kinase-related kinase，PIKK）**家族成员（图 7-14）。它们可被多类 DNA 损伤及受阻的复制叉所诱导，并通过磷酸化底物而启动信号级联反应，从而控制细胞周期进展和 DNA 修复通路。

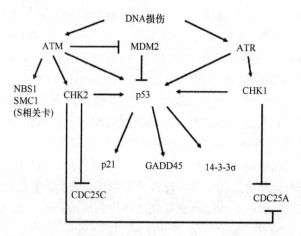

图 7-14　DNA 损伤被转化为检查点反应（Mellon，2018）

ATM 和 ATR 是受 DNA 损伤活化的激酶，并且这些激酶磷酸化和调诸如检查点激酶 CHK1 和 CHK2 之类的蛋白质，而 CHK1 和 CHK2 能够磷酸化并活化 p53。p53 增加 p21（调节 G_1/S 期、S 期和 G_2/M 期检查点）、GADD45（调节 G_2/M 期检查点）和 14-3-3σ 的表达。CDC25A 调节 G_2/M 期和 S 期检查点，而 CDC25C 调节 G_2/S 期检查点。NBS1 和 SMC1 是 S 期检查点的重要效应分子

一、DNA 损伤感应：ATM 和 ATR

毛细血管扩张性共济失调综合征（ataxia telangiectasia，AT）是一种遗传性疾病，该种患者对电离辐射具有高度的敏感性，因此 AT 患者具有免疫缺陷并对癌症具有易感

性。正常细胞在用电离辐射或者能够模拟电离辐射效应的即类放射的（radiomimetic）化学物处理之后停止了复制性 DNA 合成。许多年来人们就知道，来自 AT 患者的细胞同样不能停止 DNA 合成，它们以抗放射性 DNA 合成阻断为特征。针对该种现象的研究显示并阐明了主要的 DNA 损伤反应性细胞周期检查点通路。AT 患者中所缺陷的基因被称为**毛细血管扩张性共济失调突变（ataxia telangiectasia mutated，*ATM*）基因**。*ATM* 基因携带者肿瘤的发病率会有显著的升高（Huh et al.，2013）。ATM 蛋白感应某些类型 DNA 损伤的存在并被激活。接着被激活的 ATM 活化那些能够使细胞阻滞于 G_1/S 期的靶分子。细胞在 G_1/S 期检查点的作用下会被阻止进入 S 期，从而不能进行复制性的 DNA 合成。由于 AT 患者细胞在 *ATM* 基因方面是有缺陷的，因此它们不会被阻止进入 S 期，因而它们显示出抗放射性 DNA 合成。ATM 也会触发 G_2/M 期检查点。

下面阐述一种关于 ATM 如何启动细胞周期检查点的模型。在没有 DNA 损伤或其他应激来源的情况下，ATM 形成二聚体并与其他分子的激酶结构域相互作用形成 ATM 分子的"FAT"结构域。在该种形式中，ATM 的激酶结构域是失活的，它不能磷酸化它的蛋白质靶点。电离辐射所诱导的双链断裂会导致染色质结构的破坏。这种染色质结构的改变促使 ATM 二聚体在 Ser1981 残基上相互作用。这种磷酸化使得它们彼此分离，然后每个分子都能够磷酸化它们的靶蛋白，而这些靶蛋白参与了细胞周期阻滞、DNA 修复和细胞凋亡。针对电离辐射的这种反应是非常快速的，往往发生于几分钟之内。令人吃惊的是，基因组内只有两种双链断裂能够诱导该种反应。ATM 的活化也需要与 MRN 一起形成复合体通过同源重组而参与到双链断裂修复中来。目前还不清楚 MRN 在 ATM 活化中是如何确切发挥作用的。它可能在结构上与 ATM 相互作用或者可能对双链断裂进行处理而促进 ATM 的活化。

ATR 是在细胞周期检查点控制中起重要作用的 PIKK 超家族的另一个成员。ATR 是 ATM 及 Rad3 相关蛋白。Rad3 在裂殖酵母内参与了细胞周期检查点控制。ATM 在对电离辐射或者其他因素的反应中或者在产生双链断裂的过程中起作用。相比之下，ATR 则更多的是在对 UV 诱导的 DNA 损伤和能够阻碍复制器的其他类型 DNA 损伤的反应中起作用。ATM 和 ATR 通路之间存在着相互作用。ATR 的调节似乎不同于 ATM，它并不形成二聚体，并且在体内也不会使其自身发生磷酸化。相反，一种称为 ATRIP 的 DNA 结合蛋白与 ATR 结成伴侣并将之引入 DNA 损伤位点上。RPA 是一种单链 DNA 结合复合体，并且它与 ATR-ATRIP 相互作用。ATR-ATRIP 通过与 RPA 相互作用而被招募于 DNA 损伤位点或者包含了单链 DNA 的复制中间体上。此外，这种通路需要 RAD17-RFC2-5 及一种与 PCNA 相关并由 RAD9、HUS1 和 RAD1（9-1-1）组成的复合体。有学者认为 RAD17-RFC2-5 和 9-1-1 被装载于受阻的复制位点上，这是发送检查点信号所必需的。它调节着 G_1/S 期、S 期中期和 G_2/M 期检查点。

此外，DNA 依赖的蛋白激酶（DNA-PK）也是 DNA 损伤的另一个感应器（Jackson and Bartek，2009）。一旦出现 DNA 损伤，细胞通过 ATM、ATR 和 DNA-PK 使 DSB 上 Ser139 处 H2AX 迅速磷酸化（Podhorecka et al.，2010），然后，γ-H2AX 修饰 DSB 染色体侧翼 30kb 区域，并招募早期 DDR 蛋白至损伤位点开始修复工作（Shroff et al.，2004）。

二、中介分子和适配分子

中介分子（mediator）和适配分子（adaptor）的作用就是促进 ATM 或 ATR 与其效应分子靶点之间相互作用。它们将感应输入转换成激酶修饰，并且起到信号放大器的作用。电离辐射所诱导的双链断裂导致某些 DNA 损伤反应蛋白在亚核结构上的明显共定位，即在荧光显微镜下所观察到的灶（foci）。这些灶常被称为**电离辐射诱导的核灶（IR-induced nuclear foci，IRIF）**。IRIF 通常被认为代表了双链断裂修复的位点或聚集点（cluster of site）。有些定位到 IRIF 的蛋白质包含了 BRCA1 羧基端（BRCA1 carboxy-terminal，BRCT）结构域。人们认为这些蛋白质与染色质上 DNA 双链断裂位点侧翼区相互作用。组蛋白 H2A 的变种，即 H2AX 在对 DNA 双链断裂的反应中被 PIKK 磷酸化并形成 γH2AX。磷酸化的 γH2AX 是 IRIF 形成的一种关键调节器。ATR 是一种在对 UV 辐射或者许多阻碍复制的其他因子作出反应中使 H2AX 发生磷酸化的主要激酶。ATM 则是一种对电离辐射作出反应的主要激酶。

γH2AX 的磷酸化表位由几个蛋白质来识别，而这些相互作用在信号转导中起着关键作用。某些蛋白质拥有叉头相关（forkhead assiociated，FHA）结构域，当它们出现于特定的氨基酸序列内时，能够与包含了磷酸化苏氨酸的蛋白质相互作用。此外，包含了串联 BRCT 结构域的蛋白质能够结合特定磷酸化苏氨酸结构域。在这些蛋白质当中，MDC1 已被确定为 γH2AX 的可能结构伴侣，并且是通过它的串联 BRCT 结构域而结合的。那么，MDC1 可能起到脚手架的作用而将其他蛋白质招募于核灶上，这其中包括了 MRN。被招募于双链断裂处的其他蛋白质包括 53BP1 和 BRCA1。IRIF 的形成具有两方面作用。其一就是双链断裂的修复。它们很可能将双链断裂所形成的 DNA 两末端结合在一起，从而避免了它们与形成于核内的 DNA 其他末端形成突触。它们也可以用作染色质重塑的位点以促进双链断裂修复。IRIF 的另外一个主要作用是细胞周期检查点的活化。它们可能用于扩大信号，以致仅有一些双链断裂就足以产生一个完全的细胞周期阻滞。

三、效应靶分子

正如前面各部分所提及的那样，在对 DNA 损伤作出的反应当中，细胞激活细胞周期检查点，并暂时性阻碍细胞周期进程。细胞周期的这一暂停阻止了受损 DNA 的复制并为 DNA 修复提供了时间。检查点发生于细胞周期的 S 期，也发生于 G_1/S 期和 G_2/M 期的过渡期。ATM/ATR 激活检查点激酶 CHK1 和 CHK2 使许多直接或者间接参与上述所有三种检查点反应的蛋白质发生磷酸化（图 7-14）。MDM2 通过介导其核输出和导致 p53 的蛋白酶体降解的泛素化而负向调节 p53 蛋白。MDM2 也通过直接结合于 p53 而降低 p53 的转录活性。ATM 介导下的 MDM2 的磷酸化使得 MDM2 失去活性，而 ATM/ATR 和 CHKI/CHK2 介导下的 p53 磷酸化则导致 p53 的稳定和激活，这样就正向调节**效应靶分子（effector target）**如细胞周期蛋白依赖性激酶抑制剂 p21（图 7-14）的激活。p21 通过抑制细胞周期蛋白依赖性激酶 1（cyclin dependent kinase 1，CDK1）和 CDK2 活性而将细胞周期阻滞于 G_1/S 期和 G_2/M 期过渡期及 S 期。正如图 7-14 所示，p53 也提高了

GADD45（growth arrest and DNA damage inducible45）和 14-3-3σ的表达，这两者均在 G_2/M 期检查点中起作用。有学者认为 14-3-3σ 将细胞周期蛋白 B1/CDK1 隔离于细胞质内并且没有活性。而 GADD45 则被认为可对 CDK1 与细胞周期蛋白 B1 之间的相互作用进行干扰。CDC25A 是一种能够将定位于 CDK2 和 CDK1 上的磷酸基除去的蛋白磷酸酶，可激活 CDK2 和 CDK1。DNA 一旦发生损伤，CDK1 和 CDK2 又会使 CDC25A 发生磷酸化，并将之靶向的蛋白酶体降解，从而阻止 CDK2 和 CDK1 的去磷酸化，对 S 期和 G_2/M 期的细胞周期进程产生抑制。CDC25C 也是一种蛋白磷酸酶，它能够使 CDK1 去磷酸化。CDC25C 的 CHK2 磷酸化阻止了 CDK1 的去磷酸化，并导致 G_2/M 期过渡的阻滞。正如图 7-14 所示，Nijmegen 断裂综合征蛋白 1（Nijmegen breakage syndrome protein 1，NBS1）和染色体结构维持蛋白 1（structure maintenance of chromosome protein 1，SMC1）是直接受 ATM 激活所调控的 S 期检查点的重要效应分子。

（何　云　胡恭华　赵志强）

参 考 文 献

Boesch P, Weber-Lotfi F, Ibrahim N, et al. 2011. DNA repair in organelles: pathways, organization, regulation, relevance in disease and aging. Biochim Biophys Acta, 1813(1): 186-200.

Friedberg EC, Walker GC, Siede W, et al. 2006. DNA Repair and Mutagenesis. 2nd ed. Washington, DC: ASM.

Gorbunova V, Seluanov A, Mao Z, et al. 2007. Changes in DNA repair during aging. Nucleic Acids Res, 35(22): 7466-7474.

Huh HJ, Cho KH, Lee JE, et al. 2013. Identification of ATM mutations in Korean siblings with ataxia-telangiectasia. Ann Lab Med, 33(3): 217-220.

Hunt CR, Ramnarain D, Horikoshi N, et al. 2013. Histone modifications and DNA double-strand break repair after exposure to ionizing radiations. Radiat Res, 179(4): 383-392.

Iyer RR1, Pluciennik A, Burdett V, et al. 2006. DNA mismatch repair: functions and mechanisms. Chem Rev, 106(2): 302-323.

Jackson SP, Bartek J. 2009. The DNA-damage response in human biology and disease. Nature, 461(7267): 1071-1078.

Jiricny J. 2006. The multifaceted mismatch-repair system. Nat Rev Mol Cell Biol, 7(5): 335-346.

Maynard S, Schurman SH, Harboe C, et al. 2009. Base excision repair of oxidative DNA damage and association with cancer and aging. Carcinogenesis, 30(1): 2-10.

Mellon I. 2018. DNA repair. //Smart RC, Hodgson E. Molecular and Biochemical Toxicology. 5th ed. Hoboken, New Jersey: John Wiley & Sons, Inc.: 485-533.

Mishina Y, Duguid EM, He C. 2006. Direct reversal of DNA alkylation damage. Chem Rev, 106(2): 215-232.

Nakai W, Westmoreland J, Yeh E, et al. 2011. Chromosome integrity at a double-strand break requires exonuclease 1 and MRX. DNA Repair (Amst), 10(1): 102-110.

Podhorecka M, Skladanowski A, Bozko P. 2010. H2AX phosphorylation: its role in DNA damage response and cancer therapy. J Nucleic Acids, 2010: 920161.

Pohl TJ, Nickoloff JA. 2008. Rad51-independent interchromosomal double-strand break repair by gene conversion requires Rad52 but not Rad55, Rad57, or Dmc1. Mol Cell Biol, 28(3): 897-906.

Sancar A. 2003. Structure and function of DNA photolyase and cryptochrome blue-light photoreceptors. Chem Rev, 103(6): 2203-2237.

Shokolenko I, Venediktova N, Bochkareva A, et al. 2009. Oxidative stress induces degradation of mitochondrial DNA. Nucleic Acids Res, 37(8): 2539-2548.

Shroff R, Arbel-Eden A, Pilch D, et al. 2004. Distribution and dynamics of chromatin modification induced by a defined DNA double-strand break. Curr Biol, 14(19): 1703-1711.

Tuppen HA, Blakely EL, Turnbull DM, et al. 2010. Mitochondrial DNA mutations and human disease. Biochim Biophys Acta, 1797(2): 113-128.

Wagner R Jr, Meselson M. 1976. Repair tracts in mismatched DNA heteroduplexes. Proc Natl Acad Sci USA, 73(11): 4135-4139.

Wyatt MD, Allan JM, Lau AY, et al. 1999. 3-methyladenine DNA glycosylases: structure, function, and biological importance. Bioessays, 21(8): 668-676.

Yard BD, Reilly NM, Bedenbaugh MK, et al. 2016. RNF138 interacts with RAD51D and is required for DNA interstrand crosslink repair and maintaining chromosome integrity. DNA Repair(Amst), 42: 82-93.

Ziogas D, Liakakos T, Lykoudis E, et al. 2009. Exploring the role of BRCA1, BRCA2 and RAD51 as biomarkers for breast cancer. Radiother Oncol, 90(1): 161-162.

第八章　环境表观遗传学

继人类基因组计划圆满完成之后，表观遗传学研究成为近年来生物学领域中进展最为迅速的一门学科。2003 年 10 月 7 日，英国剑桥大学韦尔科姆基金会桑格研究院（Wellcome Trust Sanger Institute）和德国 Epigenomics 公司合作正式启动了**人类表观基因组计划（human epigenome project，HEP）**，该计划的目的是绘制 DNA 上所有的甲基化位点，建立控制基因活性的主要化学变化图谱。这是世界上首项针对控制人类基因"开"和"关"的主要化学变化进行的图谱绘制工作，它将帮助科学家建立人类遗传、疾病与环境之间的关键联系。随后，美欧各国、日本及我国等也先后开展了相关的研究工作，将组蛋白修饰也纳入研究范畴，并特别关注不同组织及正常与疾病状态之间表观基因组的差异，取得了一系列突破性进展，如获得了精确度高达单个碱基的**人类 DNA 甲基化组（human DNA methylome）**图谱，发现了 CpG 岛滨（CpG island shore，即 CpG 岛外出现明显的甲基化现象，大约有 76%出现在离 CpG 岛不远的地方）现象及许多新的组蛋白变异体和修饰方式，还构建了全基因组核小体位置图谱（genome-wide nucleosome positioning map）。这种大规模的国际性人类表观基因组协作为深入理解正常生长发育过程和疾病状态的表观遗传调控机制铺平了道路（Felsenfeld，2014；Jones and Martienssen，2005）。

在人类基因组中含有两类信息：一类是传统意义上的**遗传学（genetics）**信息，它提供了合成生命所必需的所有蛋白质的模板；另一类是**表观遗传学（epigenetics）**信息，它提供了何时、何地和如何应用遗传学信息的指令，以确保基因适当地开关。遗传学是基于基因序列改变所致基因表达水平变化，如基因突变、基因杂合丢失和微卫星不稳定等；而表观遗传学则是基于非基因序列改变所致基因表达水平变化，这类改变也可以通过有丝分裂和减数分裂在细胞与世代间传递。表观遗传学研究主要涉及 DNA 甲基化、组蛋白翻译后修饰、染色质重塑，以及 microRNA、siRNA 等。在基因组水平研究表观遗传改变规律及其效应的学科称为**表观基因组学（epigenomics）**。进入后基因组时代，表观遗传学成为阐明基因组功能的关键研究领域之一。基因组中表观遗传过程的精确性对于调控基因转录活性和染色体稳定性及人类正常发育是必要的。许许多多环境化学性及物理性因素可以通过基因组的可遗传的变异产生潜在的毒理学作用，导致表型改变，过去通常认为这是突变的后果。然而，基因突变并不是基因组可遗传变异的唯一机制，其中还有其一定的表观遗传基础。环境因素可通过表观遗传机制改变基因的表达。**表观突变（epimutation）**，即错误的表观遗传程序的建立可导致多种人类疾病，如肿瘤、衰老、印记基因相关的综合征、免疫疾病、中枢神经系统发育紊乱。因此，在某种意义上，表观遗传机制可能比遗传机制更加有助于探讨和阐明环境、基因与疾病之间的联系。同时，由于表观遗传改变的可逆性，改善环境、适当地补充营养和采取有针对性的干预措施可以通过表观遗传特征而逆转不利的基因表达模式和表型。这为环境相关疾病的预防、早期诊断和治疗提供了新的思路与契机（Jirtle and Skinner，2007）。

环境表观基因组学（environmental epigenomics） 正是在基因组水平探讨环境因素的表观遗传效应及其对基因表达影响的学科。从环境-基因交互作用的角度来看，可以认为它是环境基因组计划的延伸和深入（何云和庄志雄，2013）。环境表观基因组学是一个刚出现的研究领域，许多根本问题仍待解答。较重要的核心问题是哪些人类基因在受到环境因素的作用而出现表观遗传失调时可能提高人类疾病的易感性？何种环境因素在何种剂量时对表观基因组产生不良影响？表观基因组在生殖发育和疾病病因学中起何种作用？营养补充能否减少化学和物理因素对表观基因组的损害作用？能否鉴定出一些表观遗传标志用于检测早期阶段的疾病？能否开发出可迅速准确地在全基因组进行表观基因组评价的检测技术？表观遗传能否作为一个重要机制整合到系统生物学中（庄志雄，2008）？

第一节　表观遗传学调控涉及的机制

一、DNA 甲基化

DNA 甲基化（DNA methylation） 是指在 **DNA 甲基转移酶（DNA methyltransferase，DNMT）** 的作用下，DNA 的某些碱基上增加甲基的过程。DNA 甲基化是哺乳动物细胞储存表观遗传学信息的主要形式，在哺乳动物中，几乎所有的甲基化都发生在 CpG 二联体上，成簇的 CpG 区域称为 CpG 岛，常见于基因的启动子。在 DNA 甲基化过程中，胞嘧啶从 DNA 双螺旋突出，进入与酶结合部位的裂隙，通过胞嘧啶甲基转移酶，把活性甲基从 S-腺苷甲硫氨酸（SAM）转移至 5-胞嘧啶位上（图 8-1），形成 5-甲基胞嘧啶（5-methylcytosine，5MC）。

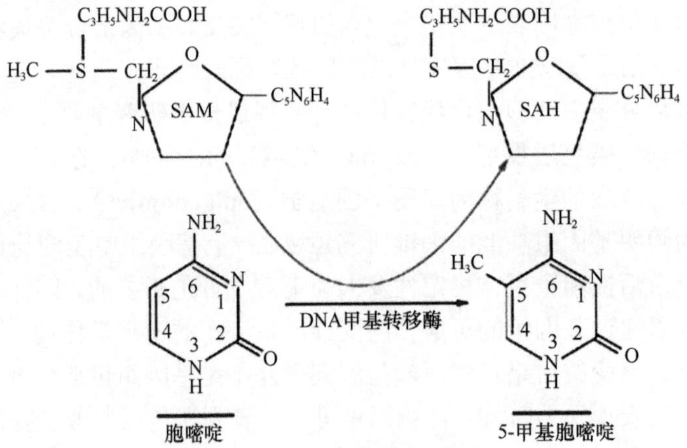

图 8-1　DNA 甲基转移酶催化的 DNA 甲基化

SAM、SAH 分别代表 S-腺苷甲硫氨酸和 S-腺苷同型半胱氨酸

哺乳动物细胞的 DNA 甲基化形式，至少由 3 种 DNA 甲基转移酶催化。它们可分成两种类型（图 8-2）。①从头甲基化：由 DNA 甲基转移酶 DNMT3a 和 DNMT3b 催化，在没有甲基化的 DNA 双链上进行甲基化，这主要发生在受精后去甲基化而植入后需重新甲

基化的胚胎细胞中，从而使细胞具有更大的发育潜能；②维持甲基化：由 DNA 甲基转移酶 DNMT1 催化，主要与复制后形成的半甲基化 DNA 发生反应，根据亲本链的甲基位点，在复制链对称回文结构相应的胞嘧啶上进行甲基化，这样就获得了与亲本 DNA 完全相同的甲基化形式，这就构成了表观遗传学信息在细胞和个体世代间传递的机制。DNA 甲基化参与胚胎发育、衰老、肿瘤发生等诸多生理和病理过程，是基因表达调控的重要方式之一。DNA 甲基化可能通过以下几种途径影响基因的转录活性：第一种途径是 DNA 甲基化直接参与干扰特异转录因子与启动子上各自识别位点的结合，如转录因子 AP2、cMyc/Myn、cAMP-反应元件结合蛋白（CREB）、延伸 2 因子（elongation 2 factor，E2F）、NF-κB 等可识别含有 CpG 残基的序列，每一种因子的结合都可被甲基化抑制；第二种可能途径是直接使特异的转录阻遏物与甲基化的 DNA 结合，MeCP1 和 MeCP2（甲基胞嘧啶结合蛋白 1 和 2）已被确认可与基因序列中任何甲基化的 CpG 残基结合，阻止转录因子的结合，从而抑制转录；第三种途径是甲基化的 CpG 二核苷酸可被甲基 CpG 结合结构域蛋白（methyl CpG binding domain protein，MBD）所识别，而后者可通过招募组蛋白脱乙酰酶（histone deacetylase，HDAC）、组蛋白甲基化转移酶（HMT）和 ATP 依赖的核小体重塑酶等来改变染色质的结构与活性，从而以间接方式影响基因转录。

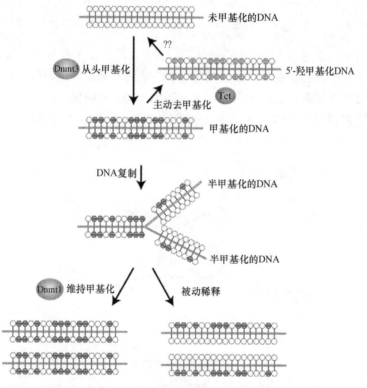

图 8-2　DNA 从头甲基化与维持甲基化（Li and Zhang，2014）（彩图请扫封底二维码）

一段基因组 DNA 的列为一排，其中自身互补的 CpG 碱基对标记为垂直的线条。未甲基化的 DNA（顶部）通过 Dnmt3a 和 Dnmt3b 从头开始甲基化，在某些 CpG 对上形成对称的甲基化。在 DNA 半保留复制中，子代 DNA 链与其中一条甲基化亲本链配对（另一条复制产物未显示）。对称性是由 DNA 甲基转移酶 1（Dnmt1）维持的，它完成了半甲基化位点的恢复，但不能甲基化未经修饰的 CpG。TET（ten-eleven translocation）蛋白是生物体内存在的一种双加氧酶，可以催化 5-甲基胞嘧啶（5-mC）转化为 5-羟甲基胞嘧啶（5-hmC），是 DNA 去甲基化过程中的一种重要酶

二、组蛋白修饰与组蛋白密码

长期以来，人们一直认为核小体只是一种将遗传信息进行高密度压缩从而形成染色体结构的基本单位。最近人们发现其功能不局限于此，核小体在基因遗传的几乎各个方面都发挥着重要的决定性作用。核小体是由核心组蛋白八聚体（2 个拷贝的 H2A、H2B、H3、H4）及缠绕其外周的长度为 146 个碱基对的 DNA 组成（图 8-3）。

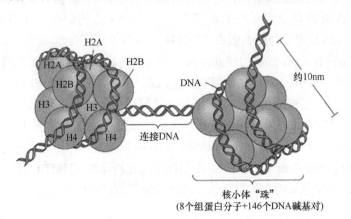

图 8-3　核小体结构示意图（Hardin et al.，2012）（彩图请扫封底二维码）

组蛋白是一组等电点大于 10 的碱性蛋白质，在进化上十分保守。核心组蛋白的 N 端尾部暴露在核小体的表面并可发生共价修饰，从而对基因表达发挥调控作用。常见的组蛋白尾部修饰方式有：乙酰化（Ac）、甲基化（Me）、磷酸化（P）、泛素化、多聚 ADP 糖基化、小泛素相关修饰体（small ubiquitin-related modifier，SUMO）等（图 8-4）。

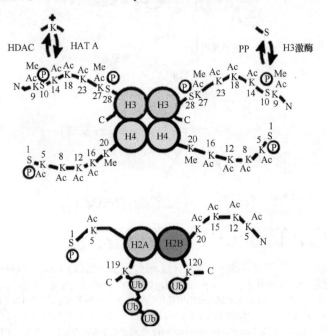

图 8-4　组蛋白常见的修饰位点（Strahl and Allis，2000）（彩图请扫封底二维码）

组蛋白尾部（histone tail）提供了多种修饰发生的平台，这些修饰类型包括甲基化、磷酸化、泛素化/去泛素化（Ub）、乙酰化等。组蛋白尾部形成的空间结构占整个组蛋白多聚体的 25%—30%，从而为蛋白质的相互作用提供了开放的平面。组蛋白修饰（histone modification）主要是通过影响组蛋白与 DNA 双链的亲和性，从而改变染色质的疏松或凝集状态（染色质重塑），或通过影响其他转录因子与结构基因启动子的亲和性来发挥基因调控作用（Strahl and Allis，2000）。

（一）组蛋白乙酰化与基因调控

乙酰化是最早被发现的与转录有关的组蛋白修饰方式。在真核细胞中，组蛋白是染色质的主要成分，而染色质的结构与基因活性密切相关。通过组蛋白的乙酰化和去乙酰化可以修饰染色体的结构。乙酰化由**组蛋白乙酰转移酶（histone acetyltransferase，HAT）**催化，将乙酰辅酶 A 的乙酰基转移到组蛋白氨基端特定的赖氨酸（Lys）残基上；去乙酰化由**组蛋白脱乙酰酶（histone deacetylase，HDAC）**催化，移去组蛋白赖氨酸残基上的乙酰基，恢复组蛋白的正电性，从而维持一种动态平衡状态。乙酰化主要发生在组蛋白 H3 和 H4 的 N 端尾部比较保守的赖氨酸残基上，如组蛋白 H3 赖氨酸的 9、14、18、23 和 H4 赖氨酸的 5、8、12、16 等位点。Lys14 最容易发生乙酰化。通常在松散的常染色质区域组蛋白处于高乙酰化状态，而在凝集的异染色质区组蛋白处于低乙酰化状态。研究揭示，组蛋白乙酰化与基因转录激活密切相关。推测乙酰化对基因调控的影响可能是由于组蛋白尾部 Lys 残基的乙酰化使组蛋白携带正电荷量减少，降低了其与带负电荷 DNA 链的亲和性，促使参与转录调控的各种蛋白因子与 DNA 结合，进而发挥转录调控作用，完成对 DNA 复制、基因转录及细胞周期控制等方面的生物学功能。

（二）组蛋白甲基化与基因调控

组蛋白甲基化是由**组蛋白甲基转移酶（histone methyltransferase，HMT）**催化的。甲基化的作用位点在赖氨酸（Lys）、精氨酸（Arg）的侧链 N 原子上。在 Lys 位点可发生单甲基化、双甲基化和三甲基化，在 Arg 位点仅发生单甲基化和双甲基化（对称或不对称）。组蛋白 H3 的第 4、9、27 和 36 位及 H4 的第 20 位 Lys，H3 的第 2、17、26 位及 H4 的第 3 位 Arg 都是甲基化的常见位点。过去认为，组蛋白甲基化是一种稳定的修饰，而最近研究发现核内单胺氧化酶同源蛋白 LSD1 可使组蛋白 H3 的第 4 位 Lys 甲基化位点去甲基化。这种组蛋白去甲基化酶的发现首次揭示出组蛋白甲基化也是由组蛋白甲基化酶和去甲基化酶动态调节的过程。对组蛋白甲基化与基因表达调控的研究主要集中在 H3 的 Lys4、Lys9 和 Lys27 上。不同位点的甲基化，由不同的酶负责。例如，在人类中，SUV39H1 特异性地使组蛋白 H3 上的 Lys9 甲基化，而 SET7/9 选择性地催化 Lys4 甲基化的发生。不同位点组蛋白甲基化的生物学作用不尽相同。研究发现，组蛋白 H3 的 Lys9 和 Lys27 甲基化与基因沉默有关，而组蛋白 H3 的 Lys4 甲基化却可以使基因激活。并且，组蛋白 H3 的 Lys9 甲基化可招募异染色质蛋白 HP1 与之结合，从而使基因所在部位异染色质化。另有研究发现，在组蛋白 H3 的 Lys9 不但可以发生甲基化，而且可以发生乙酰化，该位点的竞争性修饰或许可提供常染色质与异染色质相互转换的分子开关，从而精密调控基因转录。

（三）组蛋白磷酸化、泛素化、核糖基化与基因调控

组蛋白磷酸化是另一种长期被关注的组蛋白修饰，它常与有丝分裂、减数分裂、细胞凋亡和 DNA 损伤过程中的染色质凝集有关。染色质凝集和转录起始都要发生染色质的形态结构变化，而组蛋白 H3 的第 10 位丝氨酸（Ser）的磷酸化对转录起始和有丝分裂期染色质凝集时形态结构改变都有重要作用。早期的研究显示，组蛋白磷酸化对哺乳动物细胞早期基因（C-JUN、C-FOS、C-MYC 等）有转录诱导作用。最近研究揭示，组蛋白 H3 的 Ser10 磷酸化与组蛋白 H3 的 Lys14 乙酰化、组蛋白 H3 的 Lys9 乙酰化发生功能性偶联。可见，组蛋白磷酸化在调控基因转录的过程中扮演了一个重要的角色。

组蛋白泛素化常发生在组蛋白的 H2A 和 H2B 特定的 Lys 上。有研究发现，H2B 的 Lys123 泛素化可介导组蛋白 H3 的 Lys4 甲基化及下游的转录事件。而组蛋白 H2A 的 Lys119 泛素化在真核细胞中广泛存在，占 H2A 总泛素化的 5%—15%。研究发现，大约 50% 的活跃基因的序列处于泛素化的核小体中，但其与基因转录激活有无直接关系，至今尚无定论。

PARP1 催化组蛋白核糖基化（将 ADP 核糖分子加入组蛋白赖氨酸残基中），使组蛋白带负电荷，与本身带有负电荷的 DNA 形成静电排斥力而脱离于 DNA，使断裂的 DNA 易于接近 DNA 修复酶。DNA 修复后，ADP 核糖被游离出来，可用于其余组蛋白和其他蛋白质的糖基化。

（四）"组蛋白密码"假说

"组蛋白密码（histone code）"假说由 Strahl 和 Allis 于 2000 年提出。该假说建立的思想依据为：①染色质的结构变化对基因表达有重要的调节作用；②组蛋白介导多种信号通路，即通过对组蛋白 N 端尾部的共价修饰，能使与之相接触的 DNA 结构改变，从而使染色质的结构改变；③组蛋白尾部的不同修饰可影响与染色质结合的蛋白质因子的亲和性，影响识别特异 DNA 序列的转录因子与之相结合的能力。由于催化组蛋白修饰的酶对催化位点的识别具有特异性，因此这些被修饰的组蛋白通过其修饰的类型和位点，与识别其修饰的特定基序的染色质相关蛋白相互作用，表现其特定的功能，从而将其所携带的信息传递给 DNA 密码，对基因表达产生一种类似于 DNA 密码的影响。

组蛋白密码的识别过程是个复杂的网状系统，不但各种修饰之间相互联系、相互影响，各种修饰和 DNA 修饰之间也相互影响。这可能是由于当存在单一的修饰标记时，只会募集到一个结合因子或一个蛋白复合体与之相互作用；当存在多重修饰或系列重复修饰时，或许提供的是多种因子的特异结合表面，协同响应特异的下游事件。

三、染色质重塑

染色质是由 DNA 双螺旋分子缠绕组蛋白八聚体（两个拷贝的 H2A、H2B、H3 和 H4）形成核小体，再由核小体高度有序地排列而成。染色质紧密的超螺旋结构限制了

转录因子与 DNA 的接近和结合，从而抑制了真核细胞基因的转录过程。基因活化和转录需要染色质发生一系列重要的变化，如去凝集、核小体变成开放式的疏松结构，使转录因子等更易接近并结合核小体 DNA。染色质这种结构的变化就是通常所说的**染色质重塑**（**chromatin remodeling**）。染色质重塑主要有两种类型：一种是依赖 ATP 的物理修饰，ATP 水解释放的能量使组蛋白和 DNA 的构象发生局部改变；另一种是染色质共价化学修饰，多发生在组蛋白末端"尾巴"，包括乙酰化、磷酸化、甲基化和泛素化等。

　　染色质的物理修饰主要是通过依赖 ATP 的染色质重塑复合体来完成的。到目前为止，依赖 ATP 的染色质重塑复合体主要有 3 类：SWI2/SNF2、ISWI 和 Mi-2/CHD。这些复合体是一种以 ATP 酶为催化中心的多种蛋白亚基复合体，通过依赖 ATP 水解释放的能量，使 DNA 超螺旋旋矩和旋相发生变化，增加核小体 DNA 的可接近性，可以移动核小体的位置使 DNA 序列暴露或被掩盖。它还能在 DNA 靠近组蛋白八聚体的表面建立特殊的构象，使转录因子更易接近并结合核小体 DNA，从而对基因转录进行调控（图8-5）。依赖 ATP 的物理修饰主要通过重塑复合体与染色质结合，并在 ATP 的参与下，通过对组蛋白修饰等引发核小体构象的变化，利于转录因子结合和转录的发生（Vignali et al.，2000）。

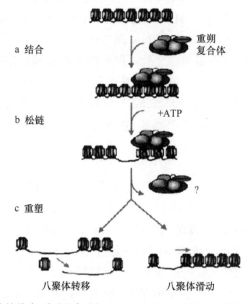

图 8-5　ATP 依赖的染色质重塑机制（Vignali et al.，2000）（彩图请扫封底二维码）

　　近年来，大量实验表明，ATP 依赖的染色质重塑复合体和不依赖 ATP 的染色质修饰酶共同作用，在基因转录调控中相辅相成，共同调节基因的表达。在染色质重塑过程中，不同复合体在功能上既有明显区别又密切联系在一起，依赖 ATP 的染色质重塑复合体常被招募到启动子并与组蛋白修饰酶协同作用。例如，SWI2/SNF2 通常与 HAT 协同调控基因启动子活性，与 HDAC 的作用则相拮抗。研究还发现，DNA 甲基化可通过甲基化结合蛋白招募组蛋白修饰酶和染色质重塑酶而参与染色质重塑。可见，染色质重塑是在多种相互联系而又不同的分子事件作用下完成的。

四、非编码 RNA

一般将非编码 RNA 分为看家非编码 RNA 和调节非编码 RNA 两类。看家非编码 RNA 包括 tRNA、rRNA、snRNA 和 snoRNA 等，它们在细胞中广泛表达，维持着细胞的基本功能。调节非编码 RNA 又可以分为短片段非编码 RNA（少于 200 个核苷酸，包括 siRNA 和 miRNA）和长片段非编码 RNA（多于或等于 200 个核苷酸）。它们在机体中的表达具有高度的时间和空间特异性。尽管近年来大量研究表明，非编码 RNA 能在基因组水平和染色体水平对基因表达进行调控，在表观遗传修饰中扮演着重要角色，但在毒理学领域中表观遗传学机制的研究相对滞后，本部分主要介绍这两种短片段非编码 RNA 的作用及其机制。

RNA 干扰（RNA interference，RNAi）是与靶基因同源的双链 RNA（double-stranded RNA，dsRNA）诱导的特异转录后基因沉默现象。其作用机制是双链 RNA 被特异的核酸酶降解，产生一段由 20 个左右核苷酸组成的序列，其种子区能与其靶基因 mRNA 编码区或启动子区特异性结合，阻止 mRNA 翻译或引导其降解，从而调节目的基因表达。目前人们关注最多的是 2002 年被 *Science* 杂志评为年度分子的小 RNA（small RNA）。小 RNA 主要包括两类：**干扰短 RNA（short interfering RNA，siRNA）**和**微 RNA（microRNA，miRNA）**。siRNA 与 miRNA 都是在转录后水平调控基因表达，而且在分子特征、作用机制等方面有许多相似之处，但是两者在来源、作用模式及对靶位点的辨识等方面又存在差异。目前认为，miRNA 是内源性的，而 siRNA 的生成可以是内源性的也可以是外源性的，它们不仅在调节 mRNA 转录方面发挥功能，还直接参与了其他生物学进程，如染色质介导的基因沉默和 DNA 重排（Liu et al.，2010）。

（一）miRNA

miRNA 是目前被研究最多的一种调节非编码 RNA。miRNA 由基因组 DNA 编码，多数由 RNA 聚合酶 II 转录，从最初产生的较长的初级转录本（pri-miRNA，几百到几千个核苷酸）相继在细胞核和细胞质中经过加工处理，最终形成成熟的有生物学功能的 miRNA。首先在细胞核内核糖核酸酶 III Drosha 的作用下，初级转录本被剪切成 70—75 个核苷酸长度的发卡结构 RNA（pre-miRNA），然后在 Exportin 5 的作用下离开细胞核进入细胞质，再由另一个核糖核酸酶 III Dicer 将发卡结构 RNA 进一步剪切成约 22 个核苷酸的双链 RNA。双链解开后能参与形成 RNA 诱导的基因沉默。能形成 RNA 诱导的沉默复合体（RNA-induced silencing complex，RISC）的单链最终成为成熟的 miRNA。在细胞质中 RISC 能通过完全或不完全配对结合到编码蛋白质的信使 RNA（messenger RNA，mRNA）的非编码区（3′UTR），引起翻译抑制、RNA 降解或这两种机制协同，最终抑制蛋白质生成（图 8-6）。一般来说，通过完全配对结合到靶基因上的 miRNA 将通过 Argonaute 蛋白催化机制导致靶基因的降解；而通过不完全配对结合到靶基因上的 miRNA 将通过阻止翻译启动或者缩短 poly(A)尾的机制来阻断靶基因的翻译。除了负调控作用，研究显示，miRNA 还具有激活翻译的功能。而与 3′UTR 配对发挥作用的并不是 miRNA 的所有碱基，仅有 miRNA 5′端被称为"种子序列"的 6—8 个碱基起主要作用。最新研究发现，miRNA 在相近的种属间高度保守，在进化过程中呈现相对固定的模式，科学家正致力于建立生物学信息系统来预测新的 miRNA 的存在。无疑，这将大大促进 miRNA 研究的深入。目前，许多证据表明，miRNA 在生长发育、代谢、细胞分化、细胞增殖、细胞凋亡、肿瘤发生和发展中起重要作用。

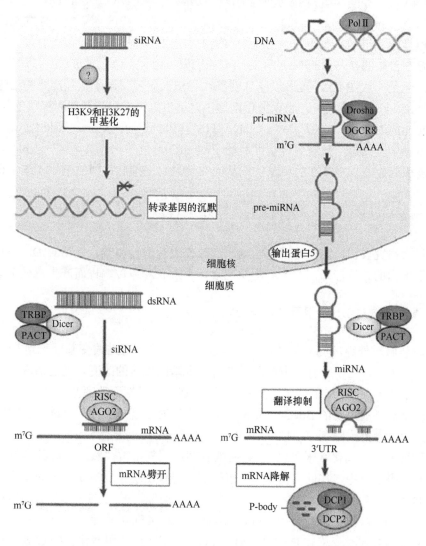

图 8-6　siRNA、miRNA 形成和 RNA 干扰过程（Liu et al., 2010）（彩图请扫封底二维码）

（二）siRNA

siRNA 来源于 dsRNA，内源性和外源性的 dsRNA 在细胞内首先被核糖核酸酶Ⅲ家族的 Dicer 识别，并切割成长度为 19—21bp 的 siRNA，双链的 3′端有 2 个突出的碱基，5′端含磷酸基。这些 siRNA 片段特异地结合于 RNA 诱导的沉默复合体，在 ATP 依赖型

RNA 解旋酶的作用下，双链打开，其中反义链引导 RISC 到达靶基因 mRNA 的相应位点并执行切割功能，最终 mRNA 发生降解。外源性的 siRNA 可以通过人工设计合成，也可以通过质粒导入细胞来表达（图 8-6）。

然而，目前研究发现 siRNA 也在转录水平通过调节 DNA 甲基化及其相应组蛋白的甲基化来调控基因的表达。RNA 与 RNA 序列相互识别及碱基配对使 siRNA 诱导的转录后基因沉默具有高度的序列特异性，可是，RNA 也能与 DNA 形成配对。正是基于此，使得 siRNA 可以在基因组 DNA 水平影响基因功能。这种 RNA 介导的 DNA 甲基化（RNA directed DNA methylation，RdDM）最早发现于类病毒感染的烟草中，也发现于拟南芥等模式植物中。siRNA 在哺乳动物细胞中能否引起 DNA 甲基化尚存在争议。哺乳动物细胞中存在已知的参与 RdDM 过程的一些功能蛋白组分，暗示 RdDM 可以发生在哺乳动物中，但是，对 RdDM 能否发生在哺乳动物中的研究得出了相互冲突的结论。2004年，Svoboda 等研究表明，在小鼠卵母细胞中，通过 RNAi 引起靶基因沉默的长 dsRNA 不能引起相应 DNA 区域的从头合成 DNA 的甲基化。然而，Morris 等和 Kawasaki 等也于同年得出实验结论，针对内源基因启动子的 siRNA 能够引起其区域内 CpG 岛的甲基化，并能引起组蛋白 H3K9 的甲基化，从而在转录水平抑制基因的表达（图 8-6）。

第二节　外源化学物的表观遗传学效应

近年来研究表明，许多环境化学物通过改变表观遗传调控，包括对 DNA 的甲基化修饰和组蛋白的共价修饰，改变染色质构象，干扰表观遗传编程而产生毒效应。

一、外源化学物对 DNA 甲基化的影响

真核细胞对外界环境变化的反应的其中一个条件是通过改变基因表达来影响表达的蛋白质。因此，几乎所有的中毒反应都将导致基因表达的改变。现已知道，许多外源化学物能借以改变 DNA 甲基化或 DNA 甲基转移酶的活性而改变基因表达。

在一组对肿瘤易感的 B6C3F1 品系小鼠的观察时发现，一种可以诱导癌症的非遗传毒性肝致癌物镇静安眠剂苯巴比妥（PB）可以降低肝细胞整体 DNA 甲基化水平。这种变化是可逆的，甲基化水平可以在 4 周恢复期后回复正常。然而在对肿瘤具有抗性的 C57BL/6 品系小鼠中，在同样剂量 PB 作用下，尽管出现了肝实质细胞的增生，但未出现整体 DNA 甲基化水平的改变。在另一个肿瘤启动/促进模型的小鼠实验研究中，用促癌物质香烟烟气凝集物（cigarette smoke condensate，CSC）作用后发现，它可以以剂量和时间依赖的方式改变总体 DNA 甲基化和 GC 丰富区域的甲基化。CSC 处理促进二甲基苯并蒽（DMBA）启动肿瘤的形成。GC 丰富区域的甲基化改变在肿瘤组织中比健康组织更明显。在一个恢复期后，最初 CSC 诱导的甲基化改变被逆转。啮齿类动物在肝致癌物三氯乙烯（TCE）、二氯乙酸（DCA）和三氯乙酸（TCA）中暴露 100min，原癌基因 *c-jun*、*c-myc* 被诱发进行肝 mRNA 和蛋白质表达。这种表达的增加伴随着这两种基因调节区 CpG 二核苷酸的脱甲基化（在暴露于这些化学物后 5 天）。后来的研究还发

现，饮水消毒的副产品二氯乙酸、三氯乙酸还可通过饮水染毒导致小鼠肾脏的低甲基化改变。有趣的是，由肝致癌物 TCE、DCA、TCA 引起的 *c-jun* 和 *c-myc* 的低甲基化可通过同时注射甲硫氨酸来预防，提示这些化学物可能通过耗竭细胞内 SAM 而诱发低甲基化（纪卫东和庄志雄，2007）。这与研究者利用人肝 L-02 细胞进行体外实验得到的结果基本一致。TCA、TCE 处理后，肝 L-02 细胞基因组 DNA 甲基化免疫荧光的强度明显降低；高效毛细管电脉（HPCE）试验及液体闪烁计数检测试验结果均显示，TCA、TCE 可以导致肝 L-02 细胞 DNA 甲基化程度降低。TCA（0.9mmol/L）及 TCE（0.3mmol/L）染毒 48h 后可致肝 L-02 细胞基因组整体甲基化程度分别降低 28.8%、23.3%，而且随着染毒时间的延长，甲基化程度更低。同时，可以引起肝 L-02 细胞肿瘤相关基因 *c-myc*、*c-jun*、*IGF-2* 等表达升高，并引起这些基因启动子区甲基化程度降低；*H-ras* 基因表达上调，但是其启动子区甲基化变化不显著；TCE 染毒后肝 L-02 细胞 *c-fos*、*N-ras* 基因启动子区甲基化程度均降低，但基因表达稍有差异，TCE 可以导致肝 L-02 细胞 *c-fos*、*N-ras* 基因表达稍增加，而 TCA 没有相同作用；p53 蛋白表达明显升高，PCNA 蛋白表达变化不明显（杨建平等，2008）。

甲醛是室内装修材料的主要污染物之一，较低剂量水平即可引起细胞损伤。研究者应用免疫荧光、毛细管电泳及流式细胞技术进行研究，结果均显示，随着甲醛染毒时间的延长，16HBE 细胞基因组 DNA 甲基化水平逐渐降低（Liu et al.，2011）。4 种 DNA 甲基化相关酶的改变趋势各有不同，其中 DNMT3a 与 DNMT3b 的改变趋势与基因组甲基化水平的改变趋势相同，而 DNMT1 和 MBD2 则相反。提示前两种酶可能参与了基因组甲基化水平的调控，而后两种酶可能参与了特定基因启动子区的甲基化调控。进一步分析发现，在低剂量甲醛染毒 24 周的 16HBE 细胞中，*MTHFR* 基因启动子区甲基化水平升高，与对照组相比，非甲基化 DNA 含量降低了 58.2%，而 *PAX5* 基因启动子区甲基化水平降低，与对照组相比，非甲基化 DNA 含量升高了 27.06%。随着低剂量甲醛染毒时间的延长，*MTHFR* 基因表达逐渐降低，而 *PAX5* 基因表达逐渐升高。低剂量甲醛长期染毒可以使 *MTHFR* 基因和 *PAX5* 基因启动子区甲基化水平异常，进而引起基因表达水平改变，在低剂量甲醛毒作用中发挥重要作用。

Pavanello 等（2009）通过人群流行病学研究发现，暴露于较高浓度多环芳烃（PAH）的非吸烟的焦炉工人的外周血全基因组 *LINE-1* 和 *Alu* 序列（Alu sequence）甲基化明显升高，并且与尿液中的代谢产物浓度正相关。*p53* 基因、癌高甲基化基因 1（hypermethylated in cancer，*HIC1*）启动子发生明显的低甲基化，与 PAH 相关的代谢产物浓度呈负相关关系。Herbstman 等（2012）也发现，暴露于 PAH 的孕妇脐带血白细胞基因组发生低甲基化，而且这种低甲基化与脐带血中 DNA 加合物的浓度明显相关。我国 Yang 等（2012）对 61 名 PAH 暴露工人和 59 名对照外周血淋巴细胞的研究发现，*p16INK4α* 基因启动子 CpG 位点超甲基化。Bollati 等（2007）、Fustinoni 等（2012）、Hu 等（2014）对苯的流行病学和实验室分析发现，苯暴露人群外周血淋巴细胞 DNA 全基因组甲基化水平明显降低，而一些关键的抑癌基因，如 *p53*、*p16*、*p15* 等发生高甲基化。动物实验和体外细胞学实验均表明，苯暴露可以诱发抑癌基因低甲基化失活，进而导致血液系统肿瘤的发生。此外，还有很多研究证实，吸烟和 DNA 甲基化有相关性。研究表明，一些特异基因的启动子甲基化常常出现在吸烟的肺癌患者中，而很少出现在非吸烟的肺癌患者中。例如，*p16*、O^6-甲基鸟嘌呤-DNA 甲基转移酶基因在肺癌吸烟者中的甲基化率高于非吸烟者，且甲基化率随着吸烟数量的增加而升高。为了阐明一种重要的 DNA 修复酶 PARP1 在苯并(α)芘[B(α)P]诱导体外细胞 DNA 甲基化改变中的作用，研究者以 B(α)P 分别处理人支气管上皮细胞（16HBE）及其 *PARP1* 缺陷细胞（16HBE-shPARP1），观测其基因组整体甲基化程度改变，同时动态监测 PARP1 和 DNMT1 两种酶的表达变化（杨淋清等，2008）。结果发现，16HBE-shPARP1 细胞的基因组整体甲基化水平较 16HBE 细胞明显增高，其 DNMT1 表达水平也高于 16HBE 细胞；B(α)P 高剂量处理组引起两种细胞基因组整体甲基化程度普遍降低；随着染毒剂量的增加，PARP1 表达呈先升高后降低的趋势，而 DNMT1 的表达变化与 PARP1 恰好相反。B(α)P 诱导的 16HBE 细胞基因组整体甲基化水平降低可能是其恶性转化过程中早期的重要分子事件，PARP1 可通过抑制 DNMT1 的酶活性来调节 B(α)P 诱导的 16HBE 细胞 DNA 甲基化水平降低（Tao et al.，2009）。

为进一步验证 PARP 在 B(α)P 诱导细胞毒性中的作用及其可能机制，研究者利用慢病毒介导的 RNA 干扰技术构建聚-ADP-核糖水解酶（PARG）缺陷细胞株（shPARG），发现 PARG 缺陷细胞可明显减少 B(α)P 作用后细胞内的能量消耗，细胞增殖抑制明显减少，同时 DNA 损伤程度也明显减轻（$P<0.05$）。与对照组相比，B(α)P 诱导 shPARG 细胞内 CYP1A1 的表达增加明显减少（$P<0.05$），而 *ATM*、*p53* 基因的表达改变不明显；表明 PARG 的表达下调可能通过抑制 B(α)P 的代谢活化从而对 B(α)P 诱导的细胞损伤具有明显的保护作用。同时发现，B(α)P 处理引起 16HBE 细胞全基因组甲基化水平下降，但在 shPARG 细胞中未见明显的改变。进一步研究提示，这是由于在 shPARG 细胞中，DNMT1 受 ADP-核糖基化的保护作用（Huang et al.，2014，2012）。

邻苯二甲酸酯（phthalic acid ester，PAE）是一类人工合成的脂溶性有机化合物，主要有邻苯二甲酸二丁酯（DBP）、邻苯二甲酸二乙基己基酯（DEHP）和邻苯二甲酸丁基苄基酯（BBP）等。PAE 是目前全世界普遍使用的增塑剂，广泛应用于塑料薄膜、塑料制品、化妆品、纸张等日常生活的各个领域。多数的 PAE 属于环境雌激素，具有明显的生殖发育毒性，其遗传毒效应在动物实验、人群研究中获得的支持并不多，一般不会导致明显的遗传学改变。因此，研究其表观遗传学机制可能是找到其毒作用机制的途径之一。双酚 A（bisphenol A，BPA）是广泛使用的塑料制品添加剂，Ho 等（2006）观测了大鼠前列腺中多种基因特异性 DNA 甲基化模式的改变，包括磷酸二酯酶 4 变体 4（*PDE4D4*）基因的低甲基化，*PDE4D4* 基因甲基化的降低与前列腺癌鼠暴露风险增加相关。BPA 处理组可明显影响 *DNMT1*、*DNMT6* 等基因的表达，从而对基因组甲基化进行调控，低剂量暴露 BPA（1.5mg/L）可显著导致成熟精子 DNA 甲基化水平与 H3K9me3 水平均明显升高（Yang et al.，2013）。

DNA 甲基化改变在哺乳动物胚胎发育期间起关键作用。这一过程涉及基因表达的严密的时间和空间调控。在哺乳动物发育的关键期暴露于外源化学物能诱导 DNA 甲基化持久的可遗传的改变，因而引起基因调节的改变，导致不良的生物学效应。外源化学物诱发的表观遗传改变在发育毒性中的作用的一个典型范例是发育过程中一种非遗传毒性致癌物——二乙基己烯雌酚（DES）的暴露。1947—1971 年，数百万的妇女在妊娠前三个月服用 DES 来预防流产，导致生殖组织异常的发生率增高、不育问题，以及在年轻时发生阴道和子宫颈透明细胞腺癌的危险性增高（Ladd-Acosta and Fallin，2016）。DES 诱导肿瘤形成已经在啮齿类动物中建立了动物模型：小鼠在围产期暴露于 DES 诱发生殖道异常。在出生后 1—5 天（此时小鼠子宫的发育相当于人类妊娠前三个月末所见的子宫发育）暴露于 DES 或植物雌激素 5,7,4-三羟异黄酮（genistein）导致 18—24 月龄的动物子宫上皮癌的发病率增高；而在出生后 20 天暴露于 DES 的小鼠在此后生命周期中没有发现癌症发病率的增高。啮齿类动物围产期 DES 暴露研究证实，造成动物在狭窄的胚胎发育窗口期对 DES 敏感性增高的机制与雌激素应答基因启动子 DNA 甲基化改变有关，从而导致基因表达持久性改变和暴露细胞表型的改变（Marczylo et al.，2016）。

有毒金属可广泛干扰细胞功能，引起各种各样的毒效应。一个普遍认同的假设是某些金属的致癌效应与基因组整体和靶向 DNA 甲基化干扰有关。镍化合物就是这样的致癌物。镍结合在异染色质上可诱发细胞转化，细胞暴露在可溶或不溶性的镍化合物中，其形态转化都可被诱发。由于镍是通过细胞吞噬作用进入细胞的，因此不溶性镍诱发细胞转化的效率更高。转化作用可以被细胞外的 Mg^{2+} 所抵御，因此 Mg^{2+} 能选择性地抑制镍诱发的异染色质结构变异。在镍转化的中国仓鼠雄性胚胎细胞中，发现 X 染色体的异染色质长臂出现大段缺失，该染色体复位后导致大量转化细胞衰老，提示在镍诱发细胞转化过程中，细胞衰老基因可能发生了失活或丢失。为证实这两种情况，进一步将一个正常的 X 染色体引入没有产生缺失的镍转化细胞中，结果也诱导了衰老发生，提示镍诱发衰老基因失活，但该基因没有位于缺失区域；以 DNA 甲基化抑制剂 5-aza-CR 处理镍转化细胞，可以恢复上述衰老过程，亦证实在镍转化细胞中，衰老基因由于超甲基化而被沉默（Marczylo et al.，2016）。研究者用定量染色质免疫共沉淀（Q-ChIP）技术检测了结晶型 NiS 处理细胞和转化细胞中**甲基鸟嘌呤甲基转移酶（methylguanine methyl transferase，*MGMT*）基因**启动子区 *DNMT1* 和 DNA 甲基化结合蛋白的结合水平，发现 DNMT1、甲基化 CpG 结合蛋白 2（MeCP2）和甲基化 DNA 结合域蛋白 2（MBD2）在 *MGMT* 基因启动子区的结合水平升高，而甲基化 DNA 结合域蛋白 1（MBD1）的结合水平与阴性对照组中的相似，均表现为结合力低下。结果表明，DNMT1、MeCP2 和 MBD2 被共同募集至 *MGMT* 基因 CpG 岛启动子区，负责维持 *MGMT* 基因启动子 CpG 岛 DNA 高甲基化，参与 *MGMT* 基因表达抑制的调控。ChIP-MSP 技术进一步证实了 *DNMT1* 和 *MeCP2* 与 *MGMT* 基因启动子 CpG 岛高甲基化高度相关（Ji et al.，2008；杨淋清等，2010）。

砷在哺乳动物体内的代谢过程中被高度甲基化，砷和 DNA 的甲基化都需要 *S*-腺苷甲硫氨酸（SAM）作为甲基供体，SAM 耗竭可导致基因组整体甲基化水平低下，由此引起的原癌基因低甲基化可能促进肿瘤发生。据此，研究者把目光聚焦于砷暴露后细胞中肿瘤相关基因甲基化状态的变化。将 TRL1215 大鼠慢性暴露于砷化钠 18 周后，肝表皮细胞发生恶性转化，这些慢性砷暴露细胞的转化过程伴随着细胞内的 SAM 过度消耗和 DNA 整体甲基化水平降低，某些癌基因和细胞繁殖调节基因超表达，尤其是原癌基因 *c-myc* 的表达出现了与砷暴露相关的剂量-反应和时间-效应关系。当将转化的细胞接种到裸鼠以后，其 DNA 低甲基化的程度与肿瘤发生率出现正相关关系，有力地支持了砷在生物体对 DNA 甲基化的影响及其致癌作用的假说。将人类前列腺正常上皮细胞株 RWPE-1 暴露于砷化钠形成转化细胞株，这些细胞中的 DNA 整体甲基化水平也显著下降，随着细胞恶变转化进程的进展，DNA 甲基转移酶 mRNA 表达水平不变，但活性被显著抑制。利用芯片扫描、RNA 印迹（Northern blotting）与蛋白质印迹（Western blotting）都发现，转化细胞中与前列腺癌进展有重要关系的 *K-ras* 基因超表达，进一步分析未发现该基因突变，启动子区域的甲基化状态也没有改变，提示 *K-ras* 超表达与砷诱发的整体基因组 DNA 甲基化水平降低有关。将人类的肺腺癌细胞 A549 暴露于砷化钠，发现抑癌基因 *p53* 的超甲基化。上述研究表明，砷暴露诱导的细胞转化、基因组低甲基化与肿瘤相关基因表达改变之间有密切联系，但这些事件之间依然存在未被揭示的复杂关系和诸多令人困惑的问题，目前尚无法排除砷暴露后使 *K-ras*、*c-myc* 表达上升的其他机制（Bustaffa et al.，2014）。

纳米二氧化硅（nm-SiO$_2$）作为纳米材料中的重要一员，是目前世界上大规模工业化生产产量最高的一种纳米颗粒材料，其产品已广泛应用于工业建材、药物载体、化妆品及抗菌材料等领域。另外，纳米二氧化硅在环境治理过程中也得到了广泛应用。因此，在使用过程中对环境的危害使其成为一种潜在的环境污染物。皮肤是纳米材料主要的潜在暴露途径，由于表皮无血管分布，纳米二氧化硅颗粒不易被吞噬细胞清除继而存留于皮肤表层，引起毒理学效应。为此，研究者进行了 nm-SiO$_2$ 的体外细胞毒性及其对 HaCaT 表皮细胞毒作用的表观遗传学影响和蛋白质组学研究，比较了不同粒径 nm-SiO$_2$ 的细胞毒性并探讨了其致 HaCaT 表皮细胞损伤的表观遗传机制和蛋白质组表达改变（Gong et al.，2010，2012）。结果发现，在 nm-SiO$_2$ 致 HaCaT 表皮细胞损伤的过程中，DNA 的总体甲基化程度有随 nm-SiO$_2$ 浓度升高而降低的趋势。因此，同剂量的 nm-SiO$_2$ 组与对照组及微米级对照组相比具有更低的基因组 DNA 甲基化水平。nm-SiO$_2$ 暴露组细胞 *DNMT1*、*DNMT3a* 和 *MBD2* 的 mRNA 表达有所降低，*DNMT3b* 和 *MECP2* 无明显变化，而对 HaCaT-PARP1 细胞来说，*DNMT1* 及 *DNMT3a* 的 mRNA 表达明显增高。各组基因的蛋白质表达与 mRNA 表达水平具有相同的变化趋势，在 nm-SiO$_2$ 致 HaCaT 表皮细胞损伤的过程中，*DNMT1*、*DNMT3a* 及 *MBD2* 表达呈下降趋势，DAC 组表达水平最低，而 *DNMT3b*、*MeCP2* 无明显变化。*PARP1* 过表达能明显升高 *DNMT1*、*DNMT3a* 及 *DNMT3b* 的表达，但 *PARP1* 缺陷时，对 *DNMT1*、*DNMT3a* 及 *DNMT3b* 三者表达的降低作用并不明显。

二、外源化学物对染色质结构和功能的影响

（一）外源化学物与组蛋白修饰

组蛋白修饰作为表观遗传中重要的调控机制之一，在基因表达调控中起着重要作用。在体外，动物和人群的流行病学研究均表明，外源化学物可以影响组蛋白修饰，参与基因的表达调控。在对重金属镍的毒性机制研究中发现，镍除了可引起 DNA 甲基化改变，还可以导致组蛋白 H2A、H2B、H3 和 H4 去乙酰化作用及 H3K4、H3K9 甲基化

作用等。有研究表明，结晶型 NiS 处理细胞和镍转化细胞的 *MGMT* 基因启动子 CpG 岛 F1、F2、F3 区域 H3K9 二甲基化水平明显升高，组蛋白 H4 乙酰化和 H3K9 乙酰化水平降低，H3K9 乙酰化/H3K9 二甲基化的比值显著降低，且镍转化细胞的变化程度强于结晶型 NiS 处理细胞。DAC 和 TSA 作用于结晶型 NiS 处理细胞和镍转化细胞后，均可在一定程度上恢复变化的组蛋白修饰。同时发现，各组细胞中位于 *MGMT* 基因编码区 F4 区域的组蛋白 H4 乙酰化、H3K9 乙酰化、H3K9 二甲基化及 H3K9 乙酰化/H3K9 二甲基化的比值均低下且无差异，提示该区域的组蛋白修饰可能不涉及 *MGMT* 基因的表达调控。上述结果表明，*MGMT* 基因启动子 CpG 岛的组蛋白 H3K9 高二甲基化、组蛋白 H3K9 低乙酰化和 H4 低乙酰化是引起 *MGMT* 基因表达抑制的表观遗传特征（纪卫东和庄志雄，2007）。

人群流行病学也证实，镍的职业暴露人群外周血单个核细胞（peripheral blood mononuclear cell，PBMC）中 H3K4me3 水平显著增加，而 H3K9me2 水平降低。铬能将组蛋白去乙酰基转移酶 1-DNA 甲基转移酶 1 复合体与 *CYP1A1* 启动子偶合连接，这个偶合连接能引起包括 H3 Ser10 的磷酸化、H3 Lys4 的三甲基化及 H3 和 H4 的乙酰化在内的各种组蛋白修饰。镉和汞也是会引起组蛋白发生变化的重金属。Gadhia 等（2012）研究表明，将小鼠胚胎干细胞暴露于氯化镉和氯化汞 24h 会导致 H3K27me1 表达量显著降低。亚砷酸盐可以改变人肺癌细胞 A549 的组蛋白甲基化水平，能显升高 H3K9me2 和 H3K4me3 水平，降低 H3K27me3 水平。人群研究发现，砷职业暴露人群的 H3K9me2 水平显著升高，而 H3K9ac 水平降低。Ramirez 等（2008）研究发现，无机砷能显著升高 HepG2 细胞组蛋白 H3 乙酰化水平，而对其甲基化没有作用，但砷可以导致 A549 细胞中组蛋白甲基化改变。这说明砷可以通过组蛋白乙酰化发挥表观遗传效应。

大量研究表明，多种有机污染物引起的表观遗传改变涉及组蛋白修饰。例如，早期多氯联苯暴露会导致大鼠中 H4K16Ac 和 H3K4me3 水平显著降低。苯甲醇选择性增加大鼠脑内 *sol* 基因启动子区组蛋白 H4 多个位点的乙酰化水平。Xiong 等（2011）研究发现，给予雄性大鼠雷公藤多苷 4 周后，其睾丸中 H3K9me2 水平显著降低。有研究者发现，5mmol/L 丁酸能引起组蛋白 H3 和 H4 的乙酰化，3μmol/L 的佛波醇-12-十四烷酰-13-乙酸酯（12-*O*-tetradecanoylphorbol- 13-acetate，TPA）能引起组蛋白 H1 的磷酸化。Yu 等（2011）检测了慢性苯中毒患者骨髓单核细胞中Ⅱ型 DNA 拓扑异构酶基因（TopoⅡ）的 mRNA、蛋白质表达水平和活性，以及组蛋白乙酰化和甲基化水平。发现 TopoⅡ的表达和活性均下降，并伴随着组蛋白 H4 和 H3 乙酰化、组蛋白 H3K4 甲基化程度降低和 H3K9 甲基化程度升高。同时还发现，TopoⅡ的一些调控因子（如 SP1、ATF2、SP3、p53、C-MYB，C-JUN，ICBP90）的 mRNA 表达水平也呈现一定程度的变化。因此慢性苯暴露患者 TopoⅡ的表达和活性下降与组蛋白乙酰化、甲基化及一些调控因子的 mRNA 表达水平改变有关。

六价铬[Cr（Ⅵ）]是工业上常用的一种材料，但是其毒性很强，长期接触或吸入时有致癌危险。尽管六价铬引起的基因组 DNA 损伤被认为是其导致基因毒性和肿瘤发生的主要机制，但是最近的多项研究表明，六价铬所导致的表观遗传改变可能在铬致癌中起到重要的作用。目前相关的研究包括六价铬对 DNA 甲基化的影响、对组蛋白乙酰化的影响等。为了进一步了解六价铬对表观遗传改变的影响，研究者就六价铬对生物素酰胺酶（BTD）和羧化全酶合成酶（HCS）这两种酶的调控进行了研究（Xia et al.，2011），这两种酶在一种最新发现的表观遗传修饰——组蛋白生物素化中起到了重要的作用。研究结果显示，BTD 的表达随着六价铬染毒剂量的增加而降低，而且 BTD 在基因转录层面上就受到了六价铬的抑制。HCS 的表达随着六价铬染毒剂量的增加有所提高，但是在高剂量时表达却降低了。低剂量的六价铬可以导致 HCS 在基因转录层面上过量表达，高剂量六价铬抑制其表达。在六价铬染毒的细胞中，采用甲基化抑制剂（Aza）对其进行干预后发现，HCS 的表达水平有显著提高，而 BTD 没有任何变化，说明 HCS 易受 DNA 甲基化变化的影响，但是高剂量的六价铬抑制了这种影响。在六价铬染毒的细胞中，采用乙酰化酶抑制剂（TSA）对其进行干预后发现，BTD 的表达易受组蛋白乙酰化变化的影响，即使低剂量六价铬染毒时，这种影响也仍然没有被消除。在单独用 TSA 进行染毒时，HCS 的表达没有变化，而六价铬染毒后，TSA 抑制了 HCS 的过量表达。这些数据说明 TSA 可以扭转六价铬所导致的 BTD 和 HCS 的表达变化（Xia et al.，2011）。

　　药物滥用的表观遗传改变主要集中于可卡因及酒精。Kumar 和 Shukla（2005）发现，一次性给予大鼠可卡因（20mg/kg）能增加基因 *c-fos* 启动子区的组蛋白 H4 乙酰化水平和 H3 磷酸化水平，但对 H3 乙酰化水平没有影响；而急性可卡因给药对微管蛋白、酪氨酸羟化酶基因启动子区 H3、H4 乙酰化水平都没有影响，表明可卡因对于组蛋白的修饰具有特异性。Kim 和 Shukla（2005）还发现，肝星状细胞暴露于乙醇后，表现出以时间和浓度依赖的关系引起组蛋白 H3 乙酰化水平的增加。体内实验也证明，急性乙醇暴露使大鼠多个脏器、组织中组蛋白 H3K9 乙酰化水平明显增加。

（二）外源化学物与染色质重塑

　　染色质重塑参与了多种疾病的发生。Gui 等（2011）的研究发现了膀胱移行细胞癌患者样本中有 59% 的患者的染色质重塑相关基因发生了体细胞突变。由此可以推测，染色质重塑异常可能是导致膀胱移行细胞癌发生及发展的重要机制之一。Li 等（2011）的研究发现，HCV 相关肝癌、HBV 相关肝癌、酒精性肝癌及病因不明性肝癌这 4 种类型的肝癌样本中均存在染色质重塑相关基因 *ARID2* 的失活性突变，并证实来自美国和欧洲 HCV 相关肝癌患者中，有 18.2% 的肿瘤包含 *ARID2* 基因关闭的突变。染色质重塑的变化有可能导致某些基因激活或关闭，因此在肝癌细胞中丧失 *ARID2* 基因大概导致了促肝癌基因的不适当表达（或表达的丧失）。研究还发现，染色质重塑异常与血液肿瘤的发生有重要关系，白血病患者体内的许多染色体易位可以直接影响参与染色质修饰的蛋白酶，这在白血病的发生中有重要意义。研究发现，AML1 的 C 端可与具有组蛋白乙酰转移酶（HAT）活性的 p300 辅助激活因子复合体相结合，使局部组蛋白乙酰化而激活转录。AML1 属于转录因子核心结合因子（core binding factor，CBF）家族 α 亚单位，它与核心结合因子 β 亚单位（CBFB）形成复合体激活转录。这个激活转录的方式与染色质重塑异常有着重要的关系。Tang 等（2008）研究发现，内分泌的裂解产物通过 DNA 去甲基化的过程可以改变表观基因组，从而引起核染色质重塑，进一步导致肿瘤或哮喘、心血管疾病、糖尿病等疾病。但是内分泌的裂解产物是通过何种机制来改变表观基因组的，目前尚不明确。染色质重塑参与了多种环境污染物的毒效应。镍离子可以降低酵母和哺乳动物细胞组蛋白 H4 乙酰化水平。将 A549 细胞暴露于 Ni_3S_2 后，细胞内组蛋白乙酰化程度降低。镍在细胞核内可以选择性地与异染色质结合。用 $NiCl_2$ 处理中国仓鼠卵巢细胞（CHO 细胞），镍几乎全部集中结合于异染色质部位。Mg^{2+} 是维持异染色质凝聚状态的必需元素，镍可以替换 Mg^{2+} 从而影响异染色质结构。目前认为，镍的致癌机制主要依赖于表观遗传学的改变。环境雌激素在多个方面可以干扰包括人类在内的哺乳动物的生长、发育，引起一系列有害的健康效应。热激蛋白 90（HSP90）是一个 ATP 依赖性的分子伴侣，参与调控和维持细胞内多种蛋白质的构象与功能。HSP90 可以修饰若干基因的染色质构象，如增加 DNA 甲基转移酶 SMYD3 的活性，还可以通过改变染色质构象来储存和掩盖表观遗传学变异引起的形态改变。HSP90 参与了雌激素靶基因的染色质重塑和表达调控，对合成雌激素**二乙基己烯雌酚（diethyl stilbestrol，DES）**的靶基因表达产生了一定的影响。当 DES 存在时，HSP90 释放雌激素受体（ER），ER-DES 复合体进入细胞核并活化靶基因的转录。Kim 和 Shukla（2005）研究指出，乙醇可以引起剂量和时间依赖性增加的组蛋白 H3-LYS9 乙酰化，而不是 LYS14 或 LYS18 乙酰化。与肝细胞相比，肝星状细胞 H3-LYS9 的乙酰化需要更长时间和更大剂量的乙醇暴露。此外，研究发现，乙醇可以增加肝星状细胞 H3-LYS9 的乙酰化水平，这种修饰是一种核-染色质修饰的过程，为肝硬化的发生和发展奠定了研究基础。总体来说，染色质重塑与环境毒物的相互作用研究还比较少，其调控的机制和在疾病发生中的作用还需要更深入的研究。

（三）外源化学物影响染色质结构和功能的机制

1. 通过与核受体结合

在外源化学物的毒性反应中，某些化学物可通过作用于核受体而引起染色质变化效应来调节基因表达。核受体在哺乳动物中超过 48 种，是一种配体激活的转录因子家族。已证实，许多外源化学物可通过直接激活核受体而起作用。例如，过氧化物酶体增殖剂、二噁英及激素类化合物可以通过过氧化物酶体增殖物激活受体 α（PPARα）、芳烃受体（AhR）和雌激素受体（ER）等发挥作用。核受体被配体（毒物）激活，主要是诱导染色质结构改变，使 DNA 聚合酶 II 及其辅助转录因子接近基因而促使其转录。在核受体引起染色质结构的改变和基因激活的分子机制方面，人们对雌激素受体 α（ERα）进行了详细的研究。结合于 ERα 的配体诱导受体构象改变，识别 ERα 靶基因内或其附近的特定雌激素反应元件序列，并招募共调节蛋白。这些共调节蛋白包括 ATP 依赖的核小体重塑酶（BRG1、BRM1、INI1 和 SMI/SNF 复合体的 BAF170 亚单位）、组蛋白修饰酶（HAT、CBP、p300、P/CAF、GCN5、TIP60、HDAC1、HDAC7）和组蛋白甲基转移酶（HMT、cARM1 和 PRMT1），共同引起局部染色质结构的松散，从而调节基因表达（Moggs and Orphanides，2004）。

2. 通过蛋白激酶信号途径

现已明确，毒物引起基因表达的快速改变是通过激活蛋白激酶信号级联途径，激活基因，从而产生快速防御性改变，将信号直接传至应激基因所在的染色质组蛋白上。研究发现，在毒物如茴香霉素暴露的 12min 内，即可发生组蛋白 H3 丝氨酸 10 位磷酸化和赖氨酸 9 和/或 14 位乙酰化。其他毒物如砷和 DNA 损伤剂顺铂也能快速诱导 H3 丝氨酸 10 位磷酸化，茴香霉素诱导的组蛋白 H3 丝氨酸 10 位磷酸化由蛋白激酶 MSK1 或 RSK2 所催化，而这些激酶本身直接受细胞外信号调节蛋白激酶（ERK）和 P38MAP 激酶信号级联所调节。这类反应称为核小体反应（nucleosomal reaction），有利于快速改变染色质结构和基因活性而对潜在有害因素作出正确的细胞反应。这些修饰是外源化学物诱导应激过程的整个转录反应的基本条件（Moggs and Orphanides，2004）。

3. 直接作用于染色质结构

大量证据表明毒物可直接作用于染色质结构、干扰染色质完整性而产生有害效应，特别是直接干扰那些维持正确染色质结构所需的酶。例如，编码 HAT 的 *CBP* 基因及编码 HMT 的 *MLL* 基因发生频繁的染色体易位与白血病有关；编码组蛋白 H3 激酶的 *RSK2* 基因在 Coffin-Lowry 综合征患者中发生突变；金属毒物镍在体外实验中能抑制 HAT GCN5，在整体实验中抑制组蛋白的乙酰化且与基因沉默有关。同时，镍化合物诱发的锚着独立性生长的转化细胞能被 HDAC 抑制剂 TSA 所抑制，可见，伴随的组蛋白乙酰化和基因表达的改变在镍诱导的细胞转化中有重要作用。研究发现，镍的暴露可通过裂解 H2A C 端尾一个八肽而切断 H2A，从而改变染色质结构。有趣的是，最近发现另一种致癌金属铬可干扰 HAT 和 HDAC，导致转录抑制，已知铬可形成 DNA-蛋白质交联。在多环芳烃诱导的 Ah 受体介导的基因激活过程中，可能阻断染色质修饰酶的正常功能。最近发现，短链脂肪酸和内分泌干扰物甲基乙酸可通过对丝裂原激活的蛋白激酶（MAPK）的激活和 HDAC 的抑制而增强核受体活性。毒物对染色质修饰酶的干扰从原理上来说是导致非特异性的基因组功能失调和细胞毒性，但越来越多的证据发现，许多染色质修饰酶，如人类 SWI/SNF、BRG1 和 BRM 核小体重塑复合体，HAT 家族的许多成员 p300 和 PCAF 均特异性地作用于某些基因。除对基因表达调节和 DNA 修复外，染色质修饰还在表观遗传信息传递中发挥重要作用，导致在表观遗传编程中长期的可传代的改变。因此，外源化学物调节染色质结构的直接抑制机制将通过干扰染色质构象和活性而破坏表观遗传编程而产生有害效应（Moggs and Orphanides，2004）。

4. 通过 DNA 损伤识别和修复途径

毒物对 DNA 的直接损伤是其致癌的主要机制。在真核生物中，维持基因组的完整性涉及一组 DNA 监视和修复酶。同上述的基因表达一样，这些酶必须在核中的染色质环境内发挥作用。共价修饰 DNA 碱基或产生 DNA 单链断裂的遗传毒物诱导的 DNA 损伤主要通过 DNA 切除修复途径识别和修复。在 DNA 切除修复所致的基因激活过程中，伴随着招募 DNA 聚合酶 II 和染色质松解，这与组蛋白乙酰化的增加和局部的染色质重塑有关。

双链断裂（DSB）是一种更为重要的 DNA 损伤形式，如不能修复，则会导致基因组重排。染色质修饰状态和结构的特定改变是细胞对 DSB 反应的中心环节。DNA 损伤监视机制对 DSB 的检测可引起蛋白激酶的激活（ATM、ATR 和 DNA-PK）而使特异组蛋白 H2A.X 内的丝氨酸 139 位磷酸化。研究发现，在凋亡及涉及染色质凝集和 DNA 双链断裂

（DSB）的过程中，组蛋白 H2A.X 在丝氨酸 139 位常发生磷酸化。H2A.X 突变体在高等生物体中占总细胞 H2A 突变体总数的 10%—15%，它们有突出于核小体外的延伸的 C 端尾，在整个基因组中随机结合于核小体中，H2A.X 丝氨酸 139 位磷酸化在 DSB 修复中的作用尚未完全阐明，但最新证据提示，H2A.X 作为一种抑癌基因可保护细胞免于 DNA 损伤产生的有害效应，H2A.X 功能缺陷的转基因小鼠基因组不稳定，并对肿瘤易感。这提示 H2A.X 具有维持基因组完整性的作用（Moggs and Orphanides，2004）。

三、miRNA 与外源化学物的毒效应

生物信息学预测人类 1/3 编码蛋白质的基因受 miRNA 调控。研究还显示，某些 miRNA 有很多靶 mRNA，反过来也有很多 miRNA 有共同的靶 mRNA。目前在 miRNA 数据库中，含有 14 197 条各物种的 miRNA，其中人类的有 940 条（miRBase，Release 15），与各种人类疾病相关的有 346 条。这表明，miRNA 以复杂网络调控的方式参与生物体生理进程，如果 miRNA 生成或其功能通路发生障碍，将会引起复杂的级联反应，导致由生理到病理的转变，甚至一些疾病病程的启动。尽管具体的作用机制还需要进一步探究，但一些数据资料表明，miRNA 的异常表达或者 miRNA 基因及其靶基因的单核苷酸多态性多与一些环境暴露相关疾病有关。

香烟烟雾中含有超过 4000 种化学毒素，最常见的有尼古丁、一氧化碳、甲醛、氰化氢等。2009 年，Izzotti 等首次研究了 miRNA 在香烟烟雾危害方面的作用。研究表明，长期暴露于香烟烟雾后，大鼠肺里的 428 个 miRNA 中有 126 个表达异常，其中多数异常表现为 miRNA 表达下调，这与之前关于吸烟危害的研究结果一致——吸烟人群大部分基因的 mRNA 和蛋白质表达上调。随后他们通过生物信息学软件 Targetscan 发现，下调的 miRNA 涉及调控应激反应、细胞凋亡（如 miR-34）、细胞增殖（如 let-7 家族、miR-125b）、炎症（如 miR-30a、miR-146 和 miR-155）和血管生成（如 miR-123、miR-222）等生物学进程。以 let-7 家族为例，抑制 let-7 表达能促进细胞增殖，let-7 表达下调可能出现在吸烟导致肺癌发生的早期阶段，这在实体瘤中普遍存在，包括肺癌。因此，let-7 可能是肺癌和吸烟暴露的关键分子。吸烟引起的 miRNA 表达紊乱不仅表现在鼠肺组织中，还表现在肝脏中。另有研究通过对比吸烟人群和非吸烟人群的 miRNA 表达情况发现，吸烟能使人类肺组织中 miRNA 表达异常。该研究发现，28 个异常表达的 miRNA 中多数是表达下调。给予吸烟处理的小鼠或大鼠的肺组织中表达下调的 miRNA 与部分吸烟者中表达下调的 miRNA 相同（如 miR-30、miR-99、miR-125、miR-146、miR-223 和 miR-218）。

在农业生产中，为提高农药药效、减少农药用量，经常使用复配农药；与此同时，农药对环境中生物的潜在影响也不容忽视。在我国长江中下游和东南沿海地区广泛使用的三唑磷、氟虫腈是比较有代表性的有机磷杀虫剂和苯基吡唑类杀虫剂。Wang 等（2010）以三唑磷、氟虫腈为供试药剂，通过 miRNA 芯片技术分别研究它们及其复合体对斑马鱼 miRNA 表达的影响。三唑磷造成斑马鱼中 miR-30b、miR-135e、miR-365、miR-21、miR-31、miR-203b 和 miR-455 的表达发生改变，氟虫腈造成斑马鱼中 miR-199、miR-22b

和 miR-499 的表达发生改变，而氟虫腈和三唑磷混合物造成斑马鱼中 miR-203b*、miR-735、miR-9*和 miR-128 的表达发生改变。上述 miRNA 中的 miR-21、miR-30b、miR-3l、miR-128 的功能机制已有报道，它们在肿瘤形成和免疫系统中发挥作用。例如，Zhong 等（2012）报道，在人肺癌细胞系中 miR-21 的表达与一种碱基错配修复基因 *hMSH2* 的表达负相关。进一步的研究表明，miR-21 可以直接与 *hMSH2* 结合从而抑制其表达，miR-21 的上调可以明显提高细胞的 S 期比例从而促进细胞的增殖；而下调 miR-21 的表达会导致细胞 G_2/M 期阻滞，从而抑制细胞的增殖。

第三节　环境相关疾病的易感性表观遗传靶标

环境因素包括营养因素、化学与物理因素，通过表观基因组的变化，以各种方式改变基因表达和成人疾病的易感性。一般认为，环境因素通过表观遗传干扰基因表达，使人们对环境易感。这类干扰的基因组靶标有三类：某些**管家基因（housekeeping gene）**的启动子区，与**亚稳态表等位基因（metastable epiallele）**相邻的转座元件及**印记基因（imprinted gene）**的调节元件。这些基因组的靶标含丰富的 CpG 二核苷酸序列，它们分别具有未甲基化、甲基化和差异甲基化三种状态。在某些情况下，还出现组蛋白修饰的状态。这些状态决定着基因表达的水平。在癌症患者中，抑癌基因和癌基因的启动子区 DNA 甲基化及组蛋白修饰均发生显著的改变。

一、亚稳态表等位基因

亚稳态表等位基因是指能以可变和可逆的方式发生表观遗传修饰的基因位点，这些修饰导致遗传上完全相同的细胞出现不同的表型分布。目前，仅鉴定出少数几种亚稳态表等位基因，包括小鼠的 *Avy*（viable yellow agouti）、*AxinFu*（axin fused）和 *CabpIAP* [CDK5 activator binding protein-intra-cisternal A particle（IAP）]基因。其中，鼠类 *Agouti* 基因的 *Avy* 等位基因研究得最充分，通常被用作环境因素通过表观遗传机制影响基因表达和表型分布的典型范例。该等位基因的表达和与该基因启动子区关联的**转座子（transposon）**的表观遗传状态相关。大多数**转座元件（transposable element）**通过 CpG 甲基化而沉默，然而，某些转座元件的表观遗传状态是亚稳态的，以随机的方式在低甲基化与超甲基化间变动。这种可变动的表观遗传状态能影响邻近基因的表达，出现细胞间表型的多元性，使遗传学上完全相同的个体细胞间出现表型变异。*Agouti* 编码一种旁分泌信号分子，促进毛囊黑色素细胞产生黄色的棕黑素而不是黑色的真黑素。转录从 *Agouti*（A）等位基因第二外显子中调控毛发发育周期的特定启动子正常启动。A 等位基因的转录正常只在皮肤发生，在毛发生长的特定阶段 A 等位基因在毛囊的短暂表达可导致每根黑色的毛干的顶部形成黄色的带，使野生型小鼠的皮色变成棕色。*Avy* 等位基因是鼠类 IAP 转座元件在 *Agouti* 基因转录起始部位上游大约 100kb 处插入的结果。*Avy* IAP 近端隐藏着的启动子促使结构上异位的 *Agouti* 转录，导致黄色的皮毛、糖尿病、肥胖症和肿瘤。IAP 甲基化的程度在各个基因相同的 *Avy/a* 小鼠之间明显不同，引起皮色分布的变化，从黄色（未甲基化）向棕色（甲基化）衍变。在母体食物中提供叶酸、维生素 B12、胆碱和甜菜碱等甲基供体，可使子代的毛色分布转变为棕色的假刺鼠（pseudoagouti）表型（图 8-7）。已证实，甲基供体诱发的毛色分布转变是上游 IAP 转座元件 CpG 部位 DNA 甲基化增加的结果。因此，母亲妊娠期间食物对其后代的影响首次直接与表观基因组中 DNA 甲基化改变联系起来。这一观察标志着研究早期发育期间环境表观基因组改变在成人疾病病因学中的作用已引起关注，这些 IAP CpG 位点的甲基化谱在外胚层（脑和尾）、内胚层（肝）和中胚层（肾）谱系分化的组织中均有很高的相关性，表明其甲基化谱的建立应在胚胎干细胞分化之前。这些表观遗传改变也是稳定的，因为出生第 21 天的动物组织甲基化的数量与第 100 天的动物十分接近。母体甲基供体补充对 Avy 转基因鼠后代毛色分布的影响也能通过生殖细胞的表观遗传修饰在 F$_2$ 代遗传。母体妊娠期间暴露于植物雌激素 5,7,4-三羟异黄酮（genistein），由于 Avy 等位基因中的 IAP 超甲基化，存活的黄色 Avy/a 后代的毛色能转变为棕色。此外，5,7,4-三羟异黄酮诱导的超甲基化可防止 Avy/a 后代成年后肥胖。这些发现特别有意义，因为尽管它并不是提供甲基的化合物，但是在相当于人类高豆类食物使用水平时即可增加 DNA 甲基化，其在 Avy 等位基因的作用机制上不清楚。这些结果提示，超甲基化食物补充能降低引起 DNA 低甲基化的环境毒物的作用，从而保护表观基因组免受其危害。

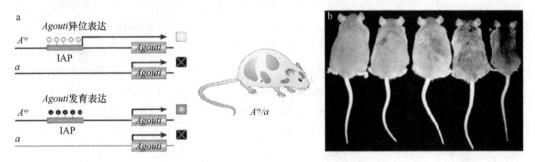

图 8-7　母鼠妊娠期间提供不同的食物对其后代表型的影响[提供叶酸、维生素 B12、胆碱和甜菜碱等甲基供体使子代的毛色分布由黄色转变为棕色的假刺鼠（pseudoagouti）表型]（Jirtle and Skinner，2007）

（彩图请扫封底二维码）

二、印记基因

绝大多数的常染色体基因是双亲本等位基因表达。然而，大约 1%的常染色体基因被印记，仅单一亲本等位基因表达。在遗传学中，印记基因是一对典型基因对中的两个等位基因之一，因表观遗传学过程，如甲基化或乙酰化作用而停止表达。如果表达的等位基因受到破坏，或含有使机体对微生物、毒物或其他有害物质的易感性提高的变异，就会产生问题。印记基因于 1910 年在玉米中首先确认，1991 年首次在哺乳动物中证实。研究人员已确认的人类印记基因大约有 80 个，但由于证据强弱不一，对这一数目还有争论。一个包括新西兰奥塔戈（Otago）大学癌症遗传学实验室 Morison 在内的研究小组，在 2005 年 8 月的《遗传学趋势》（Trends in Genetics）中撰文认为，这一数目在今后几年里不太可能有很大增加。该领域的其他研究者不同意这一观点。杜克大学医学中心放射肿瘤学教授 Jirtle 及其同事于 2005 年在基因组研究中估计，小鼠大约有 600 个印记基因，后来，他估计人类也有数目相似的印记基因，尽管小鼠和人类的已知印记基因只有大约 35%是重叠的。

基因组印记是一种非孟德尔种系遗传的表观遗传修饰，涉及可遗传的 DNA 甲基化和组蛋白修饰。在雄性和雌性后代中一个印记基因的单一功能等位基因的表达依赖于其亲本来源，被印记的表观遗传标志在亲本配子中建立。所以，当代印记基因的等位基因表达取决于前代所处的亲本环境。根据印记基因缺陷引起严重疾病表型的知识，以及在发育的某个阶段引起印记改变基础的甲基化标志的可能易感性，印记位点（座位）可能是环境诱导的、引起疾病的表观遗传异常的靶标。

在小鼠中，胰岛素样生长因子 2（*IGF-2*）属父本表达，而胰岛素样生长因子 2 受体（*IGF-2R*）属母本表达。虽然基因组印记似乎首先在具有胎盘和胎生能力的哺乳动物中衍化，但印记基因的形成是动态的，在进化过程中既可建立，也可丢失，可能与生物进化过程中对环境的自然选择有关。例如，*NNAT*（neuronatin）、*MEG3*（maternally expressed gene 3）、*DLK1*（delta-like 1 homologue）和 *CDKN1C*（cyclin-dependent kinase inhibitor 1C）在真核哺乳亚纲动物建立印记而在有袋类动物中则不存在印记。相反，在 1 亿 8000 万年前就建立的 *IGF-2R* 印记，后来在大约 7500 万年前随着最终演变为人类的近灵长类动物的进化而丢失。小鼠 *IGF-2R* 仅在母性等位基因出现印记与表达，而在人类却为双等位基因表达。由于 *IGF-2R* 的功能是作为抑癌基因，因此可预计其失活引起的癌症发生率小鼠比人类高。在毒理学危险度评价时小鼠常作为人类的替代，这会造成重要的人类健康评价偏离。几种发育紊乱疾病与特定的印记区域和基因相关联，如快乐木偶综合征（Angelman syndrome，AS）、普拉德-威利综合征（Prader-Willi syndrome，PWS）和贝-维综合征（Beckwith-Wiedemann syndrome，BWS）。早期发育期间，生殖细胞或体细胞印记控制失调是这些疾病的重要成因。Badcock 和 Crespi 最近提出了十分引人注目的看法，其认为人类行为紊乱如孤独症（autism）也是大脑发育期间基因组印记不平衡引起的。此外，许多其他复杂疾病如双相性精神障碍、拉塞尔-西尔弗综合征（Silver-Russell syndrome）、抽动秽语综合征（Gilles de la Tourette syndrome）和精神分裂症的关联研究也发现具有亲本来源的遗传选择，提示在已知的印记基因簇以外还有目前未鉴定的印记基因参与人类疾病的形成。印记基因失调和突变也发生于成年体细胞中，借此仅需要增加单一的突变或表观遗传事件就能完全失活一个印记的抑癌基因，因为一个等位基因已经因印记而功能失活。由此可见，一个印记基因中的那个沉默等位基因等同于 Knudson 在其二阶段致癌模型中提出的"第一次冲击"。印记的癌基因也能通过印记丢失（loss of imprinting，LOI）在体细胞中不合适地过度表达。值得重视的是，Feinberg（2005）证实，大约 10%人群的淋巴细胞在 *IGF-2* 位点发生 LOI，而且外周血淋巴细胞的双等位基因的强烈表达与正常结肠黏膜的 *IGF-2* LOI 和结直肠癌的个人史相关。这种明显的全身表观遗传机制目前尚不清楚，然而，在一部分个体中 *IGF-2* LOI 必定是在生命的早期阶段遗传或获得的。印记基因功能上的单倍体状态排除了正常的细胞二倍性所提供的对稳性突变有害作用的保护。而且，亲本特异的印记基因表达在配子形成的早期阶段对环境因素引起的表观遗传失调和受精卵基因组去甲基化及再甲基化特别敏感。因此，印记基因是环境诱导的（亲本遗传偏差）疾病的候选易感性位点。

在配子形成期间印记以性别特异的方式出现。出生后，体细胞甲基化模式继续调整，取决于发育过程和环境因素。随着个体年龄的增长，根据细胞、组织或器官的不同，出现甲基化的逐步丢失和获得。即使在怀孕之前，机体对环境因素引起的甲基化改变也是易感的，这种现象已在怀孕前暴露于氯化铬的小鼠中观察到。在怀孕前两周用铬处理的雄性小鼠中，其 10 周龄的子代与对照组相比，血清皮质酮和葡萄糖浓度显著升高，并且肿瘤危险性增加和发育异常频率增加。所观察到的肿瘤及异常包括嗜铬细胞瘤、甲状腺滤泡细胞瘤及哈德腺肿瘤、卵巢囊肿、子宫异常、肺肿瘤（仅在雄性后代发生）、生殖腺肿瘤（仅在雄性发生）。这些作用至少应部分归因于铬诱发的精子表观遗传改变（印记的改变）。特别值得注意的是，铬处理的小鼠的精子出现 45S 核糖体 RNA 基因（rRNA）未甲基化的拷贝数的显著增加。45S rRNA 是其他 rRNA 的前体，rRNA 是核糖体装置的一个部分，也是细胞核糖体数量的控制点。核糖体数量的增加及相关蛋白质合成的失调可能是组织生长、增生并最终发生恶性变的一个重要步骤。怀孕后，在卵裂和原肠胚形成期间，重新甲基化的时机及模式也受环境因素影响。例如，氨基酸缺乏引起总 DNA 甲基化的显著减少，伴随着培养的小鼠胚胎 H19 等位基因（正常是沉默的，保留有亲本的印记、与生长相关的一个等位基因）的异常表达。而 Wu 等（2004）则观察到，小鼠胚胎体外暴露于 TCDD 后出现 H19/IGF-2 印记控制区甲基化增加、DNA 甲基转移酶活性增加及胚胎生长减缓。TCDD 是一种分布广泛的持久性环境污染物。H19/IGF-2 印记和表达的变异与许多肿瘤，包括肾母细胞瘤（Wilms 肿瘤）、睾丸生殖细胞肿瘤、卵巢肿瘤和肾上腺皮质肿瘤的发生有关，而且与 H19/IGF-2 印记引起的胎儿生长变化与成年后的代谢异常，包括肥胖和糖尿病有关。

第四节　表观遗传调控与环境和生活方式相关疾病

大量证据表明，明显受环境因素影响的许多疾病包括肿瘤、衰老相关疾病与特定表观遗传调控，特别是组织中 DNA 甲基化模式密切相关。在这些疾病中，三种不同的机制可引起异常甲基化。①在细胞分化过程中，建立了组织特定的甲基化模式。通常，先前甲基化的基因在转录因子刺激下去甲基化，建立起该细胞及其子代细胞随时表达的常备基因库。环境的影响可以导致一些基因（如激素应答基因）在关键时刻因过度刺激或缺乏刺激而不能建立正确的表达模式。尽管这些错误的模式在理论上是可逆的，但实际上很难清除，从而形成在今后生命活动中对某种疾病易感的个体潜质。②机体一旦建立了组织特定的甲基化模式，它在整个生命过程中就基本保持稳定，然而，越来越多的证据显示，细胞或组织环境的改变在 DNA 甲基化模式中留下一些痕迹可能导致以后生活中疾病的发生。如果特定的代谢途径被刺激或下调，随后将出现甲基化模式的改变；或如果在基因组中存在可能随机发生的事件，如影响甲基化供体利用度，这些都可以使环境影响的痕迹显示出来。③第三种机制可能是随着年龄增长，甲基化错误不断积累。这种错误的发生可能是由于复制后维持 DNA 甲基转移酶将甲基化模式复制到子链时产生的缺陷。

研究发现，表观遗传学作用不仅发生在子宫中，而且发生于人类生命的整个进程中。西班牙马德里国立癌症中心癌症表观遗传学实验室评估了 40 对同卵双胞胎，年龄为 3—74 岁，发现了令人吃惊的结果（Fraga et al.，2005）。年纪较轻及生活方式类似且多年生活在一起的双胞胎，DNA 甲基化和组蛋白乙酰化类型非常相似。但年龄较大的双胞胎，尤其是那些生活方式不同、一起生活年数较短的双胞胎，有许多不同组织，如淋巴细胞、口腔上皮细胞、腹内脂肪和有些肌肉组织中存在着较大的表观遗传类型差异。研究者发现，一对 50 岁双胞胎间的差异表达基因数是一对 3 岁双胞胎间的 4 倍，50 岁双胞胎出现较明显的 DNA 低甲基化和组蛋白高乙酰化，有较多目的基因过度表达。表观遗传改变的程度与基因表达程度有直接联系。

一、环境因素的表观遗传跨代传递效应

（一）通过生殖细胞系传递

跨代遗传是指一种生物学特征通过生殖细胞系传递给下一代。表观遗传的跨代效应（transgenerational effect）是通过生殖细胞的表观遗传修饰来引起一种表型的遗传。由于环境因素能改变表观基因组，它们对疾病易感性的影响可能涉及表观遗传的跨代传递。从逻辑推理角度来看，既然环境因素对表观基因组影响的跨代遗传是引起表型改变的机制，那么，当胚胎暴露时，这种改变至少必须维持三代（F_3）。当 F_0 代雌性怀孕时暴露于某环境因素，F_1 代胚胎和 F_2 代的生殖细胞也处于直接的暴露中，因此，F_1 代和 F_2 代的疾病表型可能仍然是由于直接暴露于环境因素的毒作用。同样地，出生后和成年暴露于环境毒物后，由于 F_1 代生殖细胞处于直接暴露中，从这一代观察到的表型不能明确地证实是一种跨代现象，必须对 F_2 代进行评价。已证实在胚胎发育期间暴露的几种环境因素影响 F_1 代对疾病的易感性，这些因素包括重金属引起的癌症、异常营养（如热量限制）引起的糖尿病和子宫缺陷、内分泌干扰物引起的生殖和内分泌缺陷。这些环境因素对 F_1 代生殖细胞的影响已经在从昆虫到哺乳类的不同物种中观察到（Skinner and Guerrero-Bosagna，2009）。对人类和动物的研究均证实，胚胎暴露（即 F_0 代母体的暴露）能产生 F_2 代的表型改变。例如，怀孕期间亲代营养缺陷影响 F_2 代啮齿类动物糖尿病的发病率和生长缺陷。几种环境化学暴露也影响 F_2 代[包括 B(α)P、亚胺基偶氮甲苯（orthoaminoasotoluol，OAAT）和二噁英]，内分泌干扰物二乙基己烯雌酚（DES）也对 F_2 代器官和生殖道发育与功能有负面影响。然而，所有这些情况，都需要对 F_3 代进行进一步的分析以排除 F_2 代生殖细胞的直接暴露可能产生的问题。一些研究现在已证实，环境毒物通过生殖细胞表观基因组跨代改变对 F_3 代产生显著影响。内分泌干扰物乙烯菌核利（vinclozolin）是一种抗雄激素化合物，可诱发大鼠跨代致病作用，表现为精子发生缺陷、雄性不育、乳腺癌、肾脏疾病、前列腺疾病和免疫异常，发生率在 20%—90%。这些跨代疾病表型传递给 F_4 代中的大多数，虽然跨代效应仅通过雄性生殖细胞传递，但雄性和雌性均受影响。乙烯菌核利诱导跨代发病率、重现性及大多数发生于成年的事实表明，DNA 序列的遗传突变不是最大可能的原因，即使是在电离辐射的情况下，DNA 序列突变的频率通常也低于 0.01%，热点突变的频

率为 1%—5%。因此，这些发现最合理的解释是：乙烯菌核利诱导的跨代表型是在性别决定阶段雄性生殖细胞表观遗传重编程的结果。为了用实验来阐明这一重要的问题，已应用甲基化敏感的限制性酶分析及随后的 PCR 扩增来鉴定一套 DNA 甲基化改变的基因和其他 DNA 序列，这些被鉴定的基因是跨代表观遗传表型的形成因素还是一种简单的标志仍待确定（Skinner et al.，2010，2011）。

（二）通过母体的行为传递

并非所有的表观遗传的多代效应都是通过生殖细胞系传递的。对小鼠进行的研究已证实，代与代之间获取的舔舐小动物和爱抚的抚养行为不是通过生殖细胞传递的，而是在出生后生命的第一周由母亲直接传递给后代的。增加这些母性抚养行为的母体动物，其成年雌性后代表现出对应激恐惧的减少，并显示出适度的下丘脑-垂体-肾上腺轴（HPA）应答。最近，已证实这些母体编程效应涉及神经因子诱导蛋白 A（NAGFIA）的转录因子结合基序的 DNA 甲基化和组蛋白修饰。这一基序存在于脑特异的糖皮质激素受体（GR）基因第 17 外显子启动子区，这些表观遗传改变与 GR 表达、HPA 应答及对应激的行为应答的改变有关。此外，乙酰化酶抑制剂曲古抑菌素 A（trichostatin A，TSA）或必需氨基酸 L-甲硫氨酸灌注进成年动物脑室可分别逆转海马部的表观遗传修饰、GR 表达和具有低或高母性抚育能力的母体动物的雌性后代的 HPA 应答。总之，这些发现表明，出生后生命经历能通过改变表观基因组来改变其行为，表观基因组的遗传可塑性在成年时期可发生逆转，这对于可能的治疗策略来说是一个重要的发现。

二、表观遗传修饰与代谢性疾病

一种典型的疾病非胰岛素依赖型糖尿病（即 2 型糖尿病，T2D）虽然受遗传因素影响，但也明显受患者生活方式的影响。事实上，2 型糖尿病与肥胖高度相关，控制饮食和锻炼对于 2 型糖尿病患者，甚至是具有遗传潜质的肥胖人来说是极好的预防方法。一些间接证据提示，三种可能的机制与 2 型糖尿病的发生有关。①父母血糖水平特别是母体怀孕时的血糖水平影响其后代患 T2D 的可能性。这提示在胰岛素靶组织如脂肪组织、骨骼肌肉和肝脏中存在一种"细胞记忆"。②涉及糖代谢的一些基因启动子存在不同 DNA 甲基化模式，如葡萄糖转运蛋白 4（GLUT4）基因及解偶联蛋白 2（UCP2）基因的甲基化模式在关键时期可能被环境和生活方式所干扰。③最近研究发现，甲基主要供体 S-腺苷甲硫氨酸（SAM）在糖尿病患者红细胞中的浓度下降，提示糖尿病患者 DNA 甲基化存在缺陷，而且红细胞中 SAM 浓度的降低及其他一些改变与疾病进展有关。④最近对一过性新生儿糖尿病（TND）病因的认识为 DNA 甲基化、基因剂量-反应和糖尿病之间提供了一种联系。TND 是一种罕见的糖尿病亚型，其特征是新生儿期一过性高血糖，成人后有糖尿病发病潜质。TND 是父系单亲二体型（uniparental isodisomy）使位于染色体 6q24 区的基因剂量加倍，在 6q24 区重复条带的复制及在印迹区甲基化的丢失都导致 TND 表型。有趣的是，这些个体在今后生活中都有较高的发生 2 型糖尿病的危险性。2 型糖尿病与年龄相关，不仅老年人群发病率增高，而且每个患者的代谢情况随时间延长而恶化,随年龄增长,DNA 甲基化错误逐渐积累可以解释这两种现象(Ling and Groop,2009;Keating et al.,2016)。

人们进行了大量有关环境因素与糖尿病的关系的研究。2003 年,Schiwartz 等发布了一个大人群横断面调查的结果,他们发现尿镉、空腹血糖水平与糖尿病之间存在着正相关关系,提示镉暴露可引起糖尿病。Kurata 等(2003)用猴子实验证实,镉在胰腺中蓄积,慢性镉暴露可引发胰岛 β 细胞变性并出现糖尿病的临床征象。镉暴露也加剧了某些与肾小球和肾小管功能相关的糖尿病并发症。镉引起的糖尿病可能是机体对 DNA 损伤修复过程的副作用。各种不同的遗传毒性环境因素,包括镉和一些杀虫剂都可引起 DNA 断裂和破碎。聚(ADP-核糖)聚合酶-1[poly(ADP-ribose) polymerase-1,PARP1]可以识别 DNA 链断裂并使染色质结构松弛,从而促使 DNA 修复。特别值得一提的是,PARP1 催化组蛋白核糖基化,使组蛋白带负电荷,与本身带负电荷的 DNA 形成静电排斥力而脱离 DNA,使断裂的 DNA 易于接近 DNA 修复酶。DNA 修复后,ADP 核糖被游离出来,可用于其余组蛋白和其他蛋白质的糖基化。这种效应类似于高血糖引起的糖基化,可解释慢性镉暴露引起的糖尿病临床征象。此外,糖基化修饰的组蛋白还能发生其他转变,形成晚期糖基化产物(AGE),AGE 与组蛋白和其他蛋白质的蓄积在机体老化过程中及老年相关疾病如糖尿病和老年性痴呆发生发展中起重要作用。

环境因素和生活方式能以同样的方式影响动脉硬化的发生。例如,尼古丁影响内皮细胞基因表达模式,血液循环条件也影响主动脉内皮细胞基因表达。长期如此,基因表达模式倾向于转变为 DNA 甲基化模式改变,甚至无需进一步刺激,也能引起这种传递效应。现已发现,与正常对照相比,增殖的主动脉平滑肌细胞可发生特定的高度 DNA 甲基化。总之,有证据表明,DNA 甲基化对基因表达的调节具有重要作用,可能主要包括在代谢综合征及所谓的生活方式疾病发生过程中起基本作用的基因表达。基因不同表达模式与饮食改变、体重改变及环境因素暴露的变化有关,如果长期处于这一变化中,这种不同的表达模式就可能通过 DNA 甲基化来控制。因此,DNA 甲基化可能涉及了介导在胰岛素敏感的胰岛素靶组织和心血管系统中体内脂肪增加与高脂饮食的有害作用,增加 2 型糖尿病和心血管疾病的发病机会(Baccarelli and Ghosh,2012)。

三、表观遗传修饰与肿瘤

肿瘤是对人类健康危害最严重的疾病,肿瘤细胞里除了存在经典的基因突变情况之外,还有非常明显的表观遗传学修饰方面的紊乱情况。肿瘤表观基因组学(cancer epigenomics)的一大特点就是 DNA 甲基化、组蛋白修饰模式及染色质修饰酶的表达全都发生了整体性的改变。这些表观遗传学方面的改变在肿瘤的发生和发展过程中也都起到了非常重要的作用(Nebbioso et al.,2018)。

(一)DNA 甲基化改变

肿瘤细胞的一大特点就是基因组 DNA 发生了大量的去甲基化修饰,"损失"20%—60%的 5-甲基胞嘧啶。与此同时，在某些启动子里又会出现 CpG 岛特异性的高甲基化现象（图 8-8）。

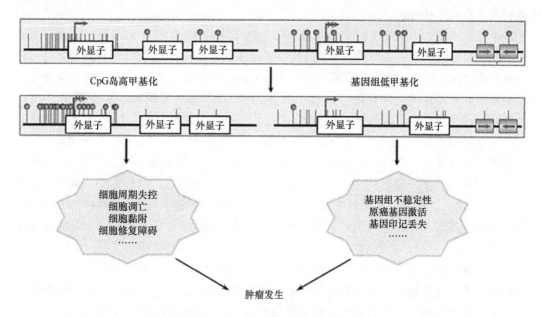

图 8-8 肿瘤发生过程中 DNA 甲基化与基因表达调控（Jirtle and Skinner，2007）（彩图请扫封底二维码）

在肿瘤细胞里整体性的去甲基化修饰主要发生在重复片段区域。因此出现了转座、基因破坏、内部寄生序列激活等一系列染色体失稳现象。比较明确的例子就是 LINE 家族成员 L1 基因在乳腺癌、肺癌、肝癌、膀胱癌等多种肿瘤细胞里都会出现去甲基化的情况。

某些启动子内的去甲基化修饰会激活癌基因，使其异常表达，还会使某些基因位点印记丢失（loss of imprinting，LOI）。例如，*MASPIN*（又名 *SERPINB5*）基因就是一个抑癌基因，它在乳腺癌和前列腺上皮细胞癌中都会发生超甲基化修饰，但在另一些肿瘤细胞里却又发生了去甲基化修饰。*MASPIN* 基因的去甲基化修饰程度以及随之升高的基因表达水平是与肿瘤细胞去分化的程度相适应的。前列腺肿瘤细胞中的 *S100P* 基因、乳腺癌细胞和卵巢癌细胞中的 *SNCG* 基因，以及黑色素瘤细胞中的黑色素瘤相关基因（melanoma-associated gene，*MAGE*）与二肽基肽酶 6（dipeptidyl peptidase 6，*DPP6*）基因等都是目前已经被研究得非常清楚的、在肿瘤细胞中会发生去甲基化修饰的基因。最常见的由胰岛素样生长因子-2（insulin-like growth factor-2，*IGF-2*）基因去甲基化而导致的基因印记丢失事件就可见于多种肿瘤细胞中，如乳腺癌、肝癌、肺癌和结肠癌等（Nebbioso et al.，2018）。

与基因组 DNA 整体呈现低甲基化水平情况不同的是，在某些启动子 CpG 岛上也能发现高甲基化位点。这些启动子超甲基化后会抑制基因转录，受其影响的基因涵盖了各个主要的细胞通路，如 DNA 修复通路中的 *hMLH1*、*MGMT*、*WRN* 和 *BRCA1* 基因，维生素反应通路中的 *RARB2*、*CRBP1* 基因，Ras 信号通路中的 *RASSFIA*、*NOREIA* 基因，细胞周期调控通路中的 *p16INK4A*、*p15INK4B* 和 *RB* 基因，p53 网络中的 *p14ARF*、*p73*

（又名 *TP73*）、*HIC-1* 基因，以及凋亡通路中的 *TMS1*、*DAPK1*、*WIF-1* 和 *SFRP1* 基因等。这些超甲基化的启动子也被看作一大类生物标志，它们在临床实践中具有很大的诊断价值和预后疗效估计价值。

不过，即使大家都把关注的焦点放到了启动子中的 CpG 岛上，最近也还是有人发现，在肿瘤细胞中绝大多数的异常 DNA 甲基化都发生在 CpG 岛滨。值得注意的是，这些发生在 CpG 岛滨上的异常甲基化中，有 45%—65%的改变似乎都与正常组织分化过程中出现超甲基化的区域有关，如 *TGFB1* 基因和 *PAX5* 基因区域等。这种 DNA 甲基化改变情况出现分化的现象似乎与 CpG 岛滨上基因的表达有关，就像 CpG 岛基因一样。

人体肿瘤还有一个特点就是 miRNA 的表达会整体下调，这通常也是 miRNA 启动子发生超甲基化修饰导致的。例如，miR-124a 基因就是被超甲基化抑制的实例，该基因产物能够介导 *CDK6* 基因的激活和 Rb 蛋白磷酸化。有趣的是，这种由超甲基化导致的 miRNA 表达失活不仅与肿瘤发生发展有关，还与肿瘤的转移有关。miR-148、miR-34b/c 和 miR-9 等基因同样也会因为启动子超甲基化修饰而被抑制，它们也同样与肿瘤原发灶的转移有关。

每一种肿瘤都有各自特异性的超甲基化模式，不过现在还不清楚为什么只在那些特定的区域里会发生超甲基化修饰，在其他区域则不会。有一种可能就是某一些基因的失活会让肿瘤细胞获得生长优势，即克隆选择优势。在某些情况下，异常的 CpG 岛甲基化修饰是 DNA 甲基转移酶（DNMT）和组蛋脱乙酰酶（HDAC）被早幼粒细胞白血病蛋白-视黄酸受体 α（PML-RARA）（该蛋白在白血病肿瘤细胞中表达）等融合蛋白招募到特定基因位点作用的结果。还有一种可能，就是甲基化修饰作用会从高度甲基化修饰的序列向周围扩散，这在肿瘤细胞中也是非常常见的一种情况。有报道称 DNA 甲基化修饰导致的基因沉默作用可以在染色体上扩散，其范围可以覆盖 1Mb 的区域，这有点像人体肿瘤细胞中常见的杂合性消失。这种 DNA 甲基化模式整体紊乱的情况也有可能是 DNMT 表达失控导致的。例如，DNMT1 和 DNMT3b 在许多肿瘤细胞中都会过量表达。另外，DNMT 的表达还会受到 miRNA 的调控。例如，miR-29 家族成员能够直接下调 DNMT3A 和 DNMT3B 的表达，间接调控 DNMT1 的表达。

（二）组蛋白修饰的改变

在肿瘤细胞中最明显的组蛋白修饰改变就是单乙酰化（monoacetylated）修饰的 H4K16 大量减少。这种去乙酰化作用是 HDAC 介导的，该酶在多种肿瘤细胞中都会过表达或者发生突变。Sirtuin 家族的 HDAC 是参与肿瘤细胞去乙酰化作用的主要蛋白。在好几种肿瘤细胞中 SirT1 蛋白的去乙酰化活性及促进基因表达的作用都有所上调。SirT1 蛋白能与 DNMT1 相互作用，从而影响 DNA 的甲基化修饰模式。HDAC 的表达会受到 miRNA 的调控，如在前列腺癌细胞中，miR-449a 可以抑制 HDAC-1 的表达，调控肿瘤细胞的生长和活性。除了 HDAC 的表达情况会有所改变之外，在结肠癌、肺癌、白血病及子宫癌等好几种肿瘤细胞中 miR-449a 还会导致与 *HAT* 基因或与 HAT 相关的基因出现转座的情况，形成异常的融合蛋白，或者导致基因突变、缺失等情况，这些改变最终都会导致组蛋白乙酰化修饰整体水平失衡的情况出现（Cortessis et al.，2012）。

除了单乙酰化修饰的 H4K16（H4K16ac）大量减少之外，肿瘤细胞还会大量缺失活性标志物 H3K4me3 及抑制性标志物 H4K20me3，同时另一些抑制性标志物，如 H3K9me 和 H3K27me3 会大量出现。肿瘤细胞中这些组蛋白甲基化标志物发生改变的现象主要是组蛋白甲基转移酶和组蛋白去甲基化酶异常表达的结果。最近发表的一篇论文报道，在肾癌细胞中，组蛋白甲基转移酶 SETD2 会出现失活突变，组蛋白去甲基化酶 UTX 和 JARID1C 也会出现同样的突变。另一个例子与组蛋白甲基转移酶 EZH2 相关。EZH2 是 PRC2 和 PRC3 复合体的亚基，它在好几种肿瘤细胞中都会过表达，促进细胞的增殖和肿瘤灶的形成。在乳腺癌原发灶和转移灶细胞中，lncRNA 编码基因 *HOTAIR* 的过表达就会重新靶向 PRC2 复合体，改变 H3K27me3 的水平。另外，EZH2 的表达水平在很多肿瘤细胞中都会上调，这是因为这些肿瘤细胞基因组中 miR-101 基因缺失。EZH2 除了具有组蛋白甲基转移酶活性，还能够与 DNMT 相互作用，直接控制 DNA 的甲基化修饰过程。NSD1 蛋白也是组蛋白甲基转移酶，据报道，该蛋白在成神经细胞瘤细胞中会遭受启动子 DNA 甲基化依赖性的抑制。DOT1L 蛋白是主要的 H3K79 组蛋白甲基转移酶，它对于常染色质的形成非常重要，有助于抑癌基因的表达（Nebbioso et al.，2018）。

在白血病肿瘤方面，混合谱系白血病（mixed lineage leukemia，MLL）患者癌蛋白融合（oncoprotein fusion）会导致 H3K79 和 H3K4 出现异常的甲基化修饰，改变 MLL 细胞基因的表达水平。在前列腺癌和鳞癌等好几种肿瘤细胞中还发现有一些组蛋白去甲基化酶，如 GASC1、LSD1、JmjC 和 UTX 等的表达水平也会上调或者增高。

虽然目前有关组蛋白磷酸化的研究还不够深入，但是我们可以初步认定组蛋白磷酸化修饰也与肿瘤有关。组蛋白磷酸化修饰主要在 DNA 损伤修复、染色体稳定性和细胞凋亡反应中发挥作用。最近，有人发现 JAK2 这种非受体酪氨酸激酶（该激酶可以激活胞质信号通路级联反应，调控多个细胞事件）也会出现在细胞核内，对 H3Y41 进行磷酸化修饰。磷酸化 H3Y41（H3Y41ph）的水平是受细胞因子信号调控的。H3Y41ph 能够阻止异染色质蛋白 1α（heterochromatin protein 1α，HP1α）与 H3Y41ph 所在区域的 H3 蛋白结合，增加该区域内基因的表达量。例如，有人曾报道过在 *lmo2* 基因启动子内发现过这种现象。在血液系统肿瘤细胞中，JAK2 蛋白经常会被染色体转座或点突变激活。

（三）非编码 RNA

多环芳烃（PAH）主要来源于有机物的不完全燃烧，在人类生产和生活中很容易产生。PAH 进入人体后，大部分经混合功能氧化酶代谢生成各种中间产物和终产物。苯并(α)芘[B(α)P]是多环芳烃成员之一，在 B(α)P 的主要代谢物 anti-BPDE 诱导恶性转化的细胞系中有 45 个 miRNA 上调，9 个下调。在这些异常表达的 miRNA 中，表达下调的 miR-10a 和表达上调的 miR-494、miR-22、miR-106 被证实与致癌有关。Shen 等（2009）发现 miR-10a 在 anti-BPDE 诱导细胞恶性转化的过程中起到重要作用，并通过 siRNA、蛋白质印迹（Western blotting）和荧光素酶报告实验证实，miR-10a 通过抑制抑癌基因 *RB1* 的表达从而起到类抑癌基因的作用。miR-494 和 miR-22 也能通过抑制抑癌基因 *PTEN* 的表达促进肿瘤的生成。另外，赵垚（2011）通过基因芯片技术在 anti-BPDE 诱导恶性转化的人支气管上皮细胞（16HBE）模型中发现 miR-506 表达下调，并通过一系列体内外实验证明，上调 miR-506 可以通过负性调控 *N-ras* 基因表达，引起细胞周期 G_0/G_1 期阻滞，使细胞增殖受到抑制。因此推测 miR-506 在 B(α)P 诱导的细胞恶性转化中可能起到了类抑癌基因的作用。Ji 等（2013）在硫化镍转化的细胞中发现 miR-152 的表达因启动子 DNA 超甲基化而明显下调，同时还发现，miR-152 直接通过靶向该转录本的 3′非翻译区而下调 *DNMT1* 的表达（Ji et al.，2013）。

另外，环境中还含有相当量的砷及其化合物。砷和它的可溶性化合物都具有毒性。慢性砷暴露与皮肤癌密切相关，也可能和肺癌、肝癌、膀胱癌、肾癌、大肠癌有关。关于砷引发癌症的具体机制还不是很明了。Meng 等（2011）在用三价砷化合物处理 HepG-2 细胞后发现，677 个 miRNA 中有 5 个 miRNA 表达上调，有 4 个 miRNA 表达下调。其中表达变化达两倍以上的有 4 个，分别是 miR-24、miR-29a、miR-30a 和 miR-210，它们都是表达上调的。他们进一步通过细胞增殖实验、蛋白印迹实验和荧光素酶报告实验确定 miR-29a 通过与靶基因 *PPM1D* 结合，进而抑制肝癌细胞增殖并促进其凋亡。

四、表观遗传修饰与衰老

研究发现，人类寿命的长短只有 20%—30%受遗传因素控制，而有 70%—80%受随机事件的影响，如环境及其他一些非基因因素。各种环境应激如电离辐射、紫外线照射、环境污染、氧化反应、营养失衡，甚至体外细胞培养条件都可以引发细胞衰老。而这些环境因素所引发的衰老大多伴随着表观遗传学修饰的改变。

（一）DNA 甲基化与衰老

DNA 甲基化不仅是正常发育所必需的，而且对已分化细胞在生物整个生命过程中的存活及发挥相应功能也是必不可少的。以往研究报道，哺乳动物细胞在衰老进程中经历了 DNA 甲基化的漂变，5-甲基胞嘧啶的分布在全基因组范围内发生改变，与衰老相关的基因组 DNA 甲基化水平降低。深入研究发现，DNA 甲基化水平降低主要发生在重复序列区域（如 Alu 序列）和组成性异染色质区域，是由异染色质 DNA 被动去甲基化造成的，主要是 DNA 甲基转移酶 1（DNMT1）效能缺失或辅因子错误定位靶目标的结果。*DNMT1*$^{+/-}$小鼠由于 DNA 甲基化不足表现出免疫衰老（immunosenescence）的症状。而近期更多的研究发现，衰老过程中某些特异基因位点表现为 DNA 甲基化水平升高，如一些代谢调节关键基因启动子区域 CpG 岛 DNA 高甲基化，从而降低该类基因的表达，导致机体一系列与衰老相关的代谢改变。核纤层蛋白 A（lamin A）及金属蛋白酶 ZMPSTE24 缺陷相关早老症（progeria）与正常衰老有相似的机制，其是研究衰老发生机制很好的模型（Brunet and Berger，2014）。在金属蛋白酶基因 *Zmpste24* 缺陷的早老小鼠模型中，基因组 DNA 甲基化水平虽然并无明显改变，但 rDNA（能量依赖的核仁沉默复合体）呈现高甲基化状态，造成核糖体基因转录水平明显降低，相应早老小鼠代谢水平也下降。应用 DNA 甲基转移酶抑制剂可以逆转这一现象，表明特定位点高甲基化在早老表型的发生中也有重要作用。此外，最近发现，在衰老进程中，DNA 特异位点高甲基化的基因包括抑癌基因 *COX7A1*、*LOX*、*RUNX3*、*TIG1*、*p16INK4A*、*RASSF1* 等，

生长发育基因 *IGF-2*、*c-Fos*，参与 DNA 损伤修复的基因 *MLH1*，以及一些信号传递基因 *FZD1* 和 *FZD7* 等，这些基因的改变与衰老的临床病理，如肿瘤、神经退行性病变、心血管疾病等具有明显的相关性。在有关干细胞衰老的研究中，Bocker 等（2011）对比了脐带血中造血干细胞与成人供体造血干细胞（HPC）中 CpG 位点甲基化的差异，发现成人 HPC 中的 CpG 位点有 350 个位点低甲基化，192 个位点高甲基化，而且高甲基化位点大多数位于多梳抑制复合体 2（polycomb repressive complex 2，PRC2）靶基因的 CpG 岛，导致基因沉默。PRC2 作为甲基化因子已证实在体细胞衰老与肿瘤发生中起着重要作用，这一研究揭示了 DNA 甲基化的改变是成体干细胞分化能力降低的可能原因之一，这也为干细胞衰竭引发衰老的学说提供了分子水平的支持（Brunet and Berger，2014）。

　　Zhang 等（2008，2010）以体外培养的人胚肺二倍体成纤维细胞为研究对象，检测了正常细胞复制性衰老及过氧化氢诱导的细胞早衰过程中表观遗传学调控的作用，包括全基因组整体甲基化、组蛋白整体乙酰化及整体甲基化的变化，表观遗传学相关酶的表达变化及其活性改变，衰老相关基因 mRNA 水平表达变化及其转录调控区域 DNA 甲基化改变和组蛋白修饰状况；并寻找了正常年轻细胞及复制性衰老细胞基因组转录调控区域未知的差异甲基化基因。结果发现，在细胞复制性衰老过程中，基因组 DNA 甲基化水平逐渐降低；染毒组细胞早衰过程中，基因组 DNA 甲基化水平也逐渐降低。复制性衰老及早衰的细胞都呈现出明显的低甲基化水平，然而，DNA 甲基转移酶总活性却逐渐升高（Zhang et al.，2008；张文娟等，2010b）。甲基化相关酶的 mRNA 与蛋白质表达水平呈现一致的变化趋势，与年轻细胞组相比，复制性衰老细胞的 DNMT1 表达逐渐降低；DNMT3a 在中年细胞组表达上调，复制性衰老细胞组无变化；DNMT3b 在中年细胞组及老年细胞组均不同程度表达上调；MBD2 的变化趋势同 DNMT3a；而 MeCP2 的变化趋势同 DNMT3b；在 H_2O_2 染毒细胞早衰过程中，与正常复制性衰老模型的年轻细胞相比，4 次染毒后，早衰起始组甲基转移酶及甲基化结合蛋白的表达均呈现不同程度的上调；早衰持续组中，DNMT1、DNMT3a、DNMT3b、MBD2 的变化同复制性衰老细胞组，而 MeCP2 无明显变化。5-氮杂胞苷选择性降低 *DNMT1*、*DNMT3a* 表达，不改变 *DNMT3b* 的表达，而诱导 *MBD2* 和 *MeCP2* 表达增加。对几个衰老相关基因的研究表明，复制性衰老细胞组 *p53* 表达升高，中年细胞组显著升高，而早衰持续组无明显变化；中年细胞组 *p16* 表达降低，而复制性衰老细胞组明显升高，早衰持续组也升高；中年细胞组及复制性衰老细胞组 *IGF-2* 表达升高，早衰持续组显著升高（张文娟，2010a）；中年细胞组及复制性衰老细胞组 *p66* 表达升高，早衰持续组显著升高；复制性衰老细胞组及早衰持续组 *FOXA2* 表达均明显降低。对于启动子区甲基化水平改变，与年轻细胞组相比，*p53* 甲基化水平随群体倍增水平增加而降低，与 mRNA 表达无明显线性关系（张文娟等，2009b）；在复制性衰老过程中，*p16* 甲基化水平随群体倍增水平增加逐渐降低，早衰持续组也有所降低，与 mRNA 表达无明显线性关系（张文娟，2008a）；*IGF-2* 仅复制性衰老阶段具有一定的甲基化水平；在细胞衰老过程中，*p66* 甲基化水平无明显改变；对于 *FOXA2*，仅早衰持续组呈高甲基化状态。克隆测序结果表明，*p66* 在年轻细胞组、复制性衰老组及早衰持续组启动子区 CpG 岛均呈现高甲基化状态；*FOXA2* 在年轻细胞组启动子区 CpG 岛的甲基化水平最低，复制性衰老细胞组稍增加，而早衰持续组增加明显，参与其基因沉默调控（Zhang et al.，2010）。

在器官衰老过程中，一些类型的组织可发生随机 DNA 甲基化改变，这些被积累的，并且与衰老有关的 DNA 甲基化改变还涉及下列一些疾病：①高甲基化常发生于大肠中功能衰老的正常黏膜，导致这一区域缺陷，增加了大肠癌发生的危险性（获得性大肠癌潜质）；②当血管组织细胞发生去分化、增殖时，血管组织中似乎有针对性地发生与甲基化相关的 *ERα* 基因失活，这种甲基化相关的 *ERα* 基因失活与心血管系统的衰老有关；③随着年龄增长，与阿尔茨海默病相关的淀粉样前体蛋白基因的启动子区域 DNA 甲基化降低（Brunet and Berger，2014）。

（二）组蛋白修饰与衰老

在衰老过程中，组蛋白的甲基化形式发生了改变。在大鼠组织中，H4K20 的甲基化水平不仅在整体上随着年龄的增长而上升，而且其甲基化形式也有改变。在正常大鼠的肾脏和肝脏中，H4K20 的双甲基化是其主要的甲基化形式，其单甲基化形式存在的数量很少，三甲基化形式则更少。然而在老年动物体细胞中，其三甲基化形式有明显增加，而单甲基化和双甲基化形式则没有明显变化。在核纤层蛋白 A 缺陷的早老症（progeria）患者细胞中也发现了 H4K20 的三甲基化（H4K20me3）水平升高，同时还伴随着其他组蛋白修饰的改变，如 H3K27me3 和 H3K9me3 减少，这种改变主要通过影响相关区域基因表达而导致衰老。此外，调节组蛋白甲基化水平的甲基化酶在生物衰老过程中也有重要作用。H3K79 的甲基化酶 DOT1L 参与调节细胞增殖和分化，酶活性缺失造成细胞周期阻滞在 G_1 期，染色质结构紊乱，导致细胞衰老。以前研究认为，H3K4me3 的甲基转移酶对生物的发育及其干细胞功能有重要作用。最近研究则发现，ASH-2、WDR-5 及 H3K4me3 的甲基转移酶 SET-2 复合体还可以影响线虫寿命。敲除这些基因可以显著增加线虫寿命。而如果敲除 H3K4me3 的去甲基化酶 RBR-2 的基因，则会导致 H3K4me3 水平升高，线虫寿命缩短；过表达 RBR-2 则可降低 H3K4me3 水平，延长线虫寿命。H3K4 的一种去甲基化酶 LSD1 亦有类似作用。H3K4me3 的甲基转移酶在哺乳动物寿命中的作用目前还不清楚，但是在人类脑部已经观察到了其与年龄相关的表达水平的变化（Brunet and Berger，2014）。

Zhang 等（2014）研究发现，与年轻细胞相比，衰老细胞组蛋白 H3、H4 整体乙酰化水平逐渐降低，早衰起始组略低于中年细胞组，早衰持续组同复制性衰老细胞组；组蛋白 H4（Lys20）整体甲基化水平，复制性衰老细胞组升高，早衰持续组同复制性衰老细胞组。组蛋白去乙酰化酶的活性逐渐降低。在细胞衰老过程中，乙酰化酶的 mRNA 表达，与年轻细胞组相比，中年细胞与复制性衰老细胞组 *p300* 基因表达均下降；*PCAF* 基因表达中年细胞组稍升高，而复制性衰老细胞组又降低；早衰起始组 *p300* 和 *PCAF* 基因 mRNA 表达均升高，*PCAF* 基因表达显著升高；早衰持续组 *p300* 基因表达降低，同复制性细胞衰老组水平，*PCAF* 基因表达降至年轻细胞组水平。对于去乙酰化酶，mRNA 与蛋白质表达水平变化趋势一致。在细胞复制性衰老过程中，与年轻细胞组相比，中年细胞组 *SIRT1* 表达略升高，复制性衰老细胞组无变化；中年细胞组 *HDAC1* 表达稍降低；

中年细胞组 *HDAC2* 表达无变化,复制性衰老细胞组表达稍降低; *HDAC3* 表达逐渐降低。对于染毒组,与年轻细胞组相比,早衰起始组 *SIRT1*、*HDAC1*、*HDAC3* 表达有不同程度的升高, *HDAC2* 表达变化不明显;与年轻细胞组相比,早衰持续组 *HDAC2*、*HDAC3* 表达降低显著, *HDAC1* 表达明显升高。曲古霉素 A 显著诱导 *p300*、*PCAF* 基因的 mRNA 表达,而降低 *HDAC1*、*HDAC2* 和 *HDAC3* 基因 mRNA 的表达,不改变 *SIRT1* 基因 mRNA 的表达(张文娟等,2008b)。

对衰老动物模型的研究发现,金属蛋白酶基因 *Zmpste24* 缺陷的早老小鼠中存在组蛋白 H4 乙酰化下降的现象,尤其是 H4K16 位点的乙酰化 H4K16Ac 降低最为明显,同时催化 H4K16 乙酰化的组蛋白乙酰转移酶 MOF 减少,而 MOF 与细胞增殖、染色质结构和 DNA 损伤修复等有密切关系。过表达 MOF 或抑制 H4K16 去乙酰化,都可改善早老症状。这有力地说明了组蛋白乙酰化与衰老之间的相关机制。随后的研究发现,在正常衰老的野生型小鼠中也存在类似的组蛋白 H4 乙酰化下降情况。组蛋白的乙酰化水平受组蛋白乙酰转移酶(histone acetyltransferase,HAT)和组蛋白脱乙酰酶(histone deacetylase,HDAC)的催化平衡影响。HAT 和 HDAC 均包含多种家族成员。在 HAT 中,除上述提到的 MOF,对 CREB-绑定蛋白(CBP)和 p300 的研究也较多。它们与数百种不同转录因子相互作用,并参与了多种功能调节。对干细胞衰老的研究发现,CBP 可以调控干细胞或祖细胞的增殖和分化,对干细胞的自我更新有重要作用。而在衰老哺乳动物组织中 *p300* 和 *CBP* 的表达水平与活性降低有关。这与受其影响的组蛋白乙酰化水平在衰老进程中的降低也是一致的。

HDAC 有两个重要的家族:经典的 HDAC 家族和 NAD$^+$依赖的 HDAC 家族(Sir2 家族)。Sir2 家族的活性与不同生物的寿命周期控制有直接联系,因此受到广泛关注。Sir2 蛋白及其同源类似物还可将机体能量代谢和基因表达调控相偶联,通过赖氨酸去乙酰化改变相关蛋白质的活性和稳定性,从而调节衰老进程。在哺乳动物中发现了酵母菌中 *Sir2* 的 7 种直系同源基因,被称作去乙酰化酶基因 1—7(*SIRT1*—*SIRT7*)。其中 *SIRT1* 和 *SIRT6* 是衰老生物学家特别感兴趣的两个基因。在小鼠和人成纤维细胞中,*SIRT1* 表达水平与增殖代数有明显的相关性。在小鼠中,随着年龄的增加,组织(如胸腺与睾丸)中 *SIRT1* 的表达水平降低,其有丝分裂活性也降低。人体中,SIRT1 可以将 H3K9Ac、H4K16Ac、H1K26Ac 去乙酰化,促进异染色质的形成,在维持有丝分裂过程中染色体组的整倍性等方面有重要作用。而在衰老的细胞中,SIRT1 活性降低,导致基因组非整倍性和不稳定性增加。此外,最近人们还发现 SIRT1 与核纤层蛋白 A 之间有相互作用,在 *Zmpste24* 缺陷早老小鼠中,核纤层蛋白 A 异常导致 SIRT1 在核内分布异常和活性下降,参与了早老发生机制。应用 SIRT1 激活剂白藜芦醇(resveratrol)可以增加 SIRT1 的活性,提高 SIRT1 与核纤层蛋白 A 的结合能力,减轻早老小鼠成体干细胞的下降趋势,同时延长早老小鼠寿命。值得一提的是,以往研究认为酵母菌中的 *Sir2* 及多细胞动物(如线虫及果蝇)中的同源基因 *sirtuins* 的过表达可以延长动物的寿命。但 Burnett 等(2011)的最新研究发现,将实验条件标准化(用于实验的线虫和果蝇的遗传背景一致化)之后,在线虫和果蝇中 *sirtuins* 的过表达并不能像先前实验结论那样延长其寿命。这对以往的实验结果提出了质疑和更正,从侧面反映了衰老是一个复杂的过程。另外,

SIRT6 与衰老关系的研究成为近两三年的热点。SIRT6 主要定位于细胞核，它是 NAD⁺ 依赖的 H3K9Ac 和 H3K56Ac 去乙酰化酶，能够特异结合于染色质端粒区域。阻断 SIRT6 活性可导致端粒功能丧失、染色质末端融合及细胞衰老，并产生类似于 Werner 早老综合征的表现。进一步研究揭示，SIRT6 可以通过逆转 NF-κB 的作用参与机体抗衰老过程。我们知道，应激导致的 NF-κB 途径激活可以加速衰老，而 SIRT6 可结合 NF-κB 的 RELA 亚基，引起 NF-κB 靶基因启动子 H3K9 位点去乙酰化，抑制了靶基因的转录活性（Brunet and Berger，2014）。

（三）非编码 RNA 与衰老

目前与衰老和寿命密切相关的非编码 RNA（non-coding RNA，ncRNA）研究进展主要集中于 miRNA。miR-34a 作为 p53 通路的效应因子在衰老细胞中表达升高，它能抑制 E2F、c-Myc、SIRT1、Cdk4 和 Cdk6 等参与的细胞周期捕获、肿瘤抑制和衰老。miR-24 与 miR-15b、miR-25、miR-141 等联合作用抑制 p16 活性，在衰老细胞中 p16 表达降低是激活衰老信号通路 p16/RB 的重要原因。此外，多种 miRNA 参与了衰老相关基因表达的调节，如 miR-23a、miR-26a、miR-30a 抑制了 *HMGA2* 基因表达，其是引发 MSC 干细胞衰老的原因之一；miR-29 和 miR-30 靶向抑制 *B-Myc* 表达，而 *B-Myc* 过量表达可以阻止 ras 癌基因诱导的细胞衰老；在 *Zmpste24* 缺陷早老小鼠中也发现有 miR-1 和 miR-29 高表达。参与衰老调节的 miRNA 数量众多，并且不断有新发现，它们调节衰老的过程仍有待深入研究。另外，lncRNA 在染色质结构、肿瘤发生和干细胞多能性维持等多方面的功能为人们打开了一个新领域，它被认为参与了肿瘤与细胞衰老的平衡点调节机制。由 INK4 位点附近转录的 lncRNA（ANRIL）可以直接与 Polycomb 家族蛋白 PRC1 和 PRC2 结合，并在 INK4b-ARF-INK4A 位点周围形成异染色质区域，抑制 *p15*（*INK4b*）、*p14*（*ARF*）和 *p16*（*INK4A*）的表达，有助于干细胞或祖细胞越过细胞衰老屏障，维持细胞群的增殖能力和分化能力（Brunet and Berger，2014）。

五、表观遗传修饰与免疫系统疾病

表观遗传机制对免疫系统的正常发育和功能有重要的作用，淋巴细胞的发育和分化、抗原受体基因的表达、等位相斥和单一等位基因（monoallelic）的选择、自然杀伤细胞受体表达的多样性、T 细胞激活都在不同程度上受表观遗传机制调控。如果外界因素使表观遗传在免疫反应中出现不平衡会导致基因异常表达，使免疫系统紊乱，在有些情况下可以导致自身的先天性免疫疾病的发生（Strickland and Richardson，2008；Aslani et al.，2016）。

（一）哮喘

目前的研究结果显示，哮喘发病危险因素中最重要的是遗传和环境因素。由于遗传背景不可能在短短数十年内发生显著变化，因此环境因素可能是该病的决定因素。哮喘的免疫学发病机制与辅助性 T 细胞（Th1/Th2）功能失衡密切相关。Th2 功能亢进是形成过敏体质的基础，在哮喘个体中存在明显的 Th2 功能亢进。因此，应主要通过探讨

Th1 和 Th2 的分化来了解表观遗传学和哮喘的关系。T 细胞分化是免疫学研究的重点，对应 IFN-γ 基因位置的组蛋白 3 第 9 位赖氨酸（H3K9）和组蛋白 3 第 27 位赖氨酸（H3K27）甲基化的模式决定了 T 细胞向 Th1 分化还是向 Th2 分化。在向 Th1 和 Th2 分化的过程中，对应 IFN-γ 基因位置的 H3K9 甲基化被迅速诱导，最终 Th1 细胞持续性地维持着 H3K9 甲基化的状态，而 Th2 细胞 H3K9 去甲基化，但维持 H3K27 的甲基化状态。因此，IFN2-γ 基因位置对应的组蛋白甲基化状态是动态的，保证了早谱系分化高度有序的转录调节，而最终的甲基化状态是特定谱系细胞的一个标志。Th1 和 Th2 分化受遗传与环境因素的影响，包括抗原呈递细胞特征、抗原的结构和剂量、共刺激分子、主要组织相容性复合体、细胞因子等（Busslinger and Tarakhovsky，2014）。细胞因子基因表达及其表观遗传学调控起主要作用。抗原通过 T 细胞受体（T cell receptor，TCR）和细胞因子受体活化转录因子，转录因子与细胞因子基因调节区顺式作用元件相结合，影响该基因区域染色质重建，从而影响转录因子与细胞因子基因调节位点结合，导致细胞因子表达或沉默。抗原通过 TCR 刺激初始 T 细胞，导致胞内储存钙释放，活化钙依赖性神经钙磷酸酶，导致核因子活化 T 细胞（NF-AT）去磷酸化及 IFN-γ 和白细胞介素-4（IL-4）基因位点组蛋白非选择性低水平乙酰化，使染色质重建，便于与转录因子结合（Busslinger and Tarakhovsky，2014）。维持 TCR 信号所致的 IFN-γ 和 IL-4 的表观遗传修饰依赖于细胞因子刺激、**信号转导与转录激活因子**（signal transducer and activator of transcription，STAT）刺激。IFN-γ 和 IL-4 与相应的受体信号转导与转录激活因子（STAT）刺激。IL-2 和 IL-4 与相应的受体结合，分别激活受体相关的转录因子 STAT4 和 STAT6，并分别激活 T-bet 和 GATA-3，促进 Th1 和 Th2 分化（Bégin and Nadeau，2014）。

　　表观遗传修饰对辅助性 T 细胞分化具有极其重要的作用，影响辅助性 T 细胞表观修饰的因素仍需进一步研究，其中环境因素具有很重要的作用。日常饮食中的酚类，如绿茶中的表没食子儿茶素 3-没食子酸酯（epigallocatechin 3-gallate）和大豆中的染料木黄酮（genistein）已被证明在体外可抑制 DNA 甲基转移酶的活性，可使启动子中 CpG 岛去甲基化而重新激活因甲基化而沉默的基因。研究发现，抗生素诱导肠道菌群失调小鼠经过气道变应原激发易被诱导类似于哮喘的 Th2 倾向的气道变应性反应。而肠道正常菌群的代谢产物丁酸盐（butyrate）是一种组蛋白去乙酰化抑制剂，通过上调 IL-10 而具有抗炎症特性。有人认为农村儿童变应性哮喘发病率低和脂多糖刺激有关。实验发现，脂多糖可促使组蛋白 H3 和 H4 乙酰化与磷酸化，调节基因的沉默或活化。流行病学调查发现，吸烟和哮喘关系密切，吸烟可导致巨噬细胞上的 HDAC 活性降低。动物实验发现，被动吸烟可导致大鼠肺部组蛋白 H3 乙酰化和 H4 乙酰化而使染色质重塑（Bégin and Nadeau，2014）。

（二）自身免疫性疾病

1. DNA 甲基化与自身免疫性疾病的关系

　　免疫缺陷、着丝粒的不稳定和面部异常（ICF）综合征是一种罕见的常染色体隐性遗传性自身免疫性疾病，原因是 *DNMT3B* 基因发生了一个点突变。我国学者徐国良等最近发现，DNA 甲基转移酶的调控因子 *DNMT3L* 基因的启动子受到了 DNA 甲基转移酶 DNMT3B 及 DNMT3L 自身的甲基化调控，并且发现 ICF 综合征患者和小鼠模型处于异常的低甲基化状态。ICF 患者在着丝粒旁卫星 2 和 3 重复序列、*alpha* 卫星序列、*Alu* 序列、*D4Z4* 重复序列和 *NBL2* 重复序列中都会发生标志性的 DNA 去甲基化修饰。不过，从整体 DNA 甲基化水平来看，ICF 患者又没有发生明显的改变，但是与发育、神经发生和免疫功能调控有关的几个基因的表达的确出现了异常（Aslani et al.，2016）。

另外，一些自身免疫性疾病，如系统性红斑狼疮和类风湿性关节炎等的发生虽然与 DNA 甲基化修饰的突变无关，但是基因组仍旧呈现出整体去甲基化的现象。现在还没有确定这些患者基因组中究竟是哪些区域出现了去甲基化修饰，只是有几个研究发现了去甲基化修饰的位点。在系统性红斑狼疮患者体内，*PRF1*、*CD70*、*CD154*、*IFGNR2*、*MMP14*、*LCN2*、*CSF3R* 和 *AIM2* 基因，以及 18S、28S 核糖体 RNA 基因启动子等区域会出现 DNA 去甲基化修饰的现象。最近的研究成果开始逐渐能够解释为什么会发生如此大范围的去甲基化修饰现象了。有人对系统性红斑狼疮进行研究发现，miR-21 基因和 miR-148a 基因能够直接与间接地作用于 *DNMT1* 基因，这可能对基因组去甲基化起到了一定的作用。在类风湿性关节炎患者体内，不仅能够见到去甲基化修饰的位点，还能见到超甲基化修饰的位点（Aslani et al.，2016）。

2. 组蛋白修饰与自身免疫性疾病的关系

有关组蛋白修饰与自身免疫性疾病关系的研究还不太多，只有少数几个项目刚刚开始进行相关方面的研究。在系统性红斑狼疮患者的 T 细胞里，*HDAC* 基因的抑制因子曲古抑菌素 A（trichostatin A）可以恢复 *CD154* 基因、*IL-10* 基因及 *IFN-γ* 基因的异常表达。在类风湿性关节炎患者体内也发现了组蛋白修饰机制的作用。因为转录因子 NF-κB（它同时也是非常重要的免疫调控因子）能够与核小体 DNA 发生非常松散的结合，同时组蛋白修饰机制又能够促使 NF-κB 与其靶因子组蛋白 H3K9 和 S10（又名 PSMD6）磷酸乙酰化（phosphoacetylation）修饰位点有效结合，所以其能够降低 H3K9 的甲基化修饰水平，增加组蛋白 H3、H4 的乙酰化修饰水平。因此，在类风湿性关节炎患者体内，HDAC 活性降低这一现象就对 NF-κB 介导的基因表达机制起到了非常关键的调控作用。1 型糖尿病患者也表现出了特征性的组蛋白修饰异常现象，在这类患者中，淋巴细胞（不是单核细胞）内部分与自身免疫及炎症信号通路相关基因，如 *CLTA4* 基因和 *IL-6* 基因的 H3K9me2 修饰水平会上升。不过，组蛋白修饰机制也不光在基因转录调控过程中发挥作用。对于系统性红斑狼疮患者来说，核小体就是一种非常重要的自身循环抗原，这是细胞凋亡增加及清除不够导致的（Busslinger and Tarakhovsky，2014）。在凋亡过程中组蛋白会发生各种修饰，如 H2BS14 位点磷酸化修饰，H3T45 位点磷酸化修饰，H3K4 位点三甲基化修饰，H4K8、K12、K16 位点三乙酰化修饰及 H2BK12 位点乙酰化修饰等。有观点认为，在细胞凋亡阶段发生的组蛋白修饰会使释放出的凋亡核小体更具有免疫原性，可激活抗原呈递细胞，导致自身抗体生成（Strickland and Richardson，2008；Aslani et al.，2016）。

六、表观遗传修饰与神经系统疾病

中枢神经系统是人体内功能最为复杂的一个系统。中枢神经系统里每一个不同的区域都会有不同的基因表达模式。而且，即使同一种细胞也会因为位置的不同而存在不同的转录调控机制。在有丝分裂结束之后，神经细胞会失去多向分化潜能，这是神经系统发育过程中最为关键的一个步骤，需要非常精细的转录调控机制来进行操控。表观遗传学修饰因子就是这个调控机制里关键的调控因子。表观遗传学基因如果发生基因突变就会导致相应的神经系统发育紊乱，也可能导致神经系统的退行病变（Christopher et al.，2017）。

（一）神经系统发育紊乱

1. DNA 甲基化的改变

雷特综合征（Rett syndrome）是一种女孩儿特有的 X 染色体连锁神经系统发育障碍。该病会影响到患者的运动，导致患儿智力下降，如交流障碍、语言障碍、刻板行为、手脚失用、共济失调及产生孤独症等，严重影响儿童的健康及生长发育。它具有遗传性，但表观遗传调控紊乱也起重要作用。该综合征主要是 MBD 蛋白编码基因 *MeCP2* 发生了点突变导致的。在大脑中，*MeCP2* 基因的表达不论是上调还是下调都会导致神经发育缺陷。传统观点认为，MeCP2 蛋白是一种基因沉默子，它可以招募 HDAC 对 DNA 进行甲基化修饰。不过，最近的研究发现，MeCP2 蛋白与染色质的结构也有关系，它可以调控 mRNA 的剪接过程，并且能激活 *Sst*、*Gprin1* 等基因的转录。虽然许多基因，如 *Fkbp5*、*Mobp*、*Ddc* 和 *S100a9* 等，以及基因印记区域内的基因，如 *Dlx5* 基因或者 miRNA 编码基因、miR-184 基因的转录水平都会因为 MeCP2 蛋白而发生改变。但是细胞内缺乏 MeCP2 蛋白并不会让整个基因组的转录水平发生大幅度的改变。现在还不清楚这些基因的转录水平发生改变是不是真的与 MeCP2 蛋白有关（Christopher et al.，2017）。

2. 组蛋白修饰与染色体结构改变

（1）Rubinstein-Taybi 综合征

Rubinstein-Taybi 综合征又称 Rubinstein 综合征、阔拇指巨趾综合征，是一种常染色体显性疾病（autosomal dominant disorder）。患者特征为短粗拇指（趾）、精神发育障碍、高口盖等特异面貌。表现为精神运动发育迟缓，有呼吸道感染史。面部：不同程度的高眉弓，睑裂低斜，上睑下垂，偶有内眦赘皮，眼球突出，斜视，鼻梁宽，鼻隔长，上颌发育不全，耳的大小、形状、位置异常，腭高弓状。可合并有椎骨、胸骨和肋骨异常，先天性心脏畸形，泌尿系统异常等。该疾病与 HAT 功能障碍有关。Rubinstein-Taybi 综合征是一种病因复杂的疾病，大约有 55% 的患者会携带 *CBP* 基因突变，有 3% 的患者体内 *EP300* 基因会发生突变，还有 42% 的患者则根本找不到明显的病因。CBP 蛋白和 EP300 蛋白除了具有 HAT 活性之外，还都是转录共激活因子。在 Cbp$^{+/-}$ 小鼠体内，H2B 蛋白的乙酰化修饰水平会降低 30% 以上，这说明长期记忆形成障碍可能是染色质中一个或几个控制记忆存储功能的位点发生表观遗传改变造成的（Christopher et al.，2017）。

（2）Coffin-Lowry 综合征

Coffin-Lowry 综合征是另一种非常罕见的 X 染色体连锁神经系统发育疾病，致病基因定位于 Xp22.2—p22.1。患者主要特征是身材矮小，严重智力低下，静止性脑积水，面容粗陋，前额隆凸，上睑下垂，塌鼻梁，鼻孔朝天，上颌发育不良，下唇厚、外翻，大耳朵，鸡胸，肌张力低下，锥形手指。该疾病主要是由于 RSK2 蛋白发生突变，丧失了丝氨酸/苏氨酸激酶活性。RSK2 蛋白参与了 MAP 激酶信号通路，可以促使一系列基因进行短暂的转录。RSK2 蛋白还能直接介导 H3S10 位点发生磷酸化修饰，改变染色质的结构，促进染色质与 CBP 蛋白结合，从而使组蛋白 H3 发生乙酰化修饰。所以，RSK2 蛋白能够通过开放染色质结构的方式促进基因的转录（Zoghbi and Beaudet，2016）。

（3）X 连锁 α-地中海贫血/精神发育迟滞

X 连锁 α-地中海贫血/精神发育迟滞（又称 ATR-X 综合征）是一种 X 染色体连锁遗传的精神发育迟滞综合征。大约有一半的患者已发现有 *ATRX* 基因突变。ATRX 蛋白是染色质重构因子之一的 Snf2 家族成员，能够与组蛋白甲基转移酶 EZH2 的 SET 结构域相互作用，还能与 Daxx 转录辅助因子、MeCP2 蛋白及 HP1 蛋白的 chromoshadow 结构域相互作用。ATRX 蛋白还参与了众多细胞事件，如异染色质组装过程、减数分裂时期纺锤体上的染色体校对（chromosome alignment）过程、体细胞染色体聚集过程，以及女性 X 染色体失活状态的维持过程等。因为在 ATR-X 综合征患者体内没有观察到 DNA 修复缺陷或者基因组失稳的现象，所以 ATRX 蛋白可能对某些基因的转录具有调控作用。虽然在 ATR-X 综合征患者体内也没有发现基因组 DNA 整体甲基化水平发生改变的情况，但有人发现在这类患者体内有一些重复序列发生了异常的甲基化修饰（Zoghbi and Beaudet，2016）。

（二）神经退行性疾病

最近的研究还发现表观遗传学修饰的改变与神经退行性疾病（neurodegenerative disease）或神经系统疾病（neurological disease）都有关联。这些发现主要集中在 DNA 甲基化改变和组蛋白修饰改变这两方面。

在多种神经系统疾病里都能在某些特定基因位点发生 DNA 甲基化模式的改变，出现超甲基化或者低甲基化现象。例如，在脆性 X 染色体综合征患者中，*FMR1* 基因启动子发生了超甲基化。脆性 X 染色体综合征是 *FMR1* 基因 5′非翻译区的 CGG 三核苷酸重复序列大量扩增所致。这些重复序列的拷贝数超过了 200 个，所以 *FMR1* 基因发生甲基化修饰，基因表达被抑制。在阿尔茨海默病患者体内发现了 *NEP* 基因（又名 *MME* 基因）启动子超甲基化的现象，在弗里德赖希（Friedreich）共济失调患者体内发现了 *FXN* 基因启动子超甲基化的现象，在脊髓性肌萎缩患者体内发现了 *SMN2* 基因启动子超甲基化的现象。同样，也发现了很多低甲基化修饰的 DNA 位点。例如，在帕金森病患者大脑黑质区，因为肿瘤坏死因子-α 编码基因启动子低甲基化修饰发生过表达，所以正常的黑质神经细胞大量凋亡。再如，多发性硬化症患者体内的 *PADI2* 基因启动子区域也会发生低甲基化修饰；在年幼时就遭受应激刺激的小鼠体内 *Avp* 增强子也会发生低甲基化修饰。这种 DNA 甲基化模式的改变不仅能够影响基因的启动子，还能够导致基因印记丢失。最经典的基因印记丢失案例就是普拉德-威利综合征和快乐木偶综合征，这两种疾病都是因为染色体 15q11—q13 区域上的基因印记区发生了异常的 DNA 甲基化修饰。普拉德-威利综合征是因为在该区域的父系基因表达缺失，快乐木偶综合征则是因为在该区域的母系基因 *UBE3A* 表达缺失（Christopher et al.，2017）。

在神经系统疾病里组蛋白修饰模式也会发生改变，其中组蛋白低乙酰化（hypoacetylation）是最常见的改变形式。肌萎缩侧索硬化就是典型的组蛋白低乙酰化修饰的例子。肌萎缩侧索硬化患者的胞质中聚集了大量的 FUS 蛋白，这些 FUS 蛋白能够与 CBP 结合，对 HAT 活性有极强的抑制作用，负向调控 CREB 靶基因的表达。因此，FUS 蛋白过表达能够导致组蛋白发生低乙酰化修饰。在帕金森病、亨廷顿舞蹈症和弗里德赖希共济失调患者中也都能见到这种组蛋白发生低乙酰化修饰的情况。除了组蛋白低乙酰化修饰，其他类型的组蛋白修饰异常也与神经系统疾病有关。例如，组蛋白乙酰化和磷酸化修饰改变在阿尔茨海默病和癫痫患者中都是非常常见的，H3K9 超三甲基化（hypertrimethylation）也可见于亨廷顿舞蹈症和弗里德赖希共济失调患者，组蛋白去甲基化酶 PHF8 则与 X 染色体连锁的精神发育迟缓疾病有关（Christopher et al.，2017）。

第五节 展　望

表观遗传调控机制极其复杂，所涉及的各类修饰相互作用、相互协调，共同调控基因表达。现已明确表观遗传调控在介导生理和毒性刺激反应中具有重要作用，在毒物暴露引起的最快速反应当中，染色质结构和修饰状态的改变引人关注。大量人类疾病与控制染色质结构的缺陷机制相关，这进一步突出了染色质介导的表观遗传修饰在维持细胞稳态中的重要性。染色质本身是某些毒物的直接靶点，毒物诱导的染色质结构紊乱可能是某些毒物毒作用的主要机制。因此，表观遗传学调控所涉及的染色质结构的变化将来可能作为一种毒性标志，应用于环境因素的安全性评价和危险度评估中。

DNA 甲基化不仅涉及外源化学物毒作用的表观遗传调控，而且 DNA 甲基化状态的评价还可能作为外源化学物毒性评价的一个组成部分。DNA 甲基化评价的目的总体表现在三个方面：①增强遗传毒性评定的有效性；②提供比单独用细胞致死实验和遗传毒性资料更全面的潜在毒性的指征；③提示一些外源化学物，特别是能改变 DNA 甲基化的非遗传毒性化合物，在非细胞致死浓度下潜在的毒性。DNA 甲基化作为早期诊断的分子生物标志具有明显的优势：①DNA 是非常稳定的分子，不同于 mRNA 和蛋白质易于降解，用 DNA 作为分析物，可在常规实验室条件下无需任何特别措施而进行处理，而且能对组织标本进行回顾分析（如石蜡包埋的组织）。②甲基化信息既可从肿瘤细胞中获得，也可从肿瘤患者血液中获得。③重复 PCR 扩增循环不干扰甲基化信号，所以它可用极小的样本同时扩增大量低拷贝基因。④甲基化检测的灵敏度非常高。⑤甲基化信号是数字化的，在染色体上每个胞嘧啶一定只能是开（甲基化）或关（未甲基化）。因此对于受环境因素严重影响的许多疾病，甲基化模式分析可作为一个强大工具监测疾病变化（LeBaron et al.，2010）。

快速而特异的组蛋白翻译后修饰与细胞对某些毒物的反应密切相关。因此可作为有用的环境毒性标志。例如，一旦 DSB 发生，H2A.X 就会快速发生磷酸化，因此，可作为这种类型细胞损伤的敏感而特异的标志物。特异性识别 H2A.X S139 磷酸化的抗体已商品化，并被应用于检测由 DNA 损伤引起的 DSB，而且，同样的抗体能应用于检测凋亡，在凋亡过程中，H2A.X 磷酸化发生于形态改变之前。因此 H2A.X 磷酸化的免疫染色是凋亡发生的一个敏感标志物。另一个在凋亡中发生的组蛋白修饰是 H2BS14 的磷酸化，与 H2A.X 磷酸化相比，H2B 磷酸化发生于凋亡途径后期的在基因组分裂之前的染色质凝集过程中。因此，它标记着细胞经过了凋亡。染色质变化作为生物标志物不仅局限于组蛋白翻译后修饰的改变，最近资料显示，一个连接组蛋白突变体 H1.2 还可作为 DNA 损伤诱导凋亡过程中的信号分子。DNA、DSB 诱导核 H1.2 移位到胞质中，从而通过激活 Bcl-2 家族的蛋白 BAK 而促进细胞色素 c 从线粒体中释放。因此，组蛋白 H1.2 在胞质中出现将标志着 DNA 损伤诱导凋亡发生。

近年来，表观遗传改变作为环境因素的安全性评价和危险度评估的组分已引起广泛的关注。2002 年，Watson 和 Goodman 提出，目前，对特定基因的甲基化状态进行评价用于常规的检测方案的时机还不成熟。但是，对总体基因组甲基化状态的评价或者特殊区域的甲基化（如 DNA 中 GC 丰富区域）状态的评价来作为毒理学评价起始步骤是切实可行的。2009 年 10 月，国际生命科学研究院健康与环境研究所（ILSI-HESI）组织了一次题为"科学的状态：评价表观遗传改变"的研讨会。来自不同国家的 90 名从事管理和研究的科学家参加会议并围绕"在考虑将表观遗传学评价整合进安全性评价中需要明确的问题"进行了热烈的讨论（Rasoulpour et al., 2011）。这些问题包括：①何种模式系统可用于评价化学物产生表观遗传改变的能力；②何种表观遗传学终点/靶可被评价；③什么样的检测技术可方便应用；④将表观遗传学这一新科学整合到管理过程的合适时机是什么，公众需要了解些什么，缺陷是什么，如何克服和避免这些缺陷？相信通过全球科学家的共同努力，这些问题的解决指日可待。

（庄志雄　纪卫东　杨淋清　陶功华）

参 考 文 献

何云, 庄志雄. 2013. 环境-基因-表观遗传-生命历程相互作用在毒理学研究中的意义. 中华预防医学杂志, 47(10): 894-895.

纪卫东, 庄志雄. 2007. 表遗传学调控及其在外源化合物毒性分子机制中的作用. 毒理学杂志, 21(2): 69-72.

杨建平, 袁建辉, 胡恭华, 等. 2008. 三氯乙酸染毒对肝 L-02 细胞的增殖作用及对 DNA 甲基化水平的影响. 毒理学杂志, 22(5): 333-336.

杨淋清, 纪卫东, 马儒林, 等. 2008. 慢病毒介导的 RNA 干扰技术建立 hPARP-1 缺陷细胞株. 中华预防医学杂志, 42(6): 16-18.

杨淋清, 纪卫东, 陶功华, 等. 2010. 结晶型硫化镍诱发细胞恶性转化过程中基因组总体 DNA 甲基化的改变. 中华预防医学杂志, 44(7): 622-625.

张文娟, 纪卫东, 杨淋清, 等. 2008a. 细胞衰老过程中 P16 表观遗传学修饰研究. 环境与健康杂志, 25(11): 941-945.

张文娟, 纪卫东, 杨淋清, 等. 2008b. 细胞复制性衰老及早衰过程中组蛋白整体乙酰化改变. 医学分子生物学杂志, 5(5): 387-392.

张文娟, 纪卫东, 杨淋清, 等. 2009a. 人胚肺成纤维细胞复制性衰老及过氧化氢诱导的早衰研究. 卫生研究, 38(23): 139-143.

张文娟, 纪卫东, 杨淋清, 等. 2009b. 细胞衰老过程中 P53 表观遗传学修饰. 毒理学杂志, 23(12): 1-4.

张文娟, 纪卫东, 杨淋清, 等. 2010a. 人胚肺成纤维细胞衰老过程中胰岛素样生长因子 2 表观遗传活化作用. 卫生研究, 39(1): 1-3.

张文娟, 纪卫东, 杨淋清, 等. 2010b. 细胞复制性衰老及过氧化氢诱导的早衰过程中基因组 DNA 甲基化水平改变. 毒理学杂志, 24(1): 1-5.

赵垚. 2011. miR-506 和 miR-542-3p 在恶变的支气管上皮细胞中的功能. 广州: 广州医学院硕士学位论文.

庄志雄. 2008. 我国毒理学的发展历程与展望. 中华预防医学杂志, 11(42 增刊): 9-15.

Aslani S, Mahmoudi M, Karami J, et al. 2016. Epigenetic alterations underlying autoimmune diseases. Autoimmunity, 49(2): 69-83.

Baccarelli A, Ghosh S. 2012. Environmental exposures, epigenetics and cardiovascular disease. Curr Opin Clin Nutr Metab Care, 15(4): 323-329.

Bégin P, Nadeau KC. 2014. Epigenetic regulation of asthma and allergic disease. Allergy Asthma Clin Immunol, 10(1): 27.

Bocker MT, Hellwig I, Breiling A, et al. 2011. Genome-wide promoter DNA methylation dynamics of human hematopoietic progenitor cells during differentiation and aging. Blood, 117(19): e182-e189.

Bollati V, Baccarelli A, Hou L, et al. 2007. Changes in DNA methylation patterns in subjects exposed to low-dose benzene. Cancer Res, 67(3): 876-880.

Brunet A, Berger SL. 2014. Epigenetics of aging and aging-related disease. J Gerontol A Biol Sci Med Sci, 69 Suppl 1: S17-S20.

Burnett C, Valentini S, Cabreiro F, et al. 2011. Absence of effects of Sir2 overexpression on lifespan in *C. elegans* and *Drosophila*. Nature, 477(7365): 482-485.

Busslinger M, Tarakhovsky A. 2014. Epigenetic control of immunity. Cold Spring Harb Perspect Biol, 6(6): a019307.

Bustaffa E, Stoccoro A, Bianchi F. 2014. Genotoxic and epigenetic mechanisms in arsenic carcinogenicity. Arch Toxicol, 88(5): 1043-1067.

Christopher MA, Kyle SM, Katz DJ. 2017. Neuroepigenetic mechanisms in disease. Epigenetics Chromatin, 10(1): 47.

Cortessis VK, Thomas DC, Levine AJ, et al. 2012. Environmental epigenetics: prospects for studying epigenetic mediation of exposure-response relationships. Hum Genet, 131(10): 1565-1589.

Feinberg AP. 2005. A genetic approach to cancer epigenetics. Cold Spring Harb Symp Quant Biol, 70: 335-341.

Felsenfeld G. 2014. A brief history of epigenetics. Cold Spring Harb Perspect Biol, 6(1): a018200.

Fraga MF, Ballestar E, Paz MF, et al. 2005. Epigenetic differences arise during the lifetime of monozygotic twins. Proc Natl Acad Sci USA, 102(30): 10604-10609.

Fustinoni S, Rossella F, Polledri E, et al. 2012. Global DNA methylation and low-level exposure to benzene. Med Lav, 103(2): 84-95.

Gadhia SR, Calabro AR, Barile FA. 2012. Trace metals alter DNA repair and histone modification pathways concurrently in mouse embryonic stem cells. Toxicol Lett, 212(2): 169-179.

Gong C, Tao G, Yang L, et al. 2010. SiO_2 nanoparticles induce global genomic hypomethylation in HaCaT cells. Biochem Biophys Res Commun, 397(3): 397-400.

Gong C, Tao G, Yang L, et al. 2012. Methylation of PARP-1 promoter involved in the regulation of nano-SiO_2-induced decrease of PARP-1 mRNA expression. Toxicol Lett, 209(3): 264-269.

Gui Y, Guo G, Huang Y, et al. 2011. Frequent mutations of chromatin remodeling genes in transitional cell carcinoma of the bladder. Nat Genet, 43(9): 875-878.

Hardin J, Bertoni G, Kleinsmith LJ. 2012. Chapter 18. The structural basis of cellular information: DNA, chromosomes, and the nucleus. //Hardin J, Bertoni G, Kleinsmith LJ. Becker's World of the Cell. 8th ed. Boston: Pearson Benjamin Cummings: 504-547.

Herbstman JB, Tang D, Zhu D, et al. 2012. Prenatal exposure to polycyclic aromatic hyolrocarbons, benzo[a] pyrene-DNA adducts, and genomic DNA methylation in cord blood. Enuiron Health Perspect, 120(5): 733-738.

Ho SM, Tang WY, Belmonte de Frausto J, et al. 2006. Developmental exposure to estradiol and bisphenol A increases susceptibility to prostate carciongenesis and epigenetically regulates phosphoeliesterase type4 variant4. Cancer Res,66(11): 5624-5632.

Hu J, Ma H, Zhang W, et al. 2014. Effects of benzene and its metabolites on global DNA methylation in human normal hepatic L02 cells. Environ Toxicol, 29(1): 108-116.

Huang H, Hu G, Cai J, et al. 2014. Role of poly (ADP-ribose) glycohydrolase silencing in DNA hypomethylation induced by benzo(a)pyrene. Biochem Biophys Res Commun, 452(3): 708-714.

Huang HY, Cai JF, Liu QC, et al. 2012. Role of poly(ADP-ribose)glycohydrolase in the regulation of cell fate in response to benzo(a)pyrene. Exp Cell Res, 318(5): 682-690.

Ji W, Yang L, Yu L, et al. 2008. Epigenetic silencing of O^6-methylguanine DNA methyltransferase gene in NiS-transformed cells. Carcinogenesis, 29(6): 1267-1275.

Ji W, Yang L, Yuan J, et al. 2013. MicroRNA-152 targets DNA methyltransferase 1 in NiS-transformed cells via a feedback mechanism. Carcinogenesis, 34(2): 446-453.

Jirtle RL, Skinner MK. 2007. Environmental epigenomics and disease susceptibility. Nature Rev Genet, 8: 257-262.

Jones PA, Martienssen R. 2005. A blueprint for a Human Epigenome Project: the AACR Human Epigenome Workshop. Cancer Res, 65(24): 11241-11246.

Keating ST, Plutzky J, El-Osta A. 2016. Epigenetic changes in diabetes and cardiovascular risk. Circ Res, 118(11): 1706-1722.

Kim JS, Shukla SD. 2005. Histone H3 modifications in rat hepatic stellate cells by ethanol. Alcohol Alcohol, 40(5): 367-372.

Kumar A, Choi KH, Renthal W, et al. 2005. Chromatin remodeling is a key mechanism underlying cocaine-induced plasticity in striatum. Neuron, 48(2): 303-314.

Kurata Y, Katsuta O, Doi T, et al. 2003. Chronic cadmium treatment induces islet B cell injury in ovariectomized cynomolgus monkeys. Jpn J Vet Res, 50(4): 175-183.

Ladd-Acosta C, Fallin MD. 2016. The role of epigenetics in genetic and environmental epidemiology. Epigenomics, 8(2): 271-283.

LeBaron MJ, Rasoulpour RJ, Klapacz J. 2010. Epigenetics and chemical safety assessment. Mutat Res, 705(2): 83-95.

Li E, Zhang Y. 2014. DNA methylation in mammal. Cold Spring Harb Perspect Biol, 6(5): a019133. doi: 10.1101/cshperspect.a019133.

Li M, Zhao H, Zhang X, et al. 2011. Inactivating mutations of the chromatin remodeling gene *ARID2* in hepatocellular carcinoma. Nat Genet, 43(9): 828-829.

Ling C, Groop L. 2009. Epigenetics: a molecular link between environmental factors and type 2 diabetes. Diabetes, 58(12): 2718-2725.

Liu MF, Jiang S, Lu Z, et al. 2010. Physiological and pathological functions of mammalian microRNAs. //McQueen CA. Comprehensive Toxicology. Vol 2. 2nd ed. New York: Elsevier Science & Technology: 428-442.

Liu Q, Yang L, Gong C, et al. 2011. Effects of long-term low-dose formaldehyde exposure on global genomic hypomethylation in 16HBE cells. Toxicol Lett, 205(3): 235-240.

Marczylo EL, Jacobs MN, Gant TW. 2016. Environmentally induced epigenetic toxicity: potential public health concerns. Crit Rev Toxicol, 46(8): 676-700.

Meng XZ, Zheng TS, Chen X, et al. 2011. MicroRNA expression alteration after arsenic trioxide treatment in HepG-2 cells. J Gastroenterol Hepatol, 26(1): 186-193.

Moggs JG, Orphanides G. 2004. The role of chromatin in molecular mechanisms of toxicity. Toxicol Sci, 80(2): 218-224.

Morison IM, Ramsay JP, Spencer HG. 2005. A census of mammalian imprinting. Trends Genet, 21(8): 457-465.

Nebbioso A, Tambaro FP, Dell'Aversana C, et al. 2018. Cancer epigenetics: moving forward. PLoS Genet, 14(6): e1007362.

Pavanello S, Bollati V, Pesatori AC, et al. 2009. Global and gene-specific promoter methylation changes are related to anti-B[a]PDE-DNA adduct levels and influence micronuclei levels in polycyclic aromatic hydrocarbon-exposed individuals. Int J Cancer, 125(7): 1692-1697.

Portela A, Esteller M. 2010. Epigenetic modifications and human disease. Nature Biotechnology, 28(10): 1057-1068.

Ramirez T, Brocher J, Stopper H, et al. 2008 . Sodium arsenite modulates histone acetylation, histone deacetylase activity and HMGN protein dynamics in human cells. Chromosome, 117(2): 147-157.

Rasoulpour RJ, LeBaron MJ, Ellis-Hutchings RG, et al. 2011. Epigenetic screening in product safety assessment: are we there yet? Toxicol Mech Methods, 21(4): 298-311.

Shen YL1, Jiang YG, Greenlee AR, et al. 2009. MicroRNA expression profiles and miR-10a target in anti-benzo[a]pyrene-7, 8-diol-9, 10-epoxide-transformed human 16HBE cells. Biomed Environ Sci, 22(1): 14-21.

Skinner MK, Guerrero-Bosagna C. 2009. Environmental signals and transgenerational epigenetics. Epigenomics, 1(1): 111-117.

Skinner MK, Manikkam M, Guerrero-Bosagna C. 2010. Epigenetic transgenerational actions of environmental factors in disease etiology. Trends Endocrinol Metab, 21(4): 214-222.

Skinner MK, Manikkam M, Guerrero-Bosagna C, et al. 2011. Epigenetic transgenerational actions of endocrine disruptors. Reprod Toxicol, 31(3): 337-343.

Strahl BD, Allis CD. 2000. The language of covalent histone modifications. Nature, 403(6765): 41-45.

Strickland FM, Richardson BC. 2008. Epigenetics in human autoimmunity. Epigenetics in autoimmunity - DNA methylation in systemic lupus erythematosus and beyond. Autoimmunity, 41(4): 278-286.

Tang WY, Newbold R, Mardilovich K, et al. 2008. Persistent hypomethylation in the promoter of mucleosomal binding protein 1 (Nsbp1) correlates with overexpression of Nsbp1 in mouse uteri neonatally exposed to diethylstilbestrol or genistein. Endocrinology, 149(12): 5922-5931.

Tao GH, Yang LQ, Gong CM, et al. 2009. Effect of PARP-1 deficiency on DNA damage and repair in human bronchial epithelial cells exposed to benzo(a)pyrene. Mol Biol Rep, 36(8): 2413-2422.

Vignali M, Hassan AH, Neely KE, et al. 2000. ATP-dependent chromatin-remodeling complexes. Mol Cell Biol, 20(6): 1899-1910.

Wang X, Zhou S, Ding X, et al. 2010. Effect of triazophos, fipronil and their mixture on miRNA expression in adult zebrafish. J Environ Sci Health B, 45(7): 648-657.

Wu Q, Ohsako S, Ishimura R, et al. 2004. Exposure of mouse preimplantation embryos to 2, 3, 7, 8-tetrachlorodibenzo-p-dioxin (TCDD) alters the methylation status of imprinted genes *H19* and *Igf2*. Biol Reprod, 70(6): 1790-1797.

Xia B, Yang LQ, Huang HY, et al. 2011. Chromium (Ⅵ) causes down regulation of biotinidase in human bronchial epithelial cells by modifications of histone acetylation. Toxicol Lett, 205(2): 140-145.

Xiong J, Wang H, Guo G, et al. 2011. Male germ cell apoptosis and epigenetic histone modification induced by *Tripterygium wilfordii* Hook F. PLoS One, 6(6): e20751.

Yang L, Luo L, Zhuang Z. 2013. Effect of low dose bisphenol A on the early differentiation of human embryonic stem cells into mammary epithelial cells. Toxicol Lett, 218(3): 187-193.

Yang P, Ma J, Zhang B, et al. 2012. CpG site-specific hypermethylation of p16INK4α in peripheral blood lymphocytes of PAH-exposed workers. Cancer Epidemiol Biomarkers Prev, 21(1): 182-190.

Yu K, Shi YF, Yang KY, et al. 2011. Decreased topoisomerase IIα expression and altered histone and regulatory factors of topoisomerase IIα promoter in patients with chronic benzene poisoning. Toxicol Lett, 203(2): 111-117.

Zhang W, Hu D, Ji W, et al. 2014. Histone modifications contribute to cellular replicative and hydrogen peroxide-induced premature senescence in human embryonic lung fibroblasts. Free Radic Res, 48(5): 550-559.

Zhang W, Ji W, Yang J, et al. 2008. Comparison of global DNA methylation profiles in replicative versus premature senescence. Life Sci, 83(13-14): 475-480.

Zhang W, Ji W, Yang L, et al. 2010. Epigenetic enhancement of p66Shc during cellular replicative or premature senescence. Toxicology, 278(2): 189-194.

Zhong Z, Dong Z, Yang L, et al. 2012. miR-21 induces cell cycle at S phase and modulates cell proliferation by down-regulating hMSH2 in lung cancer. J Cancer Res Clin Oncol, 138(10): 1781-1788.

Zoghbi HY, Beaudet AL. 2016. Epigenetics and human disease. Cold Spring Harb Perspect Biol, 8(2): a019497.

第九章　自由基与氧化应激

自由基（free radical）的研究开始于 20 世纪初，最初主要研究自由基的化学反应过程，随后自由基的研究逐渐扩展到了生命科学领域。自由基于 1900 年首先由 Gomberg 发现，他观察到六苯基乙烷降解形成两个三苯基甲基自由基。1930 年，Michaelis 开始研究生物领域中的自由基活性，并提出了当时未被接受的某些氧化反应中间产物为自由基的学说，这个学说现在看来颇具科学意义。对自由基反应的生物学重要性的进一步研究在 20 世纪 40 年代由于一种新的自由基检测工具——**电子自旋共振（electron spin resonance，ESR）**技术的应用而迅速发展。20 世纪 50 年代，Harman 提出了**自由基学说（free radical theory）**，并于 1956 年发现放射线诱导突变和诱发肿瘤的发病机制与自由基有关。1962 年，脉冲放射标记方法的建立使得短寿命自由基动力学反应的评估成为可能。1968 年，Mclord 与 Fridovich 发现了清除超氧化物自由基（$O_2\cdot^-$ 或 $HO_2\cdot$）的超氧化物歧化酶。生物体内自由基与酶的关系才逐步得到阐明（Kehrer，1993；Kehrer and Klotz，2015）。近 50 年来自由基生物学和医学领域中的研究取得了一些重要的进展和突破，自由基在肿瘤、辐射损伤、老化和某些疾病（白内障、糖尿病、精神病、肺气肿、炎症、神经系统和心血管疾病）发生发展中的作用得到了进一步的证实。自由基理论作为中毒机制研究中开展最早、持续时间最长和最成熟的理论，目前仍保持良好的研究势头，并已从脂质过氧化向其他生物大分子（核酸和蛋白质）的氧化损害深入（Lenaz and Strocchi，2009；Kehrer et al.，2010）。自由基在体内虽然不断产生，但也不断为机体的防御体系（自由基清除体系）所清除。在生理条件下，处于平衡状态下的自由基浓度很低，不仅不会对机体造成损伤，而且还具有重要的生理功能。但是，当环境中的物理因素或外源化学物直接或间接诱导产生的大量自由基超过了机体的清除能力，或内源性自由基产生和清除失去平衡时，就会使机体处于**氧化应激（oxidative stress）**状态，进而造成机体的损害。近年来，自由基的研究技术有了新的突破，推动了生物学、医学的迅速发展，形成了以化学、物理学和生物医学相结合的蓬勃发展的新领域，包括自由基生物学、自由基医学等（Sies，2015）。

第一节　自由基的类型

自由基（free radical）是独立游离存在的带有不成对电子的分子、原子或离子。"基"（radical）一词来源于 radix（根），表明涉及自由基的一系列反应的基本生物学重要性，形容词 free 则强调其高度活泼的反应性。自由基主要是由于化合物的共价键发生均裂而产生的，也可能由氧化还原反应过程产生。其共同特点是：具有顺磁性、化学性质十分活泼、反应性极高，因而半衰期极短，一般仅能以 μs 计，作用半径短（Gutowski and

Kowalczyk，2013）。

原子中电子占据的空间称为轨道，每个轨道最多只能容纳两个电子。一个不成对电子是指单独在一个轨道里的电子，不成对电子可能由许多不同的原子产生，因此自由基种类繁多，其中最主要的是氧中心自由基，这类自由基持续不断地在机体内产生。**活性氧（reactive oxygen species，ROS）**这个术语实际上是一个集合名词，不仅包括氧中心自由基如 O_2^- 和 $\cdot OH$，而且包括某些氧的非自由基衍生物，如 H_2O_2、单线态氧和次氯酸（HOCl），甚至还包括过氧化物、氢过氧化物和内源性脂质及外源化学物的环氧代谢物，因为它们都含有化学性质活泼的含氧功能基团。1986 年，一氧化氮（NO）作为信息分子的生物学效应被发现后，自由基生物学的主要内容除活性氧外，尚包括以一氧化氮为主的活性氮。NO 与包括活性氧在内的化合物相互作用，衍生出一系列包括 $ONOO\cdot$ 及其质子化形式过氧亚硝酸（HOONO）等具有高度氧化活性的自由基和硝基类化合物，这些与活性氧相对应的以 NO 为中心的衍生物称为**活性氮（reactive nitrogen species）**。这个分子家族的成员也包括氨、硝酸盐和氮氧化物（Kehrer and Klotz，2015）。

除此之外，生物体系中以碳、硫和氯为中心的自由基已经在许多组织损伤的机制中被发现，分述如下。

一、以氧为中心的自由基和活性氧

分子氧是由两个氧原子以共价键结合而成，当两个原子结合时，1S 原子轨道结合为 1S 分子轨道有两种可能的形式：一种是抗成键轨道，其能量比两个原子的 1S 能量高，符号为 σ^*1S；另一种为成键分子轨道，其能量比两个 1S 原子轨道低，符号为 $\sigma1S$。而两个原子的 P 轨道组成 P 分子轨道时，除有 σ 和 σ^* 外，还有 π 和 π^* 两种可能性，π 表示成键轨道，π^* 表示抗成键轨道。分子氧是一个双自由基分子，因为在它的两个 π^* 抗成键轨道中，每个轨道含有一个不配对电子。然而，由于这两个电子的自旋方向是平行的，因此，分子氧的反应性很低。当分子氧氧化一个非自由基原子或分子时，它必须接受一对平行自旋的电子以顺应其自由电子轨道。但是，根据 Pouli 的不相容原理，在同一轨道中的两个电子必须具有相反的自旋，因此由氧产生的氧化反应受到限制，这些反应只有缓慢地发生，因为电子是一个一个接受的。然而，氧的活性可以通过使其两个外层电子中的一个电子改变自旋方向或依次单价还原为自由基而增加（图 9-1）。基态分子氧为一种自由基（双自由基），因为它包含两个未配对电子。由于两个未配对电子相同的自旋方向造成的自旋限制，基态分子氧活性远低于活性氧（ROS）。基态分子氧（O_2）可以激发形成单线态氧（$^1O_2$）。单线态氧有两种状态：Δ 和 Σ。Σ 状态单线态氧是自由基，而 Δ 态是非自由基。基态分子氧的单电子还原产生超氧阴离子自由基（O_2^-），然后经历了另一次单电子还原产生过氧化氢（H_2O_2）。过氧化氢单电子还原生成羟自由基（$\cdot OH$），然后通过单电子还原形成水。氢过氧自由基（$HO_2\cdot$）是超氧阴离子自由基的质子化形式（Di Meo et al.，2016；Li，2012；Kaur et al.，2014）。下面分别介绍几种主要的活性氧。

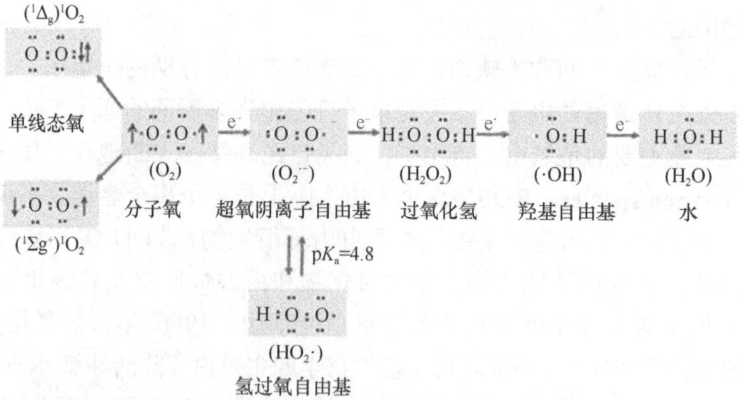

图 9-1　分子氧的激发和单价还原在生物系统产生活性氧（Li，2012）（彩图请扫封底二维码）

1. 单线态氧

正如上面所述，氧分子中有两个未配对电子，分占两个轨道成平行自旋，在磁场中呈现三个能阶，自旋多重性为三，称为三重态，以 $^3\Sigma g^- O_2$ 表示，其能级呈基态。增加氧活性的一个途径是通过输入能量使两个平行自旋的电子转为反方向，借此可产生单线态氧。由于自旋限制被解除，故**单线态氧（singlet oxygen）** 具有较高的反应性。单线态氧分为两种，一种是 Δ 单线态氧（$^1\Delta g O_2$），另一种是 Σ 单线态氧（$^1\Sigma g^+ O_2$）。前者在生物学上更为重要，因为它的寿命很长，但它不属于自由基，因而不含不配对电子。而Σ单线态氧具有占据不同轨道的反方向平行自旋的电子，它具有很高的反应性，但其半衰期很短，因为在其形成后立即就衰变为Δ单线态氧。

2. 超氧阴离子自由基

当一个电子进入基态氧的一个 π*2P 轨道时，**超氧阴离子自由基**（superoxide anion free radical，$O_2^{\cdot -}$）即告形成。$O_2^{\cdot -}$的化学特性主要取决于其所在的溶液环境，在水溶液中，$O_2^{\cdot -}$是一种弱氧化剂，能氧化某些分子如维生素 C 和巯基。然而，$O_2^{\cdot -}$在更多情况下是一种很强的还原剂，能还原几种含铁复合体如细胞色素 c 和 Fe^{2+}-EDTA。在水溶液中，$O_2^{\cdot -}$通过歧化反应能迅速消失，并产生 H_2O_2 和 O_2。

$$O_2^{\cdot -} + O_2^{\cdot -} + 2H^+ \longrightarrow H_2O_2 + O_2$$

铜-锌超氧化物歧化酶可大大加速上述反应。$O_2^{\cdot -}$的质子化所形成的氢过氧自由基$HO_2^{\cdot -}$与$O_2^{\cdot -}$本身相比，是更强有力的氧化剂和还原剂，但在 pH 7.4 时，几乎没有 $HO_2^{\cdot -}$存在。由上述可见，不能单纯将活性氧看作氧化剂，实际上，$O_2^{\cdot -}$的还原性比氧化性更强些。

3. 过氧化氢

由于歧化反应的结果，任何产生 $O_2^{\cdot -}$的系统也将产生过氧化氢（H_2O_2）。许多酶如尿酸氧化酶、葡糖氧化酶和 D-氨基酸氧化酶都能直接通过转移 2 个电子给氧而产生 H_2O_2。H_2O_2 是一种弱氧化剂和弱还原剂，在缺乏过渡金属离子时是相对稳定的。它能迅速与水混合，在机体迅速通过细胞膜扩散而被处理为水分子。H_2O_2的氧化还原特性及其在过渡金属存在时形成高活性自由基的能力使机体在长期的进化过程中形成对抗它的防御体系，包括**过氧化氢酶（catalase）**、**谷胱甘肽过氧化物酶（glutathione peroxidase）**及某些其他的过氧化物酶。

4. 羟自由基

羟自由基（·OH）是分子氧三电子还原的产物。这是一种化学活性极强的自由基，能与任何生物分子起反应。·OH 的半衰期很短（不到 1μs），作用直径也很短（3nm）。与·OH 相比，$O_2^{·-}$ 和 H_2O_2 的反应性弱得多，但它们有较长的寿命，使得它们能在远离自由基产生的部位与分子反应。·OH 的主要来源是金属催化的 Haber-Weiss 反应或称 Fenton 型 Haber-Weiss 反应（Salisbury and Bronas，2015）。单纯 Haber-Weiss 反应速度很慢，但是在 Fe^{3+}-络合物存在下的 Fenton 型 Haber-Weiss 反应却很快，其反应式如下：

$$Fe^{3+} + O_2^{·-} \longrightarrow O_2 + Fe^{2+} \tag{9-1}$$

$$Fe^{2+} + H_2O_2 \longrightarrow Fe^{3+} + OH^- + ·OH \tag{9-2}$$

$$O_2^{·-} + H_2O_2 \longrightarrow O_2 + OH^- + ·OH \tag{9-3}$$

其中反应（9-2）为 Fenton 型 Haber-Weiss 反应，是 19 世纪 90 年代剑桥化学家 H. J. H. Fenton 发现的。反应（9-3）为 Haber-Weiss 反应。此外，水的高能电离也是·OH 的重要来源。

5. 臭氧

臭氧（O_3）为防止地球的太阳辐射提供了一个重要的同温保护层（地球的"抗氧化剂"）。然而，在地面，臭氧是一种有毒的令人讨厌的氧化污染物。臭氧在污染的城市空气中出现，同时也由科学仪器和某些光复印机中使用的强光源产生。臭氧对肺的损害极大，能迅速氧化蛋白质、DNA 和脂质。

二、以氮为中心的自由基

一氧化氮（NO）和二氧化氮（NO_2）含奇数电子，因而也是自由基，而氧化亚氮（N_2O）则不是自由基。NO_2 是一种深棕色的毒性气体和强氧化剂，而 NO 是一种无色气体和弱还原剂。机体的血管内皮细胞和其他细胞通过 4 种不同亚型的一氧化氮合酶由 L-精氨酸和还原型烟酰胺腺嘌呤二核苷酸磷酸在生物体内合成这种气体。一氧化氮作为神经递质及防御机制中重要的分子，现在已经十分明确。一氧化氮很容易与其他自由基反应，但反应比较温和（在 37℃时，半衰期为 1—10s）。特别值得注意的是，一氧化氮可以与超氧化物反应产生过氧亚硝基［反应（9-4）］。此反应的扩散速度是 $10^9/(mol·s)$。过氧亚硝基是强有力的氧化剂，在 37℃时，其半衰期只有 0.5—1s。此外，过氧亚硝基一旦经质子化，就会衰变为羟自由基和另一种自由基——二氧化氮［反应（9-5）］（Salisbury and Bronas，2015）。这种羟自由基的产生无需过渡金属离子参与，是很独特的反应。基于这些反应，在许多类型的损伤过程中，都伴随着一氧化氮自由基产量的增加。过氧亚硝基的非酶促催化降解是缓慢的，看起来不像是体内重要的反应。然而，过氧亚硝基与二氧化碳容易发生反应 [反应（9-6）]，由于其共反应物——二氧化碳含量丰富，增大了这一反应途径发生的可能，因而在介导一氧化氮自由基产生的生物效应时，增加了·NO_2和 CO_3^-反应 [反应（9-7）]（Di Meo et al.，2016；Kaur et al.，2014）。

$$O_2 \cdot^- + \cdot NO \longrightarrow ONOO^- \qquad (9\text{-}4)$$

$$HO\text{—}O\text{—}N{=\!=}O \longrightarrow NOO\cdot + \cdot OH \qquad (9\text{-}5)$$

$$ONOO^- + CO_2 \longrightarrow ONOOCOO^- \qquad (9\text{-}6)$$

$$ONOOCOO^- \longrightarrow \cdot NO_2 + CO_3 \cdot^- \qquad (9\text{-}7)$$

三、以碳为中心的自由基

在生物体系中，以碳为中心的自由基是短寿命的（37℃条件下，$t_{1/2}=10^{-8}$s），主要是因为其与分子氧反应十分快速。许多研究表明，以碳为中心的自由基形成的途径涉及从多不饱和脂肪酸中提取二烯丙基氢原子。在脂质过氧化过程中，这一步反应称为启动步骤，按照目前我们下面所提的启动、蔓延和终止的定义，这个反应（2a 阶段）应属于蔓延阶段，与下一个蔓延阶段（2c 阶段）在功能上是等同的。而 2b 阶段的反应可称为半终止反应，在反应过程中，不成对电子数从 3 减至 1，而自由基的数量从 2 减至 1。

A-B $\longrightarrow$ A·+B·	启动反应	（1）
A·+LH $\longrightarrow$ AH+L·	蔓延阶段，氢提取（LH，即脂质分子）	（2a）
L·+O$=$O $\longrightarrow$ LOO·	蔓延阶段，过氧化反应	（2b）
LOO·+LH $\longrightarrow$ LOOH+L·	蔓延阶段	（2c）
LOO·+B· $\longrightarrow$ LOOB	终止阶段	（3）

1. 过氧自由基（ROO·）

由分子氧和以碳为中心的自由基反应生成的过氧自由基比以碳为中心的自由基或其相关的烷氧基自由基（RO·）更加稳定。过氧自由基在 37℃时的半衰期为 7s，并且在生物系统能扩散中等的距。有机氢过氧化物（ROOH）并不是自由基，但是代表了过氧自由基的不稳定和有反应活性的产物。

2. 烷氧自由基（RO·）

烷氧基自由基的半衰期在 37℃时是 10^{-6}s，在羟基和过氧自由基反应中起中间媒介的作用。

3. 三氯甲基自由基（·CCl_3）

CCl_4 在细胞色素 P450 2E1 催化下发生还原脱卤而使 CCl_3—Cl 键均裂产生·CCl_3 自由基，从而启动脂质过氧化并产生其他代谢物（见下文）。

4. 半醌自由基

半醌自由基的半衰期极长（37℃下可达到 1 天），其本身既没有自由基活性，又没有毒性。但由于其具有提供多余的电子给分子氧的倾向性，因而产生超氧化物。当醌被内源性酶再次还原，发生氧化还原循环进程而耗尽细胞还原当量时，则会产生大量的自由基，而这两种效应均能产生细胞损伤。

四、以硫为中心的自由基

内源性的巯基化合物如谷胱甘肽能形成以硫为中心的自由基，该类自由基也可由二硫键均裂而成。研究表明，外源化学物自由基可能与谷胱甘肽反应生成谷胱甘肽自由基（glutathionyl radical）（图9-2）。尽管硫自由基（thiyl radical）的反应活性通常比原化学物自由基小，但是硫自由基能够结合其他分子以产生额外的自由基。例如，硫自由基可能与氧分子反应生成过氧硫自由基（peroxysulfenyl radical，RSOO·）。其他一些通路包括一个谷胱甘肽自由基和另一个谷胱甘肽自由基反应产生谷胱甘肽二硫化物（GSSG），或者与谷胱甘肽反应产生谷胱甘肽二硫化合物自由基（GSSG·⁻）。后者是强还原性物质，能够与分子氧发生反应，产生超氧化物和谷胱甘肽二硫化物。总之，生物系统产生的大多数谷胱甘肽自由基似乎主要是与谷胱甘肽反应产生谷胱甘肽二硫化合物。然而，绝大部分谷胱甘肽二硫化合物的产生涉及谷胱甘肽过氧化物酶还原氢过氧化物。

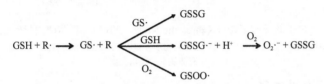

图 9-2 谷胱甘肽（GSH）自由基的形成（Li，2012）

谷胱甘肽可与自由基反应，提供一个电子而生成硫自由基。随后，这些自由基能彼此相互反应，也可以与 GSH 或氧反应

五、含氯自由基

次氯酸（hypochloric acid，HOCl）是一种强氧化剂，在体内由活化的中性粒细胞中形成。吞噬细胞细胞质中的含血红素的酶——髓过氧化物酶能催化 H_2O_2 和 Cl^- 形成 HOCl。

$$H_2O_2 + Cl^- + H^+ \longrightarrow HOCl + H_2O$$

HOCl 可通过不依赖铁的反应和依赖铁的反应而形成羟自由基和氯自由基。

$$HOCl + O_2^{·-} \longrightarrow ·OH + Cl· + O_2$$
$$HOCl + Fe^{2+} \longrightarrow ·OH + Cl· + Fe^{3+}$$

第二节 自由基的来源与清除

一、生物系统产生的自由基

自由基的存在对细胞有有利的一面。事实上，自由基持续不断地在机体内产生，其中大多数是执行某些生物学功能所必需的。然而，当自由基过度产生或机体的抗氧化防御体系因某些原因而被削弱时，则细胞损害就可能出现（Kehrer and Klotz，2015）。由生物体系的细胞产生自由基的途径主要有以下几个（图9-3）。

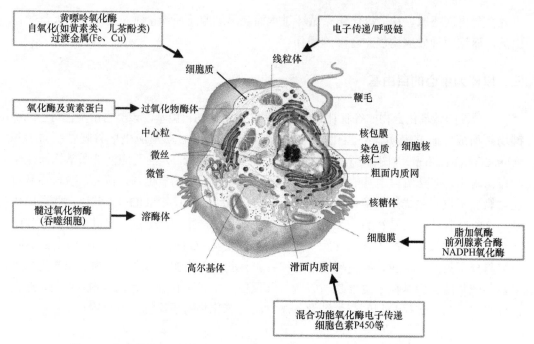

图 9-3　自由基的细胞来源（Kehrer and Klotz，2015）（彩图请扫封底二维码）

细胞通过各种可溶性和膜结合酶作用产生自由基与其他活性物质。产生自由基的特定途径随细胞类型而变化，但所有需氧细胞基本类似

（一）线粒体电子传递过程

线粒体电子传递过程能生成 ROS，有人利用分离的亚线粒体组分推算，用于产生 ROS 的氧耗达线粒体总氧耗的 2%，但这一推算是在体外环境中进行的，可能过高地估计这一值。实际上，在健康的组织中由完整的线粒体实际产生的自由基所占的氧耗可能远低于 2%。尽管如此，线粒体在整体或离体确实都产生 ROS，主要是 $O_2\cdot^-$。在离体实验中，ROS 产生的速率正比于线粒体的氧利用速率。线粒体产生 ROS 的过程可能涉及 NADH-辅酶 Q（复合体 I）、琥珀酸-辅酶 Q（复合体 II）和辅酶 QH_2-细胞色素 c 还原酶（复合体 III），一种非血红素铁-硫蛋白似乎也参与在各部位转移电子。复合体 I、II 和 III 分别含有 NADH-辅酶 Q 还原酶、琥珀酸脱氢酶与辅酶 Q-细胞色素 c 还原酶的催化功能。辅酶 Q（泛醌 UQH_2）可转变为泛半醌自由基（$UQH\cdot$），如氧化型细胞色素 c（Cyt c^{3+}）可使 UQH_2 氧化为 $UQH\cdot$，然后自氧化为 UQ，同时产生 $O_2\cdot^-$（图 9-4）（Lenaz and Strocchi，2009；Kehrer et al.，2010）。

$$UQH_2 + Cyt\ c^{3+} \longrightarrow UQH\cdot + Cyt\ c^{2+} + H^+$$

$$UQH\cdot + O_2 \longrightarrow UQ + H^+ + O_2\cdot^-$$

一般认为，复合体 I 和 III 都含 UQ，是产生 $O_2\cdot^-$ 的主要部位，而将电子传递至 UQ 的复合体 II 却是次要的。正常情况下，由线粒体电子传递系统产生的少量 ROS 可迅速被抗氧化防御体系如 SOD 和谷胱甘肽过氧化物酶清除，因而不会积累到足以损伤机体的浓度。但是在线粒体结构和功能受到影响时，ROS 产生可能增多，如果其增多量超过生物体的内在防御能力，就会发生活性氧对机体的损伤。

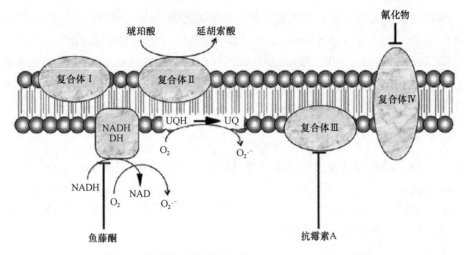

图 9-4　线粒体自由基的产生（Kehrer et al.，2010）

大多数自由基在复合体 I 的 NADH 脱氢酶（NADH DH）——辅酶 Q 的位点产生。也可以在复合体 II 的泛半醌自由基（UQH·）——泛醌（UQ）位点产生。复合体 I 的抑制剂（鱼藤酮）、复合体 II 的抑制剂（3-硝基丙酸）、复合体 III 的抑制剂（抗霉素 A）及复合体 IV 的抑制剂（氰化物）均可通过阻止正常的电子流而改变自由基的产生

（二）微粒体电子传递系统

内质网膜系统含有混合功能氧化酶家族，该酶的主要目标是氧化各种外源化学物。由这种单加氧酶对相对惰性的底物氧化需要由 NADPH 供给电子以产生部分还原的氧中间体。如同线粒体一样，内质网系统在电子传递过程中可发生渗漏，导致周围组织结构的损害。虽然在正常的基础条件下，这并不是 ROS 的主要来源，但当正常过程受到损害或有外源化学物存在时可大大增加这一来源的 ROS。细胞色素还原酶参与细胞色素 P450 和 b_5 的氧化还原反应，当它们催化某些外源化学物还原然后发生自氧化时，也能产生 $O_2^{·-}$ 和 H_2O_2。

（三）过氧化物酶体刺激

过氧化物酶体（peroxisome）生物合成的化学物能诱导 H_2O_2 的过量生成。过氧化物酶体具有很强的形成 H_2O_2 的能力，因为它们含有高浓度的氧化酶。乙醇酸氧化酶（glycolate oxidase）或 D-氨基酸氧化酶（D-amino acid oxidase）能催化二价分子氧还原形成 H_2O_2 而不形成 $O_2^{·-}$。

（四）细胞质中的小分子

细胞质中的可溶性小分子的自氧化过程可促使 O_2 还原而产生氧自由基，如儿茶酚胺类、黄素类、四氢蝶呤类、醌类和巯基类等。当这些氧化性的分子再被还原时，就形成了**氧化还原循环（redox cycling）**。

（五）细胞质中的蛋白质

某些细胞质酶如**黄嘌呤氧化酶（xanthine oxidase）**可通过酶促循环而直接还原分子氧自由基及 H_2O_2，可能还有羟自由基。这一反应广泛用于体外产生自由基，但它在整体条件下的重要性仍有争议。无论如何，黄嘌呤氧化酶产生 ROS 的能力及其在许多组

织的广泛存在都使人们不能不考虑其介导自由基组织损害的可能性。其他的氧化酶如多巴胺-β-羟化酶（dopamine-β-hydroxylase）、D-氨基酸氧化酶（D-amino acid oxidase）、尿酸氧化酶（urate oxidase）和脂酰 CoA 氧化酶（fatty acyl CoA oxidase）也能生成 ROS。除多巴胺-β-羟化酶外，其他酶在自由基毒理学方面的意义还没有很深入的研究，因而也无法了解它们在组织损害中的作用。

（六）膜酶活性

在白三烯、凝血恶烷和前列腺素合成过程中，**脂加氧酶（lipoxygenase）**和环加氧酶（cyclooxygenase）催化的反应能产生氧自由基，这些自由基又能使环加氧酶失活，这可能是前列腺素合成的反馈调节机制。环加氧酶也能代谢某些外源化学物为毒性更高的代谢物，这些代谢物可与氧反应产生活性非常高的活性氧。

（七）吞噬细胞的吞噬过程及"呼吸爆发"

这一途径是生物体中 O_2^{-} 的主要来源之一，通常在炎症过程中发生。当吞噬细胞被活化并准备吞噬时，就会出现氧耗的增高。1973 年，Babior 等首先证实了活化的吞噬细胞的这种"**呼吸爆发（respiratory burst）**"的过程，使氧分子还原为超氧自由基。随后的研究工作证实了这一反应是受还原型烟酰胺腺嘌呤二核苷酸磷酸（NADPH）氧化酶催化的，这种酶定位在质膜的内表面上。这个过程对于免疫系统的正常功能至关重要。吞噬细胞同样产生另一种自由基——一氧化氮自由基（·NO），这种自由基在信号转导、杀菌方面发挥作用，但其也是引起组织损伤的原因（图 9-5）（Lenaz and Strocchi, 2009；Kehrer et al., 2010）。

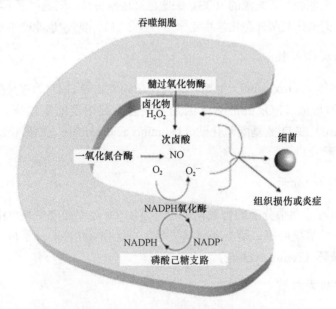

图 9-5　吞噬细胞产生活性自由基（Kehrer et al., 2010）

吞噬细胞能够通过 NADPH 氧化酶介导"呼吸爆发"产生大量的 ROS。在此反应过程中产生的过氧化氢可以经过 Fenton 型还原形成羟基，或被髓过氧化物酶（MPO）代谢产生具有反应性的次卤酸。一氧化氮合酶（NOS）会合成另一种自由基 NO

二、外源化学物的氧化还原代谢

自由基是在其外层轨道中含有一个或更多不成对电子的分子或分子碎片，许多外源化学物可通过各种不同途径形成自由基，包括：接受一个电子、丢失一个电子或共价键均裂等。

（一）氧化还原循环

这类化学物通过加入一个单电子而还原为不稳定的自由基中间代谢物，随后这个电子转移给分子氧而形成超氧阴离子自由基（$O_2 \cdot^-$），而中间代谢物则再生为容易获得新电子的原外源化学物。单电子还原通常由黄素蛋白如 NADPH-细胞色素 P450 还原酶催化。其他一些还原酶也可能参与这一反应。通过这种 **"氧化还原循环（redox cycling）"**，一个电子受体的外源化学物分子能生成许多 $O_2 \cdot^-$（Jones，2008）。$O_2 \cdot^-$ 很重要，在很大程度上是由于 $O_2 \cdot^-$ 是两种增毒途径的启动物质：一是导致过氧化氢的形成，然后形成羟自由基（$\cdot OH$）；二是产生过氧亚硝基（$ONOO^-$），最终形成二氧化氮自由基（$\cdot NO_2$）和碳酸盐阴离子自由基（$CO_3 \cdot^-$）（Di Meo et al.，2016）。

1. 醌类

醌类（quinones）是数量最多的一类可发生氧化还原循环的化学物。某些带有活性基团或杂环的对苯醌类、取代蒽醌类和其他复杂醌类的毒性已在临床用作抗癌药物。对这类化学物的自由基生成机制和细胞损害机制已进行了广泛的研究，通常是利用单醌来进行的，以避免混杂反应的发生。单醌氧化还原循环时自由基形成的限速步骤是它们由黄素酶还原，而不是转移电子给分子氧。有人观察到，某些醌类化合物如甲萘醌能经 NADPH-细胞色素 P450 还原酶催化发生单电子还原并自发氧化而形成 ROS，然后损害细胞，而在整体，甲萘醌甚至在较高剂量时基本是无毒的。产生这种差异是 NADPH 氧化还原酶（DT-黄递酶）的活性所致，这种酶对甲萘醌进行双电子还原，因而避免了可发生自氧化的半醌形式的出现（图 9-6）（Kehrer and Klotz，2015；Kaur et al.，2014）。

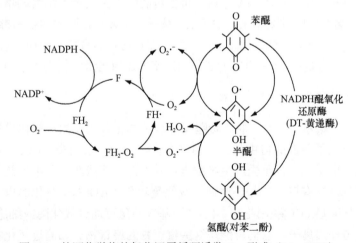

图 9-6　外源化学物的氧化还原循环诱发 $O_2 \cdot^-$ 形成（Li，2012）

尽管组织具有完全还原各种醌类的能力，但许多化学物均能形成半醌，可能在许多用于人类癌症治疗药物的抗肿瘤活性中起重要作用，已经有 1500 种以上的醌类被用于抗肿瘤。目前，这类产生自由基的药物是临床上应用最广泛的药物之一，如阿霉素（adriamycin）、丝裂霉素、链黑霉素、博来霉素、道诺霉素和黑孢霉素等均能产生 ROS。然而，它们的氧化还原电位、与铁或其他过渡金属的结合能力以及在细胞内的定位的差异造成了这些药物的效力、作用部位和细胞毒性的差异。这些药物的氧化还原能力可能不是其损害程度的唯一决定因素，其他一些反应也起一定的作用。某些醌特别是醌亚胺、醌的甲基化物有很强的亲电性，并且能发生烷基化反应。醌硫醚也具有某些独特的生物学反应性。丝裂霉素除具有氧化还原循环的能力外，还具有烷基化活性（Kehrer，1993；Kehrer and Klotz，2015）。

2. 硝基化合物

硝基苯、二硝基苯、三硝基甲苯及硝基杂环化合物包括呋喃妥英（nitrofurantion，NF）、呋喃西林、氯霉素、米索硝唑和甲硝唑等均能被黄素蛋白、NADPH-细胞色素 P450 还原酶或其他细胞内还原酶还原活化。在无氧条件下，还原的阴离子自由基可与蛋白质和 DNA 共价结合，导致细胞损伤；而在有氧条件下，额外的电子可传递给分子氧，产生 ROS。虽然并非所有的硝基化合物都发生这些反应，但这种类型的氧化还原循环似乎是这类化学物产生细胞毒性的重要原因（Kehrer，1993；Kaur et al.，2014）。

3. 双吡啶化合物和结构上相关的除草剂

双吡啶化合物和结构上相关的除草剂如**百草枯（paraquat，PQ）**，很容易为细胞还原酶所还原。在氧存在时，这些化合物迅速发生自发的再氧化，导致 ROS 形成。这类化合物的氧化还原循环显然是其动植物毒性的重要原因。在植物中，这一循环生成大量 O_2^{-}，并通过 SOD 的作用形成 H_2O_2，由于植物缺乏过氧化氢酶，谷胱甘肽循环无法处置所生成的高水平 H_2O_2，许多酶的失活迅速随之发生，植物因而死亡。双吡啶化合物对哺乳动物的毒性机制已有广泛研究，但仍未完全阐明。由于肺组织具有很高的氧张力，故百草枯主动地蓄积在肺里并产生广泛的毒性，这一毒性可随吸入空气中氧浓度的增高而显著地增加。而像杀草快这样的联吡啶类化合物在正常情况下未显示在肺的蓄积和毒性，但在高氧浓度时也能攻击肺组织，虽然氧化还原循环的增加是这种器官特异的损害的机制，但究竟这种致死性细胞损害是由 ROS 引起的还是由细胞内还原当量的耗竭引起的尚不清楚。

（二）亲核外源化学物的去电子氧化

酚类、氢醌、氨基酚、胺、肼、吩噻嗪类和巯基化合物在由过氧化物酶所催化的反应中易丢失一个电子并形成自由基。有的这类化学物如儿茶酚类（catechols）和氢醌可连续发生两次单电子氧化，首先产生半醌自由基，然后形成醌。醌不仅是具有反应活性的亲电物，而且是具有启动氧化还原循环或使巯基和 NAD(P)H 氧化的电子受体。电离电压很低的多环芳烃如苯并(α)芘和 7,12-二甲基苯并蒽可通过氧化酶或细胞色素 P450 单电子氧化为自由基阳离子，它们可能是这些致癌物的终毒物。如同过氧化物酶一样，氧合血红蛋白（Hb-Fe II -O$_2$）能催化氨基酚氧化为半醌自由基和醌亚胺，这是增毒作用的另一个实例，因为这些产物接着又使亚铁血红蛋白（Hb-Fe II ）氧化成不能携带氧的高铁血红蛋白（Hb-FeIII）。

（三）共价键均裂

自由基也可由电子向分子转移而引起键均裂（还原均裂）形成。通过电子从细胞色素 P450 或线粒体电子传递链转移这种机制（还原脱卤），CCl$_4$ 可以转变为三氯甲基自由基（·CCl$_3$）。CCl$_4$ 是一种经典的肝毒物，可以引起实验动物肝脏脂肪变性和肝细胞坏死，其作用机制已经明确，是由于 CCl$_4$ 在细胞色素 P450 2E1 催化下发生还原脱卤而使 CCl$_3$—Cl 键均裂产生·CCl$_3$，从而启动脂质过氧化并产生其他代谢物。

$$CCl_4 \xrightarrow{P450\ 2E1} \cdot CCl_3 + Cl$$

三氯甲基自由基在体内尚可以最快的速度与分子氧形成三氯甲基过氧自由基（CCl$_3$O$_2$·）。

$$\cdot CCl_3 + O_2 \longrightarrow CCl_3O_2\cdot$$

CCl$_3$O$_2$·在体内能以比·CCl$_3$更快的速度与膜脂中的花生四烯酸、维生素 C、巯基化合物，以及蛋白质中的酪氨酸和色氨酸残基起作用，故 CCl$_3$O$_2$·也是一个重要的破坏因子。卤烷（CF$_3$CHClBr）是一种吸入麻醉剂，在正常情况下使用没有显著的副作用，但在某些患者中可产生肝损伤。实验动物用自旋捕捉技术进行研究能发现形成的电子自旋共振（ESR）信号。因而与 CCl$_4$ 一样，肝损伤是由于自由基的存在。经研究，卤烷在体内可进行下列反应：在细胞色素 P450 的作用下经历还原脱溴而形成碳中心自由基 CF$_3$·CHCl，其可引起脂质过氧化并共价结合于蛋白质和其他细胞大分子。此外，在 O$_2$ 存在的条件下，卤烷可发生氧化脱卤反应，氧插入到 C—H 键中形成不稳定卤代醇（CF$_3$COHClBr），然后降解为活性酰基卤（CF$_3$COCl），酰基卤结合于细胞蛋白质（特别是结合于氨基）或进一步降解为三氟乙酸（CF$_3$COOH），三氟乙酸作为一种新的抗原引起免疫反应，从而导致肝损伤。

一种具有最重要的毒理学意义的自由基——羟自由基（·OH）也由均裂生成。在电离辐射时这一过程从水中产生大量·OH。过氧化氢（HOOH）还原均裂为·OH 和 HO$^-$的过程称为 Fenton 反应。这是由过渡金属催化的，典型的有 Fe（II）、Cu（I）、Cr（V）、Ni（II）或 Mn（II），Fenton 反应是 HOOH 及其前体 O$_2$·$^-$的主要增毒机制，同时也是过渡金属的增毒机制。此外，能络合过渡金属的化学物如次氮基三乙酸（nitrilotracetic acid）、博来霉素（bleomycin）和奥来毒素（orellanine）的毒性也是基于 Fenton 反应，因为络合增加了某些过渡金属离子的催化效率。吸入的矿物颗粒如石棉和硅的肺毒性至少部分是由颗粒表面上的铁离子触发·OH 形成所引起的。过氧化氢是几种酶促反应的直接或间接副产物，包括单胺氧化酶、黄嘌呤氧化酶和乙酰辅酶 A 氧化酶，通过自发的或超氧化物歧化酶催化的 O$_2$·$^-$的歧化而大量产生。

均裂也被认为参与由 ONOO$^-$形成的自由基。ONOO$^-$很容易与普遍存在的 CO$_2$ 反应产生亚硝基过氧碳酸盐（ONOOCO$^-$），它可自发地均裂为两种自由基：作为氧化剂与硝化剂的二氧化氮自由基（·NO$_2$）和作为氧化剂的碳酸阴离子自由基（CO$_3$·$^-$）。因此，ONOO$^-$及其以后的自由基形成代表着 O$_2$·$^-$与 NO 的增毒机制。由于 NO 是一氧化氮合酶（NOS）的产物，因此，这种机制在组成型表达 NOS 的细胞（如神经元与内皮细胞）中与细胞周围均有密切关联，同时，在对细胞因子应答时表达可诱导型 NOS 的细胞中与细胞周围也有密切关系。

（四）其他方式

1. 乙醇

酒是许多民族饮用的一种饮料，其主要成分为乙醇，乙醇能通过细胞膜，并穿透血脑屏障而影响中枢神经系统。少量乙醇可被肝中的醇脱氢酶代谢形成乙醛。

$$CH_3CH_2OH + NAD^+ \xrightarrow{\text{醇脱氢酶}} NADH + H^+ + CH_3CHO$$

此外，少量乙醇也可被过氧化物酶体的过氧化作用氧化，但过量的乙醇则严重损伤肝脏，因为乙醇本身比较容易变成自由基。当机体有内源性自由基 R· 时，乙醇就会与之作用产生乙氧基自由基（$C_2H_5O·$），已知 NADPH-细胞色素 P450 链中含有几种内源性自由基，若其中之一与乙醇作用，就会导致乙醇分子的分解断裂，因而产生乙氧基自由基。如果这种反应发生在内质网，则会严重影响三酰甘油代谢，产生一系列有害反应，如抑制脂蛋白的转运，或破坏脂肪酸的ω-氧化。可以肯定，长期摄入过量乙醇与脂肪肝和肝硬化有密切关系。

2. 肼类衍生物

此类化合物除肼和苯肼外，有不少可作药用，如肼屈嗪（hydrazine）为降压药，异烟肼（isoniazid）和异烟酰异丙肼（iproniazid）为抗结核药。肼及其衍生物在过渡金属离子存在时会氧化并生成 $O_2·^-$、H_2O_2 和以氮为中心的自由基，这类活性氧和自由基是其毒作用的主要原因。以苯肼为例。

$$C_6H_5-NH-NH_2 + M^{n+} \longrightarrow H^+ + C_6H_5-NH-NH· + M^{(n-1)+}$$

$$C_6H_5-NH-NH· + O_2 \longrightarrow H^+ + O_2·^- + C_6H_5-NH=NH$$

式中，M 为过渡金属；n 为过渡金属价数。

肼类化合物能穿透红细胞膜与血红蛋白的活性部位反应，高铁血红蛋白会像过氧化物酶一样，在 H_2O_2 存在时氧化苯肼。氧合血红蛋白也会氧化苯肼，但这一反应不需要 H_2O_2。血红蛋白可与苯肼反应生成苯二嗪（$C_6H_5-N=NH$），后者能与氧作用形成 $O_2·^-$，也能导致形成苯自由基（$C_6H_5·$）。

$$C_6H_5-NH-NH_2 \xrightarrow{\text{血红蛋白}} C_6H_5-N=NH$$

$$C_6H_5-N=NH + O_2 \longrightarrow O_2·^- + C_6H_5-N=N· + H^+$$

$$C_6H_5-N=N· \longrightarrow C_6H_5· + N_2$$

$$C_6H_5· + H· \longrightarrow C_6H_6$$

在上述反应式的各产物中，最有破坏作用的是苯二嗪自由基（$C_6H_5-N=N·$），此自由基能使血红蛋白变性，激发膜质过氧化，最后引起溶血，并发生血红素基团环裂解，在其上加进一苯基。血红蛋白氧化变性形成的细胞内沉淀称为海因小体（Heinz body）。被破坏的血红蛋白可被红细胞中一种特殊蛋白酶系统作用而分解。被·OH 破坏的蛋白质也能被这一系统降解（Kehrer，1993；Kehrer and Klotz，2015）。

三、细胞对氧自由基的防御体系

　　细胞通过许多酶促的防御系统和化学清扫剂来清除细胞中形成的氧自由基，这些防御体系又分为初级和次级两大类。初级防御或预防性防御（preventive defense）是通过降低自由基浓度来降低自由基反应的启动速率；次级防御又称破链防御（chain-breaking defense），通过捕捉扩散的自由基而在早期阶段中止它们的有害作用。这些防御系统分别分布在细胞的各个不同组分或细胞器中（图 9-7）（Perrone et al.，2018；Kehrer and Klotz，2015）。

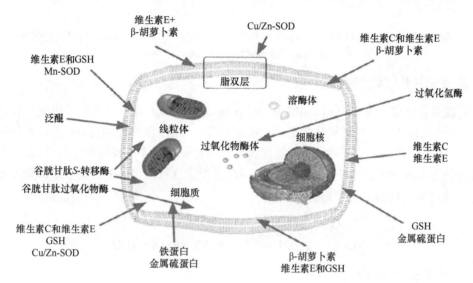

图 9-7　细胞抗氧化防御体系在不同细胞组分中的分布（Perrone et al.，2018）

（一）初级防御

1. 超氧化物歧化酶

　　由于 $O_2 \cdot^-$ 可转变为反应活性更高的化合物，故将其排除是一种重要的解毒机制。这一转变是通过**超氧化物歧化酶（superoxide dismutase，SOD）**——定位于细胞质和线粒体，起保护作用的部位在磷脂双层的高效力酶来实施的（图 9-7）。这是一类含有不同辅基的金属结合酶家族，这类酶在细胞内的定位变化很大，具有较大的组织异质性。在几乎所有的真核细胞中常见的同工酶形式都是 Cu/Zn-SOD，有人也发现了一种细胞外的高分子量 SOD。这些酶催化 $O_2 \cdot^-$ 歧化为 H_2O_2 和 O_2，其速率比生理 pH 下自发歧化高 10^4 倍（图 9-7，图 9-8）。

$$O_2 \cdot^- + O_2 \cdot^- + 2H^+ \xrightarrow{\quad SOD \quad} H_2O_2 + O_2$$

2. 过氧化氢酶

　　该酶存在于**过氧化物酶（catalase，CAT）**体中，是一种在高浓度 H_2O_2 存在时有效从细胞中清除 H_2O_2 的酶，与 SOD 一样，过氧化氢酶广泛分布于各种组织中（图 9-7，图 9-8）。

$$2H_2O_2 \xrightarrow{\quad CAT \quad} 2H_2O + O_2$$

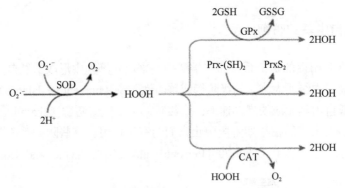

图 9-8　超氧化物歧化酶（SOD）、谷胱甘肽过氧化物酶（GPx）和过氧化氢酶（CAT）对超氧阴离子
自由基（$O_2\cdot^-$）的解毒作用（Gregus，2015）

3. 谷胱甘肽过氧化物酶

谷胱甘肽过氧化物酶（glutathione peroxidase，GPx） 是一种存在于细胞质和线粒体中催化 H_2O_2 与有机氢过氧化物还原的酶，需要以 GSH 作为辅助基质。与过氧化氢酶不同，它具有高度的基质亲和力。谷胱甘肽过氧化物酶含有 4 个具有催化活性的硒原子，主要定位于真核细胞细胞质中，在线粒体中也发现了这种酶，许多类型的组织均显示有谷胱甘肽过氧化物酶活性（Jones，2008）。

$$H_2O_2 + 2GSH \xrightarrow{\text{GPx}} GSSG + 2H_2O$$

$$ROOH + 2GSH \xrightarrow{\text{GPx}} GSSG + ROH + H_2O$$

4. 谷胱甘肽还原酶

谷胱甘肽过氧化物酶生成的自由基通过来自谷胱甘肽的电子转移来排除，这就导致谷胱甘肽的氧化，而谷胱甘肽的氧化可被 NADPH 依赖的**谷胱甘肽还原酶（glutathione reductase，GR）** 逆转（图 9-8）。因此，谷胱甘肽在亲电物和自由基的解毒中起重要作用。这是一种组织分布与谷胱甘肽过氧化物酶相同的胞质酶，该酶利用各种不同系统生成的 NADPH 还原氧化型谷胱甘肽。

$$GSSG + NADPH + H^+ \xrightarrow{\text{GR}} 2GSH + NADP^+$$

5. 过氧化物氧还蛋白家族

过氧化物氧还蛋白（peroxiredoxin，Prx） 家族属于抗氧化酶系，广泛存在各种生物体内。存在于细胞质、线粒体和内质网中，在哺乳动物体内，包括 6 个亚型，即 I ～ VI 型。根据所含半胱氨酸残基（-Cys）的个数不同，分为 1-Cys Prx 及 2-Cys Prx 两个亚家族（Jones，2008）。

Prx 的主要功能是清除细胞内的 ROS，维持细胞内的氧化还原平衡。与 GSH、SOD 及 CAT 等相比，其清除 H_2O_2 的催化效能较低，但与 ROS 亲和力很高，由此保证了 Prx 对 ROS 的有效清除。当细胞内 H_2O_2 聚积时，含有半胱氨酸残基的 Prx 清除 H_2O_2，使其自身半胱氨酸残基上的巯基氧化生成亚磺酸基，此时 Prx 便失去活性。该过程清除了细胞内过剩的 H_2O_2，避免了 ROS 在细胞内堆积导致的细胞损伤。可能由于清除细胞内 H_2O_2 使 Prx 暂时性失活了，因此，H_2O_2 在细胞内又可积存达到适当的浓度，从而有利于其发挥信使作用。由此可见，Prx 可以通过调节 H_2O_2 浓度来间接调节细胞内信号转导（Jones，2008）（图 9-8）。

6. 次磺酸还原酶

次磺酸还原酶（sulfiredoxin，Srx）是新发现的由氧化应激所诱导的抗氧化蛋白质，最早发现于酵母内，属于低分子量含硫蛋白质的一个家族。Srx 分子量为 14—16kDa，Srx 家族在低等和高等真核生物中均拥有保守的半胱氨酸残基，而其分子上保守的半胱氨酸残基决定了 Srx 发挥还原酶的作用。Srx 是调节 Prx 活性的上游蛋白质，其需要消耗 ATP 来逆转 Prx 分子内因氧化应激而生成的亚磺酸基，先将亚磺酸基还原为次磺酸基，而后再由 Srx 还原为巯基。Srx 对 Prx 的作用具有选择性，仅针对特定亚型的 2-Cys Prx。Srx 通过影响特定亚型 Prx 的活性来调节 H_2O_2 浓度。Srx-Prx 构成的复合体也参与了细胞膜的修复过程。有学者提出了 Srx-Prx 轴的概念。

7. 其他酶和蛋白质

其他酶如 DT-黄递酶和环氧化物水化酶也参与初级抗氧化防御。过渡金属通过它们所催化的 Fenton 反应参与羟自由基的生成。当这些金属结合于蛋白质时，它们可能无法进行这种催化作用。当铁结合于运铁蛋白或乳铁蛋白——在血液循环中转运铁的糖蛋白及储存铁的铁蛋白时，游离铁浓度保持在低水平，白蛋白和铜蓝蛋白在血浆中转运铜，但后者不能防止这种金属与 O_2^- 或 H_2O_2 相互作用形成·OH。

8. 小分子物质

在生物体系中广泛分布着许多小分子，它们能通过非酶促反应而清除氧自由基，如还原型谷胱甘肽（GSH）、维生素 C、尿酸、牛磺酸和次牛磺酸。GSH 能通过谷胱甘肽过氧化物酶的作用而将过氧化物还原为 H_2O 和 GSSG，也能直接与氧自由基反应形成含硫自由基，然后变成 GSSG。与 GSH 一样，维生素 C 也能还原氧自由基，在这一反应中形成的脱氢抗坏血酸可由 GSH 还原。尿酸是一种能很有效捕捉自由基的抗氧化剂，这种化合物是血浆中一种重要的抗氧化保护剂。业已证实，牛磺酸和次牛磺酸也有防止自由基损害的保护功能，它们在许多体液中存在（图 9-7，图 9-8）。

（二）次级防御

1. 酶类

许多谷胱甘肽 S-转移酶对脂质过氧化有保护作用，这些酶表现出依赖 GSH 的过氧化物酶活性，它们能代谢小分子量的氢过氧化物，但不能催化 H_2O_2。由于这些酶不含硒，有时也称为不含硒的谷胱甘肽过氧化物酶，这类酶发挥其功能需要有磷脂酶 A_2 的存在。磷脂酶 A_2 的同工酶在各种类型细胞中都存在，它们在代谢膜磷脂方面起重要作用。有人报道了一种具有过氧化物酶活性的酶——**磷脂氢过氧化物谷胱甘肽过氧化物酶**（**phospholipid hydroperoxide glutathione peroxidase**），这种酶能在没有磷脂酶 A_2 存在时还原脂质氢过氧化物。

当巯基或其他的蛋白质基团遭到氧化损害时，催化它们还原反应的不同氧化还原酶能对氧自由基起保护作用。蛋白质的氧化损害对细胞是有害的，因此，降解有不可逆损害作用的蛋白质对细胞有保护作用。**巨氧蛋白酶（macrooxyproteinase）**和其他的哺乳动物蛋白水解酶催化这些氧化的蛋白质降解。

参与 DNA 修复的核酶也可作为氧自由基对 DNA 氧化损害的防御体系的一部分。例如，当氧化损害导致 DNA 的脱嘌呤和脱嘧啶部位形成时，DNA 复制中止，DNA 多聚酶Ⅰ和 DNA 连接酶活化以修复断裂。还有其他一些核酶如核酸内切酶和 DNA 糖苷酶在保护细胞 DNA 和遗传信息方面起重要的作用。上述酶的活性已在人类及其他真核生物体内被发现，然而，这些蛋白质在 DNA 修复中的特殊作用仍不很清楚。还有一种核酶（ADP-核糖）聚合酶在 DNA 链断裂时被活化。这种酶能将 NAD^+ 的 ADP-核糖基转移给氨基酸或以前已与蛋白质连接的其他 ADP-核糖基链上，从而使细胞 NAD^+ 水平降低而产生细胞毒性，有利于清除 DNA 损害严重而未能修复的细胞（Perrone et al., 2018；Kehrer and Klotz，2015）。

2. 其他分子

维生素 E（α-生育酚）是细胞膜上存在的主要脂溶性抗氧化剂，能保护细胞膜防止脂质过氧化的发生。它能与氧自由基反应供给一个氢离子并转变为反应性较低的形式——生育酚自由基，这种自由基再由抗坏血酸酶-GSH 氧化还原偶联反应而还原（图 9-7）。β-胡萝卜素是自然界中已知最有效的单线态氧清扫剂，与维生素 E 具有协同作用。不过，β-胡萝卜素在低氧压时起作用，而维生素 E 在高氧压时起作用。维生素 E 防止 β-胡萝卜素的共轭双键被氧化。此外，最近已证实，一种过去通常被认为的废物——胆红素，能通过与氧自由基反应而破坏损害扩展的链式反应（Perrone et al., 2018；Kehrer and Klotz，2015）。

第三节　自由基与细胞大分子的相互作用

毒理学意义上的自由基应是指以自由的非结合状态存在，并能与各种组织成分相互作用的自由基。在生物体系中也存在着一些笼蔽的自由基（caged free radical），如正常参与线粒体电子转运过程的自由基，这类自由基以一种稳定的完全不会与其他分子作用并攻击这些分子的状态存在。自由的自由基则具有很强的反应性，极易与组织细胞成分中的电子结合以达到更稳定的配对电子状态。前面曾经提到，当自由基与非自由基物质反应时，新的自由基又形成了，这样，形成一系列扩展链，引起远离最初自由基产生的部位的生物学效应。例如，脂质过氧化时，继发的自由基和降解产物可能在远离自由基最初产生的地方产生极大的损害作用（Jones，2008；Avery，2011）。

有 5 种基本的自由基反应（表 9-1），这些反应可以发生在所有的生物分子中，包括 DNA、RNA、蛋白质、脂质和糖类。

由于人类生活在有氧环境中，因此在机体里这些反应是持续不断地发生的，然而，在生物进化过程中，机体的细胞逐渐获得了一整套保护和修复这些生物分子氧化损害的

表 9-1　自由基反应类型

反应类型	反应方式
氢提取反应	$A\cdot + RH \longrightarrow AH + R\cdot$
电子转移反应	$X\cdot + Y \longrightarrow X + Y\cdot$
加成反应	$X + RCH=CHR \longrightarrow X\text{-}CHR\text{-}\cdot CHR$
终止反应	$A\cdot + A\cdot \longrightarrow A_2$
歧化反应	$CH_3\cdot CH_2 + CH_3\cdot CH_2 \longrightarrow CH_3CH_3 + CH_2=CH_2$

防御体系。如前所述，只有当自由基的产生超过机体防御体系的清除能力，或机体的防御体系受损而不能发挥正常功能时，自由基才会对细胞形成一种特定的应激。由氧自由基引起的细胞应激反应称为氧化应激（oxidative stress）。氧化应激这一术语最初由 Sies 和 Cadenas（1985）提出，是指"促氧化与抗氧化之间的平衡失调而倾向于前者"。这一定义的不足之处是未表达这种改变对某种组织功能的不利影响，也未指出这种失调是由于 ROS 产生的增加，还是机体自稳能力的下降。后来，另外一些学者将氧化应激简单地定义为 ROS 生成的增加，并指出这一定义蕴含着损害同义的意思。将氧化应激与损害联系起来完全是合情合理的，因为这是活性氧和其他自由基引起的细胞氧化还原状态破坏的必然后果。然而，适用于这一氧化应激定义的组织改变也可能是由所应用的抗氧化防御和修复系统的指标的改变引起的，并不一定达到对组织和细胞损害的程度。因此，Sies 本人最近对氧化应激的定义进行了补充和修正，其正确定义为："促氧化与抗氧化之间的平衡失调而倾向于前者，导致可能的损害。"所有的细胞成分，包括脂质、蛋白质、核酸及糖类均可受氧自由基反应的损害（Sies，2015；Jones，2008）。

一、脂质过氧化损害

生物体系中脂质的氧化损害——脂质过氧化的研究已有很长历史，可以追溯到 1820 年。当时，de Saussure 和 Berzelius 观察到，胡桃油暴露于空气中后，其重量增加，并出现难闻的气味。他们认为，这种现象的出现，正如木头用亚麻油润滑时的自燃，可能是自氧化的结果。20 世纪以后，开始进行了脂质过氧化的实验研究，使这一理论发生了飞速的发展。1959—1963 年，有关生物脂质过氧化的报道开始陆续出现，当时是利用**高铁血红素（hematin）**、抗坏血酸和巯基化合物作为非酶促启动剂，观察分离线粒体和微粒体等亚细胞膜制品的过氧化反应。目前，脂质过氧化仍然是毒理学观察细胞毒性反应最常用的指标之一（Avery，2011）。

（一）脂质过氧化的一般过程

以花生四烯酸为例（图 9-9），膜多不饱和脂肪酸的过氧化过程的启动由氢提取反应开始，任何具有足够活性的自由基均可攻击多不饱和脂肪酸，并从其碳链的亚甲基键（—CH_2—）中夺取一个氢原子，形成碳中心的脂质自由基，然后发生分子重排而形成共轭二烯（conjugated diene）。共轭二烯迅速与分子氧反应形成脂质过氧化自由基（$LO_2\cdot$），这种自由基本身又能从邻近的另一个脂肪酸夺取氢原子，从而使脂质过氧化过程扩展下去，也可以从其他氢供体（如抗氧化剂）夺取氢，最后均导致脂质氢过氧化物（LOOH）的形成。LOOH 可再氧化为 LO$_2$·，也可还原为脂质烷氧自由基（LO·），LO$_2$·又可从邻近的不饱和脂肪酸再夺取一个氢原子又再启动另一次脂质过氧化，这个过程有时称为"分支"（branching）过程，可能导致醇（LOH）的形成，LOH 也可通过酶促还原直接形成。LOOH、LO$_2$·最终通过一系列断裂反应形成小分子的终产物，如丙二醛（MDA），以及其他醛、酮、醚、醇和烃类。脂质过氧化也可能通过两个脂质自由基相互作用形成像 LL、LOL 和 LOOL 这样的产物而终止反应。下面着重讨论上述反应的某些机制，特别是铁、铁络合剂和酶的作用（Gregus，2015；Yin et al.，2011）。

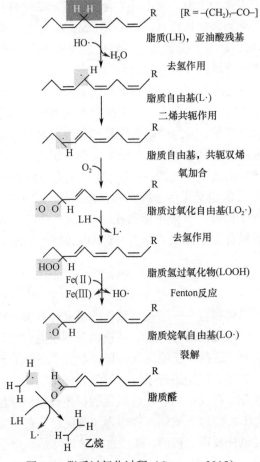

图 9-9　脂质过氧化过程（Gregus，2015）

（二）过渡金属在脂质过氧化中的作用

在脂质过氧化过程中，铁（或其他过渡金属，如铜）参与自由基反应的启动和再启动过程及脂质过氧化产物的裂解过程。在启动相，过渡金属起着活化分子氧的作用。

$$Fe^{2+} + O_2 \longleftrightarrow [\, Fe^{2+}\!-\!O_2 \longleftrightarrow Fe^{3+}\!-\!O_2\cdot^- \,] \longleftrightarrow Fe^{3+} + O_2\cdot^-$$

式中，$Fe^{2+}\!-\!O_2$ 和 $Fe^{3+}\!-\!O_2\cdot^-$ 称为过铁离子（perferryl ion）。

此外，铁还作为 Fenton 反应的催化剂而促使高活性的·OH 形成。

$$Fe^{2+} + H_2O_2 \longrightarrow Fe^{3+} + OH^- + \cdot OH$$

$$Fe^{3+} + H_2O_2 \longrightarrow Fe^{2+} + HO_2 \cdot + H^+$$

铁与铁的络合物在脂质过氧化物降解过程中也起着十分重要的作用。脂质过氧化物在生理温度下是相当稳定的分子，但它们可被过渡金属复合体催化而降解。例如，所有参加 Fenton 反应的具有氧化还原活性的铁复合体也能促进脂质过氧化物的降解；而有些含铁的蛋白质分子，如血红蛋白和细胞色素，虽然不直接催化 Fenton 反应，但也能促进脂质过氧化物的降解。有些血红蛋白能释放可络合的铁而参加 Fenton 反应。铁蛋白和血铁黄素蛋白（hemosiderin）在刺激脂质过氧化方面特别有效，而运铁蛋白或乳铁蛋白则没有明显的促进脂质过氧化物降解的作用，因为在这些蛋白质分子中，铁紧密地结合于两个高亲和力的铁结合部位。还原型的金属复合体[如 Fe（II）或 Cu（I）]与脂质过氧化物反应产生烷氧自由基。

$$LOOH + M^{n+} \longrightarrow LO \cdot + M^{(n+1)} + OH^-$$

而氧化型的金属复合体[如 Fe（III）或 Cu（II）]与脂质过氧化物的反应较为缓慢，产生 LO· 与 LO$_2$·$^-$，这两种自由基都能进一步夺取氢原子而再启动新的脂质过氧化反应（Yin et al.，2011）。

$$2LOOH \xrightarrow{Fe^{(III)}复合体} LO \cdot + LO_2 \cdot^- + H_2O$$

研究表明，某些有固定氧化数的金属离子能影响过氧化速率，如 Ca^{2+}、Al^{3+} 和 Pb^{2+} 在某些情况下能加速由铁盐刺激的过氧化。多年来，已经发现了一系列能够与 Fe^{3+} 形成络合物的分子，能在体外（如微粒体体系）启动脂质过氧化反应。有人对这些复合体启动 NADPH 依赖的脂质过氧化能力提出了三条重要的标准，只有完全符合这三条标准，才具有启动脂质过氧化的能力：①NADPH 的可还原性；②还原型复合体与氧的反应性；③相对稳定的过铁自由基形成（即不容易分解为 Fe^{3+} 和 $O_2\cdot^-$）。表 9-2 列出了这些络合剂的一些情况。

表 9-2 决定不同 Fe^{3+} 络合物启动 NADPH 依赖的脂质过氧化的条件

络合物	NADPH 还原	与 O_2 反应性	过铁自由基稳定性	脂质过氧化启动
Fe^{3+}-H_2O	−	−	+	−
Fe^{3+}-CN	+	−		−
Fe^{3+}-O-菲咯啉	+	−		−
Fe^{3+}-去铁敏	−			−
Fe^{3+}-EDTA	+	+	−	−
Fe^{3+}-PPi	+	+	−	−
Fe^{3+}-ADP	+	+	+	+
Fe^{3+}-ATP	+	+	+	+
Fe^{3+}-草酸	+	+	+	+
Fe^{3+}-丙二酸	+	+	+	+
Fe^{3+}-H_2O + Fe^{3+}-EDTA	+	+	+	+
Fe^{3+}-H_2O + Fe^{3+}-PPi	+	+	+	+

注："+"表示需要该条件，"−"表示不需要该条件

（三）膜质过氧化的后果

膜质过氧化最普遍的后果是细胞器和细胞膜结构的改变与功能的障碍。首先，膜质过氧化后，其不饱和性改变，因而膜流动性随之改变，脆性增加。

生物膜的主要成分是脂质、蛋白质和糖类。脂质以磷脂为主，而磷脂则多由**多不饱和脂肪酸（polyunsaturated fatty acid，PUFA）**组成。PUFA 有多个弱键和不饱和键，自由基对其有很高的亲和力，因此，生物膜易受自由基攻击而发生过氧化连锁反应，从而造成生物膜的脂质过氧化损伤。

氧自由基作为机体内的主要自由基，可引起细胞膜、线粒体膜、微粒体膜和溶酶体膜发生脂质过氧化，产生**脂质过氧化物（lipid peroxide，LPO）**。LPO 及其降解产物（醛类及烃类）可加重生物膜的损伤：①破坏膜的稳定性和完整性，导致膜的液态性、流动性降低，通透性增加，最终导致细胞的坏死；②脂质过氧化使膜脂之间形成交联和聚合，这可间接抑制膜蛋白如钙泵、钠泵及 Na^+/Ca^{2+} 交换系统等的功能，导致细胞质 Na^+、Ca^{2+} 浓度升高，造成细胞肿胀和钙超载，膜液态性降低和膜成分改变还可影响信号转导分子在膜内的移动，抑制受体、G 蛋白与效应器的偶联，造成细胞信号转导功能障碍；③膜质过氧化可激活磷脂酶 C、磷脂酶 D，进一步分解膜磷脂，催化花生四烯酸代谢反应，在增加自由基生成和脂质过氧化的同时，形成多种生物活性物质，如前列腺素、血栓素、白三烯等；④线粒体膜质过氧化，导致线粒体功能抑制，ATP 生成减少，细胞能量代谢障碍加重。此外，自由基可作用于细胞膜上的寡糖链中糖分子的羟基碳，使之氧化成为不饱和羰基或二聚体，引起细胞的多糖链破坏造成细胞自溶，如红细胞膜发生脂质过氧化损伤后，膜通透性增加，细胞变脆，易发生溶血（Yin et al.，2011）。

细胞膜的表面镶嵌着各种功能蛋白质，包括离子通道、受体、酶等，有的蛋白质和脂质表面还连接着一些具有抗原性的多糖分子，这些多糖分子在细胞相互识别、辨别非己成分方面有着重要的功能。但由于多糖分子多是天然的还原剂，在自由基的氧化作用下，多糖分子易发生氧化还原反应，导致多糖分子间的键氧化和断裂，使细胞膜的流动性和抗原识别能力等受到严重的影响（Kehrer and Klotz，2015）。

脂质自由基可与其他脂质和大分子如蛋白质相互作用引起交联，又进一步改变膜结构与功能，增加质膜及细胞器膜性结构的通透性。例如，溶酶体膜不稳定导致水解酶的释放而损害细胞；而某些线粒体酶、内质网酶及质膜的离子转运酶都是膜结合的酶，膜质过氧化导致这些酶周围环境的改变，自由基和脂质过氧化产物对酶巯基的氧化都可影响膜酶活性，导致离子转运、能量代谢、离子和代谢物梯度的维持及受体介导的信号转导等多方面细胞稳态功能的变化。脂质过氧化自由基和烷氧自由基可引起 DNA 碱基，特别是鸟嘌呤的氧化。此外，某些破坏产物如丙二醛的共价结合导致 DNA 链断裂和交联。DNA 的交联也能损害蛋白质，导致脂褐质沉聚物的形成。线粒体中 DNA 的氧化损害特别广泛，这可能是某些退化性疾病和老化过程线粒体 DNA 耗竭的原因。越来越多的证据表明，在整体情况下，DNA 的氧化损害由脂质过氧化产物介导。脂质过氧化产物可与低密度脂蛋白（low density lipoprotein，LDL）反应，使 LDL 发生氧化修饰，从而失去对 LDL 受体的高度亲和力，延长 LDL 在循环中存在的时间，提高巨噬细胞对 LDL

的摄取，导致泡沫细胞形成，这可能是动脉粥样硬化形成的重要机制之一（Yin et al., 2011）。

二、蛋白质的氧化损害

蛋白质是自由基攻击的重要靶分子，由于许多蛋白质是具有催化作用的酶蛋白，因此，这些蛋白质的改变可能具有放大作用。几种与蛋白质功能有关的氨基酸成分对自由基的损害特别敏感，表 9-3 列出了几种常见的氨基酸残基氧化的产物。一般认为，活性氧能直接在蛋白质分子中几个这样的部位发生反应，但在某些情况下，当蛋白质自由基在特殊的氨基酸芳基部位形成时，它们能迅速转移到蛋白质基本结构内的其他部位（Avery，2011）。已获证实的这种转移途径如表 9-4 所示。

表 9-3　自由基攻击氨基酸后形成的产物

氨基酸	产物
精氨酸（arginine）	谷氨酸半醛+NO
赖氨酸（lysine）	2-氨基己二酰半醛
脯氨酸（proline）	谷氨酰半醛→焦谷氨酸→谷氨酸
组氨酸（histidine）	组氨酸内过氧化物、天冬氨酸、天冬酰胺
半胱氨酸（cysteine）	半胱氨酸二硫化物、混合二硫化物、次磺酸、亚磺酸、磺酸（通过烷化巯基自由基）
甲硫氨酸（methionine）	甲硫氨酸亚砜、甲硫氨酸砜
色氨酸（tryptophan）	5-羟色氨酸、犬尿氨酸、N-甲酰犬尿氨酸
酪氨酸（tyrosine）	双酪氨酸（在 O_2、$O_2\cdot^-$ 存在时不产生）
苯丙氨酸（phenylalanine）	酪氨酸（在·OH 存在时产生）

表 9-4　蛋白质内的自由基转移

氨基酸	自由基中心
甲硫氨酸	$S\cdot$、$N\cdot$
↓	
色氨酸	$N\cdot$
↓	
酪氨酸	$O\cdot$
↓	
半胱氨酸	$S\cdot$
↓	
胱氨酸	$SS\cdot^-$

一旦自由基在蛋白质内产生，它们就被迅速转移至这个蛋白质基本结构的其他部位

蛋白质对脂质过氧化的自由基中间产物也是特别敏感的，如脂质烷氧自由基（LO·）和过氧化自由基（$LO_2\cdot^-$），它们可以与过氧化脂质紧密联系蛋白发生反应。某种特定的自由基可能对特定的氨基酸侧链有特殊的影响。例如，甲硫氨酸氧化为甲硫氨酸亚砜和半胱氨酸氧化为磺基丙氨酸是由 $O_2\cdot^-$ 介导的；色氨酸氧化为犬尿氨酸、N-甲酰犬尿氨酸和 5-羟色氨酸可能反映了羟自由基或膜中邻近的脂质氢过氧化物的代谢物过氧自由基的直接攻击；赖氨酸可能由稳定的脂质过氧化产物丙二醛和 4-羟基-2-壬二醛修饰。这样的损害后果可能是蛋白质凝集与交联或蛋白质的降解与断裂，取决于蛋白质成分的特征

及自由基的种类。业已证实，自由基介导的蛋白质破坏甚至比脂质过氧化发生的更早。Dean 的研究组提出了这样的假设，并在以后的实验中得到了证实：在自由基攻击的蛋白质分子上，形成两种活性中间体，一种是氧化产物，称为蛋白氢过氧化物，另一种是还原产物，称为蛋白结合的还原基团，实际上是蛋白结合多巴。这两种产物，特别是后者可进一步发生氧化还原循环，产生新的自由基攻击邻近的蛋白质或核酸。

蛋白质氧化修饰的后果主要有：酶活性的改变，膜和细胞功能的改变。这些改变主要是由蛋白质的降解和交联，特别是蛋白质巯基的氧化所致，蛋白质的氧化使它们对酶促和非酶促的蛋白质水解反应更为敏感。所以，假如活性自由基在体内的产生明显增加，一个后果就是损害的蛋白质加速水解，这样，自由基在不合适的部位生成可能会导致蛋白质的破坏和病理性组织降解。

巯基对许多蛋白质功能是必不可少的，如受体、酶、细胞骨架蛋白和 TF3（转录因子）。蛋白质巯基（Prot-SH）氧化为蛋白质二硫化物和蛋白质次磺酸（Prot-SOH）均能被酶促还原所逆转。内源性的还原剂如**硫氧还蛋白（thioredoxin）**和**谷氧还蛋白（glutaredoxin）**，这些普遍存在的小分子蛋白质在其活性中心具有两个氧化还原活性的半胱氨酸。由于这些蛋白质中起催化作用的巯基被氧化，它们必须通过戊糖途径中的葡糖-6-磷酸脱氢酶和葡糖-6-磷酸脱氢酶生成的 NADPH 还原而再循环。

蛋白质的巯基似乎是外源化学物或其活性代谢物攻击的最敏感的亲核靶基团，对酶功能起着决定性的作用，这些酶可能对维持细胞的稳态及正常生理功能如离子浓度的调节、主动转运或线粒体代谢是十分重要的（Jones，2008）。因此，蛋白质巯基的改变可能也是细胞损害的一个至关重要的机制。醌型化合物特别是甲萘醌和阿霉素的毒性研究结果支持了这一假说。甲萘醌在黄素酶的作用下能发生单电子还原而生成相应的甲萘醌自由基，这种自由基迅速地将其不成对电子转移给分子氧而再生成原母体甲萘醌。分子氧则还原活化为超氧阴离子自由基（$O_2^{·-}$），$O_2^{·-}$ 经 SOD 歧化后生成 H_2O_2，于是，甲萘醌的氧化还原循环导致氧化应激。由于甲萘醌本身又是一种抗氧化剂，因而这种化合物的毒性不是由于脂质过氧化，实验证据也支持了这一点。其真正原因，至少部分应归于蛋白质巯基的耗竭。那么，引起蛋白质巯基缺失的原因是什么？如前所述，醌类的氧化还原循环产生 H_2O_2，当 H_2O_2 经谷胱甘肽过氧化物酶作用而还原为 H_2O 时，GSH 氧化为 GSSG 而耗竭。GSSG 能与蛋白质的游离巯基部分发生二硫化物交换，产生谷胱甘肽混合二硫化物。此外，蛋白质巯基也可由于它们直接氧化为二硫化物而耗竭，推测可能是由于还原氧类如羟自由基的攻击或由醌本身的芳基化作用而引起。蛋白质巯基的丢失也是烷化剂与蛋白质共价结合的最终不良后果之一。

蛋白质巯基的丢失可能是氧化性细胞损害的一个重要原因，蛋白质巯基的丢失一般先于细胞存活率的丧失，实验研究表明，加速蛋白质巯基丢失可增强醌类的细胞毒性，巯基试剂可保护细胞，防止蛋白质巯基的丢失并防止细胞存活率的降低（Jones，2008）。巯基试剂能还原蛋白质二硫化物，外源性的巯基试剂能作为亲电的醌类化学物的捕捉剂而防止它们与细胞巯基反应。巯基试剂的这种保护作用就如电镀过程中电镀板上的金属封闭剂一样。然而，外源巯基的保护作用是否与蛋白质巯基耗竭的保护作用有特殊的关系仍需进一步确认。特别是当外源性巯基清除羟基或脂质自由基时，它们对氧化性细胞损害的保护能力可能并不与对蛋白质巯基丢失的影响有关。同样地，醋氨酚通过培养的肝细胞代谢也耗竭蛋白质巯基，这是谷胱甘肽混合二硫化物形成及芳基化的结果（Jones，2008）。然而，在**去铁胺（deferoxamine）**——一种铁络合剂存在的情况下，醋氨酚处理达 8h，尽管总的蛋白质巯基丧失 60%，但仅发现极少甚至没有细胞死亡。因此，这些证据提示，细胞暴露于氧化应激时蛋白质巯基的丢失可能是致死性细胞损害的一个附带伴随现象。

三、DNA 的氧化损害及后果

自由基可使 DNA 的碱基和脱氧核糖发生化学变化，引起碱基改变、破坏或脱落，脱氧核糖分解，磷酸二酯键断裂及 DNA 核苷酸链的单链和双链断裂，DNA 与附近蛋白质可能形成 DNA-蛋白质交联，甚至 DNA 同一条链内和相邻两条链间核苷酸可能发生链内交联与链间交联。

活性氧可对 DNA 产生许多不同类型的损害，归结起来，可分为链断裂与碱基修饰两大类。例如，·OH 可迅速与核酸反应，形成许多不同类型的碱基修饰产物（图 9-10）。其中，以 8-羟基鸟嘌呤[如与脱氧核糖连接构成 8-羟基脱氧鸟苷（8-OHdG）]最为常见，形成数量最多，故通常均以 8-OHdG 作为 DNA 氧化损害的重要指标（图 9-11）（Avery，2011）。近年来，已有大量体内外实验证实，许多能诱导活性氧生成的外源化学物或物理因素均可导致 8-OHdG 生成增加，表 9-5 列出了几个有关的例子。

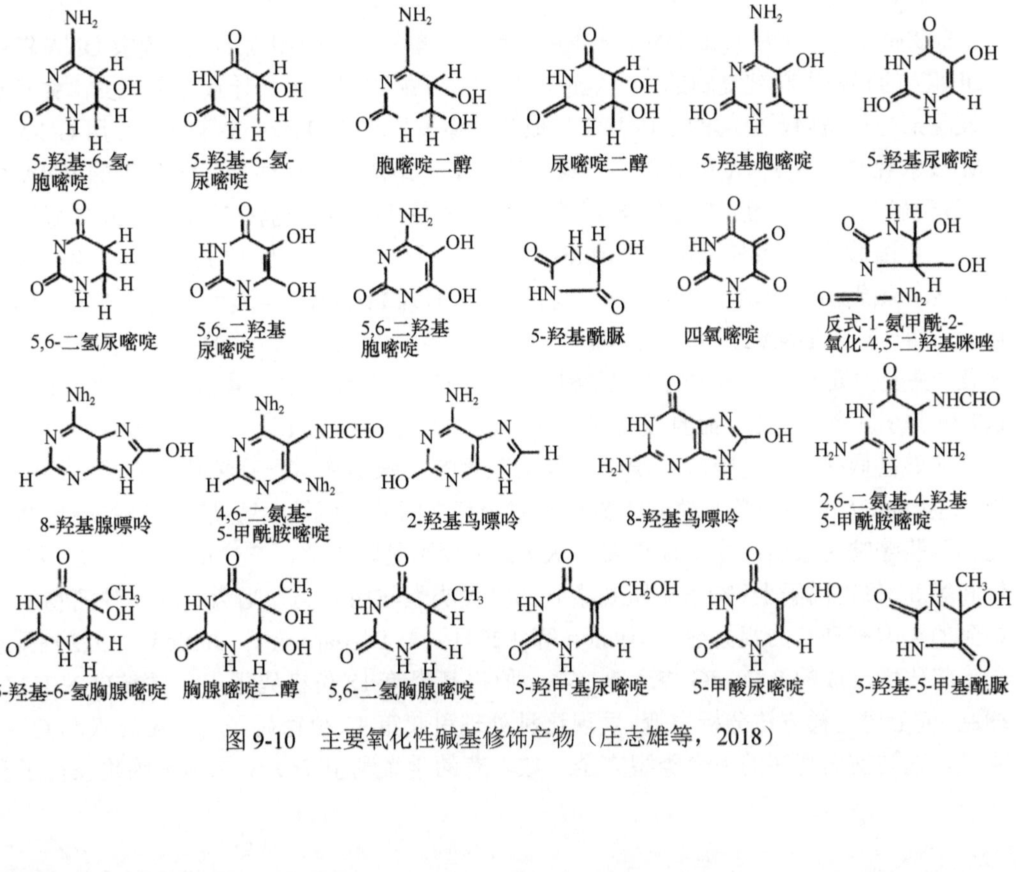

图 9-10 主要氧化性碱基修饰产物（庄志雄等，2018）

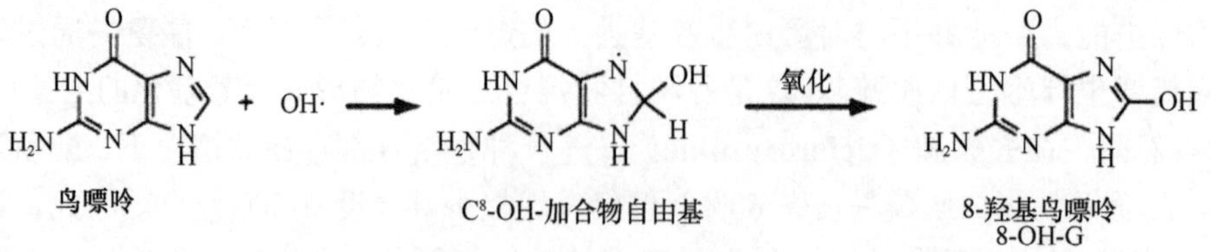

图 9-11　DNA 氧化修饰产物 8-OH-G 形成（Li，2012）

表 9-5　诱发 8-OHdG 形成的因素

处理因素和方案	结果（8-OHdG 产量）
人类颗粒白细胞用肿瘤促长剂（PMA）处理	大大增加
4-硝基喹啉氧化物处理细胞	剂量依赖性增加
小鼠肝用 γ 射线辐射	随剂量而增加
大鼠用 $KBrO_4$ 处理	仅靶组织（肾）增加
大鼠用 2-硝基丙烷（致癌物）处理	DNA 和 RNA 中的 8-羟基鸟嘌呤增加
大鼠用 1-硝基丙烷（非致癌物）处理	不增加
大鼠对过氧化物酶体增生剂（Ciprofibrate）慢性摄入	增加 2 倍
DNA+石棉+H_2O_2（体外）	增加
Cr(Ⅴ)+DNA+GSH（体外）	增加 2.5 倍
DNA+槟榔子提取物（体外）	增加
染色体 γ 射线辐射（体外）	增加
H_2O_2/Cu(Ⅱ)、Fe(Ⅲ)、Ni(Ⅱ)、Co(Ⅱ)+染色体	增加

8-OHdG 除由·OH 攻击 DNA 产生外，也可由单线态氧作用而形成。模板 DNA 链中 8-OHdG 的存在引起被复制的 DNA 链碱基的错误配对和编码，导致基因突变，并且已经发现某些致癌物所引起的 8-OHdG 形成与肿瘤发生相关。Jackson 等（1989）用 GC-MS/ SIM 技术观察，用 PMA 刺激的中性粒细胞和 Fe^{2+} 组成的·OH 生成系统处理的 DNA 样品，发现碱基修饰的程度依次为：8-羟基鸟嘌呤>8-羟基腺嘌呤>胞嘧啶二醇>2,6-二氨基-4-烃基-5-甲酰胺嘧啶>胸腺嘧啶二醇>4,6-二氨基-5-甲酰胺嘧啶。Jackson（1994）将该系统与 K-ras 原癌基因 DNA 一起孵育，并转染到 NIH3T3 细胞，14 天后观察形态学上的转化灶，然后抽提 DNA 经 PCR 技术扩增并测序，发现有 25%—30% 的平皿有 K-ras DNA 转化。突变主要发生在第 12 位和第 61 位密码子上，少数发生在其他部位如第 13、18、117 和 146 位密码子上。而且发现了几条重要的规律：①·OH 诱导的 DNA 损害引起选择性的碱基取代，如鸟嘌呤→腺嘌呤或胸腺嘧啶、腺嘌呤→胸腺嘧啶、胞嘧啶→腺嘌呤；②4 种 DNA 碱基似乎对·OH 诱发的突变有不同的易感性，鸟嘌呤和腺嘌呤比胞嘧啶和胸腺嘧啶更敏感；③·OH 诱发的 K-ras 突变不是随机的，突变的优先部位在第 12 位和第 61 位密码子上；④该实验观察到的突变类型与用人类和啮齿类动物致癌物所观察到的类型有良好的相关性。Kryston 等（2011）与 Dizdaroglu 和 Jaruga（2012）又进一步将化学合成的 8-OHdG 掺入到 K-ras 原癌基因第 12 位密码子上，并转染 NIH3T3 细胞，依上述同样方法分析突变，发现这种处理引起第 12 位密码子 G→A 转换和 G→T 颠换，这与前面观察的突变类型完全一致。有的学者利用 H-ras 原癌基因也获得了类

似的结果。

DNA 链断裂也是 ROS 引起的最常见的一种 DNA 损害。业已证实，由黄嘌呤/黄嘌呤氧化酶系统产生的 $O_2 \cdot^-$ 可引起 DNA 链断裂。由各种途径产生的·OH 对 DNA 的攻击更为迅速和强烈，DNA 链断裂是·OH 攻击 DNA 分子中核糖部分的结果，可能在 DNA 分子中核糖的 3′ 和 4′ 碳位上，而自由基攻击胸腺嘧啶所造成的损害经修复酶切除也产生类似的单键断裂。DNA 链断裂在基因突变的形成过程中有重要意义，因为细胞要正确地行使其功能，就必须及时修复链断裂，修复 DNA 链断裂的酶因受自由基攻击而保真度降低，因此，很可能造成被修复的 DNA 碱基的错误掺入和错误编码，导致基因突变。另外，DNA 链断裂可能造成部分碱基的缺失，这也可能引起癌基因的活化。有人利用 C-Raf-1 原癌基因（一种已知可通过 N 端缺失而活化为转化的癌基因的原癌基因）观察·OH 引起的癌基因活化。将正常的 C-Raf-1 原癌基因的 cDNA 暴露于·OH 生成系统中，然后用这种 cDNA 转染 NIH3T3 细胞，抽提转化灶的 DNA，并进行 PCR 扩增，发现 20%—25% 的平皿发生转化。Southern blot 分析表明，C-Raf-1 原癌基因活化是 N 端缺失的结果，因此，·OH 诱导的 DNA 链断裂能引起缺失并导致癌基因活化。另外的实验也证实，·OH 可导致抑癌基因如 p53 的失活，从而导致肿瘤的发生。

氧化性 DNA 损害如氧自由基对细菌和哺乳动物细胞的杀伤作用也引起了研究人员的关注。将哺乳动物细胞暴露于 H_2O_2 中，发现 DNA 单链断裂的频率与细胞杀伤程度之间呈剂量依赖关系（Kryston et al.，2011；Sedelnikova et al.，2010）。上皮细胞暴露于 B(α)P 引起 DNA 氧化，使胸腺嘧啶二醇含量增加，SOD 能抑制其增加，并提高细胞的存活率。目前，一般认为，DNA 氧化损伤与细胞死亡的这种关系可用 PARP 活性的改变来解释。这是一种参与 DNA 修复的酶，当 DNA 受氧化攻击而断裂时，PARP 被活化，该酶利用大量的 NAD，对蛋白质进行翻译后修饰，使聚腺苷二磷酸核糖多聚体共价连接到受体蛋白上，如核组蛋白及 DNA 连接酶，从而参与 DNA 损伤的修复。因此，当 DNA 链断裂严重时，就会造成细胞内 NAD 的耗竭，损害细胞生成 ATP 的能力，影响细胞的能量供应及钙稳态，最后导致细胞死亡（Reuter et al.，2010；Franco et al.，2013）。

ROS 与 DNA 相互作用似乎也影响某些基因的调节，可能是通过改变调节基因表达的转录因子或酶而起作用，从而参与化学致癌过程。最近的研究还发现，DNA 损害后诱导一类蛋白激酶的活化，称 DNA 损害诱导的蛋白激酶或 DNA 依赖的蛋白激酶（DNA-PK），这类激酶在识别 DNA 损害、转导 DNA 损害信号及通过改变细胞代谢来促进 DNA 修复方面都起着必不可少的作用。DNA-PK 磷酰化许多转录成分的能力在调节基因转录方面也起着十分重要的作用（Dizdaroglu and Jaruga，2012）。

四、RNA 氧化

近年来，RNA，特别是小 RNA 分子，如 microRNA，在调节基因和其他细胞功能方面的重要性已经得到充分认可。如前所述，DNA 氧化可以影响基因调控。对 RNA 同样如此，氧化 RNA 存在于许多疾病中，尤其是阿尔茨海默病（Nunomura et al.，2012）。

RNA 碱基的氧化主要导致链断裂和碱基修饰。在涉及蛋白质合成的 RNA 时，就会导致蛋白质产生减少及异常（如错误折叠）。细胞可以识别这样的问题并降解受影响的蛋白质，但如果受影响的蛋白质广泛或受影响的时间太长，可能会触发细胞凋亡。总的来说，证据表明 RNA 氧化涉及多种疾病，包括糖尿病和心血管疾病（Fimognari，2015；Kong et al.，2008；Poulsen et al.，2012）。然而，考虑到 RNA 分子如 mRNA 和 microRNA 等的短暂性，需要进行大量额外研究以便充分了解 RNA 氧化是如何影响疾病和毒性发生与进展的。

五、糖氧化和晚期糖基化终末产物的形成

细胞含有许多易受自由基攻击的糖类，包括 DNA、RNA 和蛋白质上的糖部分，以及单糖和多糖。对 DNA 中糖的损害似乎是由相当典型的核酸酶修复的（Demple and Levin，1991），这种损害一般不被认为是毒性的关键因素。但是，游离葡萄糖可以经历几次氧化反应形成**晚期糖基化终末产物（advanced glycation end product，AGE）**（Ott et al.，2014）。葡萄糖可以缓慢修饰蛋白质形成席夫碱（Schiff base，也称 Schiff 碱），并可能会进一步发生重排，或还原为山梨糖醇，然后进一步氧化。一些由此产生的糖氧化产物可以在过渡金属存在的情况下烯醇化成为酮醛，与蛋白质相互作用产生 AGE。这些产物可能通过激活 AGE 的 NADPH 氧化酶偶联受体（RAGE）而进一步刺激细胞内 ROS 的产生（Ott et al.，2014）。

晚期糖基化终末产物是以蛋白质、脂肪及核酸的氨基和还原糖（葡萄糖、果糖、戊糖等）为原料，在生理环境中发生非酶催化反应，生成的稳定共价化合物，但在高血糖和氧化应激的情况下明显增加，该反应又称为 Maillard 反应。其具体形成过程如下：①大分子末端的还原性氨基与葡萄糖等还原糖分子中的醛基进行加成形成可逆的席夫碱，反应迅速且高度可逆。形成的席夫碱的数量主要取决于葡萄糖的浓度，当葡萄糖被清除、浓度下降时，席夫碱将在数分钟内发生逆转。②不稳定的席夫碱逐渐发生 Amadori 重排反应并形成相对稳定的醛胺类产物，此过程发生得较为缓慢，但快于其逆反应，因此 Amadori 产物能在蛋白质上积聚，并在数周内达到平衡。Amadori 产物的数量与葡萄糖的浓度相关。上述两过程的产物统称为早期糖基化产物。③Amadori 产物再经过一系列脱水和重排反应产生高度活性的羰基化合物，如 α-乙二酸、3-脱氧葡糖醛酮和丙酮醛等。这些羰基化合物能与蛋白质的自由氨基反应生成 AGE。生成的 AGE 能够与相邻蛋白质上游离的氨基以共价键结合形成 AGE 交联结构（图 9-12）。AGE 及其蛋白质加合产物是很稳定且不可逆的。另外，在巨噬细胞、系膜细胞、内皮细胞等许多细胞表面有 AGE 的受体 RAGE，RAGE 可以与 AGE 结合形成 AGE-RAGE，其可以通过 NADPH 氧化酶途径从而激活细胞内信号途径，进一步促进氧化应激和 AGE 的形成，启动细胞内一系列反应。单核巨噬细胞可以摄取 AGE 将其降解为 AGE 多肽，该过程可能是通过非特异性结合后的内吞方式进行的，单核细胞还可以通过分泌细胞因子激活细胞外溶蛋白系统。因此血浆中的 AGE 通常以 AGE 多肽的形式存在，降解形成的 AGE 多肽在正常情况下主要依靠肾脏清除。

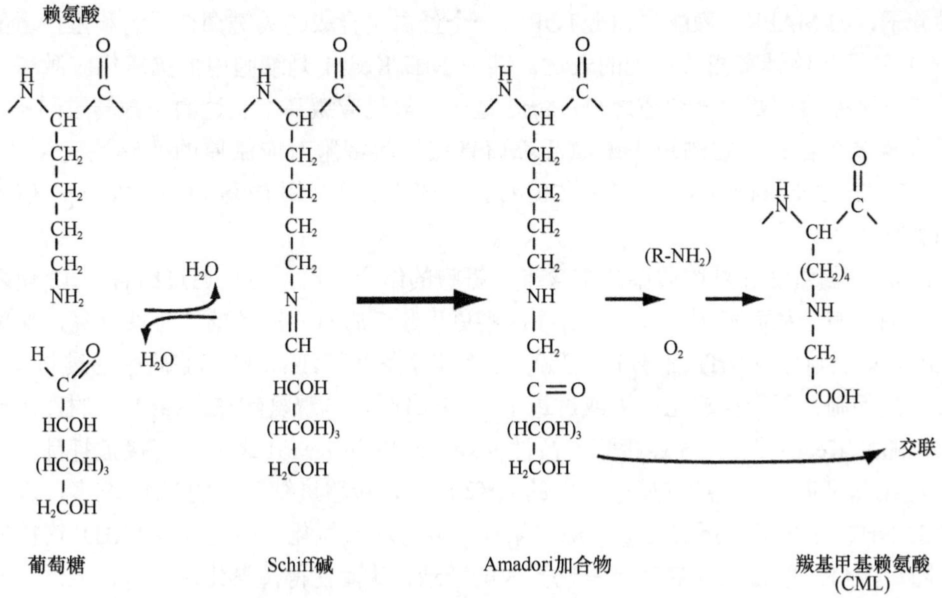

赖氨酸　　　　　　　　　　　　　　　　　　　　　　　　　　　　　　　(R-NH$_2$)

葡萄糖　　　　　　　　Schiff碱　　　　　　Amadori加合物　　　　　　羧基甲基赖氨酸
　　　　　　　　　　　　　　　　　　　　　　　　　　　　　　　　　　　(CML)

图 9-12　晚期糖基化终末产物的形成机制（Ott et al.，2014）

该实例关注葡萄糖和蛋白质结合的赖氨酸残基。Schiff 碱的形成需要数小时，而 Amadori 加合物在几天内形成。形成稳定的交联需要数周或数月

　　饮食是 AGE 的主要来源，饮食产生的 AGE 被称为糖毒素，过量摄入经过热处理的食物可能会引起氧化应激和一系列病理后果（Vlassara and Striker，2007）。

　　AGE 在体内的积聚引发糖尿病的各种并发症（Ott et al.，2014）。血管的基质成分胶原蛋白糖基化并交联；LDL 与 AGE 形成 AGE-LDL 后，LDL 的清除发生障碍，体内脂质增加；内皮下单核细胞受体与 AGE 结合，单核细胞分泌细胞因子，这些都会增加血管粥样硬化发生的机会。正常情况下，单核巨噬系统通过内吞方式清除作为衰老标志的糖基化结构并分泌细胞因子刺激新基质合成，糖尿病及肾衰时，体内 AGE 含量极高，生长因子的分泌过度会造成血管增生、系膜增生、肾小球肥大；系膜细胞在摄取和降解 AGE 的同时会合成与分泌基质成分，AGE 含量过高时基质成分过度增加，这些都与糖尿病肾病的发生相关。层粘连蛋白发生糖基化后，其与基质成分（如胶原、硫酸、肝素蛋白糖苷）的结合力将下降。硫酸、肝素蛋白糖苷被糖基化将影响其作为阴离子屏障。神经髓鞘的成分发生糖基化可能与阿尔茨海默病的发生有关。晶体蛋白发生糖基化与白内障的发生相关。单核巨噬细胞分泌的细胞因子还会产生其他影响，其中 TNF-α、IL-1 参与炎症反应，促进溶组织蛋白酶的合成及分泌，IGF-1 刺激间质细胞的生长，PDGF 为血管平滑肌致分裂原，可以介导系膜细胞基质的合成。AGE 与内皮细胞表面受体的结合使内皮层的通透性增加，增加血栓的形成机会，降低血管的舒张功能。

六、氧化应激与细胞信号

　　氧化应激能够破坏细胞内氧化还原平衡，从而激活或抑制许多信号通路，如核因子 E2 相关因子 2-胞质伴侣蛋白（Nrf2/Keap1）信号通路、NF-κB 信号通路，以及一些信号

介导分子，如 MAPK、激酶蛋白 mTOR（一个蛋白质合成的关键调控子）和蛋白激酶 C（PKC）等，最终调节相关基因的表达。其中 Nrf2/Keap1 是细胞内抵抗氧化应激和保持氧化还原平衡的重要信号通道之一，Nrf2 是一种氧化应激基本表达的关键转录因子，存在于全身多个器官，它的缺失或激活障碍直接引起细胞对应激原的敏感性变化（Ray et al.，2012；Schieber and Chandel，2014）。本部分主要介绍 ROS 对 Nrf2/Keap1 信号通路的影响。

Keap1 是 Nrf2 在细胞质中的富含半胱氨酸的结合蛋白，主要通过结合 Nrf2 使之无法进入细胞核，从而抑制 Nrf2 的活性，避免引起细胞对应激源的敏感性升高，如敲除 Keap1 的基因则导致 Nrf2 信号非常活跃。在无应激条件下，Nrf2 在细胞质中通过与 Keap1 结合而被抑制，而当在氧化应激或过量 ROS 刺激时，半胱氨酸在 Keap1 中的残留量会增加，随后 Keap1 作为 E3 连接酶的活性变弱，Nrf2 和 Keap1 之间的连接被打乱，导致 Nrf2 泛化和衰退减少，细胞质中自由的 Nrf2 增多，转移进细胞核的 Nrf2 增多，进入细胞核的 Nrf2 与小 Maf 蛋白形成异源二聚体，并且和抗氧化反应元件（ARE）连接在一起。随后，ARE 被激活并启动抗氧化基因的转录，从而使得抗氧化基因得以表达。但是 Li（2012）研究表明，细胞内存在 2 种 Nrf2 蛋白，一种是游离 Nrf2（fNrf2），另一种是与 Keap1 结合的 Nrf2（kNrf2），在无应激状态下细胞质内绝大多数 Nrf2 处于与 Keap1 结合的状态，只有少量 fNrf2 进入细胞核以保持氧化还原平衡；在 ROS 过量时，Keap1 的自我泛素化使得 Keap1 与 Nrf2 的结合量达到饱和或减少，因此 fNrf2 的量增多，fNrf2 进入细胞核强化抗氧化基因的表达。Nrf2/Keap1 这两种信号通路机制的关键不同之处是：前一种的氧化还原信号是从 Keap1 到 Nrf2 的，后一种的 Keap1 和 Nrf2 都对氧化还原信号有高度的敏感性。但是如前面叙述的细胞在无应激状态下也时刻都产生 ROS，因而细胞要保持氧化还原状态，也必须时刻都有 fNrf2 进入细胞核促使抗氧化基因表达，所以认为 Li 等对 Nrf2/Keap1 信号通道机制的研究更为合理（Tebaya et al.，2015）。

第四节　氧化应激与疾病

许多研究发现，自由基作为机体的正常代谢产物，在平衡状态下，其在抗菌、消炎和抑制肿瘤等方面具有重要作用和意义。但当它们过量产生和/或抗氧化防御平衡被打破，如机体受到疾病或某些外源性药物和毒物的侵害时，自由基便会产生强大的伤害作用，造成生物膜的脂质过氧化损伤，引起蛋白质、DNA 等生物大分子的氧化破坏，对组织细胞、内脏器官、免疫系统等的形态与功能均产生不利的影响，从而引起机体疾病和衰老，甚至死亡（Kehrer and Klotz，2015）（表 9-6）。

氧化应激与多种疾病有关，包括癌症、动脉粥样硬化、疟疾、慢性疲劳综合征、类风湿性关节炎，以及神经退行性疾病，如帕金森病、阿尔茨海默病和亨廷顿舞蹈症。通过监测生物标志如活性氧和活性氮产生，抗氧化防御等间接证据，表明氧化损伤可能与这些疾病的发病机制有关。氧化应激也会导致照射后、高氧压及糖尿病的组织损伤，也可能与年龄相关的癌症发病有关。幽门螺杆菌感染增加了人体胃中活性氧和活性氮的产生，也被认为是胃癌发生的重要因素（Rahman et al.，2012；Klandorf and Dyke，2012）。

表 9-6 自由基可能参与的疾病或组织损害

组织或器官	疾病或损害
肺	常压高氧性肺损伤；支气管肺发育不良；氧化剂（SO_2、NO_x、O_3）吸入；石棉肺；化学品中毒（百草枯、博来霉素）；成人型呼吸窘迫综合征；肺气肿；卷烟烟雾引起的肺损害；特发性肺纤维化
心脏和心血管系统	缺血/再灌注（梗死或移植后）；化学品中毒（乙醇、多柔比星）；动脉粥样硬化；硒缺乏症（克山病）；血色病
肾	自身免疫性肾病；炎症；化学品中毒（氨基糖苷类、重金属）
肝	缺血/再灌注；化学品中毒（卤代烃、醌、铁、对乙酰氨基酚、乙醇）；内毒素
胃肠道	缺血/再灌注；化学品中毒（非甾体抗炎药）
血液	化学品中毒（苯肼、伯氨喹和相关药物、磺胺类、铅）；原卟啉光氧化；疟疾；各种贫血（镰状细胞贫血、蚕豆病）
眼睛	早产儿视网膜病变（吸氧）；光损伤视网膜病；白内障
皮肤	辐射（阳光或电离辐射）；热损伤；化学品中毒（光敏剂如四环素）；接触性皮炎；卟啉症
肌肉	肌营养不良症；多发性硬化症；运动损伤
神经系统	铝诱发的神经病变；阿尔茨海默病；肌萎缩侧索硬化；唐氏综合征；高压氧损伤；重症肌无力；神经元蜡样质脂褐质沉积症（Batten 病）；神经毒素（如 6-羟基多巴胺、MPTP）中毒；帕金森病；缺血/再灌注；婴儿型进行性脊髓性肌萎缩症（Werdnig-Hoffman 综合征）
免疫系统	类风湿性关节炎；自身免疫性疾病，如狼疮；炎症
其他	艾滋病；衰老；辐射伤害；外伤；化学品中毒；糖尿病（四氧嘧啶）；铁超载；放射损失（放射增敏剂）

据报道，ROS 还会通过损害软骨细胞对生长因子的应答并迁移到软骨损伤部位来破坏软骨中的细胞成分导致骨关节炎；有越来越多的证据表明 ROS 有损害胰岛的作用；人体心脏中 ROS 的增加与主动脉瓣狭窄有关；人体肾脏中过量的 ROS 会导致尿石症；还观察到高血糖引发人体肾小球系膜细胞和肾小管细胞中 ROS 的产生，导致糖尿病肾病的结构和功能改变。高海拔地区 ROS 增加也可能与急性高山病（acute mountain sickness，AMS）、高原肺水肿（high-altitude pulmonary edema，HAPE）和高原脑水肿（high-altitude cerebral edema，HACE）有关（Rahman et al.，2012；Pizzino et al.，2017）。

一、氧化应激与神经退行性疾病

神经退行性疾病，如**阿尔茨海默病（Alzheimer's disease，AD）**、**帕金森病（Parkinson's disease，PD）**和**肌萎缩侧索硬化（amyotrophic lateral sclerosis，ALS）**，均出现特定神经元细胞群的进行性丧失，并且与蛋白质凝聚相关，它们的一个共同特征是神经元的氧化损伤，这可能是引起神经细胞功能障碍或死亡，导致发病的原因。

（一）阿尔茨海默病

4-羟基-2-壬烯醛（4-HNE）、丙烯醛、丙二醛（MDA）和 F2-异前列烷是脂质过氧化的重要分解产物。在阿尔茨海默病患者中观察到升高的 4-HNE 水平。与年龄匹配的对照组比较，在 AD 患者脑中的丙烯醛、硫代巴比妥酸反应性物质（TBAR，其最常见的底物是丙二醛）和 F2-异前列腺素都增加。在 AD 患者大脑中，海马和杏仁核中抗氧化蛋白过氧化氢酶、超氧化物歧化酶（SOD）、谷胱甘肽过氧化物酶和谷胱甘肽还原酶的活性增加。这些酶也作为不同疾病中氧化应激的标志物（Rahman et al.，2012；Pizzino et al.，2017）。

（二）帕金森病

帕金森病的特征在于黑质多巴胺能神经元的丧失和细胞内包涵体的沉积。这些沉积物的主要蛋白质成分是 α-突触核蛋白，它在大脑中普遍存在，α-突触核蛋白（A30P 和 A53T）的基因突变与该病的家族性聚集有关。黑质中神经元的一个特征是神经黑色素的年龄依赖性积累。在 PD 患者中，这些含神经黑色素的细胞最有可能丧失。神经黑色素是一种深褐色色素，可以积累金属离子，特别是铁。虽然神经黑色素的组成尚未严格表征，但已知它主要由多巴胺氧化还原反应产物组成。与 PD 相关的氧化应激可能是多巴胺（神经黑色素）/铁生化反应失调的结果。各种各样的证据表明，α-突触核蛋白在调节多巴胺的活性中起作用（Klandorf and Dyke，2012）。DNA 碱基对氧化应激的羟基化修饰十分易感，在 PD 患者脑中观察到 8-羟基鸟嘌呤和 8-羟基脱氧鸟苷的水平增加，表明·OH 对鸟嘌呤碱基选择性攻击（Klandorf and Dyke，2012）。与家族性 PD 相关的 A53T 突变可损害多巴胺在囊泡中的储存，导致多巴胺在细胞质中的积累，随后通过其与铁的相互作用产生 ROS，该过程所产生的 ROS 随着年龄增长而增加。α-突触核蛋白的突变已被证明可以改变二氢蝶啶还原酶的表达，二氢蝶啶还原酶可间接地促进多巴胺的合成。免疫共沉淀实验表明，α-突触核蛋白与人多巴胺转运蛋白形成稳定的复合体，从而通过其转运体抑制多巴胺的摄取，α-突触核蛋白还可以通过抑制酪氨酸羟化酶调节多巴胺合成。与铁结合多巴胺/神经黑色素相关的 α-突触核蛋白和氧化还原反应之间的联系已经得到进一步的证实。研究表明，路易小体（Lewy body，是以帕金森病为代表的路易体病患者脑内的特征性标志物）的形成与脂褐素和神经黑色素沉积物内 α-突触核蛋白的沉积完全一致（Rahman et al.，2012；Pizzino et al.，2017）。

（三）肌萎缩侧索硬化

ALS 的特征在于脊髓的下运动神经元和大脑皮层的上运动神经元的丧失，散发和家族聚集形式发病均有可能。与其他神经退行性疾病一样，ALS 患者神经组织中有错误折叠的蛋白质的沉积，如铜/锌 SOD。有超过 100 种 SOD 突变与家族性疾病相关。通过转基因小鼠研究表明，这些突变导致 SOD 功能毒性的增加。SOD 的突变可以使该蛋白质从抗氧化作用转化为能够引起氧化损伤的促氧化作用。不适当的金属介导的氧化还原反应对 ALS 进展至关重要，已观察到铜螯合剂在细胞培养和小鼠模型中抑制疾病的进程（Gospodaryov and Lushchak，2012）。

（四）自闭症

氧化应激与自闭症患者的神经功能障碍、临床症状和发病机制有关。已知氧化应激与细胞的早期衰老有关，并可导致组织炎症、细胞膜受损、自身免疫和细胞死亡。最近的证据表明，自闭症患者的氧化应激与膜脂异常、免疫失调、炎症反应、能量代谢受损和兴奋性毒性增加相关联，这些潜在的机制导致自闭症的临床症状和病理改变（Gospodaryov and Lushchak，2012）。

二、氧化应激与心血管疾病

有许多证据表明氧化应激在心血管疾病的发生和发展中起重要作用，包括高血压、血脂异常、动脉粥样硬化、心肌梗死、心绞痛和心力衰竭。

（一）冠心病

传统的血管危险因素，包括高脂血症（胆固醇、低密度脂蛋白等浓度升高）、高血压、吸烟、糖尿病、超重、缺乏身体锻炼、年龄、性别和家族性倾向，只能部分解释发生脑血管病和冠心病的超额风险。许多研究也支持 ROS 在疾病发病机制中的作用。虽然适度运动会产生急性氧化应激，但定期耐力运动与改善心血管功能和减少传统冠心病危险因素有关。这些发现与适度运动诱导的氧化应激所引起的机体适应导致长期血管保护的假设是一致的。这是由于激活了导致细胞内抗氧化剂和抗氧化酶合成增加的信号通路，从而在运动期间减少 ROS 产生（Rahman et al.，2012；Pizzino et al.，2017）。

（二）动脉粥样硬化

动脉粥样硬化是一个复杂的过程，涉及血浆脂蛋白的沉积和动脉壁中细胞成分的增殖，进而导致动脉粥样硬化斑块形成和动脉血流供应的障碍。已经有大量证据支持自由基介导的氧化过程及其特定产物在动脉粥样硬化形成中起关键作用。这个假设的核心是低密度脂蛋白（LDL）作为正常循环的一部分，偶尔会离开抗氧化剂充足的血浆，进入动脉的内皮下空间，在此处被氧化。氧化形式的 LDL（oxLDL）能够启动促使动脉粥样硬化病变形成的过程。oxLDL 被巨噬细胞摄取，并诱导某些细胞因子的释放，这些细胞因子可促使其他细胞聚集，并刺激平滑肌细胞增殖。oxLDL 还可以上调促进白细胞结合的细胞黏附分子的表达。所有这些事件均加速了动脉粥样硬化斑块的形成，可能导致许多患者的心脏病发作和中风。氧化应激理论得到了动脉粥样硬化病变中 oxLDL 的存在及 LDL 对氧化应激的敏感性与心血管疾病风险之间的相关性的支持。此外，营养抗氧化剂可以抑制 LDL 氧化。一些流行病学证据和干预研究表明，富含抗氧化剂的食物摄取与较低的冠心病发病率相关联（Klandorf and Dyke，2012）。

（三）中风/缺血/再灌注

在许多国家，中风是导致残疾和死亡的主要原因之一。特别是中风后发生缺血/再灌注的情况与自由基介导的反应有关，可能导致细胞死亡。尽管缺血性中风和出血性中风具有不同的危险因素和病理生理机制，但有证据表明在这两种情况下自由基和其他活性物质的产生增加，导致氧化应激。缺血性中风是动脉血流中断或严重减少的结果。当缺氧后通过迅速再灌注可以抢救组织，但是再灌注可能具有消极的后果：在再氧合时，氧化应激迅速发生，并且在细胞质和/或细胞器中发生许多非酶促氧化反应。除此之外，缺血引起一系列事件，可通过几种不同的途径包括炎症细胞、黄嘌呤氧化酶、环加氧酶和线粒体途径增加自由基的产生。伴随缺血时的谷氨酸和天冬氨酸的大量增加也可能通过兴奋性毒性机制促成自由基的产生。再灌注时，血液携带的炎症细胞（如中性粒细胞和单核细胞/巨噬细胞）的累积可能进一步促进氧化应激。因此，在再灌注的第一分钟出现大量过量的 $O_2^{-\cdot}$ 衍生的自由基，并且在再灌注开始后 4—7min 达到峰值。临床上曾试图评估抗氧化治疗或富含抗氧化剂的营养干预在中风治疗中的功效（Rahman et al.，2012；Pizzino et al.，2017）。

（四）肥胖症

已经在人类中观察到肥胖与氧化应激标志物之间的关联，以及脂质对氧化修饰的易感性。已经提出了关于观察肥胖和氧化应激之间关联的几种假设。例如，有人提出肥胖患者中的氧化应激可能部分来自细胞内三酰甘油的积累。提出细胞内三酰甘油通过抑制线粒体腺苷核苷酸转运蛋白来提高电子传递链内的超氧自由基产生。这种转运蛋白的抑制导致线粒体内 ADP 减少，反过来，通过 ATP 合成反应减少质子通量（ATP 合成反应需要 ADP 作为底物）。结果，电子在电子传递链中积聚，然后可以减少 O_2 形成 $O_2^{-\cdot}$。另一个假设认为脂肪细胞和前脂肪细胞是炎症细胞因子的来源。细胞因子是巨噬细胞和单核细胞产生 ROS/RNS 的有效刺激物。特别是细胞因子上调氧化物生成酶的活性，包括 NAD（P）H 氧化酶、诱导型 NOS 和髓过氧化物酶。如果细胞内三酰甘油或组织脂肪的积累促进氧化应激增加，则通过饮食和/或运动减少总体脂肪可能是减少全身性炎症和氧化应激的有效手段。与此预测一致，在能量限制和体重减轻 4 周后，观察到氧化应激的血浆标志物和分离的白细胞产生的 ROS 的减少（Gospodaryov and Lushchak，2012）。

三、氧化应激与肺部疾病

（一）肺部炎症及损伤

正常情况下，肺部含有大量 SOD、CAT、GPx 和谷胱甘肽 S-转移酶等自由基清除剂，能及时清除多余的氧自由基。当机体遭到感染、创伤、中毒或休克等因素影响，肺部受累时（缺血，缺氧，缺血/再灌注，溺水，吸入有毒气体、SiO_2、粉尘等），如急性肺损伤（acute lung injury，ALI）、**急性呼吸窘迫综合征（acute respiratory distress syndrome，ARDS）**、尘（矽）肺、**慢性阻塞性肺疾病（chronic obstructive pulmonary disease，COPD）**等，氧自由基产生增多，如果不能及时清除，就会攻击肺泡细胞内 DNA、蛋白质、脂质膜等，损伤和破坏肺部组织、细胞结构，致肺损伤，呼吸膜受损，肺泡毛细胞血管通透性增加，趋化多形核白细胞（polymorphonuclear leukocyte，PMN）、单核/巨噬细胞的浸润和活化，导致"呼吸爆发"等，产生更多的自由基，同时，肺泡细胞功能障碍，自由基清除功能降低（Gospodaryov and Lushchak，2012）。

自由基与中性粒细胞（主要是 PMN）、单核/巨噬细胞之间的作用是导致肺损伤的中心环节：①自由基可减弱中性粒细胞的变形能力，致中性粒细胞在肺微循环的滞留、募集、活化，趋化因子、细胞因子等炎症介质进一步促进中性粒细胞的聚集。②自由基可激活 NF-κB、激活蛋白-1（activator protein-1，AP-1），促进炎症因子释放，使更多的中性粒细胞在肺内滞留、活化。抗氧化剂可减少 NF-κB、AP-1 的激活，减少内皮细胞和巨噬细胞释放炎症介质。③自由基刺激中性粒细胞表面黏附分子的表达，募集于肺内的中性粒细胞被激活后，可释放更多的自由基，在炎症部位引起肺组织的损伤。肺泡上皮和肺泡毛细血管内皮损伤后，通透性增加，肺泡表面活性物质减少，渗出增多，产生肺实质和间质性肺水肿、肺泡萎陷、肺不张，肺泡通气功能障碍；IL-1、TNF-α、细胞因子和炎症介质产生增多，细胞内渗出增加，透明膜形成，肺泡-毛细血管间的氧弥散功能障碍，通气/血流比值失衡，产生低氧血症、呼吸困难或窘迫、肺部浸润阴影、急性肺损伤或者急性呼吸窘迫综合征等（Rahman et al., 2012；Pizzino et al., 2017）。

（二）哮喘

许多观察结果表明，氧化应激在哮喘的发病机制中起着重要作用。在呼吸道中，失去对氧化性物质的控制可能会导致 Th2-显性免疫的启动，而非气道过敏性炎症发展的初始阶段诱导免疫耐受。此外，增强的氧化应激可能通过增强气道高反应性、刺激黏蛋白分泌和诱导各种促炎化学介质促进现有气道炎症的进展或持续，所有这些都被认为与严重哮喘有关。据报道，空气污染（外源性氧化性物质的代表性刺激）地区的支气管哮喘发病率较高。减少含有抗氧化剂的食物摄入量也与哮喘发病率的增加有关。哮喘患者的氧化应激增加也与抑制肺功能有关。气道中氧化应激增加先于过敏性炎症、气道高反应性和哮喘的其他关键特征，如黏液分泌增加。因此，细胞内 ROS 水平的增加是诱导过敏性气道炎症的关键因素，在适当的时间控制细胞内氧化应激，对于有效控制支气管哮喘很重要（Pizzino et al., 2017）。

（三）肺纤维化

肺纤维化是多种肺病的最终结果。尽管存在多种肺纤维化启动因素，如毒素、纤维/颗粒、自身免疫反应、药物和放射等，但大多数肺纤维化病例的病因尚不清楚。一些研究表明，气道中的氧化-抗氧化失衡在特发性肺纤维化（idiopathic pulmonary fibrosis, IPF）的发病机制中起着关键作用。此外，氧化性物质可能有助于肺纤维化的发展，因为它们对细胞因子和生长因子如 TGF-β 的产生有影响，TGF-β 是异常修复机制的关键调节因子，是许多纤维化疾病（包括 IPF）的特征。TGF-β 与肺中的氧化剂/抗氧化剂之间存在几种潜在的相互作用。TGF-β 不仅通过 NADPH 氧化酶激活和/或线粒体功能障碍来诱导 ROS 产生，还通过降低过氧化氢酶和线粒体 SOD 的表达来减少天然细胞抗氧化剂的产生。已报道 IPF 患者的氧化蛋白水平升高。一些研究报道，各种抗氧化酶系统可以预防肺纤维化。但 IPF 受试者的抗氧化能力也低于健康受试者。因此，氧化剂和 TGF-β 似乎相互作用以增强肺中的纤维化反应（Pizzino et al., 2017）。

四、氧化应激与生殖系统疾病

氧化应激已被确定为影响生育状况的一个因素，近年来已被广泛研究。烟草烟雾由大约 4000 种化合物组成，如生物碱、亚硝胺和无机分子，这些物质中的许多含活性氧或活性氮。据报道，主动吸烟与精子 DNA 链断裂之间存在显著的正相关关系，吸烟也可导致精子轴丝损伤和数量减少。已发现吸烟者的精子对酸诱导的 DNA 变性的敏感性明显高于非吸烟者，因为吸烟者的精子中含有较高水平的 DNA 链断裂。综上，吸烟影响男性的精子的质量和数量。

一些研究已经检查了氧化应激和妊娠并发症的作用。两项回顾性研究表明，抗氧化状态降低会增加自然流产的风险。Vural 等（2000）证实，复发性自然流产妇女血浆中的抗坏血酸（维生素 C）和 α-生育酚（维生素 E）水平显著降低，但需要进行前瞻性研究，以明确血浆抗氧化剂水平是自然流产的原因而非结果。有研究表明，ROS 参与了胎膜的成熟前破裂，还有证据表明，氧化应激可能与先兆子痫有关（Rahman et al.，2012；Pizzino et al.，2017）。

五、氧化应激与皮肤病

由于皮肤表面脂质总是与氧气接触，因此它是环境氧化损伤最主要的目标之一。在紫外线照射引起的各种伤害中，自由基和脂质过氧化物是解释损伤最合理的对象之一。细胞不仅通过 DNA 直接吸收 UVB 光子产生结构变化，而且在 UVA 和 UVB 的照射下细胞产生的 ROS 也称为光敏剂的内源性吸收光子。当分子吸收紫外线辐射时，它会被电子激发并变成短寿命的自由基，这个过程称为光敏化。几种细胞成分（如卟啉、黄素、醌等）和生物活性药物（如四环素、噻嗪类）可以作为皮肤细胞内的光敏剂。因为大多数光敏反应是氧依赖性的，所以 UV 辐射导致 ROS 的产生。自由基也由中性粒细胞（具有免疫功能的白细胞）产生，其在光损伤的皮肤中增加并且有助于整体促氧化状态的维持。因此，紫外线诱导的皮肤中 ROS 的产生会导致氧化应激并引起许多皮肤病（Gospodaryov and Lushchak，2012）。

六、氧化应激与癌症

人类的癌症发病是一个复杂的过程，需要由内源性和/或外源性触发因素介导细胞和分子的改变。大部分化学致癌物在其代谢为最终致癌物的过程中都有产生自由基的中间过程。这些致癌化学物可通过单电子的转移产生以 C、H、O 或 S 为中心的自由基。首先，研究发现，癌细胞中自由基含量增高的原因，一方面可能与各种因素如辐射、外源化学物的代谢、细胞色素电子传递链和其他氧化酶活性的诱导增加等所致的自由基或活性氧生成增加有关；另一方面与机体内抗氧化防御系统的异常密切相关，肿瘤细胞可产生超氧阴离子，而许多肿瘤患者的癌细胞中氧自由基清除系统存在障碍。其次，自由基参与人体的癌变过程，主要是自由基能引起致癌物质在人体内的扩展和连锁反应，攻击 DNA 造成多种形式的损伤，从而诱发肿瘤形成（Kryston et al.，2011；Kehrer and Klotz，2015）。再次，由于肿瘤患者免疫功能异常，表现为细胞免疫功能降低，体液免疫功能亢进，导致"免疫监视"作用减弱或丧失，由此引起和促进肿瘤的发生与发展。过多的自由基可以和细胞内许多重要的生物分子（如核酸、蛋白质、脂类和糖类等）作用，造成细胞结构和功能的改变。众所周知，DNA 氧化损伤是癌症发展最重要的激发因素。

癌症可以被由氧化应激引起的染色体异常和癌基因激活驱动和/或促进（Franco et al.，2013）。水解了的 DNA 碱基是 DNA 氧化常见的副产物，被认为是化学致癌过程中最相关的事件之一。这种加合物的形成通过改变生理转录组特征并导致基因突变而损害正常细胞的生长。氧化应激也可能导致针对 DNA 结构的多样化修饰，如碱基核糖损伤、DNA-蛋白质交联、DNA 链断裂和无碱基位点。例如，吸烟、环境污染物和慢性炎症可能是 DNA 氧化损伤的来源，有助于肿瘤发作。生活方式引起的氧化应激在癌症发展中也起很重要的作用。例如，膳食脂肪消耗（使机体暴露于脂质过氧化的风险更高）和不同类型癌症的死亡率之间存在着显著的相关关系。此外，氧化应激也可通过影响细胞信号转导系统，使细胞丧失正常的接触抑制而不断地增殖。自由基还能促进肿瘤血管的生成，进而促进肿瘤的发生和转移（Reuter et al.，2010；Sesti et al.，2012）。

已有研究提出活性氧可以刺激诸如 *Jun* 和 *Fos* 等癌基因。*Jun* 的过度表达与肺癌直接相关。在肺癌患者中，与 ROS 产生相关的 *p53* 经常发生突变并且在诱导细胞凋亡方面存在缺陷。当 *p53* 突变时，其在细胞质中积累并作为癌基因发挥作用。通过形成可与 DNA 反应的基因毒性脂质过氧化副产物，DNA 聚合酶的氧化修饰或 DNA 修复酶抑制、蛋白质和脂质的修饰均可能增加诱变的风险（Kryston et al.，2011；Kehrer and Klotz，2015）。

七、氧化应激与衰老

衰老是一个多环节的生物学过程，是机体在退化时期功能下降和紊乱的综合表现，研究人员在大量实验证据的基础上提出了许多新的学说，如自由基学说、遗传程序学说、差错灾难学说、交联学说、脂褐素累积学说、内分泌功能减退学说等，这些学说分别从不同角度探讨了衰老发生的机制和对策。在这些衰老学说中，以自由基学说最受青睐，支持这一理论的实验证据也最为丰富（Kehrer，1993；Kehrer and Klotz，2015）。

体内产生的自由基极易侵害细胞膜中的不饱和脂肪酸，引起脂质过氧化反应，形成过氧化脂质。脂质过氧化反应对生物膜内类脂结构的破坏极大，脂质双分子层结构被破坏，膜功能受损，致部分细胞器功能障碍。脂质过氧化物（LPO）的降解产物丙二醛（MDA）可与氨基酸、核酸、蛋白质和磷脂等的游离氨基反应形成脂褐素，使生物分子内部或之间发生交联，蛋白质交联形成无定型沉淀物，蓄积于细胞质中，导致膜结构和功能损伤。以上变化使细胞发生变性、坏死，引起整个机体的衰老和多种疾病的发生。

自由基可对核酸和蛋白质产生直接的氧化破坏作用。对于核酸，自由基可导致 DNA 氧化、交联、断裂、突变及热稳定性改变等，DNA 的双螺旋结构受损可引起复制错误或无法分离，进而严重影响遗传信息的正常转录和翻译，使蛋白质表达量降低甚至消失，或者产生突变蛋白质，而蛋白质合成减少是老年性记忆力减退、智力障碍及肌肉萎缩等的重要原因之一。对于蛋白质，氧化破坏可使蛋白质肽链断裂，蛋白质发生分子内或分子间交联，蛋白质二级、三级和四级结构被破坏，折叠减少，无规律卷曲增加等，导致酶蛋白失活，成为另一种催化错误反应的酶，产生某些具有异质性的蛋白质，引起自身免疫反应；使结缔组织的结构蛋白发生广泛交联，使其理化性质发生改变，导致血液和组织间的物质交换减少，使器官组织加速衰老退化（Franco et al.，2013）。

此外，近年来的大量研究证实 DNA 氧化损伤与衰老有着密切的关系。①研究发现 DNA 氧化损伤程度越严重，寿命越短，提示 DNA 受到自由基攻击后造成的损伤导致衰老。②许多研究发现，机体对 DNA 损伤的修复能力和对自由基的清除能力是随龄下降的，随着年龄增长，一方面机体清除自由基的能力越来越低，另一方面机体对 DNA 损伤的修复能力越来越弱，致使 DNA 的损伤越来越严重，最终使得细胞转录能力、基因表达能力、蛋白质和酶的合成能力相继下降，于是产生衰老和死亡。③一些早老性疾病如阿尔茨海默病、帕金森病（见本章前文）、糖尿病、着色性干皮病等疾病，它们的共同特点正是这些患者的 DNA 极易受到自由基的攻击而损伤，而修复能力又极低下，这进一步证明了 DNA 损伤与衰老的关系。总之，自由基对蛋白质和核酸的影响涉及面很广，后果严重而复杂，是自由基与衰老联系的重要纽带，是衰老形成的重要原因之一（Franco et al.，2013）。

线粒体与细胞生命活动有极为密切的关系，含有三羧酸循环、氧化磷酸化及呼吸链等一系列酶系，是细胞的能量中心，因而也是产生大量氧自由基的场所。同时，线粒体 DNA（mtDNA）与细胞核 DNA（nDNA）不同，没有组蛋白或其他蛋白质保护，所以极易受到自由基的攻击，它的损伤产物 8-OHdG 的含量比 nDNA 高 80—200 倍。另外，线粒体缺乏校读机制，对已损伤的 DNA 缺乏修复功能。所有这些因素，使得 mtDNA 的自由基性损伤非常严重，由此产生的 DNA 突变率比 nDNA 大 17 倍。mtDNA 的突变与·OH、H_2O_2、脂质过氧化物和 8-OHdG 有密切关系，常表现为碱基链的大片段丢失。研究证明，年老时 mtDNA 的丢失与自由基的增多同时发生，说明 mtDNA 的丢失与自由基氧化有密切的关系。有研究表明，线粒体功能随年龄增长而减退，线粒体电子传递链及 ATP 酶活性随年龄增长而降低，在哺乳动物和昆虫中都发现线粒体生成的氧自由基随年龄增长而增加。线粒体代谢状态的改变常伴有形态结构的改变，而线粒体结构和功能的改变也意味着器官、组织和细胞能量代谢的降低，而这正是生物衰老的重要特征之一。可见，衰老发生的分子基础是自由基对 DNA 和线粒体的氧化损伤（Gospodaryov and Lushchak，2012）。

很多学者认为自由基是衰老的决定因素。大量研究结果证明，许多物种 $O_2^{·-}$ 和 H_2O_2 的产生速率与其衰老密切相关，那些氧自由基产生速率低而清除机制完备的机体存活时间明显较长，对 7 种哺乳动物肾和心脏线粒体产生·OH 和 H_2O_2 的速率与最大寿命间的关系进行研究，结果表明，自由基与最大寿命间高度负相关（$r=0.83—0.92$），从肝线粒体产生 H_2O_2 实验中也发现了两者负相关的现象，从三个主要器官线粒体得到的相同结果进一步证明了自由基促进衰老。机体自由基生成量越少，抗氧化力（清除能力）越强，最大寿命就越大，反之亦然。由此说明，氧自由基是衰老的决定因素，在衰老进程中起着至关重要的作用。因此，如果能减少自由基生成和增强机体抗自由基的能力、有效维持二者之间的动态平衡，必定会延缓衰老、促进健康（Kehrer and Klotz，2015）。

八、氧化应激与免疫功能异常

研究表明，自由基抑制淋巴细胞的增生分化，抑制其对刺激原的反应性及细胞的功能，T 细胞、杀伤细胞（K 细胞）、自然杀伤细胞（NK 细胞）等细胞亚群对自由基都有不同程度的敏感性，自由基对 T 细胞的抑制是可逆的，是一种非细胞破坏性的作用。自由基作用于 K 细胞，使其结构和功能均发生改变，减弱其对靶细胞的识别能力；此外，其参与的抗体依赖性细胞介导的细胞毒作用也受到抑制。受自由基影响，NK 细胞对肿瘤细胞的杀伤能力也显著减弱（Gospodaryov and Lushchak，2012；Kehrer and Klotz，2015）。

近年研究发现，随着年龄的增长，体内自由基水平逐渐升高，而免疫功能逐渐下降。许多肿瘤患者在体内脂质过氧化物水平升高的同时，伴随有免疫功能异常的现象。已知某些致癌剂如二甲基亚硝胺及射线都是强烈的脂质过氧化引发剂，可启动生物体内的脂质过氧化反应，脂质过氧化反应及其代谢产物可直接或间接地致免疫功能紊乱。这些都提示免疫功能的异常可能与自由基的作用有关。因此，自由基与免疫功能的相关性、自由基是否为免疫抑制因子之一，以及自由基如何影响免疫功能等的研究，也日益受到学者的重视（Gospodaryov and Lushchak，2012）。

（庄志雄　杨细飞　张文娟）

参 考 文 献

庄志雄, 等. 2018. 自由基、氧化应激与细胞损害. //庄志雄, 曹佳, 张文昌. 现代毒理学. 北京: 人民卫生出版社: 469-474.

Avery SV. 2011. Molecular targets of oxidative stress. Biochem J, 434: 201-210.

Demple B, Levin JD. 1991. Repair systems for radical-damaged DNA. //Sies H. Oxidative Stress: Oxidants and Antioxidants. New York: Academic Press: 119-154.

Di Meo S, Reed TT, Venditti P. 2016. Role of ROS and RNS sources in physiological and pathological conditions. Oxid Med Cell Longev, 2016: 1245049.

Dizdaroglu M, Jaruga P. 2012. Mechanisms of free radical-induced damage to DNA. Free Radic Res, 46(4): 382-419.

Fimognari C. 2015. Role of oxidative RNA damage in chronic-degenerative diseases. Oxid Med Cell Longev, 2015: 358713.

Franco R, Garcia-Garcia A, Kryston TB, et al. 2013. Oxidative stress and redox signaling in carcinogenesis. //Villamena FA. Molecular Basis of Oxidative Stress: Chemistry, Mechanisms, and Disease Pathogenesis. Hoboken, New Jersey: John Wiley & Sons: 203-236.

Gospodaryov D, Lushchak V. 2012. Cause and consequence of diseases. //Lushchak V. Oxidative Stress and Diseases. Rijeka, Croatia: InTech: 13-38.

Gregus Z. 2015. Mechanisms of toxicity. //Klaassen CD. Casarett & Doull's Toxicology, the Basic Science of Poisons. 8th ed. New York: McGraw-Hill: 49-121.

Gutowski M, Kowalczyk S. 2013. A study of free radical chemistry: their role and pathophysiological significance. Acta Biochim Pol, 60(1): 1-16.

Jackson JH. 1994. Potential molecular mechanisms of oxidant-induced carcinogenesis. Environ Health

Perspect, 102(Suppl 10): 155-157.

Jackson JH, Gajewski E, Schraufstatter IU, et al. 1989. Damage to the bases in DNA induced by stimulated human neutrophils. J Clin Invest, 84(5): 1644-1649.

Jones DP. 2008. Radical-free biology of oxidative stress. Am J Physiol Cell Physiol, 295(4): C849-C868.

Kaur R, Kaur J, Mahajan J, et al. 2014. Oxidative stress-implications, source and its prevention. Environ Sci Pollut Res Int, 21(3): 1599-1613.

Kehrer JP. 1993. Free radicals as mediators of tissue injury and disease. Crit Rev Toxicol, 23: 21-48.

Kehrer JP, Klotz LO. 2015. Free radicals and related reactive species as mediators of tissue injury and disease: implications for health. Critical Reviews In Toxicology, 45(9): 765-798.

Kehrer JP, Robertson JD, Smith CV. 2010. Free radicals and reactive oxygen species. //McQueen CA. Comprehensive Toxicology. Vol 1. 2nd ed. Kidlington: Elsevier Ltd.: 278-304.

Klandorf H, Dyke KV. 2012. Oxidative and nitrosative stresses: their role in health and disease in man and birds. //Lushchak V. Oxidative Stress - Molecular Mechanisms and Biological Effects. Rijeka, Croatia: InTech: 47-60.

Kong Q, Shan X, Chang Y, et al. 2008. RNA oxidation: a contributing factor or an epiphenomenon in the process of neurodegeneration. Free Radic Res, 42(9): 773-777.

Kryston TB, Georgiev AB, Pissis P, et al. 2011. Role of oxidative stress and DNA damage in human carcinogenesis. Mutat Res, 711(1-2): 193-201.

Lenaz G, Strocchi P. 2009. Chapter 15. Reactive oxygen species in the induction of toxicity. //Ballantyne B. General and Applied Toxicology. Vol 2. 3rd ed. J West Sussex, UK: John Wiley & Sons Ltd.: 1-44.

Li Y. 2012. Introduction to free radical biomedicine. //Li YR. Free Radical Biomedicine: Principles, Clinical Correlations, and Methodologies. Blacksburg: Bentham Science Publishers: 3-9.

Nunomura A, Tamaoki T, Motohashi N, et al. 2012. The earliest stage of cognitive impairment in transition from normal aging to Alzheimer disease is marked by prominent RNA oxidation in vulnerable neurons. J Neuropathol Exp Neurol, 71(3): 233-241.

Ott C, Jacobs K, Haucke E, et al. 2014. A. Role of advanced glycation end products in cellular signaling. Redox Biol, 2: 411-429.

Perrone S, Santacroce A, Longini M. 2018. The free radical diseases of prematurity: from cellular mechanisms to bedside. Oxid Med Cell Longev, 2018: 7483062.

Pizzino G, Irrera N, Cucinotta M, et al. 2017. Oxidative stress: harms and benefits for human health. Oxid Med Cell Longev, 2017: 8416763.

Poulsen HE, Specht E, Broedbaek K, et al. 2012. RNA modifications by oxidation: a novel disease mechanism? Free Radic Biol Med, 52(8): 1353-1361.

Rahman T, Hosen I, Islam MMT, et al. 2012. Oxidative stress and human health. Advances in Bioscience and Biotechnology, 3: 997-1019.

Ray PD, Huang BW, Tsuji Y. 2012. Reactive oxygen species (ROS) homeostasis and redox regulation in cellular signaling. Cell Signal, 24(5): 981-990.

Reuter S, Gupta SC, Chaturvedi MM, et al. 2010. Oxidative stress, inflammation, and cancer: how are they linked? Free Radic Biol Med, 49: 1603-1616.

Salisbury D, Bronas U. 2015. Reactive oxygen and nitrogen species: impact on endothelial dysfunction. Nurs Res, 64(1): 53-66.

Schieber M, Chandel NS. 2014. ROS function in redox signaling and oxidative stress. Curr Biol, 24(10): R453-R462.

Sedelnikova OA, Redon CE, Dickey JS. 2010. Role of oxidatively induced DNA lesions in human pathogenesis. Mutat Res, 704(1-3): 152-159.

Sesti F, Tsitsilonis OE, Kotsinas A, et al. 2012. Oxidative stress-mediated biomolecular damage and inflammation in tumorigenesis. In Vivo, 26(3): 395-402.

Sies H. 2015. Oxidative stress: a concept in redox biology and medicine. Redox Biology, 4: 180-183.

Sies H, Cadenas E. 1985. Oxidative stress: damage to intact cells and organs. Philos Trans R Soc Lond B Biol

Sci, 311(1152): 617-631.

Tebaya LE, Robertsona H, Durantb ST, et al. 2015. Mechanisms of activation of the transcription factor Nrf2 by redox stressors, nutrient cues, and energy status and the pathways through which it attenuates degenerative disease. Free Radic Biol Med, 88(Part B): 108-146.

Vlassara H, Striker G. 2007. Glycotoxins in the diet promote diabetes and diabetic complications. Curr Diab Rep, 7(3): 235-241.

Vural P, Akgül C, Yildirim A, et al. 2000. Antioxidant defence in recurrent abortion. Clin Chim Acta, 295(1-2): 169-177.

Yin H, Xu L, Porter NA. 2011. Free radical lipid peroxidation: mechanisms and analysis. Chem Rev, 111(10): 5944-5972.

第十章 外源化学物对细胞信号转导的影响

第一节 概 述

在多细胞生物体中控制细胞功能是机体的一项重要生物功能。如果控制过程出现差错，很可能导致疾病的发生。在外源物质的影响下，细胞可能发生一系列影响内稳态平衡的改变。细胞必须能够感知内稳态的改变并作出相应的反应，从而维持细胞的增殖、分化和凋亡等主要功能的相互协调。在细胞功能协调过程中或不能调节内稳态平衡时，细胞将增强适应性反应能力，诱导分解代谢酶的产生或激活细胞防御机制。细胞色素 P450 酶系就是细胞应对毒性损伤的例证之一。细胞维持内稳态平衡的过程被称为细胞信号转导途径，它是连接感受器（受体）和决定细胞命运的效应器（如转录因子、酶）的信号转导级联，如图 10-1 所示。多级的级联信号系统共同构成了复杂的生物网络系统从而决定细胞的表型和细胞的生物学表现。

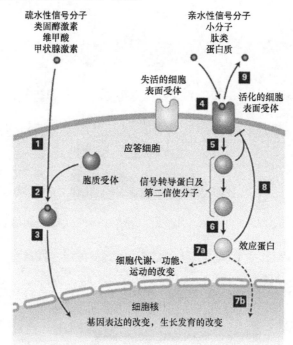

图 10-1 细胞信号转导的概述（Lodish et al., 2016）（彩图请扫封底二维码）

疏水性信号分子，如类固醇和相关分子，通过细胞膜扩散（步骤 1），并与胞质中的受体结合（步骤 2）。受体-信号复合体进入细胞核（步骤 3），在那里它可以与 DNA 中的转录控制区域结合，激活或抑制基因表达。大多数信号分子，包括小分子（肾上腺素、乙酰胆碱）、多肽（酵母交配因子、胰高血糖素）和蛋白质（胰岛素、生长激素）都是亲水的，不能在细胞膜上扩散。这些分子与特定的细胞表面受体蛋白结合，触发受体的构象变化，从而激活受体（步骤 4）。激活的受体随后激活一个或多个下游信号转导蛋白或小分子第二信使（步骤 5），最终导致一个或多个效应蛋白的激活（步骤 6）。信号级联的最终结果可能是改变特定的胞质蛋白，主要是酶，导致细胞代谢、功能或运动的短期变化（步骤 7a）。效应蛋白也可以进入细胞核，引发基因表达的长期变化（步骤 7b）。细胞反应的终止或下调通常由细胞内信号分子的负反馈（步骤 8）和细胞外信号的去除（步骤 9）引起在细胞信号转导领域，某些重要发现对该领域的发展产生了革命性的影响。例如，19 世纪 50 年代中后期的研究发现，蛋白质可发生可逆性的磷酸化改变。稍后对激酶和磷酸酶的研究显示，蛋白质变构是一种动态平衡的过程。1970 年，Martin Rodbell 首先发现了信号转导中所需的一种内源性小分子化合物——**鸟苷三磷酸（guanosine triphosphate，GTP）**，GTP 和鸟苷二磷酸（guanosine diphosphate，GDP）的转化是调节激素作用的重要机制。随后的研究发现，GTP 是通过与 GTP 结合蛋白共同发挥作用的。GTP 结合蛋白是一类蛋白质家族，在细胞信号转导中起中间递质的作用。GTP 结合蛋白可以将外源信号分子如激素、药物等和细胞内发挥生物学作用的蛋白质结合起来。随后的研究陆续发现了**环腺苷酸（cyclic adenosine monophosphate，cAMP）**和**二酰甘油（diacylglycerol，DAG）**等多种第二信使。对信号转导领域进行研究的先驱获得了众多赞誉，其中包括诺贝尔生理学或医学奖。例如，1994 年，Martin Rodbell 和 Alfred Goodman Gilman 由于发现 G 蛋白及其在细胞信号转导中的作用，分享了诺贝尔生理学或医学奖。1998 年，药理学家 Robert F. Furchgott、Louis J. Ignarro 和 Ferid Murad 由于对一氧化氮在心血管系统中信号转导的研究同样获此殊荣。Arvid Carlsson、Paul Greengard 和 Eric Richard Kandel 在大脑信息处理和传导领域作出了开创性的贡献，2000 年诺贝尔生理学或医学奖授予了这三位科学家（Thorner et al.，2014）。

信号转导在生物学和毒理学中具有重要作用：首先，信号转导级联中涉及的蛋白质在各物种之间高度保守。例如，依赖 **cAMP 的蛋白激酶 1（cAMP-dependent protein kinase 1，Pka-C1）**在人类和果蝇之间有 82% 的结构是一致的。蛋白质序列的高度保守性显示该蛋白质在生物体内发挥着重要的作用。同样，如果这些蛋白质在外源物质的作用下发生了改变，必将引起灾难性的后果。其次，信号转导通路调节异常与肿瘤发生有关。很多原癌基因和抑癌基因本身就是信号转导蛋白，如 *ras*、*myc*、*fos* 和 *jun* 等。最后，越来越多的证据显示，信号转导级联在外源物质和激素受体的调节中发挥重要作用。交互对话是指细胞信号转导可以影响外源化学物受体的活性（反之亦然）。在既定的细胞内，由于特定化学物所激活的信号转导通路不同，因此其效应也可能不同（Ramos and Weber，2010；Hotamisligil and Davis，2016）。

第二节　细胞信号的种类

细胞不停地接受来自外界和自身的各种信息，其中大多数需要经过信号转导系统进行传递。信号配体可以是小分子易扩散物质、细胞外大分子、通过细胞旁分泌的非扩散物质或者细胞内的代谢中间产物。细胞信号是指能与受体结合的小分子配体，可分为：①自分泌或自身信号；②旁分泌，邻近细胞分泌的配体；③内分泌，通过血液系统长距离转运的配体。其他的信号转导途径包括邻分泌信号传递，是通过两个细胞相互接触进行的信号传递，细胞间隙信号转导就属于此类，当然在邻分泌信号传递中也可能存在配体-受体类型的信号转导。此外，信号可能直接是外源大分子物质，一些重要的外源性物质就是通过此途径发挥作用的。

一、激素

激素（hormone）是高度分化的内分泌细胞合成并直接分泌入血液，并随着血液运输到生物体各部位的化学信息物质，它通过调节各种组织细胞的代谢活动来影响人体的生理活动。按激素的化学组成可分为甾体类激素（类固醇激素）和肽类激素（含氮激素）两种。甾体类激素包括性激素（如雌二醇、睾酮），调节蛋白质、糖、脂类代谢的糖皮质激素，以及调节体内盐平衡的盐皮质激素；肽类激素包括氨基酸衍生物及胺类（如肾上腺素、甲状腺素）、小肽类（几种促激素的释放因子，即调节肽）、蛋白质类（如胰岛素等）、糖蛋白（如脑垂体促激素等）。不同的肽类激素在分子量及结构上差异极大，可以从几个氨基酸到数个完整的蛋白质不等。例如，促甲状腺素释放素释放因子只由 3 个氨基酸残基组成，而促卵泡激素和促甲状腺激素则由异二聚蛋白质构成，其中每个蛋白质约含 200 个氨基酸残基。

大多数肽类激素是亲水性的，它们不能穿过靶细胞质膜的脂质双分子层，只能通过与相对应的靶细胞表面受体结合，再经信号转换机制，在细胞内产生第二信使或激活蛋白激酶、蛋白磷酸酶的活性，引起细胞的应答反应。甾体类激素和甲状腺素属于亲脂性的激素，作用的主要方式是穿过细胞与细胞内受体结合成为复合体，随后进入细胞核通过与 DNA 顺式作用元件结合并激发特异的 mRNA 的转录来发挥其生理功能。

二、生长因子和细胞因子

生长因子是一类可以与细胞表面受体结合的蛋白质。其主要作用是激活信号转导级联，从而影响细胞增殖、分化和凋亡。大多数的细胞因子可以刺激细胞的增殖、分化，缺失时可能造成某些细胞的凋亡。大多数生长因子为多肽，其作用在许多方面与激素类似。例如，胰岛素除了在糖代谢中发挥作用外，还可以对多种细胞发挥生长因子的作用。大多数生长因子是作为细胞培养中的必需成分而被发现的，它们可以在细胞培养中促进特定细胞的增殖和分化。例如，**神经生长因子（nerve growth factor，NGF）**在神经元细胞培养中发挥促进细胞分化的作用。**表皮生长因子（epidermal growth factor，EGF）**在表皮细胞培养中发挥促进细胞增殖的作用（Wang et al.，2017a），同时，其还可以刺激其他细胞的正常生长。其他生长因子还包括**成纤维细胞生长因子（fibroblast growth factor，FGF）**（Sato-Matsubara et al.，2017）、**血小板衍生生长因子（platelet-derived growth factor，PDGF）**（Wang and Liu，2018）、**转化生长因子（transforming growth factor，TGF）**（Ghatak et al.，2017）、**胰岛素样生长因子（insulin-like growth factor，IGF）**（Lee and Kim，2017）等。这些生长因子都有特定的跨膜受体（Lodish et al.，2016）。

细胞因子是唯一一种由白细胞分泌的生长因子，细胞因子可刺激体液和细胞免疫反应，如刺激巨噬细胞的活性。由淋巴细胞分泌的细胞因子称为淋巴因子，由单核巨噬细胞分泌的细胞因子称为单核因子。很多种淋巴因子也称为**白细胞介素（interleukin，IL）**。它们既由白细胞产生，同时也影响白细胞功能。因此，白细胞介素最常见的靶细胞多位于造血组织中。目前至少发现了 18 种白细胞介素。除白细胞介素外，另一种重要的调节免疫系统的细胞因子是**肿瘤坏死因子（tumor necrosis factor，TNF）**，也称为恶病质素，TNF 多由巨噬细胞产生。

由于生长因子和细胞因子与肿瘤形成、凋亡、感染、免疫和造血等多种重要生理功能有关，当它们的表达受到外源物质干扰时，可对机体产生深远的影响。目前，通过芯片技术等高通量筛查手段，已经发现了一些影响细胞因子的外源物质。这一数字必将继续增长。在外源物质的作用下，生长因子的浓度可通过自分泌、旁分泌、内分泌及邻分泌进行调节。可能的机制包括：①外源物质直接对产生生长因子的细胞产生毒作用。这类物质常见于抗有丝分裂原，如环磷酰胺等可以破坏产生细胞因子的细胞。二噁英可直接影响 T 细胞的分化。②影响生长因子的表达。这是最常见的影响生长因子产生的机制，也最适于应用芯片技术进行筛查。例如，环孢素等免疫抑制药物可以抑制 T 细胞产生多种细胞因子。与之类似，非甾体抗炎药噻唑烷二酮类药物、过氧化物酶体增殖物激活受体 Y 激动剂可以抑制 TNF-α 和 IL-1 的表达。二噁英可以抑制肝细胞生长抑制剂 TGF-β 的表达，同时增强 IL-1β 和 PAI-2 等细胞因子的表达，从而加速肝脏肿瘤的进展。核因子-κB（NF-κB）、低氧诱导分子（HIF）是**血管内皮生长因子（vascular endothelial growth factor，VEGF）**、PDGF、FGF 等生长因子，以及可诱导的**一氧化氮合酶（nitric oxide synthase，NOS）**和血红素加氧酶-1 产生的血管舒张因子的重要转录调节因子。③通过转录后修饰影响生长因子的表达，某些酶的激活是此种机制的代表。环氧化酶是由前列腺产生的一种与肿瘤相关的重要信号分子，同时该酶的活性也会受到非甾体类抗炎药的抑制。细胞色素 P450 的抑制剂或激动剂同时也可以通过改变内稳态的水平，从而影响激素、细胞因子和生长因子的水平。例如，某些可以与芳香族化合物受体结合的配体可以影响芳香化酶的活性，从而进一步影响体内雄激素和雌激素水平。抗原虫药戊烷脒可以通过抑制 IL-1 的活性来发挥作用。雷帕霉素虽然不直接影响细胞因子基因的表达，但是可以通过影响其 mRNA 的活性而发挥作用（Ramos and Weber，2010）。总而言之，外源化学物发挥毒性的重要机制之一是改变细胞因子和激素水平。

三、神经递质

神经递质（neurotransmitter）也是第一信使的一种，但其在化学突触处的释放和结合与内分泌信号迥然不同。在突触前细胞，含有神经递质的小泡就在局部释放少量的神经递质。单个的神经元只能容纳少量的神经递质，这种构成保证了相对少的小泡通过胞外分泌释放到突触间隙的递质可以快速有效地聚集，经突触间隙扩散并在突触后细胞与受体结合。递质通过突触前后神经元的短距离过程非常快（约 0.1μs 甚至更快），保证了递质在神经元之间以及神经和肌肉的神经肌肉连接点快速聚集。递质的种类有胆碱类的乙酰胆碱，氨基酸类的 γ-氨基丁酸、甘氨酸等，单胺类的去甲肾上腺素、多巴胺、5-羟色胺。各递质引起兴奋性或抑制性效应取决于由神经递质受体调节的离子通道特性。神经肽如内啡肽是神经系统内具有活性的、由氨基酸组成的短肽链。它们有时在神经细胞之间传递信号，有时也作为内分泌激素在体内起作用。

四、钙离子

二价钙离子（Ca^{2+}）是细胞周期、基因表达和细胞凋亡中的一种重要的信号分子。虽然钙也是多种代谢酶的调节剂，但本章重点关注 Ca^{2+} 在细胞信号转导和基因表达中的作用。细胞内 Ca^{2+} 浓度比细胞外约低 2000 倍，细胞必须耗费较多能量维持这一浓度梯度。ATP 依赖性 Ca^{2+} 泵将细胞质内的 Ca^{2+} 泵入内质网和细胞外，包括外源物质在内的多种信号可促使 Ca^{2+} 从以上两个储存库释放出来，使细胞内 Ca^{2+} 浓度从 100nmol/L 上升到 1—2μmol/L。受体酪氨酸激酶和 G 蛋白结合受体可以增加三磷酸肌醇的水平，从而刺激 Ca^{2+} 从内质网内释放。配体门控和电压门控离子通道可以使细胞外的钙离子进入细胞内。细胞核内 Ca^{2+} 浓度的调节机制尚不完全清楚，一般细胞核内的 Ca^{2+} 浓度并不受细胞质内 Ca^{2+} 浓度的影响。Ca^{2+} 载体如钙离子通道载体是外源物质影响细胞内 Ca^{2+} 浓度的最好例证。某些毒物如毒胡萝卜素、三丁基锡等可以消耗内质网内的 Ca^{2+}，导致离子通道的开放。如前所述，G 蛋白和酪氨酸蛋白受体均以钙离子作为第二信使，凡是影响这两种受体的外源物质也将影响细胞内的 Ca^{2+} 浓度和信号转导（更多细节详见第十二章）。

五、气体信号分子

感知和适应双原子气体（O_2、NO 和 CO）水平变化的能力对生物体的存活至关重要。像类固醇一样，气体能够穿过细胞膜并与细胞内的靶分子结合。气体信号转导主要由含血红素的蛋白质介导。气体通过血红素分子与感受器蛋白结合，影响其活性或稳定性。氧气的来源主要是环境，而一氧化氮和一氧化碳可以在邻近的细胞中生成，并作为真正的旁分泌信号（通过共价和非共价结合）而发挥作用（Heldin et al., 2016）。

（一）氧和活性氧

虽然分子态的氧是真核细胞所必需的，但是活性氧却是细胞损伤的主要因素。线粒体是产生活性氧的主要场所，其他细胞器如过氧化物酶体等也可以产生活性氧。在线粒体内，每个氧气分子将获得 4 个电子，生成 2 分子的水。但是在此过程中也将依次生成超氧阴离子自由基（$O_2^{·-}$）、过氧化氢（H_2O_2）和羟自由基（·OH）。这些活性氧可与其他分子发生反应，生成具有强氧化剂性质的过氧亚硝基、次氯酸和脂质自由基。细胞具有感知内部氧气和活性氧自由基含量（如氧化还原状态）的能力，同时也有一系列直接抵抗活性氧自由基损伤效应的系统。最常见的保护机制包括超氧化物歧化酶（SOD）、过氧化氢酶、抗氧化剂（维生素 E、硒）和谷胱甘肽过氧化物酶系统等。

影响线粒体的外源物质较为常见，它们不仅影响细胞内的氧化还原状态，也影响活性氧的产生。萘醌类化合物、亚硝酸盐、阿霉素、百草枯等外源物质可以使氧化磷酸化解偶联，从而产生大量氧自由基。呋喃是在细胞色素 P450 作用下在线粒体中产生的，随后使氧化磷酸化解偶联产生活性氧。过氧化物酶体增殖剂在肿瘤促长阶段中的意义虽然尚存争议，但有必要进行深入的研究。这些物质包括在过氧化物酶体中负责脂质代谢的第一个酶（也是限速酶）——酰基辅酶 A 氧化酶（ACO）等。与在线粒体中不同，

ACO 在过氧化物酶体中的催化反应可产生过氧化氢副产品，从而使其他分子氧化成为活性氧。另外，过氧化氢酶体不仅含有众多能够产生过氧化氢的酶，还有很多重要的具有解毒作用的过氧化氢酶。因此当过氧化氢酶体增殖体中，ACO 或其他产生过氧化氢的酶增加到一定程度，超过过氧化氢酶的分解能力时，多余的活性氧将释放入细胞质中。活性氧和氧化应激是毒性反应的重要副产物，它们将影响许多信号转导过程，并最终决定细胞的命运（Ramos and Weber，2010）。

（二）一氧化氮

一氧化氮（nitric oxide，NO）最初被发现是一种内皮源性舒张因子（endothelium-derived relaxing factor，EDRF），后来发现在其他生物学过程，包括血小板聚集、突触传递和炎症反应中其也是一种强有力的介质。NO 是血管内皮功能的关键调控因子，刺激血管扩张，抑制血小板聚集和黏附，抑制血管平滑肌细胞增殖。以 L-精氨酸为原料，经一氧化氮合酶（NOS）合成，用含血红素的**可溶性鸟苷酸环化酶（soluble guanylyl cyclase，sGC）**检测 NO。精氨酸合成 NO 涉及两个单氧化步骤，需要一个 O_2、一个 NADPH 和一个四氢生物蝶呤（tetrahydrobiopterin，BH4）。

NO 的电子结构使其成为血红素的优良配体，使其在低浓度、无毒的情况下可与 sGC 上的血红素结合。sGC 是由 α1 和 β1 亚基组成的异源二聚体。β1 氨基端的 H105 是血红素配体。在一个两步的过程中，NO 首先与 sGC 血红素分子结合，形成 6 位配价复合体。第二步，血红素-H105 结合断裂形成一个 5 位配价复合体。第二步触发 sGC 催化结构域构象变化，导致其被活化。当被 NO 激活时，sGC 将 GTP 转化为 cGMP，cGMP 可作为第二信使。除了 sGC，NO 还能与其他含血红素的酶或蛋白质相互作用，包括甲硫氨酸合成酶、细胞色素 c 氧化酶、细胞色素 P450、血红蛋白和铁蛋白。REV-ERBα 和 REV-ERBβ 也被证明能够通过其含有血红素的配体结合区（LBD）与 NO 结合，从而抑制 REV-ERB 抑制转录的能力（Heldin et al.，2016）。

在 S-亚硝基化过程中，靶蛋白中半胱氨酸残基的巯基侧链与 NO 共价连接并改变其活性。NO 介导的 S-亚硝基化的一个例子是修饰黏附连接中的 β-联蛋白（β-catenin）而增加内皮的通透性。

（三）一氧化碳

内源性**一氧化碳（carbon monoxide，CO）**是由**血红素氧合酶（heme oxygenase，HO）**产生的，血红素氧合酶是一种将老化的红细胞中的血红素降解为铁、胆绿素和 CO 的酶，并由许多细胞应激源和毒素引起，包括紫外线、过氧化氢、重金属和砷酸盐。和 NO 一样，CO 对含血红素的蛋白质有亲和力，并通过与可溶性鸟苷酸环化酶的血红素基序结合而激活 sGC，刺激类似的生物学过程，包括肠道平滑肌松弛和神经传递。在嗅觉神经元中，将 sGC 作为神经递质与 CO 协同作用产生 cGMP，CO 也可以与 REV-ERB 结合，尽管亲和力较低。此外，CO 还可以与其他调节周期节律的转录因子结合，如控制昼夜节律基因表达的**神经元 PAS 结构域蛋白 2（neuronal PAS domain protein 2，NPAS2）**。暴露于 CO 后，NPAS2 不能与其合作伙伴如 Bmal 形成异源二聚体（Heldin et al.，2016）。

气体不仅是细胞应激的指标，也是重要的内源性信号分子。它们的水平是至关重要的，在包括心血管疾病、癌症和中枢神经系统疾病在内的病理过程中经常出现紊乱。因此，未来的双原子气体信号研究工作有可能为开发出全新的治疗药物提供依据。

第三节　细胞稳态感受器/受体

细胞稳态感受器是指上述信号受体（少数例外），细胞稳态感受器、受体这两个术语可以交替使用。受体的分类、信号转导模式，以及结构和功能关系详见图10-2。信号转导级联的蔓延始于信号和感受器的相互作用。这些生物分子的相互作用可以使感受器的构象发生变化从而改变其功能。感受器结构的改变将引起多种功能的改变，包括隐藏元件的暴露，如核内定位，包括激酶识别在内的蛋白质-蛋白质交互作用的改变，蛋白质的酶活性的改变，最明显的是酪氨酸的磷酸化。对细胞表面受体而言，与配体结合后产生低聚反应、二聚反应或内化是较为常见的反应类型。受体的激活与信号转导通路相互偶联。实际上，被激活的受体可以作为一种新的信号去激活下游的信号转导事件。总而言之，信号转导由一系列分子间交互作用、构象改变和活性改变组成。

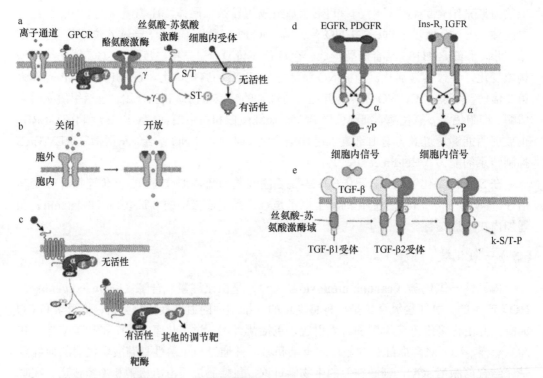

图10-2　细胞表面感受器/受体的分类及转导模式（Ramos and Weber，2010）（彩图请扫封底二维码）
a. 细胞表面受体存在三种基本形式：离子通道、GTP 结合蛋白偶联受体（GPLR）和激酶偶联受体［包括酪氨酸激酶（PTK）受体和丝氨酸-苏氨酸激酶受体］。感受器/受体分子也可以存在于胞浆里。b—e. 离子通道、GPLR、PTK 和 TGF-β 受体作用的基本机制。缩写：PDGFR，血小板衍生生长因子受体；Ins-R，胰岛素受体；IGFR，胰岛素样生长因子受体

生物学家对感受器/受体的研究在很大程度上得益于药理学家和毒理学家的帮助。各

种毒素和竞争性抑制剂或激活剂的应用，在受体的研究方面发挥了巨大作用。以下三点证明对受体基本结构和功能的研究是非常必要的：第一，感受器是最先对外源化学物引起的应激反应进行应答的物质。第二，由突变或者表达异常造成的受体系统受损是肿瘤发生的重要原因。第三，受体和信号转导系统具有多态性。因此，通过对受体的研究，我们可以探索外源化学物的作用机制、肿瘤细胞失去正常生长调节的原因及个体对某些疾病易感的原因。

一、细胞表面感受器/受体

细胞表面感受器/受体主要有以下三种形式：离子通道、G 蛋白偶联受体，以及蛋白激酶相关性受体 RTK 和 TGF（TGF-β1、TGF-β2、TGF-β3）受体，细胞表面受体的具体结构如图 10-2 所示。

（一）离子通道受体

构成**离子通道（ion channel）**的受体具有复杂的四级结构，主要包括电压门控通道和化学门控通道。其中最具特点的受体系统是乙酰胆碱受体，其是一种配体门控通道。神经元和骨骼肌细胞均有这种受体，乙酰胆碱受体共有 17 种亚型（α1—α10、β1—β4、γ、δ、ε）。乙酰胆碱受体由不同的亚基聚合而成，从而发挥不同的生理学/药理学功能。每种亚基均由不同的基因产生，不同亚基之间在氨基酸水平上有 30%—40% 的同源性。离子通道未开放状态下，离子无法通过。α 亚基具有配体结合结构域，可与激动剂如烟碱、乙酰胆碱结合，也可与竞争性抑制剂咪噻芬或不可逆抑制剂金环蛇毒素等结合。激动剂与受体结合后使之发生变构，离子通道打开约 6.5Å，选择性地允许适应此通道孔径的阳离子通过。

电压门控通道与乙酰胆碱受体结构类似，只是亚基的排列不同，刺激物为电势的改变。电压门控通道可以选择性地允许大量离子顺浓度梯度转移。这种门控通道最好的例子是钠离子通道受体。该受体有 α、β1、β2 三个亚基，其中 α 亚基有钠离子通过的孔隙，对其研究的也较多。α 亚基具有 32 个跨膜片段，可以在没有 β 亚基存在的情况下独立发挥作用。α 亚基的一个跨膜片段具有一系列可以改变构型的氨基酸片段，可以发挥电压门控感受器的作用。电压门控通道的开启是由细胞膜两侧的电势差引起的。如前所述，对于外源物质对离子通道受体的研究已经有很长的历史，这些研究对生物学和毒理学的影响具有深远的意义。配体门控通道和电压门控通道的共同特点是有选择性地与特定激活剂或者抑制剂发生反应，参见表 10-1。同时，某些钙离子通道阻滞剂如维拉帕米、地尔硫卓等可以通过作用于心血管系统的钙离子通道发挥作用。某些农药如 DDT 可以作用于多个离子通道，如抑制钾离子通道，使钠离子通道失活，抑制钠钾 ATP 酶的活性。

外源物质影响离子通道的另外一种途径是通过影响内源性信号。最经典的例子就是有机磷杀虫剂，其通过抑制神经元细胞从而影响乙酰胆碱的水平。有机磷酸酯类杀虫剂可以抑制胆碱酯酶活性，减少胆碱酯酶对乙酰胆碱的分解，提高乙酰胆碱的水平。其他物质如帕吉林、异卡波肼等则是通过与受体不可逆的结合而发挥作用的。另外，麻醉剂也是通过影响离子通道而降低神经系统敏感性的。

表 10-1　离子通道/受体与其激活剂和拮抗剂

离子通道/受体	激活剂	拮抗剂
烟碱乙酰胆碱受体（肌肉）	乙酰胆碱、苯基三甲胺	X-毒素、d-筒箭毒碱
烟碱乙酰胆碱受体（神经元）	乙酰胆碱、二甲基苯基哌嗪	咪噻吩
毒蕈碱 M1 受体	乙酰胆碱、毒蕈碱	阿托品、哌仑西平
毒蕈碱 M2 受体	乙酰胆碱、毒蕈碱	阿托品、AF-DX116
毒蕈碱 M3 受体	乙酰胆碱、毒蕈碱	阿托品、六烃季胺
钠离子通道	Δ-芋螺毒素 TxVIA、藜芦定、α 蝎毒素	河鲀毒素、贝类毒素
钙离子通道	Bay K-8644	维拉帕米、卓酮

（二）G 蛋白偶联受体

G 蛋白偶联受体（G-protein-coupled receptor，GPCR）是拥有超过 1000 个成员的大家族，在信号转导通路中发挥了重要的作用（Nager et al.，2017）。GPCR 分为三个主要部分：配体结合亚基（受体）、G 蛋白和效应器（酶、第二信使），每一部分都有独立的定位。

1. 配体结合亚基

部分 GPCR 家族成员结构已经较为清楚，它们共同构成了 GPCR。GPCR 具有由 7 个氨基酸残基组成的蛇形跨膜结构，细胞内第五和第六跨膜结构域组成了 G 蛋白结合的位点。G 蛋白结合位点和羧基端一样具有蛋白激酶的磷酸化位点，可以在蛋白激酶 A（PKA）等蛋白激酶作用下改变受体的功能。受体在细胞外的氨基端具有糖基化位点的关键区域是决定配体结合特异性的 7 次跨膜区域。不同的受体-配体复合体通过受体在细胞质中的区域可以与不同的 G 蛋白偶联。

2. G 蛋白

目前已发现了多种 G 蛋白，它们都有共同的结构特点，但是两种最主要的形式是 G_s 和 G_i，见表 10-2。G 蛋白大多是 α、β、γ 三个亚基组成的三聚体结构。α 亚基具有激活和非激活两种形式，具有 GTP 结合位点和 GTP 水解酶结合位点。β 亚基负责识别不同形式的 G 蛋白，γ 亚基则负责将整个复合体特别是 G_i 组成一个整体。除了 G_s 和 G_i，G 蛋白还有其他几种形式，如中枢神经系统中存在的 G_0，其功能可能与钙离子通道有关；转导蛋白 G_t；感光细胞中与 cGMP 产生有关的 G 蛋白；可与磷脂酶 C 产生偶联的 G_p。G 蛋白具体的作用机制见表 10-2 和图 10-2c。毒物可以严重干扰信号转导过程，如霍乱毒素、百日咳毒素可以改变 G 蛋白 α 亚基的结构。有趣的是，在有激动剂的情况下，这两种毒素可以升高 cAMP 的水平。GDP 或 GTP 类似物如德夸霉素等可影响鸟嘌呤核苷酸的水平，进而影响 G 蛋白的功能。G 蛋白中的 Ras 家族和一些 γ 亚单位可以被法尼基化，并且可以被法尼基转移酶抑制剂所抑制。

表 10-2　G_s 和 G_i 蛋白的基本特征

特征	G_s	G_i
酶活性	GTP 酶活性；增加腺苷酸环化酶（AC）活性	GTP 酶活性；降低腺苷酸环化酶（AC）活性
毒素	霍乱毒素	百日咳毒素
结构	αs、β、γ	αi、β、γ
分子机制	加上配体就会导致异源二聚体从 GPLR 上解离→GTP 转换为 GDP→激活 GTP 酶，终止反应	GPLR 与配体结合→GTP 转换为 GDP→βγ 复合体与 αs 形成无活性复合体；αi 抑制 AC→激活 GTP 酶，终止反应

3. 效应器

活化的 G_s 蛋白与效应器分子偶联，可以激发信号转导过程。最常见的效应器是将 ATP 分解为 cAMP 和无机磷酸盐的腺苷酸环化酶。其他效应器的分类和作用如下所示。

（1）腺苷酸环化酶

GPCR 激活腺苷酸环化酶，产生作为第二信使的 cAMP。它包括肾上腺素 β 受体和胰高血糖素受体。cAMP 水平的升高可以激活 PKA。相反，肾上腺素 α 受体则会与抑制性的 G 蛋白结合，降低腺苷酸环化酶的活性。从唇形科植物中提取的一种二萜类物质毛喉素，可直接与 AC 的催化亚基结合，增强其活性，提高细胞内 cAMP 的水平。

（2）磷脂酶 C-γ（PLC-γ）

GPCR 导致磷酸肌醇水解[如磷脂酰肌醇-4,5-二磷酸（PIP₂）]产生第二信使二酰甘油（DAG）和三磷酸肌醇。DAG 可作为内源性激活物激活 PKC 的活性，或者在单酰甘油或 DAG 酯酶的作用下分解为游离脂肪酸，如花生四烯酸。这种多不饱和脂肪酸是很多信号分子如前列腺素、白三烯的前体。1,4,5-三磷酸肌醇（IP₃）具有释放细胞内钙离子的能力。此类受体包括：血管紧张素受体、缓激肽受体和加压素受体等。氨基糖苷类抗生素新霉素可以通过与磷脂酰肌醇结合抑制 PLC-γ 的活性，从而使某些酶的亚基从整体脱离。

（3）离子通道偶联的 G 蛋白

有研究表明，G 蛋白通过钾离子和钙离子通道传递信号。最好的例证就是钾离子通道可以激活毒蕈碱受体，百日咳毒素会抑制该受体。但是目前 G 蛋白影响离子通道的具体机制尚不明确。

（4）激活转导蛋白的光感受器 GPCR

该受体可与 G 蛋白转导蛋白偶联，激活磷酸二酯酶，降低 cGMP 的水平。随着 cGMP 水平的降低，钠/钙离子通道关闭，细胞过极化。

（三）受体蛋白酪氨酸激酶

受体蛋白酪氨酸激酶（receptor protein tyrosine kinase，RTK）是通过酪氨酸残基的磷酸化引发信号转导的重要膜受体。如图 10-2d 所示，组成 RTK 的蛋白质由 4 个主要结构域组成：①细胞外配体结合域；②细胞内酪氨酸激酶结构域；③细胞内调节结构域；④跨膜结构域。这些结构可能来自同一肽段（如表皮生长因子受体）或由不同的基团（如胰岛素受体）构成二聚体。α 亚基具有富含半胱氨酸的配体结合域，β 链具有酪氨酸激酶结构域。RTK 的酪氨酸激酶结构域与 PKA 的 ATP 结合域和底物结合域具有高度的保守性。酪氨酸的自身磷酸化对于很多组织非常重要，可以引起内部（相同肽链）和外部（异质二聚体）结构的磷酸化。另外，酪氨酸激酶不如丝氨酸/苏氨酸激酶常见，后者比前者常见 100 倍。

根据细胞外结构的特点和是否有激酶插入结构（非激酶氨基酸插入激酶结构域中），可将 RTK 分为几个家族。特征性的结构包括富含半胱氨酸结构域、免疫球蛋白样结构域、富含亮氨酸结构域、三环结构域、钙黏蛋白结构域、重复纤连蛋白 3、网柄菌凝素 I 样结构域、酸性结构域和 EGF 样结构域等。在上述细胞外结构域的基础上，RTK 可以分为至少 15 种不同的家族（Perrimon，1993）。

1）EGF 受体家族。具有富含半胱氨酸的细胞外结构域。原癌基因 *v-erbB* 的蛋白质产物是表皮生长因子受体（epidermal growth factor receptor，EGFR）的一种截断形式，缺少细胞外配体结合域。lovendustin A 是 EGFR 酪氨酸激酶的选择性抑制剂，可以抑制 EGF 介导的平滑肌细胞的增殖。

2）胰岛素样生长因子受体（IGFR）、胰岛素样生长因子 1（IGF-1）。其特征是细胞外结构域富含半胱氨酸，具有二硫键连接的异源四聚体，在 α、β 链中有纤连蛋白 3 结构域。羟基（2-萘基）甲基磷酸（HNMPA）是 IGFR 酪氨酸和丝氨酸自身磷酸化的抑制剂。

3）PDGF 受体（α 和 β）、c-kit。含有蛋白激酶插入片段（70—100 个氨基酸残基）和 5 个免疫球蛋白样结构域。

4）FGF 受体。含有 3 个免疫球蛋白样结构域，无激酶插入片段。

5）神经营养因子受体家族（trkA、trkB、trkC）。细胞外结构域富含半胱氨酸和亮氨酸。

6）VEGF 受体。含有 7 个免疫球蛋白样结构域和激酶插入结构域。

7）肝细胞生长因子受体（HGFR）。除了 1—2 个蛋白质亚基完全在细胞外，大部分结构与 IGFR 结构类似，此种受体缺乏半胱氨酸富含区域和激酶插入结构域。

RTK 一旦磷酸化即可与信号转导级联中的其他蛋白质交互作用。这些蛋白质含有在 *c-Src* 原癌基因中最早发现的 SH2 结构域。在许多信号转导蛋白中，还含有其他保守性的蛋白质-蛋白质交互作用结构域，如 c-Src 的第三个结构域 SH3 和接头蛋白（将受体和多种蛋白激酶连接在一起）的磷酸化酪氨酸结合域等。具有 SH2 结构的蛋白质可以与 RTK 或者酪氨酸激酶相互作用，改变酶的活性。具有 SH2 结构的蛋白质还可以激活 PLC-γ、c-Ras 蛋白、GTP 酶激活蛋白（RasGAP）、磷脂酰肌醇 3-激酶、蛋白磷酸酶 1C 及细胞膜上 Src 家族酪氨酸激酶等的活性。

（四）神经递质和细胞因子受体

此类蛋白质在肿瘤细胞中易发生突变，也容易受到外源物质的影响。另有一些受体系统在生物学和毒理学上也非常重要，如 TGF、TNF、脂蛋白、内皮素及各种免疫趋化因子等。

　　TGF-β 和 TNF-α 受体在细胞凋亡及增殖方面具有重要作用。TGF-β 超家族是通过细胞膜丝氨酸/苏氨酸激酶受体和细胞内感受器进行细胞因子信号转导的。TGF-β 启动信号级联的机制在某些方面与 RTK 受体相似，受体跨膜一次并具有内在蛋白激酶的活性（图 10-2e）。TGF-β 受体有 Ⅰ 型和 Ⅱ 型两种亚基，组成异源二聚体。Ⅰ 型亚基可在 Ⅱ 型亚基的协助下与 TGF-β 或活化素 A 结合。与配体结合后 Ⅰ 型和 Ⅱ 型亚基组成杂聚态。Ⅱ 型受体激酶的磷酸化可以激活 Ⅰ 型受体细胞内结构域的活性。Smad 可作为 Ⅰ 型受体激活后的效应物，进一步调节特定基因的表达。

　　肿瘤坏死因子（TNF）是一种引起发热和消瘦的蛋白质，与 TNF-α 一样是免疫系统中一种重要的细胞因子。TNF 的前体是嵌入膜的多肽，裂解后成为可溶的、成熟的形式。该配体像一个倒钟，其底部的三边被延长的受体链包埋，形成三个受体与三个配体的对称复合体。这一结构看似非常复杂，但是可以增强调节的灵敏性。细胞外结构域的二硫键可以组成 TNFR 家族的特征性结构——能够与配体结合的 CRD。TNFR 的细胞内结构域的长度和功能都适于信号分子的锚定。主要通过两大类细胞内接头蛋白启动信号转导，即 TNFR 关联因子或"死亡结构域"（DD）分子。具有 DD 的受体称为死亡受体（DR），配体与之结合可以引发接头蛋白如 Fas 相关 DD 蛋白（FADD）或者 TNFR 相关 DD 蛋白（TRADD）相互作用，并最终引发细胞死亡。受体细胞内的尾部可以与信号分子如 TRAF2 和 FADD 组成 3-3 的内部复合体。

（五）其他

　　除以上所述的受体和生长因子信号转导通路外，还有很多具有重要毒理学意义的假设受体和孤儿受体。一个细胞表面受体可以对多种有毒物质作出反应，可以发挥多种作用。例如，模式识别受体（如 Toll 样受体）、蛋白酶激活受体和 Nod 样受体等可以识别多种微生物元件/蛋白质与抗原。

二、可溶性感受器/受体

　　膜受体需要接头蛋白、激酶等激活蛋白调节基因的表达，而可溶性受体可以有效跨越多种信号通路。可溶性受体在细胞质或者细胞核内与其配体相互作用。可溶性受体发挥作用并非不需要细胞膜，实际上可溶性受体如 PKC 等需要与细胞膜共同作用而发挥激酶的活性。

　　可溶性感受器/受体包括核内类固醇/甲状腺素受体超家族、AhR、金属转运因子、Src 家族和蛋白酪氨酸激酶等。这些蛋白质可以直接与外源物质结合，但是这些蛋白质也可以直接与内源性激素结合发挥感受器的作用。其他的胞质蛋白如具有 PAS 结构域的缺氧诱导因子（HIF1）可以作为 AP-1 蛋白家族的激活剂，另外 NF-κB 可以对细胞内氧含量的变化作出反应，但是其作为真正受体的地位还存在争议。这些受体的作用机制和核受体及 AhR 的作用机制类似。可溶性受体与配体信号结合后，可能造成其结构的改变。这些改变可以引发蛋白质-蛋白质交互作用，激活蛋白激酶或影响细胞核摄取顺序。这些激活的受体和转录因子可以促使一系列基因与其他转录因子结合成为二聚体，通过蛋白质-DNA 复合体的作用共同调节基因的表达（Sever and Glass，2013）（详见第十三章）。本章仅介绍一类特殊的可溶性感受器/受体——氧和活性氧感受器。

正如上文所述，保持氧平衡是细胞存活的关键。事实上，太少（缺氧）或太多（高氧）的氧气及有破坏性的 ROS 的产生都是有潜在危害的。在与感受器作用之前，将一些术语弄清楚是很有必要的。氧指的是分子氧（O_2），氧化剂指的是具有氧化潜能的 O_2 和 ROS。氧化还原描述的是细胞内氧化剂和还原剂之间的平衡，并且考虑到了 ROS 和抗氧化剂的存在。

（一）缺氧诱导因子 1

PAS 蛋白家族是由古基因组进化而来的，并且似乎能够感受特定氧状态下的细胞内环境。在缺氧细胞中，抗缺血性脑损伤和血管生成的基因的表达是由两种基本的螺旋-环-螺旋 PAS 蛋白调控的：HIF1α 和芳烃受体核转运蛋白（ARNT 或 HIF1P）。哺乳动物细胞内氧水平主要通过**缺氧诱导因子 1（hypoxia-inducible factor 1，HIF1）**来感知。HIF1 是由一个调控 α 亚单位和一个与 DNA 结合的 β 亚基组成的异源二聚体。在高氧水平下，HIF1α 亚基被脯氨酰羟化酶结构域（PHD）蛋白羟基化，并与 von Hippel-Lindau（VHL）蛋白相互作用，促使蛋白酶体的降解，VHL 是 cullin RING 泛素连接酶（CRL）2E3 的靶向亚基。PHD 蛋白是催化两分子氧结合到它们底物中的双加氧酶。在低氧水平下，HIF1α 的降解受到抑制，HIF1α 在细胞内积累。它与 HIF1β 相关联，HIF1β 与具有核心序列 RCGTG 的 DNA 元件[称为缺氧反应元件（HRE）]结合。HIF1 作用的靶标包括促红细胞生成素，它能刺激红细胞的产生；血管内皮生长因子（VEGF），它刺激血管生成（新生血管的生长）；以及其他相关途径的酶，包括糖酵解中的酶。抗氧化剂、铁螯合剂和还原剂可以在常氧条件下激活 HIF1，表明氧化还原状态可影响 HIF1α 的稳定性。

（二）核因子 κB

核因子 κB（nuclear factor-κB，NF-κB）是第一个被发现的与免疫球蛋白 κ 轻链基因上的增强子相关的核因子。这个蛋白是 NF-κB/Rel 蛋白家族成员的组合，并且被一种抑制亚基即**抑制性 κB（inhibitory κB，IκB）**和一种**抑制性 κB 激酶（IκB kinase，IKK）**所调控。NF-κB/Rel 和 IκB 亚基的基本结构将在后文中阐述。

NF-κB/Rel 蛋白：哺乳动物的 NF-κB/Rel 家族成员有 5 种，即 NF-κB1（p50 和它的前体 p105）、NF-κB2（p52 和它的前体 p100）、c-Rel、RelA（p65）和 RelB。这些蛋白质包含一个跨越 300 个氨基酸残基的由两个免疫球蛋白样结构域组成的高度保守的 Rel 同源区（RHR）。RHR 负责二聚体及 DNA 结合位点，并且与抑制蛋白 IκB 相互作用。p100 和 p105 家族成员包含一些锚蛋白重复序列，被切割后可以形成活性 p52 和 p50 蛋白（即第一类成员）。核定位序列（nuclear localization sequence，NLS）也包含于 RHR 之中，对于调节 NF-κB 的活性是至关重要的，并且具有 p65 的特点。在第二类家族成员（p65、RelB 和 c-Rel）的羧基端包含有转录激活结构域（TAD）。NF-κB 二聚体是第一类和第二类家族成员中最常见的异源二聚体。p65 和 p50 的异源二聚体是 NF-κB 的第一种形式，也是大多数细胞类型中含量最丰富的；虽然 NF-κB 被应用于 Rel 蛋白的所有二聚体形式，但是最常用于指代复合体 p50/p65。NF-κB 复合体通过与 IκB 相互作用而被调控（图 10-3）。利用基因敲除动物，已经确定了这个家族各个成员的作用。但是令人惊讶的是，只有 p65/RelA 是生存所必需的，这可能是因为其他 NF-κB 成员之间的补偿作用。

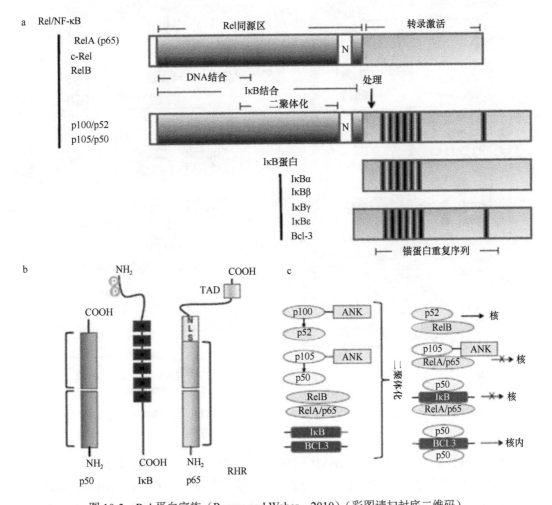

图 10-3　Rel 蛋白家族（Ramos and Weber，2010）（彩图请扫封底二维码）

a. Rel 蛋白家族的基本结构。Rel 同源区、核定位序列、转录活性域及锚蛋白重复序列如图所示。箭头所指是负责释放 NF-κB 的 p50 和 p52 亚基的蛋白裂解位点。b. p50/RelA-p65/IκB 复合体中亚基的排布，包括引起解离和降解的 IκB 上的磷酸化位点的定位。c. Rel 家族成员的不同组合，以及转位到核和调节基因表达的能力

　　IκB 蛋白：在未被激活的细胞的胞质中，NF-κB 一直被隔离在与 IκB 蛋白形成的复合体中。在大范围的刺激作用下，IκB 蛋白被丝氨酸激酶 IKK 磷酸化。磷酸化了的 IκB 蛋白被泛素化而后被 26S 蛋白酶体降解，释放出 NF-κB 核定位序列（NLS），使 NF-κB 在细胞核中聚集（图 10-4）。IκB 蛋白家族包括 IκBα、IκBβ、IκBε、Bcl-3 及未经处理的 p105 和 p100。所有的 IκB 都包含锚蛋白重复序列，并且这些堆叠在一起的螺旋结构域被绑定到 RHR 上，掩盖了 NF-κB 的 NLS。IκBα 和 IκBβ 包含了一个氨基端调控区，特

别是 Ser32、Ser36、Lys21 和 Lys22（IκBα），这些都是刺激依赖性降解位点，并且是 NF-κB 激活的重要一步。在细胞质中 IκB 与 NF-κB 的结合掩盖了 NLS，并且阻断了细胞核的摄取。另外，IκB 还能进入细胞核，与 NF-κB 结合以促进 NF-κB 与 DNA 的解离，并利用相应 IκB 上的一个核输出序列（NES）将 NF-κB 外输到细胞质。

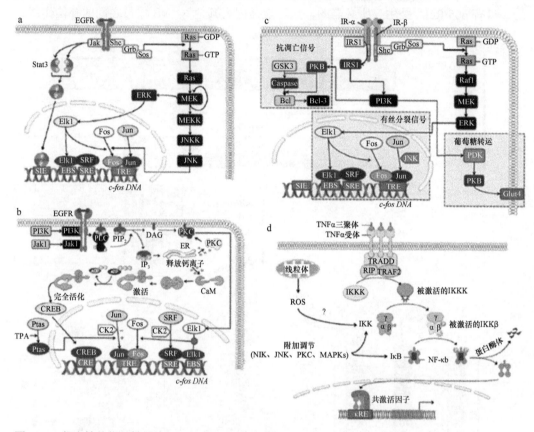

图 10-4　代表性的信号转导途径：EGFR（a 和 b）、IR（c）和 TNFR（d）的信号转导途径（Ramos and Weber，2010）（彩图请扫封底二维码）

　　经 NF-κB 的直接氧传感：NF-κB 可被许多直接刺激激活，包括促炎细胞因子，如 TNF 和 IL-1，T 细胞和 B 细胞的有丝分裂原，细菌和细菌脂多糖（lipopolysaccharide，LPS），以及物理和化学应力。这些刺激中许多都可以激活各种级联酶，特别是 IKK 和 SAPK/JNK 级联。已有一些证据表明，NF-κB 转录因子可以直接调控氧化还原，但仍存在争议。例如，在缺乏功能性线粒体电子传输的细胞中，TNF 或者 IL-1 可以显著抑制 NF-κB 的活性。同时，维生素 E 和过度表达 Cu/Zn SOD 等抗氧化剂可以阻断由绝大多数刺激诱导的转录因子的激活，但是，人们只在特定的细胞类型中观察到这一现象。细胞暴露于高氧中会导致 NF-κB 的核转位。在大肠杆菌中，OxyR 和 SoxR 包含关键性的半胱氨酸残基，可以通过改变蛋白质的构象和活性以应对氧化还原状态。对于 NF-κB 来说，是否有相似的情况存在并不清楚，但是 Cys62 在 p50 亚基中的氧化确实会影响 DNA 的结合。

（三）AP-1 家族

AP-1 转录因子是由 Jun/Jun 同源二聚体或 Jun/Fos 异源二聚体构成的。Fos 和 Jun 是绑定到十四酰佛波乙酸酯（PMA）反应元件[TRES，回文序列 TGA（C/G）TCA]上的结构域/亮氨酸拉链（bZIP）蛋白。Jun 家族包括 c-Jun、Jun B 和 Jun D，而 Fos 家族包括 c-Fos、Fos B、Fra-1 和 Fra-2。此外，激活转录因子-1（ATF-1）和 cAMP 反应元件的结合蛋白（CREB），可以与 Fos 和 Jun 形成亮氨酸拉链二聚体，对于 AP-1 和 CREB 反应元件（CRE）的 DNA 功能域表现出不同的特异性。Nrfl 和 Nrf2 是彼此非异源二聚体的 bZIP 蛋白，但需要 c-Jun 和 Maf 此类的 bZIP 蛋白连接到抗氧化反应元件（ARE）上。

从某些方面来说，AP-1 的氧化还原调控与 NF-κB 类似。人们已经对活性氧（ROS）刺激这个转录因子的活性有所了解。然而，这是 ROS 对 AP-1 的直接作用还是通过上游激酶信号的作用尚不清楚。另外，AP-1 和 NF-κB 都是细胞中多个信号的整合器，并且是生长因子的信号转导通路的最终靶标。因此，当细胞受到氧化剂攻击时，很可能多种调节方式一起发生作用。细胞暴露于过氧化氢可以增强 AP-1 与 DNA 结合。这种作用与新蛋白质的合成无关，可能是翻译后修饰的结果。在实验中瞬时转染硫氧还蛋白，使硫氧化蛋白过度表达，可以增强 AP-1 与 DNA 的结合，提示半胱氨酸残基对于这种蛋白质的功能是非常重要的。替代掉 Jun（Cys272）或者 Fos（Cys154）中关键半胱氨酸残基可以导致其氧化还原敏感性调节功能的丧失。在已经建立起的一种模型中，氧化剂可以通过修改 Fos 和 Jun 的半胱氨酸残基而降低 AP-1 与 DNA 的结合和转录调控。硫氧还蛋白和氧化还原因子-1（REF-1）可以重新激活氧化的 AP-1 复合体。REF-1 是一种核酸内切酶，可以参与 DNA 损伤修复，也可以促进还原形式的 AP-1 和氧化产物之间的循环。在刚刚提出的假设模型中，抗氧化剂和外源化学物通过 Nrf 途径活化解毒酶基因。假定 ROS 信号通过细胞质中一个未知的因素进行传导，然后，这个因素（S）催化或修改其胞内的 Nrf2 或其合作伙伴——抑制型 Nrf2（INrf2）。Nrf2 与 INrf2 偶合后被释放并转位到细胞核内，并在细胞核内与 c-Jun 形成异源二聚体，诱导 ARE 调节基因的表达。

第四节 外源化学物与细胞信号转导通路

认真研究外源信号和生物事件之间的连接通路是很重要的。本节主要讨论以下三个问题：①信号和感受器可以利用多种信号转导途径调节细胞的功能。具体通过哪种途径受到细胞种类，以及生物体发育水平、性别、疾病状态等多因素的影响。②各个信号转导系统间存在交互联系，对于单个信号转导通路的研究是十分必要的。我们必须意识到，在体外条件下，如细胞**丝裂原激活的蛋白激酶（mitogen-activated protein kinase，MAPK）、应激活化的蛋白激酶（stress-activated protein kinase，SAPK）**和**蛋白激酶 C（protein kinase C，PKC）**是相互依赖的，彼此形成蜘蛛网状。网络中的一个部分发生改变就会影响另一部分的功能。③虽然大部分信号转导通路是通过单一确定的信号和感受器发挥作用的，但是有些类型的激活蛋白也可以起到激活作用。信号的发散和聚合的模式说明信号转导是一个高度精细调节的过程。例如，与单独的或未磷酸化的形式相比，不同蛋白激酶对 c-Jun 不同位点的磷酸化会产生不同的作用。这也解释了为什么突变或外源物质对这些蛋白激酶对下游基因（如原癌基因、抑癌基因）的调节常常与疾病相关。这三个方面见图 10-4，如具有代表性的 EGFR（图 10-4a, b）、胰岛素受体（IR）（图 10-4c）和 TNFR（图 10-4d）信号通路等。由于化学抑制剂和激动剂具有特殊作用，因此在研究信号转导过程中具有重要作用，如表 10-3 所示。

表 10-3　影响细胞信号的外源化学物及解析信号途径的有用工具

途径	化学物	靶标及效应
Src-1	除锈霉素 A	通过与巯基反应抑制酪氨酸激酶
SAPK	茴香霉素	SAPK 而非 ERK 的蛋白质合成抑制剂和诱导剂
MAPK	PD98059	MEK 抑制剂
p38	SB203580	p38 MAPK 抑制剂
PI3K	渥曼青霉素	共价 PI3K 抑制剂
	Ly2940002	PI3K 抑制剂
钙/钙调素	KN93	CaMKII 抑制剂
PKA	H-89	PKA 抑制剂

一、生长因子信号

（一）接头蛋白和非受体酪氨酸激酶的作用

在表面受体被激活后，细胞在作出适当的反应前，需要蛋白质分子间进一步的相互作用来传送和处理这些信息。例如，GPCR 与 G 蛋白偶联后，将信号转导到多种效应器。RTK 和信号事件的关系更为复杂，涉及两种蛋白质形式：激酶非激活形式（接头蛋白）和激活形式（非受体 PTK）。PTK 可以通过核苷酸交换因子如 SOS 等激活小分子的鸟苷酸结合蛋白 Ras（细胞表面受体的一种常见早期靶标）。Ras 是一种膜蛋白，它具有与 GTP 结合的激活状态和与 GDP 结合的非激活状态两种形式。当 GTP 激活蛋白（GAP）激活 Ras 时，SOS 可以将 GDP 转换成 GTP 发挥活性。在此过程中，接头蛋白也发挥重要作用，最常见的是生长因子受体结合蛋白 2（Grb2）和 Shc，两者可以组成 SOS 受体。GTP 激酶（Cdc43 和 Rac）的 Rho 家族具有与之类似的机制，但是可能通过与 Ras 不同的受体依赖的信号通路发挥作用。细胞因子受体如 IL-1R 和 TNFR 利用 TRAF（TNFR 相关因子）充当接头蛋白。例如，IL-1R 需要 TRAF6 组成 JNK 通路和 MAPK/ERK 激酶通路。

另一个通过蛋白质交互作用进行受体信号转导的是 IR。这一受体具有内在的酪氨酸激酶活性，在配体依赖的自身磷酸化之后，并不直接与含有 SH2 结构域的酶活性蛋白进行交互作用。相反，IR 的主要底物是胰岛素受体蛋白底物-1（IRS-1）。IRS-1 具有类似于 SH2 结构域的元件，可以催化激活 PI3K。这一结构可以在 IRS-1 和 PI3K 间组成复合结构。这一模型说明，IRS-1 在 IR 和 SH2 信号蛋白间发挥锚定与接头蛋白的作用。

很多细胞内 PTK 可以通过酪氨酸残基磷酸化激活多种细胞内蛋白质，从而激活细胞生长和永生化信号，其中包括两种主要的非受体 PTK。PTK 蛋白的原型与 Src 蛋白有关，v-Src 蛋白是最早在肉瘤病毒中被发现的酪氨酸激酶。随后又发现了细胞内的同系物 c-Src。此种蛋白质具有 SH2 和 SH3 结构域，可以与 PTK 结合。激活的受体将与 Src 结合，从而使 Src 构象发生改变并激活激酶的活性。

第二类 PTK 家族与 Janus 激酶（Jak）相关，自身缺乏酶活性的细胞受体可以利用这类激酶。这类受体包括各种细胞因子受体、生长激素、催乳素，以及 T 细胞和 T 细胞抗原受体（TCR）的 CD4 及 CDS 细胞表面糖蛋白等。酪氨酸激酶直接与信号转导途径相关联，此信号系统称为 Jak/STAT 途径。Jak 可组成性地与细胞因子受体结合。配体与受体的结合可以诱导 Jak 活化，后者反过来磷酸化受体上的酪氨酸残基。磷酸化受体可以作为 STAT 的 SH2 结构域的锚定地点。受体与 STAT 的连接体又在 Jak 作用下发生磷酸化。STAT 组成同源或者异源二聚体，并通过与 IFN 刺激反应元件（ISRE）或者 IFN-γ 激活序列结合而发挥转录调控功能。

（二）MAPK 通路：MAPK/SAPK

人们发现，细胞受到生长因子刺激时，丝裂原激活的蛋白激酶（MAPK）被激活。MAPK 也被称为细胞外信号调节激酶（ERK）。虽然人们最早发现 MAPK 可以对 EGF、PDGF、NGF 和 IR 刺激发生反应，但是多种细胞外刺激均可以激活 MAPK 通路，包括佛波酯、凝血酶、铃蟾肽、N-甲基-天冬氨酸和电刺激等。MAPK 并不是 RTK 的直接底物，也不是受体依赖的酪氨酸激酶的直接底物，而是通过 MAPK 激酶（MAPKK）和 MAPK 激酶激酶（MAPKKK）激活。原癌基因丝氨酸/苏氨酸激酶 Raf 即是一种 MAPKKK。三种主要的 MAPK 通路包括 ERK/MAPK 通路（Raf、MEK、MAPK/ERK）、JNK 通路 [SAPK、MEKK1、应激信号激酶（SEK）、SAPK/JNK] 和 p38 通路 [MAP 激酶激酶激酶 9（MLK1）、MAPKK3/6、p38]。MAPK 通路如图 10-5 所示。MAPK 通路的最终目标是几种转录调控因子，如血清反应因子（SRF），原癌基因 *Fos*、*Myc* 和 *Jun*，以及类固醇/甲状腺素激素受体蛋白超家族成员等。

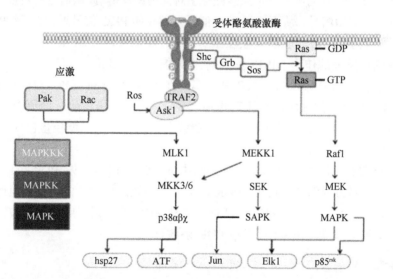

图 10-5　丝裂原激活的蛋白激酶（MAPK）通路（Ramos and Weber，2010）（彩图请扫封底二维码）

RTK 和其他细胞表面受体与应激 [包括活性氧（ROS）] 可以通过 MAPK 级联传递信号。MAPK 途径的三大主要分支为：MAPK、应激激活蛋白激酶（SAPK）和 p38 级联。每一个级联都具有 MAPK 激酶激酶（MAPKKK）、MAPK 激酶（MAPKK）和 MAPK 组分。这些途径的激活可以调节影响细胞命运的转录因子和其他蛋白质，如热激蛋白 27（hsp27）、活化转录因子（ATF）、癌基因 *c-jun*，以及 ets 家族成员 *Elk-1* 和 *p85rsk*

（三）磷脂酶 C 信号通路

磷脂酶，特别是 PLC-γ，是膜受体的重要效应酶类（Mazharian et al.，2010）。PLC-γ 具有 SH2 结构域，可以与苏氨酸磷酸化 RTK 发生交互反应。这使得 PLC-γ 可以与信号转导复合体紧密关联，并作为该复合体中的一个基团。激活的 PLC-γ 可以使膜上的 PIP$_2$ 分解成为第二信使 DAG 和 IP$_3$。被释放的 IP$_3$ 可以与细胞内膜受体相互作用，促使细胞内钙离子释放。最初受到磷脂酶影响的信号分子是 PKC，钙离子和 DAG 可以最大限度地激活该分子。虽然 PKC 的激活主要由与 PLC-γ 偶联的受体所介导，但是磷脂酶 D（PLD）和磷脂酶 A$_2$（PLA$_2$）在此过程中也可以通过水解细胞膜中磷脂酰胆碱来发挥持续激活 PKC 的作用。PLD 作用于 PC 导致磷脂酸的释放，进一步通过特殊的磷脂酸磷酸酶转换为 DAG。PLA$_2$ 可以水解 PC 产生游离脂肪酸和溶血磷脂酰胆碱，两种成分均可以通过 DAG 激活 PKC。具有医学意义的是，佛波酯可以通过 PKC 途径发挥肿瘤促长的作用。

（四）磷酸肌醇通路

磷脂酰肌醇 3-激酶（phosphatidylinositol 3-kinase，PI3K）可以被多种 RTK 及受体相关的 PTK 激活，特别是 PDGF、EGF、胰岛素、IGK-1、HGF 和 NGF 等受体。PI3K 可以与这些受体相互作用并被激活（Chen et al.，2017）。这种酶是由 85kDa 和 110kDa 两个亚基组成的异源二聚体。85kDa 亚基具有 SH2 结构域，可以与已激活的受体或者已激活的其他受体相关性 PTK 相互作用，随后其自身的酪氨酸被磷酸化而被激活。85kDa 亚基虽然是非催化性的，但是具有与 GAP 类似的结构。110kDa 亚基具有催化活性，能够发挥脂质和丝氨酸/苏氨酸激酶活性。

PI3K 可以在肌醇环的第三个位点磷酸化多种磷脂酰肌醇。此激活过程可以产生 PLC-γ 的底物，并放大初始信号，从而激活其他信号通路（如 PKC 信号通路）。除 PKC 以外，其他脂质激活激酶，如磷酸肌醇依赖性激酶（PDK），也可以被 PI3K 激活，可能是 PI3K 的脂质激酶活性发挥的作用。PDK 是一种丝氨酸/苏氨酸激酶，可以像 S6 激酶一样磷酸化并激活蛋白激酶 B（PKB）。PKB 具有多种在细胞增殖和凋亡中发挥重要作用的底物，包括 Bcl-2 相关的细胞凋亡激动蛋白（BAD）、胱天蛋白酶、糖原合成酶激酶 3（GSK3）等。PDK 和 PKB 的主要作用是在胰岛素的刺激下，调控蛋白质合成、糖原生成及糖酵解过程。

PDK 的蛋白激酶活性在 MAPK 信号通路中具有调节作用。首先，PDK 可以与 p21-Ras 结合，彼此增强对方的活性。其次，PDK 的突变体缺乏脂质激酶的活性，但保留了蛋白激酶的活性，因此可以增强 ERK1 的活性。虽然 PDK 的蛋白质底物尚未被完全阐明，但是已有一些研究发现，IRS-1 可以被 PDK 磷酸化。

（五）钙信号：钙调蛋白和 Ca^{2+}/CaM 依赖性激酶

Ca^{2+} 是一种重要的第二信使，离子通道受体 GPCR 和 RTK 可以利用它来调节细胞周期、基因表达和凋亡（Wang et al.，2017b）。如前所述，由于细胞内外 Ca^{2+} 的释放，细胞质中 Ca^{2+} 水平波动很大。钙调素（calmodulin，CaM）是细胞对 Ca^{2+} 发生反应的关键信号分子。CaM 是一种小分子蛋白（约 17kDa），由 4 个 HLH 元件组成"EF 掌形结构"，每个元件可以结合一个 Ca^{2+}。这种协作结合导致蛋白质构象改变，暴露出一个疏水性口袋结构，使得 CaM 能够识别目标蛋白的结合域。

CaM 最重要的功能就是激活丝氨酸/苏氨酸激酶家族中的 Ca^{2+}/CaM 依赖性激酶（CaMK）。CaMK 包含 N 端激酶、自身抑制性结构域、CaM 结合位点和二聚化结构域。为了激活 CaMK，Ca^{2+}/CaM 与其结合位点结合，使自身抑制性结构域腾出催化位点。在 CaMK 的激活环上具有其他激酶的磷酸化位点，提示除 CaM 外还有其他的调节方法[即钙调素依赖蛋白激酶激酶（CaMKK）]。

三种不同的 CaMK（Ⅰ、Ⅱ和Ⅳ）具有不同的组织分布、细胞内定位和相同的磷酸化位点，但三种 CaMK 都可以磷酸化 CREB。CREB 是一种能够与目标基因 CRE 结合的转录因子。CREB 是一种 bZIP 蛋白，同时也是 cAMP 依赖性激酶（PKA）的底物。以 Ca^{2+}→CaM→CaMK→CREB 方式调节的基因包括 *c-FOS* 和 *IL-2*。但是，CaMK 和 CREB 还参与大量其他信号转导级联。例如，CREB 与另一个 bZIP 蛋白 ATF-1 异二聚化，调节 CRE 来源的基因表达。CCAT/增强子结合蛋白（C/EBP）和 SRF 都是 CaMK 的底物，其活性都受到 Ca^{2+}浓度的调节。另外，某些核受体如类视黄醇孤儿受体、鸡卵清蛋白上游启动子转录因子（COUP-TF）等都受到 Ca^{2+}和 CaMK 的影响，但是这种作用是在受体水平还是共调节子如 CREB 结合蛋白（CBP）水平尚不清楚（Bagur and Hajnóczky，2017）。

（六）cAMP 信号通路

GPCR 的效应酶腺苷酸环化酶可以产生第二信使 cAMP。与 Ca^{2+}信号类似，cAMP 的最终目标之一是激活 CREB，调节 CRE 来源的基因表达。但是激活 CREB 的激酶常常是不同的，在 cAMP 通路中，PKA 发挥此功能。cAMP 直接与 PKA 结合引起其构象改变，释放出活性亚基。CREB 具有其他家族成员[ATF-1 和 cAMP 反应元件调节子（CREM）]相同的 PKA 磷酸化位点（RRPSY，Ser133）。CREB 的 Ser133 位点磷酸化增强了其转录激活的能力，但是对于 DNA 结合及与其他 bZIP 成员的异二聚化没有作用。体外结合实验显示，CBP 能够与 Ser133 位点磷酸化的 CREB 特异性结合。

二、氧化应激通路

可溶性感受器和受体已经在前面进行了详细描述。本部分主要关注氧感受器 NF-κB。虽然对于细胞内和细胞外能够激活 NF-κB 活性的物质尚不完全清楚，但是对于其主要的激活通路已有相关研究。潜在的激活物如 TNF-α 和 IL-1 能够以各自的方式诱导 IκB 迅速降解。IκB 可能在 Ser32 和 Ser36 位点发生磷酸化，随后被 Skpl-Cullin-F-box（SCF）型 E3 泛素蛋白连接酶复合体识别。这一复合体最终使 IκBα 的 Lys21 和 Lys22 位点发生多点泛素化，最终使 IκB 被 26S 蛋白酶体降解。IκB 的分离和降解使得 NF-κB 的 NES 位点得以暴露，从而使该转录因子能够转入细胞核内。转录因子一旦进入细胞核内，对靶基因反应元件（GGGRNNYYCC，R 为嘌呤，Y 为嘧啶）的反应程度就取决于 NF-κB 复合体的成分。只有 P65/RelA 和 c-Rel 具有转录激活的作用。缺乏 TAD 的 P50 二聚体能够与 DNA 结合但可能介导抑制作用。RelA 通过与 P300 和 CBP 相互作用，招募组蛋白乙酰转移酶至启动子。NF-κB 基因的组合可以诱导产生促炎症因子如 TNF-α、IL-1 和 IL-8。

毋庸置疑，在此过程中关键的调节步骤是 IκB 的磷酸化。细胞因子反应蛋白激酶特异性作用于 IκB（IκBα 和 IκBβ）氨基端调节性丝氨酸。起初，IKK 洗脱出的分子大小为 700—900kDa，提示它是一个多成分、大分子量的蛋白复合体。通过蛋白质纯化、微量测定及分子克隆，发现了 IKK 的三种成分：一种调节亚基 NEMO/IKKγ，两种催化亚基 IKKα 和 IKKβ。其他与该复合体有关的蛋白质还包括 NF-κB 诱导激酶 NIK 和 MEKK1。

寻找连接生长因子和 IKK 的接头蛋白或 PTK 蛋白是比较复杂的。但是 PKC1、MAPKKK 家族成员 NIK、MEKK1、MEKK2 和 TGF-β 激活激酶 1（TAK1）等过表达时可以激活 IKK。虽然有研究表明，ROS 诱导的 IKK 上关键残基巯基化可以激活该酶，但是这一信号途径中的 ROS 感受器尚不清楚。

最初，人们发现，NF-κB 作为核因子可以结合到免疫球蛋白 κ 轻链基因增强子元件上。NF-κB 是 NF-κB/Rel 蛋白家族成员的组合，并且受 IκB 和 IKK 调节。NF-κB/Rel 和 IκB 亚基的基本结构确定之后，该蛋白如何对氧化还原反应作出响应将被进一步阐明。

三、凋亡信号

凋亡信号主要由 4 部分构成：TNFR 和 DD 受体，**胱天蛋白酶（caspase）**，激活起始胱天蛋白酶的接头蛋白和 Bcl-2 蛋白家族，参见图 10-6。也有三种不同的凋亡信号转导：设计死亡、疏忽死亡、应激死亡。每种通路最后都导致一种效应器胱天蛋白酶（通常是 caspase-3）激活，但是涉及的接头蛋白与 Bcl-2 蛋白家族成员是不同的。

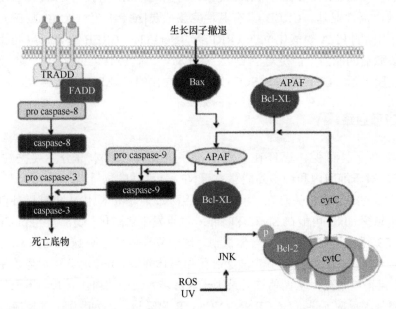

图 10-6　凋亡信号途径（Ramos and Weber，2010）（彩图请扫封底二维码）
导致半胱氨酸激酶和死亡底物激活的三大途径："设计死亡"（TNFR）、"疏忽死亡"（撤回生长因子）和"应激死亡"
（活性氧自由基和紫外线）

参与死亡信号级联利用的是 TNFR（或 Fas/APO-1、CD95）、接头蛋白 FADD/MORT（受体诱导毒性的中介），或者受体相互作用蛋白（RIP）等。含有 DD 的受体被激活后，接头蛋白介导胱天蛋白酶的聚集和激活。特定的胱天蛋白酶及接头蛋白含有能使死亡效应结构域（DED）聚集的结构域。另外，TRADD 和 TRAF2 通过 JNK 与 NF-κB 通路传递信号，可能对凋亡信号转导产生影响。TNFR 诱导的凋亡需要激活 caspase-8 及其接头 FADD，但是它们对于另外两种细胞死亡通路并不是必需的。

Bcl-2 及其同系物是"疏忽死亡"和"应激死亡"所导致细胞死亡的重要调节剂。两种死亡都需要凋亡蛋白酶激活因子-1（Apaf-1）和 caspase-9 启动凋亡进程。在化学物和应激介导的凋亡中，都观察到了细胞色素 c 的释放，接着细胞色素 c 与 Apaf-1 结合并募集启动者 caspase-9。线粒体释放细胞色素 c 的机制尚不清楚。一般认为，Bcl-2 和 Bcl-XL 抑制线粒体释放细胞色素 c，而 BAX 和 BID 促进释放。

四、生长因子转导和缝隙连接

间隙连接（gap junction）允许细胞间小分子通过，并且在包括细胞生长控制在内的许多生物学过程中发挥重要作用。这种重要的通道是由联接蛋白基因家族构成的。翻译后修饰是调节**细胞间隙连接通信（gap junction intracellular communication，GJIC）**的一种方法。实际上，大部分联接蛋白是磷酸化蛋白（主要是磷酸丝氨酸）。外源化学物可以改变激酶和磷酸酶的活性，并能影响 GJIC。例如，肿瘤促进剂佛波酯以 PKC 依赖的方式抑制 GJIC。除 PKC 外，联接蛋白也是其他激酶级联的底物，包括 MAPK 和 v-Src 等。同样的，蛋白磷酸酶，如 PP1 和 PP2A 能够调节联接蛋白活性。联接蛋白磷酸化修饰可以改变"门控通道状态"，但是也可以影响其装配和降解。基于 GJIC 在肿瘤促进中的重要性，联接蛋白可能是生长因子和激酶级联的重要的非转录因子的靶标。

信号转导级联是一张错综复杂的生化途径的交织网络。细胞表面受体或细胞内环境感受器传导的信号是细胞命运的决定因素。当细胞接收到各种各样的信号时，它需要作出重要的决定，是分裂、主动死亡、分化还是保持静止。信号转导通路调节紊乱与某些疾病有关。因此，了解化学物如何扰乱信号转导是一项重要工作。

（龚春梅　杨淋清　庄志雄）

参 考 文 献

Bagur R, Hajnóczky G. 2017. Intracellular Ca^{2+} sensing: its role in calcium homeostasis and signaling. Mol Cell, 66(6): 780-788.

Chen J, Wang Z, Zheng Z, et al. 2017. Neuron and microglia/macrophage-derived FGF10 activate neuronal FGFR2/PI3K/Akt signaling and inhibit microglia/macrophages TLR4/NF -kappa B-dependent neuroinflammation to improve functional recovery after spinal cord injury. Cell Death Dis, 8(10): e3090.

Ghatak S, Hascall VC, Markwald RR, et al. 2017. Transforming growth factor beta1 (TGFbeta1)- induced CD44V6-NOX4 signaling in pathogenesis of idiopathic pulmonary fibrosis. J Biol Chem, 292: 10490-10519.

Heldin CH, Lu B, Evans R, et al. 2016. Signals and receptors. Cold Spring Harb Perspect Biol, 8(4): a005900.

Hotamisligil GS, Davis RJ. 2016. Cell signaling and stress responses. Cold Spring Harb Perspect Biol, 8(10): a006072.

Lee WS, Kim J. 2017. Insulin-like growth factor-1 signaling in cardiac aging. Biochim Biophys Acta, 1864(5 Pt B): 1931-1938.

Lodish H, Berk A, Kaiser CA, et al. 2016. Molecular Cell Biology. 8th ed. New York: W. H. Freeman: 673-718.

Mazharian A, Thomas SG, Dhanjal TS, et al. 2010. Critical role of Src-Syk-PLC{gamma}2 signaling in megakaryocyte migration and thrombopoiesis. Blood, 116(5): 793-800.

Nager AR, Goldstein JS, Herranz-Perez V, et al. 2017. An actin network dispatches ciliary GPCRs into extracellular vesicles to modulate signaling. Cell, 168: 252-263.

Perrimon N. 1993. The torso receptor protein-tyrosine kinase signaling pathway: an endless story. Cell, 74(2): 219-222.

Ramos KS, Weber TJ. 2010. Introduction and overview of alterations in cell signaling. //McQueen CA. Comprehensive Toxicology. Vol 2. 2nd ed. New York: Elsevier Science & Technology: 450-471.

Sato-Matsubara M, Matsubara T, Daikoku A, et al. 2017. Fibroblast growth factor 2 (FGF2) regulates cytoglobin expression and activation of human hepatic stellate cells via JNK signaling. J Biol Chem, 292(46): 18961-18972.

Sever R, Glass CK. 2013. Signaling by nuclear receptors. Cold Spring Harb Perspect Biol, 5(3): a016709.

Thorner J, Hunter T, Cantley LC, et al. 2014. Signal transduction: from the atomic age to the post-genomic era. Cold Spring Harb Perspect Biol, 6(12): a022913.

Wang G, Gutzwiller L, Li-Kroeger D, et al. 2017a. A Hox complex activates and potentiates the epidermal growth factor signaling pathway to specify *Drosophila* oenocytes. PLoS Genet, 13(7): e1006910.

Wang X, Marks CR, Perfitt TL, et al. 2017b. A novel mechanism for Ca^{2+}/calmodulin-dependent protein kinase II targeting to L-type Ca^{2+} channels that initiates long-range signaling to the nucleus. J Biol Chem, 292(42): 17324-17336.

Wang Z, Liu T. 2018. Placental growth factor signaling regulates isoform splicing of vascular endothelial growth factor A in the control of lung cancer cell metastasis. Mol Cell Biochem, 439(1-2): 163-169.

第十一章　外源化学物与蛋白激酶和蛋白质磷酸化

第一节　蛋白激酶与蛋白质磷酸化

蛋白激酶（protein kinase）在细胞和酶的功能调控方面发挥核心作用。蛋白激酶相关信号通路的异常与许多毒物的病理生理学行为有关。然而，毒物也可通过直接和间接的作用模式改变蛋白激酶的活性。**蛋白激酶 C（protein kinase C，PKC）**常与多种化学、物理和病毒等的毒作用相关，是不同毒物浓度梯度（从低到高的浓度）背景下影响激酶调控（直接或间接调控）的一个典型案例。本节详细描述了铅和活性氧（ROS）引起的 PKC 活性调节紊乱的潜在生化机制，并提供了毒物-蛋白激酶交互作用模型的表征方法。此外，对蛋白激酶调控的新领域也进行了讨论。

一、蛋白激酶的主要功能

蛋白激酶催化磷酸基团共价结合到靶蛋白，这代表了调节细胞和酶功能的一个核心机制（图 11-1）。真核生物有两类蛋白激酶：将磷酸转移到丝氨酸和苏氨酸残基的蛋白激酶，以及将磷酸转移到酪氨酸残基的蛋白激酶。在 20 种氨基酸中，只有丝氨酸、苏氨酸和酪氨酸包含适当的功能基团（羟基基团—OH），适合磷酸化。细胞内包含了几百种不同的蛋白激酶，每种蛋白激酶负责磷酸化一种不同的蛋白质或一组不同的蛋白质。细胞内还含有多种不同的蛋白磷酸酶。蛋白激酶催化的磷酸化是公认的调控真核细胞几乎所有活动的关键机制，包括增殖、基因表达、新陈代谢、迁移、膜运输和细胞凋亡（艾伯茨等，2012）。磷酸化可以在 1s 内发生（这对于改变代谢速率是很重要的），并有可逆的和高度协调性的动力学跨越时间（对于协调复杂的生理进程是非常重要的）。磷酸化也是一种信号放大的手段，一个蛋白激酶分子的激活可以导致许多蛋白质的磷酸化（Voordeckers et al.，2011）。受磷酸化控制的许多开关蛋白本身就是蛋白激酶，这些蛋白激酶通常组成磷酸化级联反应：一个因磷酸化而被激活的蛋白激酶接着又磷酸化顺序中的下一个蛋白激酶，如此等等，依次向前传送信号并在级联反应过程中放大、分流和调节信号。由于这些特性，磷酸化可以对细胞内外信号作出适当的反应，因此成为调节细胞与酶功能的一种理想手段。

二、蛋白激酶的催化结构域

详细了解蛋白激酶的催化结构域有助于推进人们对蛋白激酶组的理解。在前基因组时代，已经弄清了来自不同真核生物的 65 个不同蛋白激酶同源催化结构域的氨基酸序

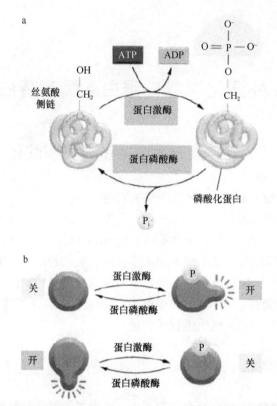

图 11-1 蛋白质的磷酸化是调控蛋白质活性的主要方式，在一个典型的真核细胞中，成千上万种蛋白质可被共价结合一个或数个磷酸基因而被修饰（艾伯茨等，2012）（彩图请扫封底二维码）

a. 显示一个普遍的反应，通常蛋白激酶能将 ATP 上的磷酸基团转移至目标蛋白质的氨基酸侧链上。去除磷酸基团则是另一种磷酸酶催化的。在这个例子中，磷酸基团被加到丝氨酸侧链上；而在另一些情况下，磷酸基团被连接到蛋白质的苏氨酸和酪氨酸羟基基团上。b. 蛋白激酶使蛋白质磷酸化，可以使蛋白质的活性提高和降低，取决于磷酸化的位点和蛋白质的结构

列（Hanks，2003）。这些排列界定了真核生物蛋白激酶催化结构域的边界，识别出高度保守的氨基酸基序（图 11-2）。相应谱系统树的构建揭示，蛋白激酶主要包括以下几个集群：酪氨酸-、环核苷酸-、钙磷脂-依赖性激酶和钙调蛋白-依赖性激酶，谱系树为按照底物特异性和调控模式来划分蛋白激酶提供了依据。这些知识最终用来预测各种各样的基因组，包括人类基因组所编码蛋白激酶的总数。据估计，人类基因组编码 518 种不同的

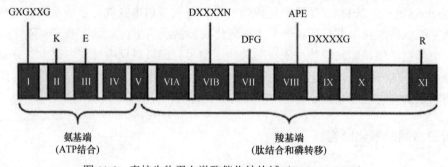

图 11-2 真核生物蛋白激酶催化结构域（Weber，2010）

12 个保守的分结构域用罗马数字标示，高度保守的氨基酸残基和基序的位置用单个字母的氨基酸简称标示在分结构域上（D：天冬氨酸 Asp；E：谷氨酸 Glu；F：苯丙氨酸 Phe；G：甘氨酸 Gly；N：天冬酰胺 Asn；P：脯氨酸 Pro；X 代表任意氨基酸）

蛋白激酶，这些基因大约占人类基因的 1.7%。进一步确认了 13 种非典型蛋白激酶家族，它们有蛋白质生化激酶活性，但没有真核生物的蛋白激酶结构域的序列相似性，如磷脂酰肌醇 3-激酶家族。尽管缺乏序列相似性，但非典型蛋白激酶仍显示了与真核生物蛋白激酶结构域的相似性（Yamaguchi et al.，2001）。

三、蛋白激酶的磷酸化共有位点

蛋白激酶对其磷酸化底物及底物中识别的位点具有明显的选择性。一个关于其特异性的典型例子是磷酸化酶激酶引起的磷酸化酶 Ser14 位点选择性磷酸化。随后的研究发现，cAMP 依赖性蛋白激酶，而非磷酸化酶可以磷酸化一系列外源蛋白。现在公认的是，一个特定的蛋白激酶可能有超过 100 种底物。这些观察表明，一个蛋白激酶可以识别一组蛋白质底物。那么，蛋白激酶在大量含有羟基团的蛋白中识别出底物内特定位点的机制是什么呢？研究磷酸化位点周围序列提示，有一些共识磷酸化基序可以被一个特定的蛋白激酶所识别，这是一大进步（表 11-1）。重要的是认识到磷酸化基序会发生细微的变异。例如，cAMP 依赖性蛋白激酶最典型的基序是 RRXS*X，但 RXS*X 和 KRXXS*X 也是其基序。因此，虽然大部分蛋白激酶共享一个共同的催化结构域，但是底物磷酸化的特异性可以部分通过识别特定的磷酸化基序来实现。蛋白激酶表面残基的电荷和疏水性的差异是实现其特异性的另一个重要的决定因素。确定磷酸化基序对于识别特定蛋白激酶调控的蛋白质具有广泛的意义，包括靶激酶调控的已知的生理或病理生理学过程。这些基序对于发展重要的试剂也具有重要意义，如磷酸化位点专一的抗体，可以详细研究复杂的生物系统和人类的磷酸化事件。

表 11-1　蛋白激酶磷酸化位点基序

蛋白激酶	磷酸化位点基序
蛋白激酶 C（αβγ）	XRXXS*XRX
磷酸化酶激酶	KRKQIS*VR
钙调蛋白依赖性蛋白激酶 I	NYLRRLS*DSNF
S6 蛋白激酶 II	XRXXS*X
蛋白酶激活的蛋白激酶 I 和 II	AKRRRLSS*LRA
生长因子调节的蛋白激酶	PLT*PSGEA
酪氨酸激酶	XS*XXEX
cAMP 依赖性蛋白激酶	XRRXS*X
cGMP 依赖性蛋白激酶	XS*RX
EGF 受体	TAENAEY*LRVAP

注：磷酸化受体位点用*标示，A. 丙氨酸（Ala），D. 天冬氨酸（Asp），E. 谷氨酸（Glu），F. 苯丙氨酸（Phe），G. 甘氨酸（Gly），I. 异亮氨酸（Ile），K. 赖氨酸（Lys），L. 亮氨酸（Leu），N. 天冬酰胺（Asn），P. 脯氨酸（Pro），Q. 谷氨酰胺（Gln），R. 精氨酸（Arg），S. 丝氨酸（Ser），T. 苏氨酸（Thr），V. 缬氨酸（Val），Y. 酪氨酸（Tyr），不太重要的氨基酸残基标记为 X

四、蛋白质磷酸化后果

蛋白质磷酸化可以通过多种机制调节细胞和酶的功能。在许多情况下，磷酸化通过诱导底物构象改变来刺激酶活性，如在丝氨酸磷酸化之后，磷酸化酶 b 通过协同变构效应转化为磷酸化酶 a。构象变化也可以揭示调节亚细胞分布的位点，如转录因子的核定位信号（nuclear localization signal，NLS）被隔离在胞质区，随着转录因子的磷酸化，该位点被暴露出来。酪氨酸激酶经常随着其激酶结构域的激活而自动磷酸化，从而转换到更活跃的状态。此外，酪氨酸磷酸化经常为信号转导蛋白产生特定的结合位点，如与 Src 同源结构域相关的位点。因此，磷酸化可以促进蛋白质间相互作用或蛋白质复合体的形成，并招募调节蛋白聚集到磷酸化受体和接头蛋白，从而激活和协调控制多种细胞行为的信号通路。事实上，一些相互作用结构域的大家族已经确定，这些结构域选择性地识别由丝氨酸/苏氨酸激酶和酪氨酸激酶磷酸化的位点（Taylor et al.，2016）。复杂信号通路通过相互作用结构域进行协调，并扩展到不同的翻译后修饰，包括赖氨酸残基的乙酰化、甲基化或泛素化，精氨酸的甲基化和脯氨酸的羟基化（Grossmann et al.，2015）。

五、蛋白磷酸酶

应该认识到，通过磷酸化作用调控蛋白质活性是一种逆向平衡，即蛋白激酶将磷酸基团转移到氨基酸残基上，蛋白磷酸酶从氨基酸残基上去除磷酸基团，见图 11-1（Ueno et al.，2015；Bellomo et al.，2014）。因此，蛋白磷酸酶代表另一类重要的调节磷酸化稳定状态的酶。与蛋白激酶类似，蛋白磷酸酶根据去磷酸丝氨酸/苏氨酸或酪氨酸残基的能力分为两个主要的家族。在调节细胞功能方面，这类酶和蛋白激酶同样重要，在解释磷酸化在生物过程中的作用时应该仔细考虑。

六、多蛋白激酶靶标相关的新特征

蛋白激酶在许多疾病中发挥关键作用，包括癌症、糖尿病和炎症等，因此人们正在努力将选择性蛋白激酶抑制剂应用到治疗中。但是，大多数蛋白激酶抑制剂最初显示出显著的交叉反应性，被认为是一种不希望出现的效应。然而，从治疗的立场来看，这些交叉反应性具有潜在的实际应用价值。例如，伊马替尼（imatinib）是多重蛋白激酶的重要抑制剂，该属性已被应用于不同癌症的治疗中，包括慢性粒细胞白血病和胃肠道间质瘤。氧化应激反应诱导肠上皮细胞损伤后，机体内多重信号通路被激活，细胞外信号调节激酶（ERK）、**c-Jun 氨基端激酶（c-Jun N-terminal kinase，JNK）**和 PKC 积极参与凋亡反应的调节，而**磷脂酰肌醇 3-激酶（phosphatidylinositol-3-kinase，PI3K）/Akt** 可能作为一种保护性细胞信号通路发挥重要作用。最近的研究显示，同时抑制酿酒酵母中两种不同的细胞周期依赖激酶（Cdk1、Pho85）可以引起细胞反应，但是单独阻断其中之一则不能引起细胞反应。因此，多个蛋白激酶活性的调节具有协同效应，显然不能把这种反应归因于单个蛋白激酶。这些研究结果印证了这样一个观点，细胞行为是通过具有新特征的、复杂的信号通路来协调控制的。

有许多例子表明，不同的毒物可以靶向多重蛋白激酶。已知铅对 PKC 活性的调节存在着差异，低浓度（pmol/L）时激活多个 PKC 亚型，而高浓度（nmol/L 至 μmol/L）

时抑制多个 PKC 亚型。在体外短期（5min）暴露于多环芳烃后，多种酪氨酸激酶以非特异性方式被激活，而长期暴露则显现出以免疫毒性为特征的特异性激酶模式。在血管平滑肌细胞的不同细胞周期阶段，二噁英通过不同的调控模式调节多个 PKC 亚型。许多化学毒物可以诱导氧化应激，随之而来的应激反应往往与多个应激反应蛋白激酶的激活有关。总的来说，毒性反应常常与复杂、动态的蛋白激酶活性模式相关，包含多重蛋白激酶活性的改变。目前已能方便地获得药物激酶抑制剂，并且检测靶激酶活性，据此已建立了快速和简便的方法，识别涉及毒性反应的、单一的特征性激酶。相比之下，人们所知甚少的是影响毒性突现特性的多种蛋白激酶间特异的相互作用。这些信息有利于开发适当的筛查平台，支撑选择性蛋白激酶抑制剂的发展，在环境暴露水平研究毒物的毒作用模式，以及令人感兴趣的多种信号通路间的协同交互作用。

七、蛋白激酶调控的新领域

蛋白激酶领域引人注目的进展是发现了酶的振荡现象。由于与上游调控因子（包括Raf1）相关的负反馈环的存在，ERK 通路的数学模型预测 ERK 像一个振荡器。尽管有许多关于其动力学的生化和图像分析研究，然而 ERK 通路的振荡行为并没有在实验中被观察到。ERK 通路特征在预测和实验中的差异使人们怀疑，是否可以利用数学模型对细胞信号转导通路进行详细的预测。为了解决这个问题，Wiley 及其同事开发了一个多光谱成像系统，使研究人员可以在活细胞中随着时间的推移监控核定位 ERK-GFP 的改变。基本方法包括用一个 ERK1-GFP 嵌合体和带有一个 NLS 的单体红色荧光蛋白（mRFP）对细胞进行共转染。通过硬件和软件的联合发展，多光谱成像系统同时获得 ERK1-GFP/mRFP 的图像和精确的共定位图像，利用 mRFP 特征来划分核区间，并以自动化的方式定量核 ERK1-GFP 随时间变化的水平。这个多光谱成像系统能够同时、持续、实时以高分辨率追踪几十个细胞中核 ERK1-GFP 的分布，产生非常大的数据集。为了促进数据分析，可以用傅里叶变换（Fourier translation，FT）来估计每个细胞振荡的频率分量，而用曲线拟合方法特征化振荡波形。用 EGF 处理人类乳腺上皮细胞后，使用这个系统，人们观察到 ERK 在细胞质和细胞核之间摆动，说明该数学模型可以详细预测细胞信号转导通路。振荡行为也与 NF-κB、p53-MDM2 和 Ca^{2+} 相关信号通路有关，因此人们认为，它代表编码生物信息的另一个调节层面。

Weber 等（2010）一直在研究伤口修复和表观遗传致癌作用之间的关系，其中包括基因组分析实验，旨在揭示新的基因调控模式，预测可逆与不可逆的非贴附性生长调节。研究人员注意到，碱性成纤维细胞生长因子（bFGF 或 FGF2）可以引起 JB6 小鼠表皮细胞可逆的非贴附性生长。这与几种体外模型系统中 bFGF 对非贴附性生长的调节是一致的。他们已经建立了表达 ERK1-GFP 和 mRFP 的 JB6 细胞来进一步探索体内复杂的蛋白激酶行为模式。用 bFGF 处理 JB6 细胞可以诱导 ERK 通路的持久振荡。在 bFGF 处理之前，JB6 细胞瞬时暴露于低剂量的 X 射线（10cGy）将推迟 ERK 振荡的开始。最新研究表明，辐射以一种摧毁方式调节 ERK 振荡行为，其中包括在 bFGF 刺激的早期、中期和后期抑制 bFGF 诱导的振荡，以及瞬态抑制模式。这种振荡的生物学意义尚未明了。然而，这些观察说明，辐射可以干扰体内蛋白激酶振荡的复杂行为，人们已经详细研究了辐射对人的毒性和致癌性特征。这一原始观测提示，毒物可能更广泛地影响蛋白激酶的振荡，然而，没有概念框架可以解释依赖于毒物调节的蛋白激酶振荡行为所导致的生物后果。为了填补这一知识空白，需要开展蛋白激酶振荡生物背景的实验。为此，可以用 FT 分析 ERK 振荡数据集，并进行曲线拟合，确定辐射和其他毒物调节 ERK 振荡的振幅与频率，以最终比较与独特的蛋白激酶振荡模式相关的生物反应。人们也开始用基因工程改造的 JB6 突变细胞来研究 bFGF 功能。这些突变体在锚定的生长调节及其他重要的细胞生物学的不同方面或富余或缺陷。这些比较模型应该有助于确定蛋白激酶振荡的生物学意义，并将毒物引起的蛋白激酶振荡和更高层次的反应联系起来。

在环境暴露水平确定毒物的不良反应仍是一个重大的挑战，因为信噪比很低，可观察到的反应是很难量化的。最初用于研究辐射诱发 ERK 振荡行为的剂量（10cGy）是非常低的，这表明 ERK 振荡行为的调控是辐射暴露的一个高度敏感的指标。此外，人们还认识到，生物反应常常是非线性的，低浓度环境暴露的毒作用模式和高浓度环境暴露的毒作用模式可能是不同的。辐射引起的、可观察到的 ERK 振荡的调控打开了一个新视角，使大家认识到，毒物的低剂量暴露可能导致复杂的生理过程的失调。虽然这些研究还在起步阶段，但这种方法最终会为人们对体内激酶系统复杂行为的认识提供重要帮助。

第二节　外源化学物引起的磷酸化信号通路的紊乱

从某种程度上说，由于蛋白激酶在调节细胞功能方面处于核心位置，化学物与蛋白激酶活性的调控有广泛的相关性。在某些情况下，毒物（如金属）可以直接与蛋白激酶结合，调节其活性。但在大多情况下，激酶级联的调控可能更复杂，因为其是多种作用模式的结果（如芳烃诱导、DNA 损伤、氧化应激、细胞毒性）。铅可以调控 PKC，其潜在的生物化学特性已经得到详细研究。它可以作为一种很好的模型，来确定毒物在不同的浓度范围内与激酶的交互作用。然后，通过讨论自由基对 PKC 的调控，以便阐明在这一领域中常常遇见的化学毒物对激酶活性调控的复杂难题，因为自由基在化学、物理和病毒等诱导的毒作用中扮演着重要角色。

一、铅-蛋白激酶 C 相互作用模式

铅毒性影响多个器官，包括神经系统、造血系统、肾、内分泌系统、骨骼，这取决于暴露者的年龄和铅的暴露水平。然而，人们主要关注的损害是铅导致的婴幼儿的认知和行为发育障碍。已有研究表明，PKC 涉及铅引起的认知缺陷。**蛋白激酶 C（protein kinase C，PKC）**是丝氨酸/苏氨酸激酶家族中的一个代表，具有相似的大小、结构和作用机制，是哺乳动物生长和分化的关键调控因子。Inoue 等（1977）首次发现，PKC 的激活需要 Ca^{2+} 和磷脂。起初关于 PKC 的两个关键发现是：①**二酰甘油（diacylglycerol，**

DAG）通过降低细胞对 Ca^{2+} 的生理需求而刺激 PKC 活性；②肿瘤的强力启动剂**十四酰佛波乙酸酯（phorbol myristate acetate，PMA）**可以通过取代 DAG 刺激 PKC 活性。在化学致癌和生长调节领域，第二种特性迅速吸引了研究人员的注意，研究人员开始深入研究这种酶在正常生长和分化过程中的作用。

目前至少有 10 个已确定的 PKC 亚型，可分为三个结构相关的组：①经典 PKC（classic protein kinase C，cPKC），包括 PKCα、PKCβⅠ、PKCβⅡ 和 PKCγ；②新型 PKC（novel protein kinase C，nPKC），包括 PKCδ、PKCε、PKCη、PKCθ；③非经典 PKC（atypical protein kinase C，aPKC），包括 PKCζ、PKCλ。经典 PKC 对 Ca^{2+} 敏感，需要佛波酯或 DAG 激活。新型 PKC 是不依赖 Ca^{2+} 的，但仍需要 DAG 或佛波酯激活。非经典 PKC 也是不依赖 Ca^{2+} 的，磷脂酰丝氨酸可以使其发挥最大的活性。PKC 家族成员一般的结构包括 C 端的一个催化结构域和 N 端的一个调控结构域。结构域也包含许多保守区域（C^1—C^4），其间点缀着低同源性的区域，称为变异域（V0—V5）。大多数细胞表达多种 PKC 亚型，显示出不同的亚细胞分布模式，提示 PKC 亚型参与调节不同的生物过程。与此一致的是，每个 PKC 亚型的上调或下调都与各种异常的细胞活动相关。最后，限制 PKC 水解可能产生具有独特特性的 Ca^{2+}/磷脂不依赖的激酶片段，称为 M-激酶。

通常用综合活性指数（例如，在有和无 PKC 活化剂/抑制剂的情况下，PKC 对合适底物的磷酸化）和酶转位指数来测试 PKC 的激活能力。转位反映了激活后 PKC 亚型在不同亚细胞隔室中的再分配，最常见的是从细胞质到特定的隔室，在那里它形成一个稳定的膜复合体。因此，特定部分 PKC 活性的相应增加通常伴随着从胞质到隔室 PKC 活性的降低。认识到 PKC 亚型可以转位到多个亚细胞位点，包括胞质膜、细胞核、细胞骨架、紧密连接、小窝和桥粒复合体是很重要的。此外，PKC 亚型可以以 Ca^{2+} 依赖的方式形成催化灭活的膜相关复合体，并且它与膜之间的交互作用有利于 PKC 分子构象发生不同于激活时的变化。因此，同时考虑 PKC 激活的多种指标，包括 PKC 激活的生化或免疫学测定，以及可能的内源性底物磷酸化的特征，是比较明智的。

在神经发育期间，低水平的环境铅暴露可以引起持久的神经行为和认知功能障碍。早期的研究表明，PKC 是铅的一个作用靶标，因为当铅浓度比 Ca^{2+} 低大约 6 个数量级时，大脑匀浆中的 PKC 的活性就会增加。在不成熟的微血管、大鼠神经胶质瘤细胞和牛内皮细胞中，铅也诱导 PKC 从一个胞质隔室到特定隔室的转位。然而，后来的研究与此矛盾，研究发现，铅可以部分抑制纯化的大脑 PKC 或只能部分激活它。为解释这些差异，假设铅可以与 PKC 的多个位点交互作用，通过与 C2 调控区的一个高亲和力 Ca^{2+} 结合位点的结合刺激酶活性；通过与 C2 调控区一个单独的低亲和力 Ca^{2+} 结合位点结合，或者通过与催化结构域交互作用，抑制酶活性。人们利用重组 PKC 亚型来直接研究铅-PKC 的交互作用模型。铅在 pmol/L 范围可以激活重组的 PKC，但在更高的浓度就会抑制其活性。这个结果与铅对牛肾上腺 PKC 的作用类似。与 PKCα 相比，铅不增加新型（PKCε）和非经典（PKCζ）或经典 PKC 组成型活性片段（PKC-M）等不依赖 Ca^{2+} 的 PKC 亚型的活性，它们集体缺乏 Ca^{2+} 结合区域。然而，随着铅浓度的增加（μmol/L），可以观察到铅对 PKC 亚型（PKCα、PKCε 和 PKCζ）和 PKC-M 的抑制。

pmol/L 浓度的铅可以引起 PKC 的部分激活，同时可以观察到，介导 Ca^{2+} 激活 PKC

的二价阳离子结合位点与铅存在着高亲和力的交互作用。这是值得注意的，因为铅引起的 PKC 激活发生在游离铅浓度范围内（2×10^{-11}—3×10^{-11}mmol/L），使其成为介导铅病理生理学效应的一个可能的候选。在滴定实验中，铅和 Ca^{2+} 同时增加 PKC 活性，但是不会超过 Ca^{2+} 饱和浓度所引起的最大活性。核磁共振研究表明，在 PKC 和突触结合蛋白的 C2 结构域中存在两个邻近的 Ca^{2+} 协调位点，因此人们提出了一个由两部分构成的 Ca^{2+} 调节 PKC 的模型。在这个模型中，部分铅通过与高亲和力（pmol/L）Ca^{2+} 激活位点结合而激活 PKC；而部分铅通过结合到经典 PKC 亚型中的低亲和力 Ca^{2+} 结合位点，或在逐渐增加的浓度水平通过与 PKC 亚型的催化域的任意结合，抑制 PKC 活性。

多位点交互作用模型表明，铅在胞质中浓度小于等于 10^{-10}mol/L 时，可以异常持续激活 cPKC。随着游离铅浓度的增加（$>10^{-10}$mol/L），铅对 PKC 活性的拮抗效应变得越来越重要。在铅的游离阳离子浓度为 10^{-12}—10^{-8}mol/L 时，可以观察到铅-PKC 交互作用。当发生低或中等水平铅暴露时，细胞内隔室中的铅可能达到这一浓度。研究表明，新型和非经典 PKC 可能不是铅的主要靶标，因为它们的抑制作用预计发生在高铅暴露水平。与此一致的是，在神经元细胞的原代培养中，只有高浓度的铅（10^{-10}—10^{-7}mol/L）可以降低新型和非经典 PKC 的活性与表达（Xu et al.，2006）。因此，铅对 PKC 家族成员活性的调控排名为：cPKC>nPKC>aPKC。

铅与 cPKC 亚型的 Ca^{2+} 结合元件高亲和力的相互作用具有广泛的毒理学意义，并且使如何解释铅诱导的神经毒效应的作用模式更加复杂化。尤其是，许多蛋白质包含 C2 结构域的 Ca^{2+} 结合元件。因此，确定铅的非 PKC 靶标是非常令人感兴趣的。当铅的水平可以调节激酶活性时，Ca^{2+} 泵也成为铅调控的一个敏感的靶标。人红细胞的体外研究已经证明，低浓度铅增加 Ca^{2+} 泵的活性，而更高的浓度（$>10\mu$mol/L）抑制 Ca^{2+} 泵的活性。这个 Ca^{2+} 泵负责将 Ca^{2+} 从细胞内泵出，维持细胞内较低的 Ca^{2+} 浓度，可能也将铅从细胞内泵出。因此，铅对 Ca^{2+} 泵活性的非线性调控可能干扰 PKC 依赖信号程序的协调。低浓度铅暴露可以干扰 PKC 相关信号转导，但这是铅与 PKC 亚型结合而直接调控信号通路，干扰 Ca^{2+} 稳态，还是 PKC 通路相关的间接影响，或一些组合的结果，仍然不清楚。

活化、转变和抑制是不同浓度的铅对 Ca^{2+} 泵活性调控的术语。转变是指随着铅浓度梯度的变化出现几种 Ca^{2+} 泵活性水平。①激活浓度：在低浓度时，铅可能激活 Ca^{2+} 泵，将铅和 Ca^{2+} 从细胞隔室泵出来。降低 Ca^{2+} 水平可能会以某种方式改变 Ca^{2+} 稳态，从而阻碍或减少通过正常生理刺激的 PKC 激活。相比之下，铅可以直接结合到 cPKC 亚型和以一种非协调的方式调控 Ca^{2+} 泵活性。②抑制浓度：在高铅浓度水平，Ca^{2+} 泵活性会被抑制，导致细胞内铅和 Ca^{2+} 水平的提高。Ca^{2+} 水平的提高会诱发 PKC 转位，以一种非协调的方式促进 PKC 激活。在高浓度时，铅抑制 PKC 活性，可能使信号转导失调，这些活动的组合会产生一个自相矛盾的 PKC 调控。③从激活到抑制 Ca^{2+} 泵活性的铅浓度范围内，任何中间场景都可以说明铅对 PKC 活性可能的调控。

金属与靶蛋白激酶的直接结合和激酶活性的相关调控具有广泛的毒理学意义。研究证明，氯化汞以半胱氨酸依赖的方式激活 c-Src。人们用丙氨酸替代 c-Src 中半胱氨酸残基的方法发现，位于 C 端半胱氨酸集群（CC）模序中的 Cys483 和 Cys498 对于氯化汞诱导的蛋白激酶激活至关重要。有研究证明，氯化汞也可以激活其他 Src 家族激酶（Yes 和 Lyn）。氯化汞激活激酶还需要这些激酶 CC 模序中 Src 的 Cys498 相对应的半胱氨酸残基。因此，识别金属结合模序，既可以揭示与激酶结合位点的直接作用模式，又可以揭示与具有功能性金属结合模序的非激酶靶之间相互作用的间接作用模式。

　　试图用一个简单的模型来描述铅浓度对 PKC 活性的调控是困难的，因为其中的过程很复杂，包括铅进入细胞的途径（在离子通道中与阳离子的竞争是很重要的，可能会影响细胞稳态）、暴露的不同发展阶段、可以导致对铅异常敏感的遗传多态性，以及现实的暴露时复杂的混合物和不同生活方式等。铅引起的大脑 PKC 活性的调节紊乱，不论是由铅直接与特定 PKC 亚型的结合，还是通过改变 Ca^{2+} 稳态的铅依赖的 Ca^{2+} 泵调控和对 PKC 活性的间接调控，或是一些混合作用所介导，在其相关的神经毒效应中都有重要的意义。PKC 在神经递质释放、突触和神经可塑性、神经离子通道、脑微血管功能和认知方面的调控中起着至关重要的作用。人们已经观察到，在阿尔茨海默病患者大脑中 PKC 依赖的磷酸化模式发生了改变（Yang et al.，2012；Zhang et al.，2012；Luo et al.，2012；Alonso et al.，2013），这表明 PKC 可能涉及神经退行性疾病的发病机制。在低水平铅暴露时，cPKC 中最有可能成为铅靶标的是 PKCγ，它是唯一在中枢神经系统选择性表达的亚型，并与学习过程和记忆形成有关。因此，PKCγ 是介导铅神经毒作用的一个可靠标志物，特别是铅在认知缺陷方面的作用。但是，人们认识到，其他 cPKC 亚型（如 PKCβ）与学习过程之间的联系也很重要。因为多重激酶靶向具有可以应急的特性，而单一激酶产生的生物行为在这方面却不明显，所以检测是单个还是多个 PKC 亚型介导铅暴露引起的认知功能缺陷是很重要的。另外，多种 PKC 亚型显示出振荡行为，目前还需要确定 PKC 振荡在认知功能方面是否发挥着重要作用，PKC 依赖的振荡的调节紊乱是否与认知功能缺陷相关，以及铅是否调控 PKC 振荡。

二、外源化学物的促炎症作用和蛋白激酶调控

　　氧化应激的形成对各种各样的化学、生物和物理因素的毒作用至关重要，包括 TCDD、苯并(α)芘、烯丙基胺、醌类及其谷胱甘肽结合的代谢物、水泡口腔炎病毒和电离辐射。流行病学研究进一步证实，氧化应激参与人类疾病的发展过程，抗氧化蛋白和化合物如硫氧还蛋白、超氧化物歧化酶、谷胱甘肽、维生素 C 和维生素 E 等能够改善病理状态。然而，自由基通过直接和间接的作用方式调控蛋白激酶活性，使机制研究复杂化（Weber，2010）。正如铅-PKC 的交互作用模型一样，在产生氧化应激的相关毒性反应中经常会发现 PKC 亚型的激活。因此，调控 PKC 活性，使细胞平衡转向促氧化状态，具有重要而广泛的意义。

（一）促氧化状态和自由基对 PKC 活性的直接影响

　　早期研究表明，暴露于氧化剂的纯化 PKC，可以以剂量依赖的方式导致磷酸转移酶活性的降低。氧化修饰引起的酶活性的下降和放射性标记的佛波酯结合的减少呈正相关关系，这似乎与 PKC 对佛波酯的亲和力的下降并不相关。人们用 PKM 片段来研究氧化

剂对磷酸转移酶的影响，发现这一作用与佛波酯结合域没有关系。被氧化的 PKC 释放催化域后就观察不到活性了，而具有组成活性的 PKM 被氧化剂灭活。总之，PKC 的催化和调控区域对氧化修饰易感。在暴露于过氧化氢的完整细胞中，也观察到 PKC 的氧化灭活，提示与胞质形式相比，膜相关 PKC 活性更容易受到氧化灭活的影响（Weber，2010）。

几种可溶形式的酶可以被 ROS 有效灭活，而在完整细胞内的原本形式却可以抵抗氧化失活，主要是因为抗氧化防御系统的介入和内源性配体与酶的结合保护了氧化敏感位点。因此，膜相关 PKC 对氧化修饰不同寻常的敏感性可能与膜结构域内酶的特征有关。随后的研究发现，在有和没有各种辅助因子（包括 Ca^{2+}、磷脂、佛波酯、ATP 和 Mg^{2+}）的情况下，氧化剂都可以调控 PKC 活性。单独的高浓度 Ca^{2+}、低浓度 Ca^{2+} 加上磷脂酰丝氨酸/DAG，或无 Ca^{2+} 的佛波酯可以增强纯化的 PKC 的氧化灭活作用。与胞质中的"无效"形式相比，膜上结合的 PKC 的"激活"形式对于氧化灭活更易感。然而，一个有趣的研究发现，ATP/Mg^{2+} 能够保护催化位点免于氧化。在这种情况下，PKC 与佛波酯不再结合，Ca^{2+}/磷脂依赖的激酶的活性被抑制；然而，在 ATP/Mg^{2+} 存在的情况下，PKC 的轻度氧化可使 Ca^{2+}/磷脂依赖的激酶活性显著增加。这一观察在完整细胞中也得到了证实。过氧化氢处理可以导致这些细胞中 Ca^{2+}/磷脂依赖的 PKC 活性的降低，并伴随氧化修饰的、不依赖于 Ca^{2+}/磷脂激酶活性的 PKC 的增加。从结构的角度来看，氧化剂可以破坏锌指构象从而减轻自我抑制。因此，在催化域受保护的情况下，调控区域的选择性氧化可能会产生修饰型 PKC，使其在缺乏 Ca^{2+} 和磷脂的情况下表现出激酶活性。

（二）促炎症状态和间接 PKC 激活

PKC 亚型的激活不同程度地依赖于 Ca^{2+}、磷脂酰丝氨酸（phosphatidylserine，PS）和 DAG（图 11-3）。然而，调节 PKC 活性的整个分子谱系尚未完全确定。人们认识到，磷脂酰丝氨酸可以在激活过程中被其他脂肪酸（包括花生四烯酸和高度酸性脂质如多磷酸肌醇）取代。在细胞周期 G_2 期，细胞核内的 PKCβII 可以被激酶羧基端催化结构域内的分子决定因素选择性激活。人们将核磷脂酰甘油（PG）纯化后，发现它是 PKCβII 激活相关的核膜的组件。氧化和/或硝化应激的许多生物标志常常被用来量化自由基损伤，包括硫代巴比妥酸反应物（TBARS），谷胱甘肽耗竭和氧化型谷胱甘肽形成，硝基酪氨酸和其他物质。由于脂质过氧化物的灵敏度和可靠性高，已受到高度重视。脂质过氧化物常常与 PKC 激活相关，反映在促氧化状态下自由基对不饱和脂肪酸的损伤与 PKC 亚型的间接激活相关。

众所周知，脂质过氧化物通过对信号分子（包括蛋白激酶）的作用调控信号转导级联（Levitan et al.，2010）。油酸、亚麻酸和花生四烯酸的过氧化氢衍生物对 PKC 活性的刺激比它们的未氧化对应物强。1,2-二酰基甘油氢过氧化物（DAG-OOH）对 PKC 的激活效率可以与佛波酯媲美，但是激活过程似乎并不像佛波酯那样需要磷脂酰丝氨酸和 Ca^{2+} 的参与。基于这些观察，人们提出了这样的假说：从氧化的生物膜释放的 DAG-OOH 可以像佛波酯一样激活 PKC 通路。DAG-OOH 可以通过磷脂酶 C 依赖的、卵磷脂氢过氧化物（PLPCOOH）的水解作用而形成，从而有利于在促氧化状态下形成调控 PKC 激

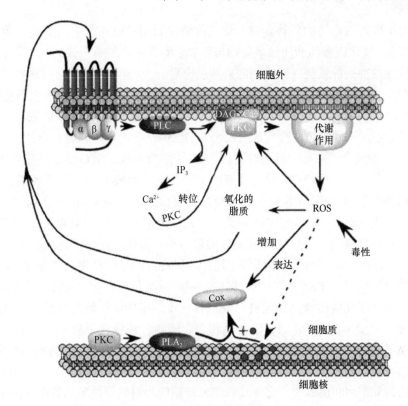

图 11-3　促炎症状态与 PKC 活性和递归信号的直接/间接调节（Weber，2010）（彩图请扫封底二维码）

活的 DAG-OOH 池。脂质过氧化产生的副产品，包括氧化型胆甾醇亚油酸酯、4-羟基-2-壬烯醛（Castello et al.，2005）、氧化型低密度脂蛋白及其相关产物与 PKC 激活有关。

有研究表明，不同的间接作用模式都可以激活 PKC。例如，叔丁基过氧化氢激活对抑肽酶敏感的蛋白酶活性，通过蛋白质水解激活 PKCα，这反过来使对百日咳毒素敏感的蛋白质磷酸化，在细胞膜上刺激 cPLA$_2$ 活化。其他研究也表明，膜氧化对 cPLA$_2$ 磷酸化和活性的直接效应，展示了蛋白激酶激活、磷脂氧化和下游信号事件之间有趣的相互作用。人们用一个包含纯化的 cPLA$_2$ 和磷脂小泡的简单体外系统来评价膜氧化相关的 PKC 激活和 cPLA$_2$ 依赖的水解活性。当磷脂小泡包含摩尔分数少至 5% 的 PLPCOOH 时，cPLA$_2$ 的水解活性增强 2 倍。对于氧化的囊泡来说，刺激 cPLA$_2$ 水解活性需要的 Ca^{2+} 浓度是未氧化的囊泡的 1/2。这进一步证明，PKC 介导的 cPLA$_2$ 磷酸化显著增强了其水解活性。这些观察表明，在促氧化状态下，PKC、氧化脂质和 PLA$_2$ 依赖的水解作用之间存在协作关系。这种作用一旦被激活，PKC 介导的 cPLA$_2$ 磷酸化就会刺激膜磷脂的催化活性，而膜磷脂的过氧化可以直接增强激活的程度，这一过程涉及过氧化氢诱导的 cPLA$_2$ 磷酸化的刺激。磷脂酶活性调控膜脂肪酸的水解作用，这反过来刺激几种细胞信号通路。脂肪酸代谢时被激活的通路是受其他酶活性控制的，这些酶可以将释放出的脂肪酸加工成生物活性分子。例如，PLA$_2$ 相关的活性将花生四烯酸从细胞膜上释放出来，花生四烯酸一旦释放出来，它就被环氧合酶、脂氧合酶和细胞色素 P450 快速加工成几种不同的生物活性分子。沿特定路径进行的花生四烯酸代谢过程受到环氧合酶、脂氧合酶和细胞色素 P450 酶表达水平的显著影响，这三种酶在利用释放的花生四烯酸方面存在着竞争。在这方面，氧化应激和脂质过氧化物与环氧合酶表达增加是一致的，这反过来引导花生四烯酸代谢成前列腺素类（即前列腺素和血栓素）。毒理学家公认前列腺素类对毒性反应及细胞保护性能有贡献，它可以激活与不同信号通路偶联的几种细胞表面受体，包括 PKC。另外，花生四烯酸的氧化导致异前列腺素类的形成，异前列腺素代表一类来源于必需脂肪酸的、截然不同的脂肪酸代谢产物。人们已经证明，异前列腺素类是血栓素 A2 受体（TXA2R）激动剂，它是一种可以调控 PKC 活性的细胞表面 G 蛋白偶联受体。因此，自由基可以扰乱许多信号通路，这可能有助于间接地激活 PKC 和其他激酶活性。

蛋白激酶激活和生成 ROS 的代谢途径之间有很强的联系（Afnan et al.，2016；Qiao et al.，2016；Prastowo et al.，2016）。具体来说，PKC 激活与 NADPH 氧化酶亚基的磷酸化相关，可以增强代谢活性和形成大量的自由基。因此，在促氧化状态下，无论直接或间接的 PKC 激活都可能通过激活代谢途径，促进自由基的产生，最终导致组织损伤。这也可以通过间接激活 PKC 而产生，例如，晚期糖基化终产物（AGE）可以通过 PKC 依赖的 NADPH 氧化酶的激活引起视网膜血管内皮细胞内活性氧的形成。不同的代谢途径也有可能与自由基的形成和 PKC 激活相关。例如，醛糖还原酶可以导致氧化应激和 PKC 激活。黄嘌呤氧化酶可能通过产生与 PKC 激活相关的氧化应激而影响缺血/再灌注损伤。总的来说，许多代谢途径与自由基的形成和蛋白激酶的活化有关。人们对于这些途径之间的相互作用和促氧化状态下递归信号回路的相对重要性所知甚少（图 11-3）。递归信号可能会被多种机制扰乱，至少在理论上，可能导致增强氧化损伤的启动效应。

毒性往往与自由基的生成有关。ROS 可能来自毒性反应，也可能来自应对毒性损伤的次级代谢。ROS 可能直接氧化 PKC，根据 ROS 的终浓度和 ATP/Mg^{2+} 对催化结构域保护作用的大小而决定 PKC 活性的增强或降低。脂质成分的自由基损伤可能导致脂质的修饰，可以激活 PKC 或与 PKC 相偶联的细胞信号通路。一旦被激活，PKC 常常与产生活性氧的代谢途径的调控有关，而不被 PKC 激活的代谢途径可能有助于 ROS 形成和 PKC 的活化。在促炎症状态相关的病理生理学过程中，这些联系可能产生递归信号。此外，PKC 调节许多酶的活性，包括磷脂酶如 PLA_2 等。氧化脂质可以增强 PLA_2 的水解活性（图 11-3），提示在磷脂酶激活下游信号事件的调节中，PKC 的激活和氧化磷脂之间有协同作用。磷脂酶将脂肪酸从膜上释放出来，脂肪酸进一步被其他酶[环氧化酶（Cox）、脂加氧酶和细胞色素 P450]加工成生物活性分子，并与细胞表面受体结合，偶联至一组包括 PKC 在内的信号通路上。ROS 的形成也与靶酶活性表达的增加有关，包括 Cox，这可能进一步指导脂肪酸沿特定通路进行代谢。

第三节 蛋白质磷酸化研究技术进展

许多蛋白激酶可以在任何类型细胞中表达，1/3 的胞内蛋白可以被磷酸化，呈现多达 20 000 种不同的磷酸化蛋白质状态。蛋白质可以被多种蛋白激酶磷酸化，这将通过关键底物的汇聚来整合多个信号通路。毫无疑问，蛋白质磷酸化领域将继续发展，人们必须认识到潜在的复杂性。针对磷酸丝氨酸、磷酸苏氨酸和磷酸酪氨酸残基整体调控的研究已经揭示，预期的与已观察到的磷酸氨基酸的比率差异惊人，这是一个调控开-关靶磷酸化位点的耐人寻味的问题。还原论的方法加深了我们对于蛋白激酶-底物交互作用和信号转导级联线性指令之间的理解，然而，更需要在系统水平上进行开发，综合考虑发生在体内的复杂的调节模式。这种复杂性包括出现脱靶底物，存在彼此竞争性抑制的靶向底物，稳定状态的调控，锚定蛋白介导的信号协调，由复杂调控模式（如振荡）编码的信息，与不同的细胞类型、器官、系统和发展阶段相关的固有的生物学差异。

　　全面筛选平台在理解复杂的生物模式方面起着越来越重要的作用。由于质谱（mass spectrum，MS）的高速度和高灵敏度，它被广泛用于分析蛋白质磷酸化；磷酸化蛋白质组学已成为信息量最丰富的全面筛选平台之一（Ahrends et al.，2015；Tiengo et al.，2015）。然而，由于经常出现低丰度信号蛋白质和低化学计量的磷酸化事件，用 MS 进行的磷酸化蛋白质组学分析面临着巨大挑战。因此，在使用敏感的 MS 进行肽测序前，通常需要用化学法或基于亲和度的方法对磷酸化蛋白和磷酸化多肽进行富集，以提高样品中磷酸化多肽的相对丰度。与化学法相比，基于亲和度的方法被认为具有更高的成功概率，因为样品损失最小，这对低丰度磷酸化分析是非常关键的。从单纯的蛋白质消化到来自组织或整个细胞裂解液的复杂的混合物，利用 Ga（III）或 Fe（III）作为配体的固定化金属离子亲和色谱法（IMAC）对于磷酸化多肽的富集都是非常有用的。这种技术已经被优化，并已在各种各样的生物中进行了许多成功的、基于 MS 的磷酸化蛋白质和磷酸化蛋白质组分析。虽然许多研究报道的 IMAC 偏向多重磷酸化多肽，但随着方案的优化，单个和多重磷酸化多肽都可以很好地被捕获。其他浓缩技术包括二氧化钛（TiO$_2$）、强阳离子或强阴离子交换（SCX 或 SAX）和其他方法。二氧化钛与单独磷酸化多肽的结合比 IMAC 更紧密，由于它操作简单并且可以在短时间内完成富集，受到越来越多的关注。然而，与 IMAC 相比，非特异性结合还远远没有优化（Kennedy et al.，2016；Tape et al.，2014）。对于磷酸化多肽的鉴别来说，SCX 和其他技术更多地作为预分离而不是高度有效的浓缩技术。随着磷酸化多肽的富集，大多数研究者可以从几百微克至毫克水平的起始材料富集全细胞裂解液，通过单次分析，鉴别出几百种磷酸化多肽。在这种背景下，西北太平洋国家实验室（Pacific Northwest National Laboratory，PNNL）的蛋白质组学小组开发了一种优化的样品制备方法和 IMAC 流程，与自动化、高敏感度、高分辨率的 LC 系统相配合，可以从不到 40μg 人类蛋白质中通过单次分析识别超过 1000 个独特的磷酸化多肽。因此，在 IMAC 或 TiO$_2$ 富集之前，对复杂样品进行预分，有望全面覆盖磷酸化蛋白质组研究。由于磷酸化残基本身之间高度动态变化，使用抗磷酸酪氨酸或各种抗-pSer/pThr 抗体的免疫共沉淀反应（co-immunoprecipitation，CoIP）被广泛应用，促进了 MS 驱动的磷酸化蛋白质组学分析的发展。CoIP 方法可以被应用于完整的蛋白质水平或多肽水平。这种方法可以对细胞信号事件进行详细分析，尤其是与其他磷酸化多肽/蛋白质富集技术相结合时。

　　由于磷酸化普遍不稳定，用 MS 进行磷酸化分析的另一个挑战是磷酸化多肽离子的无效骨架片段化（如大多数商业渠道可获得的离子阱质谱仪）。在大多数基于 MS 的蛋白质组学研究中，碰撞活化解离（collision activated dissociation，CAD）可用于肽骨架的片段化和产生序列分析与蛋白质识别所需要的 b 型和 y 型离子。然而，CAD 过程通常会促进磷酸从磷酸丝氨酸和磷酸苏氨酸残基上消除，而不用破坏沿着肽骨架的酰胺键。无效骨架片段化常常产生基本上没有序列信息的 MS/MS 光谱，并阻碍磷酸化多肽识别和磷酸化位点分配，甚至需要对 MS/MS 光谱进行烦琐的手动检查。据报道，为了应对这种固有的挑战，包括电子俘获分离（electron capture dissociation，ECD）和相关电子转移分离（electron transfer dissociation，ETD）在内的不同的 MS 片段化技术已经成功地应用于磷酸化多肽的测序，在绝大多数片段离子（c 型和 z 型互补离子）上没有丢失磷酸基团。ETD 在大电荷肽的检测中工作得非常好，并为已鉴别的肽提供了明确的磷酸化位点分配。Chi 等（2007）在 IMAC 富集之前，用大约 30μg 酵母蛋白质，通过单次分析，用 ETD 从 629 个蛋白质中发现了 1252 个磷酸化位点；而运用 CAD 只发现了 383 个磷酸化位点。另一个识别易变磷酸化多肽的有用方法是，进一步分离、粉碎并分析富余的中性丢失产物离子，这一过程称为 MS/MS/MS（MS^3）。这种方法对于单一磷酸化个体非常有用，但是对于多重磷酸化多肽的识别不一定有用，鉴于多重磷酸化多肽的性质，同时发生的片段化步骤可能不会产生 MS^3 步骤可用的强烈的非磷酸化片段离子。Hunt 课题组介绍了一个更强大的、基于 CAD 的方法，称为假 MS^3 或多阶段激活（MSA）。运用基于 CAD 的两种方法，尤其是 MSA 和 ETD 方法，可以最大限度地覆盖不同大小和电荷状态的磷酸化多肽。为了用大规模的数据评估识别磷酸化多肽的可信度，已经开发出两种统计方法。定性的全磷酸化蛋白质组学研究通常专注于单一条件下的细胞；然而，通过比较定量的测量而非定性的轮廓，可以更有效地探测调节途径。因此，迄今为止，定量磷酸化蛋白质组学研究非常稀少，且通常使用稳定同位素标记，如用 ^3D 甲醇或细胞培养中的氨基酸稳定同位素标记的 ^{13}C、^{14}N、iTRAQ 试剂、^{18}O-水和 ^{18}O-甲醇。尽管稳定同位素标记通常可以揭示信号事件中可靠的小的改变，但是同位素标记化合物的制备可能费时又昂贵。另外，无标记法可以鉴别相对较大的改变，对细胞信号中新磷酸化事件尤其有用。实际上，无标记法的挑战主要是技术上的。由于 LC-MS 信号的变异，为获得可靠的定量结果，通常需要设立几个重复样品以进行统计分析。总的来说，标签方法和非标签方法是研究磷酸化蛋白质组互补的定量方法。西北太平洋国家实验室已经开发了一个靶向、无标记的方法来识别磷酸化多肽，当用 PPP 家族磷酸酶抑制剂处理时，它们的丰度将发生变化。当样本量有限时，这种方法能极大地促进研究的开展，其目标是在不同生物状态下，无需全面描述所有的特性，而是仅仅识别改变的特性。

也有几种商业化的磷酸化蛋白的筛选服务，可以识别成千上万种蛋白质的磷酸化状态。筛查服务可以提供蛋白质磷酸化概况的广泛的起始表征，用于指导后续更多具有针对性的研究，尤其是当一种特定测试试剂的作用方式未知，或实验室没有磷酸化蛋白质组学分析所需的广泛的 MS 技术时。一旦整体筛选完成，就需要一个合理选择靶标的、更有针对性的分析。磷酸化位点特异性抗体已经被使用了几十年，对于更详细了解简单和复杂模型系统中的磷酸化事件来说，其是很有价值的资源。可以开发探索任何抗磷酸化抗体组合的抗体系列来填补模型系统全筛选平台和针对性鉴别之间的缺口。抗体系列展示出高度的灵敏度（常规在皮克每毫升范围内检测抗原），通常比 ELISA 的灵敏度高。同样，各种各样的以多重磁珠为基础的平台正在兴起，为复杂系统的研究提供了替代方法。

有几个很有用的网络资源（蛋白质激酶数据库）可以为蛋白质序列的匹配、磷酸化模序一致性的查询和不同基因组激酶相对表达的调查、全蛋白质组筛查鉴定的磷酸化位点的比较提供方便的平台，并加深了人们对激酶结构和功能、激酶途径数据库和磷酸化位点的理解。描述蛋白激酶抑制剂的数据库也正在开发（如激酶抑制剂数据库项目）。这些资源通常是免费的，并且为识别蛋白质磷酸化作用对细胞功能新颖的调控机制研究提供了丰富的资源。

　　PKC 可以作为一种模式激酶来说明毒物和自由基如何通过浓度梯度相关的不同机制干扰激酶活性。通常情况下，无论毒物浓度高低，对于铅和 ROS 依赖的 PKC 活性调控来说，不同机制都是有效的。综上所述，通过直接和间接作用方式对 PKC 活性的调节可以描绘毒物扰乱生物系统的复杂过程。此外，在激酶调控过程中，多种通路相互之间的联系仍未被阐明，尤其是当它们与暴露浓度的毒性相关时。需要开发集中阐明信号网络之间连接性的方法，而不是单个信号组件的还原论水平的分析，这样才能发展可应用于复杂生物系统的预测框架。

（夏　菠　袁建辉　庄志雄）

参 考 文 献

艾伯茨 B, 布雷 D, 霍普金 K, 等. 2012. 细胞生物学精要. 3 版. 丁小燕, 陈跃磊, 徐沁, 等译. 北京: 科学出版社: 149.

Afnan Q, Kaiser PJ, Rafiq RA, et al. 2016. Glycyrrhizic acid prevents ultraviolet-B-induced photodamage: a role for mitogen-activated protein kinases, nuclear factor kappa B and mitochondrial apoptotic pathway. Exp Dermatol, 25(6): 440-446.

Ahrends R, Niewiadomski P, Teruel MN, et al. 2015. Measuring Gli2 phosphorylation by selected reaction monitoring mass spectrometry. Methods Mol Biol, 1322: 105-123.

Alonso E, Vale C, Vieytes MR, et al. 2013. Translocation of PKC by yessotoxin in an *in vitro* model of Alzheimer's disease with improvement of tau and β-amyloid pathology. ACS Chem Neurosci, 4(7): 1062-1070.

Bellomo E, Hogstrand C, Maret W. 2014. Redox and zinc signalling pathways converging on protein tyrosine phosphatases. Free Radic Biol Med, 75(Suppl 1): S9.

Castello L, Marengo B, Nitti M, et al. 2005. 4-Hydroxynonenal signalling to apoptosis in isolated rat hepatocytes: the role of PKC-delta. Biochim Biophys Acta, 1737(2-3): 83-93.

Chi A, Huttenhower C, Geer LY, et al. 2007. Analysis of phosphorylation sites on proteins from *Saccharomyces cerevisiae* by electron transfer dissociation (ETD) mass spectrometry. Proc Natl Acad Sci USA, 104(7): 2193-2198.

Grossmann A, Benlasfer N, Birth P, et al. 2015. Phospho-tyrosine dependent protein-protein interaction network. Mol Syst Biol, 11(3): 794.

Hanks SK. 2003. Genomic analysis of the eukaryotic protein kinase superfamily: a perspective. Genome Biol, 4(5): 111.

Inoue M, Kishimoto A, Takai Y, et al. 1977. Studies on a cyclic nucleotide-independent protein kinase and its proenzyme in mammalian tissues. Ⅱ. Proenzyme and its activation by calcium-dependent protease from rat brain. Biol Chem, 252(21): 7610-7616.

Kennedy JJ, Yan P, Zhao L, et al. 2016. Immobilized metal affinity chromatography coupled to multiple reaction monitoring enables reproducible quantification of phospho-signaling. Mol Cell Proteomics, 15(2): 726-739.

Levitan I, Volkov S, Subbaiah PV, et al. 2010. Oxidized LDL: diversity, patterns of recognition, and pathophysiology. Antioxid Redox Signal, 13(1): 39-75.

Luo SL, Lan T, Liao W, et al. 2012. Genistein inhibits Aβ25-35 -induced neurotoxicity in PC12 cells via PKC signaling pathway. Neurochem Res, 37(12): 2787-2794.

Prastowo S, Amin A, Rings F, et al. 2016. Fateful triad of reactive oxygen species, mitochondrial dysfunction and lipid accumulation is associated with expression outline of the AMP-activated protein kinase pathway in bovine blastocysts. Reprod Fertil Dev, 29(5): 890-905.

Qiao H, Chen H, Dong Y, et al. 2016. Polydatin attenuates H_2O_2-induced oxidative stress via PKC pathway. Oxid Med Cell Longev, 2016: 5139458.

Tape CJ1, Worboys JD, Sinclair J, et al. 2014. Reproducible automated phosphopeptide enrichment using magnetic TiO_2 and Ti-IMAC. Anal Chem, 86(20): 10296-10302.

Taylor I, Wang Y, Seitz K, et al. 2016. Analysis of phosphorylation of the receptor-like protein kinase HAESA during *Arabidopsis* floral abscission. PLoS One, 11(1): e0147203.

Tiengo A, Pasotti L, Barbarini N, et al. 2015. PhosphoHunter: an efficient software tool for phosphopeptide identification. Adv Bioinformatics, 2015: 382869.

Ueno Y, Yoshida R, Kishi-Kaboshi M, et al. 2015. Abiotic stresses antagonize the rice defence pathway through the tyrosine-dephosphorylation of OsMPK6. PLoS Pathog, 11(10): e1005231.

Voordeckers K, Kimpe M, Haesendonckx S, et al. 2011. Yeast 3-phosphoinositide-dependent protein kinase-1 (PDK1) orthologs Pkh1-3 differentially regulate phosphorylation of protein kinase A (PKA) and the protein kinase B (PKB)/S6K ortholog Sch9. J Biol Chem, 286(25): 22017-22027.

Weber TJ. 2010. Protein kinases. //McQueen CA. Comprehensive Toxicology. Vol 2. 2nd ed. New York: Elsevier Science & Technology: 473-490.

Weber TJ, Shankaran H, Wiley HS, et al. 2010. Basic fibroblast growth factor regulates persistent ERK oscillations in premalignant but not malignant JB6 cells. J Invest Dermatol, 130(5): 1444-1456.

Xu SZ, Shan CJ, Bullock L, et al. 2006. Pb^{2+} reduces PKCs and NF-kappaB *in vitro*. Cell Biol Toxicol, 22(3): 189-198.

Yamaguchi H, Matsushita M, Nairn AC, et al. 2001. Crystal structure of the atypical protein kinase domain of a TRP channel with phosphotransferase activity. Mol Cell, 7(5): 1047-1057.

Yang HQ, Li X, Yang WM, et al. 2012. Neuroprotective effects of new protein kinase C activator TPPB against Aβ25-35 induced neurotoxicity in PC12 cells. Neurochem Res, 37(10): 2213-2221.

Zhang Z, Cui W, Li G, et al. 2012. Baicalein protects against 6-OHDA-induced neurotoxicity through activation of Keap1/Nrf2/HO-1 and involving PKCα and PI3K/AKT signaling pathways. J Agric Food Chem, 60(33): 8171-8182.

第十二章 外源化学物与细胞钙稳态紊乱

第一节 概　　述

在高等生物组织细胞的离子中，Ca^{2+}有其独特的地位。Ca^{2+}以不溶和可溶的两种形式存在，前者是骨骼和牙齿的主要结构成分，而后者在调节生命活动过程中起重要的作用，如作为膜稳定剂、蛋白质的辅因子、电荷载体和可扩散的细胞内信息。这些作用一方面与可溶性Ca^{2+}在细胞内外环境中的超常分布特点有关，另一方面则与Ca^{2+}和蛋白质特定的相互作用能力有关。细胞外体液如血清的总Ca^{2+}浓度为 1.6—2mmol/L（其中约50%结合于蛋白质和其他成分）。在细胞内，Ca^{2+}主要结合于磷脂、蛋白质和核酸或隔离在细胞器内，仅 0.1%的总细胞 Ca^{2+}呈游离状态存在于细胞质中。因此细胞质游离 Ca^{2+}浓度（$[Ca^{2+}]_i$）保持在 0.1µmol/L 左右，这就是说，仅很少一部分总细胞 Ca^{2+}用于执行其作为电荷载体或可扩散信使的功能（Bagur and Hajnóczky，2017）。

高等生物 Ca^{2+}超常分布的直接后果是使其细胞内外 Ca^{2+}浓度持续处于极高的电化学梯度（mmol/L 对应 µmol/L 水平），然而，细胞具有精细的转运和分隔机制，使之能周密地维持它们的$[Ca^{2+}]_i$水平；此外，Ca^{2+}转运动力学的微妙变化使细胞$[Ca^{2+}]_i$迅速地以一种幅度和频率编码的方式改变，从而诱导代谢和细胞表型调控的改变，因此当先天遗传缺陷或药物与环境毒物使细胞钙稳态和 Ca^{2+}信号过程发生障碍时，就必然导致许多病理过程和疾病的发生。近年来，以细胞内细胞质 Ca^{2+}浓度不可控制增高为主要表现的**细胞钙稳态紊乱（disturbation of calcium homeostasis）**已成为细胞损害与死亡机制研究方面最为热门的话题。大量证据表明，细胞 Ca^{2+}浓度的持续增高可能活化各种不同组织和细胞的毒性机制，因而曾被称为"细胞死亡的最终共同途径"。例如，细胞内钙的蓄积在氰化物和十氯酮类化合物的脑毒性，以及几种金属如铅、汞和有机锡化合物的神经毒性中起重要的介导作用。对神经元上亲离子谷氨酸受体过度施加刺激后引起的细胞内钙蓄积可能参与了这种兴奋性氨基酸的毒性和缺血后神经元的变性过程。最近已确认星形细胞具有谷氨酸受体。谷氨酸受体激动剂**使君子氨酸（quisqualic acid）**能刺激这种细胞的钙蓄积。兴奋性氨基酸拮抗剂可预防某些神经毒物如 1-甲基-4-苯基-1,2,3,6-四氢吡啶（MPTP）引起的细胞杀伤作用，故认为这类受体的刺激和细胞内钙蓄积可能是神经细胞损伤的普遍机制（Pchitskaya et al.，2018）。人们还注意到，Ca^{2+}通道阻断剂能预防 HIV-1 外壳蛋白 gp120 的神经毒性。钙调蛋白拮抗剂**氟桂利嗪（flunarizine）**可保护神经细胞因神经生长因子耗竭而引起的死亡。发生于缺血/再灌注时的心肌损害与氧自由基生成和细胞内钙超载有密切联系。最近已证实氧自由基诱发的心肌损害是 Ca^{2+}通过电压门控的 Ca^{2+}通道而进入细胞的结果，提示氧自由基与心肌缺血/再灌注时细胞死亡的 Ca^{2+}机制之间有联系。细胞内 Ca^{2+}水平增加也是环境污染物 TCDD 产生心脏毒性的主要决定因素。Ca^{2+}超载也参与急性和慢性肾细胞毒性过程。有人将 LLC-PK1 细胞暴露于有肾毒性的卤烯半胱氨酰-S-结合物，发现细胞内 Ca^{2+} 的增加伴随着质膜大疱的出现。在冷冻缺血期间肾细胞膜的氧化损害也与细胞内 Ca^{2+} 的持续增加有联系。几种肝毒物如对乙酰氨基酚、敌百枯、四氯化碳、醌、氰化物和刺尾鱼毒素（maitotoxin）（一种能刺激细胞 Ca^{2+} 内流的多羟基聚醚化合物）导致的细胞损伤也是由细胞内 Ca^{2+} 蓄积引起的。同时，越来越多的证据表明，Ca^{2+} 在免疫系统的细胞死亡中起重要作用。未成熟的胸腺细胞对糖皮质激素的杀伤效应、T 淋巴细胞的细胞毒性及自然杀伤细胞和补体的溶细胞活性都是 Ca^{2+} 依赖的过程。此外，某些环境污染物的免疫毒性也是通过钙依赖的过程来实现的。例如，由 TCDD 及三丁基锡引起的胸腺细胞杀伤均是钙依赖的。

正常情况下，细胞内钙稳态是由质膜 Ca^{2+} 转位酶和细胞内钙隔室（钙池）系统共同操纵控制的（图 12-1）。细胞损害时，这一操纵过程紊乱可导致 Ca^{2+} 内流增加，Ca^{2+} 从细

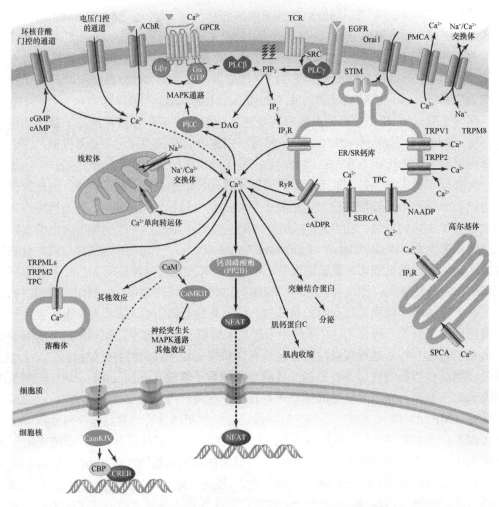

图 12-1　细胞中钙信号系统及其调节（Bootman，2012）（彩图请扫封底二维码）

通过 ER Ca^{2+}-ATP 酶、质膜 Ca^{2+}-ATP 酶、Na^+/Ca^{2+} 交换体和线粒体的作用，细胞质 Ca^{2+} 维持较低浓度。由于质膜 Ca^{2+} 通道的开放及 ER 膜中 Ca^{2+} 通过 IP_3 受体通道或雷诺丁受体（ryanodine receptor）通道释放，细胞质 Ca^{2+} 浓度增加

ER. 内质网；SR. 肌浆网；SERCA. 肌浆网/内质网 Ca^{2+}-ATP 酶

胞内储存部位释放和/或通过质膜排出受抑制，从而导致细胞内 Ca^{2+} 浓度不可控制地持续增加，而这种持续增加将会完全破坏正常生命活动所必需的、由激素和生长因子刺激而产生的、短暂的 Ca^{2+} 瞬变，危及线粒体功能和细胞骨架结构，最终激活不可逆的细胞内成分的分解代谢过程。

第二节　哺乳动物细胞的钙离子信号调节

为了防止 Ca^{2+} 从细胞外环境大量涌入，细胞在生物进化过程中获得了复杂的转运机制，以周密地控制 Ca^{2+} 通过质膜进入细胞内，同时也控制 Ca^{2+} 从细胞质重新分布到细胞器的过程。

一、Ca^{2+} 的穿膜转运

Ca^{2+} 首先通过许多通道经质膜进入细胞，其中有些是由受体（受体操纵的 Ca^{2+} 通道）、跨膜电位（电压门控的 Ca^{2+} 通道）和细胞内 Ca^{2+} 储存的含量（储库操纵的 Ca^{2+} 通道）严格控制的，而另一些似乎是非选择性的渗漏通道。Ca^{2+} 也能以质膜 Na^+-Ca^{2+} 交换的方式与 Na^+ 交换而进入细胞内。为了抵抗 Ca^{2+} 持续涌进细胞，质膜含有一种 Ca^{2+}-ATPase 型钙泵（PMCA），这种酶利用 ATP 依赖的天冬氨酸残基的磷酸化而使 Ca^{2+} 从细胞质转位到细胞外环境。在大多数组织中，这种泵由钙结合蛋白**钙调蛋白（calmodulin）**所活化，它使 Ca^{2+} 泵对增加的 $[Ca^{2+}]_i$ 迅速反应，使 Ca^{2+} 转位活性增加（Berridge et al.，2003；Bootman，2012）。

（一）Ca^{2+} 通道

1. 电压门控的 Ca^{2+} 通道

对肌肉、神经及分泌型细胞而言，Ca^{2+} 进入兴奋型细胞的主要途径是通过 Ca^{2+} 渗透型通道，这种通道能够被细胞去极化所激活。这些**电压门控的 Ca^{2+} 通道（voltage-operated Ca^{2+} channel，VOCC）**能够引发神经递质和激素释放、肌肉收缩和多种细胞功能。

目前，至少发现了 6 种 VOCC：低电压激活的通道（T 型）和高电压激活的通道（L 型、N 型、P 型、Q 型和 R 型）。这些通道具有明显区别，包括它们对于二氢吡啶的敏感性不同。其中研究得最为透彻的是 L 型 Ca^{2+} 通道，即介导长久去极化的通道。L 型钙离子通道是一个由 a1、a2、b、c 和 n 多肽组成的异五聚体复合体，这种钙离子通道在骨骼肌中表达较高。克隆研究已经鉴定了 6 种 a1 基因的转录本，以及许多 a2、b 和 c 基因的转录本。L 型钙离子通道被二氢吡啶、苯基烷基胺和苯并硫氮杂卓所阻断（高菁华和汤浩，2005）。

VOCC 能被药物和毒物调节，VOCC 对于重金属都很敏感。金属离子对于 Ca^{2+} 流动的调节是复杂的、多方面的（图 12-2）。首先，在生理状态的溶液中，不同的化合价、离子形式、电流、金属配基复合体决定某种金属离子与 Ca^{2+} 通道的哪一部分结合。其次，金属离子或其复合体可能会在 Ca^{2+} 通道的入口处（铅离子，或锌），或者进入 Ca^{2+}

通道内部（汞，甲基汞，铝）特异地与细胞膜反应（Busselberg，1995）。最后，金属离子和其他毒物能作用于细胞质的 Ca^{2+} 和其他可能的信号通路，直接干扰 VOCC 的功能。鉴于 Ca^{2+} 通道在调节和介导细胞功能方面的重要性，可以推论 VOCC 是许多金属毒性的重要靶点。

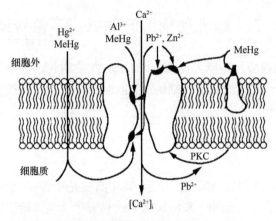

图 12-2　有毒金属与钙离子通道的相互作用（Busselberg，1995）

2. 非电压依赖性 Ca^{2+} 通道

对于非兴奋细胞，激动剂引起的质膜 Ca^{2+} 通道激活的过程还不甚明了。有人提出激动剂引起的 Ca^{2+} 内流可能是激动剂受体与质膜 Ca^{2+} 通道即受体操纵的 Ca^{2+} 通道（receptor-operated Ca^{2+} channel，ROCC）之间直接作用的结果；也可能是第二信使的作用，如环腺苷酸（cAMP）、磷酸肌醇或 G 蛋白，即**第二信使操纵的 Ca^{2+} 通道（second messenger-operated Ca^{2+} channel，SMOC）**；或简单地通过感受细胞内 Ca^{2+} 库的存储状态，即**储库操纵的 Ca^{2+} 通道（store-operated Ca^{2+} channel，SOCC）**而产生。所以**非电压依赖性 Ca^{2+} 通道（voltage-independent Ca^{2+} channel）**包括 SMOC 和 SOCC，前者通过信号转导的方式直接被受体激活所启动；而 SOCC 则被细胞质 Ca^{2+} 储备急剧减少所激活。SMOC 家族包括那些因受体激活而被直接开启的通道，虽然 SMOC 主要存在于可兴奋细胞中，但在非兴奋细胞中也有 SMOC。SMOC 似乎包括那些由各种第二信使[包括 1,4,5-三磷酸肌醇（IP_3）、1,3,4,5-四磷酸肌醇（IP_4）、G 蛋白、环鸟苷酸（cGMP）、蛋白激酶 C（PKC）及 Ca^{2+}]调节的不同通道。这些通道能够被 G 蛋白受体激动剂、ATP 及组胺激活。有证据显示，SMOC 还能被细胞因子和生长因子激活。Ba^{2+} 和 Mn^{2+} 能够通过这些通道，但许多毒物和金属对这些离子通道的通透性和敏感性尚不清楚。

SOCC 主要存在于非兴奋细胞中，同时在许多可兴奋细胞中也有表达。SOCC 的激活机制及信号的性质都还不清楚。有几种药物能抑制 SOCC 和 SMOC，包括几种细胞色素 P450 抑制剂，如 α-萘黄酮、达克宁、RS-73520。离子通道抑制剂的作用机制还不清楚，不过大多数证据表明抑制细胞色素 P450 的活性在 SOCC 阻滞过程中发挥的作用很小。值得注意的是，因为 SOCC 具有多种结构，细胞色素 P450 也是一个多酶集合体，所以细胞色素 P450 依赖或是非细胞色素 P450 依赖的通道都可能存在。最后，其他药物包括环氧化酶抑制剂和脂肪氧化酶抑制剂都具有 SMOC 和 SOCC 抑制效应。

研究者在许多细胞中都观察到 ROCC 和持续的 Ca^{2+} 内流。多数情形下，细胞外 Ca^{2+} 内流会晚于细胞内 Ca^{2+} 的释放。由细胞外 Ca^{2+} 内流导致的$[Ca^{2+}]_i$升高通常比细胞内 Ca^{2+} 储库释放所起的作用小。这种持续小幅度的$[Ca^{2+}]_i$升高对于保持细胞长时间应答是必需的。激动剂对受体作用增加 Ca^{2+} 内流的机制还不完全清楚。ROCC 的实际例子包括与 ATP 受体偶联的平滑肌离子通道，还有神经元细胞中被神经递质 N-甲基-D-天冬氨酸（N-methyl-D-aspartate，NMDA）受体激活所开启的离子通道。

金属对 ROCC 的直接作用表现出复杂的选择性。例如，一些研究发现，无论是体内实验还是在体外培养细胞中，铅暴露都会干扰 NMDA 受体复合体的功能，Pb^{2+}对于 ROCC 的抑制作用特异性针对 NMDA 激活的 Ca^{2+} 流，对于红藻氨酸和使君子氨酸激活的 Ca^{2+} 流作用甚微。许多证据显示 Pb^{2+} 不会阻滞离子通道本身，而是阻滞激动剂与离子通道的结合。铅对 NMDA ROCC 的作用对了解铅所致学习和记忆的损害效应的机制具有重要意义。

3. 其他相关的 Ca^{2+}通道

除了上述几类常见的 Ca^{2+} 通道外，Ca^{2+}可渗透通道，包括**瞬时受体电位（transient receptor potential，TRP）**通道家族、**钙释放激活的钙通道蛋白 1（calcium release-activated calcium channel protein 1，Orai1）**、**双孔通道（two-pore channel，TPC）**，线粒体 Ca^{2+} 单向转运体，IP_3 受体和雷诺丁受体也均已被鉴定为有助于细胞内 Ca^{2+} 的变化。在所有调节 Ca^{2+} 信号转导的蛋白质中，TRP 家族是最多样化的，已被证明可调节不同细胞类型中各种 Ca^{2+} 依赖的生理过程（图 12-1）。

瞬时受体电位通道（TRP channel）是位于细胞膜和某些细胞器上的一类重要的阳离子通道超家族。根据氨基酸序列的同源性，将已发现的 28 种哺乳动物 TRP 通道分为：TRPC、TRPV、TRPM、TRPA、TRPP 和 TRPML 6 个亚家族。所有的 TRP 通道都具有 6 次跨膜结构域。不同的 TRP 通道对 Ca^{2+}和 Na^{2+} 的选择性不同（Pacheco and Vaca，2017）。TRP 通道分布广泛，调节机制各异，通过感受细胞内外环境的各种刺激，参与痛温觉、机械感觉、味觉的发生，并维持细胞内外环境的离子稳态等众多生命活动。TRP 通道家族作为具有多种功能的细胞感受器，对来自细胞内外环境的物理和化学等多种刺激信号产生反应，以维持细胞的生存和参与细胞的众多基本生理活动。最近在内质网（TRPP2、TRPV1 或 TRPM8）和溶酶体膜上（TRPML、TRPM2）亦发现存在瞬时受体电位通道（Fliniaux et al.，2018；韩重阳和王晓良，2008）。

钙释放激活的钙通道蛋白 1（Orai1）是钙选择性离子通道，在人类中由 *ORAI1* 基因编码。Orai 在 T 淋巴细胞的活化中起重要作用。Orai1 的功能缺失突变导致人类严重的联合免疫缺陷（SCID）。哺乳动物的 Orai 家族还有两个额外的同源物：Orai2 和 Orai3。Orai 蛋白与任何其他已知蛋白质的任何其他离子通道家族没有同源性，它们具有 4 个跨膜结构域并形成六聚体（Berry et al.，2018）。

哺乳动物的双孔通道定位于溶酶体（lysosome）和内体（endosome）膜上，它们能够维持溶酶体内的离子稳态和 pH，调节溶酶体的膜电位和兴奋性，在溶酶体介导的降解、代谢和转运过程中发挥重要作用。TPC 家族是一类选择性离子通道，其结构含有类似于电压门控 Ca^{2+} 通道的 6 次跨膜结构域，但与瞬时受体电位通道相差较大。研究发现，TPC 广泛分布于动植物中，有着不同的重要生理功能。TPC 存在于人溶酶体系统，可介导烟酰胺腺嘌呤二核苷酸磷酸（NADP）诱导的 Ca^{2+} 释放，促进非内质网释放 Ca^{2+}。这一反应与细胞增殖、凋亡、分化等生理学过程密切相关（Morgan et al.，2015；潘丹等，2015）。

内质网**基质交互作用分子（stromal interaction molecule，STIM）** 作为钙库操纵性 Ca^{2+} 通道（store-operated Ca^{2+} channel，SOC）的感受器，通过调控 Ca^{2+} 内流，影响细胞的增殖、迁移、分化等生物学行为（Berry et al.，2018）。

（二）Ca^{2+} 泵

保持 Ca^{2+} 在质膜两侧的浓度梯度，需要由 ATP 水解后获得的能量来维持。ATP 推动的 Ca^{2+} 从细胞质的移动是通过位于质膜和肌浆网/内质网（SR/ER）的膜蛋白泵得以实现的。这种膜蛋白泵称为 Ca^{2+}-ATP 酶，其能够把 Ca^{2+} 泵到细胞外，或者把 Ca^{2+} 隔绝在细胞器中（Schnellmann and Covington，2009；Berridge et al.，2003）。

1. 质膜 Ca^{2+}-ATP 酶

质膜 Ca^{2+}-ATP 酶（plasma membrane Ca^{2+}-ATPase，PMCA） 或 Ca^{2+} 泵是一个多肽链组成的 134kDa 的分子，普遍存在于动物和植物细胞中，是质膜上唯一的 Ca^{2+} 高亲和性转运系统。Ca^{2+} 泵与 Ca^{2+} 具有高度亲和性，但是转运 Ca^{2+} 的能力比较低。对许多细胞而言，质膜 Ca^{2+} 泵是唯一的 Ca^{2+} 转运系统，但是在心肌细胞和神经元细胞中，质膜 Ca^{2+}-ATP 酶在数量上次于一种高效能、低亲和性的 Ca^{2+} 交换体，即 Na^+/Ca^{2+} 反向转运体。这种最初在红细胞膜上发现的离子泵，在质膜上的量很少，不到质膜蛋白质的 0.1%，比较典型的 P 型离子泵抑制剂有原钒酸盐、镧离子（La^{3+}）。质膜 Ca^{2+}-ATP 酶是多基因产物，如人和大鼠的质膜 Ca^{2+}-ATP 酶至少由 4 个基因编码。这些同源基因的每一个都可以通过对初级转录本交替剪接获得不同亚型。人体组织中的 4 种同源基因的产物及其剪接变异体的分布显示，基因产物 1 和 4 可以在全部组织中表达，其中基因 1 的产物通常更为丰富。其他两个同源基因（2 和 3）的表达具有组织特异性，主要在肌肉、大脑和肾脏表达。此外，还发现基因转录的发育调控。4 种同源基因的剪接变异体显示组织特异性分布，特别是在中枢神经系统中。Ca^{2+} 泵的功能受到钙调蛋白、酸性磷脂（acidic phospholipid，PL），以及几种蛋白激酶的调节，并且通过钙调蛋白结合结构域实现 Ca^{2+} 泵的二聚化。Ca^{2+} 泵与钙调蛋白的结合会刺激 Ca^{2+}-ATP 酶产生最大反应速率（V_{max}），将 Ca^{2+}-ATP 酶对 Ca^{2+} 的米氏常数（K_m）降低一个数量级（从 $10^{-5}mol^{-1}$ 变为 $10^{-6}mol^{-1}$）。质膜 Ca^{2+}-ATP 酶通过其自身的羧基端钙调蛋白结合结构域保持在受抑制的状态，这一结构域与钙调蛋白结合时（或发生磷酸化反应时）诱发酶的构型改变，使得活性位点得以暴露出来。Ca^{2+} 泵的不同异构体与钙调蛋白有不同的结合力，这暗示了毒性化学物或药物对 Ca^{2+} 泵的抑制可能具有组织特异性。质膜 Ca^{2+} 泵属于 P 型离子驱动 ATP 酶，在催化循环中天冬氨酸残基会发生磷酸化。在纯化的质膜中发现有几种激酶参与了 Ca^{2+} 泵的磷酸化，包括蛋白激酶 A（PKA）、PKC 及酪氨酸激酶 II。磷酸化能够增加 Ca^{2+}-ATP

酶的 V_{max} 和/或增加对 Ca^{2+} 的 K_m。但是对于在体内是否也会发生磷酸化反应，不同同源基因的异构产物是否具有各自的激酶特异性，这类问题目前还不明确。虽然实验证实了 134kDa 的 Ca^{2+}-ATP 酶发生二聚化或寡聚化反应后泵活性增强，但在生理状态下的相关性还不清楚，因为在质膜上的 Ca^{2+}-ATP 酶的数量过少（Schnellmann and Covington，2009；Berridge et al.，2003）。

2. 肌浆网或内质网的 Ca^{2+}-ATP 酶

除了通过 PMCA 把 Ca^{2+} 泵出细胞，细胞质 Ca^{2+} 浓度还受到细胞器中 Ca^{2+} 蓄积和释放的影响。Ca^{2+} 的这种细胞内区域性分布对于保持 Ca^{2+} 稳态和调节 Ca^{2+} 信号途径都很重要。Ca^{2+} 在细胞内的区域化分布对于 Ca^{2+} 信号的传递和细胞质 Ca^{2+} 浓度维持在微摩尔无毒水平是必需的。细胞内能量依赖性 Ca^{2+} 负载是通过细胞器如肌肉细胞中的肌浆网，或内质网膜上 ATP 依赖的 Ca^{2+} 泵来完成的，在大多数非兴奋细胞中则是由一种特别分化的细胞器——钙小体（calciosome）来完成的。微粒体 Ca^{2+} 泵属于**肌浆网/内质网 Ca^{2+}-ATP 酶**（sarco/endoplasmic reticulum Ca^{2+}-ATPase，SERCA）家族。一些组织特异性的 SERCA 已经被克隆了出来，功能也被查明了。利用分子克隆技术已经鉴别出三种 Ca^{2+}-ATP 酶同源基因，共编码 5 种 SERCA 亚型。其中两种基因剪接产物——SERCA1a 和 SERCA1b 能够在快速收缩的骨骼肌中表达。SERCA2 基因也编码两种剪接亚型：SERCA2a 主要在慢收缩型肌肉和心肌中表达，而 SERCA2b 在所有组织中都有表达，SERCA3 是另外一种非肌肉亚型，其表达不及 SERCA2b 广泛。和 PMCA 家族一样，Ca^{2+} 泵 SERCA 家族也被认为是 P 类 ATP 酶，会在反应过程中形成一个磷酸化天冬氨酸中间产物，比产物对钒酸盐离子阻滞剂敏感。SERCA 对 Ca^{2+} 有很高的亲和力（K_m 值为 $0.1—0.4\mu mol^{-1}$），SERCA Ca^{2+} 泵的 V_{max} 比 PMCA Ca^{2+} 泵更高，对于维持低$[Ca^{2+}]_i$ 很关键。从结构域的构成来看，SERCA Ca^{2+} 泵与 PMCA Ca^{2+} 泵家族是同源结构，但是 SERCA Ca^{2+} 泵缺乏羧基端钙调蛋白结合结构域。SR Ca^{2+} 泵具有类似于质膜 Ca^{2+}-ATP 酶上与钙调蛋白结合的位点，可以与膜蛋白受磷蛋白结合而产生抑制作用。不过，对于 SR ATP 酶来说，其对离子泵的抑制会被磷蛋白磷酸化而解除，这与钙蛋白酶的调节相反（Schnellmann and Covington，2009；Berridge et al.，2003）。

（三）线粒体的钙摄取与释放

线粒体具有很高的摄取、隔离 Ca^{2+} 的能力。但在整体的生理条件下，总的线粒体 Ca^{2+} 水平和游离 Ca^{2+} 反映了细胞质$[Ca^{2+}]_i$，也与之相平行。然而，在病理情况下，细胞暴露于高水平的 Ca^{2+} 中，可发现线粒体开始摄取大量 Ca^{2+}，线粒体通过**单向转运体**（uniporter）借助电场力摄取 Ca^{2+}。Ca^{2+} 的释放通过下述三种途径来完成：①单向转运体的逆转；②Na^+ 依赖（或不依赖）性的交换体；③通过一种线粒体内膜孔，这种膜孔涉及一种被称为线粒体内膜渗透转移的现象。

（四）Ca^{2+} 通过核膜转运

Ca^{2+} 通过核膜转运有很大争论，Ca^{2+} 必须进入核内才能改变几种转录因子的活性，

从而成为 Ca^{2+} 信号的表型效应的一部分。有报告证实,在有些细胞中,细胞质部分启动的 Ca^{2+} 波会迅速转移到核中,肝细胞核具有一种 ATP 刺激的 Ca^{2+} 摄取系统,承担着细胞内 Ca^{2+} 蓄积的作用,且具有较高的 Ca^{2+} 缓冲能力。在对细胞内信息反应时,Ca^{2+} 能从核隔室中迅速释放出来,提示核可能通过自我调节机制控制其 Ca^{2+} 水平并调节细胞内 Ca^{2+} 对激素和生长因子的反应。相反,另外一些实验则证实,Ca^{2+} 穿核膜移运是受限制的,尽管已观察到由于核孔的存在,即使是蛋白质也可迅速地穿越核膜,但 Ca^{2+} 穿越核膜的移动需要一种 SERCA 样的 Ca^{2+} 泵,然而,这种主动的 Ca^{2+} 转运是处在孔的水平还是在膜水平尚不清楚。

(五)Ca^2 通过高尔基体转运

高尔基体是内膜系统中承前启后的重要细胞器。在某些细胞如神经元细胞内,高尔基体作为重要的 Ca^{2+} 库,早在 20 世纪初,就用电子探针激光共聚焦等技术已证明高尔基体中存在着高浓度的 Ca^{2+},其静息浓度可达到 mmol/L 数量级,明显高于细胞内其他区域。近年来,随着高尔基体膜上 IP_3 受体、Ca^{2+} 通道、肌浆网和分泌途径 Ca^{2+}-ATP 酶的发现,其 Ca^{2+} 释放与摄入的机制逐步被揭示。据此,高尔基体作为可以参与调节细胞质 Ca^{2+} 浓度的细胞内钙库已逐步受到广泛认同和重视,其作为细胞内 Ca^{2+} 稳态调节的重要细胞器与其他细胞内 Ca^{2+} 库的协同作用也在进一步被阐明。同时,高尔基体参与的细胞质 Ca^{2+} 调控所产生的各种生理和病理效应也正在逐步得到揭示。

1,4,5-三磷酸肌醇受体(inositol 1,4,5-triphosphate receptor,IP_3R)门控的 Ca^{2+} 通道是细胞内 Ca^{2+} 主要释放通道,以往认为其主要分布于内质网、肌浆网上,其通过四聚体形式接受 IP_3 信号释放 Ca^{2+} 的机制早已为人所熟知,而 Pinton 等(1998)的实验证明高尔基体膜囊中的游离 Ca^{2+} 约为 0.3mmol/L,可被刺激产生的 IP_3 所释放,首次证实了 IP_3R 存在于高尔基体膜上。而 Surroca 和 Wolff(2000)的研究也补充证明了这一点,但同时也指出存在于内质网膜上的另一个 Ca^{2+} 通道 RyR 并没有在高尔基体膜上被发现。Lin 等(1999)的工作也将 IP_3R 免疫定位在高尔基体膜上。值得注意的是,到目前为止,其他已知的 Ca^{2+} 释放信号,如环 ADP 核糖(cyclic ADP ribose,cADPR)和烟酸酰胺腺嘌呤二核苷酸磷酸(nicotinic acid adenine dinucleotide phosphate,NAADP)并不能使高尔基体释放 Ca^{2+},这可能提示高尔基体膜上的 Ca^{2+} 释放通道仅有 IP_3R。

而高尔基体的 Ca^{2+} 摄取主要依靠 Ca^{2+}-ATP 酶,截至目前,已证明有两种 Ca^{2+}-ATP 酶定位于高尔基体膜上,一种是对毒胡萝卜素(thapsigargin)敏感的肌浆网 Ca^{2+}-ATP 酶(SERCA),另一种则是对毒胡萝卜素不敏感的分泌途径 Ca^{2+}-ATP 酶(secretory pathway Ca^{2+}-ATP 酶,SPCA),SPCA 是主要定位于高尔基体的 Ca^{2+} 泵,其在高尔基体的 Ca^{2+} 摄入中发挥重要作用,它不仅与高尔基体发挥糖基化、分泌等功能有关,而且是高尔基体参与调节细胞质 Ca^{2+} 浓度的主要途径。

(六)钙结合蛋白

Ca^{2+} 一旦进入细胞内,就能与所谓的"钙结合蛋白"相互作用,或者被分隔到内质网、线粒体或细胞核中。许多蛋白质具有 Ca^{2+} 结合功能,它们以不同的亲和力与 Ca^{2+}

结合。其中某些细胞内钙结合蛋白如**钙调蛋白（calmodulin）**作为 Ca^{2+} 的受体，通过 Ca^{2+}-蛋白质的交互作用而导致靶蛋白的构型改变，Ca^{2+} 信号被有效地转送和扩增，从而引起应答。另外一些蛋白质似乎是作为 Ca^{2+} 储存装置。

钙调蛋白是一种广泛存在、保守、特性明确的传感型钙结合蛋白，它能让细胞感知 $[Ca^{2+}]_i$ 升高，然后把这个信号传递给许多细胞过程。Ca^{2+} 介导的钙蛋白酶激活的分子机制为 Ca^{2+} 与钙调蛋白结合以后，使钙调蛋白及其他几个 Ca^{2+} 感受蛋白和缓冲蛋白发生共价改变，这些蛋白属于 EF-手型（EF-hand）蛋白家族，Kretsinger 和 Nockolds（1973）首次通过蛋白质晶体衍射发现了螺旋-环-螺旋结构是这种蛋白质的特征，提出了 EF-手型结构模型。这种钙结合蛋白有 6 个螺旋部分（A、B、C、D、E、F）成对地组成一个类似的结构区域。每个结构区域包括两个含 10 个氨基酸的 α 螺旋，中间为一个含 10 个氨基酸的非螺旋结构的环状区域。每个环状区域内，蛋白质主、侧链上的 6—8 个氧原子提供电子与 Ca^{2+} 结合。Krestinger 将这种特殊的螺旋-环-螺旋结构称为"EF-手型结构"，拥有 EF-手型结构的蛋白质称为 EF-手型蛋白。这种螺旋-环-螺旋结构很像拳头上伸开的食指与拇指，E 螺旋相当于食指，F 螺旋相当于拇指，两者伸出成直角，其根部弯曲的中指，相当于螺旋之间的环，Ca^{2+} 正好位于三指的凹陷之中。EF-手型蛋白在钙结合蛋白中非常普遍，对人类全部染色体组的分析表明，共有 242 个蛋白质含有 EF-手型结构，同时，从其他物种中确定的具有 EF-手型结构的蛋白质目前已超过 600 个。其中最著名的成员有**钙调蛋白（calmodulin，CaM）、小清蛋白（parvalbumin，PV）、肌钙蛋白 C（troponin C，TnC）、钙结合蛋白（calbindin）**家族等（吁亭等，2013）。

EF-手型蛋白作为钙结合蛋白家族中的特殊成员和 Ca^{2+} 一起参与了从细胞增殖到细胞凋亡各方面的功能调节。按照功能分类，EF-手型蛋白可以分为具有调控功能的 Ca^{2+} 信号蛋白和只参与 Ca^{2+} 转运、缓冲的 Ca^{2+} 缓冲蛋白两大类，即 Ca^{2+} 传感型 EF-手型蛋白和 Ca^{2+} 缓冲型 EF-手型蛋白（表 12-1）。在静止的细胞中，细胞质 Ca^{2+} 的浓度为 10^{-8}—10^{-7} mol/L，Ca^{2+} 传感型 EF-手型蛋白如钙调蛋白处于未激活状态，当细胞受到刺激时，内部储备的 Ca^{2+} 释放或外部的 Ca^{2+} 大量涌入导致 Ca^{2+} 浓度急剧增加，EF-手型蛋白发生典型的 Ca^{2+} 依赖性的构象改变，被激活并参与 Ca^{2+} 信号的调节。钙调蛋白是酸性的，具有热稳定性，分子量为 16.7kDa，能够结合 4 个 Ca^{2+}，缔合常数大约为 10^6 mol/L，可以让钙调蛋白作为一个与激动剂刺激的 Ca^{2+} 应答偶联相关联的分子开关。与 Ca^{2+} 结合以后，钙调蛋白迅速发生构象改变，疏水基团暴露在外，因此钙调蛋白能够与多种酶互动并刺激它们的活性，这些酶包括 Ca^{2+}/钙调蛋白依赖的蛋白激酶（目前已经明确至少有 6 种 Ca^{2+}/钙调蛋白依赖的蛋白激酶家族成员）、磷酸二酯酶 PDE、鸟苷酸环化酶等。通过这些目标酶的作用，Ca^{2+} 激活的钙调蛋白参与许多细胞过程的调节，包括细胞周期进展、胞吐作用、离子转运。有一些钙调蛋白的抑制剂，包括吩噻嗪类（phenothiazine），如三氟拉嗪（trifluoperazine）、氯丙嗪（chlorpromazine）、萘磺胺（napthalenesulfonamide）类药物，在损害钙调蛋白依赖的细胞过程方面表现出功能选择性，因此可以成为钙调蛋白依赖的细胞过程分子探针。钙调蛋白还是铅的一些毒作用的靶标，因为研究发现 Pb^{2+} 能够占据 Ca^{2+} 与钙调蛋白结合的位点，还能占据钙调蛋白上变构剂的位点。然而，Ca^{2+} 缓冲型 EF-手型蛋白不会发生 Ca^{2+} 依赖性的构象改变，它们在结合 Ca^{2+} 以后主要作为

Ca^{2+}浓度的调节器，参与对细胞内 Ca^{2+}浓度的调控。EF-手型蛋白功能的多样性与 EF-手型结构域的组织形式、构象及其对 Ca^{2+}的结构响应等密切相关。

表 12-1　EF-手型蛋白家族成员及功能

蛋白质	功能
Ca^{2+}传感型	
钙调蛋白（calmodulin）	激活一些酶和蛋白质，介导多种 Ca^{2+}依赖的过程
肌钙蛋白 C（troponin C）	调节肌肉收缩
α-辅肌动蛋白（α-actinin）	肌动蛋白连接蛋白
肌球蛋白轻链（myosin light chain）	调节肌肉收缩
钙蛋白酶大亚基（calpain large subunit）	Ca^{2+}激活的蛋白酶
钙周期蛋白（calcyclin）	胞外分泌
钙调磷酸酶（calcineurin）	蛋白质去磷酸化，蛋白磷酸酶 2B 调节亚基
Ca^{2+}缓冲型	
钙结合蛋白-D28K（calbindin-D28K），	Ca^{2+}缓冲和转运
钙结合蛋白-D9K（calbindin-D9K）	Ca^{2+}缓冲和转运
钙网膜蛋白（calretinin）	Ca^{2+}缓冲和转运
小清蛋白（parvalbumin）	Ca^{2+}缓冲和转运

钙调蛋白是细胞内主要的 Ca^{2+}受体，参加多种酶的调节。而此中许多酶自身也是钙结合蛋白，通过与钙调蛋白的互动受到调节。这样一种 Ca^{2+}/钙调蛋白调节酶的例子是半胱氨酸蛋白酶——钙蛋白酶（calpain），钙蛋白酶是一种重要的钙结合蛋白，能够调节许多细胞的凋亡途径。还有钙调磷酸酶，其是一种 Ca^{2+}/钙调蛋白依赖的磷酸化酶，属于 Ca^{2+}传感型 EF-手型蛋白，也包含钙调蛋白结合位点。钙调蛋白经常是细胞 Ca^{2+}浓度升高的初级解码器，作为许多 Ca^{2+}依赖信号酶激活的分子开关。对于 Ca^{2+}/钙调蛋白及钙结合蛋白的研究能够帮助我们了解许多与疾病相关的细胞内途径。例如，**环孢素 A（cyclosporine A，CsA）**和 FK506 是两种结构不同的 T 细胞激活抑制剂，都是用于器官移植的药物。这两种药物都能结合并抑制免疫亲和蛋白（immunophilin）（催化肽基脯氨酰基顺反异构酶反应的酶）。抑制异构酶活性引起免疫抑制的原因在于抑制剂与免疫亲和蛋白的结合能够特异性抑制钙调磷酸酶。所以可以看出环孢素 A 的免疫抑制性间接与 Ca^{2+}信号系统有关。Ca^{2+}除了在 T 细胞激活过程中有重要作用，其引起的钙调磷酸酶激活在细胞凋亡的调节中也具有重要作用，因为免疫抑制药物能够阻滞细胞凋亡。许多病理过程可能都与钙结合蛋白的活性改变有关，证实了细胞内钙稳态的重要性。

二、Ca^{2+}信号传递

细胞内 Ca^{2+}储存部位的存在，特别是迅速与细胞质平衡的内质网 Ca^{2+}的存在是 Ca^{2+}信号传递机构的基础（图 12-3）。哺乳动物细胞通过$[Ca^{2+}]_i$的增加对许多激素和生长因子触发的一系列复杂磷酸化事件和可扩散的信使生成而作出应答。这些增加是可扩散信使

1,4,5-三磷酸肌醇（inositol 1,4,5-triphosphate，IP_3）刺激 Ca^{2+}从细胞内钙池如内质网释放[Ca^{2+}诱导的 Ca^{2+}释放（CICR）]及 Ca^{2+}穿质膜内流二者共同作用的结果。[Ca^{2+}]$_i$在细胞的特定区域常迅速升高，然后迅速作为 Ca^{2+}波传播到整个细胞，在受体激动剂持续存在时，Ca^{2+}波在一定的间歇常重复出现产生[Ca^{2+}]$_i$振荡（Berridge，2016；Dupont et al.，2011）。目前认为这一点提供了细胞钙信号的机制，这类信号的频率和幅度取决于刺激的强度和性质，细胞似乎在几个方面从这类 Ca^{2+}信号中获益。首先，[Ca^{2+}]$_i$的振荡特性引发一种级联应答，其中最好的范例是 Ca^{2+}/钙调素激酶Ⅱ，这种激酶随着[Ca^{2+}]$_i$振荡频率的增加而充实越来越多的钙调素分子，直至酶被完全活化。[Ca^{2+}]$_i$振荡特性的第二个重要的结局是使信号更有效地传播到线粒体。最后，[Ca^{2+}]$_i$的长期升高将会对细胞的存活有不同的影响，导致细胞坏死或凋亡（Bultynck and Parys，2018；Berridge et al.，2000）。

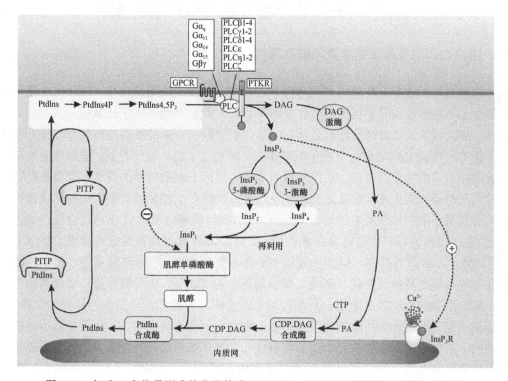

图 12-3 细胞 Ca^{2+}信号形成的分子基础（Berridge，2016）（彩图请扫封底二维码）

细胞 Ca^{2+}信号形成的分子基础可简要概括如下（图 12-3）：负责 InsP₃形成的细胞表面受体主要有两个类别，**G 蛋白偶联受体（G protein-coupled receptor，GPCR）和蛋白酪氨酸激酶偶联受体（protein tyrosine kinase-linked receptor，PTKR）**，它们与不同磷脂酶 C（phospholipase C，PLC）异构体偶联。PLC 主要由两大家族组成：PLCβ和 PLCγ，PLCβ的成员主要由 G 蛋白偶联受体活化，而 PLCγ的成员则受蛋白酪氨酸激酶偶联受体及其相关受体所控制。Ca^{2+}波的启动剂是 1,4,5-三磷酸肌醇（IP₃），它由 PLC 作用于少量质膜**磷脂酰肌醇-4,5-二磷酸（phosphatidylinositol 4,5-bisphosphate，PIP₂）**而形成，这一反应的另一产物是**二酰甘油（diacylglycerol，DAG）**——一种蛋白激酶 C 同工酶的激活剂。IP_3 一旦形成，将迅速地从形成部位扩散开并结合于 Ca^{2+} 释放受体——1,4,5-三磷酸肌醇受体（IP_3R）。三种形式的 IP_3R（1、2、3 型）已经由 cDNA 克隆出来，大多数细胞具有至少一种形式的 IP_3R，其中许多细胞表达出所有三种类型，IP_3R 主要定位于 ER（或转化的 ER 小区），作为大亚单位的四聚体，它们的结构和分子特征类似于雷诺丁受体——负责 CICR 的电压或 Ca^{2+} 敏感的 Ca^{2+} 释放通道（Berridge，2016；Bootman，2012）。

由 IP_3 作用而使分隔的 Ca^{2+} 从 ER 流出导致 Ca^{2+} 波形成的过程可用许多复杂的模式来解释，Ca^{2+} 一旦释放进细胞质，可由 SERCA 再摄取进 ER，由线粒体暂时性摄取分隔或通过 PMCA 逐出胞外。事实上，PCMA 在一些细胞如肝细胞中似乎占主导地位，这就解释了为什么 Ca^{2+} 振荡在缺乏细胞外 Ca^{2+} 时仅维持很短时间。

第三节　外源化学物导致细胞钙稳态紊乱

一、细胞 Ca^{2+} 信号系统的改变与细胞毒性

细胞信号的改变在各种病理及毒理学过程中起重要的决定性作用。外源化学物可在不同水平干扰细胞信号的传递，导致细胞内 Ca^{2+} 对激素及生长因子正常反应的丧失。化学物、细菌毒素及病毒毒素能与受体、G 蛋白和细胞信号系统的其他酶相互作用，或通过干扰 Ca^{2+} 泵或 Ca^{2+} 通道而直接影响细胞内 Ca^{2+} 稳态。很早就注意到，细菌毒素能抑制肌醇磷脂有关的细胞内信息，从而导致激素和生长因子刺激信号的丧失。有毒化学物也能抑制肌醇磷脂的生成，而氧化应激可导致蛋白激酶 C 的激活或抑制。一些环境毒物如某些金属离子能干扰细胞 Ca^{2+} 转运系统和 Ca^{2+} 通道，并能与 Ca^{2+} 竞争钙结合蛋白如钙调蛋白。电压门控的 Ca^{2+} 通道也容许 Ba^{2+} 和 Sr^{2+} 进入。Ca^{2+} 通过这种通道内流受 Cd^{2+}、Co^{2+}、Ni^{2+}、Mn^{2+}、Mg^{2+} 的抑制。Mg^{2+} 能穿过 Na^+ 通道或 Ca^{2+} 通道，并与其竞争，引起细胞去极化和神经递质释放的变化。某些二价金属离子如 Cd^{2+} 和 Hg^{2+} 能与蛋白质巯基相互作用，抑制细胞内 Ca^{2+} 转运系统，从而抑制 Ca^{2+} 外流，并使 Ca^{2+} 从细胞内储存部位释放。金属铝引起的脑病和铅中毒的神经损害也与细胞内钙稳态紊乱有关。利用突触小体的实验表明，某些金属对细胞内 Ca^{2+} 的影响直接与其整体的神经毒作用有关。例如，神经毒物有机锡的衍生物——三甲基锡在增加细胞内 Ca^{2+} 浓度的程度上比没有神经毒性的单甲基锡和二甲基锡强得多。极低浓度的某些金属如铅就能直接影响蛋白激酶 C 的活性和肌醇多磷酸的生成。钙信号系统的异常活化也是毒物引起细胞死亡的另一个重要机制。例如，HIV 的外壳糖蛋白 gp120 和兴奋性氨基酸均可引起细胞内钙超载和细胞毒性损害。最近有人发现，对神经元过度施加谷氨酸源的刺激可产生细胞内 Ca^{2+} 蓄积，活化钙调蛋白依赖的一氧化氮合酶，该酶能催化精氨酸转变为 NO 和瓜氨酸，活化的 NO 被释放到细胞外空间，随后杀伤附近的神经元，但生成 NO 的细胞本身则不受影响（Zhivotovsky and Orrenius，2011；Orrenius et al.，2015；Orrenius et al.，2011）。

由各种原因引起的细胞氧化应激也影响 Ca^{2+} 信号系统和细胞钙稳态。活性氧代谢物能影响膜的完整性，改变配体结合于膜受体的能力及受体与 G 蛋白的偶联和效应器酶的

活性。膜质过氧化可导致膜上受体的密度降低，并改变质膜的黏滞度，这两个因素均影响受体的偶联。活性氧代谢物与受体蛋白上的巯基、二硫化物基团相互作用而改变受体的结合与偶联。膜质过氧化还可通过活化磷酰酶而间接影响受体功能。在这些受体中，毒蕈碱样受体和 α-肾上腺受体都是 Ca^{2+} 动员受体。氧化应激可在不同水平上影响受体介导的 Ca^{2+} 动员。首先是脂质过氧化使受体数量减少。其次，在肝细胞中，由肾上腺素能的血管紧张素 II 及 ATP 受体刺激而产生的第二信使 IP_3 可因 t-丁基氢过氧化物（一种可促进脂质过氧化的物质）及巯基反应试剂甲萘醌的存在而减少；H_2O_2 也导致上皮细胞组胺或凝血酶刺激后 IP_3 产生的减少。肝细胞 IP_3 形成的减少可因使用二硫苏糖醇而恢复，提示巯基参与受体介导的 IP_3 生成。上皮细胞与 t-丁基氢过氧化物一起孵育时，缓激肽刺激的细胞外 Ca^{2+} 内流减少，而 Ca^{2+} 从细胞储存部位的释放没有受到严重影响，表明 t-丁基氢过氧化物的影响是针对质膜 Ca^{2+} 通道。最后，受体介导的 Ca^{2+} 通过 IP_3 从细胞内储存部位动员也可能受阻，在巯基反应试剂处理后，结合于肝细胞 IP_3 受体的 IP_3 减少。在牛肾上腺皮质微粒体用巯基反应试剂孵育后，IP_3 受体的数量及 Ca^{2+} 通过 IP_3 而释放的数量均减少。

氧化应激也能影响细胞内 Ca^{2+} 的隔离封闭过程。已知细胞内的这种 Ca^{2+} 隔离主要是由内质网/肌浆网和线粒体上的 Ca^{2+}-ATP 酶来完成的。一些报道指出，氧化应激可促进 Ca^{2+} 从线粒体和内质网/肌浆网释放，这是由 Ca^{2+}-ATP 酶失活所致，而 Ca^{2+}-ATP 酶的活性降低可能与下述因素有关：①氧化应激引起的膜质过氧化使膜的完整性改变；②酶的巯基因氧化应激而改变。活性氧代谢物也影响 Na^+-Ca^{2+} 交换，此时 Ca^{2+}-ATP 酶活性是增加的，还原剂（O_2、GSH、DTT）和氧化剂（H_2O_2、GSSG）对 Ca^{2+}-ATP 酶活化都是必要的，因此 Na^+-Ca^{2+} 交换的活化可能是通过促进载体蛋白中巯基/二硫化物的相互变化而实现的（Zhivotovsky and Orrenius，2011；Orrenius et al.，2015；Orrenius et al.，2011）。

二、Ca^{2+}依赖的降解酶的活化

Ca^{2+} 是参与蛋白质、磷脂和核酸分解的多种酶的激活因子，因此，细胞内 Ca^{2+} 浓度持续高于生理水平以上必然导致维持细胞结构和功能的重要大分子难以控制的分解破坏。

（一）Ca^{2+}激活的钙蛋白酶

Ca^{2+} 激活的**钙蛋白酶（calpain）**基本上是非溶酶体半胱氨酸蛋白酶，最适 pH 为中性，主要定位于可溶的细胞质隔室中。它们参与正常细胞的功能如酶的活化和膜的重塑过程。$[Ca^{2+}]_i$ 处于正常浓度时，这类酶与一种特殊的钙蛋白酶抑制蛋白（calpastatin）一起与膜联系着，当细胞质 $[Ca^{2+}]_i$ 增加时，钙蛋白酶被活化，从而分解细胞骨架、膜蛋白及其他一些蛋白质成分。自从 Guroff 等于 1964 年在大鼠的脑组织中首次发现一种 Ca^{2+} 依赖的可溶性中性蛋白酶以来，对于这种酶的研究久盛不衰。Ishiura 等（1978）首先对该酶分离纯化。Ohno 等（1984）首次克隆出该酶的 cDNA。至今已发现了 15 种哺乳动物钙蛋白酶基因，4 种果蝇钙蛋白酶基因，12 种线虫钙蛋白酶基因，1 种植物钙蛋白酶基因。除钙蛋白酶中 m 钙蛋白酶、μ 钙蛋白酶和钙蛋白酶抑制蛋白已经有深入研究

外，其他钙蛋白酶的鉴定只是基于基因同源研究（Schnellmann and Covington，2009；齐曾鑫等，2013）。

1. 钙蛋白酶的分类与结构

在哺乳动物的 15 种钙蛋白酶家族中，有 14 大亚型和 1 个小亚型，还有一个内源性钙蛋白酶抑制蛋白。目前，根据结构域同源性把哺乳动物的钙蛋白酶家族分为两类，即典型钙蛋白酶和非典型钙蛋白酶（表 12-2）。典型钙蛋白酶包含钙蛋白酶 1、钙蛋白酶 2、钙蛋白酶 3、钙蛋白酶 4、钙蛋白酶 8、钙蛋白酶 9、钙蛋白酶 11、钙蛋白酶 12 和钙蛋白酶 14，这些钙蛋白酶的结构域与原型钙蛋白酶 1 和钙蛋白酶 2 的结构域类似，包括 5 个钙结合 EF-手型结构域，称为结构域 IV。非典型钙蛋白酶（钙蛋白酶 5、钙蛋白酶 6、钙蛋白酶 7、钙蛋白酶 10、钙蛋白酶 13 和钙蛋白酶 15）不同于典型钙蛋白酶，没有 5 个钙结合 EF-手型结构域，但这类钙蛋白酶具有一个高度分散的类似结构域（图 12-4）。

表 12-2　哺乳动物钙蛋白酶家族：名称、表达和可变剪接

基因	蛋白质	别名	EF-手型结构域*	表达	可变剪接
典型钙蛋白酶					
CAPN1	钙蛋白酶 1	μ 钙蛋白酶	+	广泛	无
CAPN2	钙蛋白酶 2	m 钙蛋白酶	+	广泛	无
CAPN3	钙蛋白酶 3	p94、nCL-1、Lp82、Lp85、Rt88	+	骨骼肌、晶状体、视网膜	有（8 个）
CAPN4	钙蛋白酶 4	钙蛋白酶小亚基 30K	+	广泛	无
CAPN8	钙蛋白酶 8	nCL-2	+	胃黏膜	有（2 个）
CAPN9	钙蛋白酶 9	nCL-4	+	消化器官	有（2 个）
CAPN11	钙蛋白酶 11	—	+	睾丸	无
CAPN12	钙蛋白酶 12	—	+	毛囊	无
CAPN14	钙蛋白酶 14	—	+	不明确	有（2 个）
非典型钙蛋白酶					
CAPN5	钙蛋白酶 5	htra3、nCL-3	–	睾丸、脑	无
CAPN6	钙蛋白酶 6	CAPNX、钙调蛋白	–	胎盘	无
CAPN7	钙蛋白酶 7	palBH	–	广泛	无
CAPN10	钙蛋白酶 10	CAPN8	–	广泛	有（8 个）
CAPN13	钙蛋白酶 13		–	不明确	无
CAPN15	钙蛋白酶 15	SOLH	–	广泛	无

* "+" 和 "–" 分别表示是和否存在 EF-手型结构域

典型钙蛋白酶的大亚基（80kDa）含有 4 个不同的结构域，从 N 端到 C 端依次为 I—IV（图 12-4）。结构域 I 是一个短序列，在钙蛋白酶 1 中为 87 个氨基酸，在钙蛋白酶 2 中为 76 个氨基酸，这部分结构在钙蛋白酶激活过程中会自我切割。不同种类生物之间，结构域 I 的氨基酸同源性为 72%—86%，但这种结构域和其他蛋白质的结构域没有任何同源性。

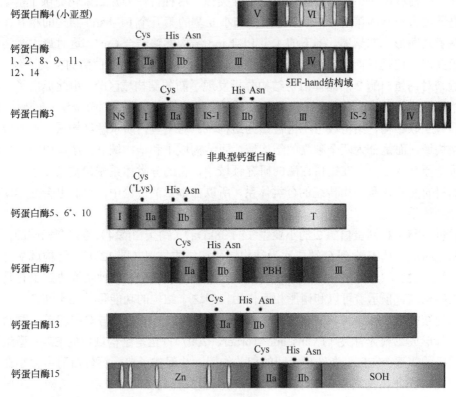

图 12-4　钙蛋白酶亚型的示意图（Evans and Turner，2007）（彩图请扫封底二维码）
目前已知的人类钙蛋白酶家族亚型的结构域。钙蛋白酶家族根据是否存在 5 个 EF-手型结构域（结构域Ⅳ，蓝色区域中的黄色椭圆）分为典型（存在）和非典型（不存在）的钙蛋白酶。Cys、His 和 Asn（分别是半胱氨酸、组氨酸和天冬酰胺）代表构成催化三联体的三个残基的位置（钙蛋白酶 6*，赖氨酸取代半胱氨酸）

结构域Ⅱ是蛋白质水解结构域，包含半胱氨酸蛋白酶的特征性催化三联体（半胱氨酸、组氨酸和天冬酰胺），这种结构域被分为两个亚结构域Ⅱa 和Ⅱb。其中结构域Ⅱa含有一个活性半胱氨酸位点（105/钙蛋白酶 1、15/钙蛋白酶 2），而Ⅱb 含有一个活性组氨酸位点（272/钙蛋白酶 1、262/钙蛋白酶 2）和一个天冬酰胺位点（296/钙蛋白酶 1、286/钙蛋白酶 2）。不同物种生物之间的结构域Ⅱ氨基酸同源性为 85%—93%，有趣的是，不同亚型钙蛋白酶之间结构域Ⅱ的氨基酸同源性变化很大，为 30%—88%。近来有研究显示，Ca^{2+}能结合钙蛋白酶结构域Ⅱ中的两个非 EF-手型结构域位点，这个结合对于钙蛋白酶的活性很关键。

结构域Ⅲ的功能是作为磷脂结合结构域，让钙蛋白酶能够与膜反应，此外磷脂结合能增加钙蛋白酶的 Ca^{2+}结合活性。研究还认为结构域Ⅲ能直接结合 Ca^{2+}，因为在其内部发现了两个 Ca^{2+}结合位点。研究显示，结构域Ⅲ参与对钙蛋白酶的活性十分重要的静电相互作用。结构域Ⅲ含有特征性的 C2 结构域，以通过 Ca^{2+}依赖的方式将 Ca^{2+}与磷脂相结合，它可能是结构域Ⅳ和结构域Ⅵ的调节中心，并且在 Ca^{2+}依赖性的钙蛋白酶膜转移过程中起重要作用（Ono and Sorimachi，2012）。

结构域IV是一个钙调蛋白样的结构域，含有 5 个 EF-hand 基序，负责结合 Ca^{2+} 和异二聚化。结构域IV和小亚型的结构域VI十分类似，这种特性为异二聚化提供了基础，因为正是通过大亚基的第五个 EF-手型结构和小亚基的第五个 EF-hand 结构的相互作用，才使两者之间形成二聚体。剩下的 4 个 EF-hand 结构能够结合 Ca^{2+}，这对最大激活钙蛋白酶很关键。但是目前认为这 4 个位点的 Ca^{2+} 结合并非激活钙蛋白酶的主要事件。

近来对钙蛋白酶 2 的晶体衍射结构分析发现了新的结构域区分，由此提出了一套新的结构域分类体系。新的结构域分类方法不同于传统的氨基酸序列分类法。在新体系中，由于具有三联结构，结构域 I 不再被归为结构域。对于蛋白质水解结构域，不再分为两个亚结构域，而是分为两个独立的结构域，即结构域 I 和结构域 II，结构域III和结构域IV则维持原来的划分。在钙蛋白酶的研究领域中，新的分类体系慢慢被接受了，但是大多数的科研文章还是沿用传统的分类体系，所以在本章的讨论中，我们也会继续使用传统的分类体系。

钙蛋白酶 1 和钙蛋白酶 2 的小亚型（约 28kDa）（钙蛋白酶 4）是完全相同的，由两个结构域组成，从 N 端到 C 端依次为结构域 V 和结构域VI（图 12-4）。结构域 V 是一个富含甘氨酸的区域，起始 64 个氨基酸中有 40 个都是甘氨酸，这种结构决定了它是一个疏水性结构域，预示着可以和磷脂相互作用，但这个结构的功能目前还不清楚。小亚基羧基端的结构域，即结构域VI包含 5 个 EF-手型结构，其中 4 个与 Ca^{2+} 相关，剩余一个和大亚基形成二聚体有关（Evans and Turner，2007）。正是结构域IV的 EF-手型结构和结构域VI的第五个 EF-手型结构之间的相关作用，才促成了典型钙蛋白酶中大小亚基的异二聚化。在非典型钙蛋白酶中缺乏这种钙调蛋白样的 5 个 EF-手型结构，即典型钙蛋白酶中的结构域IV。非典型钙蛋白酶有结构域 I —III，其和典型钙蛋白酶的结构域 I —III类似，即保留了蛋白质水解结构域中的催化三联体。由于缺乏结构域IV导致非典型钙蛋白酶与小亚基的作用方式不同，目前认为在非典型钙蛋白酶中，不形成大小亚基异二聚体。由于非典型钙蛋白酶没有 Ca^{2+} 结合位点，目前还不清楚它是否和典型钙蛋白酶一样，具有 Ca^{2+} 依赖性。不过由于近来发现在结构域 II 中 Ca^{2+} 和非 EF-手型位点能够结合，认为 Ca^{2+} 可能还会对非典型钙蛋白酶进行调节（Schnellmann and Covington，2009）。

2. 钙蛋白酶的激活

Ca^{2+} 是钙蛋白酶信号通路的上级信号，当各种原因引起细胞内 Ca^{2+} 浓度上升，达到所需浓度时，则启动钙蛋白酶反应通路。研究表明，钙蛋白酶 1 和钙蛋白酶 2 活化所需的 Ca^{2+} 浓度不同，钙蛋白酶 1 只需微摩尔每升浓度的 Ca^{2+} 就可被激活，故又称为 μ 钙蛋白酶；而钙蛋白酶 2 则需要毫摩尔每升浓度的 Ca^{2+} 才能被激活，故又被称为 m 钙蛋白酶。X 射线摄影结果显示，在钙蛋白酶 2 的结构中，至少有 3 个 Ca^{2+} 结合位点，分别是结构域IV和结构域VI的 EF-手型结构、结构域III的 C2 区和结构域 II 中的半胱氨酸催化结构域。

钙蛋白酶激活的步骤如下：①Ca^{2+} 与结构域III及结构域IV的 2 个 EF-手型结构的结合促使结构域 I 赖氨酸（Lys7）与结构域VI手型结构 2（EF2）的连接断裂，并且促使其 2 个亚结构域——结构域Ⅱa 和结构域Ⅱb 的相向运动与连接，形成了与 Ca^{2+} 结合的新位点。当 Ca^{2+} 缺乏时，这 2 个接触反应的结构域分离开以阻止底物水解。②结构域Ⅱ的 2 个接触反应结构域构象重构，形成适宜水解活性的空间构象，结构域Ⅰ氨基端 19 个氨基酸长度肽链自发水解，暴露出有水解活性的结构域Ⅱa。③断开大亚基（80kDa）与小亚基（约 28kDa）的氨基端连接，进一步暴露有水解活性的结构域Ⅱa 和结构域Ⅱb，参与底物的水解（Campbell and Davies，2012）。

研究者还探索了在钙蛋白酶激活过程中钙蛋白酶的翻译后修饰作用，因为许多细胞过程都会受到磷酸化及其他翻译后修饰的调节。利用磷酸化特异性抗体和基质辅助的激光解析/电离飞行时间蛋白质组学研究发现，钙蛋白酶 1 和钙蛋白酶 2 分别在 9 个和 8 个位点发生了磷酸化。这些磷酸化位点成簇定位在结构域Ⅱ的 N 端和 C 端，对这些磷酸化区域的氨基酸序列分析发现这些位点是 PKA（钙蛋白酶 1）和 PKC（钙蛋白酶 2）。全部位点不是同时发生磷酸化，因为在每个分子中只发现了 2—4 个磷酸化位点。

3. 钙蛋白酶的功能

钙蛋白酶的功能主要表现在其水解活性上。其水解活性并非针对某种特定氨基酸或特定序列。根据体内研究结果，许多蛋白质已经被证明是钙蛋白酶的水解底物，包括细胞骨架和肌原纤维蛋白[如血影蛋白（spectrin）、肌钙蛋白]、膜相关蛋白（如受体、离子通道）、新陈代谢酶系统、信号调控激酶和磷酸酶（如蛋白激酶 C、钙依赖磷酸酶）、转录因子和凋亡相关蛋白。因此，钙蛋白酶在细胞骨架重构、信号转导和细胞死亡等过程中都有重要作用（Campbell and Davies，2012）。

4. 钙蛋白酶与人类疾病

目前普遍认为钙蛋白酶在病理条件下的作用有以下两种情形：①钙蛋白酶活性不足；②钙蛋白酶活性过度。所以钙蛋白酶的活性是一把双刃剑，一些还没有明确的中等数量的调节性钙蛋白酶是正常生理功能所必需的，无论是活性降低还是活性过度都会导致负性结果。例如，钙蛋白酶参与了多种病理过程，包括 2 型糖尿病、白内障、Duchenne 肌营养不良、帕金森病、阿尔茨海默病、风湿性关节炎、缺血、中风、血小板减少症、胃癌、卵巢癌、肢体腰部肌肉萎缩症，这些疾病都涉及钙蛋白酶功能改变（表 12-3）（Chakraborti et al.，2012）。但是在这些钙蛋白酶病理状态中，只有肢体腰部肌肉萎缩症明确了有钙蛋白酶功能障碍（钙蛋白酶 3），其他疾病还只有一些相关性联系。这些疾病状态的机制大体分为两种类型：①基因突变，由于钙蛋白酶基因突变获得功能或是失去功能；②Ca^{2+} 稳态障碍。

（二）Ca^{2+} 活化的磷脂酶

几种重要的磷脂酶活性取决于 Ca^{2+}，这些磷脂酶在生理过程中起重要作用。例如，磷脂酶 C 催化磷脂酰肌醇-4,5-二磷酸（IPI$_2$）水解生成第二信使。另一组磷脂酶总称磷脂酶 A_2，调节花生四烯酸从磷脂释放以作白三烯生物合成之用。最近注意到磷脂酶也在磷脂氢过氧化物解毒中的作用，因为它们具有从过氧化的膜释放脂肪酸的能力。另外，

表 12-3　与钙蛋白酶同工酶有关的疾病

钙蛋白酶同工酶	相关疾病	可能的机制
钙蛋白酶 1/2	肌肉萎缩	Ca^{2+}稳态障碍
	中风	Ca^{2+}稳态障碍
	外伤性脑损伤	Ca^{2+}稳态障碍
	脊索损伤	Ca^{2+}稳态障碍
	阿尔茨海默病	Ca^{2+}稳态障碍
	神经退行性障碍	Ca^{2+}稳态障碍
	白内障	Ca^{2+}稳态障碍
	癌症	Ca^{2+}稳态障碍、基因突变
	动脉硬化症	Ca^{2+}稳态障碍
钙蛋白酶 3	2A 型肢体腰部肌肉萎缩症	基因突变
	白内障	Ca^{2+}稳态障碍
钙蛋白酶 9	胃癌	基因突变
钙蛋白酶 10	2 型糖尿病	基因突变

多不饱和脂肪酸能从细胞内储存部位动员 Ca^{2+} 与受体-G 蛋白刺激相偶联的磷脂酶活化也在细胞信号系统中起重要作用。磷脂酶 A_2 是一种 Ca^{2+} 和钙调蛋白依赖性的酶家族，在细胞质 Ca^{2+} 浓度增加后很容易活化。当 Ca^{2+} 浓度持续增加时，磷脂酶的活化能导致广泛的膜破坏及毒性代谢物的生成。在缺血和缺氧性损害时可检测到 Ca^{2+} 依赖的磷脂酶也活化，此外，CCl_4 及醌亚胺引起的肝细胞毒性、毒素檀梨硫素（pyrularia thionin）引起的 3T3 成纤维细胞毒性，以及 Ca^{2+} 载体引起的肺泡上皮细胞毒性，均与磷脂酶 A_2 活化有关。然而，由于尚缺乏磷脂酶 A_2 的特异性抑制剂，大大限制了开展更广泛的研究来确定这种降解途径在化学毒性中所起的作用（Zhivotovsky and Orrenius，2011；Orrenius et al.，2015）。

（三）Ca^{2+} 活化的核酸内切酶

这类酶参与正常的细胞凋亡（apoptosis）过程，将 DNA 断裂为碎片。核酸内切酶活性受 Ca^{2+} 和 Mg^{2+} 刺激，参与 T 淋巴细胞和自然杀伤细胞对靶细胞的杀伤作用。用糖皮质类固醇处理胸腺细胞，可见在细胞内 Ca^{2+} 浓度持续升高后出现核酸内切酶的活化和 DNA 碎片的形成。这些现象可为细胞内 Ca^{2+} 络合剂和钙调蛋白拮抗剂的应用所阻断。Ca^{2+} 载体 A23187 刺激的胸腺细胞凋亡，以及免疫毒物 TCDD 和三丁基锡引起的胸腺细胞凋亡时，均可检测到 Ca^{2+} 依赖的核酸内切酶的活化。

除胸腺细胞外，其他细胞也存在着这种 Ca^{2+}-Mg^{2+} 依赖的核酸内切酶。例如，肝细胞核中，当用 ATP 刺激肝细胞核对 Ca^{2+} 摄取时，这种酶受 μmol/L 以下 Ca^{2+} 浓度的活化；此外，人类乳腺癌细胞 BT-20 暴露于肿瘤坏死因子-α（TNF-α）时，细胞核内 Ca^{2+} 选择性增加后发生细胞凋亡。Ca^{2+} 超载也刺激其他一些可导致 DNA 损害的酶促过程，如使 DNA 拓扑异构酶活性保留在一种使 DNA 处于断裂而不再连接的形式（Orrenius et al.，2015，2011）。

三、Ca²⁺引起的细胞骨架损害及其机制

由各种毒物引起的细胞损害的早期征象之一是细胞出现多个突起物，通常称为"大疱（bleb）"。大疱形成的整个病理生理过程尚未完全阐明，可能有几个机制独立地参与，但是一般认为，细胞骨架构成成分的破坏及质膜-细胞骨架相互作用的破坏起着关键作用。超微结构研究证实，几种细胞骨架成分的重组伴有质膜大疱的出现，几种已知的细胞骨架毒素如细胞松弛素及次毒覃环肽在不同细胞类型中均引起大疱形成。许多研究证实，Ca²⁺在中毒性细胞损害时大疱的形成过程中起重要作用，细胞内 Ca²⁺稳态的紊乱、细胞质 Ca²⁺浓度的持续增加与各种毒性化合物包括 Ca²⁺载体引起的大疱形成密切相关。在孵育介质中去除 Ca²⁺或靶细胞用细胞内 Ca²⁺络合剂预处理均能阻止或推迟化学性损害后大疱出现（Orrenius et al.，2015，2011）。

细胞骨架有三种成分：微丝、微管和中间纤维，它们的大小、蛋白质成分、活性和功能各不相同。由细胞内 Ca²⁺浓度增加所引起的这三种细胞骨架成分正常组成结构的破坏可归结为下述三个机制。

（一）肌动蛋白与肌动蛋白结合蛋白之间联系的改变

微丝主要由肌动蛋白及几种肌动蛋白结合蛋白组成。后者调控肌动蛋白的聚合状态以形成纤维，纤维间自身相互联系形成纤维束，这些纤维与质膜联系着。许多肌动蛋白结合蛋白与其他细胞骨架成分的相互作用需要 Ca²⁺，如凝溶胶蛋白（gelsolin）和绒毛蛋白（villin）。Ca²⁺还调节三种其他肌动蛋白结合蛋白——α-辅肌动蛋白、黏着斑蛋白（vinculin）和 ABP（血小板中肌动蛋白结合蛋白）的功能，它们直接参与微丝与质膜的联系。另有一种普遍存在的细胞骨架蛋白是胞衬蛋白（fodrin），这种蛋白能使整合的膜蛋白与皮质肌动蛋白丝联系起来。因此，它参与受体结构域的组织及膜囊泡交通的控制。当细胞质 Ca²⁺水平增高时，胞衬蛋白能结合于钙调蛋白，或被 Ca²⁺依赖的蛋白酶所分离，这两个过程导致胞衬蛋白结合肌动蛋白能力的丧失及微丝与膜整合蛋白的分离。已有许多令人信服的证据表明 Ca²⁺依赖的过程参与化学毒物引起的肌动蛋白微丝和肌动蛋白结合蛋白的变化。例如，助氧化剂甲萘醌与人血小板一起孵育，可见细胞质游离 Ca²⁺显著增加，并导致聚合的肌动蛋白明显减少，以及 α-辅肌动蛋白从细胞骨架中分离出来，这些阻止细胞质游离 Ca²⁺增加的因素及细胞内 Ca²⁺络合剂的预处理可以明显抑制这些改变。用免疫化学技术研究揭示，α-辅肌动蛋白从细胞骨架中分离是引起大疱形成的因素之一。

微管的结构和分布也受 Ca²⁺控制。体外 GTP 存在时，37℃温育微管蛋白溶液可使微管聚合，但当孵育介质中有 mmol/L 水平的 Ca²⁺浓度时，这种聚合作用消失。而且，微管关联蛋白（MAP）——一种控制微管转运和分布的蛋白质的活性受 Ca²⁺和钙调蛋白的调节。有人给 3T3 成纤维细胞微注射 Ca²⁺/钙调蛋白，发现微管完全解聚，这种解聚在空间分布上局限于注射部位。虽然微管解聚已在中毒性细胞损害时观察到，但 Ca²⁺在这一过程中的作用仍待阐明。

（二）Ca^{2+}依赖的细胞骨架蛋白水解

Ca^{2+}依赖的蛋白酶能催化几种细胞骨架蛋白的水解，包括血红蛋白、胞衬蛋白、钙调蛋白结合蛋白（caldesmon）、内收蛋白（adducin）、微管蛋白、MAP-2、tau 因子、波形蛋白和细胞角蛋白等。两种直接参与微丝锚定到质膜内表面的细胞骨架蛋白——黏着斑蛋白和肌动蛋白结合蛋白是 Ca^{2+}依赖的蛋白酶的良好底物，细胞质 Ca^{2+}浓度增加到mmol/L 水平时，就会导致这两种蛋白的水解。在生理情况下，这种现象发生于血小板活化时，而在毒理学方面，则发生于甲萘醌代谢引起氧化应激时。用抗黏着斑蛋白抗体观察缺血/再灌注时的狗心脏，发现沿着心肌细胞侧缘黏着斑蛋白染色呈进行性脱染，黏着斑蛋白脱染与肌纤维膜下方大疱的出现和质膜破裂相关联。由于明显的细胞内 Ca^{2+}超载同时也在缺血/再灌注损害时出现，故认为黏着斑蛋白的丢失和大疱形成是 Ca^{2+}依赖的蛋白酶活化的结果。同样地，化学性损害时 Ca^{2+}依赖的肌动蛋白结合蛋白水解也与大疱形成有关，蛋白酶抑制剂能防止大疱形成。

（三）蛋白激酶的活化与蛋白质磷酰化的改变

Ca^{2+}参与动植物细胞有丝分裂的调节。细胞内游离 Ca^{2+}的短暂增加发生于中间纤维丝丰富的核包膜破裂之前，而当 Ca^{2+}增加被 Ca^{2+}络合剂缓冲时，这种核包膜的破裂被中止。多功能的 Ca^{2+}/钙调蛋白依赖的蛋白激酶似乎对于核包膜的破裂是必需的。由于几种细胞骨架的磷酰化是由 Ca^{2+}/钙调蛋白依赖的激酶或其他 Ca^{2+}依赖的激酶所催化的，可以想象到，Ca^{2+}刺激的磷酰化过程与有丝分裂期间细胞骨架的重排有密切联系。另外，一些控制细胞骨架组织的调节反应包括细胞骨架蛋白的脱磷酰化。最近有人报道，微囊藻素-LR——一种从某些蓝色细菌（蓝绿藻）中分离的环肽毒素能引起分离的大鼠肝细胞大疱形成和迅速发生微丝组织结构改变。这些影响显然与细胞内游离 Ca^{2+}浓度、ATP 水平的任何可观察到的变化及大分子的氧化或烷基化无关。随后的研究表明，微囊藻素-LR 是 1型和 2A 型蛋白磷酸酶的强抑制剂，提示蛋白激酶/磷酸酶活性的平衡改变可引起各种细胞蛋白（包括细胞骨架蛋白）的异常磷酰化，最终导致细胞的损害与死亡。另外一种细胞磷酸酶抑制剂——花萼海绵诱癌素 A（calyculin A）诱导了 3T3 成纤维细胞波形蛋白和 20kDa的肌球蛋白长链的磷酰化，促进了这些细胞骨架蛋白从基质分离（Hirano et al.，1992）。

（四）毒物引起的细胞骨架损害和大疱形成的其他机制

除了 Ca^{2+}依赖的机制外，某些非 Ca^{2+}依赖性机制也参与细胞骨架的损害。ATP 耗竭能引起肌动蛋白解聚、肌动蛋白与肌球蛋白网络的破坏、膜脂次序的改变及膜大疱的形成。肝细胞与肼或甲萘醌孵育引起氧化应激，造成细胞骨架蛋白巯基氧化及钙稳态紊乱，这就导致巨大的肌动蛋白聚合体形成和微丝的再定位，在细胞周围形成虚弱的部位，从而导致大疱形成。

四、Ca^{2+}与线粒体损害

一些实验室的研究表明，线粒体损害可能是各种毒物引起的细胞损害过程中的一个共同插曲。线粒体损害最初表现为线粒体膜电位的下降，随后出现 ATP 耗竭。在活细胞的线粒体中，质子持续不断地从基质进入膜间空间，由于线粒体内膜对阴离子相对不易渗透，因此，由质子浓度梯度所产生的相当大一部分能量以膜电位的形式储存。质子浓度梯度和跨膜电位形成一种电化学力，用于 ATP 合成及其他代谢过程，包括维持线粒体内钙稳态。前文已经提到，Ca^{2+} 是通过单向转运体（uniporter）主动进入线粒体的，这种 Ca^{2+} 泵的持续动力是由膜电位提供的。然而，利用分离线粒体研究已证实，在 Ca^{2+} 摄取时，膜电位下降，下降的程度与线粒体的 Ca^{2+} 摄取成正比。当大量 Ca^{2+} 蓄积于线粒体上时，膜电位就会崩落，这一观点在用分离的大鼠肝细胞实验时得到了证实。将肝细胞与原钒酸钠一起温育以便抑制内质网与质膜的 Ca^{2+} 泵，发现细胞质 Ca^{2+} 增加并大量蓄积在线粒体内，而膜电位的下降与 Ca^{2+} 蓄积的量成正比，同时 ATP 也随之耗竭。另外，有些研究观察到，将细胞暴露于 Ca^{2+} 载体离子霉素（ionomycin），或在 Ca^{2+} 存在时用洋地黄皂苷使细胞通透性增高，均可引起细胞内 Ca^{2+} 超载可导致线粒体膜电位的崩落（Orrenius et al.，2015）。

线粒体中存在着不同的 Ca^{2+} 摄取和释放途径，形成线粒体的 Ca^{2+} 循环，这一过程持续不断地利用膜电位提供的能量。用不同来源的线粒体研究证实了线粒体内 NADPH 氧化能使 Ca^{2+} 释放途径激活，加速 Ca^{2+} 穿过线粒体膜循环，而线粒体膜电位的下降与 Ca^{2+} 循环速度是互相平行的（Williams et al.，2013）。用 EDTA 络合线粒体外的 Ca^{2+}，或在孵育介质中加入钌红以阻止从线粒体释放的 Ca^{2+} 重摄取，就可以防止膜电位的崩落。有人在广泛研究的基础上，提出磷脂酶 A_2 活化可诱导暴露于 Ca^{2+} 和氧化剂的线粒体通透性发生变化。Ca^{2+} 摄取或 Ca^{2+} 再循环导致磷脂酶 A_2 活化及脱酰基磷脂的蓄积，而这些脱酰基磷脂的重新酰化在线粒体 GSH 耗竭/GSSG 增加时受抑制，结果，使膜上由蛋白质组成的孔道开放，离子、其他的小分子及蛋白质通过孔道到达线粒体的外环境。在暴露于 Cd^{2+}、无机磷和氧化剂的心肌线粒体均出现过这种情况，这也是缺血/再灌注时心肌线粒体功能失常的机制。

最近，有研究者对 Ca^{2+} 和活性氧联合作用引起线粒体损害进行了详尽的研究。Ca^{2+} 存在时，氧自由基引起线粒体通透性的显著增加及电子传递链中大部分功能的破坏，ATP 酶活性下降 50%，ADP 转位减少，以及呼吸链解偶联，表明线粒体合成 ATP 能力的丧失。当 Ca^{2+} 在孵育介质中被去除时，就可将氧自由基的损害降到最低程度（Giorgio et al.，2018）。

线粒体膜电位与细胞内游离 Ca^{2+} 水平之间的影响是相互的。由于控制 Ca^{2+} 稳态的各种 Ca^{2+} 转运系统都是需要能量的，因此线粒体功能障碍及 ATP 的耗竭不可避免地要导致细胞内 Ca^{2+} 稳态的紊乱。培养的肝细胞用解偶联剂质子载体羰氰基-3-氯苯腙（CCCP）处理后较早引起细胞质 Ca^{2+} 浓度暂时中等程度地升高，并局限于细胞的外周带，可能是线粒体中 Ca^{2+} 从储存部位释放的结果。然而，这时细胞内 ATP 浓度和 ATP 与 ADP 的比值仍然足够高，以保证质膜和内质网 Ca^{2+}-ATP 酶活性，从而降低细胞质 Ca^{2+} 浓度。此后，当细胞 ATP 浓度降到很低水平时，ATP 依赖的 Ca^{2+} 泵不再起作用，细胞内 Ca^{2+} 浓度增加到中毒水平时，就有效地触发了一系列 Ca^{2+} 依赖的过程，最终导致细胞死亡（Orrenius et al.，2015）。

五、Ca^{2+}依赖的内质网应激

如前所述，内质网是细胞内蛋白质合成、分泌、修饰及转运的主要场所，也是维持细胞内 Ca^{2+}平衡的主要细胞器。Ca^{2+}作为人体内重要的第二信使在体内发挥重要的非基因转录的作用，与细胞增殖、分化、存活、死亡等信号通路的调控密切相关。内质网作为细胞内储备 Ca^{2+}的主要场所，其介导的细胞凋亡途径与 Ca^{2+}必然存在一定的联系。外源化学物可诱导内质网膜上 Ca^{2+}通道的改变，使内质网出现 Ca^{2+}耗竭或 Ca^{2+}超载现象，从而导致内质网生理功能发生改变，影响蛋白质的合成、折叠及修饰，随着 Ca^{2+}稳态的进一步失调，最后导致不可逆的细胞凋亡，又称为内质网应激介导的细胞凋亡。某些刺激能够直接导致细胞内钙稳态的调节异常，诱发内质网应激，进而加剧细胞质 Ca^{2+}超载现象，诱导细胞凋亡。由此可见，钙稳态失衡与内质网应激的先后顺序与外源性刺激的作用靶位直接相关。研究显示，内质网内的 Ca^{2+}耗竭是内质网应激诱导细胞凋亡发生的主要原因，与之相反，减少内质网 Ca^{2+}外流有利于维持细胞内 ATP 的稳定性，确保其生命活动的顺利进行。当细胞发生内质网应激时，钙结合蛋白与 Ca^{2+}结合激活 IP$_3$R 和 RyR 通道，使内质网内的 Ca^{2+}大量释放入细胞质，进而激活一系列钙依赖的降解酶，使细胞内的膜性结构发生降解，最终导致细胞程序性死亡的发生。还有研究证实，当内质网应激发生时，钙库操纵 Ca^{2+}内流的主要构成蛋白 STIM1 可发生移位，STIM1 与 Orai1 的相互作用能够活化钙库操纵性 Ca^{2+}通道，诱导 Ca^{2+}发生大量内流，从而导致细胞出现 Ca^{2+}超载，诱导细胞凋亡的发生。此外，内质网 Ca^{2+}耗竭也可导致其他凋亡信号的发生。内质网和线粒体之间主要依赖 Ca^{2+}的作用相互联系，当内质网腔中的 Ca^{2+}通过内质网膜上的 Ca^{2+}通道大量进入细胞质时，线粒体中的 Ca^{2+}水平显著升高，膜的通透性发生改变，细胞色素 c 和凋亡诱导因子（apoptosis inducing factor，AIF）向细胞质中的释放增加，诱导线粒体介导的细胞内源性凋亡途径的发生。钙网蛋白是能够结合 Ca^{2+}的伴侣分子，敲除钙网蛋白基因的成纤维细胞维持内质网 Ca^{2+}稳定的能力降低，细胞发生凋亡（张玉静和钟才高，2017；Carreras-Sureda et al.，2018）。当内质网内大量的 Ca^{2+}释放进入细胞质时，激活内质网附近的钙调蛋白分解酶，通过作用于底物 BAX 或 BH3 相互作用基团死亡促进因子等作用机制诱发细胞凋亡。除此之外，调控 Ca^{2+}依赖的内质网应激相关性凋亡的分子还有很多，经由不同的信号转导通路诱导细胞凋亡，而内质网 Ca^{2+}释放进入细胞质是激活这些调控因子的主要原因。

六、Ca^{2+}稳态失调与细胞死亡

20 世纪 80 年代后期开始认识到化学物引起的细胞死亡不仅表现为坏死，也可以另一种形式的细胞死亡——细胞凋亡（apoptosis）出现，凋亡是一种程序性的细胞死亡，发生于胚胎发育的器官形成和器官重塑过程，在成年机体免疫系统中调节或杀灭转化和病毒感染的细胞。发生凋亡的细胞显示明显的形态学和生化改变，包括细胞核的皱缩、染色体的浓缩、DNA 片段化、质膜大疱形成和细胞内蛋白质水解。最近的大量研究表明，Ca^{2+}在这种类型的细胞死亡中起极重要的作用。与这一过程有关的一个重要生化终

点是 DNA 断裂为多个片段（最多可达 200 个片段），如同前文所述，这是由 Ca^{2+} 和 Mg^{2+} 依赖的核酸内切酶活性所介导的反应。核酸内切酶活化已在细胞毒性 T 淋巴细胞和自然杀伤细胞杀伤靶细胞时观察到，也见于用糖皮质激素或抗 CD3-T 细胞受体复合体抗体处理的胸腺细胞死亡过程中。在用某些毒物 TCDD 和三丁酸甘油酯处理的胸腺细胞，以及暴露于内源性细胞溶解剂如肿瘤坏死因子-α（TNF-α）的肿瘤细胞中也检测到 Ca^{2+} 依赖的核酸内切酶活化。虽然细胞内 Ca^{2+} 超载似乎在许多系统中启动了核酸内切酶活化，但另外有些研究发现，细胞凋亡所涉及的信号更为复杂些，另外一些机制可能也参加这一过程。在某些实验模型中，细胞凋亡可在细胞内 Ca^{2+} 没有明显增加的情况下发生。而且，有些实验室的研究表明，由佛波酯或生长因子引起的蛋白激酶 C 活性刺激能防止高 Ca^{2+} 水平时的 DNA 断裂（Bultynck and Parys，2018；Orrenius et al.，2015；Zhivotovsky and Orrenius，2011）。

最近，有人证实了用已知能修饰染色体结构的物质（如多胺类的精胺）能防止暴露于糖皮质激素、Ca^{2+} 载体或有机锡化合物的胸腺细胞 DNA 断裂和凋亡，这可能与多胺修饰染色质结构的能力有关。相反，引起染色质解折叠的物质似乎刺激 DNA 断裂，多胺耗竭的细胞对凋亡的发生更易感。这些结果表明，核酸内切酶介导的核小体间断裂继发于染色质的解浓缩过程或局部的组蛋白-DNA 相互作用减少。因此，染色质结构的改变可在启动细胞凋亡的过程中起决定性作用。由于 Ca^{2+}、其他离子及各种生长刺激因素会影响染色质的结构，故离子信号的障碍，或者更确切地说，几个信号系统的不平衡对刺激易感细胞转向凋亡是必不可少的（Orrenius et al.，2015）。

虽然最初认为坏死和凋亡是两种根本不同形式的细胞死亡，但最近对这种观点提出了质疑。细胞死亡为连续统一的过程，产生氧化应激或诱导细胞 Ca^{2+} 水平病理性升高的化学毒物依据其暴露的程度细胞可以表现为坏死或凋亡。几个重要的细胞损伤表现如质膜大疱形成和线粒体损害是细胞凋亡和坏死所共有的（La Rovere et al.，2016）。而且有人发现，抗凋亡基因 *Bcl-2* 的产物不仅防止细胞凋亡，也防止坏死。因此，细胞凋亡和坏死的界限可能并不是通常想象的那么清楚。当过多的凋亡出现时，死亡中的细胞不再以有秩序的方式由吞噬细胞清除，这就导致了细胞的变质和炎症，呈现一幅继发性坏死的图像，即使细胞死亡的最初机制是凋亡。决定细胞死亡是凋亡还是坏死的因素还不清楚，虽然最近的研究提示有线粒体的参与。线粒体特别易于受损伤，许多凋亡刺激包括促氧化剂和 Ca^{2+} 能诱导一种称为"内膜渗透转移"的应激反应。线粒体渗透转移涉及一个巨大的蛋白质复合体组成的"孔"的开放。这种复合体包括了称为"Porin"的电压依赖性阴离子通道（VDAC）、腺嘌呤核苷酸转位酶、亲环蛋白 D（cyclophilin D）、外周苯二氮卓受体、己糖激酶、肌酸激酶，可能还有 BAX 等。"孔"复合体定位于线粒体内膜和外膜的接触部位。然而，虽然触发"孔"开放的条件已经确定，但是"孔"不同成分联系的详情尚不清楚。这个"孔"的行为如同电压依赖的 Ca^{2+} 通道，它们可被高基质 Ca^{2+}、氧化应激、吡啶核苷酸氧化、巯基氧化、碱性化和低膜电位等因素所激活。最初这个"孔"迅速随机地开放和关闭，然后迅速发展为持续性的开放，其可供 Ca^{2+}、低分子量基质成分迅速地从线粒体漏出。在这一阶段，"孔"的开放仍然可由某些物质如环孢素 A 逆转。如何从最初的 VDAC 转变为巨大的通道，目前仍不清楚。线粒体和"孔"

开放在细胞毒性中起重要的作用。"孔"开放是促氧化剂引起的肝细胞损害的重要事件，用环孢素 A 可抑制"孔"开放，推迟或防止细胞死亡的发生（Humeau et al., 2018）。

虽然线粒体在细胞凋亡中起重要作用，但从形态学上看，即使在线粒体膜电位已经降低的情况下，在细胞凋亡的最初阶段，它们也仍然基本保持完整并正常行使功能。这很难与最近提出的"渗透转移"是细胞凋亡的一般机制的模式相一致。线粒体渗透转移发生伴有严重的肿胀和细胞能量的完全丧失。细胞凋亡程序需要 ATP，ATP 是细胞凋亡和坏死之间的决定性开关。有研究表明，ATP 对于凋亡时核染色质固缩的发生是必不可少的。凋亡性 Ca^{2+} 信号是如何与线粒体交互作用的尚不清楚。内质网（ER）的 Ca^{2+} 释放与储存依赖性 Ca^{2+} 进入的刺激导致 Ca^{2+} 在线粒体迅速蓄积。如果 Ca^{2+} 过量就会发生"渗透转移"。渗透转移的发生可直接通过 Ca^{2+} 与"孔"的金属结合部位相互作用、经线粒体一氧化氮合酶生成 NO 引起呼吸抑制、GSH 的丢失造成氧化应激，以及由于细胞色素 c 的丢失触发超氧阴离子自由基而产生，或上述几个事件联合作用（Orrenius et al., 2015，2011）。

线粒体在凋亡中作用的另一个解释是：凋亡诱导线粒体释放细胞色素 c 到细胞质而活化一种半胱氨酸蛋白酶家族 caspase，这种酶在特定的天冬氨酸残基断裂 caspase 的蛋白质底物，caspase 现被接受为产生凋亡的大部分生化和形态学特征的主要原因。这一模式目前正在得到越来越多的实验室证据的支持。Jurkat T 淋巴细胞在 CD95 诱导的细胞凋亡时出现线粒体呼吸减弱，在提供外源性细胞色素 c 时，呼吸恢复。其他的研究者观察到，在对某些凋亡刺激反应时，细胞色素 c 从线粒体释放。释放的细胞色素 c 在 dATP 存在时诱导 caspase 激活的复合体形成。caspase 的前体通过固有的蛋白质水解机制而活化为其活性形式，如 pro-caspase-3 和 pro-caspase-7 的下游蛋白质水解活化，进而启动蛋白酶的级联反应，导致细胞凋亡的发生。最近发现微注射细胞色素 c 到细胞可有效地诱导细胞凋亡。由 Ca^{2+} 信号诱导的细胞凋亡是否需要细胞色素 c 的释放尚不清楚。据报道，Bcl-2 在对 Ca^{2+} 蓄积及 Ca^{2+} 信号的其他影响的反应时既防止细胞色素 c 的释放，又防止"渗透转移"。Bcl-2 的同源类似物 BAX 最近已在富含"孔"复合体的组分中被检测到，提示：细胞色素 c 与渗透转移之间存在着某种形式的功能或时空联系。体外研究已经证实，细胞色素 c 释放可由引起"渗透转移"的物质诱导，可能与"渗透转移"有关的肿胀引起的外膜损伤有关。Bcl-2 可能通过与 BAX 交互作用而阻止细胞色素 c 释放（Vervliet et al., 2016）。

（庄志雄　刘庆成　杨学琴）

参 考 文 献

高菁华, 汤浩. 2005. 钙通道的分类和几种主要钙通道的功能. 日本医学介绍, 26(5): 232-235.

韩重阳, 王晓良. 2008. 瞬时受体电位通道研究进展. 生理科学进展, 39(1): 27-32.

潘丹, 蒋永亮, 戴爱国. 2015. 双孔通道家族与钙信号调节. 中国生物化学与分子生物学, 31(6): 586-591.

齐曾鑫, 蔡加君, 姚瑜, 等. 2013. 钙蛋白酶的研究进展. 中国临床神经科学, 21(4): 456-462.

吁亭, 赵宇威, 余绍宁. 2013. EF-Hand 蛋白研究进展. 生物物理学, 1: 1-10.

张玉静, 钟才高. 2017. 钙离子依赖的内质网应激在细胞凋亡中作用研究进展. 中国职业医学, 44(3): 365-370.

Bagur R, Hajnóczky G. 2017. Intracellular Ca^{2+} sensing: its role in calcium homeostasis and signaling. Mol Cell, 66(6): 780-788.

Berridge MJ. 2006. Calcium microdomains: organization and function. Cell Calcium, 40: 405-412.

Berridge MJ. 2016. The inositol trisphosphate/calcium signaling pathway in health and disease. Physiol Rev, 96: 1261-1296.

Berridge MJ, Bootman MD, Roderick HL. 2003. Calcium signalling: dynamics, homeostasis and remodelling. Nat Rev Mol Cell Biol, 4: 517-529.

Berridge MJ, Lipp P, Bootman MD. 2000. The versatility and universality of calcium signalling. Nat Rev Mol Cell Biol, 1(1): 11-21.

Berry CT, May MJ, Freedman BD. 2018. STIM- and Orai-mediated calcium entry controls NF-κB activity and function in lymphocytes. Cell Calcium, 74: 131-143.

Bootman MD. 2012. Calcium signaling. Cold Spring Harb Perspect Biol, 4(7): a011171.

Bultynck G, Parys JB. 2018. Ca^{2+} signaling and cell death: focus on Ca^{2+}-transport systems and their implication in cell death and survival. Cell Calcium, 69: 1-3.

Busselberg D. 1995. Calcium channels as target sites of heavy metals. Toxicol Lett, 82-83: 255-261.

Campbell RL, Davies PL. 2012. Structure-function relationships in calpains. Biochem J, 447(3): 335-351.

Carreras-Sureda A, Pihán P, Hetz C. 2018. Calcium signaling at the endoplasmic reticulum: fine-tuning stress responses. Cell Calcium. 70: 24-31.

Chakraborti S, Alam MN, Paik D, et al. 2012. Implications of calpains in health and diseases. Indian J Biochem Biophys, 49(5): 316-328.

Dupont G, Combettes L, Bird GS, et al. 2011. Calcium oscillations. Cold Spring Harb Perspect Biol, 3: a004226.

Evans JS, Turner MD. 2007. Emerging functions of the calpain superfamily of cysteine proteases in neuroendocrine secretory pathways. J Neurochem, 103(3): 849-859.

Fliniaux I, Germain E, Farfariello V, et al. 2018. TRPs and Ca^{2+} in cell death and survival. Cell Calcium, 69: 4-18.

Giorgio V, Guo L, Bassot C, et al. 2018. Calcium and regulation of the mitochondrial permeability transition. Cell Calcium, 70: 56-63.

Guroff G. 1964. A neutral, calcium-activated proteinase from the soluble fraction of rat brain. J Biol Chem, 239: 149-155.

Hirano K, Chartier L, Taylor RG, et al. 1992. Changes in the cytoskeleton of 3T3 fibroblasts induced by the phosphatase inhibitor, calyculin-A. J Muscle Res Cell Motil, 13(3): 341-353.

Humeau J, Bravo-San Pedro JM, Vitale I, et al. 2018. Calcium signaling and cell cycle: progression or death. Cell Calcium, 70: 3-15.

Ishiura S, Murofushi H, Suzuki K, et al. 1978. Studies of a calcium-activated neutral protease from chicken skeletal muscle. I. Purification and characterization. J Biochem, 84: 225-230.

Kretsinger RH, Nockolds CE. 1973. Carp muscle calcium-binding protein. II. Structure determination and general description. J Biol Chem, 248(9): 3313-3326.

La Rovere RM, Roest G, Bultynck G, et al. 2016. Intracellular Ca^{2+} signaling and Ca^{2+} microdomains in the control of cell survival, apoptosis and autophagy. Cell Calcium, 60: 74-87.

Lin P, Yao Y, Hofmeister R, et al. 1999. Overexpression of CALNUC (nucleobindin) increases agonist and thapsigargin releasable Ca^{2+} storage in the Golgi. J Cell Biol, 145(2): 279-289.

Morgan AJ, Davis LC, Ruas M, et al. 2015. TPC: the NAADP discovery channel? Biochem Soc Trans, 43(3): 384-389.

Ohno S, Emori Y, Imajoh S, et al. 1984. Evolutionary origin of a calcium-dependent protease by fusion of genes for a thiol protease and a calcium-binding protein? Nature, 312: 566-570.

Ono Y, Sorimachi H. 2012. Calpains: an elaborate proteolytic system. Biochim Biophys Acta, 1824(1): 224-236.

Orrenius S, Gogvadze V, Zhivotovsky B. 2015. Calcium and mitochondria in the regulation of cell death. Biochem Biophys Res Commun, 460(1): 72-81.

Orrenius S, Nicotera P, Zhivotovsky B. 2011. Cell death mechanisms and their implications in toxicology. Toxicol Sci, 119(1): 3-19.

Pacheco J, Vaca L. 2017. STIM-TRP pathways and microdomain organization: auxiliary proteins of the STIM/orai complex. Adv Exp Med Biol, 993: 189-210.

Pchitskaya E, Popugaeva E, Bezprozvanny I. 2018. Calcium signaling and molecular mechanisms underlying neurodegenerative diseases. Cell Calcium, 70: 87-94.

Pinton P, Pozzan T, Rizzuto R. 1998. The Golgi apparatus is an inositol 1, 4, 5-trisphosphate-sensitive Ca^{2+} store, with functional properties distinct from those of the endoplasmic reticulum. EMBO J, 17(18): 5298-5308.

Surroca A, Wolff D. 2000. Inositol 1, 4, 5-trisphosphate but not ryanodine-receptor agonists induces calcium release from rat liver Golgi apparatus membrane vesicles. J Membr Biol, 177(3): 243-249.

Schnellmann RG, Covington MD. 2009. Calcium and proteases. //McQueen CA. Comprehensive Toxicology. Vol 2. 2nd ed. New York: Elsevier Science & Technology: 588-607.

Vervliet T, Parys JB, Bultynck G. 2016. Bcl-2 proteins and calcium signaling: complexity beneath the surface. Oncogene, 35(39): 5079-5092.

Williams GS, Boyman L, Chikando AC, et al. 2013. Mitochondrial calcium uptake. Proc Natl Acad Sci USA, 110(26): 10479-10486.

Zhivotovsky B, Orrenius S. 2011. Calcium and cell death mechanisms: a perspective from the cell death community. Cell Calcium, 50(3): 211-221.

第十三章　外源化学物与细胞核受体的交互作用

第一节　概　　述

药理学与毒理学所研究的化学物中有不少都是通过与特异受体结合来发挥其生物学活性的，所涉受体可能是结合于细胞膜上的，也可能是呈溶解状态存在于胞质或核内的，这些受体可能充当药物治疗或外源化学物毒作用的靶分子。核受体的调节机制与**转录因子（transcription factor，TF）**相似，TF 通过其自身的基因表达水平、与其他蛋白质的相互作用及在细胞内不同分布等实现对靶基因表达水平的调控，**核受体（nuclear receptor，NR）**与之不同之处是配体结合也能调节其转录活性。配体对受体介导的转录所起的作用表现为增强或减弱，相应地被称为**激动剂（agonist）**或**拮抗剂（antagonist）**。

核受体超家族由进化上相关的转录因子组成，这些转录因子在调控生长、发育和内分泌平衡等多个方面发挥着不同的作用。对双胚层的腔肠动物和三胚层动物的核受体的研究表明核受体在**后生动物（metazoan）**进化的早期就出现了。但核受体似乎不存在于环鞭毛虫、真菌、植物和原核生物的基因组中，表明核受体在后生动物与较低等的真核生物分化后的某个时期出现在多细胞生物中。重建 NR 谱系也表明，在原始动物祖先（Urbilateria）中存在多个 NR 基因，说明 NR 超家族在双侧对称的后生动物出现之前就已经具有相当大的多样性了。提示 NR 超家族是由不依赖于配体的受体进化而来的，在进化过程中获得了独立的结合特定配体的能力。然而，另一种假说认为存在一种古老的配体激活的受体。目前，不依赖于配体的受体和配体激活的受体均存在于现存的后生动物中。因此，古老的核受体结构和分子功能仍然有些争议。核受体的种系系统发育比较表明，在双侧对称动物谱系的进化过程中，核受体的分布是由基因丢失、基因复制和谱系特异性扩增决定的。这与序列基因组复制假说相一致，序列基因组复制假说认为脊椎动物的基因组是连续几轮基因组复制的结果（Sever and Glass，2013，Kullman et al.，2018）。

20 世纪 60 年代对昆虫幼虫唾液腺的研究首次表明类固醇激素调节基因转录。随后的研究表明，雌激素可以选择性地激活编码卵清蛋白和卵黄蛋白的基因。20 世纪 80 年代克隆出了雌激素、糖皮质激素和甲状腺激素受体。现在已知有 48 个核受体编码基因在人类基因组中。在许多情况下，这些受体已经被确定，但一些**孤儿受体（orphan receptor，OR）**仍然存在（Burris et al.，2012）。目前还不清楚这些受体是否都有真正的配体，因为一些核受体在没有配体的情况下也能发挥作用。近年来，具生理活性的非配体结合受体（physiologically active unliganded receptor）成为受体生物学新的研究方向。未结合配体的雌激素受体（estrogen receptor，ER）是肿瘤坏死因子-α（TNF-α）基因表达的**辅激活物（coactivator）**，而与配体结合后 ER 就成为 TNF-α 基因表达的阻遏物或抑制物（repressor）（Cvoro et al.，2006）。由此看来，未结合配体的 ER 也可以起到调节基因表达的作用。此外，还有人发现了一种不依赖配体结合的 ER 激活方式，即通过直接的磷酸化作用。通过这种机制激活的受体引起的基因表达变化可能具有某些独特之处，外源化学物与 ER 的结合可能以一种配体非依赖的方式改变 ER 的受体活性。以上在 ER 所观察到的现象是否也存在于其他外源化学物受体中？这一问题有待进一步研究来回答。外源化学物如何改变这些非传统的受体介导作用也尚待进一步探讨。

一、受体的定义

一般认为受体是一类在细胞中含量甚微的蛋白质，对于特定化学物具有高度亲和力，配体与受体的结合遵从质量作用定律，与底物和酶的作用具有相似的规律。实验中可以在含有恒定量受体的测试体系加入系列浓度的放射标记配体后，采用一定方法将结合了特异受体的配体与自由配体分离（例如，蔗糖密度梯度离心法），以得到的数据作图可获得饱和-结合曲线，并且经斯卡查德作图（Scatchard plotting）进行数据转换可得知最大结合位点的数目（B_{max}）和**平衡解离常数**（equilibrium dissociation constant，K_d）。图 13-1 列出了配体介导核受体激活的主要步骤。

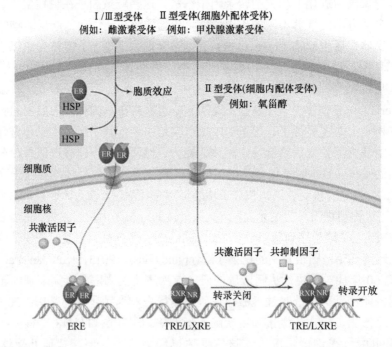

图 13-1　配体介导核受体激活的示意图（Sever and Glass，2013）（彩图请扫封底二维码）
HSP. 热激蛋白；ERE. 雌激素受体反应元件；TRE. 甲状腺激素受体反应元件；LXRE. 肝 X 受体反应元件

受体可作为单体、同源二聚体或异源二聚体存在，并可识别被称为**激素应答元件**（**hormone response element，HRE**）的 DNA 序列，这些序列来自具有共有 RGGTCA（R是嘌呤）的成对序列。根据它们的作用模式，可以分为 4 个亚类型：Ⅰ 型、Ⅱ 型、Ⅲ 型、Ⅳ 型。Ⅰ 型受体，如雄激素受体、雌激素受体和孕酮受体，在细胞质中由伴侣蛋白（如HSP90）锚定。配体结合将受体从伴侣蛋白中释放出来，发生同源二聚化，暴露核定位序列，进入细胞核（图 13-1）。配体受体复合体一旦进入细胞核，将与转录辅激活物结合，促进辅激活物与靶基因的结合和激活。最近的全基因组定位分析表明，基因组中大多数核受体结合位点位于远离转录起始位点的增强子元件中，这在雌激素受体中首次被证实。糖皮质激素受体的研究表明，被配体结合的受体与其结合位点迅速交换，随着内源性糖皮质激素浓度的变化，受体活性升高或降低。相反，Ⅱ型受体，如甲状腺激素受体和维甲酸受体，即使在没有配体的情况下，也存在于与其特定 DNA 反应元件结合的细胞核中。它们通常与维甲酸 X 受体（RXR）形成异源二聚体，在没有配体的情况下，通过与**核辅阻遏物（nuclear corepressor，NCoR）**和 SMRT 蛋白（维甲酸和甲状腺激素受体的沉默介质的简称）共抑制复合体的相互作用，发挥积极的抑制功能，这与**组蛋白脱乙酰酶（histone deacetylase，HDAC）**有关（Watson et al.，2012）。配体与配体结合域（ligand-binding domain，LBD）的结合导致共抑制因子的解离，共抑制因子被辅激活物取代。辅激活物复合体通常含有具有酶功能的蛋白质，包括**组蛋白乙酰转移酶（histone acetyltransferase，HAT）**，这些蛋白质有助于打开染色质，促进靶基因的激活。值得注意的是，一些Ⅱ型受体[例如，肝 X 受体（liver X receptor，LXR）]与同一细胞中产生的配体结合，这使得细胞可进行自主反馈调节（Sever and Glass，2013）。

Ⅲ型受体的功能与Ⅰ型受体相似，只是 HRE 的结构不同（它是直接重复而不是倒置），Ⅳ型受体则作为单体与半位点（half-site）HRE 结合。

配体通过影响 AF2（活化功能区 2）的短螺旋（位于 LBD 的羧基端）的构型来对核受体与辅激活物和共抑制因子的相互作用进行别构控制。在没有配体的情况下，AF2 螺旋呈开放构象，使共抑制因子与Ⅱ型受体结合。在激动剂结合后，AF2 螺旋采用一种构象，形成一个"电荷钳"的一侧，钳住一个短螺旋的末端，该螺旋直接与 LBD 共激活蛋白中的共有序列 LXXLL 相互作用（见下文）。可以通过有区别地改变 AF2 构象的合成配体来实现选择性地调节核受体活性。例如，雌激素受体调节剂它莫昔芬阻止 AF2 采用电荷钳构象，从而抑制 AF2 依赖的转录活性。

核受体的功能也可以通过翻译后修饰来调节，包括磷酸化、泛素化和 SUMO 化。磷酸化可以激活一些不依赖配体的核受体，并作为调控孤儿受体活性的主要机制。受体泛素化可能发生在配体结合的反应中，并可能导致激素信号的终止。SUMO 化通常会降低核受体的激活功能和/或提高抑制因子的活性（Heldin et al.，2016）。

二、核受体结构

NR 在动物中是普遍存在的，尽管功能多样，但它们具有共同的蛋白质结构，包括 N 端的 **DNA 结合域（DNA-binding domain，DBD）**、C 端的**配体结合域（ligand-binding domain，LBD）**及特定的**反式激活结构域（transactivation domain）**（图 13-2a）。A/B 结构域在 NR 中的可变性较大，但均包含一个对受体活性至关重要的活化功能区（AF1）。AF1 结构域是通过不同的蛋白激酶/蛋白磷酸酶活性进行受体磷酸化的靶点。AF1 结构域内的磷酸化可以显著影响转录活性，并影响配体依赖和不依赖的活性。例如，ER 在生长因子刺激后通过**丝裂原激活的蛋白激酶（mitogen-activated protein kinase，MAPK）**磷酸化丝氨酸和苏氨酸残基来增强转录活性。另外 PPARα 和 PPARγ 均在 A/B 结构域磷酸化但表现出彼此相反的转录激活（PPARα）和转录抑制（PPARγ）效应。

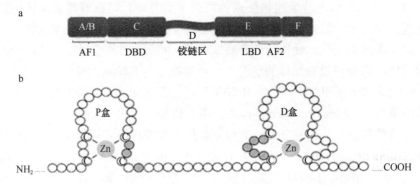

图 13-2　核受体的结构（Kullman et al.，2018）（彩图请扫封底二维码）

a. 核受体家族成员具有共同的结构域。核受体之间的 A/B 结构域可变性大，但包含一个对受体活性至关重要的活化功能区（AF1）。在核受体家族中，C 结构域或 DNA 结合域（DBD）是最保守的结构域。C 结构域通过两个锌指基序的形成促进 NR 与 DNA 的相互作用。DBD 和 LBD 由铰链区（D）分隔，这是一个可变的区域，作为 LBD 和 DBD 之间的间隔，并为蛋白质折叠提供灵活性。E 结构域包含配体结合域（LBD），这是一个多功能结构域，在配体结合、异源二聚化、辅激活物募集和反式激活中发挥着重要作用。C 端 F 结构域是一个可变性较大的结构域，其功能尚不十分清楚。b. 两个 α 螺旋组成的 DBD 包含了按一定间距和方向、跨越 60—70 个高度保守氨基酸的 9 个半胱氨酸。这些半胱氨酸构成了两个锌指基序"P 盒"和"D 盒"的重要桥梁，这两个基序负责识别受体特异的 DNA 结合的半位点。每个锌指基序包含 4 个固定的半胱氨酸残基，它们与一个锌离子形成四面体的配位结合。"D 盒"中的阴影残基促进 NR 与 DNA 螺旋的磷酸基相互作用及二聚化作用

　　在 NR 家族中，C 结构域或 DNA 结合域（DBD）是最保守的。两个 α 螺旋组成的 DBD 包含了按确定的间距和方向、跨越 60—70 个高度保守氨基酸的 9 个半胱氨酸，这些半胱氨酸构成了两个锌指基序形成的重要桥梁，锌指基序负责识别受体特异性 DNA 结合半位点（图 13-2b）。每个锌指基序包含 4 个固定的半胱氨酸残基，它们与一个锌离子形成四面体的配位结合。识别核心 DNA 反应元件的氨基酸位于第一个锌指基序的底部，称为"P 盒"。第二个锌指基序周围的氨基酸残基形成"D 盒"，促进 NR 同源二聚体和异源二聚体的稳定（图 13-2b）。DBD 和 LBD 由铰链区（D）分隔，这是一个可变结构域，在 LBD 和 DBD 之间起间隔功能，并赋予蛋白质折叠的灵活性。进一步的研究已经确定了铰链区内其中的一个区域称为**C 端扩展（C-terminal extension，CTE）**，该区域维持两个功能性亚结构域，并提供额外受体特异性。已证实 CTE 的 A 盒可以提供额外的反应元件特异性，而 T 盒与 NR 二聚体伴侣的 DBD 相互作用。在某些情况下，D 结构域还包含一个负责核定位的基序，并可能促进 NR 和 NR 共调节子之间的相互作用。铰链区内的自然变异和突变研究表明，将该结构域单核苷酸多态性（SNP）与受体功能的改变联系起来具有重要意义。例如，PPARα 的自然变异（V227A）与血脂异常的结果改变有关联，这是 PPARα 与核辅阻遏物（NCoR）交互作用的结果。类似地，TR 铰链区内的变异表明了共调节因子募集和相互作用的变化。

　　E 结构域包含 LBD，这是一个在配体结合、异源二聚化、辅激活物募集和反式激活中发挥重要作用的多功能区域。LBD 由含有 12 个氨基酸残基的 α 螺旋组成，主导配体-受体的直接相互作用。它包含两个保守的区域：与配体相互作用相关的特征基序，以及

负责配体依赖转录激活的羧基端 AF2 基序。配体与受体结合引起受体内构象的变化，其中 H12（AF2 结构域）旋转 180°，紧紧包裹在螺旋 H3、H4 和 H5 上，形成疏水配体结合袋。在 H12 的 AF2 区域带负电荷的谷氨酸残基（如人 VDR 中的 E420）和 H3 的带正电荷的赖氨酸残基（如人 VDR 中的 K246）之间形成一个"电荷钳（charge clamp）"。"电荷钳"通过直接与 LXXLL（L 代表亮氨酸，X 代表其他任意氨基酸）基序结合来主导与辅激活物的相互作用，LXXLL 是 NR 盒内的辅激活物的氨基酸基序。配体结构的微小变化似乎会影响受体的构型，影响辅激活物结合界面，最终改变 NR 反式激活的有效性和效力。相反，受体拮抗剂似乎将 H12 重新定位为一种构型，导致 LXXLL 基序的空间阻塞，而 LXXLL 基序是 NR 与共调节因子相互作用所必需的。受体拮抗剂也可能有利于 NR 共阻遏因子的募集，如 NCoR 或维甲酸和甲状腺激素的沉默介质（silencing mediator of retinoid and thyroid hormone，SMRT），抑制 H12 重组为有效的受体构型。

三、核受体的分类与命名

哺乳动物保留了大约 50 个功能性 NR，其中人类保留了 48 个，大鼠保留了 47 个，小鼠保留了 49 个。这些 NR 的功能是高度多样化的，但在受体特异性与配体结合或蛋白质与 NR 辅调节因子相互作用后，每一种 NR 都可介导反活化和反抑制活动。对于许多 NR，其内源性配体已被识别（表 13-1）。这些 NR 包括**维生素 D 受体（vitamin D receptor，**

表 13-1　哺乳动物核受体的命名和配体（Evans and Mangelsdorf，2014）

核受体家族	通用名称	缩略语	统一标识符	配体
NR1 亚家族	甲状腺激素受体 α	TRα	NR1A1	甲状腺激素
	甲状腺激素受体 β	TRβ	NR1A2	甲状腺激素
	维甲酸受体 γ	RARγ	NR1B3	维甲酸
	维甲酸受体 α	RARα	NR1B1	维甲酸
	维甲酸受体 β	RARβ	NR1B2	维甲酸
	过氧化物酶体增殖物激活受体 α	PPARα	NR1C1	脂肪酸
	过氧化物酶体增殖物激活受体 β/δ	PPARβ/δ	NR1C2	脂肪酸
	过氧化物酶体增殖物激活受体 γ	PPARγ	NR1C3	脂肪酸
	Reverse-Erb α	REV-ERBα	NR1D1	[血红素]
	Reverse-Erb β	REV-ERBβ	NR1D2	[血红素]
	维甲酸相关孤儿受体 α	RORα	NR1F1	[类固醇]
	维甲酸相关孤儿受体 β	RORβ	NR1F2	[类固醇]
	维甲酸相关孤儿受体 γ	RORγ	NR1F3	[类固醇]
	肝 X 受体 β	LXRβ	NR1H2	氧固醇
	肝 X 受体 α	LXRα	NR1H3	
	法尼基 X 受体 α	FXRα	NR1H4	胆汁酸
	法尼基 X 受体 β	FXRβ	NR1H5	
	维生素 D 受体	VDR	NR1I1	1α,25-二羟维生素 D_3 与石胆酸
	孕甾烷 X 受体	PXR	NR1I2	内源化学物与外源化学物
	构成型雄甾烷受体	CAR	NR1I3	外源化学物

核受体家族	通用名称	缩略语	统一标识符	配体
NR2 亚家族	肝细胞核因子 4α	HNF4α	NR2A1	[脂肪酸]
	肝细胞核因子 4γ	HNF4γ	NR2A2	
	维甲酸 X 受体 α	RXRα	NR2B1	9-顺式-维甲酸 二十二碳六烯酸
	维甲酸 X 受体 β	RXRβ	NR2B2	9-顺式-维甲酸 二十二碳六烯酸
	维甲酸 X 受体 γ	RXRγ	NR2B3	9-顺式-维甲酸 二十二碳六烯酸
	睾丸孤儿受体 2	TR2	NR2C1	
	睾丸孤儿受体 4	TR4	NR2C2	
	无尾同源孤儿受体	TLX	NR2E1	
	光感受器细胞特异的核受体	PNR	NR2E3	
	鸡卵清蛋白上游启动子-转录因子 α	COUP-TFα	NR2F1	
	鸡卵清蛋白上游启动子-转录因子 β	COUP-TFβ	NR2F2	
	鸡卵清蛋白上游启动子-转录因子 γ	COUP-TFγ	NR2F6	
NR3 亚家族	雌激素受体 α	ERα	NR3A1	雌激素
	雌激素受体 β	ERβ	NR3A2	
	雌激素相关受体 α	ERRα	NR3B1	
	雌激素相关受体 β	ERRβ	NR3B2	
	雌激素相关受体 γ	ERRγ	NR3B3	
	盐皮质激素受体	MR	NR3C2	盐皮质激素和糖皮质激素
	孕酮受体	PR	NR3C3	孕酮
	雄激素受体	AR	NR3C4	雄激素
	糖皮质激素受体	GR	NR3C1	糖皮质激素
NR4 亚家族	神经生长因子诱导的基因 B	NGFIB	NR4A1	
	核受体相关蛋白 1	NURR1	NR4A2	
	神经元衍生的孤儿受体 1	NOR-1	NR4A3	
NR5 亚家族	类固醇生成因子 1	SF-1	NR5A1	[磷脂]
	肝受体同源体 1	LRH1	NR5A2	
NR6 亚家族	生殖细胞核因子	GCNF	NR6A1	
NR0 亚家族	位于 X 染色体上的剂量敏感的性反转-先天性肾上腺发育不良的关键区域基因 1	DAX1	NR0B1	
	短异源二聚体伴侣	SHP	NR0B2	

注：中括号里的配体为非典型配体

VDR）、**雌激素受体（estrogen receptor，ER）、雄激素受体（androgen receptor，AR）、孕酮受体（progesterone receptor，PR）、盐皮质激素受体（mineralocorticoid receptor，MR）、糖皮质激素受体（glucocorticoid receptor，GR）、甲状腺激素受体（thyroid hormone receptor，TR）和维甲酸受体（retinoic acid receptor，RAR）**。通过比较，有一些选择性的 NR 中内源性配体尚未被识别，包括**鸡卵清蛋白上游启动子-转录因子（chicken ovalbumin upstream promoter-transcription factor，COUP-TF）**受体和 **Nur 相关蛋白 1（Nur-related protein 1，NURR1）**等，这些受体称为**孤儿受体（orphan receptor，OR）**。通过严格的化学筛选，一些曾经被认为是孤儿受体的 NR 已经被"领养"，并鉴定出其生理的内源性和/或外源性配体。这些受体中的许多都起着代谢感受器的作用，触发负反馈和正

反馈反应，以维持代谢稳态，包括参与氧甾醇和胆汁酸体内平衡的核受体，如**肝 X 受体**（**liver X receptor，LXR**）、**法尼基 X 受体**（**farnesyl X receptor，FXR**），参与脂肪酸平衡的核受体，如**过氧化物酶体增殖物激活受体**（**peroxisome proliferator-activated receptor，PPAR**）（PPARα、PPARβ、PPARγ），以及外源化学物受体，如**孕甾烷 X 受体**（**pregnane X receptor，PXR**）或构成型雄甾烷受体（**constitutive androstane receptor，CAR**）。

　　NR 超家族的命名主要基于序列比对，并侧重于 DBD 和 LBD 区域内的保守性。系统发育分析将这些受体细分为 7 个特定的亚家族（表 13-1）。有趣的是，在每个 NR 亚家族与其系统发育位置之间存在 NR 功能（DNA 结合选择性，同源二聚体-异源二聚化能力）之间的相关性。NR1 亚家族由多个 NR 组成，它们与维甲酸 X 受体（RXR）形成异源二聚体，该家族包括甲状腺激素受体（TR/NR1A1、NR1A2）、维甲酸受体（RAR/NR1B1—NR1B3）、过氧化物酶体增殖物激活受体（PPAR/NR1C1—NR1C3）、Reverse-Erb（REV-ERB/NR1D1、NR1D2）维甲酸相关孤儿受体（ROR/NRF1—NRF3）、肝 X 受体（LXR/NR1H2、NR1H3）、法尼基 X 受体（FXR/NR1H4—NR1H5）、维生素 D 受体（VDR/NR1I1）、孕甾烷 X 受体（PXR/NR1I2）和构成型雄甾烷受体（CAR/NR1I3）。NR2 亚家族由一组通过同源二聚体或异源二聚体发挥作用的 NR 组成，包括肝细胞核因子 4（HNF4/NR2A1、NR2A2）、维甲酸 X 受体（RXR/NR2B1—NR2B3）、睾丸孤儿受体（TR2/NR2C1 和 TR4/NR2C2）、果蝇无尾同源孤儿受体（TLX/NR2E1）、光感受器细胞特异的核受体（PNR/NR2E3）、鸡卵清蛋白上游启动子-转录因子受体（COUP-TF1-II/NR2F1-2）和 V-erbA 相关受体（EAR-2/ NR2F6）等。NR3 亚家族由类固醇激素受体组成，主要以同源二聚体发挥作用，包括雌激素受体（ER/NR3A1、NR3A2）、雌激素相关受体（ERR/NR3B1—NR3B3）、糖皮质激素受体（GR/NR3C1）、盐皮质激素受体（MR/NR3C2）、孕酮受体（PR/NR3C3）和雄激素受体（AR/NR3C4）。NR4 亚家族含有神经生长因子样受体，包括神经生长因子 IB（NGFIB/NR4A1）、核受体相关蛋白 1（NURR1/NR4A2）、神经元衍生的孤儿受体 1（NOR-1/NR4A3）。NR5 亚家族含有类固醇生成类受体——类固醇生成因子 1（SF-1/ NR5A1）和肝受体同源体 1（LRH1/NR5A2）。NR6 亚家族仅有一个受体——生殖细胞核因子（GCNF/NR6A1）。此外，还有一个 NR0 亚家族，它由两个缺乏 DBD 的非典型受体组成，包括**位于 X 染色体上的剂量敏感的性反转-先天性肾上腺发育不良的关键区域基因 1**（**dosage-sensitive sex reversal-congenital adrenal hypoplasia critical region on the X chromosome gene 1，DAX1**）［又称为**核受体亚家族 0B 组成员 1**（**nuclear receptor superfamily 0, group B, member 1，NR0B1**）］和短异源二聚体伴侣（short heterodimer partner，SHP）［又称之为**核受体亚家族 0B 组成员 2**（**nuclear receptor superfamily 0, group B, member 2，NR0B2**）］，它们表现为组成型显性功能失活。

四、核受体介导的毒作用机制

　　环境污染（如燃烧产物或工业活动）可导致生物体暴露于多种多样的化学物中，某些植物类食品也含有多种具有潜在毒性的化合物，在长期的进化过程中人类进化出各种酶系统，如**细胞色素 P450 单加氧酶**（**cytochrome P450 monooxygenase，CYP**）家族，对这些化合物加以有效代谢和解毒,使其最终形成极性代谢物并作为废物从体内排泄出去,同时也有某些外源化学物经过 CYP 代谢其毒性反而增高。I 相代谢酶(如 CYP 酶系各亚型)具有使脂肪族、环脂族及芳香族化合物形成羟基或环氧基团的能力(如苯的羟化或环氧化)。CYP 的表达水平通常由核受体调控(表 13-2),后者可介导外源化学物代谢所需的多种酶的转录调控(Nakata et al.,2006)。

表 13-2 外源化学物的受体、典型配体及因受体激活而增强表达的细胞色素 P450

外源化学物受体	配体	被诱导的 CYP 亚型
芳烃受体(AhR)	多环芳烃、二噁英	1A1、1A2、1B1
构成型雄甾烷受体(CAR)	苯巴比妥、苯妥英	2B1、2B2、2B6、2C19
雌激素受体(ER)	外源性雌激素、己烯雌酚	
法尼基 X 受体(FXR)	胆酸	7A1
肝 X 受体(LXR)	胆固醇	7A1
过氧化物酶体增殖物激活受体(PPAR)	贝特类、邻苯二甲酸酯	4A1、4A2、4A3
孕甾烷 X 受体(PXR)	奥美拉唑、洛伐他汀	3A1、3A2、3A4、2B6、2C9

受体介导的毒作用可通过三种不同机制来实现。第一,强活性配体扰乱受体的正常生理功能,如**外源性雌激素(xenoestrogen)**或**抗雄激素物质(antiandrogen)**的暴露可干扰正常的激素功能,在胎儿的发育阶段尤其是前三个月,这些物质可产生各种毒作用,如生殖器异常(小阴茎、睾丸发育不全等);包括**双酚 A(bisphenol A)、**一些**多氯联苯(polychlorinated biphenyl)**化合物、**亚老格尔(aroclor)**及 **1,1-二氯-2,2-双(4-氯苯基)乙烯[1,1-dichloro-2,2-bis (4-chlorophenyl) ethylene,DDE]**等在内的一组具有抗雄激素作用的环境化学污染物,可以导致在关键的雄激素靶组织中依赖睾酮的雄激素受体激活减弱,进而引起雄激素受体介导的基因表达下调,最终导致胎儿发育缺陷。第二,配体-受体结合所诱导的有别于生理激活的一些基因调控变化:通常在内环境稳定的情况下,受体的活性在一个特定时间内暂时上调,继而通过一个反馈机制使得受体活性显著下调,如雌激素通过激活 ER 并且在配体存在时下调受体水平而刺激其自身的代谢。但是,当高亲和力配体,如**二噁英(dioxin)**具备长的生物半衰期,或在高水平暴露的情况下,可以导致受体的异常长期激活。在相对高水平的二噁英暴露时可观察到 AhR 的标志基因 *CYP1A1* 表达水平增高,其增高的幅度远高于生理状况下所观察到的变化,并且此作用可持续相当长一段时间。第三,外源化学物激活其自身的代谢酶或诱导同期接触的另一化学物的代谢酶:外源化学物与其受体结合从而在转录水平促进其代谢酶的表达,这一过程对于增加疏水性外源化学物的极性从而促进其排泄极为关键,否则容易出现这些化学物在体内的高水平蓄积并导致各种有害效应。核受体 CAR 和 PXR 可能在药物-药物相互作用方面起到重要的作用。例如,作为抗癫痫药的苯妥英是 PXR 的配体,其可诱导 CYP3A4 和 CYP2B6 蛋白的表达增高,如果又使用抗癌药环磷酰胺,则在后者清除率增高的同时苯妥因毒性代谢物的产生也会增加。

通常由一种化学物暴露引发的特异反应(如酶的诱导)具有高度的种属特异性,AhR、CAR、PXR 及 PPARα 等受体在不同的配体暴露后,在啮齿类与人类间都表现出明显的种属差异。CAR 可结合不同的配体,然而它对某些配体的亲和力呈现种属依赖性，如 1,4-二[2-(3,5-二氯吡啶氧基)]苯（TCPOBOP）可选择性作用于小鼠 CAR。不同种属间受体氨基酸序列的保守程度也可体现啮齿类与人类受体的差异。例如，人类 AhR 对 TCDD 的亲和力仅为小鼠 AhR 受体（*Ahr* 等位基因）的 1/10，其原因是后者的配体结合区域有一个单碱基突变。即使一种化学物激活不同种属物种核受体的能力无明显差异，其介导的毒作用也可以相差巨大，这可能与共激活物的招募存在差异或者同源反应元件在基因组的分布存在差异有关。

每个核受体都具有独特的、高度组织及细胞类型特异的表达方式。不同的核受体表达的组织谱差别极大。例如，CAR 仅在肝细胞具有显著的表达，PXR 则在肝脏和小肠都能明显表达，而 AhR 在除骨骼肌之外的绝大多数组织中都有表达。总体来说，不同核受体在肝脏和肺脏的表达水平呈现最大的变化，而在脑组织变化最小。不同核受体的相对表达或活性水平以及它们之间的相互作用可以决定机体对环境化学物产生怎样的生理反应。因此，一种化合物有无毒作用常常取决于机体所有受体活性的总和。

第二节　维甲酸受体介导的毒作用

一、维甲酸受体的分类与结构

维甲酸的受体位于细胞核内，属于类固醇激素受体家族成员。依其化学结构及结合配体的特异性不同，可将与维甲酸结合的受体分为**维甲酸受体（retinoic acid receptor，RAR）**和**维甲酸 X 受体（retinoid X receptor，RXR）**两类，每类均有 α、β、γ 3 种亚型，共 6 种受体蛋白，每个亚型都有 A—F 6 个功能结构域，其中，氨基端 A 区和 B 区具有翻译活性，是不同受体异构体的序列；C 区即 **DNA 结合域（DNA-binding domain，DBD）**，可与靶基因启动子区的特定 DNA 序列即**维甲酸受体反应元件（retinoic acid receptor responsive element，RARE）**结合；E 区包含可与配体结合的区域即**配体结合域（ligand-binding domain，LBD）**。进入细胞核内的**全反式维甲酸（all-*trans*-retinoic acid，ATRA）**和 **13-顺式维甲酸（13-*cis*-retinoic acid，13-cRA）**只能与 RAR 结合并使之活化，而 **9-顺式维甲酸（9-*cis*-retinoic acid，9-cRA）**却能结合并活化 RAR 和 RXR 两种受体。RAR/RXR 异源二聚体是 RA 信号通路中起作用的功能性复合体。在配体缺乏时，维甲酸受体在核内以异源二聚体的形式（RAR/RXR）与 DNA 结合并与转录阻抑蛋白（或共抑制因子）相互作用，表现为转录抑制；而当配体存在时，RA 与 RAR 的结合使 RAR/RXR 构象改变，致使其与共抑制因子解聚并暴露出与辅激活物的结合位点，所形成的复合体募集了拥有组蛋白乙酰转移酶活性的蛋白质，从而使得染色体构象松散，有利于下游基因的转录。目前研究发现，其他核受体，如过氧化物酶体增殖物激活受体（PPAR）、维生素 D 受体（VDR）、甲状腺激素受体（TR）、维甲酸相关孤儿受体（retinoid-related orphan nuclear receptor，ROR）等均可与 RAR/RXR 竞争结合。

二、维甲酸信号转导通路及其生物学功能

维甲酸与其受体结合后被运输到细胞核内，通过调控基因转录来影响细胞的增殖和

分化。因此，维甲酸（RA）的生物学作用是通过其受体与特异性的核受体反应元件结合来实现的。其中，维甲酸受体反应元件（retinoic acid receptor responsive element，RARE）由彼此间隔 2 个或 5 个脱氧核糖核苷酸（nt）的直接重复序列 AGGTCA 组成，简称 DR2 或 DR5；而 RXR 的反应元件主要由间隔 1 个脱氧核糖核苷酸的直接重复序列 AGGTCA 组成，简称 DR1，目前发现其仅存在于**细胞视黄醇结合蛋白 II（cellular retinol binding protein II，CRBP II）**对应的启动子中。RA 与 RAR/RXR 异源二聚体结合后，通过与靶基因启动子区特异性的 DR2、DR5 或 DR1 结合，从而调控靶基因的转录及表达。目前研究认为，RAR 以配体调节方式活化或抑制含有 RARE 的靶基因的转录，是配体依赖性的转录激活因子。其中，RARa/RXR 异源二聚体与靶基因启动子区的 RARE 结合，调控靶基因转录，在生物体的胚胎发育和器官形成及维持机体正常生理功能等方面发挥重要作用。因此，RA 是一种典型的细胞分化剂，但其除通过 RARa/RXR 诱导与细胞分化相关基因转录外，还参与调控与细胞生长、存活或凋亡及耐药有关的基因，如 *RARβ*、*CYP26*、*HNF*、*Hox*、*CRBP I*、*CRABP II* 等的转录。目前研究认为，组织中 CRBP II 与脂肪酸结合蛋白 5（FABP5）的比率影响 RA 对细胞生长和存活的效应。在 CRBP II/FABP5 高比率的细胞中，RA 与 CRABP II 结合后通过 RARβ 抑制细胞生长；而在 FABP5/CRBP II 高比率的细胞中，RA 与 FABP5 形成复合体后再与核受体过氧化物酶体增殖物激活受体 β/δ（peroxisome proliferator-activated receptor β/δ，PPARβ/δ）结合，上调细胞存活、增殖通路。因此，维甲酸亦可影响炎性介质的释放，对炎症反应起到缓解作用，是重要的抗炎物质。利用特异性配体研究发现，维甲酸通过激活 3 种不同异源二聚体来调节神经母细胞瘤（neuroblastoma，NB）细胞增殖和分化，其中，RARα 介导维甲酸诱导的 NB 细胞分化，RARβ 介导维甲酸诱导的 NB 细胞生长抑制，而 RARγ 既介导生长抑制，又介导形态分化。

三、维甲酸受体的毒理学效应

（一）维甲酸受体（RAR）的致畸效应

维甲酸（维生素 A）在很多实验动物如小鼠、大鼠、鸡和猴等中被证明为致畸物，而且用于皮肤病治疗的维生素 A 衍生物 13-顺式-视黄酸已被证明为人的致畸物。对一系列已知受体特异性维甲酸类物质的比较研究证明（Lee et al.，2012），维甲酸受体（RAR）的配体为强致畸物，而维甲酸 X 受体（RXR）的配体则无致畸活性，且 RAR 和 RXR 都可结合的配体的致畸活性居中，两类受体都不能结合的配体则无致畸活性。这就证明维甲酸的致畸作用是通过 RAR 介导的；而 RXR 配体无致畸活性则证明 RXR 同源二聚体不介导致畸作用，但 RXR 配体可加强 RAR 激动剂的某些致畸效应（如真性脊柱裂、小颌、锁肛、尾缺陷），而对另一些致畸效应（如露脑和腭裂）则无明显影响。对维甲酸配体对不同 RAR 亚型亲和性的比较发现，相对致畸活性依次为：α 配体＞β 配体＞γ 配体。

野生型小鼠于妊娠 8.5—9.0 天暴露于维甲酸（RA），可产生颅面畸形、中轴骨骼变化和后中轴骨骼截短等畸形。*RARγ* 纯合型缺失的突变体小鼠对 RA 引起的后部截短畸形具有完全抗性，但仍可发生颅面部缺陷，但 *RARγ* 杂合性缺失的胚胎却对 RA 诱发的后部截短畸形只有部分抗性，从而提示必须有临界水平的RARγ才能完全诱发这些缺陷。在妊娠 8.5—9.0 天以前或以后给予 RA，*RARγ* 缺失突变体胚胎对胚胎致死、露脑和颅面畸形有部分抗性，而对肢体畸形无抗性，说明 *RARγ* 完全缺如的胚胎有正常的颅面结构和后部发育，很少有先天性畸形。也就是说，正常胚胎发育可在无 *RARγ* 的情况下进行，而 *RARγ* 却介导 RA 诱发躯体后部畸形的发生。*RXRα* 缺如的小鼠有正常的肢体发育，且对 RA 诱发的肢体畸形有抗性，而且 *RXRα* 杂合性缺如的胚胎对过量 RA 有中等抗性。

强致畸物 RA 和其他致畸物可通过两个机制影响胚胎发育和分化，即它既可修饰体位定向的信号，又可直接对细胞分化、增殖和死亡发挥作用。RA 可抑制 *Otx2* 和 *Hox/HOM* 基因表达而影响前脑和中脑的形成，RA 通过对转录因子 KROX20、HOXB2 和 HOXB1 的修饰作用而改变脑节的分化命运。全反式 RA 可诱导骨形态发生蛋白基因 *Bmp2* 和 *Bmp6* 表达，但抑制 *Bmp4* 表达。

（二）维甲酸 X 受体（RXR）的毒理学效应

RXR 是核受体家族的一个古老成员，在从水母（刺胞动物）到人类的谱系中都有表达。自从 RXR 被确认为 NR 超家族成员以来，研究发现该受体作为许多生理过程（包括发育、繁殖、脂质稳态和代谢）的主调节因子发挥了广泛的作用。

人类 RXRβ 已被证明被各种外源性物质激活。低亲和力激动剂包括 2-叔丁基酚、四溴双酚、r-六氯环己烷、五氯苯酚和 2,4-二氯苯酚。一些化合物也被证明是有效的拮抗剂，包括六氯苯和六氯环己烷（hexachlorocyclohexane，HCH）。迄今为止，最有效的 RXR 激动剂是**三丁基锡（tributyltin，TBT）**。在纳摩尔级浓度时的反式激活实验中，这种化合物可以激活所有亚型的 RXR（α、β、γ）。体外反式激活实验也证明了 TBT 激活与 RXR 异源结合的特定核受体，包括 PPARα、PPARδ、LXRα、NURR1。与这些受纳受体复合体的激活相反，非受纳受体（如 RAR、TR、VDR、PXR）不被 TBT 激活。这些观察结果证明，TBT 激活异源二聚体受体复合体主要是通过与 RXR 的相互作用，而不是通过与伴侣受体的相互作用。三苯基氧化锡在激活 RXR 方面的作用与 TBT 相似，而其他有机锡通常没有激活作用（如丁基锡），或激活作用较弱（如二丁基锡、四丁基锡）。由有机锡引起的 PPARγ/RXR 异源二聚体的受纳激活对脂质稳态和脂肪生成具有特定的生物学意义（见下文）。因此，有机锡被认为是由于能激活过氧化物酶体增殖物激活受体 γ（PPARγ）——脂肪形成的重要调节器，而被认为是环境肥胖类激素污染物的成员。另外，重要的是，有机锡作为RXR受体激动剂产生的影响，有可能通过激活PPARγ、促进脂肪生成及抑制骨髓多能间充质基质细胞的成骨作用而降低骨质量。这一过程的机制是复杂的，涉及干细胞分化时高度协调的表观遗传和转录过程的障碍。TBT 还被证明可以激活另一种受纳的 RXR 异源二聚体 LXR，影响胆固醇稳态。在一个报告基因实验中，TBT 已经证实是选择性地激活 LXRα/RXR，但没有显示出对 LXRβ/RXR 的激活。体外研究表明，TBT 诱发 LXR 依赖 ABC 转运体 A1（ABCA1）、脂肪酸合成酶和 Spα mRNA 水平，它们均被认为在高密度脂蛋白（high density lipoprotein，HDL）的生成和胆固醇积累/流出中发挥重要作用。其他 RXR 配体很可能通过目前正在进行的几个定量的高通量化学筛选来识别。

第三节　雌激素受体介导的毒作用

雌激素类化合物（如与 ER 相互作用的化学物）的毒性机制通常是通过引起异常 ER 激活、干扰正常生理性 ER 介导的信号级联放大作用而实现的。这种对 ER 介导信号作用的扰乱主要表现为：①异常持久的 ER 激活；②不确定因素导致的 ER 激活；③ER 介导的基因表达受瞬时调控而产生信号干扰或错时表达。人工合成的化学物**二乙基己烯雌酚（diethylstilbestrol，DES）**是一种典型的拟雌激素化合物，迄今对于 ER 介导的 DES 毒作用机制研究已十分深入，部分已应用于分析其他类似的拟雌激素化合物的毒性，包括天然的**植物雌激素（phytoestrogen）**和人工合成化合物质如**双酚 A（bisphenol A）**。虽然对 DES 的研究具有很长的历史并且结果并不尽如人意，但根据其提供的线索已经开发出更加特异的 ER 调制物，如**他莫昔芬（tamoxifen）**和**雷洛昔芬（raloxifene）**，后者已应用于临床或科学研究。

一、雌激素受体的结构和基因表达

雌激素受体理论最早在 20 世纪 50 年代有人提出，10 年之后从大鼠子宫组织中分离出 ER，1985 年成功克隆人类 ER 的 cDNA，这被视为核受体生物学黄金时代的开端。对第二种 ER 形式（即 ERβ）尽管做了广泛的研究，它在人类有何生理功能仍然不清楚。本部分关于 ER 介导毒性的讨论主要限于 ERα。

ERα 是细胞核类固醇受体家族的一员，后者包括 ERα、孕酮受体（PR）、雄激素受体（AR）、糖皮质激素受体（GR）及盐皮质激素受体（MR）。细胞核类固醇受体是细胞核受体超家族（约含 50 个大致同源蛋白质）的主要分支，这个超家族还包括甲状腺激素受体（TR）、维甲酸受体（RAR 和 RXR）、雄甾烷受体（CAR）、孕甾烷 X 受体（PXR）、AhR、维生素 D 受体（VDR）及 PPAR，ERα 与这个超家族的所有成员都有关系。

早期对 ERα 结构和功能的研究显示，ERα 是一个 66kDa 的蛋白质，由功能各异的不同肽段组成，而这些功能加起来的总和就是发挥转录因子（TF）的作用。

ERα 是配体激活核受体的一个典型范例，其作用机制常常被用作一般核内激素受体的模型。在没有适当配体（例如，人体主要的内源性配体 17-β 雌二醇）存在时，一般认为 ERα 在胞质中以复合体形式存在，其复合体为一个 ERα 单体结合多个分子伴侣组分（属于热激蛋白，如 HSP90）（图 13-3）。与 HSP 分子伴侣的相互作用可以使 ERα 维持对配体结合的可接受和允许状态，并同时遮蔽二聚区和核定位区以确保 ERα 留存于细胞质中。由于类雌激素配体通常具有较强的脂溶性，它们可以自由透过质膜并与 ERα 特异结合。与配体的结合发生在 ERα 的 LBD 区，也称为"配体结合口袋"。LBD/AF 区具有 α 螺旋结构（含 12 个螺旋，即 H1—12），配体结合通过与 H3 和 H11 段的特定氨基酸残基相互作用的方式进行，由此启动 LBD/AF 区螺旋结构的一系列构象变化，从而进入一个被称为受体转化（receptor transformation）的过程。受体转化的结果是 ERα 从 HSP 分子伴侣复合体中分离出来，于是暴露于一个二聚体界面并促进 ERα 二聚体形成。

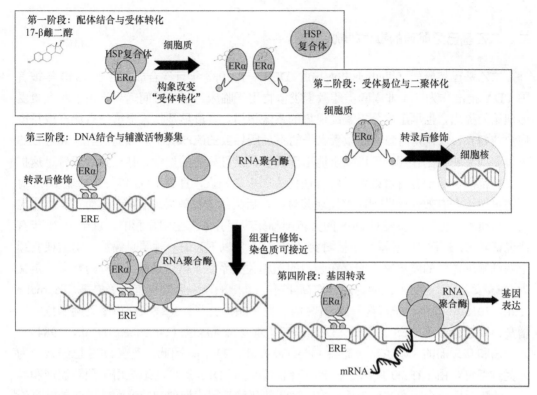

图 13-3　ERα 对基因组的直接作用模式（Perdew et al.，2010）

第一阶段：雌激素结合后，细胞质中的 ER 复合体解离，暴露出二聚化及细胞核内定位的信号；第二阶段：ER 形成二聚体并易位到细胞核；第三阶段：ER 二聚体结合到雌激素依赖的靶基因的同源 DNA ERE 上，酶的辅激活物复合体的募集与染色质修饰；第四阶段：RNA 聚合酶的募集与靶基因的转录

失去 HSP 的结合也会释放出核内定位信号，以帮助配体激活的 ERα 二聚体从胞质转位至核内（图 13-3）。在细胞核内，ERα 二聚体可自由结合于其特异、同源的 DNA 雌激素应答元件（ERE）。ERE 的共识序列是 5′-CAGGTCAnnnTGACCTG，一般位于 ER 靶基因的近端启动子序列中，如表 13-3 所示。一旦与 ERE 结合，在没有其他抑制剂或干扰信号存在时，ER 二聚体的构象就会倾向于与辅激活物（coactivator）结合。辅激活物/共抑制因子复合体可引发一系列高度特异与协调的对转录机器和局部染色质结构的共价修饰（乙酰化、甲基化、泛素化修饰等），以促进靶基因的转录。正是这种对具体条件特异的分子招募和修饰机制促使 ER（及其他核受体）靶基因在特定类型的细胞或组织进行表达，并由此衍生各种各样的组织特异性毒作用。

表 13-3　ERα 活性的基因组靶

基因	正/负调控	直接/间接作用	功能
孕酮受体基因	+	直接	内分泌信号转导
组织蛋白酶 D 溶酶体天冬氨酰蛋白酶编码基因	+	直接	蛋白质分解
pS2	+	直接	
催乳素基因	+	直接	内分泌信号转导
c-Fos	+	直接	转录
HOXA9—A11	+	直接	胚胎形成

二、二乙基己烯雌酚的毒性机制

二乙基己烯雌酚（diethylstilbestrol，DES）于 1938 年首次合成，并于 1940 年被美国 FDA 批准作为一个非固醇类雌激素类似物用于临床，这一时间远早于关于雌激素受体理论的提出，也早于内分泌紊乱现象的系统报道。其最早是临床上给予有流产或早产病史的妇女，以补充内源性雌激素水平的不足所导致的流产或早产倾向。当时认为 DES 对母婴均无明显副作用，可以安全地用于具有异常妊娠史的妇女，甚至到后期曾迅速扩大使用范围，用于有首次妊娠及没有任何流产史的妇女，直到 1953 年一个检验 DES 对预防自然流产有效性的队列研究发现其对妊娠后果的改善效果很有限，因而对其临床应用提出质疑。但这一质疑对 DES 的大范围临床应用并未产生明显影响，直至 1971 年有研究证实 DES 子宫内暴露与年轻妇女（通常 30 岁以下）的一种罕见癌症（阴道或宫颈透明细胞腺癌）的发病率之间存在强烈的正相关关系，子宫内暴露 DES 的妇女（定义为 DES 女儿）对这种癌症的易感性增高 40 倍，乳腺癌发生风险也有显著提高（Tournaire et al.，2015）；此外，子宫内暴露 DES 的男性（DES 儿子）也被认为患睾丸癌的危险性增高；直接暴露于 DES 的妇女（DES 母亲）本身患乳腺癌（Greenberg et al.，1984）、阴道癌和宫颈癌的风险也显著提高（Hoover et al.，2011）。因此，现在 DES 已经被列为人类致癌物。由于在 20 世纪 50—80 年代这段时间 DES 曾广泛地应用于预防流产和早产、缓解经期综合征和产后乳腺充血、激素替代治疗及晚期前列腺癌和乳腺癌的姑息治疗，并且还作为促生长添加剂用于畜牧业，据不完全统计，仅美国一个国家就有约 1000 万人（妇女和儿童）在 20 世纪 70 年代之前接触过 DES。

随后进一步的研究表明，DES 还与子代生殖系统的发育缺陷有关，其对女性的致畸效应包括输卵管的大体畸形、特征性的 T 形子宫、宫颈与阴道的鳞状上皮化生等，对男性的影响主要表现为生殖器异常（如睾丸发育不全和隐睾症），但均导致生育力降低。啮齿类动物的 DES 暴露模型及对人群流行病学研究得到的证据提示，第二代孩子（DES 暴露母亲的孙辈）可能具有相似的发育异常和肿瘤风险增高，若最终结果确认了这种多代出现发育障碍及癌症的现象，这将意味着 DES 暴露可引发遗传改变，后者可传到下一代。DES 的这些毒作用归纳于表 13-4 中。

表 13-4 与 DES 暴露有关的毒效应

受累个体	DES 相关效应
DES 母亲	乳腺癌危险性增高
DES 女儿	阴道透明细胞腺癌危险性增高
	宫颈透明细胞腺癌危险性增高
	子宫癌危险性增高
	异位妊娠危险性增高
	早产危险性增高
	生育能力下降
	生殖道发育缺陷：阴道、宫颈、子宫体（如 T 形子宫）、输卵管

受累个体	DES 相关效应
DES 儿子	非恶性附睾囊肿危险性增高
	睾丸癌危险性增高
	生育力下降
	生殖器发育缺陷：睾丸发育不全、隐睾

DES 暴露后何以产生如此严重的致癌和致畸作用？这些效应是继发于 DES 与 ER 的结合以及对 ER 有关生理过程的扰乱？还是 DES 具有另外的作用靶标（即 ER 非依赖性作用）？DES 最初的开发和临床应用都是基于它对 ER 的高度亲和性，加之生育缺陷的患病率增高，这就提示 ER 在介导 DES 的毒作用上可能具有某种作用。广泛的研究已经证实 ER 是 DES 毒作用的主要介导者，但其他包括蛋白质共价修饰及通过 DES 的活性代谢物产生与遗传毒作用相关的 DNA 加合物等不直接涉及 ER 作用的机制也参与其中。在啮齿类动物模型和人类的一些发现还提示 DES 与染色体不稳定的发生有关。此外，DES 还可能通过与其他配体激活转录因子相互作用而影响另外的信号级联系统。

（一）DES 致癌作用机制

如前所述，DES 的代谢可能产生生物活性物质，后者可形成蛋白质或 DNA 的加合物，若未被细胞 DNA 修复系统及时清除，而又处于关键基因（如 *p53* 抑癌基因和细胞周期检查点基因）周围的话，就可发挥致突变和致癌作用。由 DES 形成的 DNA 加合物尽管与 ER 结合无关，但因胚胎尚不具备完备的 DNA 修复机制而对 DNA 损伤高度敏感，其仍可能对新生儿的发育造成影响。此外，胚胎中代谢酶的表达也未健全，不利于 DES 中间产物的清除，故而 DNA 损伤发生的可能性增加。

细胞凋亡抑制是 DES 激活的 ER 促进肿瘤形成的另一个机制。近年，抗凋亡因子 Birc1 被确认为 ER 在子宫上皮作用的一个靶分子，17β-雌二醇和 DES 都能增加 Birc1 的表达并抑制程序化的细胞死亡（Yin et al.，2008）。应该指出的是，ER 在细胞凋亡中的作用是非常具有细胞类型特异性的，配体激活的 ER 在某些组织表现为抗凋亡作用，而在另一些组织则促进凋亡和细胞增生，而且在同一类型细胞可以因其他因素的差异而呈现出上述两种效应。这样的相反效应的发生，可能与不同 ER 辅激活物和辅阻遏物的组织特异性表达有关，其结果是允许与细胞死亡和/或增生有关基因的差异性表达。

雌激素的代谢酶基因 *CYP1B1* 是一个已知的 DES 靶基因，其启动子包含 ER 的共识结合位点，并且对内源性与外源性 ER 配体均具有反应性。许多种癌症（包括乳腺癌）中均具有 *CYP1B1* 表达增加的共同特征，但尚不明确这一现象是癌症发生的原因，还是细胞转化的结果。已经证实 *CYP1B1* 的表达可以导致半醌或醌类活性中间产物的产生，后者能够形成具有遗传毒性的 DNA 加合物。因此，DES 可能通过增加 *CYP1B1* 的表达来产生这样的加合物，最终增加癌症发生风险。

通常认为激活的 ER 可以通过核受体交互对话（cross-talk）过程抑制促炎细胞因子（如 TNF-α 和白细胞介素-6）的表达，因而具有抗炎作用。同时，ER 还可通过不同的机制调控 NF-κB 和 AP-1 等一些与细胞因子表达相关的转录因子。基于以上原因，研究证实 DES 暴露可引发免疫功能的改变，并以这种方式削弱正常的生理性免疫监视功能（正常情况下可识别肿瘤抗原并消灭异常的癌前细胞），进而增加癌症发生风险。

（二）DES 致畸作用的机制

DES 的致畸作用主要表现为女性和男性生殖道畸形，女性和男性的生殖系统于胚胎形成期分别从中肾旁管（Müllerian duct）和中肾管（Wolffian duct）发育而来，最终处于**同源异型基因 A（Hox gene A，HOXA）**控制之下。人类的 *HOXA* 基因是定位于 7 号染色体上的一个基因群落（A1—A13），其表达在整个胚胎形成过程中受到视黄酸、维生素 D 及性激素等内分泌因素的严格调控。*HOXA9—A13* 基因在中肾旁管的表达方式决定了女性生殖道形成的主轴，其中 *HOXA9* 决定输卵管、*HOXA10* 和 *HOXA11* 决定子宫、*HOXA11* 决定宫颈、*HOXA13* 决定阴道（图 13-4）。有研究结果提示 ER 可能对 *HOXA10* 的直接转录具有一定的调控作用，发情期子宫 *HOXA10* 表达与雌激素水平密切相关。

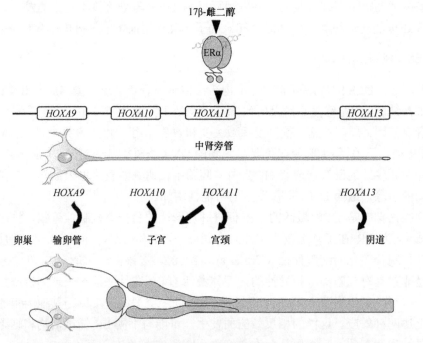

图 13-4 受 *HOX* 基因调控的雌性生殖系统发育（Perdew et al.，2010）

HOX 基因（*HOXA9—A13*）受激素所调控，后者的作用由包括 ER 在内的核受体介导，这些受体在胚胎形成过程中在中肾旁管表达。这种表达在空间上受 *HOXA9* 表达所控制，发生在中肾旁管的后端，导致输卵管的发育。*HOXA10* 与 *HOXA11* 合作调控子宫发育。宫颈的发育主要取决于 *HOXA11*。阴道的发育受 *HOXA13* 调控

DES 子宫内暴露可导致 HOXA9、HOXA10 和 HOXA11 蛋白的分布发生改变，正常应该在输卵管发育中出现的 HOXA9 蛋白向后位移，在发育中的子宫内表达，这个改变与在 DES 女儿中观察到的特征性狭窄 T 形子宫畸变相关。同时，DES 子宫内暴露也促使 HOXA10 和 HOXA11 后移，这两个蛋白正常时负责子宫的发育，但 DES 促使其在发育初期的宫颈和阴道表达，导致阴道腺病（图 13-5）。关于 DES 与发育缺陷相关的假说还得到了另外的支持：*HOX* 基因敲除模型出现了与上述产前给予 DES 后相似的表型改变。

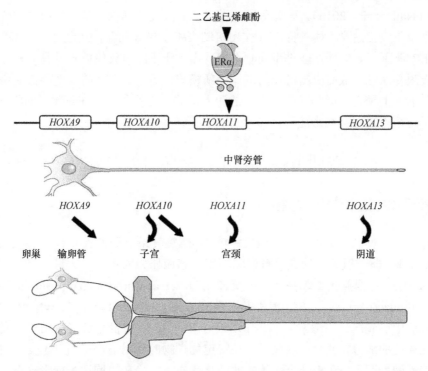

图 13-5　DES 引起的发育过程中 *HOX* 基因表达失调可导致雌性生殖系统发育缺陷（Perdew et al.，2010）
DES 的子宫内暴露可破坏中肾旁管 *HOX* 基因表达的空间特征。*HOXA9* 表达沿着前轴向发育中的子宫移位，导致特征性的 T 形子宫畸形的形成。与此相似，*HOXA10* 向着发育中的宫颈移位，导致宫颈缺陷。*HOXA13* 的空间表达似乎不受 DES 暴露的影响

　　ER 基因敲除的啮齿类动物模型的发育已清楚地显示了 DES 以一种 ER 依赖的方式发挥毒作用。有趣的是，雌性 *ER* 基因敲除小鼠的生殖道发育正常，似乎提示 ER 的缺乏并非必然引起致畸作用。然而，这些动物只是处于一种对雌激素不敏感的急性状态。结果是生殖组织不能完全成熟，表现为发育不全，可引起不育。因此对于子宫内 DES 暴露的研究应该采用杂合子 *ER*^+/− 或者靶向条件性 *ER* 基因敲除的小鼠来交配。子宫内或新生儿期暴露于 DES 的野生型（*ER*^+/−）动物呈现出与人类相似的雌性生殖道畸形；而 *ER*^+/− 小鼠完全抵抗 DES 的效应，只是呈现出与 *ER* 缺失有关的生殖系统异常，并且也不表现 *HOXA* 表达的分布变化。这些观察直接表明，ER 是 DES 导致生殖组织缺陷的主要中介。值得一提的是，ER 与 17β-雌二醇结合对于正常的 *HOXA* 基因表达具有一定影响，然而 DES 也通过作用于 ER 引发对 *HOXA* 表达的不同反应。晶体学研究和结合于不同配体的 ER 的结构-活性分析提示，根据特异的不同配体 ER 可呈现不同的构象。这些构象变化可能容许对不同的转录辅激活物/阻遏物的招募，进而导致靶基因表达的差异，正如关于 DES 和中肾旁管 HOXA 分布的报道。

　　DES 已不再应用于育龄期妇女，目前其主要限于对某些形式前列腺癌的试验性治疗。尽管从 DES 的历史我们已经学到了许多关于 ERα 介导毒作用的宝贵经验，但 ERα 引起的毒效应还不时可见。研究发现，用于激素敏感型乳腺癌治疗的他莫昔芬（tamoxifen），可以引起子宫癌发病率升高，同时可以通过影响多个发育信号通路而影响生殖器官的正常

发育（Al Naib et al.，2016）。研究手段的进步（如改良的动物模型、蛋白质微阵列、蛋白质组学及生物信息学）对阐明 ERα 作用机制产生了极大助益，由此发展出具有更强选择性的 ER 调制剂。然而这些进步同时也展现出关于 ER 与其他信号过程的相互作用和整合的无限复杂性，故而引出潜在的毒作用新模式。而且，ERβ 的发现和日益增多的具有雌激素活性的登记化学物（包括天然的和人造的）提示我们，在可预见的将来 ER 介导毒作用这个现象总会如影随形。

第四节　芳烃受体介导的毒作用

一、芳烃受体的基本结构及功能

芳烃受体（AhR）是一种属于碱性螺旋-环-螺旋转录因子家族并有 PAS（Per-Arnt-Sim）结构域，即一组关键的在发育中和环境中感应压力的蛋白。大量研究表明，AhR 的配体，如 **2,3,7,8-四氯代二苯并-p-二噁英（2,3,7,8-tetrachlorodibenzo-p-dioxin，TCDD）、苯并(α)芘[benzo(α)pyrene，B(α)P]和多氯联苯（polychlorinated biphenyl，PCB）** 等均可以在人群中引起广泛的毒效应，其作用核心就是 AhR 的信号通路。相关研究已详细定义了此通路的成分，并且，这些成分在特定化学物的作用下保持相对不变，因此其分子生物特性较为明了。在未结合配体的非活化状态下，AhR 以胞质蛋白形式存在，并与热激蛋白 HSP90（90kDa）二聚体和 X 相关蛋白 2（X-associated protein 2，XAP2）等形成复合体。HSP90 不仅可以与 AhR 的配体结合域（PAS）结合，还可以与其 bHLH 结构的 DNA 结合域结合，从而保证 AhR 的正确折叠并增强其稳定性。XAP2 也具有维持 AhR 稳定性的功能，并能调控其亚细胞定位，避免非结合态 AhR 的核浆穿梭。与配体结合后，AhR 复合体通过构象改变整体转移至核，并暴露核定位序列。在核内，AhR 与**芳烃受体核转运蛋白（aryl hydrocarbon receptor nuclear translocator，ARNT，** 也称为 HIF-1β）形成异源二聚体，同时与 HSP90-p23-XAP2 复合体解离。AhR-ARNT 异源二聚体与包含有识别核心序列 5′-GCGTG-3′的芳烃反应元件（AhRE）、二噁英反应元件（DRE）或外源化学物反应元件（XRE）结合，进而调控多个靶基因的转录。最为典型的靶基因是包括 I 相代谢酶 CYP1 家族基因（*CYP1A1*、*CYP1A2*、*CYP1B1*、*CYP2S1*）和编码 II 相酶 **NAD(P)H 醌氧化还原酶**（NQO1）、醛脱氢酶 3A1（ALDH3A1）、二磷酸葡糖醛酸基转移酶（UGT1A6）、谷胱甘肽 *S*-转移酶 A1（GSTA1）等在内的基因群。值得注意的是，这些酶对 AhR 激动剂的底物表现出明显的选择性，提示该信号通路的活化可以作为防御系统消除诱导物及其代谢产物。AhR 还可以调控编码多种非代谢酶基因的转录，包括 p27Kip1、肉豆蔻酰基转移酶、BAX 等。AhR 阻遏蛋白（AhR repressor protein，AhRR）也可经 AhR 依赖模式而被诱导，其可以拮抗 AhR-ARNT 异源二聚体活性。基因转录后，AhR 通过核转运序列与 CRM-1 结合被转运至胞质，进而经泛素化，通过 26S 蛋白酶通路降解。

有学者通过观察 AhR 调控基因群（主要是 *CYP1A1*）来研究 AhR-ARNT 激活基因转录的机制，该机制也适用于多数经 AhR 与**芳烃反应元件（aryl hydrocarbon response** element，AhRE）结合而被激活的基因。AhR-ARNT 异源二聚体激活这些基因转录的能力可以通过与一些基础转录因子（TF）、转录辅激活物及调控复合体的相互作用得到增强，特定的共阻遏物蛋白也可以抑制 AhR 复合体的基因转录活性。AhR-ARNT 复合源激活靶基因的程度在不同基因或细胞类型中有较大差异。这种差异与一些元件，包括 AhRE 核心序列附近的特定核苷酸序列、AhRR 蛋白、相关辅激活物和共阻遏物蛋白、ARNT 的其他二聚成分等的表达水平有关。此外，关于 AIP，特别是分子伴侣复合体有大量详尽的研究，其均是在一种特定类型的细胞 Hepa-1 中完成的，迄今为止在其他类型细胞或物种中其他蛋白质与 AhR 相互作用的机制尚未明了。例如，大量研究提示 AhR 和 AhR-ARNT 异源二聚体与多种 TF 相互作用也可以是 AhR 信号通路调控基因表达的机制。AhR 和/或 ARNT 及这些 TF 之间的相互作用是 AhR 配体，如 TCDD，引起调节靶基因蛋白表达抑制、阻滞细胞周期过程中的细胞事件、雌激素样作用、雌激素相关受体激活、炎症反应等生物学效应的作用机制之一（Perdew et al.，2010）。

二、TCDD-AhR 介导的毒作用

采用 AhR 表达定点敲除的小鼠进行研究证实，TCDD 暴露引起的毒性绝大多数都需要 AhR 的表达，而且 AhR 必须进入细胞核内。这些结果提示，毒作用主要是通过 AhR-ARNT 异源二聚体与二噁英反应元件（DRE）结合，进而改变基因表达而实现的，AhR-ARNT 异源二聚体与蛋白质间相互作用的调控机制尚待深入探索。TCDD 在啮齿类动物中可以引起消耗综合征、胸腺退化、上皮组织增生、致畸作用、肝大、致癌作用及肿瘤促进等多种效应，涉及多种组织和器官，相关毒性机制的研究已有长足进展，TCDD 介导的毒作用主要是通过干扰特定器官关键细胞的直接转录效应及机体自身稳态来实现的，但导致这些作用发生的确切的某个或者某些基因尚待进一步证实。

AhR 激活后可导致细胞色素 P450 水平持续增高，一方面可能导致内源性底物（如类花生酸物质）的过度代谢，另一方面可引起过度的氧化应激，导致活性氧（ROS）的形成进而出现氧化剂介导的 DNA 损伤。大部分 CYP1A1 蛋白在内质网表达，只有少部分定位于线粒体上，而 ROS 则主要在线粒体上生成，AhR 活化后如何通过细胞色素 P450 途径引起氧化损伤是一个尚待进一步研究的领域，其对解释 TCDD 介导的急性毒作用和肿瘤促进均具有重要意义。

TCDD 在小鼠妊娠第 11 天和第 12 天暴露可以导致子代腭裂发生率明显增高，该缺陷是由腭板中嵴上皮细胞分化和增殖改变造成的。TCDD 暴露后，生长信号转导发生改变，造成上皮细胞表型改变，伴随表皮生长因子（EGF）、转化生长因子 α（TGF-α）、TGF-β 和 EGF 受体表达异常，最终导致参与腭关闭过程的细胞不能联会而出现腭裂。已有研究证实，*TGF-β3* 表达缺失的转基因小鼠几乎 100%发生腭裂，在体外培养的上腭细胞模型中添加 TGF-β3 可以阻碍 TCDD 引起的丝状伪足密度的降低。然而，TCDD 介导的导致腭裂的相关差异基因表达尚未完全确证，有待于进一步的 DNA 微阵列研究来证实。在上腭发育的器官培养中，人类和大鼠培养物对二噁英的敏感度仅为小鼠培养物

的千分之一，同时激光捕获显微分离法也可用于受干扰的关键细胞类型分离（Perdew et al.，2010）。

TCDD 在哺乳动物体内基本上不能进行代谢，因此也就不可能转化为可以与 DNA 结合的中间产物。此外，TCDD 具有增加啮齿类动物模型中肝肿瘤发生率的能力。结合这两点，TCDD 被划分为表观遗传致癌物。一些长期（2 年）喂养的研究表明，TCDD 可以增加大鼠与小鼠模型的肝脏、肺、皮肤和鼻肿瘤的发生率。在两阶段的致癌模型中，先给予动物一种致癌物（如二乙基亚硝胺）短暂的暴露，然后将动物反复暴露于 TCDD，结果发现 TCDD 在肝脏和皮肤致癌过程中是一个很强的促癌物。这种促癌作用出现时相应的 TCDD 剂量非常低，仅为 ng/(kg 体重·天)，这些结果提示环境相关浓度的 TCDD 可作为促癌物。TCDD 诱导的肝脏肿瘤促进作用的确切分子机制尚未完全阐明。有学者提出 TCDD 选择性抑制肝脏癌前细胞的凋亡，同时对正常肝细胞的凋亡指数无明显影响可能是机制之一；第二个可能的机制是 TCDD 具有削弱细胞接触抑制的能力；第三个可能的机制是 AhR 可以改变细胞周期以及激活的 AhR 可以介导细胞周期阻滞。一些研究显示，AhR 与成视网膜细胞瘤蛋白结合进而抑制 E2F 介导的转录。此外，AhR 还可能与性别相关的激素受体相互作用，引起效应差异，有研究显示在雄性小鼠和雌性小鼠中 TCDD 促进肝脏肿瘤发生的效应有较大差异（Lee et al.，2015）。

三、多环芳烃（PAH）-AhR 介导的毒作用

具有 4—6 个稠环结构的 PAH 被认为最具致癌性，现已证实，包括苯并(α)芘、**苯并(c)䓛[benzo(c)chrysene]、二苯并(α,l)芘[dibenzo(α,l)pyrene]** 等在内的 PAH 均可激活 AhR，进而诱导产生多种外源化学物代谢酶，如 CYP1A1 与 CYP1B1，其在 PAH 最初的羟基化与环氧化过程中起关键作用，形成足够稳定的产物，扩散到细胞核并与 DNA 反应形成稳定加合物。细胞暴露于高浓度的 PAH，则 AhR 调控的细胞色素 P450 高表达，PAH 进而迅速代谢为反应性中间产物，并通过对蛋白质、RNA 及脂质的共价修饰作用导致广泛毒作用的发生。因此，在多种具有致癌作用的 PAH 的总体水平及代谢率的调控上，AhR 起关键作用（详见第二十二章）。

第五节　过氧化物酶体增殖物激活受体介导的毒作用与癌变

早在 20 世纪 60 年代，研究者就发现给予啮齿类动物降血脂药氯贝丁酯（clofibrate）后，除了增加实验动物细胞内过氧化物酶体的数量和大小，还引起肝大，提出过氧化物酶体增殖物的概念，随后，有研究者发现该类化合物可引发肝脏癌变。20 世纪 80 年代有人提出假说，认为过氧化物酶体增殖物的作用是由一种受体介导的。1990 年，从小鼠肝脏中分离到 PPARα，其对过氧化物酶体增殖物诱发肝癌的重要作用在后来的研究中得到证实，但相关机制尚未完全阐明。

PPAR 属于配体激活的转录因子超家族，它们存在于细胞核和细胞质中，与另外的蛋白质（包括热激蛋白 90）和共抑制因子（包括组蛋白脱乙酰酶）相关联。经配体活化后，PPAR 发生结构改变而从复合体中解离出来，并与 RXRα 形成异源二聚体，然后与

过氧化物酶体增殖物反应元件结合，并募集辅激活物（包括 RNA 聚合酶及其他的转录相关蛋白）。PPAR 就是通过这一经典的核激素机制调节各种重要蛋白质的靶基因的表达。PPARα 参与生理状态的脂质平衡调节，为生命所必需，但慢性激活该受体却可以引起啮齿类动物肝脏癌变，此外，不同物种之间对 PPARα 激活剂的反应差异很大。

一、PPARα 与肝癌

PPARα 介导的引起啮齿类动物肝脏癌变的机制主要有两个。第一个机制是诱发突变：PPARα 可调节过氧化物酶[如酰基辅酶 A 氧化酶（ACO）]的表达，在过氧化物酶体中，ACO 催化脂酰辅酶 A 分子的分解和过氧化氢（H_2O_2）的产生，H_2O_2 引起氧化应激，导致 DNA 氧化损伤，进而引发突变。虽然 PPARα 激活剂被认为是非遗传毒性致癌物，并且迄今关于 PPARα 激活剂能够引起 DNA 损伤的证据不足，但研究证明直接改变 ACO 的表达水平也可能引起氧化应激，从而导致 DNA 损伤，或者 DNA 突变的启动是经由正常的"背景突变"配合以引起细胞增殖的信号增加（详见后述），导致突变在被修复之前被固定下来。第二个机制是促进增殖：PPARα 激活剂引起氧化应激增加的同时也可激活引起细胞生长加快（或肿瘤促进）的信号通路，肝细胞增殖的加快对于肝癌的促进阶段是至关重要的。目前已知 PPARα 激活剂可以引起肝脏体积显著增大，这是肝细胞肥大和增生二者相加的结果。但关于 PPARα 如何发挥这一调节作用还远未阐明。有研究发现，肝细胞内细胞周期蛋白基因、细胞周期蛋白依赖的激酶基因和 *c-myc* 的表达水平可在 PPARα 激活剂的作用下增加，但在这些分子靶标中没有检测到过氧化物酶体增殖反应元件（PPRE），因此认为这些变化反映了由某些 PPARα 依赖的其他机制所介导的继发性事件。另有研究表明，PPARα 参与下调 let-7c 小 RNA（miRNA）的表达（图 13-6），经配体激活后，PPARα 调节 let-7c miRNA 的表达减少（Gonzalez and Shah，2008），后者导致癌基因 *c-myc* 的表达上调。*c-myc* 的高表达反过来与致癌的 mir-17 miRNA 簇相结合，并增加多顺反子 miRNA 的表达，进而促进细胞增殖，该机制对于解释 PPARα 激活剂诱导反应的物种差异可能具有关键作用（Shah et al.，2007）。

二、PPARα 活化的物种差异

体外研究、流行病学研究、前瞻性人类临床试验，以及比较不同物种肝脏对 PPARα 激活剂的反应的测试等多种方法的研究结果提示：人类暴露于 PPARα 激活剂不会发生肝癌，但啮齿类动物可以发生肝癌，造成这种物种差异的原因可能有如下几点：①人类肝脏表达的 PPARα 比啮齿类动物肝脏表达的量少，但另有报道指出人类肝脏的 PPARα 表达水平与啮齿类动物接近；②启动子反应元件的差异；③受体功能的固有差异，例如，研究表明人源化 PPARα 转基因小鼠对 PPARα 激活剂诱发肝癌具有抵抗作用，进一步观察发现人源化 PPARα 转基因小鼠显示多种 PPARα 靶基因的表达增加（以满足脂肪酸分解代谢的需要），但是促进细胞增殖的基因（如细胞周期蛋白基因、细胞周期蛋白依赖的激酶基因及 *c-myc*）的表达并没有增加，并且人源化 PPARα 转基因小鼠并没有出现 let-7c miRNA 的表达下调，这可能是 PPARα 介导癌变作用的物种差异的关键机制。

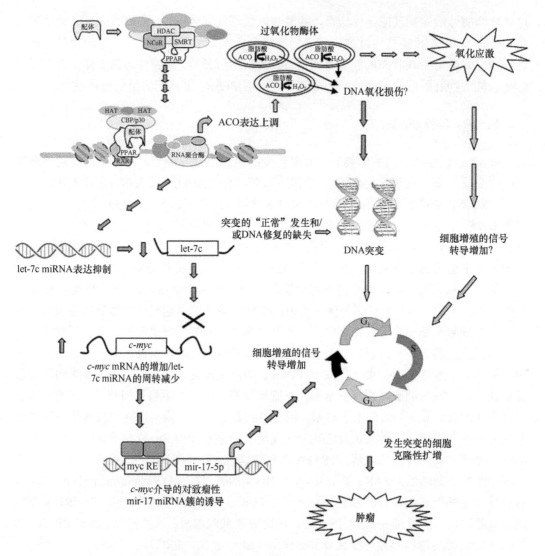

图 13-6　PPARα 与肝脏癌变（Perdew et al.，2010）

PPARα 的配体活化引起酰基过氧化物酶体酰基辅酶 A 氧化酶（ACO）表达上调，进而导致 H₂O₂ 的增加。增加的 H₂O₂ 可能引起 DNA 氧化损伤，也可能不发生此改变。"正常"水平的 DNA 突变如果不能被修复，也可引起细胞突变。PPARα 依赖的 let-7c miRNA 表达下调作为细胞增殖的信号，可引起突变细胞的克隆性扩增。PPARα 依赖的 let-7c miRNA 表达下调的潜在机制尚未确定。let-7c miRNA 的减少导致 c-myc mRNA 的增加，可以引起致瘤性 mir-17 miRNA 簇表达增加，进而促进细胞增殖。PPARα 依赖的 let-7c miRNA 表达下调引起的细胞增殖的信号增加和/或氧化应激的增加（见前），二者可导致突变细胞的克隆性扩增，造成突变的固定，进而发生肿瘤。人类 PPARα 不能导致 let-7c miRNA 表达下调，这一点可能成为一个关键机制，以解释已知的对 PPARα 激动剂应答的物种间差异

三、PPARα 与其他肝毒性化学物

　　PPARα 可以介导其激活剂诱发啮齿类动物肝癌，同时还可以预防多种不同化学物的肝毒性。酒精性脂肪肝可以通过给予小鼠 PPARα 激活剂而得以逆转；相反，PPARα 激活剂对 PPARα 基因缺陷小鼠则会加重酒精引起的肝毒性。相关机制有很多，其中最主要的是脂肪酸分解代谢的 PPARα 依赖性调节，PPARα 被激活剂激活后可以增加脂肪酸

代谢酶的表达，对与酒精性脂肪肝相关的脂质累积有预防作用；由于酒精可以减少脂联素，而脂联素可以激活 PPARα，于是酒精引起的脂联素下降也可能与酒精引起的肝脏脂质累积相关；另有证据表明，酒精可引起乙醛的增加（使后者形成增加和/或降解受阻），导致氧化应激、NF-κB 活性加强、前列腺素类代谢减少等，PPARα 活性减弱可能是介导酒精肝脏毒效应的重要机制。

用 PPARα 配体预处理小鼠可以预防由对乙酰氨基酚、溴苯、四氯化碳和氯仿引起的急性肝脏毒效应。在 PPARα 配体对乙酰氨基酚引起的急性肝损伤的保护作用中，PPARα 是必需的，因为在 PPARα 基因缺陷小鼠中不存在该保护作用。其作用机制尚未完全阐明，可能的机制有：①PPARα 激活剂可以改变对乙酰氨基酚的代谢，已经明确 PPARα 经配体激活后可以增加 CYP4A 的表达，后者可以导致对乙酰氨基酚生物活化酶 CYP2E1 的可用性辅助因子减少，但也有研究显示在给予安妥明后，对乙酰氨基酚或者对乙酰氨基酚的尿中代谢物的总量并没有发生变化。②PPARα 激活剂可以增加过氧化物酶体中过氧化氢酶的表达，后者可抑制氧化应激，但有研究发现抑制过氧化氢酶的活性并不影响安妥明对对乙酰氨基酚肝毒性的保护作用，这就提示 PPARα 激活剂对过氧化氢酶的诱导并不是一个关键的机制。由于 PPARα 激活剂可以增加多个靶基因的表达，对于 PPARα 激活剂预防其他化学物引起肝毒性的机制尚待进一步探索。

四、PPARβ/δ 与化学物毒性

研究已发现 PPARβ/δ 也参与针对某些化学物毒作用的保护效应。例如，PPARβ/δ 基因缺陷小鼠在给予四氯化碳后呈现出比野生型小鼠更加严重的肝毒性反应，表现为血清转氨酶活性增高，伴随包括 TNF-α 在内的多种 NF-κB 靶基因的差异性表达。已知 PPAR 可以直接与包括 NF-κB 在内的其他 TF 相互作用，在肝脏无 PPARβ/δ 表达的情况下，由于缺乏这种相互作用，NF-κB 活性的增加更为显著（Shan et al.，2008）。关于肝毒性加重的机制，至少部分由 NF-κB 的活性增加所介导。有证据显示 PPARβ/δ 激活剂具有抗炎活性，包括抑制炎性细胞因子、细胞黏附分子的表达等，其还可以防止肝脏星形细胞的激活，并减少白细胞介素-6、白细胞介素-1β、单核细胞趋化蛋白 1（MCP1）和 TNF-α 的表达。此外，PPARβ/δ 激活剂还可以通过抑制 STAT3 的转录活性来干扰白细胞介素-6 引起的急性期反应。归纳起来，已有充分的证据表明 PPARβ/δ 和它的激活剂可以抑制四氯化碳诱导的肝损伤，该作用是通过与 NF-κB 的相互作用和/或抑制致炎信号通路等机制来实现的。该机制是否适用于其他肝毒物，还需要进一步研究确认。

五、PPARβ/δ 与癌症

除了调节肝毒性，PPARβ/δ 也可以调节致癌过程。但是 PPARβ/δ 对于癌变的作用还存在相当大的争议，一种假说认为 PPARβ/δ 增强致癌作用，另一种假说则认为 PPARβ/δ 可缓解致癌作用。关于 PPARβ/δ 作用的争议主要集中于结肠癌，因为已有可靠证据显示 PPARβ/δ 配体的活化可以预防皮肤癌变，而化学物诱发的皮肤癌在 PPARβ/δ 裸鼠中更为严重。加重的皮肤癌是由于角化细胞的增殖缺少抑制和分化受抑制。细胞增殖的抑制部分归因于 PPARβ/δ 依赖的对泛素 C 表达的调节,后者反过来导致 PKCα 分子更新速率的改变。假如缺乏这个更新,正如在 PPARβ/δ 裸鼠中所观察到的,激酶的活性就会增加进而促进细胞增殖的信号转导。此外,PPARβ/δ 也介导角化细胞的终末分化。由于诱发终末分化通常与细胞增生的抑制有关,PPARβ/δ 配体活化后角化细胞增殖的抑制伴随终端分化标记的增加就与前者相一致了。因此,PPARβ/δ 抑制化学物诱发的皮肤癌的作用,可能通过调节细胞增殖和分化的双重作用来实现。至于化学致癌物的代谢归宿是否受 PPARβ/δ 的调节则尚不清楚。

PPARβ/δ 在结肠癌变中的作用尚存争议,在此不作重点论述。但是,该领域近年的一篇综述值得一番简要介绍。简单地讲,PPARβ/δ 可以增加结肠癌发生率的观点基于这样一个概念:PPARβ/δ 的配体可能来源于环氧酶 2 催化的代谢,并且 PPARβ/δ 配体的活化通过迄今尚未识别的、假定的靶基因驱动细胞增殖。另外,也有证据提示 PPARβ/δ 的配体活化可以通过诱导终末分化和抑制细胞增殖来抑制结肠癌变。后一效应已经在数种模型系统中得到验证。

因此,PPAR 不仅可以导致癌症的发生,还可以抑制化学物的毒作用,其机制已得到相对成熟的确证。这些机制的复杂性体现在单纯的靶基因转录上调、PPAR 依赖的机制(如 miRNA 上调)介导的转录事件,以及与其他 TF(如 NF-κB)的相互作用上。

多种化学物通过与核受体的配体结合口袋相互作用介导它们的毒作用,这些受体进而与同源反应元件结合,导致基因表达的种种改变。受体介导的毒作用可划分为三个基本的机制:破坏正常生理学活化通路;异型生物质诱导的受体导致大范围的异常转录活化;活化后的受体使某些酶的表达增加,而这些酶可以将受体的配体代谢为毒性代谢产物。受体活化后的效应可以体现在组织水平,如引起肝大或者导致胸腺萎缩。应用 DNA 与蛋白质微阵列技术,结合基因工程小鼠,为在基因水平检测受体活化后的效应提供了广阔前景。例如,PPARα 介导的促肿瘤作用机制,将活化的人类与小鼠 PPARα 转录活性进行比较,发现人类 PPARα 不能激活肝脏中参与细胞增殖的基因,进一步利用 miRNA 微阵列技术对人类和小鼠进行差异研究,发现小鼠 PPARα 可以下调 let-7c,而人类 PPARα 则不存在该功能。这一研究方案有望在细胞类型特异性的 AhR、ER 和 PPAR 活化介导的关键转录事件研究中得到更为广泛的应用。

(庄志雄 刘云岗 杨淋清)

参 考 文 献

Al Naib A, Tucker HLM, Xie G, et al. 2016. Prepubertal tamoxifen treatment affects development of heifer reproductive tissues and related signaling pathways. J Dairy Sci, 99(7): 5780-5792.

Burris TP, Busby SA, Griffin PR. 2012. Targeting orphan nuclear receptors for treatment of metabolic diseases and autoimmunity. Chem Biol, 19: 51-59.

Cvoro A, Tzagarakis-Foster C, Tatomer D, et al. 2006. Distinct roles of unliganded and liganded estrogen receptors in transcriptional repression. Mol Cell, 21(4): 555-564.

Evans RM, Mangelsdorf DJ. 2014. Nuclear receptors, RXR, and the big bang. Cell, 157(1): 255-266.

Gonzalez FJ, Shah YM. 2008. PPARalpha: mechanism of species differences and hepatocarcinogenesis of peroxisome proliferators. Toxicology, 246: 2-8.

Greenberg ER, Barnes AB, Resseguie L, et al. 1984. Breast cancer in mothers given diethylstilbestrol in pregnancy. N Engl J Med, 311(22): 1393-1398.

Heldin CH, Lu B, Evans R, et al. 2016. Signals and receptors. Cold Spring Harb Perspect Biol, 8(4): a005900.

Hoover RN, Hyer M, Pfeiffer RM, et al. 2011. Adverse health outcomes in women exposed in utero to diethylstilbestrol. N Engl J Med, 365(14): 1304-1314.

Kullman SW, Baldwin WS, LeBlanc GA. 2018. Nuclear receptors. //Smart RC, Hodgson E. Molecular and Biochemical Toxicology. 5th ed. Hoboken, New Jersey: John Wiley & Sons, Inc.: 292-326.

Lee J, Prokopec SD, Watson JD, et al. 2015. Male and female mice show significant differences in hepatic transcriptomic response to 2, 3, 7, 8-tetrachlorodibenzo-p-dioxin. BMC Genomics, 16: 625.

Lee LM, Leung CY, Tang WW, et al. 2012. A paradoxical teratogenic mechanism for retinoic acid. Proc Natl Acad Sci USA, 109(34): 13668-13673.

Nakata K, Tanaka Y, Nakano T, et al. 2006. Nuclear receptor-mediated transcriptional regulation in phase I, II, and III xenobiotic metabolizing systems. Drug Metab Pharmacokinet, 21: 437-457.

Perdew GH, Murray IA, Peters JM. 2010. Xenobiotic receptor-mediated toxicity. //McQueen CA. Comprehensive Toxicology. Vol 1. 2nd ed. New York: Elsevier Science & Technology: 362-389.

Sever R, Glass CK. 2013. Signaling by nuclear receptors. Cold Spring Harb Perspect Biol, 5(3): a016709.

Shah YM, Morimura K, Yang Q, et al. 2007. Peroxisome proliferator-activated receptor alpha regulates a microRNA-mediated signaling cascade responsible for hepatocellular proliferation. Mol Cell Biol, 27: 4238-4247.

Shan W, Nicol CJ, Ito S, et al. 2008. Peroxisome proliferator-activated receptor-beta/delta protects against chemically induced liver toxicity in mice. Hepatology, 47: 225-235.

Tournaire M, Devouche E, Espie M, et al. 2015. Cancer risk in women exposed to diethylstilbestrol in utero. Therapie, 70: 433-441.

Watson PJ, Fairall L, Schwabe JW. 2012. Nuclear hormone receptor co-repressors: structure and function. Mol Cell Endocrinol, 348(2): 440-449.

Yin Y, Huang WW, Lin C, et al. 2008. Estrogen suppresses uterine epithelial apoptosis by inducing birc1 expression. Mol Endocrinol, 22: 113-125.

第十四章 多种核受体信号的联合作用对外源化学物代谢和毒性的影响

1967 年，Conney 首次全面综述了药物代谢活性的诱导，包括化合物在肝脏和肝外组织中经历的复杂的代谢过程，以及各种参与调控的代谢酶。其中一个最重要的发现是某些化合物可以诱导自身代谢。有研究显示，大鼠肝脏微粒体蛋白、**还原型烟酰胺腺嘌呤二核苷酸磷酸**（nicotinamide adenine dinucleotide phosphate，**NADPH**）和氧可以催化**苯并(α)芘[benzo(α)pyrene，B(α)P]**的氧化反应。此外，应用 **3-甲基胆蒽（3-methylch-olan- threne，3-MC**）、B(α)P 或其他**多环芳烃**（polycyclic aromatic hydrocarbon，**PAH**）预处理大鼠，也可以增强其对奶油黄（4-二甲氨基-偶氮-苯）的代谢能力。以上研究不仅促进了外源化学物代谢酶相关领域研究，而且有助于阐明"诱导"过程的调节，最终鉴定了大量编码外源化学物代谢相关酶的超基因家族。所有这些因子对于外源化学物代谢活化均起着关键作用，而外源化学物的代谢活化形式又与其致癌性、毒性密切相关。然而直到很多年后发现外源化学物能激活转录因子，才逐渐阐明了复杂混合物或病理状态与化合物之间的相互作用。Poland 等（1974）首次发现了 **Ah 受体基因位点**（Ah receptor gene locus），PAH 可以通过该位点诱导 *CYP1A1* 及其他药物代谢基因表达。进一步研究发现，PAH 在这些靶基因的 5′端均有反应元件，可以调控基因表达。在过去近 20 年中，转录调控研究取得了长足的发展。研究证实，转录因子、共激活因子、共抑制因子、染色质修饰及其他表观遗传进程等均可以影响外源化学物的代谢。

在早期研究外源化学物代谢调节过程中，人们注意到，其对不同细胞色素 P450 及结合酶的诱导具有一些共同特点。例如，生物化学实验研究表明，苯巴比妥可以诱导细胞色素 P450 2B 家族单氧酶、谷胱甘肽 *S*-转移酶（GSTα及 GSTμ）、**尿苷二磷酸糖基转移酶**（uridine diphosphate glycosyltransferase，**UGT**）及**组成型雄甾烷受体**（constitutive androstane receptor，**CAR**）等，而 P450 3 和 P450 4 亚家族的诱导则是通过不同的生物化学机制实现的，这类亚家族包括**孕甾烷 X 受体**（pregnane X receptor，**PXR**）和**过氧化物酶体增殖物激活受体**（peroxisome proliferator-activated receptor，**PPAR**）。研究发现，两栖动物非洲爪蟾雄甾烷受体的结构和功能与哺乳动物孕甾烷 X 受体相似（Mathas et al.，2014）。Dutton 团队阐述了不同 P450 和 UGT 蛋白/活性与发育特异性表达有关，提示这些基因可能也受其他转录机制调控（Leakey and Fouts，1979；Wishart and Dutton，1977；Wishart et al.，1977）。基于受体（如 AhR）的机制可以说明转录因子对基因表达的调控。这一机制支持 Poland 等（1974）提出的假说，即在肝脏或其他组织中，不同的化合物（如 PAH、巴比妥、糖皮质激素、孕甾烷、纤维酸衍生物等）通过几种不同的受体机制会诱导不同的基因群。随着各种外源性和内源性配体激动剂的发现，以及不同受体激活机制的阐明，在以上调节过程中所涉及的基于受体的作用机制以及受体控制的相关基因群也逐渐明了。内源和外源化学物均可以促进相应受体激活，其作用机制可以通过某些胞质受体的核内定位来激活核受体，或通过翻译后修饰（如磷酸化）来调节受体。大多前述的**孤儿受体（orphan receptor，OR）**均可以与**维甲酸 X 受体（retinoid X receptor，RXR）**形成异源二聚体，而激素核受体则通常形成同源二聚体复合体。这些受体可以促进或改善特定受体的基因表达，后者又对参与调节中间代谢的其他受体功能产生影响。

第一节　肝脏中外源和内源化学物的代谢调节

一、外源化学物感受器受体/转录因子

早在 1989 年，人们就发现多种结构各异的化学物可以激活一种孤儿受体，进而引起肝大和脂肪变，这种受体蛋白与已知的激素核受体超家族中多个成员（如糖皮质激素受体、孕酮受体、雌激素受体、盐皮质激素受体等）的序列和结构域极为相似。研究还表明，这种孤儿受体可以诱导肝脏内过氧化物酶体增殖，因此被命名为**过氧化物酶体增殖物激活受体（peroxisome proliferator-activated receptor，PPAR）**（表 14-1）。对包括孤儿受体配体结合域和糖皮质激素受体（GR）DNA 结合域的嵌合式受体的一系列研究发现，内源和外源化学物均可以与 PPARα 结合并激活该受体。进一步研究发现，生理水平的内源性脂肪也可以激活 PPAR，提示该受体在脂肪代谢过程中发挥一定作用。

表 14-1　调节外源化学物代谢的受体/转录因子

受体/转录因子	缩写	统一标识符	配体激活剂
外源化学物感受器受体			
组成型雄甾烷受体	CAR	NR1I3	胆酸、苯巴比妥
孕甾烷 X 受体	PXR	NR1I2	利福平、孕烯醇酮 16α 腈、胆汁酸
代谢受体			
过氧化物酶体增殖物激活受体	PPARα	NR1C1	脂肪酸、贝特类药物
	PPARβ/δ	NR1C2	脂肪酸、GW0742
	PPARγ	NR1C3	15-Deoxy∆-前列腺素 J2、噻唑烷二酮类药物
法尼基 X 受体	FXR	NR1H4	胆酸
肝 X 受体 α	LXRα	NR1H3	氧化型胆固醇
肝核受体 4α	HNF4α	NR2A1	脂酰辅酶 A
内分泌受体			
雌激素受体 α/β	ERα/β	NR3A1/2	雌激素
糖皮质激素受体	GR	NR3C1	糖皮质激素
盐皮质激素受体	MR	NR3C2	醛固酮
孕酮受体	PR	NR3C3	孕激素
维生素 D 受体	VDR	NR1I1	维生素 D_3
外源化学物激活的转录因子			
芳烃受体	AhR	bHLH	多环芳烃、胆红素
NF-E2 相关因子 2	Nrf2	bLeuZip	抗氧化剂、亲电化合物
激活蛋白-1	AP-1	bLeuZip	MAPK、催乳素、佛波酯、细胞因子、氧化剂
NF-κB	NF-κB	Rel	细胞表面受体、c-jun、STAT

自首次发现核类固醇激素家族的孤儿受体可以被外源化学物激活以来，相继发现了多种可以被外源化学物激活的受体，如**孕甾烷 X 受体**（**pregnane X receptor，PXR**）或**类固醇 X 受体**（**steroid X receptor，SXR**）。糖原合成酶激酶 3β（GSK3β）抑制剂 CHIR99021 是**芳烃受体**（**aryl hydrocarbon receptor，AhR**）的部分激动剂，也是孕甾烷 X 受体配体和部分激动剂，可以调节 *CYP1A2* 和 *CYP3A4* 基因表达（Briolotti et al.，2015）。有研究证实，内源性胆酸是 PXR 的配体，其他化合物（如孕甾烷衍生物）、天然药物（如圣约翰草的活性成分）、人工合成药物（如利福平）也具有配体活化效应。因此，PXR 可以作为一种外部感受器来识别外源性或内源性配体。在运用生化方法研究苯巴比妥诱导 P450 2B 过程中的受体时发现，CAR 是一种转录因子，可以与已知的苯巴比妥靶基因的特定反应元件结合。继而有研究者发现，在 CAR 基因敲除小鼠中，苯巴比妥不能诱导这些基因表达；CAR 正向调节 UGT 的基因表达，从而有利于苯巴比妥清除胆红素。这两种受体均可以与 RXR 形成异源二聚体，并作为识别靶基因反应元件的组分。已有研究者运用计算机模型来准确预测 CAR 的激活剂，并提供了有关配体-蛋白质相互作用的结构信息（Lee et al.，2017）。通过 CAR 稳定的慢病毒过表达，CAR 目标基因的转录水平显著提高，细胞色素 P450 活性增加（van der Mark et al.，2017）。由于这些受体可以被内源和外源化学物激活，并且可以调控药物代谢和清除过程中的基因表达，因此可以作为外部感受器。

外部感受器受体可以调控外源化学物氧化代谢，营养物质合成代谢、分解代谢过程中相关基因的表达。此外，代谢信号通路，如磷酸化和/或其他翻译后修饰也可以调节核受体介导的药物代谢和清除活性。本章重点介绍激素核受体如何与中间代谢及能量稳态协同调节外源和内源化学物的代谢与清除，其活性如何受不同代谢状态的影响，以及外源化学物对其活性的激活如何影响代谢稳态与疾病进程。

二、代谢受体

PPAR 可以被脂质激活，并且可以调控脂质代谢过程中相关基因的表达。其他激素核受体，包括**肝 X 受体**（**liver X receptor，LXR**）、**法尼基 X 受体**（**farnesyl X receptor，FXR**）、**孤儿受体肝细胞核因子 4**（**orphan receptor hepatocyte nuclear factor 4，HNF4**）、**肝受体同源体 1**（**liver receptor homolog 1，LRH1**）及短异源二聚体伴侣（short heterodimer partner，SHP）等也可以在生理条件下被内源性代谢产物激活，并调节维持代谢稳态的相关基因的表达。LXRα、LXRβ是维持胆固醇稳态的关键蛋白，最初归为孤儿核受体类，并且在胆固醇反向流出过程中具有重要作用。人们后来发现，LXR 在脂质和碳水化合物代谢、细胞分化、细胞凋亡及免疫反应中均有重要作用。LXR 表达具有组织特异性，LXRβ在所有组织中广泛表达，而 LXRα主要在肝脏、脂肪组织、肾脏、小肠、巨噬细胞、骨骼肌和脾脏中表达。迄今为止发现的 LXR 配体还包括氧化胆固醇衍生物（羟固醇）。LXR 被羟固醇激活后，与维甲酸受体（RXRα、RXRβ、RXRγ）形成异源二聚体，并与典型反应元件（canonical-response element）结合，激活靶基因转录。FXR 也可以与胆酸结合激活基因转录，促进胆固醇代谢生成重要的内源性清洁剂——胆酸。

截至目前，尚未发现 FXR 有外源性配体激活剂，但药物可能对 FXR 的活性有影响。激活 CAR 可以诱导肝脏脂肪合成，并且以独立于 LXR 的方式调节 *PNPLA3* 基因表达（Marmugi et al.，2016）。

HNF4 是 Sladek 等（1990）首次发现的。它是一种肝脏特异的转录因子，对甲状腺素转运蛋白和载脂蛋白 CIII 的基因表达有重要作用。随后有研究发现，脂酰辅酶 A 也可能是其配体，但它对受体的激活作用仍有待进一步研究证实。虽然人们认为，在肝脏中有几种编码胆酸和外源化学物代谢酶的基因是 HNF4 的靶基因，但迄今为止尚未发现有内源性配体存在。有趣的是，HNF4 在物种间具有较高的保守性，并且受发育调控。有研究指出，它在参与脂质和糖代谢的多种肝脏特异性基因表达中具有不可忽视的作用。这些基因也通过性别特异的细胞色素 P450 参与外源化学物代谢过程。HNF4 还可以与大量辅激活物和辅阻遏物相互作用，其中包括一种重要的代谢稳态调节因子——PPARγ辅激活物-1α（PGC-1α），以及一种肝脏特异性孤儿受体——鸡卵清蛋白上游启动子-转录因子-1（chicken ovalbumin upstream promoter-transcription factor-1，COUP-TF-1）。事实上，COUP-TF-1 可以通过与 HNF4 假定的配体结合区域相互作用而拮抗 HNF4 的活性。

三、内分泌受体

除了新鉴定的孤儿受体，已知的类固醇激素受体、**糖皮质激素受体（glucocorticoid receptor，GR）**、**雌激素受体（estrogen receptor，ER）**、**孕酮受体（progesterone receptor，PR）**、**维生素 D 受体（vitamin D receptor，VDR）** 等均可以影响药物代谢酶的基因表达。GR 参与了对外源化学物代谢、转运、清除等整个过程中的相关基因表达的调节。在不同发育阶段中，啮齿类动物和人类的肾上腺对肝脏功能的正常发挥都具有重要作用，包括从胚胎早期单一地依靠胎盘获得营养物质，至出生后依靠母乳获取营养物质，最后到以肠道吸收固体食物作为主要的营养物质来源。从母体营养向肠道营养的转换需要机体调整中间代谢过程，因为机体通过肠道营养所摄取的食物包括需经肝脏代谢清除的大量非营养类外源化学物，其导致食物的复杂性增加了。在这一发育过程中，啮齿类动物体内参与糖与脂质代谢的基因和调节外源化学物代谢的基因均发生了巨大的变化。对于人类体内药物代谢基因随着发育而改变的模式尚不明了，但是最近有研究表明，出生和断奶引起的相关基因表达的改变没有那么大，可能是渐进式的，如人体肝脏细胞色素 P450 基因在胎儿和新生儿体内的表达水平很低，随着年龄的增长其表达逐步增加，直至青春期或初成年。

最初关于 GR 对外源化学物代谢相关基因调节的研究多集中在单个基因而不是一组基因。另外，这些研究也仅观察了 GR 对这些基因的单独作用，而没有考虑到其他受体如 AhR、CAR、PXR 等对许多相同基因的联合作用。在啮齿类动物中受 GR 调节的基因包括**细胞色素 P450（cytochrome P450，CYP）**基因 *CYP1A1*、*CYPB2*，谷胱甘肽 *S*-转移酶 A2 基因（*GSTA2*），UDP-糖基转移酶 1A6 基因（*UGT1A6*），**NAD(P)H 醌氧化还原酶（quinone oxidoreductase，*NQO*）基因**及**醛脱氢酶 3A1（aldehyde dehydrogenase 3A1，ALDH3A1）基因**等。在所有这些基因中，*CYP1A1* 和 *NQO* 含有 AhR 反应元件，*CYP2B2*

和 *GSTA2* 含有 CAR 反应元件，*GSTA2*、*NQO* 和 *ALDH3A* 含有红细胞源性核因子相关因子 2（Nrf2）反应元件。研究显示，在啮齿类动物和人体内，这些基因均可以被 PAH 配体激活的 AhR 或经 Nrf2 作用的 PAH 代谢产物诱导，而这种诱导不同程度上受到糖皮质激素的影响。GR 可以正向调节 *CYP1A1*、*CYP2B2* 和 *UGT1A6*，而负向调节 *NQOR* 和 *ALDH3A1*。应用 GR 的激动剂和拮抗剂对实验大鼠及原代培养的大鼠和人的肝脏细胞进行实验，均可以得到以上结论。例如，抗糖皮质激素剂 Ru38486 可以改变地塞米松对原代培养的大鼠肝细胞 *GSTA2* 基因 mRNA 和蛋白质表达水平的影响。而放线菌酮对这些基因表达改变不产生任何影响，提示 GR 可以直接调控外源化学物代谢相关基因的转录。

Safe 等（2000）提出 AhR 和 ER 可以通过交互作用来调节 *CYP1A1* 的表达，这与 AhR 配体可以降低雌激素活性有关。雌激素可以诱导小鼠卵巢表面上皮细胞中 *CYP1b1* 和 *CYP2c29* 的表达，该作用可以被雌激素受体拮抗剂 ICI 182,780 阻断。很久以来，人们就已经认识到 GR 对 *CYP2B* 的诱导作用，最近有人提出其相关作用机制。Drocourt 等（2002）发现，在人原代培养肝细胞中，维生素 D_3 可以调节 *CYP3A4*、*CYP2B6*、*CYP2C9* 的表达，这是对编码外源化学物代谢酶基因进行直接调节的另一个例子。研究显示，VDR 可以与 PXR 和 CAR 的相同反应元件结合，通过相似的机制促进转录活性。VDR 或其他受体的细胞类型特异表达可以解释其通过三种受体中相同的反式作用元件来调节基因诱导过程。这些结果提示，对于同一反应元件的竞争可能是细胞色素 P450 等基因基础表达和诱导表达的原因。PXR 似乎对于结合位点的要求最多，它可以与相隔三四个碱基对的 AGGTCA 六核苷酸重复序列或外翻重复序列结合。

四、其他外源化学物激活的转录因子

另外还存在一些不属于核受体超家族，却可以被激活并调节外源化学物代谢酶基因表达的转录因子。例如，上文提及的 AhR 是基本的螺旋-环-螺旋转录因子家族成员，而不是核受体超家族成员。除了 PAH，还有很多其他化合物可以激活 AhR，包括靛类化合物、2-(19H-吲哚,39-羰基)-噻唑-4-羧酸甲酯、马萘雌甾酮（一种雌激素衍生物）、花生四烯酸衍生物、亚铁血红素衍生物（胆绿素、胆红素、氯高铁血红素）等。配体除了与 PAH 或其他化合物结合引起转录活化外，还可以导致蛋白酶体降解 AhR，以降低其内源性活性。近来，有人提出 AhR 在发育阶段对组成型基因（编码组成酶的基因）的表达具有重要作用，此外，还有学者注意到在鼠和人的肝脏组织中 AhR 可以调节 CAR 活性。

20 世纪 80 年代末期，有学者提出亲电子化合物具有抗氧化特性，如奎宁、金属化合物及其他 α,β-不饱和化合物等均具有促进催化氧化还原反应相关基因的表达，增加谷胱甘肽生物合成的能力。Pickett 等将这些基因的 5′端反应元件命名为抗氧化反应元件（antioxidant response element，ARE）。Yamamoto 研究团队则发现转录因子 Nrf2 可以与 ARE 及其调节因子 Keap1（kelch-like ECH-associated protein 1）结合（Itoh et al.，1999；McMahon et al.，2001）。这类新的转录过程的发现对完善编码外源化学物代谢酶相关基因相关调节机制提供了重要依据。最近，研究发现有另外的转录因子可以调节编码外源

化学物代谢酶的基因，如**激活蛋白-1**（**activator protein-1**，**AP-1**）和活化 B 细胞 κ 轻链增强子核因子（nuclear factor kappa-light-chain-enhancer of activated B cell，NF-κB）。有趣的是，NF-κB 对 GST 家族基因的表达具有抑制作用。下面将介绍在调节相关基因表达过程中这些受体及其共同作用因子间的交互作用。

第二节　核受体在生理和病理情况下的交互作用

一、内分泌干扰/调节

内分泌干扰物在环境健康学领域中具有重要的地位，其与生育障碍、出生缺陷、神经内分泌系统缺陷及激素相关癌症的发生密切相关。类雌激素物质可以影响激素敏感组织中雌激素反应基因的表达。最近的研究还发现，干细胞的外源物受体（xenoreceptor）也可以被类雌激素物质激活，进而引起编码外源化学物代谢酶的相关基因的表达增加。邻苯二甲酸酯类可以通过 CAR 和 PXR 途径引起大鼠胎儿肝脏类固醇代谢酶水平增高。此外，Kohalmy 等（2007）发现循环固醇、脱氢表雄酮、硫酸脱氢表雄酮可以激活 CAR，引起 *CYP2B* 及其他外源化学物代谢酶基因活化。这些生物固醇还可以活化 PXR 和 PPAR，而其他内分泌干扰物，如邻苯二甲酸盐、壬基酚也可以激活 PXR。研究发现，外源化学物受体在脂质、固醇、糖代谢过程中发挥作用，并且外源化学物对这些受体的激活作用可能对代谢性疾病的进程具有一定的影响。外源化学物受体可能直接通过对营养素代谢基因的转录激活作用，或间接通过干扰其他内分泌系统而在外源化学物影响代谢稳态的过程中发挥作用。例如，间接作用机制包括促进糖皮质激素和甲状腺激素的代谢，改变其有效浓度，进而改善代谢稳态。最近的很多相关研究显示，外源化学物可以干扰激素代谢功能及稳态，引起整体代谢改变，使机体易于产生肥胖和其他代谢障碍，如糖尿病或癌症。

PXR 在肾上腺类固醇活性调节中具有重要作用，有研究发现，PXR 高表达可以引起糖皮质激素和盐皮质激素生成增加，糖皮质激素生理节律丧失，应激反应下肾上腺酮生成效应减弱。肝脏特异性 PXR 高表达可以引起促肾上腺皮质激素依赖的皮质醇增多症。以上结果提示，PXR 活化剂可能导致假库欣综合征的内分泌紊乱和代谢障碍。以上结果仅在对 PXR 的研究过程中存在，而增加 CAR 表达或活性均未发现对循环糖皮质激素水平有任何影响。

慢性摄入苯巴比妥可以引起甲状腺肥大。CAR 可以通过调节 1 型脱碘酶来影响甲状腺激素活性，改善部分镇定安眠类药物的此类副作用。也有研究发现，激活 CAR 的合成激动剂 TCPOBOP 可以降低甲状腺素（T_4）的循环水平。该作用可能是 CAR 通过增加 T_4 代谢酶（CYP2B10、Ugt1a1、Sult1a1、Sult2a1）水平而实现的。吴茱萸碱可以通过激活 CAR 抑制糖原异生和脂肪生成（Yu et al.，2016）。综上，包括饮食、药物或环境毒物等在内的各种可以激活 PXR 和 CAR 的外源化学物，均可能对代谢稳态产生影响，并对代谢性疾病的发生产生关键作用。

在其他通过外源化学物受体活化引起内分泌紊乱的研究中还发现，PXR 可以通过与环腺苷酸（cAMP）-反应元件结合蛋白（CREB）相互作用，引起葡糖-6-磷酸酶（G6Pase）对正常 cAMP 活性产生抑制。CAR 也可以引起相似的改变。研究发现，CAR 和 PXR 两种受体可以通过共同的转录因子 FOXO1 来调节药物代谢酶基因和葡萄糖异生酶基因的表达。通过 PXR 和 PGC-1α 共同调节胆固醇和葡萄糖代谢也有相似的交互作用。PXR 还可以与核受体共抑制因子（NCoR）维甲酸和甲状腺激素受体沉默调节因子（SMRT）产生交互作用。

可以干扰代谢稳态的化学物也称为**环境致肥物（obesogen）**。环境中广泛存在的丁基锡和三苯基锡等有机锡是一类新型环境致肥物。这些化合物作为防污涂料广泛应用于水产业中。因其可以引起软体动物，特别是新腹足目动物内分泌障碍，表现为雌性外阴严重畸形而被禁用。在哺乳动物中，这些化合物与 PPARγ 和 RXR 具有较高的亲和性。PPARγ 是脂质生物合成和脂肪形成的重要激活因子。PPARγ 活性增高可以促进循环脂质储存于脂肪细胞，进而导致肥胖倾向。因此，肥胖是治疗 2 型糖尿病的胰岛素敏感性 PPARγ 配体噻唑烷二酮类药物的副作用之一。有机锡激活 RXR 也可以引起其他 RXR 受体异源二聚体的活化，导致内分泌紊乱和各种代谢影响。以上环境污染物对肥胖的影响为探讨环境-饮食相互作用和代谢性疾病之间的关系开辟了新的研究领域。

由于多环芳烃及多卤代芳烃与内分泌干扰之间存在密切联系，药物代谢酶在调节内分泌功能方面的作用也备受瞩目。从 TCDD 引起动物生殖功能改变的研究开始，越来越多的人对正常胚胎发育过程中内分泌干扰物通过 AhR 途径引起内分泌紊乱进行了研究。最初，人们只关注了 AhR 配体反应中间体的效应，然而，在该效应过程中却没有发现 AhR 高亲和性配体中间产物。因此，这类化合物可能是通过对转录信号的影响来产生相应毒性的，而与其代谢活化无关。

将孕小鼠暴露于 TCDD 可以引起成年后雌性子鼠出现类似于人子宫内膜异位症的表型。TCDD 暴露还可以引起猴子颅面部畸形，提示 TCDD 也有可能在人类引起相似的骨骼和生长发育缺陷。TCDD 可以引起啮齿类动物内分泌障碍，并且该效应与促肾上腺皮质激素（adreno-cortico tropic hormone，ACTH）和糖皮质激素生成改变有一定联系。Abbott 等（1994）的研究表明，AhR 和 GR 的相互作用可能引起腭裂形成。人胚盘发育过程中的线粒体功能和生长因子信号对细胞增殖也有一定影响（Abbott et al.，1998；Fisher et al.，2005）。虽然有大量研究证明 AhR 和其他受体在环境毒物引起的发育异常过程中具有重要作用，但有关 PAH 对生殖功能影响机制的研究并不多见。最近有研究提示 AhR 对发育早期的改变具有重要作用。例如，正常小鼠出生后静脉导管退化，而 AhR 基因缺陷小鼠静脉导管不发生退化，提示 AhR 在正常小鼠肝脏发育过程中具有重要作用。另有研究发现，用 B(α)P 处理小鼠可以引起胎儿发育过程中肾脏 AhR 缺失，进而影响正常后肾发育，在初成年小鼠中该缺陷表现为正常肾管数量减少。用 PAH 处理 AhR 基因缺陷型小鼠或 C57BL/6 小鼠，每个肾脏后肾管数量显著减少，提示 AhR 缺失可能引起肾脏发育异常。而通过配体结合区域突变来改变 AhR 的配体亲和性则对发育中的肾脏细胞数量无明显影响，提示 AhR 可能通过非配体激活的途径在肾脏发育过程中发挥作用。另外一个认为 AhR 具有内源性功能的有力证据是，在无外源性 AhR 配体存在时，其靶基因表达随着啮齿类动物胚胎发育而出现上调或下调。

二、药物代谢改变

经典的毒理学理论认为，可以对细胞色素 P450 及其他外源化学物代谢酶产生诱导作用的物质对化学物的毒性及致癌性均可能产生一定的影响。这种作用是对药物生产企业影响最为重要的因素之一。代谢诱导和分布对于体内药物水平的维持及清除具有重要影响，而且不同药物间还可能发生复杂的药物-药物相互作用。有研究发现，在经口给予大鼠二甲基亚硝胺之前给予苯巴比妥，可以减轻前者引起肝脏癌症的效应，而当在二甲基亚硝胺之后给予苯巴比妥则可增加前者引起的致癌效应。Slaga（1983）认为，以上的第二阶段是促癌阶段，可以将体细胞的突变状态进行固定，并通过激酶/磷酸化途径影响信号通路。

另有研究注意到，4-甲基-3-二甲基偶氮苯与 2-乙酰氨基芴联合作用可以协同增强致癌效应，且同时引起轻度至中度肝大，但在单独给药的情况下，这两类致癌物均不会引起肝脏大小和功能的改变。继而，有研究者开展了相关诱导实验，应用 3-甲基胆蒽作为诱导剂诱导大鼠肝脏微粒体蛋白组分对甲基黄的 *N*-去甲基化和偶氮还原活性；同时进行了致癌效应研究。结果表明，应用低于致癌剂量的 3-甲基胆蒽处理大鼠可以抑制氨基偶氮染料和 2-乙酰氨基芴所引起的肝脏肿瘤的发生。当时很难对以上促癌或抑癌效应进行充分解释，科学家提出了不同系统间交互作用的作用机制。该领域的多数研究显示，苯巴比妥或孕烯醇酮 16α-甲腈对细胞色素 P450 的诱导作用可以抑制致癌过程，而 PAH 引起的 P450 诱导则可以促进致癌过程。有人认为，这可能是由于所参与酶的不同组合增强了代谢活化或代谢解毒过程。但是后来发现，在肝脏和其他组织中有大量孤儿受体表达，因此以上现象可能是转录因子的作用造成的。

除了化学物之间相互作用对不同受体产生影响，代谢条件对药物代谢过程也产生一定程度的影响。对动物糖尿病模型和肥胖模型的研究发现，中间代谢过程的改变可以影响药物代谢。例如，早期研究发现，糖尿病实验大鼠中 *CYP2E1* 的 mRNA 表达水平稳定。最近几年的研究进一步对其作用机制进行了阐述，提出了胰岛素信号与 P450、GST、环氧化水解酶结构及其功能间存在一定关联。这些研究表明，对中间代谢过程有调节作用的激酶信号通路可以调节药物代谢过程。有研究者注意到，苯巴比妥可以在对照大鼠和肥胖大鼠肝脏中诱导 *CYP2B* mRNA 表达，但在肥胖大鼠肝脏中 CYP2B 酶活性却低于对照大鼠。CYP2C11 是一种重要的雄性特异性细胞色素 P450，在正常对照大鼠中苯巴比妥可以诱导其表达，而在肥胖大鼠中却未发现有类似诱导效应。此外，在啮齿类动物中，饥饿引起的多种细胞色素 P450（如 CYP2E1 和 CYP4A1）表达增高也可以改变药物代谢。

早期关于病理条件下药物代谢过程改变的研究发现，中间代谢信号通路和介导外源化学物代谢的肝脏受体之间存在交互作用。自从发现氧化应激和结合酶水平之间存在一定关联以来，Nrf2、AP-1 和 NF-κB 转录因子间相互作用逐渐成为阐明外源化学物交互作用及其中间代谢过程的主要研究领域。

三、代谢调节异常

在调节外源化学物代谢、转运和清除过程中具有重要作用的核受体对多种内源性化合物（胆固醇、胆汁酸、类固醇激素、花生酸、胆红素等）的代谢调节也具有重要作用，其作用可能是清除潜在的毒性脂质代谢中间产物、终止激素信号、维持重要激素和生物合成前体的稳态等。最近，大量研究表明，外源化学物激活的核受体活性可以控制外源化学物代谢酶基因表达，也可以直接改变脂质和碳水化合物代谢。因此，外源化学物代谢的激活因子对营养物质的代谢及代谢性疾病的进程均有深远影响。反过来，在肥胖、糖尿病及其他病理条件下，如炎症所引起的代谢改变也可以对外源化学物代谢酶水平产生影响，因此，明了在特定代谢环境下核受体间的交互作用机制，对于进行有效、安全的药物治疗非常必要。

有证据表明，CAR 与 PXR 在调节营养物质代谢过程中具有重要作用。有研究发现，苯巴比妥可以降低糖分解基因表达，而增加脂质分解基因表达，导致肝脏乙酰辅酶 A 积聚和胆固醇合成，而对生酮作用无明显影响。PXR 活化可以通过一种不依赖于**固醇调节元件结合蛋白 1c（sterol regulatory element binding protein 1c，SREBP1c）**的机制引起肝脏三酰甘油积聚。有趣的是，PXR 基因敲除小鼠也会发生肝脏三酰甘油含量增加，导致肝脏微血管脂肪变性，这可能是相对于野生型小鼠，PXR 基因敲除小鼠体内多种参与三酰甘油合成的 PXR 靶基因[包括膜结合脂肪酸转运因子 *CD36/FAT* 基因、脂肪酸延长酶（*FAE*）基因、硬脂酰辅酶 A 去饱和酶 *SCD-1* 基因、*PPARγ*基因]基础表达量增加引起的。用特定的 PXR 拮抗剂处理 PXR 高表达小鼠和 hPXR 人源化小鼠可以引起多种脂肪生成基因（包括 *PPARγ*基因）表达增高，同时脂肪分解基因表达降低。PXR 和 CAR 还可以通过胰岛素诱导基因-1（insulin-induced gene-1，*Insig-1*）的转录激活抑制脂肪合成。Insig-1 可以防止 SREBP 分裂活化蛋白（SCAP）和 ER 膜上 SREBP 迁移，抑制 SREBP 转运至核。苯巴比妥可以引起啮齿类动物和人体内血浆总胆固醇水平升高，LXR 可以通过调节 *SREBP1c* 的表达来调节脂质合成，胰岛素介导的 *SREBP1c* 表达活性也依赖于 LXR。近年来，有研究发现 D-葡萄糖和 D-葡糖-6-磷酸结合可以激活 LXR，因此葡萄糖摄入增加可能引起依赖 LXR 的胰岛素介导的 SREBP1c 活化。LXR 作为葡萄糖感受器，协调脂质合成及葡萄糖代谢相关基因的表达。

禁食可以诱导肝脏糖异生和脂质β-氧化相关基因表达增加，从而增强糖异生和脂质β-氧化。这一过程是 cAMP、胰高血糖素、糖皮质激素和 PPARα信号介导的。胰岛素则具有相反的作用，它可以抑制糖异生和脂质β-氧化关键基因的表达，并且可以反向调节药物代谢相关基因的表达。例如，胰岛素可以降低链脲霉素诱发的糖尿病模型大鼠和小鼠肝脏 *CYP2B*、*CYP3A* 和 *CYP4A* 基因的高表达。CAR 的激活可以诱导糖酵解基因的表达（Yarushkin et al.，2016）。特定的 CAR 和 PXR 激动剂具有非胰岛素活性依赖的降血糖效应，CAR 激动剂苯巴比妥和 TCPOBOP 可以通过降低**磷酸烯醇丙酮酸羧化酶（phosphoenolpyruvate carboxykinase，PEPCK）**基因和葡糖-6-磷酸酶基因等糖异生相关基因的表达水平而降低肝脏葡萄糖输出。PXR 基因敲除小鼠未出现血糖水平改变，但体内胰岛素水平增高，是野生型小鼠的 2 倍。激活 FXR 可以增加原代培养的大鼠肝细胞中 *PEPCK* 基因的表达和葡萄糖输出。FXR 在禁食/复食转变引起的葡萄糖代谢模式改变中发挥一定作用，并且可以干扰碳水化合物介导的肝脏丙酮酸激酶调节过程。以上结果显示，控制外源化学物和营养物质代谢受体间的交互作用具有重要意义。个体代谢状态对药物代谢和分布均有一定影响，而外源化学物代谢酶相关基因的意外活化对药物治疗代谢性疾病，如糖尿病的效果会产生一定影响。

第三节　核受体间交互作用机制

核受体间通过多种可能的机制相互影响，其中包括调节受体表达、受体-受体间及受体-共调节因子间相互作用、交互受体与反应元件结合、一种配体激活多种受体，以及通过代谢启动或终止内分泌信号等。近来的研究逐步揭示了不同核受体间，以及核受体与其他信号通路间的复杂相互作用。

一、核受体表达调控

（一）糖皮质激素受体——主要调控因子

核受体间交互作用最为直接的作用机制是调节编码核受体基因的转录，其中最典型的例子是糖皮质激素受体（GR）。除了通过糖皮质激素活性直接调控编码外源化学物代谢酶基因，GR 还可以控制多个外源化学物和代谢核受体的表达。早期研究发现，在体外培养细胞中，低水平糖皮质激素（可以半数激活 GR）可以影响孕烯酮醇 16α-甲腈诱导大鼠 *CYP3A23* 基因的表达。实验结果显示，如果将该基因 5′端糖皮质激素反应元件敲除，则会减弱其对地塞米松的反应性。此外，低水平地塞米松可以诱导 PXR 在 mRNA 水平的表达。糖皮质激素对 CYP3A23 的诱导可以分为两个阶段。首先，低浓度糖皮质激素使 PXR 表达增加，进而，高浓度糖皮质激素使得 PXR 配体活化。在人体肝细胞 CYP3A4 的诱导中也发现了相似的现象，低浓度糖皮质激素可促进 PXR 和 RXR 表达水平增高，而高浓度糖皮质激素则可活化 PXR。高水平的 PXR/RXR 和 PXR 的高配体依赖活性均对 CYP3A 家族基因的诱导具有明显作用，并且 PXR、PPAR、CAR 也可直接参与基因调控，而 GR 则是这些肝脏转录因子的主要调控因子。

（二）以核受体为靶

外源化学物及其代谢受体表达除了受 GR 调节，这些亚家族中的多数成员之间也存在相互调节。PPARγ是调节脂质合成的重要因子，同时也是 PXR 的靶基因之一。因此，外源化学物暴露可能直接导致脂质稳态改变和肥胖。PXR 是 FXR 和 PPARα的靶基因之一，而小肠 PXR 和 LXR 可以调节 PPARα的转录。其他 PXR 靶基因，包括 AhR、CAR、PXR 及短异源二聚体伴侣（short heterodimer partner，SHP）共调节因子和 PGC-1α等，在营养物质代谢相关基因的调节过程中均有重要作用，见图 14-1。因此，外源化学物活化 PPARα、CAR 或 PXR 可以影响众多外源化学物和营养物质代谢相关基因的转录。

（三）通过改变受体表达水平进行调节

1. 受体表达水平

改变受体表达水平可以调节多种具有相同的六核苷酸DNA反应元件的靶基因的反应

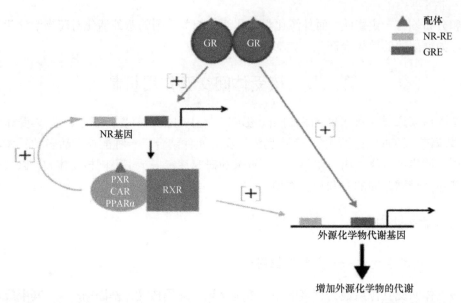

图 14-1 糖皮质激素受体（GR）对 PPARα、CAR 和 PXR 的调节（彩图请扫封底二维码）

PPARα、CAR 和 PXR 在肝脏中转录表达受 GR 的调节，说明 GR 对外源化学物代谢酶基因如 *CYP4A*、*CYP2B* 和 *CYP3A* 的表达具有间接调节作用。GR 也可以直接调节外源化学物代谢酶基因。PPARα、CAR 和 PXR 也可以调节其他核受体。这些机制可能说明了受体对外源化学物代谢调节的拮抗作用和增效作用（Webb et al.，2010）。NR：核受体；GRE：糖皮质激素受体元件；PPAR：过氧化物酶体增殖物激活受体；CAR：组成型雄甾烷受体；PXR：孕甾烷 X 受体；RXR：维甲酸 X 受体

性。研究发现，特定类型细胞中受体表达水平的差异（CAR vs PXR vs VDR）可以引起 *CYP2B6*、*CYP2C9*、*CYP3A4* 基因表达的差异。PPAR 激活因子引起的过氧化增殖的物种间差异可能是肝脏中 PPARα表达水平差异引起的。例如，小鼠和大鼠均属于过氧化增殖型物种，肝脏中 PPARα表达丰富，而人体内不发生过氧化增殖，同时肝脏内 PPARα含量极低。有学者试图通过表达芯片分析来阐明不同化合物的特异靶器官。这些结果与已知表达 CAR、PXR、PPARα和 VDR 基因的细胞中其他多种核固醇激素受体的表达依赖的反应性一致。

2. 共调节抑制因子

核受体可以抑制多种受体的辅阻遏物或共激活剂的效能，CAR 可以和 HNF4 竞争与**糖皮质激素受体相互作用蛋白-1（glucocorticoid receptor interacting protein-1，GRIP-1）**及 PGC-1α共激活剂结合，同时，二者也竞争与 CYP7A1 和**磷酸烯醇丙酮酸羧化酶（phosphoenolpyruvate carboxykinase，PEPCK）**基因启动子区结合。研究显示，CAR/PXR 和 GR 之间以及 GPIP-1 之间对人 *UGT1A1* 基因表达的影响存在功能性的交互作用。在无配体存在的情况下，GRIP-1 对 CAR 转运至核也具有调节功能，CAR 则可以通过与 GRIP-1 结合及隔离来抑制 ER 转录活性。

二、核受体-核受体交互作用

核激素受体可以通过物理相互作用影响其他核受体的转录活性，很多核受体需要与 RXR 形成异源二聚体来维持转录活性，而与其他非 RXR 的受体相互作用也可能对转录

活性起调节作用，后文将举例说明。

（一）小异源二聚体伴侣受体

孤儿受体 SHP（NR1I0）无 DNA 结合域，可以与其他核受体结合并调节其活性。这种胞质核受体可以与 PXR 和 CAR 结合并使其转录活性失活。SHP 的表达受胆酸激活的 FXR 的转录调控，SHP 表达增高可以通过 PXR 配体依赖的途径抑制 PXR 的活性，进而降低 *CYP3A* 表达，同时抑制 *CYP7A1* 表达，导致胆酸生成增加。SHP 还可能通过招募辅阻遏物与共激活因子[如类固醇受体共激活因子-1（SRC-1）]相互作用或与 RXR 结合抑制其活性来间接影响核激素受体活性。SHP 可以通过与共激活因子竞争结合来抑制 HNF4 活性。SHP 还可以抑制 LXR、RAR、ER 和 AhR 及其异源二聚体伴侣 ARNT 的活性，虽然 SHP 无 DNA 结合域，但其拥有配体结合域，对其配体的识别和研究可以为阐明其复杂的调节网络开辟新的领域。

（二）内分泌受体和其他转录因子间的相互作用

如前所述，孤儿受体可以干扰其他激素受体反应元件。很多研究发现，CAR/RXR 可以改变 ER 活性。1,4-双-[2-(3,5-二氯吡啶)]苯是一种 CAR 激活剂，可以抑制 ER 介导的合成雌激素反应元件及卵黄生成素 B_1 启动子的转录活性。而 CAR 拮抗剂雄甾烷醇可以逆转这一效应。虽然有研究证明，CAR 与 ER 间存在相互作用，但染色质免疫共沉淀分析并未发现 CAR 与 ER 的结合位点 ERE 之间存在共沉淀。以上相互作用可能是通过 CAR 竞争与 p160 共激活因子 GRIP-1 结合实现的，因为增加 GRIP-1 含量可以逆转 CAR 引起的 ER 活性抑制。**前孤儿受体（former orphan receptor）**引起的共激活因子或阻遏因子消除可能是外源化学物影响 ER、GR、PR、MR 活性的原因之一。另有研究发现，核因子 1（NF1）和其他共激活因子/阻遏因子可以与 *CYP2B* 基因的**苯巴比妥反应增强组件（phenobarbital-responsive enhancer module，PBREM）**结合，而 CAR/RXR 可以促进这种结合，说明这些相互作用是正向还是负向取决于这些作用对染色质结构的影响。ER 结合和转录激活，以及 ER 与其他转录激活相关蛋白的磷酸化水平改变均与共激活因子和**衔接体蛋白（adaptor protein）**水平紊乱相关。研究显示，ER 与 SHP 相互作用可以消除 AhR 介导的由**芳烃受体核转运蛋白（aryl hydrocarbon receptor nuclear translocator，ARNT）**- SHP1 交互作用引起的反式激活。随着研究手段的不断改进，序列特异性和蛋白质诱导的染色质结构改变将成为研究化学物与受体间相互作用的主要手段。

三、复杂的调控结构域

相关领域的学者已经发现对外源化学物代谢酶相关基因的调控是较为宽松的。例如，糖皮质激素（GC）对 *CYP2B* 和 *UGT1A* 的表达均有调控作用，而当实验大鼠暴露于药理水平的糖皮质激素时，地塞米松或皮质酮均可以诱导相关基因产物，GR 拮抗物（如 RU38486）可以抑制这种诱导作用，但相关的机制仍待进一步阐明。由于尿苷二磷酸糖基转移酶（UGT）基因在发育过程中的表达受胚胎肾上腺所分泌糖皮质激素的调控，因此有人提出该过程也受到 GR 的直接调控。

（一）GR 依赖的复合调控元件

当意识到很多转录反应元件都包含有多种转录因子的结合位点后，研究者开始逐步通过缺失和突变检测来识别这些复杂的调控元件。例如，通过测序发现了**糖皮质激素受体元件（glucocorticoid receptor element，GRE）**的经典转录因子反应元件。大量基因在 5′端和内含子区均含有 GRE 序列，提示这些基因可能受 GR 的直接调控。异源启动子驱动报告分析及体内研究均发现，*CYP1A1*、*CYP2B2*、*UGT1A6* 等基因受 GR 的正向调控，而 *GSTA2*、*NQOR*、*ALDH3A* 等基因受 GR 的负向调控。进而，应用缺失和突变检测在受调控基因的 5′端发现了 GR 六核苷酸半位点反应元件（GR hexanucleotide half-site response element，GRE）。*CYP1A1* 的功能性 GRE 半位点位于第一内含子区。其他大多数基因都含有包括经典 GRE 半位点（TGTTCT）的 GRE 回文结构，当发生缺失或突变后，这些报告基因不再受 GR 调控（如大鼠 *ALDH3A* 基因）。进一步对这些序列进行研究发现，GRE 是复合元件的一部分，其还包括了 GR，以及转录因子的增强子元件。例如，对大鼠 *GSTA2* 基因进行研究发现，部分基因受发育相关的转录因子 CAAT/增强子-结合蛋白α和β（CAAT/enhancer-binding protein，C/EBP α and β）的调控。共转染实验表明，在无 GRE 半位点存在的情况下，如果 *C/EBP* 高表达则 *GSTA2* 基因可能受糖皮质激素的负向调控。反应元件与 Nrf2 结合位点有明显重叠，提示 Nrf2/C/EBP 与 GR 之间存在交互作用。有趣的是，依赖 PXR 机制引起的该基因的诱导也受 Nrf2 反应元件的调控，提示这个转录因子可能与 PXR 之间也存在相似的交互作用。该序列与典型的 GR 或 PXR 结合序列之间并无相同之处，因此这些信号机制可能参与了核受体与 Nrf2 或 C/EBP 之间的相互作用。其他基因也存在相似的复合元件，如 PEPCK 和**胰岛素样生长因子结合蛋白 1（insulin-like growth factor binding protein 1，IGFBP1）**也有复杂的调控机制。外源化学物代谢相关基因无一例外地参与到调节网络中，根据不同的调节方式，或者与 GR 一致，或者与 GR 相反（当 AhR 影响 *CYP1A1* 和 *UGT1A6* 时为正向，当 AhR 或 Nrf2 影响 *GSTA2*、*NQOR*、*ALDH3A1* 时为反向），共同调控其他肝脏基因的表达。

（二）混杂受体与反应元件的结合

许多代谢和外部感受受体通过与保守的六核苷酸 DNA 反应元件结合来调控基因表达。这些六核苷酸 DNA 反应元件与 AGGTCA 序列有关，但在隔离半位点的碱基对数目上有差别。这些序列可以是原序列的反向、翻转或重复形式。这种序列上的相似可以让大量受体与相同的反应元件结合，如 GR、PR、MR、AR 的反应元件具有相似的序列，见表 14-2。结合位点的相似性为受体间协同作用及亲和力增加提供了结构基础。如上所述，根据在特定类型细胞中受体表达的种类，*CYP2B6*、*CYP2C9*、*CYP3A4* 基因 5′端单个反应元件可以作为顺式作用元件，通过与活化 CAR、PXR、VDR 的结合引起基因表达增加，见表 14-2。其他转录因子可以以单体形式与之结合，并诱导生物反应。有趣的是，CAR 反应元件，也称为**苯巴比妥反应增强组件（phenobarbital-responsive enhancer module，PBREM）**，是一个包含了两个核受体反应元件直接重复序列（NR1 和 NR2）

的复杂结构，这两个直接重复的反应元件被 4 个碱基对（DR4）分隔开来，因为 NR1 或 NR2 包含了两个直接 DR4 元件，所以，CAR 和 PXR 可以激活 *CYP2B6* 的表达。在大鼠的 *CYP2B2* 基因中，PBREM（NR1/NR2 半位点）被其他反应元件（如 GRE、NF1、AF1）分隔，因此也可以受这些转录因子的调控。这些基因复杂调控组件整体构成在不同组织及不同发育阶段有何特异性有待进一步研究阐明。

表 14-2　可以调节外源化学物代谢酶基因表达的受体的反应元件

转录因子	反应元件序列
直接重复	AGGTCAnAGGTCA
PPARα	*n*=1 或 2
VDR	*n*=3
CAR	*n*=4
PXR	*n*=3、4 或 6
反向重复	AGAACAnTGTTCT
ER	*n*=3
GR	*n*=3
MR	*n*=3
PR	*n*=3
其他	
AhR	5′-T/GNGCGTGA/CG/CA-3′
Nrf2	5′-GTGACnnnGC-3′
AP-1	5′-TGAG/CTCA-3′
NF-κB	nGGGAMTTTCCNN
HNF4	GGCAAAGGTCAT 单体
COUP-TF	GGTCA 单体

注：反应元件序列中的 n 表示任意类型碱基

在其他受体中也存在与相同 DNA 反应元件的交叉结合，如 CAR 和 PXR 的靶基因结合位点有重叠。CAR 和 PXR 在 *CYP2B1*、*CYP3A1* 基因启动子区与相同的 DNA 反应元件结合以调控这些基因的表达。因在不同类型的细胞中，受体/共激活因子活性不同，所以这种调控具有一定的细胞特异性。CAR 可以通过与 *CYP7A1* 和 *PEPCK* 基因启动子区 DR1 位点竞争结合来抑制 HNF4 对 *CYP7A1* 的转录调控。FXR 在磺基转移酶 2A1（*SULF2A1*）基因、多药耐药蛋白 2（*MRP2*）基因、*CYP3A4* 基因启动子区与**孕甾烷 X 受体反应元件**（pregnane X receptor response element，*PXRE*）结合，进而调控这些基因的表达。VDR 可以与 *CYP3A4*、*CYP2B6*、*CYP2C9* 和 *SULF2A1* 基因中的 CAR/PXR 反应元件结合。VDR 与 *CYP3A* 基因启动子区的结合可能是导致肝脏和小肠内 *CYP3A* 基因表达缺乏关联的原因之一。次级胆酸和石胆酸是 VDR 的高亲和性配体，因此，不仅仅维生素 D，石胆酸也可以使小肠内 VDR 活化。PXR 可以与 *CYP24* 基因启动子区 VDR 反应元件结合。在特定组织中，受体的相对含量或其表达水平的改变可以影响这个受体的靶基因是否受控。多种受体同时对相关基因的调控可能是外源化学物代谢的一种保险机制（fail-safe mechanism），也是生理调节的表现之一。同时这种现象也可以导致病理性结果。例如，CAR/PXR 与 ER 反应元件结合，激活 ER 靶基因，可能引起内分泌干扰，并且对雌激素依赖性癌症的治疗产生明显影响。以上结果提示，在针对一个特定受体进行药物治疗时必须将受体间的交互作用考虑进去。

四、药物和营养物质对受体的活化效应

某些化合物可以活化多种核受体，引发各种复杂的，甚至是相反的效应。已有研究证实，胆酸可以活化 FXR、PXR 和 VDR。最初普遍认为 T019377 是 LXR 的激动剂，可以特异地与 LXR 结合，后有研究发现其在纳摩尔水平即可活化 PXR，因此其对 LXR 效应的影响仍待进一步考证。另有研究发现，孕二烯二酮衍生物是一类潜在的 FXR 拮抗剂，同时可以活化 ERα、PR 和 PXR。应用细胞实验研究发现，该类物质在微摩尔级浓度下即可达到**半数效应浓度**（**median effective concentration，EC$_{50}$**）。在啮齿类动物实验和人群调查中也得到了相似的结果：在肝细胞中，这些化学物可以诱导 PXR 依赖的 *CYP3A* mRNA 表达水平增加。对孕二烯二酮类物质与受体直接结合的研究发现，这些化学物可以直接与 PXR 结合，并产生相互作用。胆酸可以与 CAR、PXR、FXR 等受体结合的现象提示，另有其他结构相关化学物可以在不同程度上对孤儿受体起到激活或抑制的作用。有趣的是，孕二烯二酮类物质因具有抑制 NF-κB 活性的作用而被用作抗炎剂。这种甾醇具有抑制 IκBα 磷酸化、防止其降解的效应。IκBα 可调节 NF-κB 活性，而孕二烯二酮类物质可以防止 IκBα 的损失，避免激活步骤。

五、其他受体信号化合物的代谢

核受体之间的相互作用也可影响其他受体信号化合物的代谢，从而改变其调控水平。

（一）局部糖皮质激素水平的控制

11β-羟类固醇脱氢酶 1 型（**11β-hydroxysteroid dehydrogenase type 1，HSD11B1**）在活性 11β-羟基衍生物转化为失活型 11-含氧型糖皮质激素过程中具有重要作用。至今已经报道了多个基因编码的蛋白质具有 11β-羟类固醇脱氢酶活性。受这些酶保护的组织内不会有过量糖皮质激素聚积，如 HSD11B2 在肾脏发挥作用，HSD11B1 在肝脏发挥作用。由于其可以改变糖皮质激素水平，有人认为 HSD11B1 对调节代谢综合征可能也有重要作用。在啮齿类动物中，PPARα 和 HSD11 的表达存在交互控制现象。在 *HSD11B1* 基因敲除小鼠肝脏中 PPARα 和 PPARγ 基础水平增高，肝脏脂肪水平也同时增高。如前所述，糖皮质激素可以增加 *PPARα* 的表达水平，而在大鼠肝脏中 PPARα 的激活剂可以降低 *HSD11B1* 的表达。以上结果引出一个假设：通过 PPAR 激动剂来下调 HSD11B1 的表达，可以阻止连续的间分泌，从而将失活型糖皮质激素转换为活化型。有趣的是，很多研究报道活化型 GR 本身即可上调 *HSD11B1* 的表达。虽然有悖常理，但其可能是维持外部糖皮质激素信号放大的一种手段。与啮齿类动物不同的是，人的 PPARα 对 *HSD11B1* 的表达水平无影响，因此人体可能存在另外的控制糖皮质激素活性的机制。LXR 或其他代谢感受器可能在细胞间脂肪酸增高的情况下，抑制 *HSD11B1* 的表达。但糖皮质激素对孤儿受体的复杂调节作用及 HSD11B1 反馈调节效应可能使哺乳动物体内糖皮质激素系统的调控更为复杂。

（二）维生素 D 活性的控制

不同组织内（肝脏、肾脏、外周组织）羟基酶催化的特定维生素 D 代谢物（肝脏中的 24-羟-维生素 D$_3$，肾脏中的 24,25-二羟-维生素 D$_3$，胎盘、星形胶质细胞、角质细胞和巨噬细胞中的 1,24-二羟-维生素 D$_3$）间的转换也受受体调节过程的调控，并且这些调控是具有细胞特异性的。这些器官特异性的类固醇信号分子决定了其在钙稳态、细胞生长和胚胎发育过程中的生物活性。

（三）脂质信号配体的消耗

从毒理学的角度来看，外源化学物代谢所引起的酶诱导对体内关键脂溶性维生素具有毒作用。例如，PAH 诱导肝脏内细胞色素 P450 活化可以导致肝脏内视黄醇的耗竭和雌激素水平的降低。因此，不同固醇类受体的配体活化剂和其他脂质信号分子水平可能会降低，活性受限，最终影响正常的体内平衡及生长发育过程。这是毒物与机体之间交互作用的一种形式，可以促进这些化学物的消除。肝脏是灭活脂质信号分子的重要器官，可以通过羟基化及与水溶性分子的结合来消减其生物学活性，并最终代谢排出体外。配体和受体的结合为特定的发育过程提供了细胞特异性的基因表达调节。最典型的例子是为防止糖皮质激素过剩，在不同发育阶段中 11β-羟类固醇脱氢酶基因表达差异较大。不同细胞类型的维生素 D 经细胞色素 P450 催化发生 1-羟化或 25-羟化反应，为不同组织或部位提供了不同形式的维生素 D 以活化 VDR。此外，在肝脏中通过诱导外源化学物代谢酶活性以灭活激素活性的过程也具有细胞特异性。

六、其他信号通路间的交互作用

在哺乳动物体内，多种外源化学物活化的代谢相关核受体与其他营养物质代谢关键调控因子之间也存在交互作用。有研究报道，这些受体通过与叉头转录因子和 SREBP 转录因子交互作用来调节脂质代谢与糖代谢相关基因的表达。并且，这些受体的活化是通过对能量压力感受器腺苷–磷酸活化蛋白激酶（AMPK）和去乙酰化酶（SIRT1）共价修饰机制来调控的。在线虫体内也是通过以上机制实现的，在该类生物中固醇活化核受体可调节营养物质代谢并且影响机体寿命。

（一）叉头转录因子

如前所述，PXR 和 CAR 可以通过与其他转录因子和共激活因子（如 PGC-1α 和 HNF4）相互作用来影响营养物质代谢。此外，PXR 和 CAR 还可以影响其他控制代谢的关键调节因子，如**叉头转录因子（forkhead transcription factor）**家族成员 FOXO1 和 FOXA2。PXR 和 CAR 与 FOX 转录因子相互作用，抑制后者与启动子结合，最终导致关键代谢酶基因转录活性降低。在糖异生和脂质代谢过程中，这种转录因子调控的基因表达尤为重要。它们在营养匮乏时被激活，并被胰岛素介导的 Akt 磷酸化所抑制。CAR 和 PXR 均可以抑制 FOXO1 结合至 PEPCK 和葡糖-6-磷酸酶基因启动子区，从而抑制这些基因的表达。这一发现证实了之前关于苯巴比妥可以抑制这些基因的表达并降低血糖水平的报道。CAR/PXR 抑制糖异生可能的原因之一是通过戊糖磷酸途径产生 NADPH，促进细胞色素 P450 介导的药物代谢过程，进而增加对葡糖-6-磷酸酶的代谢。CAR/PXR 可以共同抑制 FOXO1，而 FOXO1 反过来可以激活 CAR 和 PXR。因此，当胰岛素水平较低时，FOXO1 增强 CAR 和 PXR 对外源化学物代谢酶相关基因的调节作用。PXR 还可以通过其配体及 DNA 结合域与 FOXA2 相互作用，阻止其与靶基因结合，如**肉碱棕榈酰转移酶 1（carnitine palmitoyl transferase 1，CPT1）基因**和**线粒体羟甲基戊二酸辅酶 A 合成酶 2（mitochondrial hydroxymethylglutarate-CoA synthase 2，HMGCS2）基因**，以上两个基因分别在 β-氧化和酮体生成过程中具有重要作用。

叉头转录因子与核受体（如 PXR 和 CAR）之间的相互作用与在秀丽隐杆线虫中发现的控制衰老的信号转导通路相似。叉头转录因子是哺乳动物寿命调控因子 DAF16 的同源物，而 CAR 和 PXR 是哺乳动物 DAF12 的同源物。在一定程度上，线虫的寿命是由感受环境改变的基因决定的，如营养、氧化应激、先天免疫反应相关基因等。最初的遗传学研究发现，由于几种交叉通路在决定寿命方面非常关键，包括涉及幼虫停育过程。在恰当的温度、空间及营养情况下，通常线虫的生命周期为两周，在性成熟之前有 4 个幼虫发育阶段（L1—L4）。而在外界环境不适宜的情况下，幼虫会形成 L3 发育状态，即永久性幼虫滞育，这可以导致不进食应激状态下生命周期明显延长。进入永久性滞育状态的幼虫可以维持 3—6 个月，在外界生长环境适宜的情况下发育成熟。与该过程相关的基因被命名为 daf 基因，其中直接导致线虫进入滞育的为 daf-c 基因，而在不利的生长环境下导致线虫进入滞育的为 daf-d 基因。最主要的基因包括胰岛素/胰岛素样生长因子-1（IGF-1）信号通路相关基因、转化生长因子β基因、雷帕霉素靶基因 TOR，以及与 G 蛋白介导的通路相关的核受体基因 daf12。DAF12 的配体是胆固醇代谢产物，是通过细胞色素 P450、DAF9 和 DAF36 酶代谢产生的甾体类激素**达芬酸（dafachronic acid，DA）**。daf 基因在蠕虫类动物和哺乳动物间具有较高的保守性，在哺乳动物中相关基因的突变可以影响胰岛素/IGF-1 信号通路，并且有人提出这种突变可以延长生命周期。此外，DAF12 是一种核受体，其最为相近的哺乳动物同源基因是 PXR、CAR 和 VDR，LXR 和 FXR 也是其同源基因。

胰岛素/胰岛素样信号转导对线虫寿命具有多种重要作用，其相关基因突变可以引起寿命改变。将胰岛素/胰岛素样受体基因 daf-2 突变，使其失活，可以导致线虫寿命延长 3 倍。这种寿命延长效应是显性的，并且其作用机制与 AKT（age-1）和 FOXO（daf16）基因突变有关。同样，长寿矮小鼠基因突变也可以影响胰岛素样信号转导通路。在胰岛素/胰岛素样受体上发生的突变表现为 AKT 低磷酸化及其失活。当 AKT 被活化时，可使 FOXO 磷酸化并与 14-3-3 家族蛋白相互作用，改变 FOXO 的核内定位信号，使之定位于胞质。AKT 可以引起组成型核定位的 FOXO 突变，能够部分通过抑制 DAF9/36、DAF12 信号通路来延长寿命。虽然上位遗传学分析提示 FOXO 可以影响 daf9 的表达，但其也可以通过交互作用进而影响 DAF12 信号。通过对无生殖细胞幼虫的分析发现，以上所述受体间交互作用确实存在，而且这种寿命延长和抗逆性增加的特性在 daf9 突变及 DAF12 配体达芬酸存在的情况下依然可以维持，因为机体中间代谢与细胞色素 P450 功能之间具有重要的联系。本章讨论的哺乳动物中间代谢与外源化学物代谢之间的关联是代谢过程中交互作用的重要主题。

（二）固醇调节元件结合蛋白

最近研究发现，可以调节多个脂质合成基因表达的碱性螺旋-环-螺旋转录因子固醇调节元件结合蛋白 1（SREBP1）可以与 PXR 和 CAR 相互作用，抑制后者靶基因的转录。SREBP1 活化剂 T0901317 可以抑制由 CAR 和 PXR 催化的 *CYP2B6*、*CYP3A4* 基因启动子驱动的配体激活的转录活性。另外，用含有 SREBP1a 和 SREBP1c 核形式的腺病毒感染原代人肝细胞，可以在苯巴比妥和利福平作用下降低 *CAR*、*PXR*、*CYP2B6*、*CYP3A4* mRNA 表达水平。染色质免疫共沉淀结果显示，SREBP1 在靶基因的启动子区与 PXR 和 CAR 相互作用，而 SREBP1a 与二者的相互作用更强。电泳迁移率变动实验（electrophoretic mobility shift assay，EMSA）发现，SREBP1 不直接绑定受体反应元件，也不与 PXR/CAR 竞争结合各自的受体反应元件。SREBP1 很可能是通过抑制共激活因子或辅阻遏因子的招募来抑制 CAR/PXR 活性的。这为研究肥胖的啮齿类动物和人类中药物代谢减慢提供了新视角。

（三）LKB1/AMPK

关于代谢调节与药物代谢途径之间关联的一个有意义的发现是苯巴比妥诱导 CAR 的核转位过程需 AMPK 活化，后者是一个代谢压力感受器。AMP/ATP 比例增高可以引起 AMPK 活化，AMPK 通过迅速磷酸化灭活糖原合成酶、乙酰辅酶 A 羧化酶、HMGCoR 等限速酶来主动关闭糖原、脂质和胆固醇生物合成途径。苯巴比妥依赖的 CAR 核转位需活化的 AMPK 参与，该过程的作用机制是通过增加线粒体**活性氧（reactive oxygen species，ROS）**的产生，进而活化 AMPK 上游激酶肝脏激酶 B1（liver kinase B1，LKB1）。在 AMPK 活化条件下发生的苯巴比妥依赖的核转位可能是由线粒体膜电位改变导致 AMP/ATP 比例变化引起的。美替拉酮是另外一种 CAR 激活剂，其也需要通过 AMPK 活化途径。而 AMPK 活化剂，如氨基咪唑甲酰胺核苷酸和二甲双胍可以诱导 CAR 靶基因 *CYP2H*、*CYP3A*、*ALAS1* 等的表达。当阿卡地新（acadesine，AICAR）和二甲双胍在大鼠和小鼠体内活化 AMPK 时不会诱导 *CYP2B* 的表达，说明 AMPK 活性对于 CAR 活化来说并非充分条件。事实上，CAR 不是被 AMPK 磷酸化的，因此 AMPK 在 CAR 活化过程中的作用尚未完全明了。CAR 活化和关键的能量应激感受器 AMPK 之间的协同调节可以保证能量供应足以满足机体代谢的需求以及清除潜在有害外源化学物。

虽然 AMPK 似乎不直接使 CAR 磷酸化，但磷酸化过程确实对 CAR、PPAR、PXR 等具有调节作用，对 CAR 依赖的基因表达模型研究清楚地表明，在小鼠原代培养肝细胞内，苯巴比妥对 CAR 特异靶基因的诱导作用可以被一种磷酸酶抑制剂冈田酸所抑制，随后还可以减少 CAR 由胞质到胞核的转位。以上结果提示，在非活化胞质中，CAR 相关蛋白复合体中丝氨酸 202 位点发生了磷酸化。只有在蛋白磷酸酶活化引起蛋白质去磷酸化，导致受体由胞质转运至核内时，才可以诱导基因表达增加。最近有研究显示，在原代大鼠肝细胞中，脱氢表雄甾酮（dehydroepiandro sterone，DHEA）可以激活蛋白磷酸酶 2A，进而改变 PPARα蛋白 N 端第 6、12、21、77 位丝氨酸残基的磷酸化状态。

如果这些丝氨酸磷酸化位点突变为丙氨酸，则可以增加 PPARα 的转录活性；如果这些丝氨酸突变为天冬氨酸，则可以明显降低 PPARα 的转录活性。

（四）长寿蛋白

有研究报道，代谢受体 LXR 在胆固醇和脂质代谢中具有重要作用，其可以在 SIRT1 的作用下发生去乙酰化，SIRT1 是一类依赖氧化型烟酰胺腺嘌呤二核苷酸（NAD⁺）的去乙酰化酶，与线虫的长寿蛋白（sirtuin）Sir2 是同源物。SIRT1 活性缺失可以导致多种 LXR 靶基因表达水平降低（Li et al.，2007）。长寿蛋白调节脂质和糖代谢稳态，并且通过热量限制在促进长寿中发挥重要作用。SIRT1 还可以通过辅阻遏因子 NCoR 和 SMRT 来调节 PPARγ 活性，导致脂质合成抑制。

本章阐述了外源物感受器 CAR、PXR、AhR 和 Nrf1 如何调节外源化学物代谢酶基因表达，以及其与其他代谢途径之间的交互作用，并且探讨了这些感受器调节中间代谢过程及外源化学物代谢过程的相关机制。外源物感受器可以通过与其他转录因子直接相互作用、与顺式作用元件竞争性结合、加速配体激活剂代谢并终止其生物功能等途径来调节外源化学物代谢。不能仅仅通过单个基因/单一受体来评估复杂的中间代谢或外源化学物代谢过程。在病理情况（如饥饿或肥胖）下引起的中间代谢过程的改变也可以影响外源化学物代谢过程的改变，反之亦然。通过各种转录因子来衔接中间代谢和外源化学物代谢的作用，对调节通路间相互作用的全面认识可以更好地理解药物-药物相互作用，为患有代谢性疾病的个体制定合适的药物治疗方案提供了依据（图 14-2）。上述多个受体的交互作用仍是该领域未来的研究热点。

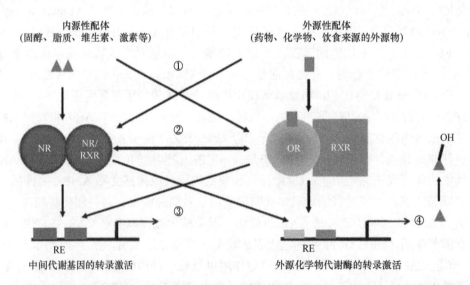

图 14-2 中间代谢和外源化学物代谢的多个核受体调节的联合作用（Webb et al.，2010）（彩图请扫封底二维码）
多种机制限制或增强中间代谢和外源化学物代谢相关受体之间的交互作用，如：①外源配体与内源配体特定受体相结合的能力，反之亦然；②受体-受体间的相互作用或几种受体间共激活或共抑制因子间的相互作用；③与涉及其他转录因子的反应元件结合；④增加配体的处置、吸收/形成等

（杨淋清　何　云　庄志雄）

参 考 文 献

Abbott BD, Perdew GH, Buckalew AR, et al. 1994. Interactive regulation of Ah and glucocorticoid receptors in the synergistic induction of cleft palate by 2,3,7,8-tetrachlorodibenzo-p-dioxin and hydrocortisone. Toxicol Appl Pharmacol, 128: 138-150.

Abbott BD, Probst MR, Perdew GH, et al. 1998. AH receptor, ARNT, glucocorticoid receptor, EGF receptor, EGF, TGF alpha, TGF beta 1, TGF beta 2, and TGF beta 3 expression in human embryonic palate, and effects of 2,3,7,8-tetrachlorodibenzo-p-dioxin (TCDD). Teratology, 58: 30-43.

Briolotti P, Chaloin L, Balaguer P, et al. 2015. Analysis of glycogen synthase kinase inhibitors that regulate cytochrome P450 expression in primary human hepatocytes by activation of beta-catenin, aryl hydrocarbon receptor and pregnane X receptor signaling. Toxicol Sci, 148: 261-275.

Conney AH. 1967. Pharmacological implications of microsomal enzyme induction. Pharmacol Rev, 19(3): 317-366.

Drocourt L, Ourlin JC, Pascussi JM, et al. 2002. Expression of CYP3A4, CYP2B6, and CYP2C9 is regulated by the vitamin D receptor pathway in primary human hepatocytes. J Biol Chem, 277: 25125-25132.

Fisher MT, Nagarkatti M, Nagarkatti PS. 2005. Aryl hydrocarbon receptor-dependent induction of loss of mitochondrial membrane potential in epididydimal spermatozoa by 2,3,7,8-tetrachlorodibenzo-p-dioxin (TCDD). Toxicol Lett, 157: 99-107.

Itoh K, Wakabayashi N, Katoh Y, et al. 1999. Keap1 represses nuclear activation of antioxidant responsive elements by Nrf2 through binding to the amino-terminal Neh2 domain. Genes Dev, 13: 76-86.

Kohalmy K, Tamasi V, Kobori L, et al. 2007. Dehydroepiandrosterone induces human CYP2B6 through the constitutive androstane receptor. Drug Metab Dispos, 35: 1495-1501.

Leakey JE, Fouts JR. 1979. Precocious development of cytochrome P-450 in neonatal rat liver after glucocorticoid treatment. Biochem J, 182(1): 233-235.

Lee K, You H, Choi J, et al. 2017. Development of pharmacophore-based classification model for activators of constitutive androstane receptor. Drug Metab Pharmacokinet, 32: 172-178.

Li X, Zhang S, Blander G, et al. 2007. SIRT1 deacetylates and positively regulates the nuclear receptor LXR. Mol Cell, 28(1): 91-106.

Marmugi A, Lukowicz C, Lasserre F, et al. 2016. Activation of the constitutive androstane receptor induces hepatic lipogenesis and regulates *Pnpla3* gene expression in a LXR-independent way. Toxicol Appl Pharmacol, 303: 90-100.

Mathas M, Nusshag C, Burk O, et al. 2014. Structural and functional similarity of amphibian constitutive androstane receptor with mammalian pregnane X receptor. PLoS One, 9(7): e104594.

McMahon M, Itoh K, Yamamoto M, et al. 2001. The Cap'n'Collar basic leucine zipper transcription factor Nrf2 (NF-E2 p45-related factor 2) controls both constitutive and inducible expression of intestinal detoxification and glutathione biosynthetic enzymes. Cancer Res, 61: 3299-3307.

Poland AP, Glover E, Robinson JR, et al. 1974. Genetic expression of aryl hydrocarbon hydroxylase activity. Induction of monooxygenase activities and cytochrome P1-450 formation by 2,3,7,8-tetrachlorodibenzo-p-dioxin in mice genetically "nonresponsive" to other aromatic hydrocarbons. J Biol Chem, 249(17): 5599-5606.

Safe S, Wormke M, Samudio I. 2000 . Mechanisms of inhibitory aryl hydrocarbon receptor-estrogen receptor crosstalk in human breast cancer cells. J Mammary Gland Biol Neoplasia, 5(3): 295-306.

Sladek FM, Zhong WM, Lai E, et al. 1990. Liver-enriched transcription factor HNF-4 is a novel member of the steroid hormone receptor superfamily. Genes Dev, 4: 2353-2365.

Slaga TJ. 1983. Overview of tumor promotion in animals. Environ. Health Perspect, 50: 3-14.

van der Mark VA, Rudi DWD, Shevchenko V, et al. 2017. Stable overexpression of the constitutive androstane receptor reduces the requirement for culture with dimethyl sulfoxide for high drug metabolism in HepaRG cells. Drug Metab Dispos, 45: 56-67.

Webb SJ, Falkner KC, Geoghegan TE, et al. 2010. Convergence of multiple nuclear receptor signaling. //McQueen CA. Comprehensive Toxicology. Vol 2. 2nd ed. New York: Elsevier Science & Technology: 208-227.

Wishart GJ, Dutton GJ. 1977. Regulation of onset of development of UDP-glucuronosyltransferase activity towards o-aminophenol by glucocorticoids in late-foetal rat liver in utero. Biochem J, 168(3): 507-511.

Wishart GJ, Goheer MA, Leakey JE, et al. 1977. Precocious development of uridine diphosphate glucuronosyltransferase activity during organ culture of foetal rat liver in the presence of glucocorticoids. Biochem J, 166(2): 249-253.

Yarushkin AA, Kazantseva YA, Prokopyeva EA, et al. 2016. Constitutive androstane receptor activation evokes the expression of glycolytic genes. Biochem Biophys Res Commun, 478: 1099-1105.

Yu L, Wang Z, Huang M, et al. 2016. Evodia alkaloids suppress gluconeogenesis and lipogenesis by activating the constitutive androstane receptor. Biochim Biophys Acta, 1859: 1100-1111.

第十五章　外源化学物对线粒体功能及能量代谢的影响

第一节　线粒体的生物学特征

线粒体（mitochondrion）是一种普遍存在于大多数真核生物（包括植物、动物、真菌等）细胞中的细胞器，其长度为 1.0—2.0μm，直径为 0.1—0.5μm。线粒体数目因细胞种类而异，一般少则十几个，多则上千个，代谢越活跃的细胞含线粒体越多，如肝细胞、心肌细胞、大脑细胞含线粒体数目多，而皮肤细胞含线粒体少。线粒体拥有自身的遗传系统和蛋白质翻译系统，但因其基因组大小有限，所以线粒体是一种半自主细胞器。线粒体是细胞呼吸、氧化磷酸化和合成腺苷三磷酸（ATP）的主要场所，为细胞的生命活动提供能量，除此之外，线粒体还参与细胞增殖分化、细胞信息传递和细胞凋亡等过程，并拥有调控细胞生长和细胞周期的能力。由于线粒体是细胞生命活动中最重要的细胞器，外源化学物进入机体后，线粒体常常成为最敏感的毒作用部位（Meyer et al., 2013；Ninomiya-Tsuji, 2018；Will and Dykens, 2009）。因此，了解线粒体的生物学特征对于研究外源化学物对线粒体的毒作用具有重要意义。

一、线粒体的化学组成与结构

线粒体的化学组分主要包括蛋白质、脂质、DNA、水，此外还含有少量的辅酶［如泛醌（coenzyme Q，CoQ）、黄素单核苷酸（flavin mononucleotide，FMN）、黄素腺嘌呤二核苷酸（flavin adenine dinucleotide，FAD）等］、维生素与无机离子等，其中线粒体蛋白质占线粒体总干重的 65%—70%，线粒体中的蛋白质分可溶性和非可溶性两种，可溶性蛋白质主要是线粒体基质中的酶和膜外周蛋白，非可溶性蛋白质主要为线粒体膜镶嵌蛋白（即结构蛋白），还有一些是酶蛋白。线粒体脂类物质主要构成内膜和外膜，占线粒体总干重的 20%—30%，其中磷脂占总脂质的 3/4 以上，同种生物不同组织细胞中线粒体膜中磷脂的量相对稳定。线粒体膜上心磷脂较多、胆固醇较少，使之在化学组成上与细胞其他膜性结构存在差别。线粒体含有许多酶系，分别位于线粒体的不同部位，有些酶可作为线粒体不同部位的标志酶，如内、外膜的标志酶分别是细胞色素氧化酶和单胺氧化酶，基质和膜间隙的标志酶分别是苹果酸脱氢酶和腺苷酸激酶。

线粒体是由双层单位膜套叠而成的封闭式膜囊结构，由外至内为线粒体**外膜（outer membrane，OM）**、**膜间隙（intermembrane space，IMS）**、**内膜（inner membrane，IM）**和**基质（matrix）** 4 个功能区（图 15-1）。外膜（OM）是位于线粒体最外围的一层单位膜，厚度为 5—7nm，光滑平整，外膜中磷脂与蛋白质的质量比约为 1∶1，类似于真核细胞的质膜。线粒体外膜中除含有作为标志酶的单胺氧化酶外，还含有大量的整合蛋白，亦称为"孔蛋白"（porin），作为分子孔道允许小于 5000Da 的分子从一侧向另一

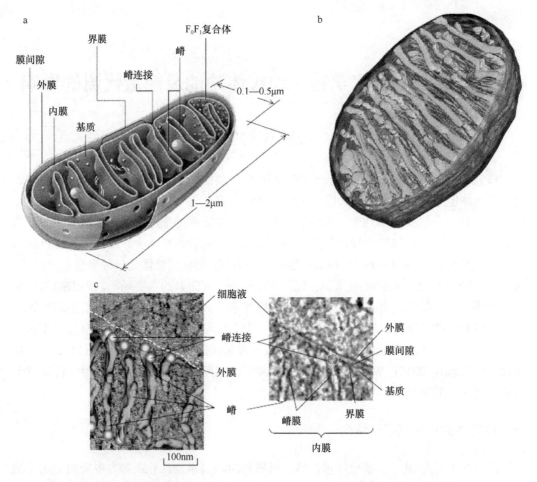

图 15-1 线粒体的内部结构（Lodish et al.，2016）（彩图请扫封底二维码）

a. 显示线粒体的主要膜和膜隔室的结构。光滑的外膜形成线粒体的外部边界。内膜是单一连续的膜，具有三个不同的结构区域：界膜、嵴和嵴连接。界膜是扁平的，位于外膜的正下方和附近。嵴是从界膜延伸进入线粒体的中央的片状和管状的内陷结构。界膜与嵴之间形成的急剧弯曲称为嵴连接。膜间隙与每个嵴的内腔是连续的。合成 ATP 的 F_0F_1 复合体（小红球）是从嵴和内膜突出到基质中的膜内颗粒。基质含有线粒体 DNA（蓝色链）、核糖体（小蓝球）和颗粒（大黄球）。b. 计算机生成的鸡脑线粒体截面模型。该模型基于从每隔一段时间定期记录的一系列二维显微图像计算生成了三维电子显微图像（这种技术类似于医学影像学中使用的三维 X 射线断层照片或 CAT 扫描）。可见紧密包装的嵴（黄绿色）、内膜（浅蓝色）和外膜（深蓝色）。c. 来自人成纤维细胞的线粒体嵴和嵴连接，利用电子显微镜和断层扫描建模。右图显示用透射电子显微镜成像的线粒体的多个切面之一，线粒体膜可明显区分，界膜与嵴膜分隔的连接处的弯曲（虚线圆圈）可以清楚地看到。左图显示层状嵴（绿色）和嵴连接（橙色球体）与电子显微镜图像重叠的三维断层图模型

侧扩散。分子量大于上述限制的蛋白质则需在 N 端拥有一段信号序列以捆绑一个含有多个亚单位的较大蛋白即**线粒体外膜转运酶（translocase of outer mitochondrial membrane，TOM）**进行主动转运，从而进出线粒体，外膜结构的破坏，可使膜间隙中蛋白质泄漏到细胞质，导致细胞死亡。线粒体外膜与**内质网（endoplasmic reticulum，ER）**膜之间约有 20%的膜是紧密接触的，这部分膜称为**线粒体相关内质网膜（mitochondria-associated ER-membrane，MAM）**，该结构在脂质的相互交换和线粒体与内质网间的钙离子信号转导等过程中具有十分重要的作用（Will and Dykens，2009）。

膜间隙（IMS）是线粒体外膜与内膜之间的空隙，宽 6—8nm，其中充满了一定液

体。线粒体外膜含有孔蛋白，有较高的通透性，而线粒体内膜通透性较低，使得线粒体膜间隙内容物的组成与细胞质基质十分接近，如含有糖、无机离子、参加生化反应的底物、可溶性酶和辅助因子等。由于较大分子量蛋白质依赖于主动转运，线粒体膜间隙中的腺苷酸激酶、单磷酸激酶和二磷酸激酶等激酶比细胞质基质中的浓度高，其中腺苷酸激酶是线粒体膜间隙的标志酶。线粒体膜间隙中存在的蛋白质统称为"线粒体膜间隙蛋白质"，这些蛋白质全部在细胞质基质中合成。线粒体内、外膜上存在着一些内膜与外膜相互接触的部位，其膜间隙变狭窄，称为**转位接触点（translocation contact site）**，内部含有使物质进出线粒体的通道蛋白和特异性受体，分别称为**内膜转位子（translocon of the inner membrane，TIM）**和**外膜转位子（translocon of the outer membrane，TOM）**。

内膜（IM）是位于线粒体外膜内侧，并包裹着线粒体基质的单位膜。线粒体内膜中蛋白质占 80%，磷脂占 20%，蛋白质含量明显高于其他膜成分。内膜将线粒体的内部空间分为两个部分，即内膜和外膜之间的空间（称为外腔或膜间腔）与内膜直接包围的空间（称为内腔或基质腔）（Lodish et al.，2016；Ninomiya-Tsuji，2018；Will and Dykens，2009）。线粒体内膜上有大量向内腔折叠形成的**嵴（crista）**，嵴与嵴之间的内腔部分称**嵴间腔（intercristae space）**。线粒体内膜通透性相对较小，分子量大于 150Da 的物质便不能通过，但内膜具有高度的选择性，内膜上的转运蛋白控制膜间腔和基质腔中物质的交换。线粒体内膜含有比外膜更多的蛋白质，约占线粒体所含所有蛋白质的 20%，承担许多物质的生化反应，其标志酶是细胞色素氧化酶。存在于线粒体内膜中的蛋白质有以下几种功能：参与氧化磷酸化中的氧化还原反应、参与基质中 ATP 的合成、通过内膜特殊转运系统进行物质交换（如磷酸、谷氨酸、鸟氨酸及核苷酸等代谢产物和中间产物）、线粒体呼吸链的电子传递，以及线粒体的分裂与融合等。线粒体及其嵴的内表面上有许多突出于内腔的颗粒，每个线粒体 10^4—10^5 个，称为**基粒（granum）**，其化学本质是 ATP 合酶复合体，主要由 F_1（伸在膜外的水溶性部分）和 F_0（嵌入膜内部分）组成，故又称 F_0F_1 复合体，能催化 ADP 磷酸化生成 ATP，因此，基粒又称**ATP 合酶复合体（ATP synthase complex）**。

线粒体**基质（matrix）**由线粒体内膜包裹的蛋白质、脂肪、DNA 等组成，其中含有参与三羧酸循环、脂肪酸氧化、氨基酸降解、蛋白质合成等生化反应所需的酶，因此比细胞质基质黏稠，其中苹果酸脱氢酶是线粒体基质的标志酶。另外，线粒体基质中还含有自身独特的双链环状 DNA、RNA、核糖体。线粒体是人类细胞除细胞核以外唯一含有 DNA 的细胞器，线粒体 DNA 是线粒体中的遗传物质，形成线粒体自身的基因组及遗传系统。一个线粒体中可有一个或数个线粒体 DNA 分子，线粒体 RNA 是线粒体 DNA 的表达产物，是线粒体产生功能蛋白必不可少的遗传物质。线粒体核糖体存在于线粒体基质内，参与线粒体内蛋白质翻译过程（Lodish et al.，2016）。

二、线粒体的生物学功能

（一）物质代谢与能量转换功能

线粒体是真核生物细胞进行氧化代谢的载体，为糖类、脂肪和氨基酸最终氧化释放能量提供了重要场所。在线粒体基质中，乙酰辅酶 A 与草酰乙酸结合成柠檬酸，后者经过一系列酶促作用进行氧化脱氢与脱酸反应，最后又可形成草酰乙酸，而草酰乙酸又可和 1 个分子的乙酰辅酶 A 结合，生产柠檬酸，如此周而复始，即为柠檬酸循环（常称为三羧酸循环）。线粒体三羧酸循环不仅是各种有机物进行最后氧化的环节，也是各类有机物相互转化的枢纽。线粒体内膜是电子传递与氧化磷酸化的场所，在线粒体呼吸链中除辅酶 Q 与细胞色素 c 电子传递体之外，还有复合体 I、II、III、IV4 个整合蛋白，它们与 ATP 合酶复合体共同承担线粒体的氧化磷酸化偶联与 ATP 生成（图 15-2）（Lodish et al.，2016）。例如，在有氧呼吸过程中，1 分子葡萄糖经糖酵解、三羧酸循环和氧化磷酸化将能量释放后，可净产生 32 或 30 分子 ATP（考虑到将 NADH 运入线粒体需消耗 2 分子 ATP）。如果细胞为缺氧环境，则会转而进行无氧呼吸，此时糖酵解产生的丙酮酸不再进入线粒体的三羧酸循环，而继续在细胞质中被 NADH 还原成乙醇或乳酸等发酵产物，不产生 ATP。所以在无氧呼吸过程中，细胞质中 1 分子葡萄糖仅能在糖酵解过程中产生 2 分子 ATP。因此，线粒体承担的有氧氧化产生 ATP 的效能大大高于无氧酵解过程。

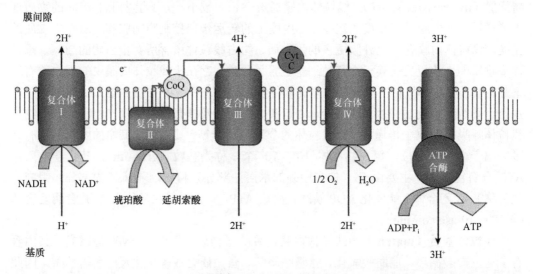

$$质子驱动力 = \Delta\psi + \Delta pH = -220mV$$

图 15-2 线粒体电子传递链（ETC）由复合体 I（NADH-氧化还原酶）、复合体 II（琥珀酸脱氢酶）、复合体 III（泛醌-细胞色素 c 氧化还原酶）、复合体 IV（细胞色素氧化酶）和复合体 V（ATP 合酶）组成。电子通过移动载体泛醌从复合体 I 或 II 传递到复合体 III，然后传递到复合体 V，复合体 V 是最终的电子受体，氧气经过四电子还原与氢结合产生水。该过程中释放的能量用于驱动 ATP 合成（Will and Dykens，2009）（彩图请扫封底二维码）

（二）钙离子储存功能

线粒体是钙离子的储存库，它可以和内质网、细胞外基质等结构协同作用，从而调控细胞内钙离子浓度的动态平衡。线粒体迅速摄取钙离子的能力使其成为细胞中钙离子的缓冲区。在线粒体内膜膜电位的驱动下，钙离子可由存在于线粒体内膜中的单向转运体输送进入线粒体基质，当钙离子排出线粒体基质时则需要钠-钙交换蛋白的辅助或通过**钙诱导钙释放**（calcium-induced calcium release，CICR）机制。在钙离子释放时会引起伴随着较大膜电位的变化，称为**钙波**（calcium wave），其能激活某些第二信使系统蛋白，协调诸如突触中神经递质的释放及内分泌细胞中激素的分泌。线粒体还可参与细胞凋亡时的钙离子信号转导（Will and Dykens，2009）。

（三）细胞凋亡与衰老调控功能

线粒体除合成 ATP 为细胞生命活动提供能量外，还具有调控细胞程序性死亡的主要作用。**线粒体通透性转换孔**（mitochondrial permeability transition pore，MPTP）与细胞凋亡密切相关。MPTP 是位于线粒体内膜上由多种蛋白质共同组成的具有非特异性的电压依赖性复合体孔道，包括位于基质的**亲环蛋白 D**（cyclophilin D，CypD）、内膜的**腺嘌呤核苷酸转位酶**（adenine nucleotide translocase，ANT）及外膜的**电压依赖性阴离子通道**（voltage-dependent anion channel，VDAC）等。现已研究证实，线粒体内包含一些诱导细胞凋亡的物质，如**凋亡诱导因子**（apoptosis inducing factor，AIF）、细胞色素 c（Cyt c）、Ca^{2+} 及**活性氧**（reactive oxygen species，ROS）等。在凋亡信号的刺激下，线粒体 MPTP 开放、Cyt c 与 AIF 释放、线粒体跨膜电位（$\Delta\psi_m$）下降等，通过一系列联级反应，诱导细胞凋亡。目前认为，衰老发展过程与线粒体功能异常密切相关，其中线粒体自由基的产生是衰老的一个重要因素。线粒体既是细胞呼吸和氧化磷酸化的场所，又是产生 ROS 的主要来源。正常机体内 ROS 的产生与消除处于动态平衡，但随着年龄的增长，这种平衡被打破，机体抗氧化能力降低，含氧自由基逐渐蓄积。过多的 ROS 对线粒体 DNA（mtDNA）产生氧化伤害导致 mtDNA 突变，ATP 生成减少，后者引发机体多种生理功能的降低，加速衰老进程。另外，线粒体还与细胞增殖、分化及癌症发生、发展有关（Lodish et al.，2016；Will and Dykens，2009）。

第二节　外源化学物对线粒体的损害作用

一、外源化学物干扰线粒体 DNA 基因表达

线粒体 DNA（mitochondrial DNA，mtDNA）是唯一存在于细胞核以外的遗传物质，以双股闭合环状分子形式存在，遗传信息量较小，但对维持正常细胞生命活动至关重要。由于 mtDNA 的结构特殊，线粒体极易成为外源有害因素毒作用的重要靶点。mtDNA 损伤可影响细胞能量代谢等过程，干扰电子呼吸链传递，导致 ATP 合成减少，继而导致细胞毒性（Lodish et al.，2016；Will and Dykens，2009）。

（一）mtDNA 的基本结构

人类 mtDNA 为双链环状闭合分子，全长 16 569bp，由富含胞嘧啶的轻链（L 链）和富含鸟嘌呤的重链（H 链）组成，轻链与重链均具有编码功能，但二者的编码物各不相同，现已确定人类 mtDNA 的全部序列（图 15-3）。

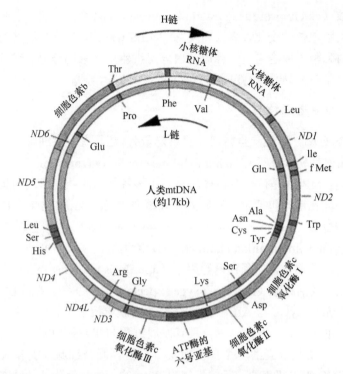

图 15-3　显示转录模式的人类 mtDNA 图（Snustad and Simmons，2011）（彩图请扫封底二维码）
内圈上的基因从 DNA 的 L 链转录，而外圈上的基因则从 DNA 的 H 链转录，箭头表示转录的方向。*ND1—ND6* 是编码 NADH
还原酶亚基的基因；mtDNA 上的 tRNA 基因用氨基酸的缩写表示

人类 mtDNA 内含 37 个基因，即 22 个 tRNA 基因、2 个 rRNA 基因、13 个编码线粒体呼吸链所需蛋白质基因，其中 7 个为复合体 I 的亚基（ND1、ND2、ND3、ND4、ND4L、ND5、ND6）、1 个为复合体III的亚基（细胞色素 b）、3 个为复合体IV的亚基（细胞色素 c 氧化酶 COX I 、COX II 、COXIII）、2 个为复合体 V 的亚基（ATP 酶 6、ATP 酶 8）。mtDNA 非编码控制区又称 D-loop 区，位于上游 1122bp 处，由两个长度为 400bp 的高度可变区（hypervariable region，HV）HV-1 和 HV-2 组成，包含终止结合序列（TAS）、H 链起点 O_H、保守序列节段（CSB）、L 链启动子（LSP）和 H 链启动子（HSP）等重要遗传信息，担负着调控整个 mtDNA 转录及翻译的功能（NIH，2017；Helley et al.，2017）。

（二）mtDNA 的特征

1）mtDNA 分子表面缺乏组蛋白的保护，较易受到自由基的攻击并发生损伤。mtDNA 在线粒体中的定位靠近内膜，与电子呼吸链复合体距离较近，而后者是内源性自由基产生的主要场所。mtDNA 直接暴露于线粒体内的自由基（如活性氧族等）环境中，在谷胱甘肽等抗氧化剂不能有效清除自由基的情况下 mtDNA 可产生不可逆的损伤。mtDNA 受到氧化损伤的程度较核 DNA 更为严重，为核 DNA 的 3—10 倍。

2）线粒体内脂类与 DNA 的比值较高，mtDNA 易和亲脂性外源化学物紧密结合。亲脂性外源化学物可损伤 mtDNA，线粒体尤其对带正电荷的外源性脂类物质和弱酸性物质具有选择性蓄积。

3）细胞周期不稳定，mtDNA 持续复制。mtDNA 在整个细胞周期合成活跃，可一直处于合成状态，不断复制，但稳定性差，对外界干扰因素敏感。

4）碱基对组成特殊。相对于核 DNA 来说，线粒体 DNA 轻链腺嘌呤（A）与胸腺嘧啶（T）含量偏低，胞嘧啶（C）含量偏高，鸟嘌呤（G）含量保持不变，mtDNA 这种结构具有较低的自由能，易受氧化损伤。

5）DNA 聚合酶 γ 与 TWINKLE DNA 解旋酶可联合作用。mtDNA 复制过程涉及大量由核 DNA 编码的相关酶和调控因子，其中较为重要的核心组件是 DNA 聚合酶 γ（DNA polymerase γ，Polγ）、线粒体单链结合蛋白（mt-SSB）、TWINKLE DNA 解旋酶等。TWINKLE DNA 解旋酶和 DNA 聚合酶 γ 联合用于 mtDNA 聚合反应，需要 dNTP 的参与。单独 DNA 聚合酶 γ 在 mtDNA 合成过程中不能使用双链 DNA（dsDNA）作为模板，单独 TWINKLE DNA 解旋酶也不能解旋双链 DNA，但二者共同存在可以形成一个 mtDNA 进行性的复制机制，即可以使用 dsDNA 作为模板来合成 2kb 的 mtDNA 单链分子，另外，线粒体单链结合蛋白（mt-SSB）可进一步刺激合成大约 16kb 的 mtDNA 分子。因此，线粒体 DNA 聚合酶 γ 或 TWINKLE DNA 解旋酶的突变均可影响 mtDNA 分子的合成。

6）mtDNA 复制、转录和翻译需要细胞核 DNA 编码的蛋白质参与。线粒体属于一种半自主性的细胞器，具有自身的 DNA 序列和遗传体系，但 mtDNA 只能编码 13 个蛋白质，其复制、转录及翻译等过程仍需要核基因编码的蛋白质来修饰和调节。线粒体内遗传物质通常聚集在一个小范围内，形成核蛋白复合体区域，称为**类核（nucleoid）**，这种核蛋白复合体不仅包括涉及 mtDNA 复制与转录的相关因子，而且包括维持 mtDNA 功能所需的结构蛋白。由核 DNA 调控合成的与线粒体能量代谢有关的蛋白质，经过特殊的膜转运系统，由胞质进入线粒体。它们既可以作为构成线粒体各结构的成分，也可以通过参与调节线粒体基因组的生物合成，与 mtDNA 相互作用，共同维持线粒体正常结构和功能。因此，不能完全割裂外源化学物引起的 mtDNA 和核 DNA 损伤的联系，不管是哪种类型的损伤，都可以引起碱基序列的突变和 DNA 聚合酶等调节酶类的失活，核基因编码的线粒体蛋白也可以损害 mtDNA 的正常功能（Roubicek and Souza-Pinto，2017）。

（三）mtDNA 的损伤类型

缺乏组蛋白保护的 mtDNA 对氧化损伤的敏感性取决于基因序列中嘌呤和嘧啶的含量（G>C>T>A）。mtDNA 损伤后被修饰的碱基稳定性降低，继而引起 mtDNA 发生点突变、缺失突变、单链或双链断裂等。mtDNA 基因表达发生改变，常伴随着线粒体功能障碍，mtDNA 碱基的突变往往会导致 mtDNA 分子结构的变化，这种 DNA 分子水平上的突变是整体遗传突变的基础（Helley et al.，2017；Roubicek and Souza-Pinto，2017）。mtDNA 损伤引起的分子生物学改变，可以归纳为以下几种基本类型。

1. 点突变

点突变是指 mtDNA 链上单一碱基的变异。细胞 mtDNA 的编码区和非编码区都可能发生点突变，但非编码区突变频率较高，其突变可通过母系遗传。与线粒体遗传性疾病相关的点突变，大多发生于 mt-tRNA 基因序列。线粒体蛋白编码基因的点突变，主要影响与突变基因相对应的线粒体呼吸链复合体功能，形成具有生物功能缺陷的酶。而 mt-tRNA 点突变可减少具有生物活性的 mt-tRNA 的数量进而阻碍 mtDNA 的翻译过程。mtDNA11778 位点的 G-A 突变，使 ND4 亚基的精氨酸转变成组氨酸，导致复合体 I 功能减退。mt-tRNA$^{Leu(UUR)}$基因 3243 位点的 A-G 突变较为常见，该突变可阻碍 mtDNA 编码的蛋白质合成，并可严重导致 rRNA 转录终止，从而影响蛋白质的翻译，在 NT-2 细胞 mtDNA 的 3243 位点发生突变，可引起 mtDNA 的大片段丢失，继而导致线粒体相关性疾病，如线粒体脑肌病、乳酸酸中毒和卒中样脑部损伤等。

2. 缺失突变

缺失突变是 mtDNA 链上一段核苷酸片段的缺失。在许多线粒体疾病患者组织及正常衰老组织细胞中都可观察到 mtDNA 的缺失突变。由于 mtDNA 特殊的结构特点，缺失突变可影响细胞的能量代谢等功能。缺失突变的基本类型可分为单个缺失与多重缺失。单个缺失导致的缺失基因分子数占整个线粒体基因组的 20%—80%。mtDNA4977 缺失是一种典型的 mtDNA 多重缺失，缺失位点为 8483—13 459bp，位于编码 ATP 酶 8 和 ND5 亚基基因之间。在神经和肌肉相关疾病中，mtDNA4977 位点缺失水平最高。缺失突变形成的 mtDNA 片段可透过线粒体膜进入胞质中，处于游离状态的 mtDNA 片段如不被及时代谢，可穿过核孔，稳定地整合到核基因组中，这一过程与病毒 DNA 插入细胞核基因组相似。在线粒体疾病中常发生 mtDNA 缺失，8470 和 13447 两个位点的碱基序列重复出现缺失，并可能引起更加严重的大片段缺失。

3. 单链或双链断裂

这种类型的突变常见于氧化损伤情况，自由基等氧化性较强的化学物可导致 mtDNA 断裂，破坏 mtDNA 结构和功能的完整性，从而影响下游的转录和翻译过程。mtDNA 单链或双链断裂会影响电子呼吸链复合体活性，可造成线粒体形态学改变和功能抑制。外界应激可使嘌呤和嘧啶之间的氢键断裂，同侧链上的嘧啶形成二聚体，继而引起缺失、倒位、断裂等碱基损害。

4. 插入重复序列

插入重复序列是 mtDNA 链上插入一段无义序列，从而干扰正常 mtDNA 的合成。有学者将 mtDNA 自身形成发夹样结构，进而影响 mtDNA 表达也归入此类。

（四）mtDNA 的损伤机制

许多环境有害因素都可造成 mtDNA 的损伤，如电离辐射、药物、环境毒物、病原微生物等。外界因素损伤 mtDNA 的机制较为复杂，包括形成加合物、影响正常蛋白质表达、干扰细胞周期、引起氧化损伤、修饰酶失活等，其中以氧化损伤引起的核苷酸片段丢失、碱基修饰及插入突变等最为常见（Helley et al.，2017；Roubicek and Souza-Pinto，2017）。

1. 缺乏组蛋白的保护，直接形成外源化学物-mtDNA 加合物

mtDNA 缺乏组蛋白和其他结合蛋白的保护，且没有完善的损伤修复系统，致使其对氧化损伤有较高的敏感性，与细胞核 DNA 相比突变率更高。外源化学物或其代谢产物可在 mtDNA 复制过程中与碱基结合，阻止其正常复制。利用 ^{14}C 标记化学致癌物后，体外实验结果提示烷化类致癌剂与 mtDNA 的结合率是核 DNA 的 5 倍，环境毒物苯并(α)芘、多环芳烃、黄曲霉毒素 B1 与肝细胞 mtDNA 的结合率分别是与核 DNA 结合率的40—90 倍、50—500 倍、3—4 倍。Kubota 等（1997）用 X 射线照射不同放射敏感性的人鳞状上皮癌细胞和对放射敏感的毛细血管扩张性共济失调突变体细胞，发现对辐照抵抗的鳞状上皮癌细胞在 10Gy 剂量照射下产生 4977bp 的缺失，而对放射敏感的鳞状上皮癌细胞和毛细血管扩张性共济失调突变体细胞在 2Gy、1Gy 的剂量照射下便可产生大片段的缺失。在金属锰的作用下，18 个月以上的大鼠可出现 mtDNA 4834bp 片段缺失。

2. 影响 mtDNA 转录、翻译、修饰过程中的相关蛋白质表达

与核 DNA 含有大量的非转录序列不同，mtDNA 基因几乎全部表达，并且在细胞周期中不停地进行复制，所以 mtDNA 损伤比核 DNA 损伤对线粒体正常功能的影响更为突出。而已有研究证实 mt-tRNA 在外界应激的作用下可出现多达 70 个以上的点突变和30 个以上的错配或无义编码，mt-tRNA 将突变的碱基转给 mtDNA，也可影响 mtDNA的表达。例如，乙醇可以降低 mtDNA 编码线粒体 ATP 酶基因的表达，使复合体 V 活性下降，损伤线粒体功能，进而影响 ATP 的产生。mtDNA 的研究不断深入，首都医科大学刘芳等（2002）已成功构建 mtDNA 缺失型细胞模型（Rho0 细胞），并通过二维凝胶电泳和表面增强激光解吸离子飞行时间质谱技术进行了蛋白质表达谱分析，该研究发现Rho0 细胞细胞核中 21 个蛋白表达上调、11 个蛋白表达下调，mtDNA 的作用不局限于所表达的线粒体蛋白，而与核内表达的蛋白质也存在相互作用。

3. 干扰细胞周期，复制不能持续稳定进行

mtDNA 在多种类型的细胞复制过程中，其复制步骤与细胞周期不吻合，并不依赖于核 DNA 即可完成自身更新。mtDNA 损伤往往是不可逆的，尤其是对有丝分裂后期的编码信息改变影响大，mtDNA 复制出现在细胞周期 S 期和 G_2 期，复制的关键酶 DNA聚合酶由核 DNA 编码，在细胞质核糖体上合成。外源化学物可干扰正常的细胞周期，缩短 S 期和 G_2 期，使 mtDNA 不能持续稳定复制。

4. 引起氧化应激，ROS 生成增多，形成电子漏，加重氧化损伤

线粒体在机体中是大量耗氧的，且是生成 ROS 的主要场所。mtDNA 靠近线粒体内膜电子传递链，处于线粒体基质内的自由基浓度相对较高的环境中，最易受到外源化学物代谢生成的 ROS 等有害物质攻击，它的损伤直接影响线粒体的能量代谢。由于 mtDNA的基因序列编码区占的比重较大，会放大相对高水平的氧化损伤信号。既往研究发现，当体外培养细胞中受到氧化损伤的 mtDNA 拷贝数占 mtDNA 总拷贝数的 60%—90%时，即可产生线粒体能量代谢障碍。ROS 可直接作用于 mtDNA 各碱基，生成氧化型的嘌呤或嘧啶，如氧化物 8-羟基脱氧鸟苷（8-OHdG）等，并引起单链或双链的断裂。在电子呼吸链传递生成 ATP 过程中，由于电子漏的存在，氧耗过程会形成 ROS，ROS 在细胞增殖过程中可使 mtDNA 发生氧化损伤。另有报道，这种增殖过程中 mtDNA 的氧化损伤，可进一步影响复合体 Ⅰ、Ⅲ、Ⅳ 的活性，中断电子呼吸链传递，负反馈调节造成 ROS 生成增多，ATP 合成障碍。在 ROS 的作用下，mtDNA 不断发生突变，在转录和翻译过程中会出现更多的错误，这种合成有缺陷的多肽链在细胞分裂过程中是可能被随机分配到新的线粒体中的，而此线粒体由于呼吸链复合体亚基功能缺失，可进一步增加电子漏，生成更多的 ROS。而这种负反馈调节又加重了正常线粒体的功能负荷，可能引起更大的损伤。环境毒物 Cr（Ⅵ）能诱导肝细胞 ATP 酶 6 和 ATP 酶 8 基因表达水平改变，导致线粒体呼吸链复合体 Ⅴ 活性及细胞内 ATP 含量降低，继而使线粒体能量代谢发生障碍（Zorov et al., 2014）。

5. DNA 聚合酶 γ 等修饰酶失活

mtDNA 在快速复制的同时相应的 DNA 聚合酶 γ 不具有校对功能，并且 tRNA 基因位点易形成发夹样结构导致其复制错配频率明显高于核 DNA。研究证实，DNA 聚合酶 γ 突变会导致 mtDNA 复制出现错误，同时伴有 dNTP 耗竭，进而会引起线粒体氧化应激反应。非阿尿苷对 mtDNA 聚合酶的敏感性高，易与其结合，而与核 DNA 聚合酶的结合能力较弱，在细胞内碱基修饰过程中导致编码错误，高剂量时可提前终止多肽链合成，导致 mtDNA 无法复制。抗病毒药物干扰素-α 阻断 mtDNA 的转录过程，引起 mtDNA 损伤，进而干扰线粒体复合体的合成。此外，苯并(α)芘、化疗药物顺铂、紫外线辐射也可以形成 DNA 加合物，干扰 mtDNA 转录，或者直接作用于 mtDNA 聚合酶 γ 使其失活。

（五）mtDNA 的修复机制

mtDNA 自身修复能力较差，主要依靠细胞核 DNA 表达的酶和各种抗氧化剂来调节微环境，保护 mtDNA 不发生突变。一般情况下，外源化学物对 mtDNA 的损伤比对核 DNA 的损伤更大，但修复能力又远不如核 DNA。

1. 修饰酶修复

8-羟基脱氧鸟苷（8-hydroxydeoxyguanine，8-OHdG）是活性氧自由基引起 DNA 氧化损伤的修饰产物之一，ROS 直接攻击 DNA 中的脱氧鸟嘌呤（dG），使脱氧鸟嘌呤氧化形成 8-OHdG。8-OHdG 可被细胞中的特异性 DNA 修复酶剪切清除。当 mtDNA 发生损伤，产生大量的 8-OHdG 而超过了细胞自身清除修复的能力时，它就可能成为致突变、致畸、致癌的启动因子。Cao 等（2006）用姜黄素处理 HepG2 细胞，结果发现，mtDNA 中 8-OHdG 含量明显高于核 DNA，可见 mtDNA 更容易受到氧化损伤（Roubicek and Souza-Pinto, 2017）。

2. 碱基切除修复

mtDNA 缺乏完善的损伤修复系统致使损伤不易被修复。碱基切除修复主要切除由外界应激因素作用产生的 DNA 加合物，是体内识别 DNA 损伤种类最多的修复通路，

mtDNA 可通过碱基切除氧化过的嘌呤和嘧啶、调节 mtDNA 内切酶活性,切除已变异的基因序列。但是也有研究报道,线粒体缺乏碱基切除修复途径所需的酶类,无法利用未损伤的 DNA 为模板修补缺口,从而恢复正常序列。刘力等(2001)分别用 50mmol/L 过氧化氢处理 BRL-3A 细胞 4h 及 24h 后,应用聚合酶链反应检测 mtDNA 氧化损伤的修复效果,发现 mtDNA 总修复率分别为 76.9%和 84.1%,而相应的氧化损伤热点修复速率分别为 5.2%和 42.1%。短时间内射线刺激引起的 mtDNA 片段化或双链断裂增加和核 DNA 的损伤一样,但在 2h 内核 DNA 的损伤大部分可被修复,而 mtDNA 的损伤仅有 1/4 被及时修复。长时间的紫外线辐射也可使 mtDNA 发生突变,形成不稳定的功能区域,出现碱基缺失等损伤。

3. 抗氧化剂修复

mtDNA 的损伤程度取决于氧化剂、抗氧化剂、修复酶之间的平衡状态,使用抗氧化剂(如辅酶 Q10)可有效地清除自由基,明显减少外源化学物引起的 ROS 生成,进而减轻 mtDNA 的氧化损伤,阻止 mtDNA 发生突变。

4. 基因治疗修复

转入重要且正常的 mtDNA 或 mtRNA 替代已突变的 tRNA,通过核 DNA 合成蛋白质替代 mtDNA 表达,或者补充并完善有缺陷的 mtDNA 翻译出的蛋白质功能。可通过调节 AIF 表达量激活 NADH 的活性,提高线粒体复合体 I 的供电子功能,弥补 mtDNA 突变引起的电子呼吸链复合体 I 的活性降低,通过早期干预避免外源化学物诱导线粒体功能障碍的发生。

(六)mtDNA 损伤的健康危害

1. mtDNA 损伤与遗传性疾病

与核 DNA 遗传性疾病一样,线粒体遗传性疾病相同的临床症状可能来自不同的基因突变,相同的基因突变也可能有不同的临床症状。需要能量较多的中枢和外周神经系统线粒体遗传性疾病较多,涉及 200 多个 mtDNA 突变,常见的遗传病有利氏病(Leigh disease)、莱伯病(Leber disease)、神经病变、共济失调、色素性视网膜炎、线粒体脑肌病伴高乳酸血症和卒中样发作、肌阵挛性癫痫及破碎红纤维综合征、线粒体神经胃肠道脑病、慢性进行性外侧眼肌麻痹、卡恩斯-塞尔综合征(Kearns-Sayre syndrome)、mtDNA 耗竭综合征、Pearson 骨髓胰腺综合病变、糖尿病耳聋综合征、线粒体 Wolfram 综合征等(NIH,2017;Helley et al.,2017;Roubicek and Souza-Pinto,2017)。

2. mtDNA 损伤与细胞凋亡

线粒体损伤与细胞凋亡密切相关,mtDNA 以其自身的结构特性与功能,在线粒体介导的细胞凋亡中发挥着十分重要的作用。研究显示,细胞内氧自由基生成增加可诱导细胞死亡,且含有 mtDNA 的细胞死亡速度较 mtDNA 缺失的细胞明显加快。mtDNA 也是许多外源化学物导致细胞凋亡过程中攻击的首要目标。甲基苯丙胺可明显上调心肌细胞 caspase-3、caspase-9 mRNA 表达，活化 caspase 级联反应，引发线粒体依赖性凋亡。有研究人员发现氧化应激所诱导的细胞凋亡与 mtDNA 碎片化密切相关（Helley et al.，2017；Roubicek and Souza-Pinto，2017）。

3. mtDNA 损伤与衰老

mtDNA 变异包括碱基置换突变和缺失的蓄积，可以引起哺乳动物多种组织的衰老。对细胞色素 c 氧化酶 I（COX I）亚基基因缺陷型小鼠模型的研究证实，随着年龄的增长，线粒体肌病和心肌病的发生率明显增加。受损的呼吸链使 ROS 的产生增加，从而增加了 mtDNA 突变的积累，mtDNA 聚合酶突变的小鼠，mtDNA 突变的程度与寿命缩短呈近似线性的关系，呼吸链功能障碍是诱导 mtDNA 突变的小鼠过早老化的主要原因，TK-2 基因缺陷的小鼠，甚至在 2—4 周就死亡。2004 年，Nature 报道，敲入 mtDNA 聚合酶的 PolgA 亚基，可使正常小鼠 mtDNA 突变率提高 3—5 倍，并可逃逸 DNA 合成修复程序。这种转基因小鼠在 25 周左右就出现明显的衰老症状，平均寿命缩短 2/3（Helley et al.，2017；Roubicek and Souza-Pinto，2017）。

4. mtDNA 损伤与肿瘤

与正常细胞相比，肿瘤细胞的生长有其自身特点，主要是细胞呼吸能力下降、氧化磷酸化产生的 ATP 减少、糖酵解产能增加。研究发现，一些外源化学物或其代谢产物与 mtDNA 的结合率高于核 DNA，导致 mtDNA 发生突变，诱发细胞癌变，同时发生癌变的细胞内线粒体数量一般较少，电子呼吸链复合体活性较低，能量代谢发生障碍。Wardell 等（2003）发现，在接受全身放化疗的癌症患者中，血液和肌肉细胞 mtDNA 点突变与大片段缺失的水平均显著高于对照组，实验发现在恶性转化的细胞中，线粒体拷贝数和大片段缺失的发生率都大大增加，提示在辐射致癌的进程中，mtDNA 损伤起着重要的作用。肿瘤细胞 mtDNA 表达上调可能是对机体代偿外界应激的一种适应性反应，而线粒体能否提供足够的能量是细胞对损伤耐受的关键。

二、外源化学物导致线粒体钙库功能障碍

在正常生理情况下，细胞外的钙离子浓度为 1—2mmol/L，细胞质的钙离子浓度为 0.01—0.1μmol/L，线粒体是细胞内钙离子最主要的储存库之一，发挥着调节细胞内游离钙离子浓度的作用。外源化学物进入生物体内，可直接作用于亚细胞器线粒体，使线粒体膜通透性降低，膜电位消失，钙库中的钙离子释放到细胞质中。外源化学物或其代谢产物能够改变细胞内外钙离子的浓度梯度差，使细胞内钙稳态失调。这种毒效应一旦超过了钙泵、钙离子直接转运体、钙结合蛋白的调节能力，细胞质中的游离钙离子就会迅速增加，引起细胞内环境紊乱，甚至发生凋亡或坏死（Marchi et al.，2018；De Stefani et al.，2015）。

（一）线粒体钙的生物学功能

线粒体基质中的游离钙离子浓度一般小于 100nmol/L，线粒体钙离子释放引起的细

胞毒性是不可逆的。维持细胞内钙稳态是保证细胞发挥正常生理功能的重要条件，一旦钙稳态失调，细胞就会发生损伤。

线粒体中的钙具有两种生物学功能。一是钙离子可以通过激活线粒体基质内丙酮酸脱氢酶和异柠檬酸脱氢酶等钙离子敏感性酶类，刺激三羧酸循环、氧化磷酸化、ATP 合成的发生。尽管生物体存在精密且准确的调控系统，但是钙离子触发的电子呼吸链传递和能量生成过程中仍会伴有损害作用。二是线粒体摄取钙离子对细胞内钙离子信号有重要的调节作用，线粒体作为钙离子缓冲池，可避免细胞质内的钙离子浓度过高，进而调节钙离子依赖的信号转导通路，如 IP_3 通路的激活等。这些通路均可受到游离钙离子浓度的干扰，使钙离子局部释放速度减慢，进而影响细胞质内钙兴奋性。研究表明，线粒体钙离子释放参与了多种细胞生理生化反应过程，外源化学物诱导的线粒体钙离子释放的研究也成为目前毒理学研究领域的热点（Bagur and Hajnóczky，2017）。

（二）线粒体中钙离子浓度的调控

1. 线粒体膜钙离子通道

线粒体中钙离子浓度通过线粒体膜上的钙离子通道调节，常见的通道类型包括**线粒体钙激活钾离子通道**（mitochondrial Ca^{2+}-actived K^+ channel，mito K_{Ca}）、**线粒体 ATP 敏感钾离子通道**（mitochondrial ATP-sensitive K^+ channel，mito K_{ATP}）、**线粒体通透性转换孔**（mitochondrial permeability transition pore，MPTP）等。细胞质内钙离子浓度过高，使细胞质内钙离子顺着线粒体膜上的钙离子通道顺浓度梯度内流，而从线粒体基质向细胞质排出钙离子则需要钠钙交换蛋白等辅助进行。

2. 线粒体钙泵

钙泵主动转运的调节系统有钙转位酶、钙离子单向转运体等，其调节需要在膜电位稳定的状态下进行。细胞质中的钙离子浓度往往较线粒体高，线粒体中蓄积的钙离子则需要依靠转运蛋白载体才能泵出，发挥钙库的作用。分子量约为 40kDa 的钙离子单向转运体是线粒体内膜上敏感性的钙离子转运体，可促进线粒体钙离子的摄取（De Stefani et al.，2015；Mammucari et al.，2016）。据最近报道，线粒体内膜上还存在一种线粒体钙摄取（mitochondrial calcium uptake，MICU）蛋白，可与线粒体钙离子单向转运体（mitochondrial calcium uniporter，MCU）形成聚合体，精确地控制线粒体钙离子的浓度，沉默 *MICU1* 基因时线粒体可快速摄取大量的钙离子，而恢复 *MICU1* 基因表达后，线粒体钙离子水平可以得到有效控制（Marchi et al.，2018）。

3. 线粒体钙与内质网的关系

线粒体与内质网连接处的高密度 1,4,5-三羟甲基氨基甲烷磷酸盐受体（IP_3R），是内质网钙离子的释放位点，占线粒体游离钙离子总量20%—40%的钙离子由此进入线粒体。钙离子释放早期，细胞质内的钙离子水平并未改变，但是内质网游离钙离子浓度已经明显升高。而通过标记游离钙离子观察其对线粒体自身运动的影响，发现线粒体在细胞内质网释放钙离子的亚细胞位点有明显的聚集现象（Marchi et al.，2018）。

（三）外源化学物诱导线粒体钙离子释放

外源化学物可干扰细胞内稳态调节体系，造成细胞内钙稳态失调，胞质中的钙离子超载可引起线粒体钙离子释放，继而影响线粒体结构和功能，导致能量生成障碍、微丝功能异常、水解酶激活、活性氧和活性氮生成等。影响钙稳态失调的因素之间并非完全独立，而是存在交互作用。例如，线粒体中钙离子浓度过高可引起膜结构的破坏，而后者又可以降低线粒体 ATP 生成的能力，并伴有电子漏的形成，加重产能负荷使钙泵不能正常开放，此过程不断循环，进一步加剧细胞稳态失调，最终导致细胞发生不可逆的损伤（Orrenius et al.，2015；De Stefani et al.，2015；Mammucari et al.，2016）。

1. ROS 生成影响线粒体钙稳态

细胞中游离钙离子可作为第二信使调节多种细胞生物学功能，大量文献报道线粒体中的钙离子不直接作用于线粒体呼吸链，而是通过调控线粒体中游离钙离子浓度引起 ROS 生成增加，继而造成细胞损伤，且 ROS 生成增加和线粒体钙离子增加存在正反馈调节作用。ROS 生成增多可反作用调节钙离子浓度，这主要依赖于 ROS 对靶蛋白表达的局部调节，同时 ROS 的类型、作用时间也可影响钙离子释放（Bertero and Maack，2018）。钙离子处于平衡状态时不会引起细胞损伤，但一旦发生钙离子超载就会引起线粒体病理性改变，继而引起氧化损伤和线粒体功能障碍。提取大鼠肝脏线粒体的研究表明，使用呼吸链复合体抑制剂抗霉素 A 和鱼藤酮时，可增加细胞内钙离子含量，同时伴有 H_2O_2 生成增加。ROS 增加可使线粒体膜去极化，线粒体自身发生肿胀、基质内容物流出，这种级联反应又可抑制呼吸链传递，使线粒体复合体 I、III、IV 的活性降低，增加 ROS 生成。

2. 可上调钙调蛋白表达，激活钙调蛋白激酶

外源化学物还可以通过增加钙调蛋白表达，继而激活钙调蛋白激酶，后者可以加速 ROS 生成和 MPTP 开放。而激活钙调蛋白脱氢酶活性，可转移更多的电子进入呼吸链传递过程，加速氧化磷酸化过程。钙调蛋白过表达可进一步激活氧化磷酸化过程中的重要蛋白质，如定位于线粒体外膜的 ATP 合酶的 δ 亚基。

3. 线粒体 MPTP 开放具有钙离子依赖性

钙离子超载可以诱导 MPTP 开放，外源化学物的 MPTP 开放机制之一是降低 MPTP 开放所需要的钙离子的阈值。也有研究发现，增加线粒体钙离子浓度，会引起 MPTP 开放，在多数情况下钙离子绝对浓度上升和钙离子导致的 MPTP 开放阈值下降会同时发生。而加入环孢素 A 可阻止钙调蛋白诱导的线粒体膜去极化和钙离子漏出（Ninomiya-Tsuji，2018）。

纯化后的 VDAC 转染入脂质体可以增加线粒体膜对钙离子的通透性，VDAC 可与钌红、LA^{3+} 等钙离子通道拮抗剂结合，从而抑制游离钙离子通过线粒体膜，尤其是加入钌红后钙离子的摄取和释放明显被抑制。在正常生理情况下，细胞外膜镁离子与谷氨酸门控通道受体结合，细胞膜可通过 Na^+-K^+-ATP 酶将钙离子泵出细胞外，细胞膜快速复极，但在 ATP 合成不足时，谷氨酸释放增加使该离子通道受到抑制，一旦 *N*-甲基-D-天冬氨酸受体（NMDAR）激活就会导致大量钙离子内流，导致进一步除极和胞内钙离子超载，另外钙离子超载激活凋亡级联反应，导致细胞凋亡。在许多病理状态下，NMDAR 的过度兴奋会诱发钙离子内流，使神经细胞线粒体膜发生持续去极化，钙稳态失调，表现出明显的神经毒性。在外界应激作用下，线粒体膜通透性改变的程度决定了细胞最终的结局是自我修复、程序性死亡还是坏死（Orrenius et al.，2015）。

4. 线粒体电子呼吸链传递障碍可加重钙离子外流

游离的钙离子可以使细胞色素 c 脱离线粒体内膜，竞争性地占据细胞色素 c 在磷脂膜上的结合位点。线粒体钙离子浓度的变化可以促使膜通透性改变，形成细胞色素 c 流出的孔道。酸性环境下钙离子对线粒体膜通透性的影响较小，而加入抗氧化剂也可以抑制这种作用。钙离子还可以直接作用于线粒体膜，使膜结构发生改变，造成 ROS 生成增加。钙超载可以刺激一氧化氮合酶（NOS）活性，代谢产物 NO^- 和 $ONOO^-$ 可抑制复合体 V 活性。

除 ROS 生成增加外，钙稳态失调还可导致线粒体 MPTP 开放、细胞色素 c 释放，而细胞色素 c 的释放是线粒体功能受损的标志现象。细胞色素 c 是电子呼吸链复合体 III 的重要组成部分，缺失会引起电子传递障碍，导致电子漏的发生，同时伴有复合体 III 和复合体 IV 活性降低，继而影响正常能量代谢。释放入细胞质中的细胞色素 c 可激活 caspase 家族，启动细胞凋亡过程（Ninomiya-Tsuji，2018）。

5. 上调氧化磷酸化相关酶表达

钙超载使电子呼吸链复合体各种酶的氧化磷酸化表达上调，活性增强，传递大量电子，增加氧耗，此过程中同时伴有 ROS 产生。外源化学物可导致细胞缺氧，有氧代谢降低，无氧酵解增强，而无氧酵解产生 ATP 的能力较差，因此，当细胞需要提供原有强度的收缩力时就需要较高的钙离子浓度，此时就会发生钙离子超载。线粒体内游离钙离子浓度升高时，也会伴有氧耗的增加。

线粒体钙离子的主要功能是加速氧化磷酸化过程和生成 ATP。其浓度主要是线粒体基质钙离子浓度调节的，而不受细胞质中钙离子浓度的影响。我们可通过靶向钙结合蛋白 S100G 来调节基质中钙离子浓度的升高。基质中的钙离子可作为第二信使控制 NADH 的形成、呼吸链的传递、ATP 的生成。基质中的钙离子刺激信号依赖的激素分泌。线粒体钙离子超载可作为重要信号调节细胞对胰岛素等激素和醛固酮类物质的应答（Ninomiya-Tsuji，2018）。

三、外源化学物所致线粒体的氧化应激

氧化应激（oxidative stress）是指 ROS 的生成和**抗氧化防御系统**（antioxidant defense system）之间的一种不平衡状态。这种不平衡状态的诱因可能是外源化学物所致的 ROS 过度生成超过了抗氧化防御系统的清除能力，也可能是抗氧化防御系统的活性受到抑制。ROS 异常生成能刺激抗氧化防御系统的激活以拮抗 ROS 的损害作用，但 ROS 生成过量或过快则导致机体的抗氧化机制失活而引发细胞毒性。

（一）线粒体与 ROS 生成

作为呼吸链终端的电子受体,氧通过参与合成 ATP 的氧化磷酸化反应而维持细胞基本的能量代谢作用,同时氧亦可通过化学反应生成 ROS 而造成细胞损伤甚至死亡。线粒体电子传递链(ETC)上电子迅速有效的传递在增加线粒体膜电位的同时也增加 ROS 的生成。已有大量研究证实可以促进 ROS 产生的因子包括细胞膜上 NADPH 氧化酶,**过氧化物酶体脂质代谢(peroxisomal lipid metabolism)**,细胞内酶如**环氧合酶(cyclooxygenase,COX)**,但绝大多数 ROS 源自线粒体功能紊乱。线粒体来源的 ROS 的生成与线粒体呼吸链复合体(mitochondrial respiratory chain complex,MRCC)参与的氧化磷酸化过程密切相关。生理状态下细胞呼吸过程中产生的 ROS 主要来自 MRCC I 和 III,但来自 MRCC II 的也有报道。MRCC I 的 NADH 脱氢酶是电子漏的主要位点,位于线粒体内膜的基质侧,而 MRCC III 已被证实可向线粒体内膜的双侧漏出电子。线粒体 ETC 上与电子漏的漏出位点相隔最近的蛋白质组分也最易受到氧化损伤危害。氧化应激不可避免地与线粒体功能异常联系在一起,因为线粒体既是 ROS 主要产生细胞器也是 ROS 的主要毒作用靶点(Bertero and Maack,2018)。

（二）线粒体的抗氧化防御系统

线粒体在生物进化过程中形成了自身的一套抗氧化防御体系,主要包括低分子量的活性氧清除剂如还原型**谷胱甘肽(glutathione,GSH)**及催化降解过氧化物和氢过氧化物的有关酶类。线粒体内主要的抗氧化酶包括锰超氧化物歧化酶(MnSOD)、谷胱甘肽过氧化物酶(GPx)、谷胱甘肽 S-转移酶(GST),抗氧化酶系可以抑制 ROS 的过度产生并有效地阻止其对线粒体内膜结构的损伤或攻击。

（三）线粒体氧化应激与细胞凋亡

外源化学物作用后无论是 ROS 的过度产生还是抗氧化防御体系的活性下降,其最终的结果都是导致细胞内 ROS 的大量堆积,引起不同程度的细胞毒性反应,并造成细胞线粒体生物大分子如脂质、蛋白质及 DNA 的氧化损伤,最终引发如衰老、凋亡及癌症等各种结局。外源化学物所致的细胞凋亡一直是毒理学的研究热点,而线粒体氧化应激导致的 ROS 过量产生在凋亡的发生发展中发挥了极其重要的作用。

1. ROS 活化核转录因子

在生理状态下**核因子 κB(nuclear factor-κB,NF-κB)**因与其抑制蛋白(IκB)绑定结合而处于失活状态,外源性可诱导 IκB 磷酸化而导致 NF-κB 的激活。氧化应激与 NF-κB 的激活密切相关,因为 ROS 的大量堆积可诱导蛋白激酶 C(PKC)的激活,后者直接磷酸化 IκB 而导致其与 NF-κB 解离,NF-κB 的核定位序列暴露后被活化。此外,ROS 还可通过氧化还原因子-1(redox factor-1)控制 NF-κB 的激活。NF-κB 被激活后马上**转位(translocate)**进入细胞核,与 DNA 启动子上特定的认知序列结合,通过促进基因转录而诱导细胞凋亡的发生。

2. ROS 激活 p53

氧化应激中 p53 的激活与 mtDNA 的损伤相关。DNA 的断裂损伤可激活 DNA 依赖的蛋白激酶（DNA-PK）和一种丝氨酸/苏氨酸激酶——**毛细血管扩张性共济失调突变**（**ataxia telangiectasia mutant，ATM**）**蛋白**，两种激酶共同催化酪氨酸激酶 c-Ahl 使其发生磷酸化而失活后与 p53 结合增强其稳定性。p53 的促凋亡效应分为转录依赖性和非转录依赖性。p53 下游的靶基因包括 *Bax*、*Puma*、*Noxa*、*Apaf-1* 及 *Fas* 等都是凋亡过程中的重要参与者，p53 通过促进这些凋亡相关基因的转录而调控凋亡。p53 非转录依赖性凋亡既发生于细胞质中也发生于线粒体中，在外来刺激的作用下，p53 迅速在线粒体聚集而引发下游的一系列凋亡事件。p53 能通过诱导 BAK 的构象发生变化而直接激活 BAK 进而导致细胞色素 c 的释放。此外，在凋亡过程中被激活的 caspase-3、caspase-6、caspase-7 等可直接切割 p53，这些切割后的 p53 片段可直接转位到线粒体，并诱导细胞凋亡的发生。

3. ROS 激活 MAPK 通路

丝裂原激活的蛋白激酶（**mitogen-activated protein kinase，MAPK**）的主要作用是将细胞外刺激信号传递给细胞核，是细胞内重要的信号转导系统，参与细胞增殖、分化及凋亡等过程。MAPK 通路主要包括 4 条：**细胞外信号调节激酶**（**extracellular signal-regulated protein kinase，ERK**）**通路**、**c-Jun 氨基端激酶**（**c-Jun N-terminal kinase，JNK**）/**应激活化的蛋白激酶**（**stress-activated protein kinase，SAPK**）**通路**、ERK5/**大丝裂原激活的蛋白激酶 1**（**big MAP kinase 1，BMK1**）**通路**及 p38MAPK 通路。其中，JNK/SAPK 及 p38MAPK 两条通路的激活多与氧化应激相关，因此又称为 MAPK 应激信号通路，在细胞凋亡的调控中发挥极其重要的作用。氧化应激发生后 MAPK 信号通路被激活的机制是 ROS 的过量产生诱导细胞膜钙离子通道开放，钙离子内流增加而抑制**蛋白磷酸酶2A**（**protein phosphatases 2A，PP2A**）及 PP5 活性，磷酸化 MAPK 通路成员 JNK、Erk 及 p38 等使其激活。目前认为 p38MAPK 调控凋亡的方式主要包括：增强**癌基因**（**oncogene**）*c-myc* 的表达、磷酸化 P53、诱导 BAX 转位、增强 TNF 的表达、参与 Fas/FasL 介导的凋亡等。JNK/SAPK 信号通路的激活引起细胞凋亡的机制与诱导 FasL 表达、调控凋亡相关基因差异表达、改变细胞内钙稳态及激活 caspase 家族蛋白有关。

4. ROS 与细胞周期阻滞

ROS 在细胞周期的调控中起重要作用。细胞周期（cell cycle）分为 G_1 期（DNA 合成前期）、S 期（DNA 合成期）、G_2 期（DNA 合成后期）、M 期（细胞分裂期）。已有研究证实 ROS 过度生成导致 G_2/M 期细胞周期阻滞，其机制为 ROS 激活 p53，后者转录性诱导细胞周期检查点激酶 CHK1 过表达及细胞周期调控因子 Cdc25c 的抑制，最终引发细胞周期阻滞。此外，p53 也可以通过诱导**生长阻滞和 DNA 损伤基因 45**（**growth arrest and DNA damage gene 45，GADD45**）的表达而抑制细胞周期蛋白 B1、转录性调控 G_2

期检查点蛋白 BubR1 的活性，从而诱导 G₂/M 期细胞周期阻滞。p53 诱导 S 期细胞周期阻滞的机制与抑制 S 期相关基因 *CDK2* 的表达有关，而诱导 G₁ 期细胞周期阻滞与转录性激活 p21 有关。外源化学物作用后细胞周期阻滞发生的类型与外源化学物的毒作用方式及细胞类型有关。若细胞内 ROS 未过度积聚，则细胞周期阻滞是可逆的；若发生细胞周期阻滞后细胞内的 ROS 仍持续大量增加，则此时除伴有 p53 及 p21 的激活外，细胞内**泛素化（ubiquitination）**过程也被干扰，引发细胞周期蛋白功能紊乱、蛋白酶体降解及蛋白质脂质过氧化。在细胞功能紊乱的情况下，细胞将发生所有周期（G₁、S 及 G₂/M）的细胞周期阻滞，细胞周期进程受阻引发正常的分裂增殖过程受阻，细胞生命代谢终止而最终导致细胞凋亡的发生。抗氧化剂如 *N*-**乙酰-L-半胱氨酸（*N*-acetyl-L-cysteine，NAC）、谷胱甘肽（glutathione，GSH）**及**过氧化氢酶（catalase，CAT）**等能抑制细胞凋亡的发生。抗氧化剂的抗凋亡机制主要包括清除 ROS、维持 ΔΨ_m、阻止细胞色素 c 释放及上调 *Bcl-2* 的表达等。

四、外源化学物损伤线粒体氧化磷酸化过程

线粒体是细胞中的能量加工厂，是细胞呼吸和能量代谢的中心，它含有细胞呼吸所需要的各种酶和电子传递的载体。线粒体也是对外源化学物所致的生物损伤最为敏感的细胞器。**氧化磷酸化（oxidative phosphorylation）**是指电子从**烟酰胺腺嘌呤二核苷酸（nicotinamide adenine dinucleotide，NADH）**或还原型黄素腺嘌呤二核苷酸（reductive flavin adenine dinucleotide，FAD）递氢体经**电子传递链（electron transfer chain，ETC）**传递给分子氧生成水，并偶联 ADP 和 Pi 生成 ATP 的过程。当外源化学物引起线粒体氧化磷酸化的载体、酶损伤或使氧化与磷酸化脱偶联时，会干扰线粒体的氧化磷酸化功能，导致 ATP 的合成障碍（图 15-4）（Meyer et al.，2017；Ninomiya-Tsuji，2018）。

（一）外源化学物直接抑制线粒体电子传递链

电子传递链（ETC）是存在于线粒体内膜上的、由一系列可作为电子载体的酶复合体和辅助因子按照对电子亲和力逐渐升高的顺序组成的电子传递系统，是能量代谢作用中至关重要的组成部分。电子传递的抑制在某种程度上意味着氧化磷酸化过程的紊乱、细胞能量代谢的障碍，可导致细胞生命的终结。

1. 直接干扰电子传递链功能

在对线粒体呼吸功能的研究中，ADP 存在时的线粒体呼吸状态称为**态 3 呼吸（state 3 respiration，ST3）**，而 ADP 缺乏或无 ADP 存在时的线粒体呼吸状态称为**态 4 呼吸（state 4 respiration，ST4）**，正常生理情况下 ST3 呼吸和 ST4 呼吸是交替进行的。在线粒体 ETC 上电子传递给氧的过程中，并非所有的氧分子都是通过细胞色素氧化酶的作用接受 4 个电子还原为水的。在 ST4 呼吸中，分子氧可在 MRCC I 和 III 中接受一个漏出的单电子，导致电子漏（electron leakage），继之生成超氧阴离子自由基（O₂·⁻），可进一步生成氢过氧自由基（HO₂⁻）、过氧化氢（H₂O₂）、羟自由基（·OH）等活性氧（ROS）。线粒体内

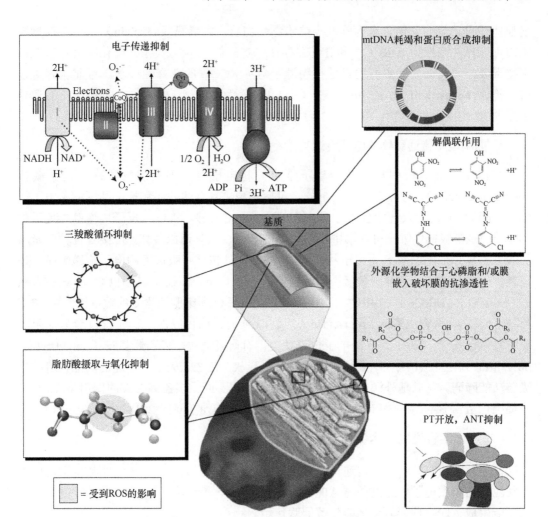

图 15-4　线粒体功能可以通过许多不同的方式受到损害，如电子传递链蛋白、载体的抑制，解偶联，代谢途径抑制，mtDNA 耗竭，蛋白质合成抑制。ANT. 腺嘌呤核苷酸转位酶；PT. 通透性转换（Will and Dykens，2009）（彩图请扫封底二维码）

的 ROS 主要来自氧化磷酸化，而 ETC 上有 20% 的电子漏来源于 MRCC Ⅰ，80% 来源于 MRCCⅢ。正常生理情况下线粒体中产生的 ROS 可被基质侧的超氧化物歧化酶（SOD）和谷胱甘肽过氧化物酶（GPx）等消除，使之在体内保持低浓度平衡。某些外源化学物如重金属锰（Mn）及抗凝药氯吡格雷（clopidogrel）的代谢产物等对线粒体有特殊的亲和力，可直接干扰并抑制 ETC 的电子传递，使大量电子漏漏出而增加线粒体氧自由基负荷，造成线粒体损伤及氧化磷酸化障碍（Meyer et al.，2017；Ninomiya-Tsuji，2018）。

2. 抑制线粒体呼吸链复合体酶活性

线粒体呼吸链复合体（mitochondrial respiratory chain complex，MRCC）的主要功能是生物氧化，包括 MRCC Ⅰ、Ⅱ、Ⅲ和Ⅳ，它们与被称为 MRCC Ⅴ 的 ATP 合酶（F_0F_1-ATP synthase）相偶联，共同完成氧化磷酸化过程。MRCC 的活性变化能直接反映线粒体呼吸功能的变化。作为肝脏线粒体毒性物质，**丙烯醛（acrolein）**在一定剂量范围内可选择性地抑制 MRCC Ⅰ 和 Ⅱ，并存在一定的剂量-反应关系。硫化物具有普遍的生物毒性，研究认为其主要的毒性损害源于对 MRCCⅣ 的选择性抑制。目前认为重金属**六价铬[hexavalent chromium，Cr（Ⅵ）]**的毒性机制为特异性抑制 MRCC Ⅰ 后诱导大量 ROS 生成，后者活化 caspase-3 后导致细胞凋亡。

3. 抑制电子传递载体的电子传递功能

在电子传递过程中与释放的电子结合并将电子传递下去的物质称为**电子载体（electron carrier）**。呼吸链的主要组分除包括 4 种酶复合体外还包括 2 种可移动电子载体即辅酶 Q（CoQ）及**细胞色素 c（cytochrome c，Cyt c）**。CoQ 在电子传递链中处于中心地位，是呼吸链中唯一可在膜中迅速移动的非蛋白氧化还原载体，可接受各种黄素酶类脱下的氢。细胞色素 c 将电子从 CoQ 传递给氧，按照呼吸链上的电子传递顺序，呼吸链中至少包含了 5 种细胞色素，即细胞色素 b、c1、c、a、a3。其中以 Cyt c 最被人熟知。MRCC Ⅰ、MRCC Ⅱ、MRCCⅢ、MRCCⅣ、辅酶 Q 和细胞色素 c 的数量比为 1：2：3：7：63：9。**杀青虫素 A（piericidin A）**是 CoQ 的结构相似物，可与 CoQ 竞争而阻断正常的电子传递，抑制 CoQ 的电子传递功能。有研究证实，**多乙烯多胺（polyethylene polyamine）**可直接诱导 Cyt c 从电子传递链上释放，使之丧失电子传递的功能，造成呼吸链功能障碍。与其他外源化学物诱导 Cyt c 释放不同，多乙烯多胺的作用与 caspase 及促凋亡蛋白 BAX 无关（Meyer et al.，2017；Ninomiya-Tsuji，2018）。

（二）外源化学物使线粒体氧化磷酸化解偶联

在完整的线粒体中电子传递与磷酸化是紧密偶联在一起的，当某些外源化学物作用于线粒体后导致电子传递过程与 ATP 形成过程分开不再偶联时，线粒体只进行电子传递而不能生成 ATP，称为氧化磷酸化解偶联作用。

1. 增强解偶联蛋白活性

线粒体内膜上有独特的调节质子跨膜转运作用的阴离子转运蛋白即**解偶联蛋白（uncoupling protein，UCP）**，可驱散质子电化学梯度，使呼吸链与 ATP 的合成解偶联。氧化与磷酸化处于解偶联状态后，氧化释放出来的能量全部以热的形式散发，所以 UCP 除调节线粒体的能量平衡外，对于生理情况下维持体温也十分重要。目前已发现的 UCP 家族成员有 5 种，为 UCP-1—UCP-5，它们广泛分布于人体的各种组织和器官中，其基因结构在种属间高度保守，以对 UCP-2 的研究最多。在正常生理状态下，UCP-2 可直接调节线粒体膜电位，减少 ROS 的生成以及氧化应激的发生。目前已经证实 UCP-2 既是细胞死亡的调节因子，也是细胞存活的调节因子，其作用的发挥取决于外源性刺激的方式以及细胞内信号通路的激活情况。在机体缺氧等应激状态下，细胞内 UCP-2 的表达明显增加，通过调节细胞内氧化还原系统减少 ROS 的产生而发挥对线粒体氧化损伤的保护作用。另外，被明显激活或过表达的 UCP-2 可导致线粒体膜电位（mitochondrial membrane potential，MMP，$\Delta\Psi_m$）的崩溃，并伴随着线粒体 NADH 活性的明显下降以及 ATP 的耗竭，最终引发细胞死亡，且多为坏死。研究发现某些神经毒物如甲基苯丙胺（methamphetamine）以及红藻氨酸（kainic acid）等可明显上调脑细胞中 UCP-2 的表达，导致线粒体氧化磷酸化功能紊乱、ATP 耗竭而导致细胞坏死。

2. 导致氧化磷酸化解偶联的化学物

某些外源化学物（解偶联剂）可抑制 ADP 形成 ATP 的磷酸化作用，但不抑制电子传递，使电子传递产生的能量全部以热的形式散发，即氧化可进行而磷酸化不能进行，导致氧化过程与磷酸化作用不偶联。能使线粒体氧化与磷酸化解偶联的物质称为**解偶联剂（uncoupler）**。解偶联剂通常为离子载体或通道，能增大线粒体内膜对 H^+ 的通透性，破坏或消除跨内膜的质子梯度。解偶联时促进电子传递的进行，使得 O_2 的消耗加大。常见的解偶联剂为 **2,4-二硝基酚（2,4-dinitrophenol，DNP）** 以及羰基-氰-对-三氟甲氧基苯肼（FCCP），它们通过刺激 ATP 水解而阻断底物氧化和磷酸化生成 ATP 之间的联系，使氧化与磷酸化解偶联。

（三）外源化学物直接抑制 ATP 合成过程

某些外源化学物可直接抑制 ATP 的合成而导致氧化磷酸化障碍、能量代谢衰竭，直接引起细胞死亡。外源化学物抑制 ATP 合成的方式包括直接抑制 ATP 合酶活性和阻断 ATP 的合成过程。

1. 抑制 ATP 合酶活性

ATP 合酶由镶嵌于膜内的 F_0 部分以及突出线粒体膜外的 F_1 部分共同组成，后者是催化 ATP 水解与合成的活性部位。正常情况下，当质子顺电化学梯度流动时，F_1 的主要作用是催化 ATP 的合成，而当没有氢离子梯度经过质子通道 F_0 时，F_1 的作用则转变为催化 ATP 的水解过程。目前已知的针对 F_1 部分的抑制剂包括**轮霉素 B（aurovertin B）、8-氯腺苷（8-chloroadenosine，8-Cl-Ado）、2,3,7,8-四氯代二苯并-*p*-二噁英[2,3,7,8-tetrachlorodibenzo-*p*-dioxin，TCDD]及亲环蛋白 D（cyclophilin D）**，这些外源物可直接与 ATP 合酶**结合（binding）**并抑制其活性，从而使细胞内 ATP 的合成量大大减少，造成能量代谢障碍。

2. 阻断 ATP 的合成过程

某些外源化物如 H^+ 阻断剂和离子载体抑制剂可阻断 ATP 的合成过程而抑制 ATP 的合成，引发细胞能量耗竭。①H^+ 阻断剂：某些化学物如**寡霉素（oligomycin）**可阻止膜内空间中的 H^+ 通过 ATP 合酶的 F_0 进入线粒体基质，这样不仅阻止了 ATP 的合成，还会维持和加强质子动力势能，对电子传递产生反馈抑制，O_2 的消耗相对降低。与解偶联剂的区别就在于这类抑制剂不仅抑制 ATP 的合成，而且抑制 O_2 的消耗。②**离子载体抑制剂（ionophore depressant）：缬氨霉素（valinomycin）**与阳离子 K^+ 结合生成脂溶性复合体，使 K^+ 较易通过内膜而进入基质，同时在转运阳离子到基质的过程中降低了质子动力，消耗了自由能从而抑制 ATP 的合成，造成线粒体氧化磷酸化障碍。

（四）线粒体氧化磷酸化障碍与细胞凋亡

1. 细胞色素 c 的释放与细胞凋亡

细胞色素 c（cytochrome c，Cyt c） 是线粒体 ETC 上传递电子的载体。正常情况下约 95% 的 Cyt c 存在于线粒体嵴内腔，其余存在于线粒体膜腔室，不能透过线粒体外膜。研究发现，线粒体释放的 Cyt c 在细胞凋亡发生的早期即停止参与电子传递，先从 ETC 上游游离出来，而后才被释放入细胞质。目前认为 Cyt c 的释放与线粒体膜**通透性转换孔（permeability transition pore，PTP）**和 Bcl-2 家族蛋白相关。PTP 是由多蛋白复合体形成的高电导性非选择性通道，主要由**电压依赖性阴离子通道（voltage-dependent anion channel，VDAC）**、**腺嘌呤核苷酸转位酶（adenine nucleotide translocase，ANT）**、亲环蛋白 D 及肌酸激酶所组成。在通常状态下，PTP 呈交替开放状态，仅允许小分子量物质通过，对维持线粒体内的电化学平衡及稳定状态发挥了重要作用。在凋亡信号的诱导下，PTP 呈持续开放状态，基质通透性肿胀，外膜破裂，Cyt c 释放出来。Bcl-2 家族蛋白是细胞凋亡过程中的重要调控因子，根据其功能的不同分为抗凋亡蛋白（Bcl-2、Bcl-XL）和促凋亡蛋白（BAX、BID、BAK）两类。BAX 可插入脂质双分子层形成离子通道。BAX 也可与 VDAC 相互作用在脂质膜上形成足够容纳 Cyt c 的特异性通道而介导 Cyt c 的释放。此外，BAX 可作用于 PTP 相关蛋白 ANT 诱导 PTP 开放而促进 Cyt c 释放。当细胞凋亡时，PTP 能将 BAX 蛋白集中在自身周围，使形成的通道孔径更大，这个非选择性通道的持续开放使得跨内膜的 H^+ 梯度消失并使氧化磷酸化解偶联。而位于线粒体膜的 Bcl-2 蛋白有利于保持 PTP 的关闭状态，维持线粒体膜电位而阻止凋亡早期阶段从开放的 PTP 释放凋亡因子。Bcl-2、Bcl-XL 可直接与 VDAC 结合抑制 PTP 开放。Cyt c 能与**凋亡蛋白酶激活因子-1（apoptosis protease activating factor-1，Apaf-1）**以及 caspase-9 形成凋亡体，在 ATP 存在的条件下激活 caspase-3、caspase-6、caspase-7 而导致细胞凋亡的发生。Cyt c 释放入细胞质说明 ETC 损伤严重，Cyt c 的缺失或功能障碍也会导致 ETC 电子传递中断，加剧细胞损伤。对 Cyt c 与凋亡的分子机制进行研究可以为治疗与凋亡失调相关的疾病如肿瘤、神经元变性疾病及自身免疫性疾病等奠定基础（Meyer et al.，2017；Ninomiya-Tsuji，2018）。

2. 线粒体膜电位在细胞凋亡中的改变

$\Delta\Psi_m$ 是线粒体内膜的质子不均匀分布产生的，与细胞的氧化磷酸化状态密切相关。电子经呼吸链传递的同时将质子从线粒体内膜的基质侧泵到内膜外，线粒体内膜不允许质子回流，因此造成膜内外的电化学梯度，这里既有 H^+ 浓度的梯度，又有跨膜电位差。在各种外来因素诱导的细胞凋亡中，线粒体 $\Delta\Psi_m$ 下降是凋亡早期特征性事件，$\Delta\Psi_m$ 改变早于凋亡时细胞的形态学改变、DNA 损伤、caspase 家族激活等。一旦发生 $\Delta\Psi_m$ 的丧失，细胞就马上进入不可逆的凋亡过程，研究发现，如果早期能抑制 $\Delta\Psi_m$ 的降低，可阻抑细胞凋亡的发生。线粒体 $\Delta\Psi_m$ 是反映线粒体内膜通透性的最佳指标之一。线粒体膜通透性的增加直接导致线粒体膜间质的阳离子持续进入基质中，内膜两侧离子梯度消失而使 $\Delta\Psi_m$ 消失。线粒体 ETC 上的电子不能正常传递，氧化磷酸化解偶联后 ATP 合成停止，大量促凋亡蛋白释放到细胞质中最终引发细胞凋亡（Meyer et al.，2017；Ninomiya-Tsuji，2018）。

3. ATP 合成障碍与细胞凋亡

毋庸置疑，ATP 的耗竭使得细胞由于能量的耗竭而死亡，但受到外源性刺激后细胞内的 ATP 水平决定了细胞的死亡方式。在细胞内 ATP 充足时，细胞消耗 ATP 后发生主动死亡即凋亡以清除受损细胞，而细胞坏死则是细胞在缺乏 ATP 时因缺乏能量无法启动凋亡程序而发生的一种被动死亡。例如，Cyt c 是细胞凋亡发生的闸门，能通过调节细胞能量代谢来决定细胞死亡方式。当细胞内 ATP 维持适当水平时，Cyt c 释放后可通过激活 caspase 来介导细胞的凋亡；如果细胞内 ATP 不能维持适当水平，Cyt c 释放后则细胞发生坏死。ATP 具有调控细胞能量代谢和凋亡的双重功能。此外，有研究证实氧化磷酸化的解偶联可激活 Fas 死亡通路，继而激活 caspase-8 而使细胞发生凋亡。

（五）外源化学物致线粒体氧化磷酸化障碍与疾病

先天性乳酸血症以及乳酸酸中毒的常见病因为线粒体能量代谢障碍，包括 MRCC 缺陷或活性降低、呼吸链功能紊乱及 ATP 合酶缺乏等。由于疾病主要侵犯高需氧量的器官如脑及骨骼肌等，患儿常出现精神运动发育迟缓、共济失调及失明的症状。莱伯病是一种在青中年人群中发病率较高的疾病，其发病与氧化磷酸化系统障碍密切相关，表现为患者双侧视力下降，伴随全身性进行性肌张力障碍。目前，线粒体病的诊断依据之一是对患者进行肌肉活检，或取皮肤进行成纤维细胞体外培养，之后提取线粒体检测，发现 MRCC 的活性降低。

五、外源化学物影响线粒体膜的通透性

（一）线粒体膜及其通透性

线粒体膜（mitochondrial membrane）是指线粒体外围包有的脂质双层膜结构，因功能的不同分为外膜和内膜，外膜完整地包裹着线粒体，内膜内褶形成嵴，并将线粒体隔为两个区域，即线粒体基质和膜间隙。

线粒体内、外膜均由脂质双分子层组成，其中镶嵌有蛋白质，但内膜与外膜具有不同的特征，外膜约 50%由磷脂组成，同时外膜包含多种称作"孔道蛋白"的整合蛋白，具有相对大的内部通道（直径 2—3nm），允许相对分子量在 10 000 以下的物质通过，包括离子和一些小分子多肽。而线粒体内膜含有 100 多种不同的多肽，蛋白质与磷脂的比例约为 0.8：0.2，此外，内膜富含一种少见的心磷脂，是细菌质膜所特有的。由于内膜不含孔道蛋白，通透性很小，内膜两侧的物质一般需借助特殊跨膜转运蛋白作为载体。

研究表明，**线粒体膜通透性（mitochondrial membrane permeabilization，MMP）**是细胞生存与死亡的关键。线粒体膜通透性对于维持线粒体基质和胞质间渗透压梯度，以

及线粒体正常的能量代谢和物质交换具有重要的生物学作用，它充当着线粒体内外信息交流的枢纽。线粒体膜通透性被认为是许多程序性细胞死亡过程的早期阶段（Brenner and Moulin，2012），某些化学诱变剂、医用药物和电离辐射可通过破坏线粒体膜通透性，导致细胞凋亡相关因子如细胞色素 c、凋亡诱导因子等的释放，激活内源性凋亡通路即线粒体依赖性凋亡通路。Bcl-2 家族蛋白中的促凋亡蛋白和抗凋亡蛋白、线粒体通透性转换孔复合体中的蛋白质，以及包括线粒体脂质在内的多种相互作用要素均可影响 MMP 的变化。此外，中间代谢产物、氧化还原过程、鞘脂类离子梯度、转录因子、激酶及磷酸酶，与源自不同线粒体亚细胞隔室的相关信号相联系（Bonora et al.，2015）。因此，线粒体使多种促凋亡信号成为一体，一旦改变 MMP，将引起异化水解酶和包括 caspase 在内的凋亡活化因子从线粒体释放出来，引起线粒体能量代谢和氧化还原功能的障碍，最终导致细胞死亡。由缺血/再灌注、外源化学物中毒、神经退行性病变及病毒性感染引起的病理性细胞死亡也依赖于 MMP 的关键性作用（Bonora et al.，2015）。因此 MMP 的抑制为预防和减少细胞死亡提供了重要的药物治疗方案，而在肿瘤细胞中提高 MMP 可成为癌症化疗的目标。

（二）外源化学物引起线粒体膜通透性的改变

外源化学物能够影响线粒体的多项生理功能，如膜电位（$\Delta\psi_m$）的稳定性、呼吸链电子传递、氧化磷酸化、ATP 生成以及 ROS 的产生等。通常这些功能的改变会导致线粒体解偶联与 MMP 改变，最终导致细胞死亡。重金属如铅、铬、汞、镉，以及亚砷酸盐、水杨酸盐、对乙酰氨基酚等均能通过影响膜**通透性转换孔复合体**（**permeability transition pore complex，PTPC**）的变化来产生细胞毒性。另外，有些毒物包括鱼藤酮、抗霉素 A 及百草枯等能够抑制线粒体呼吸链功能。因此，线粒体 $\Delta\Psi_m$、基质肿胀及酶活性可作为细胞毒性的效应性生物标志。线粒体损伤机制研究成果已在药物开发或药物药理学作用及毒理学安全性评价中得到应用。例如，Woollacott 和 Simpson（2001）基于用 JC-1 荧光探针检测膜电位（$\Delta\Psi_m$）和钙黄绿素（calcein）释放的方法检测 PTP 开放，建立了 100 000 种化学分子的毒理学筛选方法。另外，Lemasters 等（1997）建立了一种同时检测通透性转换（PT）、线粒体肿胀和 Ca^{2+} 摄取的微孔板分析法。这些检测方法的建立基于 MMP 是决定细胞生死"总开关"的假设。因此，毒素诱导 MMP 损害的抑制药物可能用于治疗中毒引起的急性细胞死亡。例如，在啮齿类动物模型中，**环孢素 A（cyclosporin A，CsA）**能够降低由**苍术苷（atractyloside）**或对乙酰氨基酚（**acetaminophen**）等化学物引起的急性肝肾毒性（Meyer et al.，2017；Ninomiya-Tsuji，2018）。

线粒体膜通透性的改变是由外膜和内膜的分子通透性改变引起的。正常情况下，线粒体外膜允许代谢物通过，而蛋白质不能透过外膜，意味着一旦检测到从膜间隙转位到线粒体外的蛋白质，就说明线粒体外膜的通透性发生了变化；相反，线粒体内膜通常允许离子和水分子透过，使线粒体内膜呈负电性，维持一定的质子梯度，一旦其发生改变，低分子量溶质从内膜流出，就表明内膜的通透性发生了变化。外源化学物导致线粒体膜通透性改变的机制如下。

1. 线粒体外膜通透性改变的机制

（1）BAX/BAK 介导的膜通透性改变

Bcl-2 是一个家族蛋白的基本结构蛋白,至少包含一个 Bcl-2 同源结构域。根据用途,Bcl-2 家族蛋白分为三类,即含 4 个同源（homology）结构域（BH1、BH2、BH3 和 BH4）的抗凋亡多结构域蛋白（Bcl-2、Bcl-XL）、含三个同源结构域（BH1、BH2 和 BH3）的凋亡前体多结构域蛋白（BAX、BAK）,以及仅含 BH3 结构域的凋亡前体蛋白（BID、BAD）。某些亚组成员拥有羧基端的跨膜结构域,能够介导其插入到线粒体外膜和细胞内其他膜性结构如内质网上。Bcl-2 样蛋白主要的作用部位可能是线粒体膜。一般来说,含 4 个同源结构域蛋白主要位于线粒体外膜,通过捆绑或者中和来自 Bcl-2 家族的凋亡前体蛋白,起到阻止 MMP 改变、保护线粒体的作用。同时,某些含 4 个同源结构域蛋白也会在内质网上起作用（Meyer et al.,2017；Ninomiya-Tsuji,2018；Siemen and Ziemer,2013）。

在正常细胞中,含 3 个同源结构域蛋白 BAK 以不活跃的单体形式存在于线粒体外膜上和 VDAC-2 相连,而 BAX 在胞质中通过和几种蛋白质如 Ku70 和缬氨酸偶联而静止存在。在多个不同的凋亡诱导模型中,至少两个中的一个含 3 个同源结构域蛋白（BAX 或 BAK）表达是 MMP 所必需的。因此,缺乏 *bax* 和 *bak* 的小鼠成纤维细胞对 MMP 的诱导具有高度耐受性,并阻断内源性细胞死亡通路的激活。*bax* 和 *bak* 基因沉默证明了它们在许多外源有害因素引起的线粒体功能损伤中具有决定性作用,如星孢菌素、紫外线、生长因子缺乏、依托泊苷、毒胡萝卜素、衣霉素等。

正常生理条件下 BAX 是一种细胞质蛋白。然而,当细胞凋亡被诱导时,BAX 插入到外膜上单独或和其他促凋亡蛋白如 BAX 或 tBID 共同作用形成超分子开放孔道。这些孔道开放可能由含 BAX 的同源寡聚化孔道的形成或脂质双分子层的不稳定性引起,导致外膜功能瞬间丧失。因此,BAX 在细胞凋亡中的作用需要重新考虑,如果 BAX 通过与 70kDa 的自身抗原 Ku（Ku70）及 Ku70 衍生的多肽类相互作用而留存在胞质内,能够有效地阻止线粒体损伤所导致的细胞凋亡。虽然,MMP 机制仍然存在争议,但可以确定的是 MMP 能够使 BAX 或 BAK（其氨基端暴露）的构象发生变化,使它们完全插入到线粒体膜作为同源寡聚化多聚体以及形成巨型蛋白通透性孔。然而,BAX 或 BAK 是如何找到它们到达线粒体的途径的,它们是否被外膜上具有特异性的脂质或蛋白质吸引,这仍然是一个需要继续研究的问题。据报道,BAX 转位到线粒体后,较大 BAX 寡聚体在线粒体附近迅速组织募集,BAX 在这些凋亡簇募集体中具有共同定位,其他 Bcl-2 家族成员包括 BID 和 BAD 则相反。现已报道,这些复合体的形成属于 caspase 非依赖性的,并且完全能够特异性地被 Bcl-XL 抑制（Siemen and Ziemer,2013）。

仅仅具有 BH3 结构域的蛋白通过两种不同的机制发挥其促凋亡作用。一些仅具有 BH3 结构域的促凋亡蛋白（如 Bad）能优先与含 4 个同源结构域蛋白相互作用,使它们从其他结合蛋白体上游离出来,转而促进 MMP。其他的促凋亡蛋白如 tBID 可直接激活含三个同源结构域蛋白,或者通过刺激 BAX 转位到线粒体膜,或者通过对 BAK 的局部作用而引发 MMP。因此,可能生产两种不同类型的 BH3 模拟性药物:一类是能够捆绑到多结构域的 Bcl-2 家族蛋白或者称为"BH3 受体"上的药物;另一类是仅能够捆绑到含 4

个同源结构域蛋白上的药物。因此，通过中和 Bcl-2 家族的抗凋亡蛋白来促进凋亡诱导。第二类 BH3 模拟性药物，在 BAX/BAK 依赖性凋亡中也可以捆绑到含三个同源结构域蛋白上，而直接诱导细胞凋亡（Meyer et al.，2017；Ninomiya-Tsuji，2018）。

如何通过 BAX/BAK 和/或 BAX/tBID 诱导线粒体膜中分子开放介导细胞色素 c 释放仍然是一个极具争议的问题。实际上，已有报道，基于提纯细胞内成分的体外实验（如重组脂蛋白体，阻断脂质膜）和细胞培养实验之间存在差异。但是支持脂质-蛋白质相互作用的重要性的证据逐渐增多，并且 BAX 或 BAK 简单地使膜的脂质双分子层不稳定的理论可能替代特异"孔道"形成的理论。虽然如此，但是要完全阐明 BAX/BAK 和/或 BAX/tBID 介导的线粒体外膜的通透性改变仍然需要进一步的研究。

据报道，BAX 与一些来自通透性转换孔复合体（PTPC）的蛋白如 ANT、VDAC 紧密协作诱导 MMP。这个理论已得到证实，如通过纯化的重组 BAX 和纯化的 ANT 或 VDAC 的电生理学试验。然而，基于分离的线粒体和脂质体的实验表明，BAX 能够使线粒体外膜通透性增加，并释放细胞色素 c，但此过程并不涉及包括 VDAC、ANT 或者亲环蛋白 D（CypD）的 PTPC 的任何关键成分。BAX 介导 MMP 的两种模型（PTPC 依赖型及 PTPC 非依赖型）并不相互排斥，它们可能共同存在于特定的促凋亡环境中。事实上，PTPC 对于 BAX 介导的 MMP 的作用可能取决于 BAX 的募集与寡聚化状态。相应地，只有当分离的线粒体中加入 BAX 达到一定的阈值时，BAX 才会促进环孢素 A 的敏感性通透性转换，引发线粒体去极化、线粒体肿胀、细胞色素 c 释放以及钙黄绿素截留于基质中。相反，当使用较低浓度的 BAX 时，并不能检测到线粒体肿胀与去极化（Meyer et al.，2017；Ninomiya-Tsuji，2018）。

Bcl-2 家族抗凋亡蛋白的作用方式也是一个存在争论的问题。有研究报道，Bcl-2 家族的抗凋亡成员可能简单地作为促凋亡蛋白的抑制剂来发挥作用，对其他线粒体蛋白没有任何独立影响。对 MMP 的抑制既可通过直接与 Bcl-2 家族的孔道形成蛋白相互作用，又可间接通过中和仅含 BH3 结构域的蛋白来实现。然而，有数据显示 Bcl-2 和 Bcl-XL 能够与线粒体的固定蛋白如 ANT 和 VDAC 相互作用。在体外实验中，细胞中 Bcl-2 过表达或在分离的线粒体中加入外源的 Bcl-2 能够降低通透性转换发生的概率。此外，重组的 Bcl-2 能抑制由纯化的 ANT 或 VDAC 构建在人工膜上所形成的孔道的通透性，然而能增加 ANT 对 ADP/ATP 逆向转运的活性。相应的，在体外实验中，阻断 BH3 结构域疏水腔的 Bcl-2 化学抑制剂能够使分离的线粒体易于发生通透性转换。上述资料的可能解释是 Bcl-2 样蛋白对线粒体的影响有两种，即抑制 BAX 与 BAK 形成的孔道，以及抑制由 PTPC（如 VDAC 和 ANT）形成的孔道（Meyer et al.，2017；Ninomiya-Tsuji，2018）。

总之，Bcl-2 家族促凋亡蛋白如 BAX 和 BAK 能够单独或者与 PTPC 蛋白协同诱导 MMP。因此，两种 MMP 机制可能同时存在，即 BAX 介导的线粒体外膜通透性作用可早期独立发生并直接作用于内膜；而 PTPC 介导的通透性同时涉及内膜。在不同的细胞死亡环节中这两条通路之间的协作和各自发挥作用的相对权重仍然存在争议。虽然如此，但两条途径最终都会不可逆地导致线粒体膜通透性发生改变、膜间隙内促凋亡蛋白释放、细胞器功能障碍及细胞凋亡。

（2）VDAC 介导的膜通透性改变

电压依赖性阴离子通道（voltage-dependent anion channel，VDAC）是外膜上最丰富的蛋白，具有特异性分子筛的作用，允许小于 5kDa 的分子透过外膜。最近研究证实 VDAC 开放是一个可调控的过程，VDAC 在物质分子（如 ATP、钙离子和其他离子）进出线粒体过程中表现出某种程度的特异性。Shimizu 等（1999）首次提到 VDAC 参与细胞凋亡，发现在人工构建的脂质蛋白体中重组 BAX 和 BAK 可加速 VDAC 的开放。此外，从突变酵母株提取的 *VDAC1* 缺失的线粒体中未观察到 BAX/BAK 诱导的 $\Delta\Psi_m$ 消失与细胞色素 c 释放的现象，而在 *VDAC1* 过表达的线粒体中可以观察到 $\Delta\Psi_m$ 消失与细胞色素 c 释放的现象。在同一个试验模型中，重组 Bcl-XL、Bcl-2 或者相关蛋白的 BH4 结构域的多肽类能够阻止 VDAC 开放和细胞色素 c 的释放。此外，人工合成的与细胞通透性有关的 BH4 多肽类在体内和体外实验中均被证实具有保护作用。更准确地说，在小鼠试验中，腹膜内注射 BH4 多肽能够较强地抑制 X 射线诱导的细胞凋亡，同时也能部分抑制 Fas 诱导的爆发性肝炎。而且，在离体的大鼠心脏中，相同多肽类显著抑制缺血/再灌注损伤引起的心力衰竭，并能保护小鼠淋巴细胞，从而阻止败血症诱导的细胞凋亡。向细胞内显微注射抗 VDAC 抗体能够阻止由 BAX 诱导的细胞色素 c 的释放和 $\Delta\Psi_m$ 的消失。总而言之，Bcl-2 家族蛋白结合到 VDAC 上可调节细胞凋亡过程中 $\Delta\Psi_m$ 和细胞色素 c 的释放（Meyer et al.，2017；Ninomiya-Tsuji，2018）。

Vander Heiden 等（2000）提出了另一个关于 VDAC 作为线粒体外膜通透性调节器的假说，通过比较正在发生凋亡的细胞和经过外膜特异溶解剂处理的线粒体的完整性，发现细胞凋亡的诱导能引起 VDAC 关闭，VDAC 的关闭转而又引起外膜破裂。相反，含 4 个同源结构域蛋白如 Bcl-XL 能通过促进 VDAC 的开放而阻止细胞死亡。但是，电生理学试验并不支持这个解释。

实验观察表明，己糖激酶 I（HK I）或 II 能捆绑到一个未被定义的 VDAC 异构体上，阻止它与 BAX 的相互作用，证实 VDAC 在细胞凋亡控制过程中具有重要作用。通过阻断促凋亡 VDAC-BAX 复合体的形成，HK I 和 HK II 可阻止肝细胞与肿瘤细胞的凋亡。而且，在多种类型的细胞中，VDAC1 的过表达能够充分诱导凋亡。不同 VDAC 亚型和 Bcl-2 家族蛋白成员有不同的相互作用。例如，VDAC2 通过直接的分子相互作用使 BAK 隔绝，从而阻止 BAK 的激活来抑制细胞凋亡，然而 VDAC1 可能是 BAX 的受体。总之，当前的研究表明 VDAC1 发挥主要的促凋亡作用，VDAC2 可能主要起抗凋亡的作用。然而，迄今为止还未在同一个实验系统中比较 VDAC1 和 VDAC2 的作用，意味着关于 VDAC1 和 VDAC2 的相反作用还需进一步证实（Meyer et al.，2017；Ninomiya-Tsuji，2018）。

2. 线粒体内膜通透性改变的机制

关于线粒体 MMP 改变是内膜起作用还是仅由外膜调控仍然是一个值得争论的问题，也是目前线粒体膜通透性研究的热点问题。MMP 改变的典型特征是外膜通透性改变后几分钟内 $\Delta\Psi_m$ 瞬间崩溃，$\Delta\Psi_m$ 的降低需要 caspase 的激活。但另有研究报道，细胞色素 c 释放可引起 caspase 激活，导致呼吸链复合体 I 亚单位裂解。然而，在大部分凋亡诱导的例子中，$\Delta\Psi_m$ 的损耗发生以 caspase 非依赖性方式，表明这两条导致 MMP 改变的通路能够区分，一条通路以 caspase 非依赖性方式使 $\Delta\Psi_m$ 在凋亡早期过程中崩溃；另一条通路是直到凋亡晚期阶段，内膜才会受到影响。然而，应该注意的是，$\Delta\Psi_m$ 并不是评定内膜通透性改变的特异性指标（部分原因是 $\Delta\Psi_m$ 在瞬时的通透性改变后能够恢复）。

内膜（IM）对 MMP 是十分必要的，主要体现在以下 4 个方面：①动态分析表明，内膜的通透性变化发生在 BAX/BAK/BID 活化之前；②某些致死性刺激因素涉及内膜的必要功能或基质蛋白与内膜的相互作用，如**亲环蛋白 D（cyclophilin D，CypD）**；③某些抗凋亡蛋白通过与内膜蛋白相互作用来发挥其效应（如 Bcl-2）；④在某些凋亡模型中，作用于线粒体内膜蛋白的药理学抑制剂如 CsA 作用于 CypD 或**米醇菌酸（bongkrekic acid，BA）**作用于 ANT，可抑制细胞死亡。综上所述，这些研究表明，内膜（或内膜蛋白）对 MMP 至关重要。据目前所知，导致内膜通透性改变的基本机制是"通透性转换"。

（1）线粒体 PTPC 的分子组成

通透性转换（permeability transition，PT）是指内膜对分子量小于 1.5kDa 的溶质的通透性瞬间增加。普遍认为线粒体膜通透性是由位于线粒体内膜具有电压依赖性、高导电性的通道[称为通透性转换孔（PTP）]开放引起的。在分离的线粒体中，通常基于基质肿胀或电势敏感的荧光素在细胞器内的保留减少导致激发/吸收光的改变来检测 PT。线粒体 PTP 的精确分子特性仍然存在争议，但是逐渐增多的证据表明，线粒体膜 PTP 是一个由多成分组成的蛋白复合体，即**通透性转换孔复合体（permeability transition pore complex，PTPC）**负责开放的，而不是单个蛋白负责。目前认为 PTPC 主要的组成部分为外膜的电压依赖性阴离子通道（VDAC）、内膜上的腺嘌呤核苷酸转位酶（ANT）、亲环蛋白 D（CypD）等。此外，PTPC 能和外周的苯二氮卓类受体（存在于线粒体外膜）、肌酸激酶、己糖激酶 I（HK I）或己糖激酶 II（HK II）（将 VDAC 栓在线粒体外膜的胞质面）及 BAX/Bcl-2 蛋白相互作用（Meyer et al.，2017；Ninomiya-Tsuji，2018）。

PTPC 可表现出几种不同的开放状态，从通透性非常有限的低电导性分子开放状态到允许分子量小于 1.5kDa 的高电导性分子或溶质自由通过的开放状态。在完整的健康细胞中，PTPC 可能在开放和关闭状态之间以快速动力学方式发生。用**钙黄绿素（calcein）**荧光探针标记线粒体的检测显示，在适量 ATP 存在下，由 Ca^{2+} 介导的 PTP 大而持续地开放将会导致细胞死亡。PTP 开放确实对 Ca^{2+}、过氧化剂和 Bcl-2 家族成员中的促凋亡蛋白（如 BAX、BAK 和 BID）及一些化学药物高度敏感。相反，PTP 开放可以受 CypD 配体如 CsA 与免疫抑制剂**萨菲菌素 A（sanglifehrin A，SFA）**、ANT 配体如米醇菌酸（BA），以及 Bcl-2 蛋白家族中的抗凋亡蛋白成员如 Bcl-2 和 Bcl-XL 抑制。

（2）线粒体 PTP 的开放机制

目前 PTP 开放机制有以下几种解释：①PTPC 的特殊蛋白质的化学修饰，如 ANT 硫醇的交联作用或 VDAC1 的磷酸化作用；②蛋白质-蛋白质交互作用的改变，如在 ANT 的相互作用复合体内观察到 Bcl-2 与 BAX 捆绑；③PTPC 中促凋亡与抗凋亡蛋白表达水平的调节；④线粒体中 Ca^{2+} 蓄积引起脂质微环境的改变尤其是心磷脂的变化。

根据 PTP 的活性，ANT 承担着 ADP/ATP 交换的主要功能，对细胞生死起着重要作用，因此，在细胞凋亡过程中，ANT 扮演促使 IM 通透性改变的重要角色。国外也有人对线粒体膜通透性（MMP）中 ANT 与凋亡的关系提出了新的质疑，有国外学者构建了肝细胞 ANT1、ANT2 缺乏的小鼠，从 ANT1/ANT2 基因均被敲除的肝细胞分离的线粒体对 Ca^{2+} 诱导的线粒体肿胀具有较大的抵抗性，即诱导线粒体肿胀所需要的 Ca^{2+} 量增加，在体外实验中，CsA 抑制 PTP 开放的能力也增强。但是，也有实验证实在小鼠体内存在其他的 ANT 异构体，认为在较大程度上 ANT 与 PTP 的开放无关。ANT 属于一个大的结构相关蛋白家族即线粒体载体蛋白家族，其中有几个成员构成非特异性孔道蛋白，用含汞化合物处理**鸟氨酸/瓜氨酸载体**（**ornithine/citrulline carrier**）引起了另外的孔式转运通道开放，这提示通透性转换孔中的 ANT1/ANT2 可被其他类似载体蛋白替代（Meyer et al.，2017；Ninomiya-Tsuji，2018）。

亲环蛋白 D（CypD）缺失小鼠试验表明，CypD 是钙离子超载所致 MPT 所必需的，且 CypD 依赖性 MPT 调节的是坏死性细胞死亡，而不是凋亡形式的细胞死亡，从 CypD 缺失小鼠中提取的肝脏线粒体 PTP 对 Ca^{2+} 依赖性降低，即引起 PTP 开放所需 Ca^{2+} 量为野生型线粒体的 2 倍以上。

线粒体 PTP 开放及其生理功能的机制还尚不清楚，但已发现多种化学物可以促进或抑制 PTP 的开放，从而达到保护细胞的作用，这些物质包括 Ca^{2+}、无机磷酸盐、各种氧化剂、谷氨酸盐、核苷酸、CypD 配体、凝溶胶蛋白、ANT、转运蛋白（TSPO）、己糖激酶（HK）和 Bcl-2 家族蛋白。另外，BAX 或 BAK 可以直接和 VDAC1 相互作用，并修饰它的通道活性或成为包含 VDAC1 的巨大通道蛋白的一部分（Meyer et al.，2017；Ninomiya-Tsuji，2018）。

3. 线粒体膜流动性改变对线粒体膜通透性的影响

膜的流动性是膜组分（包括膜脂、膜酶与膜蛋白等）的分子运动和分子间相互作用的综合效应。线粒体是一个双层膜性亚细胞器，当膜不饱和脂肪酸含量增加时，膜流动性增加，而饱和脂肪酸含量增加时，膜流动性降低。外源性有害因素对线粒体膜流动性的影响可能有以下原因。①Na^+-K^+-ATP 酶位于线粒体内膜上，与 Ca^{2+}-ATP 酶共同维持线粒体容量、内外离子平衡和渗透压。当 Na^+-K^+-ATP 酶受到含氧自由基攻击时，其活性下降，从而引起线粒体 Na^+ 潴留，线粒体出现肿胀，其膜流动性下降，甚至线粒体膜破裂。国内有学者用山葡萄多酚处理大鼠心肌细胞线粒体，发现山葡萄多酚可通过保护线粒体内膜上 Na^+-K^+-ATP 酶与 Ca^{2+}-ATP 酶的功能，来减轻氧自由基所致线粒体的膜损伤。②丙二醛（MDA）是线粒体膜质过氧化的产物，由 ROS 与多聚不饱和脂肪酸作用启动细胞内脂质过氧化物形成。丙二醛的两个功能基团可与线粒体膜脂、膜蛋白的—NH_2 交联，形成 Schiff 碱，增加了膜的刚性，导致膜流动性降低。③膜质过氧化程度增加影响膜的结构，导致膜蛋白构象发生改变，使膜功能有序性下降，继而引起膜的流动性下降，膜电位下降，线粒体膜通透性增加，从而使细胞发生一系列的改变。有研究报道，汞对大鼠肾线粒体膜流动性有影响，汞致大鼠肾 MDA 大量增加，使线粒体膜的流动性下降，从而破坏了线粒体膜的稳定性和完整性，使细胞发生凋亡。而抗氧化剂 NAC 能够降低 MDA 的含量，使线粒体膜流动性稳定（Meyer et al., 2017；Ninomiya-Tsuji, 2018）。

（三）线粒体膜通透性的调节及其应用意义

控制凋亡发生环节对预防和治疗人类某些疾病提供了重要信息。目前已发现多个诱导凋亡的关键点[如 caspase 活化、线粒体 BAX 转位、线粒体膜通透性（MMP）改变等]，其中 MMP 调控对凋亡相关疾病的治疗是最具前景的策略之一。在转化毒理学研究中，当前正在开发以线粒体蛋白为靶点的许多基因治疗药物，以下就线粒体膜通透性（MMP）的调节及其医学应用简述如下。

1. BH3 模拟物的开发

Bcl-2 是一类标准的抗凋亡蛋白。它能够通过多重复杂的过程维持线粒体膜的稳定性并抑制细胞死亡。根据最近的研究，Bcl-2 拮抗剂能够通过多重机制引发 MMP 改变：①增加 BH3 蛋白（如 BID、BIM、PUMA）的生物利用率；②破坏 MMP 抑制蛋白与 BAX 和 BAK 蛋白的相互作用；③破坏 Bcl-2 与 PTPC 组成成分如 VDAC 和 ANT 的相互作用。在另外一些模型中，Bcl-2 拮抗剂可能促进 caspase 的活化和线粒体内 Ca^{2+} 蓄积，从而间接引起 MMP 改变。

一种放线菌的次生代谢物**四制癌素 A（tetrocarcin A）**、抗霉素 A、抗生素及抗肿瘤药物等在 Fas 引发的细胞凋亡筛选和基于呼吸的细胞检测中可间接作为 Bcl-2 的拮抗剂。在 Bcl-XL 过表达的线粒体中，抗霉素 A 与 BAK 的 BH3 结构域多肽竞争，捆绑到 Bcl-2 上，直接导致线粒体肿胀和 $\Delta \Psi_m$ 损耗。过去 10 年，基于结构的计算机筛选被应用于鉴定自然的或合成的 Bcl-2 或 Bcl-XL 拮抗剂。在体内外实验中，核磁共振谱（NMR）分析显示，这样的拮抗剂可直接被捆绑到 Bcl-2 或 Bcl-XL 的 BH3 结合域中，阻断 BH3 介导的 Bcl-2 家族成员之间的异源二聚化，从而诱导凋亡。BH3 依赖性的异源二聚化为线粒体膜稳定和细胞内稳态所必需。

从一些绿茶中提取出来的自然化合物也能捆绑到 Bcl-XL 上。这些多酚类能以亚微摩尔的浓度（如棉籽酚和红椋酚）取代来自 Bcl-XL 和 Bcl-2 的 BH3 结构域。棉籽酚能有效地促进包括前列腺癌、脑癌、颈癌等多种恶性肿瘤细胞发生凋亡，并且在体外实验中棉籽酚能够逆转野生型 p53 和 Bcl-XL 过表达介导的顺铂耐受性。此外，从 Bcl-2 过表达细胞提取的线粒体中棉籽酚直接诱导细胞色素 c 释放，棉籽酚突破了传统的治疗方法有望成为治疗恶性肿瘤的药物，并已经进行 I/II 期临床试验。最近的热点研究领域包括一种能够占领 Bcl-XL 和 Bcl-2 的 BH3 结构域的小分子药物 ABT-737 的开发以及人工合成 BH3 多肽，通过"**碳化氢钉针（hydrocarbon stapling）**"技术（即将一个起稳定作用的小分子化合物植入一个试验性癌症药物的技术），稳定并恢复有通透性的细胞。由于这些药物能够杀死外源性植入免疫缺陷小鼠中的特异性肿瘤细胞，因此这些药物的使用可能使肿瘤细胞对化疗敏感，或者作为单独的癌症治疗药物。

2. 通透性转换孔的抑制剂

稳定线粒体膜的药物可用于细胞死亡的抑制治疗方案。以下是一些已经应用于临床或临床前期试验的预防 PTP 开放的药物。

最经典的 PTP 抑制剂就是 CsA，这种药物特异性作用于亲环蛋白 D（CypD），推测其抑制 CypD 与内膜（或 ANT）的相互作用。CsA 加入到分离的线粒体中，在亚微摩尔浓度水平就能起作用。CsA 已经广泛作为 PTP 抑制剂应用到临床。但是，从不同组织提取出来的线粒体没有表现出对 CsA 活性有相同的敏感性。在多种组织包括肝脏、脑、中枢神经系统及心肌等缺血/再灌注损伤的模型中，CsA 也是一种有效的细胞死亡抑制剂。总之，在几种人类疾病中，研究结果证明了 PTP 的抑制对细胞具有保护和有益作用。CsA 用于 PTP 抑制的一个主要缺点是 CsA 抑制作用是瞬时的，因此，抑制 PTP 是不完美的。以后的工作是阐明其他的 CypD 配体是否达到临床治疗的效果（优先通过抑制钙调神经磷酸酶的活性而不发生免疫抑制副作用）。

有研究报告表明，某些药物在体内作为 PTP 抑制剂发挥细胞保护作用。例如，用于治疗帕金森病（Parkinson's disease，PD）的雷沙吉兰（rasagiline）药物，通过复杂的细胞内程序包括启动生存基因和抑制促凋亡基因来阻断凋亡。另外，雷沙吉兰能够直接介导 PTP 抑制，但其神经保护作用还需进一步证实。同样的，杂环化合物如用作抗组胺和神经抑制剂的异丙嗪，在体外实验中能够阻断 PTP 开放，在体内发挥神经保护作用。目前，关于 PTP 抑制和细胞保护作用之间的关系还有待进一步探讨。

近来发现，线粒体辅酶 Q（一种泛醌抗氧化剂）和线粒体亲脂阳离子偶合，能够有效地保护大鼠在缺血/再灌注损伤中线粒体不受损伤，使细胞死亡和心脏功能不全减轻。

3. 线粒体 ATP 敏感性 K$^+$ 通道调节剂

当外膜自由透过离子，离子穿过内膜时，MMP 受到多种转运体（或转运蛋白）的精密调控，其中各自都有特殊的结构与功能。这些系统包括特殊通道、逆向运输蛋白、Ca^{2+}、H$^+$、K$^+$ 及 Cl$^-$ 转运泵等。在多个细胞死亡模型中，MMP 受线粒体离子流的调节。普遍认为，在线粒体离子流超过一定的阈值或与增加的 ROS 协同时，导致线粒体隔室内 Ca^{2+} 蓄积，继之诱导 PTP 自身的开放和细胞色素 c 的释放。这也适用于神经元和心脏的细胞死亡模型。

20 多年前发现线粒体 ATP 敏感性 K$^+$ 通道（mitoK$_{ATP}$）与细胞凋亡有关。但 mitoK$_{ATP}$ 的分子特性还不清楚。有趣的是，它以含有 ANT 的多蛋白复合体出现，这可能就是 mitoK$_{ATP}$ 的建立。

化学药物如二氮嗪或 RP66471（开放剂）及抗糖尿病的磺酰脲类药物格列苯脲（阻断剂）均可调节 mitoK$_{ATP}$ 的功能。大鼠心脏在缺血的预处理（IPC）体外条件下，mitoK$_{ATP}$ 的开放和 PKC 的激活涉及心肌保护机制。IPC 是最常用的减少心脏缺血/再灌注损伤的方法，受 mitoK$_{ATP}$ 瞬时开放的调节，可能与 $\Delta\Psi_m$ 瞬时消失后转而防止线粒体 Ca^{2+} 超载有关。线粒体离子通道的特异调节剂可能在神经元或心肌保护方面具有优势。

4. 用于癌症治疗的线粒体毒性化合物

MMP 在癌症细胞中频繁受损后，线粒体最容易作为凋亡诱导与克服化疗耐药性的效应靶。目前，已报道有超过 20 种线粒体靶向的化合物能够选择性诱导恶性肿瘤细胞株的凋亡，其中有些已经在进行 II/III 期临床试验或被确认进入临床试验前阶段。根据它们的化学性质这些化合物分为三类：多肽衍生物、小分子及亲脂性阳离子药物。

病毒蛋白（Vpr）、ANT 及人工合成的多肽如（KLAKKLAK）$_2$ 等在体内外小鼠模型中被证实通过抑制 MMP 可以杀死肿瘤细胞。这些多肽的活性通常伴随着完整的 MMP 改变的效应性标志（包括细胞色素 c 和 AIF）的释放、基质肿胀和 ROS 生成增加等。将这些多肽类加入到分离的线粒体中也能诱导 MMP 变化。

小分子中，亚砷酸盐、氯尼达明和合成的类维生素 A——CD437，即 6-[3-(1-金刚烷基)-4-羟基苯基]-2-萘甲酸[6-[3-(1-adamantyl)-4-hydroxyphenyl]-2-naphtalene carboxylic acid]，通过直接作用于线粒体诱导肿瘤细胞死亡。所有这些化合物都能使 PTPC 重组蛋白复合体或 ANT 重组蛋白的脂质蛋白体具有促通透性功能，提示 ANT 有可能是上述化学药物的实际作用的靶点。内源性代谢物如丁酸盐（butyrate）和短链脂肪酸、白藜芦醇（resveratrol）及桦木酸（betulinic acid）也能够通过直接作用于线粒体而发挥抗肿瘤作用。

负性 $\Delta\Psi_m$ 能驱使亲脂性阳离子通过细胞膜并蓄积于线粒体中。由于在恶性肿瘤细胞中 $\Delta\Psi_m$ 高，亲脂性阳离子可能选择性蓄积于线粒体中，而这种现象在正常细胞中则少见。多种亲脂性阳离子具有内源性线粒体毒性特征并能发挥促凋亡作用。例如，吡啶衍生物 F16 抑制人乳腺癌细胞的生长。

第三节　线粒体功能损伤的自我修复机制与生物学干预

线粒体是真核生物细胞进行生物氧化和能量转换的主要场所，也是许多外源化学物最敏感、最早侵入的毒作用靶点之一。线粒体既是细胞呼吸和能量代谢的活动中心，又参与细胞内钙稳态调控、离子跨膜转运、氧自由基生成、细胞信号转导和细胞凋亡等一系列细胞生理活动。线粒体受到损伤后会进一步导致 ROS 过量生成、凋亡诱导因子释放和细胞能量代谢失衡，最终导致细胞凋亡或死亡。本节重点阐述线粒体自我修复机制与减轻线粒体损伤的干预措施。

一、线粒体自噬的自我修复

线粒体是细胞内活性氧（reactive oxygen species，ROS）的主要来源，同时，线粒体 DNA 又比细胞核 DNA 更容易发生突变，线粒体膜也容易受外源化学物攻击产生脂质过氧化损伤，因此线粒体是一种比较容易受损伤的细胞器。线粒体受到外来有害因素的作用后可导致一个或多个线粒体功能、形态、膜电位、ATP 形成、活性氧族产物以及钙稳态的改变。这些变化能使细胞应激性地激活线粒体自噬。在这种情况下，自噬可作为一种机制调控线粒体的质量（如维持线粒体钙库的稳态）。因此，自噬是一种重要的细胞自身保护性反应。线粒体严重损伤后导致线粒体内碎片增多，随后细胞可以通过一种选择性的自体吞噬过程而将这些碎片清除，称为**线粒体自噬（mitophagy）**，实际上是一种自噬降解线粒体的过程。自噬能够防止受损的线粒体释放促凋亡蛋白，因此诱导自噬，可抑制凋亡。细胞主要通过线粒体自噬过程及时清除细胞内受损的线粒体，这对维持细胞正常生理功能具有重要的作用（Kroemer and Levine，2008；Pickles et al.，2018；Chu，2018）。

线粒体在产生能量的同时，也可生成活性氧（ROS），ROS（如过氧化氢和超氧阴离子等）可引起线粒体蛋白质、线粒体膜脂或线粒体 DNA 的氧化损伤，后者还可导致异常线粒体蛋白质的合成，使蛋白质折叠或聚集体形成。在氧化应激条件下，线粒体内膜非特异性孔道开放，线粒体通透性改变，通过细胞自身信号诱导线粒体自噬。抑制线粒体内膜非特异性通透性孔道开放的药物，如环孢素 A（CsA）可以抑制线粒体自噬的发生。

细胞**自噬（autophagy）**是一种依赖**溶酶体（lysosome）**酶所进行的胞内物质消化降解过程，其降解对象囊括了胞质中可溶蛋白质到完整细胞器的所有物质，破损的线粒体常常是降解对象。传统线粒体自噬可以分为巨自噬、微自噬和分子伴侣介导的自噬 3 种自噬方式。①**巨自噬（macroautophagy）**，是指细胞接受自噬诱导信号后，在细胞质中形成双层膜结构的隔离膜包裹线粒体，在**自噬相关基因（autophagy related gene，Atg）**的调控下，隔离膜不断延伸，将细胞质中受损的蛋白质和线粒体等亚细胞器成分包裹起来，成为密闭的自噬体，最后自噬体与溶酶体融合成为自噬溶酶体，在溶酶体水解酶的作用下发生降解；②**微自噬（microautophagy）**，是指溶酶体内膜直接内陷将细胞质中不需要的成分或受损的线粒体等亚细胞器等包裹起来，形成单层膜结构的囊，并通过溶酶体水解酶降解；③**分子伴侣介导的自噬（chaperone-mediated autophagy，CMA）**，是指溶酶体可通过以热激蛋白 70 为主的分子伴侣，特异性识别并结合胞质中带 KFERQ 序列的蛋白质，然后与溶酶体膜蛋白 LAMP-2A 结合，通过 LAMP-2A 跨膜结构域形成的易位子转运到溶酶体腔中，通过溶酶体水解酶降解破损的蛋白质，通常所提及的自噬是指巨自噬（Kroemer and Levine，2008；Chu，2018）。

线粒体自噬是细胞对外界环境有害因素所致线粒体损伤的一种自我修复机制，对维持细胞稳态和能量代谢平衡起着十分重要的作用。一方面，当细胞受到外源性刺激时，线粒体能量代谢常会失衡，而自噬过程的降解产物氨基酸、核苷酸和游离脂肪酸等可供应物质能量循环；另一方面，自噬可作为一种修复机制，有效清除胞内受损的亚细胞器（如线粒体、内质网、过氧化物酶体等）、脂滴、蛋白质聚集物，有利于线粒体等亚细胞器的更新，保护细胞免受进一步损伤。

（一）自噬的分子调控机制

自噬发生需要经过以下几个阶段：隔离膜形成、隔离膜延长包裹自噬的底物、自噬体形成、自噬体与溶酶体融合完成底物降解。首先，在自噬起始信号的调控下，细胞质中形成双层膜的隔离膜结构；然后，隔离膜在一些自噬蛋白的作用下逐渐延长，在此过程中，Atg8/LC3 蛋白不断被募集到隔离膜上，对隔离膜的延伸起着关键的调节作用。延长的隔离膜，包裹线粒体破损碎片等降解底物，最终形成完全闭合的自噬体。在此过程中，p62 蛋白对降解底物的识别和包裹起着关键作用。最后，自噬体通过胞内运输系统到达溶酶体，自噬体膜和溶酶体膜融合，并在溶酶体水解酶的作用下将其包裹的内容物降解。目前，对于隔离膜的来源尚不完全清楚，有学者提出来源于粗面内质网，也有学者认为细胞内膜性结构的亚细胞器都有可能成为隔离膜的主要来源。

目前已经发现有 30 多个自噬相关基因及其蛋白产物参与调控自噬的过程，可将自噬相关基因编码的关键自噬蛋白分为五类：Atg1/ULK1 蛋白激酶复合体、Vps34-Beclin1Ⅲ型 PI3K 复合体、Atg9·Atg2-Atg18 复合体、Atg12/LC3 连接系统和 Atg8/LC3 连接系统等（Kroemer and Levine，2008；Pickles et al.，2018）。

1. Atg1/ULK1 蛋白激酶复合体

雷帕霉素靶蛋白（target of rapamycin，TOR）本身是一个调控细胞周期、生长和增殖的丝氨酸/苏氨酸激酶，是控制细胞自噬的关键蛋白，能感受细胞内 ATP 水平、缺氧等多种细胞信号，调控自噬的发生水平。Atg1/ULK1 蛋白激酶复合体包括 ULK1、Atg13、FIP200 和 Atg101。TOR 的哺乳动物同源物 mTOR（mammalian target of rapamycin）是 Atg1/ULK1 和 Atg13 的上游信号。细胞在自噬诱导信号下，mTOR 活性被抑制，ULK1 激活并磷酸化，同时使 Atg13 和 FIP200 磷酸化。Atg13 将 Atg14 招募到隔离膜上，而 Atg14 是 Vps34-Beclin1Ⅲ型 PI3K 复合体的亚基。Atg1/ULK1 蛋白激酶复合体和 Vps34-Beclin1Ⅲ型 PI3K 复合体的交互作用促使自噬体的形成。

2. Vps34-Beclin1Ⅲ型 PI3K 复合体

Beclin1 是 Atg6 的哺乳动物同源物。Vps34 是Ⅲ型磷脂酰肌醇 3-激酶（phosphatidylinositol 3-kinase，PI3K）。在 Vps34-Beclin1Ⅲ型 PI3K 复合体中，Vps34 因结合 Vps15 而被激活，并进一步结合 Beclin1 形成 Vps34-Vps15-Beclin1 复合体。自噬发生时，Vps34-Vps15-Beclin1 和多种自噬相关蛋白结合，传递自噬信号，促进自噬发生，如与 Atg14 结合形成 Atg14-Vps34-Vps15-Beclin1 复合体参与自噬体的形成，与 UVRAG 结合形成 UVRAG-Vps34-Vps15-Beclin1 在自噬体成熟和内部运输中起作用，而 Rubicon 与 UVRAG-Vps34-Vps15-Beclin1 复合体结合后负调节自噬体的成熟和运输，另外，与胚胎神经发育相关分子 Ambra1 结合促进 Beclin1 诱导自噬，Bif-1 通过与 UVRAG 和 Beclin1 结合发挥促进自噬体形成的功能。

3. Atg9·Atg2-Atg18 复合体

Atg9·Atg2-Atg18 复合体包括 Atg9/mAtg9、Atg2 和 Atg18/WIPI-1。Atg18 与 Atg2 形成复合体，而 mAtg9 与 Atg2-Atg18 复合体相互作用。细胞在营养丰富的条件下，唯一的跨膜蛋白 mAtg9 定位于**反面高尔基网（*trans*-Golgi network）**和部分**内体（endosome）**上。但在饥饿条件下，mAtg9 定位于依赖于 ULK1 的自噬体上。在自噬诱导信号作用下，mAtg9 和**磷脂酰肌醇 3-磷酸（phosphatidylinositol 3-phosphate，PI3P）**结合蛋白 Atg18/ WIPI-1 定位于 LC3 位点，形成 LC3-Ⅱ/Atg8-PE 复合体，后者有望成为自噬的标志物。

4. Atg12/LC3 连接系统

自噬发生过程中有两组泛素样连接系统，即 Atg12/LC3 与 Atg8/LC3 连接系统。它们对于隔离膜的延长与自噬体的成熟至关重要。Atg12 由 Atg7 活化，然后被迁移到 Atg10，连接 Atg5，形成 Atg12-Atg5 连接复合体。虽然 Atg12 的氨基酸结构与泛素不同，但 Atg12 拥有一个泛素折叠。在泛素化时，Atg12 的羧基端甘氨酸（Gly）对于巯基酯与 Atg7 和 Atg10 活性位点甘氨酸残基捆绑物的形成及酰胺与 Atg5 赖氨酸（Lys）捆绑物的形成都是必需的。

5. Atg8/LC3 连接系统

LC3 是酵母 Atg8 的哺乳动物同源物。Atg8 作用靶是**磷脂（phospholipid）**和**磷脂酰乙醇胺（phosphatidylethanolamine，PE）**，Atg8/LC3 连接系统也被称为 Atg8/LC3 脂质连接物。在酵母中，Atg8 由 Atg4（即半胱氨酸蛋白酶，是一类含有半胱氨酸残基的蛋白水解酶）在它的羧基端暴露甘氨酸剪接而成。Atg8 由 Atg7 活化，然后迁移至 Atg3，最终连接到 PE，形成 Atg8-PE 复合体。Atg8-PE 复合体定位于自噬体上，因此，Atg8 存在于胞质中。胞质中自噬体表面的 Atg8-PE 复合体由 Atg4 剪接成 Atg8，进入 Atg8 的再循环过程，后者对于线粒体的有效自噬过程是必需的。目前，已发现有 4 种哺乳动物 Atg8 的同源物，即**微管相关蛋白 1 轻链 3（microtubule-associated protein 1 light chain 3）**、GABAA 受体相关蛋白、16kDa 的**高尔基相关 ATP 酶增强子（Golgi-associated ATPase enhancer）**以及线粒体 Atg8。LC3 由 Atg4B 剪接而成，并与甘氨酸羧基端结合形成 LC3-Ⅰ，后者由 Atg7 活化，然后迁移至 Atg3，最终连接到 PE 上形成 LC3-Ⅰ-PE 复合体。LC3 羧基端甘氨酸对于巯基酯与 Atg7 和 Atg3 活性位点半胱氨酸残基捆绑物的形成及酰胺与 PE 捆绑物的形成都是必需的。

（二）线粒体自噬在医学上的意义

通过自噬机制来清除受损的线粒体，维持正常的线粒体数量和功能，以维持细胞稳态的过程称为**线粒体自噬（mitophagy）**。线粒体自噬是一个特异性的选择过程，并受到各种因子的精密调节。研究认为，**线粒体膜通透性转换（mitochondrial permeability transition，MPT）**在这个过程中可能发挥重要的作用。线粒体通透性转换孔的开放导致线粒体去极化，去极化的线粒体被特异性地选择并包裹在自噬体中进行降解，而线粒体通透性转换孔抑制剂，如环孢素 A，可以抑制线粒体去极化和减少自噬活性的增加。**腺苷一磷酸活化蛋白激酶[adenosine monophosphate（AMP）-activated protein kinase，AMPK]**是细胞中感受能量状态调节代谢的一个蛋白激酶，在线粒体自噬发生的调控中发挥着重要作用。当线粒体受损时，ATP 水平降低，AMPK 能感受 AMP 的水平变化而被激活，使 mTOR 的活性被抑制，诱导细胞发生线粒体自噬。例如，敲除 AMPK 基因的小鼠肝细胞，线粒体自噬活性明显降低（Rodger et al.，2018）。

自噬特异性识别受损的线粒体，调控线粒体自噬的蛋白质包括红细胞中的 Nix 蛋白（又称为 BNIP3L 蛋白）及与帕金森病相关的 Parkin 和 PINK1 蛋白。网织红细胞发育为成熟红细胞的过程中，红细胞内的线粒体会通过自噬途径完全降解，提示 Nix 蛋白介导线粒体自噬途径。Nix 蛋白，作为一种线粒体膜表面结合蛋白，可以直接与自噬体膜上的 Atg8/LC3 蛋白连接，从而诱导线粒体自噬途径。另外，研究发现，与帕金森病有关的 PINK1/Parkin 蛋白也参与线粒体自噬途径。PINK1 主要存在于线粒体，而 Parkin 蛋白主要存在于细胞质中，当线粒体受损后，可向线粒体转移。膜电位的降低促使 PINK1 稳定在线粒体外膜上，并通过其激酶活性募集 Parkin 蛋白向线粒体转移，Parkin 可由 PINK1 激酶活化，活化的 Parkin 能够使受损线粒体的电压依赖性阴离子通道（VDAC1）泛素化，并被 p62/SQSTM1 蛋白识别，后者再与自噬体膜表面的 Atg8/LC3 蛋白连接而启动线粒体降解过程。这一发现不仅成功解释了 PINK1/Parkin 基因突变与家族遗传性帕金森病之间的关系，同时也提示了线粒体自噬障碍与帕金森病的关联（Chu, 2018）。线粒体自噬的信号通路及其调控机制尚未完全阐明，还有待进一步深入研究。

线粒体功能异常与神经退行性疾病、心脏病、糖尿病和肿瘤等多种重大疾病的发生密切相关。线粒体损伤是人类许多疾病的直接诱因，近年来，人们逐渐认识到线粒体自噬在调控细胞内受损线粒体的降解、维持线粒体的代谢稳定方面发挥了重要作用。线粒体自噬可以抑制肿瘤的发生发展。通过移除受损的线粒体，避免线粒体继续释放 ROS 和凋亡诱导因子，可以减少细胞损伤，防止细胞癌变。但是，过度的自噬有可能引起细胞自噬性死亡。因此，线粒体自噬分子机制的深入研究具有重要医学意义（Kroemer and Levine, 2008; Pickles et al., 2018; Chu, 2018）。通过调控细胞内线粒体自噬的活性，有望为这些人类重大疾病的预防与治疗提供新的思路和方向。

二、修复线粒体损伤的生物学干预措施

（一）线粒体的抗氧化干预

线粒体是细胞内**活性氧（reactive oxygen species，ROS）**的主要来源，在线粒体正常的电子传递过程中，有电子从电子传递链中漏出，O_2 接受电子后单电子还原为超氧阴离子自由基（$O_2^{\cdot-}$），$O_2^{\cdot-}$ 在线粒体超氧化物歧化酶（SOD）的作用下生成过氧化氢（H_2O_2），H_2O_2 可进一步还原为羟自由基（$\cdot OH$），而超氧阴离子自由基、过氧化氢和羟自由基是 ROS 的主要部分。当细胞受到外源刺激时，大量 ROS 在线粒体内产生，线粒体膜脂、膜蛋白、电子传递链复合体、线粒体 DNA 等结构容易受到 ROS 的攻击而受损，继而线粒体的正常功能受到影响，最终发生细胞凋亡或坏死。

外源性补充细胞内的多种酶性和非酶性抗氧化物，如过氧化氢酶（CAT）、谷胱甘肽过氧化物酶（GPx）和还原型谷胱甘肽（GSH）等，通过加强线粒体的抗氧化功能，有效抑制 ROS 诱导的脂质过氧化，减轻氧化损伤，抑制线粒体膜通透性的改变，保护电子传递链复合体活性，有效保护线粒体正常功能。另外，非酶性抗氧化物如 GSH（由谷氨酸、半胱氨酸、甘氨酸组成的三肽），广泛存在于机体的各种细胞中，是维持细胞氧化还原状态的主要物质，主要功能包括维持线粒体内膜巯基基团的还原状态、调节细胞内钙稳态等，还可通过提供 H^+ 来拮抗氧自由基毒性和清除 ROS。外源性补充 GSH，有利于维持线粒体内 GSH 的含量，防止线粒体 GSH 的耗竭，也能通过拮抗线粒体的氧化损伤而保护线粒体。另外，外源性补充其他的抗氧化物，如维生素 E 和 N-乙酰-L-半胱氨酸（NAC），能与超氧阴离子自由基、过氧化氢和羟自由基等直接反应，清除细胞线粒体内过量蓄积的 ROS，抑制线粒体的氧化损伤而保护线粒体。

（二）保护线粒体的膜功能

线粒体膜功能的完整对维持线粒体内环境稳定和能量代谢有重要意义，外源化学物可对线粒体膜结构和功能造成损伤，尤其是对线粒体内膜造成损伤。一方面是因为线粒体内膜距线粒体产生的 ROS 最近；另一方面是线粒体内膜含有大量的高不饱和脂肪酸，更易受到 ROS 的攻击，而发生脂质过氧化反应，脂质过氧化物一经产生，立即在局部通过链式反应引发广泛的膜质过氧化，膜质过氧化和膜蛋白的氧化修饰导致膜脂与膜蛋白损伤、膜通透性改变、膜流动性下降、膜电位消失、线粒体膜**通透性转换孔（permeability transition pore，PTP）**开放、促凋亡蛋白释放，最后细胞发生凋亡。

对线粒体膜功能的保护可以通过提高线粒体的抗氧化能力，减轻氧化损伤，也可以直接减少线粒体膜质过氧化物的产生，拮抗线粒体膜的膜质过氧化反应，保持膜的完整性，维持线粒体膜电位，从而保护线粒体。另外，干预膜磷脂代谢，通过抑制膜磷脂酶 A_2（PLA_2）活性，保护膜磷脂免受降解，或者降低线粒体膜胆固醇的含量，都有利于抑制线粒体膜通透性的改变，稳定线粒体膜电位，这是保护线粒体膜功能的重要机制。

抑制线粒体 PTP 的开放，也有利于维持线粒体膜的正常功能。线粒体 PTP 是线粒体内外膜跨膜蛋白共同形成的一种高电导非选择性通道，PTP 的开放是线粒体损伤早期的主要改变，可导致膜电位消失，线粒体去极化，凋亡诱导因子的释放，如**细胞色素 c（cytochrome c）、凋亡诱导因子（apoptosis inducing factor，AIF）和核酸内切酶 G（endonuclease G，Endo G）**等，caspase 家族蛋白酶激活，启动线粒体依赖的凋亡诱导途径。通过稳定线粒体膜功能，抑制 PTP 的开放可以有效减少细胞色素 c 和凋亡诱导因子的释放，阻止细胞凋亡的启动，而发挥保护线粒体的作用。例如，细胞色素 c 是线粒体电子传递链的载体，位于线粒体内膜上，在 RCC-III 和 RCC-IV 之间传递电子。细胞色素 c 从线粒体中释放入细胞质，会导致呼吸链电子传递中断，加剧线粒体损伤。同时，细胞色素 c 释放后与细胞质中的**凋亡蛋白酶激活因子-1（Apaf-1）**结合成为复合体，启动 caspase 级联反应，诱导细胞凋亡。通过抑制细胞色素 c 从线粒体的释放及其随后的 caspase 家族蛋白酶的活化，可减少线粒体损伤，阻断细胞凋亡。PTP 的特异性抑制剂，如环孢素 A，可通过抑制 PTP 的开放，而防止线粒体膜电位下降，起到保护线粒体的作用。线粒体外膜上的抗凋亡蛋白 Bcl-2 家族蛋白对于 PTP 的开放和关闭起关键的调节作用。促凋亡蛋白 BAX 等可以通过与内膜上的腺嘌呤核苷酸转位酶（ANT）或外膜上的电压依赖性阴离子通道（VDAC）结合介导 PTP 的开放，而抗凋亡类蛋白如 Bcl-2、Bcl-XL 等则可以通过和 BAX 竞争性地与 ANT 结合，或者直接阻止 BAX 与 ANT 和 VDAC 的结合来发挥其抗凋亡效应。通过增强 Bcl-2 的表达，也有利于抑制线粒体膜通透性转换，减少细胞色素 c 从线粒体的释放而保护线粒体。另外，钙离子浓度是调节线粒体 PTP 开放的关键性细胞因子。线粒体膜蛋白的氧化损伤，可导致线粒体膜 Ca^{2+}-ATP 酶活性降低，外排钙离子能力明显下降，线粒体内钙离子含量异常增加。钙离子通道阻断剂，如维拉帕米，能通过抑制细胞外的钙离子内流，维持细胞和线粒体内钙含量的稳定，避免线粒体 PTP 的过度开放而保护线粒体。值得注意的是，线粒体内钙超载可导致线粒体内膜上的质子梯度用于钙离子的转运，氧化磷酸化过程受到干扰，ATP 合成减少，导致线粒体能量代谢障碍，抑制线粒体中钙离子含量过度增加，也有利于保护线粒体的氧化磷酸化功能。

（三）保护线粒体的氧化磷酸化功能

线粒体最重要的功能是通过电子传递和氧化磷酸化的过程将 ADP 与无机磷酸（Pi）合成 ATP，满足细胞维持正常生命活动的能量需求。线粒体膜电位与 ATP 合成密切相关，线粒体膜电位是由线粒体膜内外存在的质子梯度产生的，膜电位的存在为线粒体氧化磷酸化功能提供了有利条件。电子经呼吸链传递的同时，将质子从线粒体内膜的基质侧泵到内膜外，线粒体内膜不允许质子回流，因此造成膜内外的电化学梯度，这里既有 H^+ 浓度的梯度，又有跨膜电位差，这种电化学梯度的形成可以看作能量的储存，当质子顺梯度回流时则驱动 ADP 与磷酸合成 ATP，因此有利于改善线粒体的膜功能，也有利于保护线粒体的氧化磷酸化功能。

另外，线粒体的呼吸功能依赖于线粒体内膜上的电子传递链复合体，线粒体氧化应激导致线粒体内膜上的电子传递链复合体的活性降低等，影响正常电子传递功能，导致细胞能量代谢障碍和功能丧失，进而引起线粒体电子传递链氧化磷酸化解偶联及能量代谢障碍。在线粒体内膜上一系列递氢体和递电子体按一定顺序排列成的体系称为**电子传递链（electron transfer chain，ETC）**，其是能量代谢过程中重要的组成部分。ETC 由一系列可作为电子载体的复合体和辅助因子构成，其中复合体Ⅰ（NADH-泛醌还原酶）、复合体Ⅱ（琥珀酸-泛醌还原酶）、复合体Ⅲ（泛醌-细胞色素 c 还原酶）、复合体Ⅳ（细胞色素 c 氧化酶）的主要功能是电子传递，与复合体Ⅴ（ATP 合酶）相偶联，共同完成氧化磷酸化过程，合成 ATP。电子传递链复合体活性的降低，能导致电子传递功能降低，泛醌部位聚集的电子增多，电子漏增加，大量产生不能被抗氧化系统清除的 ROS 而导致氧化损伤，使呼吸链复合体活性进一步降低，形成恶性循环，最终 ATP 的耗竭导致能量代谢障碍，引起细胞凋亡。减少对线粒体呼吸链复合体活性的抑制，可以通过减少泛醌的氧化而起到保护线粒体的作用。泛醌与外源性毒物竞争复合体上的结合位点，也可以保护线粒体。例如，褪黑色素能减少毒物与复合体Ⅰ的结合，进而防止外源化学物抑制复合体Ⅰ电子传递功能，从而维持线粒体的功能活性。

线粒体内的多种能量代谢相关酶在氧化损伤过程中，如果适当补充与线粒体内能量及物质代谢相关的辅酶、辅基、底物等，可以部分地改善相关酶的活性，修复线粒体功能。例如，黄素单核苷酸（FMN）是复合体Ⅰ的特异性辅基，在黄素蛋白的底物结合位点或其活性位点富集，在自由基氧化攻击过程中，酶的结合/活性位点被 FMN 部分封闭，减弱自由基对酶的攻击损伤，从而保护酶的活性。在自由基的攻击下，线粒体自身的 FMN 辅基也可能部分被氧化修饰失活，而适量补充 FMN 有助于维持复合体Ⅰ的功能活性。另外，给予高剂量线粒体相关营养素（如 α-硫辛酸、乙酰肉碱、B 族维生素等，作为与能量代谢相关的辅酶）也能防止或修复线粒体氧化损伤，特别是酶损伤，从而增强线粒体功能。

在结构和功能完整的线粒体内，电子传递与氧化磷酸化是紧密偶联在一起的，当线粒体受到损伤时，如仅氧化磷酸化解偶联，可进行电子传递而不能生成 ATP，则导致 ATP

的耗竭，进而影响线粒体能量代谢。线粒体膜蛋白受损后，线粒体 ATP 酶活性降低，影响 ATP 的合成。线粒体 ATP 酶包括 Na^+-K^+-ATP 酶和 $Ca^{2+}-Mg^{2+}-ATP$ 酶，位于线粒体内膜，在维持线粒体容积、线粒体膜内外离子平衡、渗透压平衡方面起关键性作用，是线粒体结构与功能变化的灵敏指标，其活性变化能直接或间接地反映线粒体能量代谢变化。通过提高线粒体 ATP 酶的活性有利于缓解细胞能量代谢紊乱，保护细胞线粒体。例如，氯胺酮可通过提高肝细胞线粒体 ATP 酶的活力，减轻细胞和线粒体钙超载，改善细胞能量代谢状态，从而有效保护细胞线粒体的结构和功能。通过直接或间接补充 ATP 也能减轻线粒体损伤。例如，外源性补充的果糖可作为糖酵解途径的主要底物，能通过增加 ATP 的生成，防止细胞线粒体 ATP 耗竭，从而减少线粒体损伤。另外，抑制 ATP 水解酶的活性减少 ATP 的水解，也可保护线粒体，如寡霉素可通过抑制 ATP 水解酶的活性使 ATP 水解减少，间接维持线粒体内 ATP 的含量。

线粒体是真核动物细胞进行生物氧化和能量转换的主要场所，线粒体在细胞损伤中的作用日益得到关注，研究线粒体损伤后的自我修复机制，探讨保护线粒体功能的干预措施，对保护人群健康具有重要的预防医学意义。

第四节 线粒体功能障碍与疾病

线粒体（mitochondrion）具有多种生物学功能，对真核细胞的存活与生长具有十分重要的作用。线粒体是细胞能量代谢与 ATP 产生的主要场所，同时涉及亚铁血红素与铁硫蛋白生物合成、氨基酸与氮代谢、调节钙稳态等生理过程。此外，线粒体还参与细胞凋亡，通过从线粒体膜间隙向细胞质中释放促凋亡因子导致细胞死亡。干扰 ATP 合成障碍和钙稳态的线粒体损伤是引起细胞坏死的关键因素。总之，线粒体功能障碍能够影响细胞、组织和器官的功能，导致各种各样的疾病。线粒体 DNA 和核 DNA 编码的相关基因缺陷导致线粒体功能紊乱，从而影响线粒体合成 ATP 的能力，这种原因导致的疾病一般出现在神经元和肌肉等对 ATP 需求高的组织中。与遗传原因直接引起线粒体功能紊乱的疾病一样，其他因素引起的线粒体功能损伤也能导致组织器官或细胞的病理学改变，如帕金森病、**亨廷顿病（Huntington disease）**、阿尔茨海默病、糖尿病、脂肪性肝炎、癌症、视网膜病、缺血/再灌注损伤等（Gorman et al.，2016；NIH，2017）。

几乎线粒体功能紊乱导致的所有疾病，主要原因都是线粒体产生 ROS 或由于抗氧化系统功能失调继而产生 ROS。ROS 是一类含氧自由基，可源于线粒体呼吸链中复合体 I 和复合体Ⅲ传递电子过程中的电子漏。体内 ROS 也来自 α-磷酸甘油脱氢酶、β-氧化作用中的电子传递体——黄素蛋白/黄素蛋白辅酶 Q 氧化还原酶、α-酮戊二酸脱氢酶和双氢乳清酸酯脱氢酶参与的反应过程。线粒体膜间隙蛋白 p66[Shc] 和线粒体外膜上的单胺氧化酶也能产生羟自由基。超氧化物本身不具有反应活性，虽然它能与顺乌头酸酶反应释放亚铁离子，但可与氧化氮反应形成有活性的并具有损伤性的氧化剂——过亚硝酸盐。超氧化物与过氧化氢的歧化作用，能够与二价铁离子反应形成高活性的羟自由基。线粒体 ROS 对线粒体蛋白质、脂质和 DNA 造成损伤，因此干扰线粒体的功能，造成线粒体中的 ROS 释放入细胞质中。线粒体的一系列抗氧化防御系统能阻止 ROS 作用，减少氧化损伤。过量 ROS 的产生和抗氧化防御系统的损伤可导致广泛的线粒体氧化损伤。在退行性疾病中，线粒体的氧化损伤既是细胞损伤和死亡的初级原因，又是继发性的致病因素。所以减轻线粒体氧化损伤可以作为某些线粒体损伤相关疾病的治疗措施。通过增加线粒体抗氧化酶的表达或者外源性增加线粒体抗氧化酶可以有效减少线粒体的氧化损伤，以到达治疗疾病的目的。因此，增加线粒体的抗氧化能力是一种具有发展潜力的治疗方案。一些具有药理活性的小分子抗氧化剂也具有重要作用。但是许多小分子的抗氧化剂进入机体分布于全身，而线粒体只能摄取少部分。例如，抗氧化剂维生素 E 对帕金森病的治疗没有作用，主要的原因是维生素 E 不利于机体吸收，限制了释放到线粒体中的量。另外，辅酶 Q 用于帕金森病的治疗需要非常大的剂量。但是，开发以线粒体为靶的抗氧化损伤药物对于治疗线粒体损伤相关性疾病仍然具有较广阔的前景。

一、线粒体功能障碍与糖尿病

近年来，**糖尿病（diabetes mellitus）**正在受到人们越来越多的关注，据估计，2005 年全世界的糖尿病患者有 1.9 亿人，到 2035 年，全球患糖尿病的人数可能达到 3.2 亿。糖尿病主要有两种类型：1 型糖尿病和 2 型糖尿病。1 型糖尿病主要是自身免疫性原因导致 T 细胞攻击胰岛 β 细胞，引起分泌胰岛素的胰腺 β 细胞衰竭，最终导致糖尿病。2 型糖尿病又称非胰岛素依赖型糖尿病，受遗传因素与环境因素双重影响，胰岛 β 细胞进行性的损坏是 2 型糖尿病发生发展的重要原因。没有糖尿病的肥胖啮齿类动物模型与人体研究试验证实，正常情况下，胰岛 β 细胞通过增加胰岛素的合成与分泌活性来适应机体的代谢需要。该病主要以肌肉和脂肪组织等胰岛素敏感组织的胰岛素抵抗与胰岛素分泌减少为特征。2 型糖尿病患者占整个糖尿病患病人数的 90%，与人们的生存环境、生活方式与肥胖高度相关（Chow et al.，2017）。

线粒体是细胞能量代谢的主要场所，是消耗葡萄糖等能量物质的主要细胞器，线粒体的功能障碍与 2 型糖尿病发病机制密切相关。具有母系遗传特性的线粒体 DNA 突变作用和环境致病因子等导致的线粒体功能障碍，可以使胰岛 β 细胞分泌胰岛素功能受损，导致血浆中的胰岛素水平不足，胰岛素信号传递受阻，最终导致肌肉和脂肪组织发生胰岛素抵抗。胰岛素信号的缺乏和肌肉与脂肪组织中线粒体功能障碍，可导致肌肉和脂肪组织对胰岛素刺激的葡萄糖利用效率降低（Kwak and Park，2016）。

线粒体功能障碍主要包括线粒体形态学的改变、细胞内线粒体密度的减小、氧化磷酸化效率的降低、电子传递链异常、ROS 生成增多、膜电位的改变以及细胞色素 c 的释放等。正常情况下，线粒体在不断地进行着融合与裂变两个过程，分别称为线粒体的融合作用和裂变作用，使线粒体保持一个动态的适应性。为了维持线粒体形态和数目的稳定性，线粒体的融合作用和裂变作用通常保持在一个平衡的状态，如果线粒体的融合作用与裂变作用比率增高会导致伸长管形的线粒体网状分布，如果线粒体融合作用与裂变作用比率降低将会导致碎片状的不具连续性的线粒体网状分布。在 2 型糖尿病模型的实验动物的肌细胞中，发现线粒体的裂变作用增加，小而短的碎片状线粒体增加，抑制线粒体的裂变作用可以改善 2 型糖尿病模型实验动物肌细胞的胰岛素信号和增加对胰岛素的敏感性。因此线粒体的融合作用与裂变作用失衡可以导致线粒体功能障碍和胰岛素抵抗。抗氧化酶和氧化磷酸化的失调导致的 ROS 过量产生能够损伤细胞内其他元件并损害正常细胞的功能。在代谢应激或其他环境因素应激的条件下，胰岛 β 细胞线粒体内产生的 ROS 能够影响线粒体的结构和功能，最终导致胰岛 β 细胞的衰竭。ROS 能够活化解偶联蛋白 2，引起线粒体内膜质子渗漏，导致 β 细胞 ATP 合成减少，胰岛 β 细胞分泌胰岛素功能障碍，最终导致机体胰岛素抵抗。另外，ROS 还能够氧化线粒体膜结构的主要成分心磷脂和其他磷脂类的多不饱和脂肪酸，损伤线粒体膜的完整性，促使线粒体膜间隙中的细胞色素 c 释放入细胞质并引起胰岛 β 细胞的凋亡（Fex et al.，2018）。

线粒体功能障碍导致的 ROS 过量产生使胰岛素信号通路失调。ROS 的过量产生能够导致包括 p38 MAPK 和 JNK 信号通路在内的多种丝氨酸/苏氨酸激酶信号通路的激活，这些活化的激酶能够作用于多种与胰岛素信号通路相关的关键点蛋白，其中包括胰岛素受体和 IRS 蛋白家族等。例如，IRS1/2 丝氨酸磷酸化的增加和酪氨酸磷酸化的减少，抑制其下游的靶分子 PI3K 的磷酸化，未活化的 PI3K 不能使**葡萄糖转运蛋白 4（glucose transporter 4，GLUT4）**转移至细胞质膜上，从而减少在胰岛素刺激作用下细胞对葡萄糖的吸收，产生胰岛素抵抗。2 型糖尿病患者中线粒体功能损伤伴随着脂肪酸 β-氧化作用相关酶活性的降低，导致细胞内脂质含量增加（Panigrahy et al.，2017）。

环境污染物导致的线粒体功能紊乱参与 2 型糖尿病和胰岛素抵抗的发病机制与流行。科学家把 2 型糖尿病的诱发因素与工业化对环境的影响联系起来，认为 2 型糖尿病是一种"流行病"。2 型糖尿病的主要病因除热量摄入过多和缺乏适当的运动外，2 型糖尿病的流行还与环境污染和线粒体毒素有关。**持久性有机污染物（persistent organic pollutant，POP）**存在于多种除草剂、杀虫剂、灭鼠药、工业产品和工业废水中，很难被光和其他生物化学途径降解，能够在环境中存在很长一段时间并容易在人体蓄积，对健康造成很大的损害。长时间接触杀虫剂可以导致包括高血糖和胰岛素抵抗在内的葡萄糖稳态失衡，并且糖尿病的死亡率与接触杀虫剂的浓度成正相关关系。POP 能够通过损伤线粒体功能导致胰岛素抵抗。除草剂**莠去津（atrazine，ATZ）**慢性暴露可以阻断电子传递链 Q 位点的电子传递，导致线粒体功能紊乱，包括形态学的裂变作用，复合体 I 和 III 活性的降低，耗氧量的降低，最终导致胰岛素的抵抗。

线粒体功能障碍在 ROS 过量生成和脂肪酸诱导的糖尿病发病过程中具有重要的意义，因此，改善线粒体的功能和促进 ROS 的清除可以作为 2 型糖尿病的有效治疗措施（Panigrahy et al.，2017）。临床上某些噻唑烷二酮类药物如匹格列酮、罗格列酮、曲格列酮等已被广泛用于治疗 2 型糖尿病，这些药物不仅具有增加肌肉和脂肪组织的胰岛素敏感性的作用，而且具有显著改善线粒体的功能、形态，增加线粒体的生物合成等作用。自然产物**白藜芦醇（resveratrol，RSV）**主要存在于葡萄皮和红酒中，具有抗氧化活性，能够减少 ROS 的产生，促进线粒体的生物合成，增加胰岛素敏感性。RSV 能够活化 PGC-1α 脱乙酰酶 SIRT1，导致 PGC-1α 乙酰化作用降低并活化其转录共激活剂的功能，从而使氧化代谢相关基因表达上调，线粒体的氧化磷酸化增加。绿茶中的**表没食子儿茶素-3-没食子酸酯（epigallocatechin-3-gallate，EGCG）**具有抗氧化、抗肥胖和抗癌的活性，EGCG 能够增加胰岛素刺激的葡萄糖的摄入量，提高 PGC-1α 和 mtTFA 的 mRNA

水平，增加线粒体的耗氧量，降低 ROS 的水平。EGCG 与 RSV 一样，能够改善线粒体的功能，增加胰岛素敏感性。

二、线粒体功能障碍与心力衰竭

随着人口老龄化程度的增加、全球工业化的发展，老年人中心力衰竭的患病人数迅速增加。目前**心力衰竭（heart failure）**已成为人类发病率和患病率增加的主要原因，是人类亟待解决的公共卫生问题。心力衰竭是以心脏无法提供组织器官代谢所需求的排血量为主要特征的复杂综合征，是缺血性心脏病、血管性疾病、高血压等心血管疾病发展的最终阶段。心力衰竭的发病机制包括生物能量代谢紊乱、前后负荷增加、信号转导通路改变、钙稳态和神经激素失调等，其中新陈代谢和 ATP 生成的交互作用被认为是心力衰竭最基本的发病机制。由于线粒体参与了能量产生、新陈代谢、钙稳态和氧化应激等过程，被认为在心力衰竭的发病过程中具有重要的作用（Siasos et al.，2018；Lee and Han，2017）。线粒体与心力衰竭发病过程的关系主要体现在以下 3 个方面。

（一）线粒体氧化应激

氧化应激（oxidative stress）是一种涉及 ROS 代谢的分子紊乱，参与缺血/再灌注损伤、动脉粥样硬化、血管炎症、内皮细胞功能紊乱、高血压、心力衰竭等病理过程。ROS 包括超氧阴离子自由基、羟自由基、过氧化氢等，能够引起细胞膜脂、蛋白质、DNA 生物大分子的氧化损伤。在心肌细胞中，超氧阴离子自由基是导致其他 ROS 如过氧化氢、羟自由基形成的最主要的基团，其中羟自由基是在哈勃-韦斯反应（Harber-Weiss reaction）中超氧阴离子自由基和过氧化氢之间电子交换产生的。细胞内的抗氧化防御体系主要包括 SOD、过氧化氢酶、谷胱甘肽过氧化物酶（GPx）。ROS 的产生主要通过线粒体电子传递链、NADPH 氧化酶和黄嘌呤脱氢酶/黄嘌呤氧化酶等，线粒体是细胞内 ROS 产生的主要场所。降低细胞内 ROS 的水平主要依赖于两条途径：①抑制促进 ROS 产生的酶活性，减少 ROS 的生成；②发挥抗氧化剂的抗氧化作用，以清除细胞内过量产生的 ROS。细胞内的抗氧化防御体系对 ROS 的清除主要依赖于抗氧化剂 SOD、过氧化氢酶、GPx 的活性。当细胞内 ROS 的生成和 ROS 的清除失衡时会导致细胞内 ROS 的过量产生。在心力衰竭的病理过程中，氧化应激导致的心力衰竭主要是因为增加了促氧化剂的生成。大量的实验研究和临床研究表明，细胞内 ROS 的过量产生将会导致心力衰竭，引起心肌细胞收缩性的衰竭和结构的损伤，主要表现在 ROS 导致包括线粒体 DNA 损伤在内的线粒体功能障碍、ROS 对血管内皮细胞造成的损伤、ROS 对心肌细胞结构的损伤等。线粒体 DNA 由于缺乏组氨酸的保护作用和有效的修复机制，以及与线粒体产生的 ROS 更接近等，容易受到 ROS 的损伤，线粒体 DNA 的损伤可以导致线粒体 RNA（mtRNA）转录与蛋白质合成障碍，导致线粒体电子传递链复合体的功能受限，从而引起一系列的细胞毒性（Zorov et al.，2014）。ROS 能够活化心肌成纤维细胞内基质**金属蛋白酶（matrix metalloproteinase，MMP）**，MMP 通过改变心肌细胞交互作用所需的细胞外环境，使心肌细胞结构特性异常。

改善线粒体的氧化应激、减轻 mtDNA 损伤可以作为心力衰竭的有效治疗策略。改善线粒体的氧化应激有减少 ROS 的生成和促进 ROS 的清除两种途径。减少 ROS 生成可以通过抑制引起 ROS 生成的氧化还原酶活性。引起 ROS 生成的氧化还原酶主要包括 NADPH 氧化酶、黄素氧化酶、环氧合酶、脂加氧酶等,其中 NADPH 氧化酶在 ROS 生成过程中具有关键性的作用,NADPH 氧化酶和黄素氧化酶可以将 O_2 转变为超氧阴离子。NADPH 氧化酶抑制剂、β-羟-β-甲基戊二酸单酰辅酶 A 还原酶抑制剂和干扰肾素-血管紧张素-醛固酮系统的药物均可有效抑制 NADPH 氧化酶的表达和活性。为了降低 ROS 介导的心肌损伤,首选的措施就是通过增加抗氧化酶 SOD、过氧化氢酶、GPx 等的活性,加速 ROS 的清除。其中 GPx 是一种关键的抗氧化酶,它可以促进过氧化氢和过氧化氢化物的还原反应,不但能够清除心肌细胞中的过氧化氢,还能够阻止包括羟自由基在内的其他毒性自由基的形成。因此增加 GPx 的表达及酶的活性可以减少心肌细胞内的氧化应激,达到有效治疗心力衰竭的目的。**过氧化物氧还蛋白-3(peroxiredoxin-3,Prx-3)**是一种能够清除过氧化氢的抗氧化剂,能够减少线粒体的氧化应激,抵抗线粒体的 DNA 损伤,改善线粒体的功能,同样可以作为有效治疗心力衰竭的靶向药物。**线粒体转录因子 A(mitochondrial transcription factor A,MTFA 或 TFAM)**是一种核编码蛋白,能够结合线粒体 DNA,促进线粒体 DNA 的转录,调节线粒体 DNA 复制和翻译,维持线粒体 DNA 的复制量。MTFA 的表达可以抵抗心肌衰竭,主要表现在 MTFA 可以增加线粒体 DNA 复制量,促进线粒体蛋白质的翻译,维持线粒体电子传递链的功能,有助于减少心肌细胞的氧化应激,改善心肌细胞的凋亡和间质纤维化。线粒体 MTFA 还以增加线粒体的生物合成。因此,通过增加 MTFA 的表达,可以有效改善心力衰竭。

(二)线粒体动力学改变

线粒体是一个动态的细胞器,为了维持功能,线粒体处于不断融合作用和裂变作用的循环过程中。线粒体的融合作用可以混合线粒体的内容物,有助于线粒体间蛋白质的交换、mtDNA 的修复和中间代谢产物的分配,线粒体的裂变作用可以增加线粒体的数目和活性,产生电势低的线粒体通过自噬过程中的溶酶体消化(Knowlton and Liu,2015;NIH,2017)。近年来发现线粒体的融合作用和裂变作用参与多种心脏疾病病理学过程,包括心肌肥大、心力衰竭、扩张性心脏病、缺血性心脏病等。调节线粒体融合作用的蛋白质主要包括 Mfn1、Mfn2、Opa1,调节线粒体裂变作用的蛋白质主要包括 Drp1 和 Fis1。线粒体 Ca^{2+} 超载作为心力衰竭的一个主要特征,能够导致以 DPN1 依赖的方式快速、瞬时的线粒体分裂,心力衰竭的心肌细胞中线粒体裂变作用增加和 Opa1 蛋白表达减少导致线粒体融合作用的降低,最终引起线粒体功能障碍,心力衰竭的心肌细胞中线粒体动态网格的失衡和异常小片段线粒体的存在说明线粒体的融合作用和裂变作用在心脏疾病的病理过程中具有重要的作用。促进线粒体融合作用和裂变作用的动态平衡有助于恢复心力衰竭。线粒体裂变抑制剂 1 是一种 Drp1 的抑制剂,能够有效地在缺血/再灌注损伤时减少细胞死亡和抑制 PTP 的开放。

(三)线粒体的生物合成改变

线粒体的生物合成与控制线粒体内容物含量和线粒体的能量代谢密切相关。线粒体的生物合成包括蛋白质的合成、核编码的线粒体蛋白质的转运、线粒体编码蛋白质的组装以及线粒体生物合成的转录调控等过程。在心脏发育和心脏做功时，线粒体的生物合成受到严密的控制，在生理性改变如耐力训练时，心脏线粒体的生物合成增加，在心力衰竭过程中，线粒体的生物合成发生改变，控制线粒体生物合成的转录信号的下调使线粒体功能不能正常维持，导致线粒体功能障碍，最终导致心力衰竭的发生。线粒体生物合成的转录调控途径（包括线粒体 DNA 复制、转录和维持）依赖于核基因编码的**线粒体转录因子 A（mitochondrial transcription factor A，MTFA）**、两个转录特异性因子（TFB1M、TFB2M）、一个单链 RNA 聚合酶（POLRMT）和一个终止子（mTERF）。MTFA能够结合线粒体 DNA 链的上游启动子，促进线粒体编码的蛋白质的表达。线粒体基因和核基因的表达调控需要特异性转录因子如**核呼吸作用因子（nuclear respiratory factor，NRF）**、**过氧化物酶体增殖物激活受体（peroxisome proliferator-activated recaptor，PPAR）**、**雌激素相关受体（estrogen-related receptor，ERR）**，以及**过氧化物酶体增殖物激活受体 γ 共激活物-1α（peroxisome proliferator-activated receptor-gamma coactivator-1 alpha，PGC-1α）**家族成员等的调控。

NRF 可以调节多种核基因编码的线粒体蛋白的转录活性，并且能够调控 mtTFA 的表达。调控线粒体生物合成的转录通路的上游调节子 PGC-1α 缺乏结合 DNA 活性，但能够与包括 NRF 在内的多种转录因子结合。PGC-1α 通过有效增加 NRF1 和 NRF2 的表达刺激线粒体的生物合成和呼吸作用。心肌细胞中，PGC-1α 是控制线粒体数目和功能的关键调节分子，受到能量需求的刺激时可以快速增加 PGC-1α 的表达，钙作为第二信使和能量信号如**腺苷–磷酸活化蛋白激酶（AMP dependent protein kinase，AMPK）**能够控制 PGC-1α 的表达（Lee and Han，2017）。

在心力衰竭进程中，适应性的机制不足以维持氧化代谢和心脏的功能。增加线粒体的生物合成和氧化能力可以防止心力衰竭。因此，改善能量代谢可以作为一种治疗心力衰竭的有效策略。以 PGC-1α 为靶增加 PGC-1α 的表达可以促进线粒体生物合成恢复心脏的能量代谢。

三、线粒体功能障碍与帕金森病

帕金森病（Parkinson's disease，PD）是一种严重影响运动的进行性神经系统退行性疾病，是由对运动有重要调节作用的黑质纹状体的多巴胺神经元的相对选择性缺失造成的。它主要的症状是身心反应迟缓、静止性震颤、强直和姿势不稳定性。常染色体隐性基因 *PINK1*、*Parkin*、*Df-1* 的突变能够直接引起线粒体功能损伤。PINK1 是 Parkin 的上游蛋白，PINK1 和 Parkin 能调节线粒体的核染质。Parkin 通过 PARIS 调节线粒体的生物合成，PARIS 是过氧化物酶体增殖物激活受体 γ 共激活物-1α（PGC-1α）的转录抑制子，是线粒体生物合成的主要调节子（Park et al.，2018；Hu and Wang，2016）。线粒体DNA 聚合酶催化亚基 POLG 的显性突变能够引起帕金森综合征。LRRK2 和 α-突触核蛋白基因显性突变也能引起帕金森病。包括 NO 应激在内的氧化应激和 Parkin c-ABL 的磷酸化作用导致散发性帕金森病中 Parkin 的失活，继而引起包括 AIMP2、FBP1 和 PARIS

等在内的底物聚集，最终导致其被泛素化蛋白酶体降解。PARIS 是一种关键的致病性 Parkin 底物，能够引起多巴胺神经元神经性病变。α-突触核蛋白聚集是帕金森病中多巴胺神经元退行性病变的关键步骤，线粒体的氧化活性和 NO 应激能够加速 α-突触核蛋白聚集，反过来加速聚集的 α-突触核蛋白能够损伤线粒体（Onyango et al.，2017；Kaidery and Thomas，2018）。

PINK1 与 Parkin 的相互作用调节线粒体的循环。PINK1 依赖性的 Parkin 聚集于线粒体，继而引起 Parkin 底物的多聚泛素化作用，促进线粒体的自噬作用。在极化的线粒体膜上 PINK1 以电压依赖性的方式被剪切成短的 52kDa 的片段，并转移至功能受损的线粒体膜，停留在线粒体膜的 PINK1 招募 Parkin 于线粒体膜，进而泛素化**线粒体融合蛋白（mitofusion）**和电压依赖性阴离子通道 VDAC1。Parkin 介导的线粒体 ROS 的清除需要 VDAC1 参与。mitofusion 的多聚泛素化作用能够失活 mitofusion 并阻止功能受损的线粒体与正常的线粒体融合。自噬受体蛋白 p62/SQSTM1 被募集于受损的线粒体，使线粒体通过自噬的方式被清除。在人类多巴胺能神经瘤细胞中 *DJ-1* 基因的敲除导致线粒体膜的去极化和破裂，说明 DJ-1 在维持线粒体功能和线粒体池稳定性方面具有重要作用（Onyango et al.，2017；Kaidery and Thomas，2018）。

PINK1、Parkin 和 DJ-1 对线粒体功能的影响说明线粒体的功能紊乱和氧化应激在导致帕金森病表型的病理学过程中具有重要的作用。环境等因素引起的线粒体功能损伤被认为对散发性帕金森病的发展具有关键的作用。暴露于某些环境毒物可以提高帕金森病的发病风险，早在 1980 年就发现，在一些个体中注射含有 MPTP 的麻醉剂能够引起急性帕金森病，诱导黑质多巴胺神经元的选择性丢失。动物实验研究发现，MPTP 毒性表现为对线粒体复合体 I 有抑制作用，其他环境化学物如除草剂百草枯和杀虫剂鱼藤酮都是复合体 I 的抑制剂。表明暴露于这些毒物可以使患帕金森病的风险显著增加。帕金森病患者中线粒体呼吸链的各复合体的活性存在缺陷，说明线粒体功能失调是帕金森病发病机制的中心。

四、线粒体功能障碍与阿尔茨海默病

阿尔茨海默病（Alzheimer's disease）是一种迟发性的、进行性的、年龄依赖性的神经退行性疾病，以记忆、认知功能的进行性降低和行为个性的改变为主要特征。阿尔茨海默病的两个病理学特征是细胞内神经纤维缠结和大脑内负责学习与记忆功能的区域细胞内 **β 淀粉样蛋白（β-amyloid protein，Aβ）**沉积。阿尔茨海默病与神经元轴突和突触的丧失、线粒体功能障碍、炎症应激和神经元的丧失相关。阿尔茨海默病的病理过程包括一系列的分子和细胞事件，其中早期病理改变主要表现在轴突的损伤和线粒体功能障碍上（Piaceri et al.，2012；Onyango et al.，2017）。线粒体功能障碍在阿尔茨海默病的病理发展过程中具有重要的作用，主要表现在以下几个方面：①线粒体酶的活性降低，在阿尔茨海默病患者中，线粒体细胞色素氧化酶与丙酮酸脱氢酶的活性降低；②线粒体功能缺陷，在阿尔茨海默病患者中，自由基生成增多、脂质氧化损伤、蛋白质氧化损伤、DNA 氧化损伤、ATP 生成减少，细胞活力下降；③线粒体基因表达异常，在阿

尔茨海默病患者中，线粒体基因异常表达，损伤线粒体的代谢功能；④线粒体结构改变，阿尔茨海默病患者 β 淀粉样蛋白导致线粒体结构的改变（Ridge and Kauwe，2018）。

轴突损伤和线粒体功能障碍是阿尔茨海默病早期病理改变，两种方法可以通过改变早期病理特征达到治疗阿尔茨海默病的目的：第一，清除线粒体中氧自由基和减少氧化损伤，恢复线粒体的功能；第二，增加线粒体 ATP 的生成，促进轴突的生长和神经元的连接。

五、线粒体功能障碍与癌症

由于线粒体是 ATP 生成的主要场所，经常被人们称为细胞的"能量工厂"。同时，线粒体也是多种生化反应发生的场所，参与包括合成和分解代谢、各种信号通路、ROS 的产生和凋亡在内的多种生理过程。很多研究表明，线粒体在肿瘤的发生发展进程中具有关键的作用，主要表现在：线粒体 DNA 的突变、葡萄糖代谢的改变、ROS 的产生和凋亡的失调（Wallace，2012；Vyas et al.，2016）。

（一）线粒体 DNA 突变

早在 50 年前，Warburg 就提出线粒体通过呼吸作用的改变参与癌症的发生过程。从那时以来，体细胞中线粒体 DNA 的突变不断地在多种肿瘤组织中被检测到，线粒体 DNA 的突变主要存在于原发性癌组织中，癌旁组织中的线粒体 DNA 突变却没有被检测到（Vyas et al.，2016；Wallace，2012）。所有癌组织中线粒体 DNA 突变的主要特征基本是一致的：①线粒体 DNA 突变的类型大多数是碱基置换；②突变作用发生在线粒体 DNA 编码蛋白质的所有区域；③在多数肿瘤组织中，线粒体 DNA 的 D 环区域是突变频率最高的区域；④线粒体的突变是同质性的。突变的线粒体 DNA 通过影响能量代谢和 ROS 的产生参与致癌过程。线粒体 DNA 一些特异性位点的突变能够加速癌细胞的生长和减少癌细胞的凋亡。线粒体 DNA 正确的修复机制能够避免线粒体 DNA 发生突变，增加基因组稳定性，减少肿瘤发生的风险（Wardell et al.，2003）。线粒体的 DNA 修复方式主要是碱基切除修复。在线粒体 DNA 的氧化损伤过程中，鸟嘌呤被直接氧化成 8-OHdG，其可以被两种修复机制修复，一种是线粒体中具有 DNA 糖苷酶和 AP 裂解酶活性的 hOGG1（8-oxoguanine DNA glycosylase，hOGG1），可以特异切除 8-OHdG；另一种是 hMYH 修复酶，可以切除与腺嘌呤错误配对的 8-OHdG，使 G≡C 转换成 A=T。肿瘤组织中除了发生线粒体 DNA 突变，还会发生线粒体 DNA 缺失（Indo et al.，2015）。

一系列的化学试剂可以使 mtDNA 衰竭，从而达到治疗癌症的目的。例如，喹诺酮类药物可以特异性地使线粒体 DNA 衰竭并导致线粒体功能障碍。脂质阳离子载体结合的抗癌药物在线粒体膜电位的驱使下可以靶向结合线粒体，通过抑制线粒体唯一具有 DNA 聚合酶活性的 DNA 聚合酶 γ，特异性导致线粒体 DNA 衰竭（Vyas et al.，2016；Wallace，2012）。

（二）癌细胞中葡萄糖代谢的转变

线粒体的重要功能之一是以 ATP 的形式产生能量。在正常分化的细胞中，线粒体主要通过氧化磷酸化产生 ATP。虽然多种能量物质可以作为线粒体的代谢底物，进行能量的合成，但葡萄糖是细胞产生能量的主要代谢底物，它通过细胞表面的葡萄糖转运体吸收入细胞质内，在细胞质内通过糖酵解过程代谢成丙酮酸，然后丙酮酸被转运至线粒体基质，转变为乙酰辅酶 A 并通过三羧酸循环氧化成 CO_2 并产生高能电子，高能电子经线粒体内膜上一系列复合体组成的电子传递链传递，能量最终被以 ATP 的形式储存起来。在这个过程中需要 O_2 的参与，并且 O_2 是电子的最终受体并被还原成 H_2O。伴随着电化学梯度驱使的 ATP 生成的电子传递链的氧化还原反应的偶联过程称为线粒体的氧化磷酸化。正常细胞中的氧化磷酸化过程提供了来自葡萄糖代谢的大多数 ATP。

在癌细胞中，葡萄糖的代谢与正常细胞不同，葡萄糖需求增加，能量主要以葡萄糖的糖酵解形式提供，葡萄糖的糖酵解导致癌细胞中的丙酮酸盐和乳酸生成增加。即使在有足够氧气进行氧化磷酸化的情况下，大多数癌细胞也仍然主要通过糖酵解的方式生成能量，因此葡萄糖的这种代谢作用又被称为有氧糖酵解。葡萄糖以糖酵解途径代谢在癌症的发生过程中具有重要作用，主要表现在以下 4 个方面。第一，癌细胞的大量增殖要求有足够的生物分子来形成新的细胞，通过三羧酸循环与电子传递链过程，葡萄糖完全被氧化成 CO_2 和 H_2O，从而使癌细胞无法利用葡萄糖的碳骨架结构合成新的生物分子。在癌细胞中，葡萄糖的代谢从完全氧化转变为生物合成途径，有利于生成癌细胞增殖所需要的脂质、氨基酸和核苷酸。第二，生物合成途径的转变可以生成细胞氧化还原电位的重要调节子——烟酰胺腺嘌呤二核苷酸磷酸。需氧糖酵解同样有助于癌细胞的生存和进展。癌组织中缺氧的情况经常存在，需氧糖酵解有利于癌细胞更快适应缺氧的条件。第三，葡萄糖需氧糖酵解过程中产生的大量乳酸盐能够提供一个对正常细胞具有毒性的酸性环境，有利于癌细胞的侵袭。第四，需氧糖酵解能够使癌细胞对线粒体外膜通透性的改变敏感性降低，有助于癌细胞抵抗凋亡。

改变癌细胞的新陈代谢可以作为治疗癌症的一个新的策略，通过抑制癌细胞中的有氧糖酵解，促进癌细胞的氧化磷酸化，促使癌细胞转变成不利于生存和生长的正常细胞的代谢方式。通过调节关键的代谢控制点而设计的药物可以有效地抑制癌细胞的生长。例如，**肝乐（dichloroacetate，DCA）**通过抑制对丙酮酸脱氢酶具有抑制作用的丙酮酸脱氢酶激酶的活性，可以增加丙酮酸盐脱氢酶的活性，促使癌细胞中的丙酮酸进入三羧酸循环并进行氧化磷酸化作用。在临床前试验中，DCA 具有显著的抗癌活性。乳酸脱氢酶能够促使丙酮酸盐转变为乳酸，抑制乳酸脱氢酶的活性可以促使丙酮酸盐进入三羧酸循环并进行氧化磷酸化，从而达到抑制癌细胞生长的目的。通过 shRNA 途径降低癌细胞中乳酸脱氢酶的表达，可以有效地增加线粒体的呼吸作用并抑制癌细胞的生长。

（三）癌细胞线粒体中的 ROS

ROS 作为线粒体氧化磷酸化过程的副产物。在电子经过电子传递链过程中，氧气的不完全还原反应可以产生 ROS。细胞内过量的 ROS 能够导致蛋白质、脂类、核苷酸和其他生物分子的氧化损伤，这些损伤最终导致蛋白质的失活，损伤生物膜和基因组的完整性。过量的 ROS 可以通过细胞凋亡和坏死途径导致细胞死亡，尽管如此，ROS 介导的基因组毒性和信号还是有助于肿瘤的发生发展。ROS 能够损伤核苷酸，引起突变和基因组的不稳定，导致肿瘤的发生，核 DNA 容易受到 ROS 介导的氧化损伤，线粒体 DNA 因缺乏组氨酸的保护作用而更容易受到 ROS 的氧化损伤，线粒体 DNA 损伤能够影响电子传递链的功能，进一步增加 ROS 的产生，ROS 介导的损伤能够增加线粒体 DNA 的突变。线粒体 DNA 的突变在多种肿瘤细胞中均有出现，能够导致线粒体氧化磷酸化障碍，最终促使癌细胞代谢向糖酵解转化。在癌细胞的发生发展过程中 ROS 信号的作用越来越受到重视，ROS 作为一个信号分子在介导细胞增殖、分化、迁徙和大规模的基因转录本的改变中具有重要的作用（Indo et al.，2015）。癌细胞中 ROS 水平的增加能引起 DNA 损伤和直接活化促进癌症产生和转移的信号网络。线粒体 ROS 参与 MYC 诱导的肿瘤发生，能够活化 MMP-3，并且作为 MMP-3 的下游分子介导 MMP-3 诱导的癌细胞转移。在肿瘤发生过程中 ROS 具有重要的作用，通过抑制 ROS 的产生可以防止癌症的发生和用于癌症的治疗，在饮食中加入抗氧化剂治疗联合动物模型上的肿瘤实验发现，抗氧化剂能够明显抑制癌细胞生长，但在大规模的临床试验中抗氧化剂抗癌的效果不明显。同时癌细胞中 ROS 水平比正常细胞高，过量的 ROS 可以导致细胞凋亡和坏死，促进 ROS 过量生成同样可以被认为是治疗癌症的有效措施。

（四）线粒体凋亡和癌症

线粒体是细胞最重要的细胞器，参与多种形式的细胞死亡过程，其中线粒体依赖性细胞凋亡调控细胞的生长和生存。DNA 损伤、细胞生长因子的缺失、致癌基因的激活、氧化应激等其他形式的细胞应激和损伤信号能活化线粒体依赖性的细胞凋亡通路。线粒体凋亡首先通过线粒体膜通透性的改变，引起线粒体膜电位的降低，影响蛋白质的转运、离子运输、生物合成和能量代谢。线粒体膜通透性的改变包括线粒体内膜通透性的改变和线粒体外膜通透性的改变，线粒体内膜通透性的改变依赖于线粒体蛋白的还原状态和线粒体 PTP 的调节，线粒体外膜通透性的改变主要依赖于具有促进和抑制凋亡作用的 Bcl-2 家族蛋白调节（Bonora and Pinton，2014）。当细胞凋亡通路被触发时，线粒体外膜通透性增加，胱天蛋白酶依赖性蛋白如细胞色素 c、SMAC/DIABLO、HtrA2/Omin，以及非胱天蛋白酶依赖性蛋白如凋亡诱导因子 AIF 和核酸内切酶 G 从线粒体膜间隙中释放入细胞质中，传递凋亡信号使细胞凋亡。Bcl-2 家族蛋白通过调节线粒体外膜的完整性而在细胞凋亡中具有重要的作用，Bcl-2 家族蛋白分为保护线粒体膜通透性、抑制线粒体释放促凋亡因子的抗凋亡蛋白，如 Bcl-2、Bcl-XL，以及增加线粒体外膜通透性、促进凋亡相关蛋白从线粒体中释放的促凋亡蛋白，如 BAX、BAK。当细胞受到凋亡信号刺激时，BAK 和 BAX 能以寡聚化的形式在线粒体外膜上形成孔道，增加线粒体外膜的通透性，使凋亡因子从线粒体膜间隙中释放出来。BID 和 BIM 蛋白也参与寡聚化作用，促使 BAX 和 BAD 定位于线粒体，BAD 和 BIK 能够与 Bcl-2 结合使线粒体外膜通透性增加。Bcl-2 家族蛋白不论是以单独的形式还是与其他蛋白相结合的形式调节线粒体外膜通透性，都在线粒体外膜上形成离子通道，对细胞凋亡的调节具有重要作用（Czabotar et al.，2014）。

Bcl-2 蛋白在多种肿瘤组织中表达增加，增加了癌细胞对凋亡的抵抗性，所有通过降低或者拮抗癌细胞中 Bcl-2 蛋白表达的均可以增加癌细胞的凋亡敏感性，达到治疗癌症的目的。巯基化合物交联试剂可以抵抗 Bcl-2 的抗凋亡作用，触发线粒体膜电位的降低和促进细胞色素 c 的释放，可以作为一种治疗 Bcl-2 蛋白高表达癌症的有效措施。通过特异性 Bcl-2 mRNA 反义寡核苷酸技术调节 Bcl-2 蛋白表达的策略同样可以用来治疗癌症。G139 通过特异性降低癌细胞中 Bcl-2 的表达可以增加神经酰胺和十字孢碱诱导的癌细胞凋亡的敏感性。为了诱导癌细胞凋亡，增加促凋亡蛋白 BAX 的表达不失为一种有效治疗癌症的措施，通过 BAX 载体转移 BAX 至线粒体外膜形成孔道，并释放细胞色素 c 等促凋亡因子，能够活化 BAX 的 BH3 肽链，可以诱导凋亡。

（庄志雄　钟才高）

参 考 文 献

刘芳, 张兰, 李林. 2002. 外源性线粒体 DNA 在细胞内的重建. 分子细胞生物学报, 35(3): 243-247.

刘力, 陈雯, 杨杏芬, 等. 2001. 线粒体 DNA 氧化损伤热点的形成及其修复速率的比较. 中国药理学与毒理学杂志, 15(4): 282-286.

Bagur R, Hajnóczky G. 2017. Intracellular Ca^{2+} sensing: its role in calcium homeostasis and signaling. Mol Cell, 66(6): 780-788.

Bertero E, Maack C. 2018. Calcium signaling and reactive oxygen species in mitochondria. Circ Res, 122(10): 1460-1478.

Bonora M, Pinton P. 2014. The mitochondrial permeability transition pore and cancer: molecular mechanisms involved in cell death. Front Oncol, 4: 302.

Bonora M, Wieckowski MR, Chinopoulos C, et al. 2015. Molecular mechanisms of cell death: central implication of ATP synthase in mitochondrial permeability transition. Oncogene, 34(12): 1475-1486.

Brenner C, Moulin M. 2012. Physiological roles of the permeability transition pore. Circulation Research, 111: 1237-1247.

Cao J, Jia L, Zhou HM, et al. 2006. Mitochondrial and nuclear DNA damage induced by curcumin in human hepatoma G2 cells. Toxicol Sci, 91(2): 476-483.

Chow J, Rahman J, Achermann JC, et al. 2017. Mitochondrial disease and endocrine dysfunction. Nat Rev Endocrinol, 13(2): 92-104.

Chu CT. 2018. Mechanisms of selective autophagy and mitophagy: implications for neurodegenerative diseases. Neurobiol Dis, 122: 23-34.

Czabotar PE, Lessene G, Strasser A, et al. 2014. Control of apoptosis by the Bcl-2 protein family: implications for physiology and therapy. Nature Reviews: Molecular Cell Biology, 15: 49-63.

De Stefani D, Patron M, Rizzuto R. 2015. Structure and function of the mitochondrial calcium uniporter complex. Biochim Biophys Acta, 1853(9): 2006-2011.

Fex M, Nicholas LM, Vishnu N, et al. 2018. The pathogenetic role of β-cell mitochondria in type 2 diabetes. J Endocrinol, 236(3): R145-R159.

Gorman GS, Chinnery PF, DiMauro S, et al. 2016. Mitochondrial diseases. Nat Rev Dis Prim, 2: 16080.

Helley MP, Pinnell J, Sportelli C, et al. 2017. Mitochondria: a common target for genetic mutations and environmental toxicants in Parkinson's disease. Front Genet, 8: 177.

Hu Q, Wang G. 2016. Mitochondrial dysfunction in Parkinson's disease. Transl Neurodegener, 5: 14.

Indo HP, Yen HC, Nakanishi I, et al. 2015. A mitochondrial superoxide theory for oxidative stress diseases and aging. J Clin Biochem Nutr, 56(1): 1-7.

Kaidery NA, Thomas B. 2018. Current perspective of mitochondrial biology in Parkinson's disease. Neurochem Int, 117: 91-113.

Knowlton AA, Liu TT. 2015. Mitochondrial dynamics and heart failure. Compr Physiol, 6(1): 507-526.

Kroemer G, Levine B. 2008. Autophagic cell death: the story of a misnomer. Nature Reviews: Molecular Cell

Biology, 9: 1004-1010.

Kubota N, Hayashi J, Inada T, et al. 1997 Induction of a particular deletion in mitochondrial DNA by X rays depends on the inherent radiosensitivity of the cells. Radiat Res, 148(4): 395-398.

Kwak SH, Park KS. 2016. Role of mitochondrial DNA variation in the pathogenesis of diabetes mellitus. Front Biosci (Landmark Ed), 21: 1151-1167.

Lee SR, Han J. 2017. Mitochondrial mutations in cardiac disorders. Adv Exp Med Biol, 982: 81-111.

Lemasters JJ, Nieminen AL, Qian T, et al. 1997. The mitochondrial permeability transition in toxic, hypoxic and reperfusion injury. Mol Cell Biochem, 174(1-2): 159-165.

Lodish H, Berk A, Kaise CA, et al. 2016. The structure and functions of mitochondria. //Lodish H, Berk A, Kaiser CA. Molecular Cell Biology. 8th ed. New York: WH freeman: 520-533.

Mammucari C, Raffaello A, Vecellio Reane D, et al. 2016. Molecular structure and pathophysiological roles of the mitochondrial calcium uniporter. Biochim Biophys Acta, 1863(10): 2457-2464.

Marchi S, Patergnani S, Missiroli S, et al. 2018. Mitochondrial and endoplasmic reticulum calcium homeostasis and cell death. Cell Calcium, 69: 62-72.

Meyer JN, Leung MC, Rooney JP, et al. 2013. Mitochondria as a target of environmental toxicants. Toxicol Sci, 134(1): 1-17.

Meyer JN, Leuthner TC, Luz AL. 2017. Mitochondrial fusion, fission, and mitochondrial toxicity. Toxicology, 391: 42-53.

NIH. 2017. Mitochondrial DNA. Genetics home reference. https://ghr. nlm. nih. gov/mitochondrial-dna. [2017-05-06].

Ninomiya-Tsuji J. 2018. Mitochondrial dysfunction. //Hodgson E, Smart RC. Molecular and Biochemical Toxicology. 5th ed. Hoboken: John Wiley & Sons: 319-332.

Onyango IG, Khan SM, Bennett JPJr. 2017. Mitochondria in the pathophysiology of Alzheimer's and Parkinson's diseases. Front Biosci (Landmark Ed), 22: 854-872.

Orrenius S, Gogvadze V, Zhivotovsky B. 2015. Calcium and mitochondria in the regulation of cell death. Biochem Biophys Res Commun, 460(1): 72-81.

Panigrahy SK, Bhatt R, Kumar A. 2017. Reactive oxygen species: sources, consequences and targeted therapy in type 2 diabetes. J Drug Target, 25(2): 93-101.

Park JS, Davis RL, Sue CM. 2018. Mitochondrial dysfunction in Parkinson's disease: new mechanistic insights and therapeutic perspectives. Curr Neurol Neurosci Rep, 18(5): 21.

Piaceri I, Rinnoci V, Bagnoli S, et al. 2012. Mitochondria and Alzheimer's disease. Neurol Sci, 322(1-2): 31-34.

Pickles S, Vigié P, Youle RJ. 2018. Mitophagy and quality control mechanisms in mitochondrial maintenance. Curr Biol, 28(4): R170-R185.

Ridge PG, Kauwe JSK. 2018. Mitochondria and Alzheimer's disease: the role of mitochondrial genetic variation. Curr Genet Med Rep, 6(1): 1-10.

Rodger CE, McWilliams TG, Ganley IG. 2018. Mammalian mitophagy - from in vitro molecules to in vivo models. FEBS J, 285(7): 1185-1202.

Roubicek DA, Souza-Pinto NC. 2017. Mitochondria and mitochondrial DNA as relevant targets for environmental contaminants. Toxicology, 391: 100-108.

Shimizu S, Narita M, Tsujimoto Y. 1999. Bcl–2 family proteins regulate the release of apoptogenic cytochrome c by the mitochondrial channel VDAC. Nature, 399(6735): 483-487.

Siasos G, Tsigkou V, Kosmopoulos M, et al. 2018. Mitochondria and cardiovascular diseases-from pathophysiology to treatment. Ann Transl Med, 6(12): 256.

Siemen D, Ziemer M. 2013. What is the nature of the mitochondrial permeability transition pore and what is it not? IUBMB Life, 65(3): 255-262.

Snustad DP, Simmons MJ. 2011. 遗传学原理. 3版. 赵寿元, 乔守怡, 吴超群, 等译. 北京: 高等教育出版社: 438-448.

Vander Heiden MG, Chandel NS, Li XX, et al. 2000. Outer mitochondrial membrane permeability can regulate coupled respiration and cell survival. Proc Natl Acad Sci USA, 97(9): 4666-4671.

Vyas S, Zaganjor E, Haigis MC. 2016. Mitochondria and Cancer. Cell, 166(3): 555-566.

Wallace DC. 2012. Mitochondria and cancer. Nat Rev Cancer, 12(10): 685-698.

Wardell TM, Ferguson E, Chinnery PF, et al. 2003. Changes in the human mitochondrial genome after treatment of malignant disease. Mutat Res, 525(1-2): 19-27.

Will Y, Dykens JA. 2009. Introduction to mitochondrial toxicity. //Ballantyne B, Marrs TC, Syversen T. General and Applied Toxicology. Vol 2. 3rd ed. West Sussex, UK: Wiley: 1-19.

Woollacott AJ, Simpson PB. 2001. High throughput fluorescence assays for the measurement of mitochondrial activity in intact human neuroblastoma cells. J Biomol Screen, 6(6): 413-420.

Zorov DB, Juhaszova M, Sollott SJ. 2014. Mitochondrial reactive oxygen species (ROS) and ROS-induced ROS release. Physiol Rev, 94(3): 909-950.

第十六章 外源化学物对细胞连接的影响

对于多细胞生物而言，细胞间以及细胞与胞外基质间的相互作用对其组织发生和功能等至关重要。这些作用有时是短暂的，如免疫细胞间的作用方式；有时则表现为稳定的结构，以加强细胞间的机械联系，维持组织结构的完整性，进行信息的传递，协调细胞的功能，这种结构称为**细胞连接（cell junction）**，或者**细胞间连接（intercellular junction）**。细胞连接体积很小，需依赖电子显微镜才能观察到。从功能上细胞连接可以分为三大类，即**封闭连接（occluding junction）**、**锚定连接（anchoring junction）**和**通信连接（communicating junction）**。封闭连接在结构上的表现形式称为**紧密连接（tight junction，TJ）**，对维持上皮细胞和内皮细胞正常的结构、功能至关重要。锚定连接主要包括**黏附连接（adhesion junction，AJ）**、**隔状连接（septate junction）**、**桥粒（desmosome）**和**半桥粒（hemidesmosome）**等。上皮细胞和内皮细胞具有特殊的连接复合体，包括 TJ 和 AJ，对于维持细胞的极性、一定的通透性、屏障功能具有重要的意义（Schneeberger and Lynch，2004）。通信连接能保持细胞在电信号和化学信号上的联系，从而实现细胞群的合作和协调。本章将就几种主要的连接形式，讨论毒物对它们的影响及其相关的毒理学意义。

第一节 紧 密 连 接

一、紧密连接的结构和功能

封闭连接在结构上的表现形式为**紧密连接（tight junction，TJ）**，一般存在于上皮细胞之间和内皮细胞之间，是目前所知距离最近的连接，在机体分布广泛，尤其在上皮、心肌和子宫颈等组织含量丰富。TJ 对维持上皮细胞和内皮细胞正常的结构、功能至关重要。上皮细胞和内皮细胞通过维持一定的通透性及其选择性交换功能来生成和维护身体不同部位的特定成分。上皮细胞和内皮细胞还具有选择性的屏障功能，具有与外环境进行有益物质的交换、排泄和清除潜在的有毒物质、维持组织的完整性和血管的通透性等重要作用（Forster，2008）。为执行这些功能，上皮细胞和内皮细胞具有特殊的连接复合体，包括 TJ 和 AJ。

TJ 主要存在于上皮细胞、内皮细胞间的连接复合体中，位于顶端和基底端之间，把顶端和基底端分开，使相邻细胞膜紧靠在一起，在细胞之间形成一个非渗透的、流动性的物理屏障结构，具有封闭细胞间隙、防止可溶性物质从细胞一侧扩散到另一侧的屏障功能，同时它把上皮细胞分成顶侧的脂质成分和基侧的蛋白质成分两个不同的功能区，以此来维持细胞顶端/基底的极性，是调节电解质通道及蛋白质和脂类扩散的重要结构（Cereijido et al.，2008）。由于 TJ 位于上皮细胞或内皮细胞间基底侧空隙的最顶端，因此，参与了机体大量的病理过程，影响离子通道、分子和炎性细胞的生理调节。TJ 的主要功能有三个方面。

（一）"门（gate）"功能

封闭相邻细胞的间隙，阻止物质在细胞质任意穿行，控制细胞旁路物质的转运，限制水、电解质及其他分子通过细胞旁路进入组织间隙，使完整的细胞成为外界与机体内环境的屏障，从而保证组织内环境的稳定性。例如，肠上皮隔绝肠液和机体内环境，肾小管上皮细胞隔绝尿液和机体内环境。同时也可通过隔绝体内不同部分而形成局部独立的内环境，对某些需特殊内环境的器官起保护与稳定的作用，如血脑屏障、血睾屏障、血视网膜屏障等机体的特殊屏障系统。

（二）"藩篱（fence）"功能

上皮细胞与内皮细胞是典型的极性细胞，其细胞膜分为管腔侧膜和基底侧膜，是结构和功能截然不同的两个部位，而 TJ 是这两个部位的分界线，将细胞游离面、基底部及侧面的膜蛋白相隔离，防止脂质和膜蛋白自由扩散，保证受体蛋白、载体蛋白等行使各自的功能。例如，肾小管上皮细胞管腔侧膜具有微绒毛等特殊结构，具有物质转运，维持水、电解质等内环境稳态的功能；而基底侧膜则分布有各种连接分子及黏附分子，将上皮细胞与邻近细胞相连，并固定在基底膜上。TJ 通过限制这两部分膜脂及蛋白质的相互移动，来维持上皮细胞的极性。通过调节细胞极性，TJ 也调控着细胞的增殖与分化，并参与**上皮-间质转化（epithelial-mesenchymal transformation，EMT）**过程和肿瘤的发生。

（三）大分子物质运输及信号转导的平台

TJ 是大分子物质运输及信号转导的平台，同时也是某些病毒的受体和某些细菌及其毒素的靶标，参与了多种感染过程。

TJ 的封闭作用并不是绝对的，它对小分子物质有一定的通透性，其形成的屏障在不同细胞间通透性也不一致，如小肠上皮的 TJ 对 Na^+ 这种屏障功能受到多种方式的调控，其与 TJ 的分子结构密切相关。TJ 有特征性的结构，它位于连接复合体最顶端。在电镜下对超薄切片的观察可见，相邻细胞间的点状 TJ 结构呈线状排列，两相邻细胞膜的外层呈间断融合，融合处细胞间隙消失，而其余部分尚有间隙存在。用冷冻蚀刻技术观察，TJ 的质膜融合区，相邻细胞的胞膜各形成一些网格状的嵴，即成串排列的特殊跨膜蛋白。相邻细胞的嵴相对应，彼此紧密相贴形成封闭索。TJ 中嵴的数量和嵴分叉的频率在不同类型细胞中差异很大。最近几年，越来越多的蛋白质被确定为 TJ 的成分，包括构成 TJ 条索的完整膜蛋白和相关的细胞质蛋白。

二、紧密连接的结构蛋白

TJ 的结构蛋白包括闭合蛋白（occludin）、封闭蛋白（claudin）、**连接黏附分子（junctional adhesion molecule，JAM）**、三细胞紧密连接蛋白（tricellulin）、**闭锁小带蛋**

白（zonula occluden protein，ZO）和扣带蛋白（cingulin）等（图 16-1）。

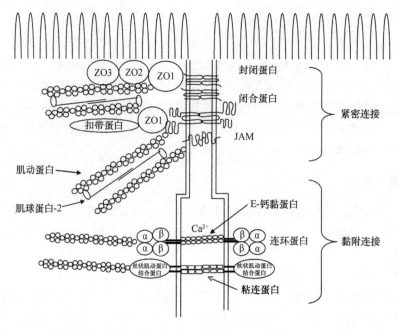

图 16-1　紧密连接和黏附连接的构成示意图（仅显示主要蛋白质及其相互作用）

（一）TJ 整合膜蛋白

TJ 整合膜蛋白（integral membrane protein）有 4 个跨膜区域、两个细胞外区域、一个氨基端和一个羧基端，后两者位于细胞质中。大多数 TJ 的整合膜蛋白在胞质的尾部包含一个特殊的高度保守序列，称为 PDZ 结合域，其招募并结合包含 PDZ（PSD95/DlgA/ ZO1 同源体）基序的蛋白，包括胞质斑的外周蛋白、闭锁小带蛋白（ZO1、ZO2、ZO3）和其他调节蛋白（Sambuy，2009；Alberts et al.，2015）。目前已有 4 种以上完整的整合膜蛋白被确定为 TJ 的组成成分。

1. 闭合蛋白或闭锁蛋白

闭合蛋白或闭锁蛋白是一个分子量为 65kDa 的蛋白质、有 4 次跨膜结构、两个较小的细胞外环和三个细胞质区。每个环由 45 个氨基酸构成，两个细胞外环都富含酪氨酸。第一个细胞外环是细胞间 TJ 形成的主要部位。闭合蛋白 C 端有 150 个氨基酸，能够直接与膜联鸟苷酸激酶（membrane associated guanylate kinase，MAGUK）同系物，以及 TJ 的胞质附着斑蛋白 ZO1、ZO2 和 ZO3 结合。闭合蛋白是一个完整的跨膜蛋白，是封闭相邻上皮细胞、内皮细胞之间间隙的重要成分，在 TJ 的屏障功能和信号转导中有决定性作用，在维持细胞间的通透性、维持细胞间的跨细胞电阻方面有重要意义。其表达的增加及连接定位的增加与上皮细胞和内皮细胞的 TJ 通透性呈正相关关系。闭合蛋白对于 TJ 的调节也起到了决定性的作用。

2. 封闭蛋白

迄今发现的**封闭蛋白（claudin）**基因家族包括 24 个成员，所有的封闭蛋白都是 20—27kDa 的蛋白质，并都有 4 次跨膜结构、两个细胞外环和一个短的细胞内 C 端，这个细胞内 C 端含有 PDZ 结合区的高度保守序列，通过这些区域，封闭蛋白可以和包含有 PDZ 结合域的 TJ 胞质附着斑蛋白相连，从而赋予组织特异的屏障特性。在不同的组织中封闭蛋白分布也不相同。例如，**claudine-16（paracellin 1，CLDN16）**主要在肾尿管升袢中表达，它与 Mg^{2+} 的再吸收有关；至少有 7 种封闭蛋白在整个肠道大量表达，其表达水平在不同肠部位和隐窝-绒毛轴都有显著变化；封闭蛋白 5、封闭蛋白 15 则分布于内皮细胞。封闭蛋白是 TJ 的重要组成成分。越来越多的证据表明，封闭蛋白是构成 TJ 的骨架蛋白。超微结构显示封闭蛋白专一定位于 TJ 条索，外源表达的封闭蛋白可使成纤维细胞具有侵袭活性，并在细胞连接部位集中形成像 TJ 条索一样的网络结构。闭合蛋白自身并不能形成这样组织严密的条索，但当闭合蛋白和封闭蛋白一起转染成纤维细胞时，它可以参与以封闭蛋白为基础的 TJ 条索的形成，封闭蛋白与闭合蛋白以二聚体形式存在，与相邻细胞的同型蛋白结合形成"绑鞋带"样结构，构成 TJ 线状结构的主链，组成对合的封闭链，封闭细胞间隙。封闭蛋白可能是造成各部分 TJ 渗透性差异的原因。因此，封闭蛋白是构成细胞膜 TJ 至关重要的成分，其异常表达可导致上皮细胞、内皮细胞结构破坏、功能受损，与多种疾病的发生发展存在密切关系。

3. 连接黏附分子家族

连接黏附分子（junctional adhesion molecule，JAM）家族是糖基化的跨膜蛋白，为免疫球蛋白超家族成员，有两个免疫球蛋白样细胞外结构域、一个跨膜区和一个具有 PDZ 结合域的 C 端胞质结构域。根据 PDZ 结合域，JAM 可以被分为不同的亚型并分属两组，一组包括 JAMA、JAMB 和 JAMC，在 C 端尾部有一个二级 PDZ 结合域直接与 ZO1 和 PAR3 相连；另一组包括 JAM4、CAR、CLMP 和 ESAM。在超微结构水平，用抗 JAMA 的抗体作冷冻蚀刻免疫复型分析显示，JAMA 分布在 TJ 条索区或条索周围。JAMB/VE-JAM 在小静脉和血管的内皮细胞边缘表达，功能类似于黏附蛋白，能够捕获人 T 细胞。JAM 的功能主要是参与 TJ 渗透性调节，并与血小板内皮 CAMsl 有关，参与淋巴细胞迁移的调节，与 T 细胞、中性粒细胞从血管向组织中的运动有一定的关系。瞬时钙离子损耗测定发现，JAM 抗体可以抑制跨上皮电阻的恢复，这一点提示 JAM 参与 TJ 的封闭作用。JAM 在细胞膜中有限制蛋白质自由扩散的作用。

4. 三细胞紧密连接蛋白

三细胞紧密连接蛋白（tricellulin，TRIC），顾名思义，主要位于 3 个细胞之间的连接处，但也会存在于双细胞间的 TJ 处。将两个相邻细胞间的空隙连接起来的 TJ 可以称为双细胞 TJ，而在 3 个细胞连接处，条索形成了 3 个细胞的 TJ，即称为三细胞 TJ。电镜观察冷冻切片发现，双细胞间的连接网络延伸到基底外侧，汇聚到三细胞之间连接处的条索形成了 3 对互相垂直的条索结构，并带有一个直径约 10nm 的中心管道。这个结构可能是增加细胞旁路通透的位点。三细胞紧密连接蛋白的主要功能是屏障大分子物质。三细胞紧密连接蛋白是一个 4 次跨膜蛋白，人的三细胞紧密连接蛋白有 TRIC-A 和 TRIC-B 两个亚型：TRIC-A 是最长的亚型，由 558 个氨基酸组成，N 端和 C 端均位于细胞质，C 端序列高度保守，和闭合蛋白有 30%的同源性。现已证明，它是听力必要的 TJ 蛋白，TRICa 的突变可导致非同源性耳聋。

（二）胞质附着斑蛋白

胞质附着斑蛋白（cytoplasmic plaque protein）或称膜周蛋白，是 TJ 结构的细胞质成分，是 TJ 支持结构的基础，由多种蛋白质组成，主要为 PDZ 区结合蛋白，其在协调组装大分子聚合体、聚集 TJ 跨膜蛋白、募集参与细胞骨架形成和基因表达的信号蛋白方面起重要作用（Sambuy，2009；Alberts et al.，2015）。

1. 闭锁小带蛋白

闭锁小带蛋白（zonula occluden protein，ZO）是第一个被证实的 TJ 胞质附着斑蛋白，属于 MAGUK 家族，主要包括 ZO1、ZO2、ZO3 三个亚型。该家族的蛋白质在结构上包含有 PDZ、SH3 和 GK 区。SH3（src homology 3）是含 50—70 个氨基酸并能与 GK 模块结合的非接触反应蛋白质区域，或者是包含 PXXP 序列并在长度上至少有 7 个残基的配体。GK 模块的作用与鸟苷酸激酶相似，消耗 ATP，催化 GMP 向 GDP 转化。这一蛋白家族在胞质内有多个结合位点，能够与多种蛋白质相互作用，将跨膜蛋白和细胞骨架连接在一起，并能识别 TJ 位置及传递各类信号。

2. 扣带蛋白

扣带蛋白（cingulin）或称扣带素，分子量为 140—160kDa，位于 TJ 的膜下区域，是存在于 TJ 上的双股类肌球蛋白，形态类似于豆芽，头端能与 ZO2、ZO3、白血病融合蛋白 6（leukemia fusion 6，AF6）、JAM、F 肌动蛋白、肌凝蛋白等相连接，尾端连接闭锁小带蛋白，为胞质附着斑蛋白和整合膜蛋白的连接提供了支架。

3. 其他

TJ 的胞质附着斑蛋白还包括 AF6、单克隆抗体 7H6 等成分，TJ 上的 7H6 抗原磷酸化蛋白对金属及大分子不通透，而且 7H6 对 TJ 的能量状态很敏感，在 ATP 缺乏状态下，7H6 能可逆地与 TJ 分离，而细胞间的 ZO 仍保持连接，细胞间通透性增高。

另外，细胞骨架蛋白的作用不容忽视，TJ 的完整性依赖肌动蛋白结构的组装和功能状态。细胞松弛素 B 等参与微丝破坏与聚合的药物，均可影响 TJ 的结构和完整性。细胞骨架蛋白将由整合膜蛋白和胞质附着斑蛋白组成的连接复合体固定在细胞内，维持 TJ 结构的稳定。

三、紧密连接的信号调控

TJ 是一个动态的功能性实体，在胚胎发育、组织重建、正常的生理更替以及毒性和病理性信号应答的过程中，TJ 能被许多信号机制调节以满足组织屏障功能和通透性的变化以及反应的需要。这些信号不仅可以控制 TJ 的组装和分解，还与肌动蛋白的改变相关联。TJ 的通透性受到外部刺激的调控，并需要特定的调控通路间复杂的交互反应，且依赖快速的蛋白质磷酸化介导的信号转导级联反应的活化，以及细胞内第二信使的产生，最终导致特定核转录因子的活化。TJ 蛋白的磷酸化状态是由一系列激酶和磷酸酶调节的。影响细胞旁路通透性的细胞内信号分子包括：酪氨酸激酶、磷酸激酶、Ca^{2+}、异源三聚体 G 蛋白、钙调蛋白、cAMP、脂类第二信使和磷脂酶 C。其中磷酸激酶 C（phosphokinase C，PKC）家族，其有 12 个已知的丝氨酸/苏氨酸（Serine/Threonine，Ser/Thr）特异的同工酶，其作用机制、细胞内分布、底物类型和表达都不同；磷酸激酶 A（phosphokinase A，PKA），受控于细胞内 cAMP 水平；磷酸激酶 G（phosphokinase G，PKG），其在脑血管内皮细胞中通过 cGMP 活化并依据组织不同的状态而发挥不同的效应（Alberts et al.，2015；Garcia et al.，2018）。

（一）G 蛋白信号调节蛋白对 TJ 的调节

最近研究发现，G 蛋白信号调节蛋白（regulator of G-protein signaling，RGS）家族可以与异源三聚体 G 蛋白的 Gα 亚基相互作用。它们是诱导受体脱敏的关键成分，它不激活 Gα 亚基，而是利用 Gα 亚基的能量加速 GTP 水解。实验发现，*Loco* 基因编码的 RGS 蛋白能和果蝇 G 蛋白的 Gα 亚基特异性相互作用，导致血脑屏障的破坏。

（二）异源三聚体 G 蛋白、cAMP 和小 G 蛋白对 TJ 的调节

G 蛋白是由 α、β、γ 3 个亚基组成的异源三聚体，是膜胞质侧镶嵌蛋白，参与 cAMP 信使通路的信号转导。其 α 亚基能与 GTP 结合，并有 GTP 酶的活性，能够水解 GTP。有证据表明，G 蛋白参与 TJ 的调节及功能状态，通过细胞间信号途径影响 TJ 分子，在 TJ 形成和调节中起重要作用。G 蛋白的激活能导致第二信使 cAMP 的产生。

cAMP 是 G 蛋白偶联受体信号通路的第二信使。cAMP 水平的改变，导致下游蛋白激酶的磷酸化，蛋白质磷酸化的状态控制细胞的通透性。这些被磷酸化的蛋白质控制着细胞间的黏附力，调节浆膜和细胞骨架相互作用。

小 GTP 酶的 Rho 家族包括 RhoA、Rac 和 Cdc42，其活性可促发参与 TJ 的肌动蛋白重组，调节特定的肌动蛋白结构，以响应各种不同的信号，并因此参与维护连接蛋白和细胞骨架之间的支架蛋白的稳定性，从而影响 TJ 的通透性。细胞骨架破坏对 TJ 结构产生的影响包括跨膜电阻减小、ZO1 和 ZO2 与微丝肌动蛋白结合增加、与跨膜蛋白结合疏松。重要的连接蛋白 ZO1 是丝氨酸激酶和 PKC 的作用底物。

（三）肌球蛋白轻链激酶（MLCK）途径对 TJ 的调节

肌球蛋白轻链激酶（myosin light chain kinase，MLCK）途径参与调控 TJ 的通透性，此通透性改变为外部应激因素或促炎症因子所导致。在此途径中，丝氨酸磷酸化**肌球蛋白轻链（myosin light chain，MLC）**可导致 TJ 周围的肌动蛋白和肌球蛋白环路收缩和旁路开放。在某些系统发现了 PKC 和 MLCK 通路之间的交叉影响，MLCK 可被激活的 PKC 磷酸化。

（四）MAPK 途径对 TJ 的调节

丝裂原激活的蛋白激酶（mitogen-activated protein kinase，**MAPK**）途径在 TJ 的调控中发挥重要作用，这一信号通路包括跨膜时相和胞质时相，首先激活生长因子受体附近的**小 G 蛋白**（small GTP binding protein）（如 Ras），随后一系列的细胞质蛋白激酶产生级联活化，MAP3K、MAP2K，最终是 MAPK，所有的磷酸化位点都是 Ser/Thr 残基。MAPK 可以导致大量位于细胞质和细胞核中的蛋白质磷酸化，这些蛋白质也包括调节不同基因表达的核转录因子。MAPK 属于**细胞外信号调节激酶**（extracellular signal-regulated kinase，ERK），应激刺激可以使 MAPK 与闭合蛋白、JNK 和 p38 亚型相互作用，参与细胞分化和凋亡，而 ERK5 则可以受生长因子和应激的刺激，参与细胞的活化过程。

（五）Ca^{2+} 调节 TJ 的活性

Ca^{2+} 参与了多种细胞间连接的形成，并且对连接正常功能的维持起重要作用。TJ 对细胞外的 Ca^{2+} 浓度十分敏感，研究发现，将 Caco-2 上皮细胞放入无 Ca^{2+} 的培养液中培养，很快出现 TJ 完整性的破坏，而随着细胞外 Ca^{2+} 浓度的增加，TJ 完整性得到改善。Ca^{2+} 浓度对 TJ 的影响与 PKA 和 PKC 信号通路有关。细胞内 Ca^{2+} 主要改变 ZO1 与肌动蛋白的结合，并改变闭合蛋白在细胞内的位置。

（六）磷酸化调节 TJ 结构的完整性

所有跨膜蛋白和胞质附着斑蛋白的磷酸化在 TJ 形成和调节方面都起重要作用。闭合蛋白和 ZO1 在丝氨酸、苏氨酸、酪氨酸残基上磷酸化。研究证实，TJ 破坏后，其形成或再形成与闭合蛋白磷酸化增加有关，尤其是发生在丝氨酸和酪氨酸残基上的磷酸化。酪氨酸磷酸酶的抑制可导致闭合蛋白水解和连接的通透性增加。

（七）PKC 对 TJ 的调节

PKC 是 TJ 形成和调节的重要因子。对 ZO1 从细胞内迁移到细胞膜表面起重要作用，ZO1 蛋白上有 34 个 PKC 磷酸化一致性序列，提示 ZO1 在细胞间连接的细胞膜表面的 PKC 信号转导途径中作为细胞骨架而存在。PKC 在细胞极性形成方面发挥作用，依靠细胞黏附、信号网络、细胞骨架和蛋白转运共同发挥细胞屏障功能。

另外，PKCξ 同工酶通过 NF-κB 调节肿瘤坏死因子-α 诱导的 *CAML* 的转录。

总之，TJ 渗透性调控所涉及的信号通路之间存在潜在的反馈和交互作用机制，简单的线性途径是不可能充分说明外部毒性或病理刺激与细胞内信号转导和 TJ 反应之间的复杂关系的。单一的蛋白激酶、磷酸酶或者 GTP 酶是不可能介导一个完整的细胞或组织的反应过程的。

四、外源化学物对紧密连接通透性的影响

Madara 在 1987 年首先报道了用药物制剂处理培养的上皮细胞，导致肌动蛋白的解聚,从而造成 TJ 和 AJ 渗透性的改变,随后在 2000 年,Cereijido 等发现了螯合钙有同样的作用。不同的外环境刺激引起的 TJ 渗透性的改变均是由肌动蛋白细胞骨架解聚介导的,提示细胞骨架和连接蛋白之间存在物理连接。随后,确定该连接存在于胞质附着斑蛋白 ZO1 结合的细胞骨架成分中,在 TJ 和 AJ 中将丝状肌动蛋白的顶环结构和黏附跨膜蛋白结合起来(Miyoshi and Takai,2005)。AJ 中 E-Cad 参与的细胞间的黏附作用依赖于 Ca^{2+} 的存在,而 Ca^{2+} 的消耗引起 AJ 蛋白(E-钙黏蛋白)和 TJ 蛋白(封闭蛋白、闭合蛋白)的内吞作用(Hartsock and Nelson,2008)。细胞外 Ca^{2+} 浓度的变化引起细胞连接的快速分解和重组,可利用此**"钙开关(calcium-switch)"**模式来识别和寻找参与顶端连接调控的分子机制。该领域已鉴定出大量的相关蛋白和调控通路,并显示了其相互作用的复杂性。已有越来越多报道涉及多种有害刺激影响上皮细胞和内皮细胞 TJ 的结构与通透性。这些早期的毒效应往往出现进一步的细胞损害,导致细胞凋亡或坏死。这里将讨论乙醇、氧化应激诱导物和金属(特别是镉、铁和锌)等有害刺激对上皮细胞与内皮细胞的损害作用。

(一)乙醇

乙醇是能对胃肠道黏膜产生有害作用的外源化学物,长期饮酒可使胃肠道黏膜经常和反复地接触乙醇。长期接触乙醇可以导致消化道癌症,尤其是大肠癌的发病风险增加,酒精滥用导致结肠和直肠黏膜强烈的增殖反应与黏膜增生(Boffetta and Hashibe,2006)。此外,高浓度乙醇所造成的严重的黏膜损伤,使细胞内容物通过旁路流出,导致细胞毒性和炎症反应。乙醇的有害作用并不仅限于胃肠道,乙醇过度使用也是其他病理过程的危险因素,如神经行为疾病,不同器官的炎症性疾病,细菌感染的易感性增加,上皮细胞和内皮细胞连接的通透性改变并伴随强烈的炎症反应。

用乙醇处理培养的肠上皮细胞,显示 MLCK 的激活,导致细胞连接周围的肌动蛋白的解体和细胞旁路的通透性增加。在一些上皮细胞和内皮细胞的体内与体外实验中,对于不同的化学刺激,包括氧化应激和促炎性细胞因子造成的 TJ 通透性调控,MLCK 所致的 MLC 和 TJ 蛋白的磷酸化是一个普遍的调控机制(Eutamene et al.,2005;Ma et al.,2005)。乙醇的毒作用一般归因于乙醛的产生,在上皮细胞和内皮细胞中,特定异构体的**醇脱氢酶(alcohol dehydrogenase,ADH)**在肠道微生物的发酵作用下,产生乙醛。乙醛是一种高度致突变物和致癌物,并能产生活性氧代谢产物。已证明乙醛能通过不同的机制干扰 TJ 并增加细胞旁路的通透性。乙醛对 TJ 和 AJ 蛋白磷酸化状态的综合效应,导致上皮屏障通透性的增加。用表皮生长因子或 L-谷氨酰胺可以预防乙醛的这种效应,这种保护作用是 ERK 活化介导的(Basuroy et al.,2005)。然而,乙醛并不是乙醇有害效应的唯一毒性中间产物。体内和体外实验都显示,长期低剂量乙醇暴露与肠上皮细胞的**磷脂酰乙醇(phosphatidylethanol,PEth)**生成增加有关,造成局部的封闭蛋白 1 和 ZO1 及其相关的转录因子 ZONAB 的改变,而 TJ 的通透性并没有改变。ZONAB 从 TJ 蛋白 ZO1 上分离并迁移入核,可导致与细胞增殖有关的基因转录活化。因此,破坏 TJ 复合体发送的、ZONAB 介导的生理信号,可以阻止融合上皮细胞的增殖,并减轻其他的乙醇代谢分子如乙醛对肠隐窝细胞的增殖抑制作用,从而确定乙醇在结肠中发挥了共致癌作用（Pannequin et al.，2007）。

乙醇引起的内毒素血症是**酒精性肝病（alcoholic liver disease，ALD）**病理过程中的一个重要事件，其主要机制之一可能是肠道通透性增高。内毒素的来源是肠道菌群的细菌，即肠壁革兰氏阴性菌的**脂多糖（lipopolysaccharide，LPS）**，正常情况下只有微量 LPS 穿透肠黏膜。在慢性乙醇接触情况下，微生物的增殖增加，乙醛介导的肠道 TJ 的开放极大地促进了内毒素进入血液循环。酒精性肝病患者的血浆内毒素水平较正常人或非酒精性肝硬化患者要高。此外，乙醇的代谢产物会降低**肝巨噬细胞（Kupffer cell）**的吞噬活性，而内毒素激活细胞因子的产生，从而使肝病恶化。

用体外培养的脑微血管内皮细胞作为血脑屏障的体外模型，可观察到乙醇能够活化 MLCK，导致封闭蛋白 5 和闭合蛋白丝氨酸残基磷酸化，从而造成血脑屏障的损害。此外，乙醇暴露可明显增加 ADH 的水平和活性，产生毒性乙醛，显著增加了乙醇的代谢酶细胞色素 P4502E1（CYP2E1）的水平和活性，促进 ROS 的生成，氧化损伤的作用也参与到了乙醇诱导的血脑屏障损伤中。内皮细胞 TJ 通透性的增加与连接蛋白 mRNA 表达水平降低和磷酸化水平的增加有关，并伴随 ERK、p38MAPK、JNK 水平的增加，以及 RelA-P50 和 P50-P50（促炎症信号诱导子）的活化。因此，长期饮酒可能通过增强病原体对血脑屏障的作用，而导致感染和炎症相关疾病的易感性增高（Singh et al.，2007）。

（二）氧化应激诱导物

众所周知，活性氧（ROS）和**活性氮（reactive nitrogen species，RNS）**如一氧化氮及其自由基 NO·，在细胞内起着双重作用，其既是有害的毒性物质，又在众多的信号转导通路中充当重要的第二信使，参与转录调控、分化、增殖和凋亡。另外，ROS 和 RNS 通常与上皮细胞和内皮细胞 TJ 的通透性变化有关。活性氧介导的不同上皮细胞 TJ 通透性改变的信号通路常涉及 MAPK。金属或其他氧化还原活性物质通过直接方式产生 ROS，或通过细胞因子和生长因子与特定受体结合的方式，将信号传入细胞并活化 MAPK 信号转导通路。MAPK（ERK、JNK 和 p38 亚型）参与了氧化应激导致的上皮细胞和内皮细胞 TJ 蛋白的磷酸化，造成蛋白从连接处的迁移并增加了连接的通透性，它们在屏障功能中的确切作用依细胞类型和刺激因素的不同而呈现多样化。用过氧化氢处理人肠道 Caco2 细胞，可以通过封闭蛋白 4 从膜的迁移来增加 TJ 的通透性，并伴有 p38 MAPK 磷酸化。此效应可以被 p38 MAPK 的特定抑制剂或蛋白磷酸酶 Wip1 的外源表达所逆转，Wip1 是 Ser/Thr 特异的**蛋白磷酸酶 2C（protein phosphatase 2C，PP2C）**家族成员，能选择性地磷酸化 p38 MAPK 而使其失活，不影响 JNK 或 ERK（Oshima et al.，2007）。

血管内皮细胞可调节大分子和血细胞从血液到组织的通道，是氧化应激的一个主要靶标，在一些血管疾病中具有重要的病理生理学意义。具体而言，氧化应激增加了血管内皮的通透性，促进白细胞的黏附，与内皮细胞信号转导变化和转录因子的氧化还原调节有关。**4-羟基-2-壬烯醛（4-hydroxy-2-nonenal，4-HNE）**是一种在炎症和氧化应激过程中形成的主要醛类，用它来处理牛肺微血管内皮细胞，可导致蛋白质的酪氨酸位点磷酸化和肌动蛋白细胞骨架重排，并激活 ERK 1/2、p38 MAPK 和 JNK，导致细胞连接的通透性增加（Usatyuk et al.，2006）。使用两种不同的血脑屏障模型进行试验，发现 ROS 通过细胞骨架重排而导致内皮屏障功能障碍，而 PI3K 活化 RhoA 或其下游 PKB 后，可介导闭合蛋白和封闭蛋白 5 的重新分布或消除（Schreibelt et al.，2007）。总之，虽然不能确定氧化应激是一个原发信号还是炎症介质的继发信号，但其与 TJ 通透性的调控有关是毋庸置疑的。

（三）金属

关于金属对上皮细胞和内皮细胞屏障毒性的研究，不仅涉及镉、铅和汞等有毒金属，也涉及铁、锌、铜等在细胞生理过程中起重要作用的人体必需的微量营养素，这些金属在高剂量时可产生毒作用。因此，从饮食中正确供给必需金属微量营养素非常重要，尤其是对一些特殊人群如儿童、孕妇和老人，摄入金属微量营养素的量不合适会对健康产生不良影响。非处方营养素常以健康促进为由广为宣传，其使用日渐增加，鉴于此，合理地补充显得尤其重要。

许多试验证明了金属在维持上皮细胞和内皮细胞屏障功能上的作用。对于哺乳动物而言，铁的摄取被肠黏膜专一调节。铁是一种必需的微量营养素，但是，当摄取过量时就会产生氧化应激并发挥毒效应。用铁（Ⅱ）处理体外培养的人类肠 Caco2 细胞显示出双相效应：TJ 的通透性迅速增加，伴随封闭蛋白 4 迁移，随之出现 F 肌动蛋白的重组。去除铁后，产生氧化应激，第二个时相出现凋亡和坏死。众所周知，体内铁过载可以引起各器官的毒作用，并且补充铁制剂也可能导致肠黏膜受损，表现为肠道通透性的增加（Nchito et al.，2006）。

锌也是人体必需的微量元素，在生理学、细胞代谢和基因表达调控方面发挥基本的和稳定的体内调节作用。气道上皮细胞内锌的消耗可增加细胞因子诱导的细胞屏障功能障碍，促进细胞凋亡（Bao and Knoell，2006a，2006b）。在肠上皮细胞，锌缺乏导致 ZO1、闭合蛋白和 β-catenin 的迁移，改变连接蛋白磷酸化水平，促进趋化因子的分泌和中性粒细胞经上皮的迁移，从而干扰 TJ 和 AJ 的形成（Finamore et al.，2008）。

体内实验观察到，长期重复注射镉导致大鼠肾毒性，锌的应用可以起到解毒作用，使肾毒性所致细胞凋亡发生逆转。已有报道证明，锌对多种毒物和刺激因素所导致的多器官毒性具有保护作用，但其在细胞间连接中的直接作用尚不清楚（Jacquillet et al.，2006）。

镉、铅、砷等会导致人类各器官系统的损害，但其毒作用机制尚未完全阐明。据文献报道，大多数情况下，金属毒性的首要靶标是在各器官的上皮细胞和内皮细胞中负责细胞间粘连的分子，改变细胞间黏附的特性进而导致细胞死亡。已有证据表明，铅和汞的毒作用表现在对血脑屏障功能的有害影响，但是其对内皮细胞连接作用的机制尚不清楚，仍需对脑组织内皮细胞 TJ 对金属毒物的易感性进行重点关注（Prozialeck and Edwards，2007；Prozialeck et al.，2008）。

第二节　锚 定 连 接

一、锚定连接的种类

锚定连接是由一个细胞的骨架系统成分与相邻细胞的骨架系统成分或细胞外基质

相连而成的。根据参与连接的细胞骨架成分不同，锚定连接可分为两类：如果细胞骨架成分为**肌动蛋白丝**（actin filament），则为黏附链接（AJ）和隔状连接，其中 AJ 包括**黏着带**（adhesion belt）和**黏着斑**（plaque）；若细胞骨架成分为**中间丝**（intermediate filament），则连接形式为桥粒和半桥粒（图 16-2）。

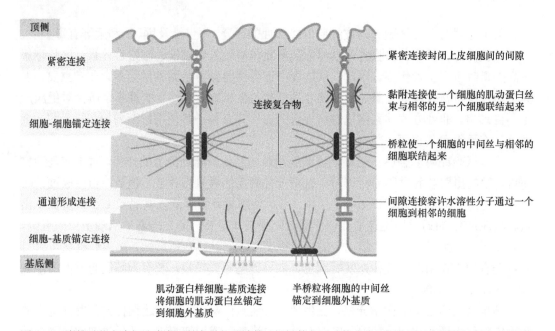

图 16-2　脊椎动物上皮细胞中发现的各种细胞连接（根据其主要功能分类）概览图（彩图请扫封底二维码）
紧密连接占据最顶端的位置，其次是黏附连接（黏着带），然后是一排特殊的桥粒，这些形式组合在一起一种称为连接复合体。间隙连接和额外的桥粒不太经常参与组装。两种类型的细胞-基质锚定连接处将细胞的基底表面束缚到基底层。该图基于小肠的上皮细胞

　　紧密连接（TJ）通常与 AJ 及桥粒共同形成**连接复合体**（junctional complex）。其中 TJ 位于所有连接复合体的最顶端，与位于其下的 AJ 组成上皮细胞**顶端连接复合体**（apical junctional complex）。隔状连接只广泛存在于无脊椎动物组织中，其作用与 AJ 相同，连接处的质膜下也有肌动蛋白丝（Alberts et al.，2015；Sambuy，2009）。

　　桥粒是细胞内中间丝的锚定位点，在细胞间形成纽扣式结构，将相邻细胞铆接在一起。桥粒连接处相邻细胞膜间隙约为 30nm，质膜的胞质一侧有一致密斑，直径约 0.5μm，称为**桥粒斑**（desmosome plaque），其成分包括片珠蛋白、桥粒珠蛋白等。桥粒的跨膜连接糖蛋白也是 Ca^{2+} 依赖性的，称为**桥粒钙黏蛋白**（desmosome cadherin）。桥粒钙黏蛋白分为两类：一类是跨膜蛋白，主要有**桥粒黏蛋白**（desmoglein）和**桥粒胶蛋白**（desmocollin），其形成电子致密层和细胞间接触层；另一类为细胞质内的桥粒斑，主要成分为**桥粒斑蛋白**（desmoplakin）和**斑珠蛋白**（plakoglobin），其一端与桥粒跨膜蛋白相结合，另一端则是细胞质内中间丝的附着处。通过桥粒，相邻细胞内的中间丝连成了一个广泛的细胞骨架网络，对上皮结构的维持非常重要（图 16-3）。

　　半桥粒存在于上皮细胞底面与基膜之间，其桥粒斑结构只在细胞内形成，另一侧为基膜，故称半桥粒，中间丝终止于半桥粒的致密斑内（图 16-3）。其跨膜连接蛋白为整联

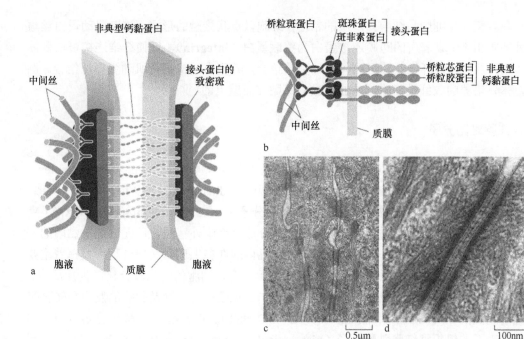

图 16-3　桥粒示意图（彩图请扫封底二维码）

a. 桥粒的结构成分；b. 桥粒的一些分子成分；c. 小鼠皮肤中的三个表皮细胞之间桥粒连接的电子显微照片；d. 在更高放大倍数下的相同组织的一部分，显示单个桥粒，中间纤维附着在上面

蛋白，而非钙黏蛋白（cadherin，Cad）。桥粒和半桥粒主要存在于皮肤、口腔、食管等处的复层鳞状上皮细胞之间以及心肌中，如铆钉般将细胞紧密连接在一起，能抵抗很强的外力作用。

锚定连接的蛋白分为两类：一类是**细胞内附着蛋白**（**intracellular attachment protein**），具有将特定的细胞骨架附着于连接位点的功能；另一类是跨膜连接糖蛋白，其胞内部分与细胞内附着蛋白连接，胞外结构则与相邻细胞的跨膜连接蛋白结合，或者与胞外基质结合。

二、锚定连接的结构和功能

组织结构和功能的完整统一离不开细胞间的相互黏附。AJ 是指细胞间或细胞与胞外基质间的连接，是多细胞生物生命活动的基础。AJ 一般位于上皮细胞顶侧面 TJ 的下方，呈带状环绕细胞。在相邻上皮细胞连接形成过程中，TJ 依靠 AJ 的支持而稳定，两者对维持细胞的极性起重要作用。

AJ 包括黏着带和黏着斑。黏着带介导相邻细胞间的粘连，常位于上皮细胞 TJ 的下方，是由 AJ 形成的连续的带状结构，连接之处相邻细胞膜间有 15—20nm 的间隙，介于 TJ 与桥粒之间，故黏着带又称为**中间连接**（**intermediate junction**）。此处的跨膜连接糖蛋白为**钙黏蛋白**（**cadherin，Cad**），其属于 Ca^{2+} 依赖的钙黏蛋白家族。相邻细胞的肌动蛋白丝束通过 Cad 和附着蛋白连成广泛的跨细胞网，使组织连接为坚固的整体（Alberts et al.，2015）。

黏着斑介导细胞与细胞外基质的粘连，细胞以点状接触的形式，借助肌动蛋白丝与胞外基质相连。黏着斑的跨膜连接蛋白为**整联蛋白（integrin）**，行使纤维连接蛋白受体的作用，并可通过纤维连接蛋白与胞外基质结合，其胞内结构则与肌动蛋白丝结合。例如，体外培养的成纤维细胞就是通过黏着斑贴在瓶壁上的。

三、细胞黏附分子

AJ 由两个基本黏附单位组成：钙黏蛋白/联蛋白复合体（cadherin/catenin complex）和连接蛋白/丝状肌动蛋白结合蛋白复合体（nectin/afadin complex）。AJ 结构与 TJ 类似，由跨膜蛋白和膜周蛋白组成。AJ 依赖**细胞黏附分子（cell adhesion molecule，CAM）**完成。CAM 是指由细胞合成、组装于细胞膜或分泌至细胞外基质、可促进细胞黏附的一大类分子。CAM 的分类和作用错综复杂，在机体的许多生理和病理过程中发挥着重要作用。它不但具有单纯的黏附作用，而且对胚胎发育、细胞的生长和分化、炎症反应、创伤修复、凝血及血栓形成、组织完整性的维护、免疫应答，以及肿瘤的发生和转移等过程均起重要作用，是调节细胞生长、分化、形态和死亡的跨膜蛋白。依细胞定位，CAM 有细胞表面的**组织型细胞黏附分子（histological cell adhesion molecule，hCAM）**，还有多种**可溶性细胞黏附分子（soluble cell adhesion molecule，sCAM）**。依据其功能，CAM 可分为两类：一类介导相邻细胞间的粘连，如 Cad；另一类介导细胞和基质成分的粘连，如整联蛋白。目前已发现 50 多种 CAM，分为七大类：钙黏蛋白（钙黏素）、整联蛋白（整合素）、**免疫球蛋白超家族（immunoglobulin superfamily，IgSF）、选择素（selectin）**家族、**软骨连接蛋白（cartilage link protein）、唾液黏蛋白（sialomucin）**，以及其他如 CD15、CD16 等（Alberts et al.，2015）。

1. Cad

Cad 是由 720—750 个氨基酸残基组成的单次跨膜糖蛋白，通过 Ca^{2+} 依赖机制促进同型细胞间相邻细胞的附着力，形成同源连接。也可直接或间接地和许多细胞质蛋白尤其是联蛋白家族的成员结合，钙黏蛋白/联蛋白复合体是基本的 AJ 的黏附单位之一。每个 Cad 分子均由一个含有结合钙离子序列的细胞外结构区、一个跨膜区和一个与细胞骨架相连的细胞质结构区组成。Cad 的胞外区与钙离子的结合能够促进 AJ 的形成。

Cad 家族主要包括 I 型 Cad（E-钙黏蛋白、N-钙黏蛋白、P-钙黏蛋白和 R-钙黏蛋白）、II 型 Cad（钙黏蛋白 6、VE 钙黏蛋白）、**桥粒钙黏蛋白（desmosome cadherin）**，以及一些钙黏蛋白样的钙黏蛋白亚家族分子。目前已发现几十种 Cad，以其所在组织的第一个字母命名，如 **E-钙黏蛋白（epithelial cadherin，E-Cad）**、N-钙黏蛋白（neural cadherin，N-Cad）、P-钙黏蛋白（placental cadherin，P-Cad）、M-钙黏蛋白（myotubule cadherin，M-Cad）、R-钙黏蛋白（retinal cadherin，R-Cad）和 H-钙黏蛋白（heart cadherin，H-Cad）等。

E-钙黏蛋白是最重要的，也是研究较深入的一类 Cad，分子量为 120kDa，主要由胞外肽段、跨膜肽段和胞内肽段三部分组成，其 N 端位于细胞外而 C 端位于细胞内。E-Cad 的胞内区能够与 β-联蛋白（β-catenin，β-Cat）结合，β-Cat 是 Wnt 信号通路中重要的靶蛋白,同时也是 TCF/LEF 介导的转录辅助因子。β-Cat 再结合 α-联蛋白(α-catenin,α-Cat),经 α-Cat 介导与肌动蛋白及肌动蛋白结合蛋白如黏着斑蛋白、α-辅肌动蛋白、形成素蛋白、ZO1 和丝状肌动蛋白结合蛋白等结合。这样,相邻细胞中的肌动蛋白丝束即可通过 Cad 和附着蛋白编织成一个广泛的网络,借此把相邻细胞连接在一起。E-Cad/Cat 复合体(E-Cad/β-Cat/α-Cat/细胞骨架)对于维持正常上皮的形态有重要作用。β-Cat 是整个复合体功能的主要调控分子,尤其是 β-Cat 酪氨酸残基的可逆磷酸化对整个 E-Cad/Cat 复合体的功能起重要调控作用。另一种和 β-Cat 作用类似的蛋白为 γ-联蛋白(γ-catenin,γ-Cat),因为 β-Cat 和 γ-Cat 两种联蛋白不能同时与 E-Cad 结合,所以就形成了另一种 E-Cad/Cat 复合体,由 E-Cad/γ-Cat/α-Cat/细胞骨架组成。E-Cad 具有肿瘤转移抑制功能。

Ca^{2+}对于 E-Cad 乃至 Cad 家族形成的细胞与细胞间黏附至关重要,Ca^{2+}可以稳定 E-Cad,防止蛋白酶对其降解,同时保证其胞外肽段形成特定的结构,更易形成同源二聚体。Ca^{2+}的结合使 E-Cad 胞外区氨基端球状结构线形化,构象更加稳定,更易于形成同源二聚体。Ca^{2+}的缺失可使 E-Cad 胞外肽段的构象出现可逆性改变,使 E-Cad 丧失黏附功能。

作为维护上皮细胞形态、结构完整性和极性的重要分子,E-Cad 与肿瘤细胞增殖、分化、浸润及转移存在着密切的联系。E-Cad 一直都被视为重要的肿瘤抑制分子,其在各种肿瘤细胞中的表达水平往往出现不同程度的下降,E-Cad 表达下降或功能丧失与肿瘤的低分化、高侵袭、淋巴结转移及远处转移的发生呈正相关关系,E-Cad 表达水平也是预示肿瘤进展及患者预后的指标之一。E-Cad 表达的降低可能与如下一些机制有关:E-Cad 基因突变、转录水平的下调和 E-Cad 基因启动子甲基化。另外,E-Cad 酪氨酸磷酸化水平的下降可以减弱细胞与细胞间的 AJ,使细胞更易于侵袭和转移,这是肿瘤发生的一个重要因素。

2. 整合素

整合素又称整联蛋白,为介导细胞与细胞外基质间 AJ 的跨膜受体,其作用依赖于 Ca^{2+}。其特殊类型在白细胞黏附过程中还可诱导细胞与细胞间的相互作用。整合素在体内表达广泛,大多数细胞表面都可表达一种以上的整合素,整合素在多种生命活动中发挥关键作用。

整合素由 α(120—185kDa)和 β(90—110kDa)两个亚基组成异源二聚体,为 I 类跨膜蛋白。在脊椎动物中已发现了 18 种 α 亚基和 8 种 β 亚基,组成至少 24 种整合素,其多样性和复杂性决定了生理功能的多样性和重要性。一方面,整合素可以与胞外基质或其他细胞表面的受体结合,行使其黏附分子的功能,包括介导细胞与细胞、细胞与细胞外基质以及细胞与病原体之间的相互作用;另一方面,整合素可以通过其胞内区与胞内的细胞骨架蛋白和信号分子结合,通过**由内到外(inside-out)**和**由外到内(outside-in)**双向传递跨膜信号。当细胞遇到激活信号后,胞内的相关信号通路被激活,一些胞内蛋白如**踝蛋白(talin)**,就会结合到整合素的胞内区,通过由内到外的信号诱导其构象变化而激活整合素,使整合素趋于伸展的高亲和力构象。另外,胞外配体的结合也可以诱导整合素的构象变化以及整合素在细胞膜表面上的**簇聚(clustering)**,通过由外到内的信号转导进一步引起整合素的构象变化,激活相关的胞内信号通路。

另外，某些细胞只有通过黏附才能发生增殖，黏附障碍可导致细胞凋亡。这些功能对于生物体的免疫反应、细胞迁移、免疫细胞的组织定位、凝血、组织愈合、组织和器官的发育，甚至神经系统的正常功能等都有至关重要的作用。研究显示，整合素与许多人类疾病如心血管疾病、血栓、炎症及癌症等密切相关。

第三节　间　隙　连　接

大多数组织的细胞间存在着一种连接通道，能保持细胞间在电信号和化学信号上的联系，从而实现细胞群的合作和协调，这种连接称为通信连接。在动物细胞中，通信连接表现为**间隙连接（gap junction，GJ）**和**化学突触（chemical synapse）**两种形式。GJ是动物细胞间最普遍存在的连接形式，它存在于除循环血细胞、骨骼肌细胞和某些神经元以外的所有细胞、组织中，包括培养细胞。由GJ介导的通信方式称为**细胞间隙连接通信（gap junction intercellular communication，GJIC）**。而可兴奋细胞通过突触进行冲动传导，包括电突触和化学突触。化学突触主要通过释放神经递质来传导冲动（Hervé and Derangeon，2013）。本节主要介绍间隙连接及相关的毒理学研究。

一、间隙连接的结构、功能与调控

（一）间隙连接的结构

GJ是存在于所有动物体内最广泛也是最奇特的连接。间隙连接处相邻细胞膜间有2—3nm的狭缝，狭缝中存在一些由跨膜蛋白构成的、能直接联系相邻细胞胞质的通道。构成GJ的最基本单位是**连接子（connexon）**，每个连接子由6个跨膜蛋白分子即**连接子蛋白（connexin，Cx）**，亦称间隙连接蛋白环绕形成同源六聚体结构，中央形成一个直径约1.5nm的亲水性通道。相邻细胞膜上的两个连接子对接便形成了细胞间的连接。GJ常呈斑块状，一个GJ斑块内可包含几个甚至成千上万对的连接子（图16-4）。

Cx功能复杂多样，在许多生理及病理过程中都有参与，与某些先天性发育畸形或功能障碍性疾病及癌症等的发生发展密切相关，还被称为"第二类抑癌基因"。Cx属于多基因家族，各家族成员的基因序列具有高度同源性。目前从脊椎动物中至少已分离克隆出20种Cx基因，在人类组织中发现有13种，其在各种细胞、组织有不同的表达。

Cx的表达可受多种内源性或外源性因素的影响，Cx基因在生物体内的表达有以下几个特点。①组织特异性和交叉反应性。②时空效应：在人胚胎发育期，同胚胎期不同器官组织中Cx基因的表达种类和强度不同，而同器官组织在不同发育阶段其表达也有差异。③某些Cx的共表达是维持器官组织正常形态和功能的条件。④在某些恶性肿瘤中，一种Cx分子表达的降低可引起与之结构相似的另一种Cx基因表达升高，这可能是肿瘤自身的适应性反应（Hervé and Derangeon，2013）。

（二）间隙连接的功能

GJIC可有两种方式：电偶联和代谢偶联。电信号通过GJ快速传导，在细胞间形成

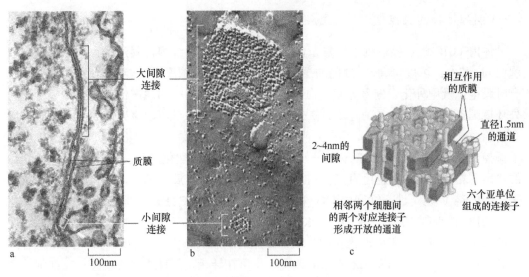

图 16-4　细胞间隙连接（彩图请扫封底二维码）

a、b. 培养的成纤维细胞电子显微镜下看到的间隙连接。a. 扫描电镜；b. 透射电镜。可见大和小间隙连接斑点。在 b 图中，每个间隙连接为一簇均匀的膜内颗粒。每个颗粒对应一个连接子。c. 两个相邻细胞间相互作用的质膜通过间隙连接联系起来，由 6 个连接蛋白亚基组装成的连接子（绿色），穿透并列的脂质双分子层，两个连接子跨越细胞间隙形成连接两个细胞的连续水溶液通道

电偶联（electrical coupling），也称**电突触**（electrical synapse）。例如，心肌和小肠细胞借此使相邻细胞相互联系并实现同步化（synchronize），形成有效的心搏和肠蠕动。GJ 能允许分子量小于 1000Da 的离子和小分子通过，这些物质为相邻细胞所共用并实现**细胞间的代谢偶联**（metabolic coupling）。例如，氨基酸、葡萄糖、核苷酸、维生素、激素及其他重要的生命物质借助 GJ 的通透性而为相邻的细胞所共用。不同种类的细胞还可通过 GJ 共用第二信使分子如 cAMP、Ca^{2+} 等（Hervé and Derangeon，2013）。

由于 GJ 可以直接介导离子、第二信使及小分子代谢产物在细胞间进行信息和能量的传递，因此它是调控细胞生物学行为的重要方式，在细胞的新陈代谢、内环境稳定、生长发育、增殖和分化等生理过程中发挥着关键的调节作用。GJ 的抑制会导致细胞生长失衡，GJ 与细胞生长调控及癌变的关系日益受到关注。目前已知，GJIC 功能的紊乱或缺失与多种疾病如癌症、胚胎发育异常、化学物毒性、心血管疾病、白内障以及一些遗传性疾病的发生有关。总结 GJIC 的功能如下。

1）GJIC 可协调不同细胞、组织间的代谢或电传导性，使各种信息有效地到达相应的细胞、组织，使其生理过程协调一致。

2）GJIC 与胚胎发育、细胞分化过程关系密切。早在小鼠胚胎 8 个月已有 GJ 存在，很可能在血液循环系统发育之前，胚胎营养物质的分配就依赖细胞间的代谢偶联。利用抗 Cx 抗体阻断胚胎的 GJIC，可干扰其正常发育而导致器官畸形。

3）GJIC 对于细胞的生长调控具有重要意义。几乎所有有分裂能力的细胞之间都有 GJ。研究显示，当受到外来信号如激素、生长因子等的刺激时，GJIC 可使一些离子或小分子等细胞内调控物质在细胞间流动，以达到细胞、组织的自身调控目的。例如，不同种类的细胞可通过 GJ 共用第二信使分子，这样有利于周围组织的协调活动。

（三）间隙连接的调控

体内 GJIC 的调控机制十分复杂，且在不同的组织和细胞，其形式也不尽相同。细胞内 pH 和 Ca^{2+} 浓度可调节 GJ 的通透性，pH 降低或 Ca^{2+} 浓度升高能迅速降低其通透性。有时膜电位及胞外化学信号如胰高血糖素等，也能影响 GJ 的通透性。有些抑制代谢的外环境因素，如低温、二硝基苯、氰化物等，可引起胞内 Ca^{2+} 浓度升高而导致细胞间偶联解除。GJIC 调控的机制尚不十分明确，有证据表明钙调蛋白和第二信使 cAMP 参与了调控的过程。细胞内 cAMP 增高可使 PKA 依赖的 Cx 磷酸化，提高 GJIC 水平，而 cGMP 的作用则相反。cAMP 也可直接作用于 Cx 基因的 cAMP 反应部位，从而影响其转录水平和 mRNA 的稳定性。细胞内 PKC 的活性也可影响 GJIC 水平。促癌剂 TPA 等佛波酯类对 GJIC 的抑制作用与它们激活 PKC 依赖的 Cx 磷酸化有关。这种调节具有一种保护性的意义，可避免细胞局部损伤的扩散。细胞内产生的自由基可能通过氧化 Cx 或者改变其所在的膜环境，诱发 Cx 构象的改变，也可在转录、翻译水平影响 Cx 在细胞的表达，最终抑制 GJIC。细胞内一氧化氮的生成可引起某些细胞的 GJIC 减少，这可能与细胞内 cGMP 水平的升高有关。此外，细胞外基质、其他细胞连接分子等在某些情况下也会影响 GJIC 的水平（Trosko，2007）。

二、细胞间隙连接调控的毒理学意义

（一）GJIC 与肿瘤

GJIC 异常可能是癌症发生的重要机制之一。研究发现，几乎所有的实体瘤组织中都存在 GJIC 异常，表现为癌细胞间或癌细胞与正常细胞间信号传递受阻，癌细胞与正常细胞的 GJIC 减少或消失（Holder et al.，1993）。因此，肿瘤细胞会失去周围正常细胞的生长调控作用而无限增殖。体外实验证实，多种致癌物（如多环芳烃、有机氯化合物）、促癌剂（如 TPA）、癌基因蛋白、生长因子等可抑制 GJIC，而一些具有抗癌作用的物质则明显促进 GJIC，进一步说明 GJIC 异常与癌症的发生有密切关系（Hervé and Derangeon，2013；Vinken et al.，2009）。Cx 基因的表达对绝大多数肿瘤细胞的生长起负调控作用，通过转染或基因干扰等方法调节 Cx 基因表达，能够抑制某些转化细胞或肿瘤细胞的恶性行为甚至逆转其恶性表型，Cx 基因的这种特性在某种程度上类似于抑癌基因的功能。因此，是否能够拮抗致癌物、促癌物造成的 GJIC 抑制作用可作为筛选抗癌物质的依据之一，也可通过提高细胞间的代谢协同作用，增强其他抗癌药物的疗效。调节 GJIC 很可能作为抗癌药物或其他药物的作用基础（Aasen et al.，2016）。

（二）GJIC 与细胞凋亡

研究显示，GJIC 与细胞凋亡过程有密切的关系。某些有抑制 GJIC 的促癌物抑制细胞凋亡，而一些促进 GJIC 的物质则诱发细胞凋亡。例如，部分肝脏切除后，肝脏的细胞凋亡水平与 GJIC 的变化高度一致，提示细胞可通过 GJIC 传递与细胞增殖、凋亡有关的信息，从而保持在肝再生过程中有丝分裂与细胞凋亡之间的平衡（Vinken et al.，2009）。

（三）毒物通过抑制 GJIC 而干扰细胞的功能

GJIC 对于细胞、组织间交换重要离子、小分子信息物质及其调节因子十分重要。由于各细胞的代谢能力不同，一些细胞可以通过 GJ 获得来自其他细胞的重要代谢物质，协调各细胞间的活动（Trosko，2007）。化学物直接或间接地抑制 GJIC 会影响细胞间重要的信息、营养物质的传递，扰乱细胞间的代谢平衡，最终削弱细胞对毒作用的耐受能力。当毒作用较弱或局限于少数细胞时，GJIC 的存在可使受损细胞从健康细胞处获得营养，此时组织的损伤是可逆的。而当毒作用超过一定的限度，导致多数细胞的 GJIC 减少或停止时，细胞间的代谢平衡即遭破坏，最终引起细胞坏死及组织分解等不可逆的变化（Sambuy，2009；Trosko et al.，1994；Trosko et al.，1998）。

（张　巧　庄志雄）

参 考 文 献

Aasen T, Mesnil M, Naus CC, et al. 2016. Gap junctions and cancer: communicating for 50 years. Nat Rev Cancer, 16(12): 775-788.

Alberts B, Johnson A, Lewis J, et al. 2015. Chapter 19. Cell junctions and the extracellular matrix. //Alberts B. Molecular Biology of the Cell. New York: Taylor & Francis Group: 1035-1089.

Bao S, Knoell DL. 2006a. Zinc modulates cytokine-induced lung epithelial cell barrier permeability. Am J Physiol Lung Cell Mol Physiol, 291(6): L1132-L1141.

Bao S, Knoell DL. 2006b. Zinc modulates airway epithelium susceptibility to death receptor-mediated apoptosis. Am J Physiol Lung Cell Mol Physiol, 290(3): L433-L441.

Basuroy S, Sheth P, Mansbach CM, et al. 2005. Acetaldehyde disrupts tight junctions and adherens junctions in human colonic mucosa: protection by EGF and L-glutamine. Am J Physiol Gastrointest Liver Physiol, 289(2): G367-G375.

Boffetta P, Hashibe M. 2006. Alcohol and cancer. Lancet Oncol, 7(2): 149-156.

Cereijido M, Contreras RG, Shoshani L, et al. 2008. Tight junction and polarity interaction in the transporting epithelial phenotype. Biochimica et Biophysica Acta, 1778: 770-793.

Cereijido M, Shoshani L, Contreras RG. 2000. Molecular physiology and pathophysiology of tight junctions. I. Biogenesis of tight junctions and epithelial polarity. The American Journal of Physiology, 279: G477-G482.

Eutamene H, Theodorou V, Schmidlin F, et al. 2005. LPS-induced lung inflammation is linked to increased epithelial permeability: role of MLCK. Eur Respir J, 25(5): 789-796.

Finamore A, Massimi M, Conti Devirgiliis L, et al. 2008. Zinc deficiency induces membrane barrier damage and increases neutrophil transmigration in Caco-2 cells. J Nutr, 138(9): 1664-1670.

Forster C. 2008. Tight junctions and the modulation of barrier function in disease. Histochemistry and Cell Biology, 130: 55-70.

Garcia MA, Nelson WJ, Chav N. 2018. Cell-cell junctions organize structural and signaling networks. Cold Spring Harb Perspect Biol, 10(4): a029181.

Hartsock A, Nelson WJ. 2008. Adherens and tight junctions: structure, function and connections to the actin cytoskeleton. Biochimica et Biophysica Acta, 1778: 660-669.

Hervé JC, Derangeon M. 2013. Gap-junction-mediated cell-to-cell communication. Cell Tissue Res, 352(1): 21-31.

Holder JW, Elmore E, Barrett JC. 1993. Gap junction function and cancer. Cancer Res, 53(15): 3475-3485.

Jacquillet G, Barbier O, Cougnon M, et al. 2006. Zinc protects renal function during cadmium intoxication in the rat. Am J Physiol Renal Physiol, 290(1): F127-F137.

Ma TY, Boivin MA, Ye D, et al. 2005. Mechanism of TNF-{alpha} modulation of Caco-2 intestinal epithelial tight junction barrier: role of myosin light-chain kinase protein expression. Am J Physiol Gastrointest Liver Physiol, 288(3): G422-G430.

Madara JL. 1987. Intestinal absorptive cell tight junctions are linked to cytoskeleton. The American Journal of Physiology, 253: C171-C175.

Miyoshi J, Takai Y. 2005. Molecular perspective on tight-junction assembly and epithelial polarity. Advanced Drug Delivery Reviews, 57: 815-855.

Nchito M, Friis H, Michaelsen KF, et al. 2006. Iron supplementation increases small intestine permeability in primary schoolchildren in Lusaka, Zambia. Transactions of the Royal Society of Trans R Soc Trop Med Hyg, 100(8): 791-794.

Okamoto T, Suzuki K. 2017. the Role of gap junction-mediated endothelial cell-cell interaction in the crosstalk between inflammation and blood coagulation. Int J Mol Sci, 18(11): E2254.

Oshima T, Sasaki M, Kataoka H, et al. 2007. Wip1 protects hydrogen peroxide-induced colonic epithelial barrier dysfunction. Cell Mol Life Sci, 64(23): 3139-3147.

Pannequin J, Delaunay N, Darido C, et al. 2007. Phosphatidylethanol accumulation promotes intestinal hyperplasia by inducing ZONAB-mediated cell density increase in response to chronic ethanol exposure. Mol Cancer Res, 5(11): 1147-1157.

Prozialeck WC, Edwards JR. 2007. Cell adhesion molecules in chemically-induced renal injury. Pharmacol The, 114(1): 74-93.

Prozialeck WC, Edwards JR, Nebert DW, et al. 2008. The vascular system as a target of metal toxicity. Toxicol Sci, 102(2): 207-218.

Sambuy Y. 2009. Chapter 14. Cellular tight junctions as mediators of adverse effects. //Ballantyne B. General and Applied Toxicology. Vol 2. 3rd ed. West Sussex, UK: John Wiley & Sons Ltd.: 1-44.

Schneeberger EE, Lynch RD. 2004. The tight junction: a multifunctional complex. The American Journal of Physiology, 286: C1213-C1228.

Schreibelt G, Kooij G, Reijerkerk A, et al. 2007. Reactive oxygen species alter brain endothelial tight junction dynamics via RhoA, PI3 kinase, and PKB signaling. FASEB J, 21(13): 3666-3676.

Singh AK, Jiang Y, Gupta S, et al. 2007. Effects of chronic ethanol drinking on the blood brain barrier and ensuing neuronal toxicity in alcohol-preferring rats subjected to intraperitoneal LPS injection. Alcohol, 42(5): 385-399.

Trosko JE. 2007. Gap junctional intercellular communication as a biological "Rosetta stone" in understanding, in a systems biological manner, stem cell behavior, mechanisms of epigenetic toxicology, chemoprevention and chemotherapy. J Membr Biol, 218(1-3): 93-100.

Trosko JE, Chang CC, Madhukar BV. 1994. The role of modulated gap junctional intercellular communication in epigenetic toxicology. Risk Anal, 14(3): 303-312.

Trosko JE, Chang CC, Upham B, et al. 1998. Epigenetic toxicology as toxicant-induced changes in intracellular signalling leading to altered gap junctional intercellular communication. Toxicol Lett, 102-103: 71-78.

Usatyuk PV, Parinandi NL, Natarajan V. 2006. Redox regulation of 4-hydroxy-2-nonenal-mediated endothelial barrier dysfunction by focal adhesion, adherens, and tight junction proteins. The J Biol Chem, 281(46): 35554-35566.

Vinken M, Doktorova T, Decrock E, et al. 2009. Gap junctional intercellular communication as a target for liver toxicity and carcinogenicity. Crit Rev Biochem Mol Biol, 44(4): 201-222.

第十七章 外源化学物与内质网应激

内质网（endoplasmic reticulum，ER）是真核细胞中蛋白质合成、折叠与分泌的重要细胞器，内质网内稳态失衡时，即发生**内质网应激**（endoplasmic reticulum stress，**ERS**）。内质网应激是内质网功能紊乱时，蛋白质出现错误折叠或未折叠蛋白在腔内聚集以及钙离子平衡紊乱的状态（Oakes and Papa，2015）。

内质网中未折叠蛋白的累积可通过**转录激活因子 6**（activating transcription factor 6，**ATF6**）、**肌醇酶 1**（inositol-requiring enzyme 1，**IRE1**）和 **PKR 样内质网蛋白激酶**（PKR-like endoplasmic reticulum protein kinase，**PERK**）介导的信号通路启动**未折叠蛋白反应**（unfolded protein response，**UPR**），诱发内质网应激（Pluquet et al.，2015）。外源化学物可诱发内质网应激和 UPR，导致细胞产生不同结局（存活或死亡），其影响因素包括：外源化学物的活化机制、外源化学物的浓度及暴露时间、细胞的类型与营养状况、细胞的分化状态等。判定外源化学物是否通过诱发 ERS 和 UPR 来发挥毒作用需要对多数据进行全面信息化分析。

第一节 内质网中的 UPR

一、细胞器中的蛋白质折叠机制

蛋白质必须折叠形成精确的三维结构才具有生物活性。真核细胞内具有一个由多个分子伴侣、折叠酶、辅因子组成的复杂网络参与调控蛋白质折叠过程。细胞内各细胞器均可执行蛋白质折叠，并严格控制细胞内未折叠和错误折叠蛋白的聚集。

真核细胞内，分泌和跨膜蛋白占整个胞内蛋白的 1/3，内质网是这些蛋白质翻译、正确折叠及翻译后修饰的主要场所。真核细胞中内质网是仅次于细胞质的第二大细胞器，内质网不仅仅只是提供了一个"容器"，它同时还提供了众多的分子伴侣，帮助蛋白质折叠、成熟（图 17-1）（Kaufman，1999）。内质网以及细胞内环境稳态的破坏将导致未折叠蛋白在内质网内堆积，引起病理反应。内质网未折叠蛋白的聚集可启动 UPR，通过激活内质网相关降解（ER-associated degradation，ERAD）途径，将未折叠蛋白转运至细胞质，由细胞质中的蛋白酶降解。内质网相关降解途径需要以下几个步骤：①未折叠或错误折叠的蛋白质会被内质网膜上的泛素连接酶与其他辅助因子一起识别；②被锚定的需要被降解的底物蛋白被转运出内质网；③这些底物蛋白经由泛素化途径被 26S 蛋白酶体降解掉。其中 E3 泛素连接酶处于 ERAD 途径中心，催化底物蛋白发生泛素化，其他辅助因子如 **α-甘露糖苷酶样促内质网降解蛋白**（**ER degradation-enhancing α-mannosidase-like protein，EDEM**）家族成员协助完成 ERAD。ERAD 还与**丝裂原激活的蛋白激酶**（**mitogen-activated protein kinase，MAPK**）、**c-Jun 氨基端激酶**（**c-Jun N-terminal** kinase，JNK）、p38、MAPK 及 NF-κB 等的活化密切有关。UPR 若未能清除细胞内累积的未折叠蛋白，细胞将出现凋亡/死亡。氧化还原紊乱、缺氧、低血糖、钙离子异常、能量代谢障碍、病毒感染、分泌/跨膜蛋白累积、外源化学物刺激等均可导致蛋白质发生错误折叠和启动 ERAD，发生内质网应激。轻微和/或急性 ERS 可通过诱发 UPR 来维持内质网稳态和恢复细胞功能；如果 ERS 持续存在并且过度，UPR 将诱导细胞凋亡。

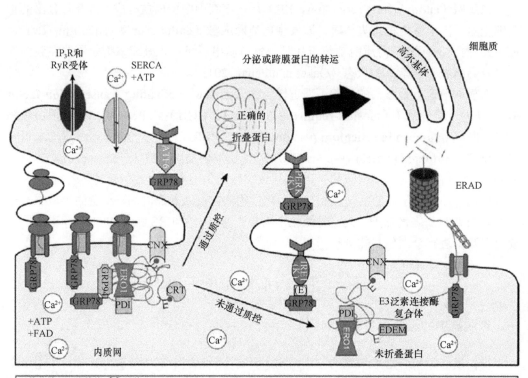

图 17-1　内质网蛋白质折叠机制（Kaufman et al.，2002）（彩图请扫封底二维码）

分泌或跨膜蛋白通过易位-共翻译，即蛋白质通过定向信号边翻译边位进入内质网。同时，需要与钙结合的 ATP 依赖型蛋白分子伴侣——GRP78 和 GRP94 相互作用以协助介导蛋白质折叠。蛋白质内二硫键的形成，则需要 ERO1 和 PDI 家族成员的参与，并以 FAD 作为辅因子。N-连接蛋白糖的加工与处理，由凝集素结合蛋白 CNX 和 CRT 识别，并启动蛋白质质控机制。正确折叠蛋白将会直接通过质控机制被运送至高尔基体。未通过质控的未折叠蛋白，由分子伴侣同其他蛋白质如 EDME 一起识别进行 ERAD，ERAD 通过多途径先锚定未折叠蛋白，再将其转移至胞质进行泛素化修饰和蛋白酶降解。而内质网内的 Ca^{2+} 平衡是通过内质网钙离子通道如 IP3R 和 RyR 受体及 Ca^{2+} 摄入转运蛋白 SERCA 进行调节的。内质网的 3 个 UPR 感受器（ATF6、IRE1 和 PEKR）在无刺激时处于失活状态。ATP=腺苷三磷酸，GRP=糖调节蛋白，ERO1=内质网氧化还原酶 1，FAD=黄素腺嘌呤二核苷酸，CNX=钙连蛋白，CRT=钙网蛋白，EDEM=α-甘露糖苷酶样促内质网降解蛋白，ERAD=内质网相关降解，SERCA=肌浆网/内质网 Ca^{2+}-ATP 酶，ATF6=转录激活因子 6，IRE1=肌醇酶 1，PERK=PRK 样内质网蛋白激酶，PDI=蛋白质二硫键异构酶

细胞质内 UPR 由热激蛋白（HSP90、HSP70 等）和热应激因子（HSF1、HSF2、HSF3、HSF4）介导。胞内未折叠蛋白的累积可通过激活热激蛋白（如 HSP90、HSP70、HSP40、HSP110 等）来缓解 ERS。热应激因子（heat shock factor，HSF）通常以单体非活化状态存在，形成三聚体时处于活化状态，可结合细胞核内特异性的反应元件激活热激蛋白。HSF1 是目前研究最多的热应激因子，正常情况下，HSF1 处于单体非活化状态，在热应

激反应或未折叠蛋白刺激下可发生重复折叠形成活化三聚体。在分子伴侣易位过程中，HSF1 与热激蛋白 HSP90 结合形成复合体处于失活状态，当胞内未折叠蛋白累积时，HSP90 从复合体上解离，重新启动蛋白质折叠过程。当胞内存在大量 HSF1 单体时，可形成活化的三聚体激活热激蛋白。

线粒体内的 UPR 过程主要由热激蛋白（如 mtHSP70、HSP60 等）介导。当未折叠蛋白在线粒体内累积时，分子伴侣蛋白（如 HSP60）表达增加和蛋白酶 ClpXP 活化，ClpXP 蛋白酶复合体发挥蛋白水解酶作用将未折叠蛋白降解成肽段，随后这些肽段再被跨膜蛋白 HAF-1 输出线粒体至细胞质。这些肽段在细胞质将被当作亮氨酸拉链转录因子（bZIP）的启动信号诱导线粒体内分子伴侣蛋白 HSP60 转录活化。

上述各细胞器内的 UPR 间存在联系，如热疗应激不仅能增强热应激反应也可启动内质网应激，HSP72 可减少细胞 ERS，激活 XBP1 诱导细胞凋亡；抑制 HSP90，可促进 INS-1 胰腺细胞内 IRE1 活化。

二、内质网 UPR 信号通路

UPR 由三条不同的信号通路组成，它们分别由三个 ER 上的跨膜蛋白：**PKR 样内质网蛋白激酶（PKR-like endoplasmic reticulum protein kinase，PERK）、肌醇酶 1（inositol-requiring enzyme 1，IRE1 或 ERN1）、转录激活因子 6（activating transcription factor 6，ATF6）**（图 17-2）所介导（Harding et al.，1999）。PERK、IRE1、ATF6 均含有感受器结构域，可传递 ER 内的蛋白质折叠信息至细胞质和细胞核，通过改变其转录活性，启动 mRNA 的翻译或蛋白质降解。UPR 早期过程主要包括：PERK 通路抑制蛋白质翻译过程，减少蛋白质大量涌入 ER，维持内质网环境稳态；将内质网中分泌和跨膜蛋白转运至细胞质启动 IRE1 通路降解；活化 ATF6 并转移至细胞核诱导内质网应激关键调控分子**免疫球蛋白结合蛋白（immunoglobulin-binding protein，BiP）、X 盒结合蛋白 1（X box-binding protein 1，XBP1）、C/EBP 同源蛋白（C/EBP homologous protein，CHOP）**等编码基因的转录活化（Gupta et al.，2010）。UPR 后期主要是增强内质网的蛋白质折叠能力、调控细胞凋亡蛋白的表达及关闭 UPR 信号。IRE1、PERK 和 ATF6 介导的信号通路在维持细胞内环境稳态中发挥重要作用，这三条信号通路间相互联系，共同决定细胞的命运。

（一）PKR 样内质网蛋白激酶

PERK 属于 I 型跨膜蛋白，含有色氨酸/苏氨酸的蛋白激酶结构域，该酶需要通过聚合反应、反-自身磷酸化活化其激酶区域。激活的 PERK 可磷酸化 EIF2α 的 51 位色氨酸，导致 EIF2α 失活，阻止起始前核蛋白复合体的组装，从而削弱 mRNA 翻译，减少蛋白质大量涌入 ER。然而，EIF2α 的磷酸化，带有上游可读框［如转录激活因子 4（ATF4）］或核糖体进入位点的 mRNA 子集优先进行翻译。ATF4 是一个 bZIP 转录因子，可调节促-存活 UPR 靶基因（如分子伴侣葡萄糖调节蛋白 GRP78 和 GRP94 编码基因）及其他功能基因（如涉及氧化还原平衡、氨基酸代谢、凋亡和自噬的基因）的表达。PERK 通路可根据细胞外界压力的大小变换促-存活和促-死亡信号。

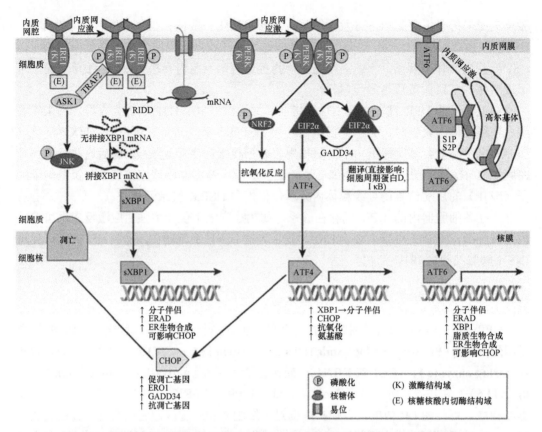

图 17-2　内质网的未折叠蛋白反应（Lafleur et al.，2002）（彩图请扫封底二维码）

ER 中未折叠蛋白和错误折叠蛋白的累积将诱发内质网应激并活化 3 个 UPR 感受器 ATF6、IRE1 和 PERK。IRE1 活化后将进行聚合和反-自身磷酸化最终导致其核酸内切酶结构域活化。PERK 通过切除 *XBP1* mRNA 上的一个内含子并拼接成 XBP1 转录子，该转录子易位至细胞核调节 UPR 靶基因的表达。活化的 IRE1 还可通过 RIDD 过程降解胞质中的 mRNA。TRAF2 蛋白可与活化的 IRE1 结合并招募 ASK1 蛋白导致 JNK 磷酸化，影响凋亡和自噬信号通路。PERK 活化后也进行聚合和反-自身磷酸化。活化的 PERK 磷酸化下游的靶基因如 *EIFα* 和 *NRF2*。磷酸化 EIFα 可导致整个转录终止，并直接影响细胞周期蛋白 D 和 IκB[核因子 κB（NF-κB）的抑制蛋白]的半衰期，进而影响细胞增殖和 NF-κB 信号通路。在这种情况下，有些基因会优先表达如 ATF4 基因，该基因可活化一系列 UPR 靶基因、氨基酸生物合成及抗氧化应激基因。ATF4 可增加 CHOP 的表达，进而活化促凋亡基因和抑制抗凋亡基因，促进细胞死亡。CHOP 又可增加 GADD34 的表达，使得 EIF2α 发生去磷酸化，关闭适应过程中 PERK 介导的信号通路。在 ER 反应活化过程中，ATF6 可易位至高尔基体，由 S1P 和 S2P 蛋白酶酶解，释放其转录调控区至细胞质，随后 ATF6 迁移至细胞核增加 UPR 靶基因的表达。ERAD=内质网相关降解；UPR=未折叠蛋白反应；ATF6=转录激活因子 6；IRE1=肌醇酶 1；PERK= PKR 样内质网蛋白激酶；XBP1=X 盒结合蛋白 1；RIDD=调节型 IRE1-依赖型降解；ASK1=凋亡信号调节激酶 1；JNK=c-Jun 氨基末端激酶；EIF2α=真核翻译起始因子 2α；NRF2=核因子 2（红细胞来源）；CHOP=C/EBP 同源蛋白；GADD34=生长停滞及 DNA 损伤诱导蛋白 34；S1P=位点 1 蛋白酶；S2P=位点 2 蛋白酶；ERO1=内质网氧化还原酶 1

　　研究表明，短暂激活的 PERK 信号通路可通过抑制蛋白质合成和减少内质网未折叠蛋白来保护细胞；而 PERK 长期处于激活状态则会损害细胞的活力。持续活化的 PERK 信号通路可诱导 CHOP 的积累，促使细胞死亡。CHOP 还可直接诱导 Bcl-2 蛋白家族抗凋亡成员 Bcl-2 的转录，通过线粒体膜通透性转换导致细胞死亡。PERK-CHOP-BIM 信号轴可连接内质网中蛋白质的错误折叠和线粒体内凋亡机制的激活（Lin et al.，2009）。

（二）肌醇酶 1

肌醇酶 1（IRE1）属于 I 型跨膜蛋白激酶，IRE1 包含 N 端可以感受内质网腔异常蛋白刺激的跨膜结构域、C 端具有激酶活性的 RNase 结构域及核酸内切酶活性的 RNase 结构域（Shen et al.，2005）。IRE1 寡聚体发生反-自身磷酸化将引起构象改变，从而激活它的核酸内切酶区域，导致 IRE1 活化。IRE1 的核酸内切酶具有两个功能。①移除 bZIP 转录因子 XBP1 中的内含子（约 26 个核苷酸）。移除内含子后将导致翻译框位移从而产生一个性质完全不同而更加稳定的 XBP1 蛋白，XBP1 随后易位至细胞核与其他转录子如 NF-Y 形成转录异源二聚体，并与 ER 刺激反应元件（ERSE）结合从而调控 UPR 机制，发挥蛋白质质控、蛋白质折叠、ERAD 等功能。与 IRE1 核酸内切酶区域相邻的 XBP1 mRNA 也可直接完成拼接。非拼接的 XBP1 的半衰期很短，在细胞质中可与拼接的 XBP1 形成复合体，在细胞核中将其螯合并增强其蛋白酶体介导的破坏，该作用机制有助于 ERS 恢复阶段削弱 IRE 信号。PI3K 的调节亚单位（P85α 和 P85β）也可与 XBP1 相互作用并增加核转运。XBP1 乙酰化（由 P3000 介导）可增加蛋白质的稳定性和转录活性，然而拼接 XBP1（由 PIAS2 介导）的 SUMO 化能降低其转录活性。②在 IRE1 依赖衰变（RIDD）的过程中，IRE1 可降解细胞质分泌和跨膜蛋白的 mRNA，从而减少和改善 ERS 过程中新蛋白质涌入 ER。IRE1 还可降解 mRNA 编码的伴侣蛋白，加重 ERS 诱导的细胞凋亡。

在哺乳动物细胞中，IRE1 除通过激活 RNase 来保护细胞外，还可激活 **c-Jun 氨基端激酶（c-Jun N-terminal kinase，JNK）** 信号通路和与凋亡蛋白 BAK/BAX 相互作用来促进细胞凋亡。在大量刺激下，JNK 信号通路和 Bcl-2 蛋白是细胞存活与凋亡的关键调节因子。研究表明，JNK 可阻止或促进细胞死亡，这取决于具体的刺激、强度和/或激活的持续时间（Ventura et al.，2006）。在 ERS 状态下，*Bak/Bax* 双敲除的小鼠胚胎成纤维细胞出现功能异常和 XBP1 表达减少，表明 BAK/BAX 可参与 IRE1 的信号转导（Hetz et al.，2006）。

（三）转录激活因子 6

转录激活因子 6（ATF6）是一个进化保守的 **碱性亮氨酸拉链（basic leucine zipper，bZIP）** II 型跨膜蛋白，其 N 端胞质区含有 DNA 结合位点和转录活化结构域，而 C 端管腔区则有 ERS 的响应域。在 UPR 过程中，IRE1 和 PERK 驻留在内质网内，通过细胞质的效应物来进行调控，而 ATF6 则要转运到高尔基体内发挥作用。ATF6 通过包被蛋白复合体 II（coat protein complex II，COP II）从内质网转运到高尔基体，由高尔基体内的 S1P 和 S2P 蛋白酶解，随后释放 ATF6 bZIP 激活域至细胞质，再转移至细胞核参与转录调节。ATF6 可调控分子伴侣 GRP78 和 GRP94、**蛋白质二硫键异构酶（protein disulfide isomerase，PDI）**、ERAD 蛋白和 XBP1 等编码基因的转录。ATF6 还能与其他 bZIP 转录因子，如 NF-Y、XBP1 形成异源二聚体或同源二聚体，并能与 ERSE 结合。Wolfram 综合征 1 蛋白（WFS1）可负调控 ATF6 信号通路。研究证实，未剪切的 XBP1 能够导致 ATF6 信号通路中断。尽管未剪切的 XBP1 半衰期很短，但在 UPR 过程中，增加的 XBP1

可导致恢复期间积累的未拼接 XBP1 与活化的 ATF6 结合，并由蛋白酶进行降解，关闭 ATF6 信号通路。

目前有研究发现，ATF6 与 IRE1、PERK 信号通路之间存在一定联系。在应激状态下，ATF6 增加了 XBP1 mRNA 水平，与 IRE1 共同调节 XBP1 的活性。而 PERK 不仅能促进 ATF6 的合成和转运，还可激活 ATF6 及其靶基因（Teske et al.，2011）。可见，这三条信号通路在一定程度上相互促进，共同保护细胞功能。

第二节　内质网应激相关的细胞分子事件

一、内质网应激与细胞功能

大多数细胞仅在外环境变化或细胞分化时出现 UPR，但具有高分泌能力的细胞（如肝细胞、浆细胞、胰腺 β 细胞、胰腺外分泌细胞、成骨细胞、胃癌细胞等）在正常情况下也存在 UPR，干扰 PERK 或 IRE1 信号通路会导致这些细胞出现功能异常。例如，IRE1/XBP1 通路对于 B 细胞分化成熟为浆细胞是必不可少的，B 细胞分化成浆细胞时，分子伴侣蛋白表达增加、内质网扩张数倍以容纳大量分泌的免疫球蛋白（Ig），UPR 激活后，持续合成的 Ig 及未分泌 IgM 的 B 细胞会进一步激活 XBP1 诱导细胞分化，而 B 细胞分化不依赖于 ATF6α。铁调素是一种调节肝内铁稳态的多肽类激素，UPR 可调控铁调素的平衡；ERS 时 IRE1α 和 ATF6α 还参与维持肝脏脂质平衡，ERS 能通过 ATF6 负调节 CRTC2 参与糖异生。XBP1 在肝脏调节脂肪生成，与 FoxO1 蛋白作用调节血糖平衡，XBP1 还参与 DNA 损伤与修复。因此，ERS 启动的 UPR 参与维持细胞稳态和促进未折叠蛋白的清除。

二、内质网应激与 Ca^{2+} 转运

由于受 Ca^{2+} 释放通道如 1,4,5-三磷酸肌醇受体（IP_3R）、雷诺丁受体、Ca^{2+} 吸收转运体如肌浆网/内质网 Ca^{2+}-ATP 酶（SERCA）的调控，内质网内 Ca^{2+} 的浓度要高出细胞质上千倍。细胞因子、激素、神经递质、脂类、某些药剂等均可影响内质网内 Ca^{2+} 的浓度。内质网内 Ca^{2+} 浓度的改变会增加蛋白质错误折叠，诱导 ERS，启动促凋亡信号。

细胞内 Ca^{2+} 和自由基如活性氧（ROS）或活性氮（RNS）是调节线粒体与内质网应激间相互作用、氧化应激与炎症间相互作用的关键信使。线粒体的氧化磷酸化或 ER 内氧化蛋白的累积，可诱导内质网内的 Ca^{2+} 泵开放，增加细胞质内 Ca^{2+} 的释放，Ca^{2+} 继而转运至线粒体，引起**线粒体通透性转换孔（mitochondrial permeability transition pore，MPTP）**开放，导致线粒体内膜去极化，增加活性氧的产生，进一步加剧 Ca^{2+} 从内质网释放，触发氧化应激、内质网应激、细胞色素 c 释放及细胞凋亡。细胞质 Ca^{2+} 浓度的增加还可导致钙蛋白酶（钙依赖性半胱氨酸蛋白酶）的活化失控，导致细胞内蛋白质水解，促进细胞凋亡。最终形成恶性循环：ROS 产生→内质网 Ca^{2+} 的消耗→ERS。

三、内质网应激与细胞凋亡和自噬

(一)细胞凋亡

细胞凋亡是一个终末的、有序的细胞死亡过程,具体表现为细胞变圆、核固缩、DNA断裂、细胞骨架消失、质膜出泡。细胞成分最终被包裹在封闭膜中形成凋亡小体被吞噬细胞或邻近细胞迅速吸收。细胞凋亡的一个突出特征是 caspase 级联反应的激活,细胞内组分水解。细胞凋亡有两个主要的调节途径:①胞外途径,由 caspase-8(或 caspase-10)信号调节下游位于质膜上的死亡受体;②胞内途径,由与线粒体相关的信号通路调节,其中胞内途径为主要的细胞凋亡途径,受 UPR 诱导并由线粒体释放至细胞质中的蛋白质(细胞色素 c)活化,细胞色素 c 在线粒体外膜可与 BAK 和 BAX 形成聚合体。细胞质中的细胞色素 c 能促进凋亡蛋白酶激活因子-1(Apaf-1)caspase 结构域聚合,随后 Apaf-1 召集 caspase-9,形成凋亡小体,启动其他 caspase(如 caspase-3)激活,继而 BAX 和 BAK 进入内质网膜,调节内质网内 Ca^{2+} 释放至细胞质,促进凋亡。凋亡调节蛋白还包括 BH3-only 蛋白(如 BID、BIM 和 BAD),它们能通过阻断抗凋亡蛋白(如 Bcl-2、Bcl-XL 和 Mcl-1)的作用而破坏线粒体膜的完整性,并触发促凋亡蛋白 BAX 和 BAK 聚合,改变线粒体外膜通透性。相反,Bcl-2 能通过封闭 BH3-only 蛋白亚家族(如 BAD、BIM、NOXA 和 PUMA),而抑制细胞凋亡。内质网中 Ca^{2+} 浓度还可受 BI-1 蛋白的调节,BI-1 是位于内质网上的跨膜细胞死亡抑制蛋白,能与 Bcl-2 和 Bcl-XL 相互作用,激活 BI-1 可降低内质网中 Ca^{2+} 浓度,而抑制 BI-1 会增加 Ca^{2+} 浓度。ERS 时 BI-1 可发生聚合,活化 Ca^{2+}/H^+ 逆向转运蛋白,释放 ER 腔内存储的 Ca^{2+},降低细胞质的酸性,有助于细胞存活。

有研究表明,UPR 机制激活与 caspase-12 介导的细胞凋亡及下游 caspase-9 和 caspase-3 的活化密切相关,但在 caspase-12 介导的细胞凋亡中,线粒体不释放细胞色素 c。caspase-12 缺陷小鼠能耐受 ERS 诱导的细胞凋亡,但对其他类型致死性刺激诱导的细胞凋亡敏感,这表明小鼠细胞内 caspase-12 与 ERS 诱导的细胞凋亡密切相关。caspase-12 的活化受 IRE1 信号通路调节,可与 IRE1/TRAF2、BAX 和 BAK 或 caspase-7 形成复合体,诱导 Ca^{2+} 从内质网释放至细胞质,激活**钙蛋白酶(calpain)**,作用于 caspase-12 使之活化。活化的 caspase-12 可通过激活下游的 caspase-9,随之激活细胞凋亡的执行分子 caspase-3,而导致细胞凋亡。caspase-12 仅在少数人体内表达,人体细胞是否也存在上述机制尚不清楚。最近有研究表明,caspase-4 参与 ERS 诱导的细胞凋亡,caspase-4 与 caspase-12 高度同源,主要位于人类内质网中,其作用类似于 caspase-12。细胞凋亡过程需要消耗能量,若细胞应激过度耗竭 ATP,将导致细胞坏死。

(二)自噬

自噬是一个高度保守的促存活过程,机体内多种细胞都可通过这种方式维持自身体系的平衡,自噬主要是通过双层膜囊泡将细胞质内容物包裹分离,与溶酶体融合降解,并被再利用的过程。若细胞无需确保蛋白质的稳态和细胞器运转,自噬通常处于较低水平，当能量与营养需求量增加、生长因子不足、发育重塑、氧化应激、线粒体功能障碍、感染和 ERS 时，细胞自噬增加。ERS 诱导的细胞自噬过程可能是一种替代机制，它不依赖蛋白酶体系移除未折叠蛋白，存在于蛋白酶体功能衰退和蛋白聚集相关疾病中。自噬是一个细胞自我保护的机制，与非凋亡引起的细胞死亡密切相关。有研究表明，自噬可直接通过 ERS 相关的 IRE1/JNK 旁路和 PERK/EIF2α/ATF4 通路被激活，ERS 抑制剂可抑制细胞自噬与死亡。自噬过程受抑制可导致错误折叠蛋白在神经元细胞中累积，诱发慢性神经变性疾病（亨廷顿病与阿尔茨海默病）。

第三节　外源化学物与内质网应激研究进展

一、诱导内质网应激的外源化学物

许多外源化学物已被证实可诱导 ERS 导致细胞凋亡，具体作用机制包括：通过干扰 N-连接的糖基化、二硫键的形成或抑制分子伴侣的表达而影响蛋白质正确折叠；阻止蛋白质从内质网向高尔基体内转移，导致蛋白质在内质网中积累；通过影响 Ca^{2+} 通道/泵干扰蛋白质折叠；直接干扰 UPR 信号分子；抑制未折叠蛋白降解机制（如 ERAD 途径）。衣霉素、毒胡萝卜素、布雷菲德菌素 A、二硫苏糖醇（DTT）、MG-132、白藜芦醇和 ERAD 抑制剂 eeyarestatin I 等均可诱导 ERS。另外，部分在售药物，如**硼替佐米（bortezomib）**、奈非那韦、阿扎那韦、利托那韦、洛匹那韦、索拉非尼、吲哚美辛、塞来昔布等，可通过靶效应或脱靶效应机制诱发 ERS（Lafleur et al.，2013）。

硼替佐米能抑制蛋白质分泌，导致未折叠蛋白在细胞内聚集，诱导 ERS，介导细胞凋亡，硼替佐米在多种肿瘤细胞株和癌变细胞中能诱导细胞凋亡，显著增强化疗药物和离子化放疗等方法诱导细胞凋亡的疗效（Fels et al.，2008）。布雷菲德菌素 A 可抑制蛋白质从内质网向高尔基体的运输，促使内质网融合与高尔基体的广泛吸收，进而阻断蛋白质运输，诱导 ERS。毒胡萝卜素是内质网 Ca^{2+}-ATP 酶抑制剂，能抑制 Ca^{2+} 释放，导致 Ca^{2+} 在细胞内积累，诱导 ERS，调节 CHOP 蛋白和 JNK 激酶活性（Xu et al.，2005）。

由于 ER 是外源化学物代谢和生物转化的主要场所，所观察到的 ERS 后果可能是这些外源化学物母体本身和/或代谢物诱导产生的。表 17-1 列出了现已证实具有诱导 ERS 作用的外源化学物。

表 17-1　诱导内质网应激的外源化学物

外源化学物	功能	对内质网应激的影响
衣霉素	N-乙酰转移酶抑制剂	促进 ERS/UPR 激活，抑制 N-糖基化诱导细胞凋亡
毒胡萝卜素	SERCA 的非竞争性抑制剂	促进 ERS/UPR 激活，提高细胞内 Ca^{2+} 浓度诱导细胞凋亡
布雷菲德菌素 A	活化 ADP-核糖基化因子（ARF）	干扰蛋白质从内质网到高尔基体的转运，诱导 ERS/UPR 激活
DTT	减少二硫键的形成	促进 ERS/UPR 激活和细胞凋亡
MG-132	26S 蛋白酶体抑制剂	抑制蛋白酶，减少错误折叠蛋白的降解，促进 ERS/UPR 激活和细胞凋亡
硼替佐米	26S 蛋白酶体抑制剂	①减少蛋白酶对错误折叠蛋白的降解，促进 ERS/UPR 机制激活和细胞凋亡；②抑制 PERK 活性

外源化学物	功能	对内质网应激的影响
eeyarestatin Ⅰ	ERAD 抑制剂（p97/VCP）	阻断 ERAD 促进 ERS/UPR 机制激活
奈非那韦和阿扎那韦	HIV-1 蛋白酶抑制剂	促进 ERS/UPR 激活
利托那韦和洛匹那韦	HIV-1 蛋白酶抑制剂	促进 ERS/UPR 激活和细胞凋亡
索拉非尼	多激酶抑制剂	促进 ERS/UPR 激活、Ca^{2+}从内质网转移到细胞质
吲哚美辛	类固醇消炎药，COX1/2 抑制剂	促进 ERS/UPR 激活以及细胞凋亡
塞来昔布	类固醇消炎药，COX2 抑制剂	促进 ERS/UPR 激活，增加细胞 Ca^{2+}内流
白藜芦醇	沉默信息调节因子 1	促进 ERS/UPR 激活
GSK2606414	PERK 激酶抑制剂	选择性抑制 PERK 活性

注：UPR=未折叠蛋白反应；SERCA=肌浆网/内质网 Ca^{2+}-ATP 酶；DTT=二硫苏糖醇；ERS=内质网应激；ERAD=内质网相关蛋白降解

二、拮抗内质网应激的外源化学物

ERS 与机体内多种疾病的发生密切相关（Dufey et al.，2014；Chambers and Marciniak，2014），如神经系统变性疾病、糖尿病、病毒感染、化学物中毒等。某些外源化学药物可通过抑制 ERS 来治疗疾病。已经证实化学伴侣类小分子能抑制蛋白质聚集，因而这类药物会有效减轻内质网应激诱导的蛋白质聚集。4-苯基丁酸（4-PBA）和牛磺熊去氧胆酸（TUDCA）共轭，能减少 2 型糖尿病型小鼠的内质网应激和恢复葡萄糖代谢内稳态。研究表明，TUDCA 能减少高脂肪饮食介导的下丘脑内质网应激，从而治疗肥胖。BiP 诱导剂 X（BIX）能减少内质网应激介导的神经母细胞瘤细胞的死亡，主要机制是BIX 能选择性活化 ATF6 信号、诱导分子伴侣 BiP（GRP78）的表达，继而增加内质网的折叠容量。表 17-2 列出了在体外和体内模型中证实具有 ERS 拮抗作用的外源化学物，如 4-苯基丁酸（4-PBA）、牛磺熊去氧胆酸（TUDCA）、salubrinal/胍那苄、反式-4,5-二羟基-1,2-二噻烷（DTTox）、丙戊酸等，它们的拮抗机制主要包括：增强蛋白质折叠能力、增加分子伴侣蛋白数量、调节 UPR 信号通路。此外，抗氧化剂、Ca^{2+}通道阻滞剂及自噬诱导剂也可通过维持内质网稳态参与细胞保护。

表 17-2 拮抗内质网应激的外源化学物

外源化学物	作用通路	具体作用机制
salubrinal、胍那苄	PERK/EIF2α 旁路	抑制磷酸酶复合体对 EIF2α 的去磷酸化，导致 EIF2α磷酸化延长，减少 ERS 诱导的细胞凋亡
4-PBA、TUDCA	错误折叠蛋白	化学伴侣分子，可增强蛋白质折叠，减少 ERS 诱导的病理作用与细胞凋亡
DTTox	内质网分子伴侣	促进内质网分子伴侣（GRP78、GRP94）表达和预防 ERS 介导的肾损伤
丙戊酸钠、丙戊酸锂	内质网分子伴侣	增加内质网分子伴侣（GRP78、GRP94、钙网蛋白）的表达
BIX	内质网分子伴侣	通过选择性活化 ATF6 信号，增加内质网分子伴侣（GRP78）的表达
N-乙酰半胱氨酸、依达拉奉	自由基清除剂	减少 ERS 和 UPR 机制激活，同时在促内质网应激过程中减少细胞凋亡
丹曲林	雷诺丁受体拮抗剂	抑制内质网 Ca^{2+}释放

注：4-PBA=4-苯基丁酸；TUDCA=牛磺熊去氧胆酸；DTTox=反式-4,5-二羟基-1,2-二噻烷；IRE1 =肌醇酶 1；ATF6=转录激活因子 6；PERK = PKR 样内质网蛋白激酶

三、内质网应激的生物标志

UPR 导致的细胞最终结局主要取决于 ERS 的性质，这与外源化学物的作用浓度（高浓度与低浓度）和作用时间（急性与慢性）、细胞类型和营养状况、细胞分化程度等因素有关。ERS 虽然可通过组织病理学或电子显微镜分析，但病理性改变不能特异性反映 ERS 的类型，分析 ERS 仍需要选择特异性的检测指标。在评估外源化学物的 ERS 和 UPR 时，应如何检测？表 17-3 中列举了几个常见的评估 ERS/UPR 的检测指标：有相对特异性的，如 PERK 和 IRE1 磷酸化、ATF6 断裂；非特异性的，如氨基酸饥饿激活 GCN2（蛋白激酶）介导的 EIF2α 磷酸化、双链 RNA 病毒激活**蛋白激酶 R（protein kinase R，PKR）**、血红素不足激活**血红素调节的 EIF2α 激酶（heme regulated EIF2α kinase，HRI）**。UPR 信号通路有多种激活机制，如磷酸化、蛋白质裂解、内含子剪接、核易位、转录增强等。UPR 蛋白的产生是一个动力学过程，早期（如 PERK 和 EIF2α 磷酸化）、中期（如 CHOP）及晚期（如 GADD34），在进行 ERS/UPR 评估时，还应考虑 UPR 发生的时间，以便准确理解 UPR 的信号谱和解释不同 UPR 机制所产生的不同细胞结局。

表 17-3　评估 ERS/UPR 的常见检测指标

靶点	检测指标						
	磷酸化	整体转录衰减	上调蛋白和/或 mRNA 表达	RIDD	内剪切	蛋白质降解	核迁移
PERK	×						
EIF2α	×	×					
ATF4			×				
CHOP	×		×				
IRE1a	×		×	×			
XBP1	×		×		×		×
ATF6			×			×	×
分子伴侣			×				
αJNK	×						
αPDI		×					
ERO1		×					
GADD34		×					
钙连蛋白、钙网蛋白		×					
ERAD		×					
P58IPK		×					
促凋亡蛋白						×	

注：ATF4=转录激活因子 4；ATF6=转录激活因子 6；IRE1α=肌醇酶 1α；PERK =PKR 样内质网蛋白激酶；XBP1=X 盒结合蛋白 1；αJNK=c-Jun 氨基端激酶 α；EIF2α=真核细胞翻译起始因子 2α；CHOP=C/EBP 同源蛋白；ERAD=内质网相关降解；RIDD=调节依赖于 IRE1 的衰退；GADD34=生长停滞及 DNA 损伤诱导蛋白 34；ERO1=内质网氧化还原酶 1；αPDI=蛋白质二硫键异构酶 α；P58IPK=干扰素诱导蛋白

表中"×"表示适用

ERS 存在时，未折叠蛋白在内质网累积可诱导 PERK、ATF6、IRE1 信转导通路激活启动 UPR，保护由 ERS 引起的细胞损伤，恢复细胞功能，包括暂停早期的蛋白质合成、内质网分子伴侣和折叠酶的转录激活、内质网相关降解（ERAD），促进内质网对蓄积在内的错误折叠或未折叠蛋白的处理，有利于维持细胞的正常功能并使之存活。UPR 不仅能够启动 ERS 的生存途径，严重和持续的 ERS，PERK、ATF6、IRE1 信号通路同样可以启动由 ERS 介导的凋亡信号通路，诱导细胞凋亡，以除去受损伤的细胞。当评价外源化学物所诱导的 ERS 和 UPR 时，需要全面开展上述 3 条 UPR 信号通路的检测，以便更好地理解由 ERS 和 UPR 导致的各种不同的细胞结局。

ERS 通过激活 UPR 信号通路以维持内质网稳态和维持细胞正常功能。作为细胞保护性防御机制的 ERS 体系一旦遭到各种因素的破坏，细胞的正常功能将被阻滞，甚至出现细胞凋亡，导致各种疾病的发生。因此，ERS 及 UPR 信号通路在人类健康和疾病发生中发挥重要作用。

（黄海燕　庄志雄）

参 考 文 献

Chambers JE, Marciniak SJ. 2014. Cellular mechanisms of endoplasmic reticulum stress signaling in health and disease. 2. Protein misfolding and ER stress. Am J Physiol Cell Physiol, 307(8): C657-C670.

Dufey E, Sepúlveda D, Rojas-Rivera D, et al. 2014. Cellular mechanisms of endoplasmic reticulum stress signaling in health and disease. 1. An overview. Am J Physiol Cell Physiol, 307(7): C582-C594.

Fels DR, Ye J, Segan AT, et al. 2008. Preferential cytotoxicity of bortezomib toward hypoxic tumor cells via overactivation of endoplasmic reticulum stress pathways. Cancer Res, 68(22): 9323-9330.

Gupta S, Deepti A, Deegan S, et al. 2010. HSP72 protects cells from ER stress-induced apoptosis via enhancement of IRE1alpha-XBP1 signaling through a physical interaction. PLoS Biol, 8(7): e1000410.

Harding HP, Zhang Y, Ron D. 1999. Protein translation and folding are coupled by an endoplasmic-reticulum-resident kinase. Nature, 397(6716): 271-274.

Hetz C. 2012. The unfolded protein response: controlling cell fate decisions under ER stress and beyond. Nature reviews. Mol Cell Biol, 13: 89-102.

Hetz C, Bernasconi P, Fisher J, et al. 2006. Proapoptotic BAX and BAK modulate the unfolded protein response by a direct interaction with IRE1alpha. Science, 312(5773): 572-576.

Kaufman RJ. 1999. Stress signaling from the lumen of the endoplasmic reticulum: coordination of gene transcriptional and translational controls. Genes Dev, 13(10): 1211-1233.

Kaufman RJ, Scheuner D, Schroder M, et al. 2002. The unfolded protein response in nutrient sensing and differentiation. Nature reviews. Mol Cell Biol, 3: 411-421.

Lafleur MA, Stevens JL, Lawrence JW. 2013. Xenobiotic perturbation of ER stress and the unfolded protein response. Toxicol Pathol, 41(2): 235-262.

Lin JH, Li H, Zhang Y, et al. 2009. Divergent effects of PERK and IRE1 signaling on cell viability. PLoS One, 4(1): e4170.

Oakes SA, Papa FR. 2015. The role of endoplasmic reticulum stress in human pathology. Annu Rev Pathol, 10: 173-194.

Pluquet O, Pourtier A, Abbadie C. 2015. The unfolded protein response and cellular senescence. A review in the theme: cellular mechanisms of endoplasmic reticulum stress signaling in health and disease. Am J

Physiol Cell Physiol, 308(6): C415-C425.

Shen X, Ellis RE, Sakaki K, et al. 2005. Genetic interactions due to constitutive and inducible gene regulation mediated by the unfolded protein response in *C. elegans*. PLoS Genet, 1(3): e37.

Teske BF, Wek SA, Bunpo P, et al. 2011. The eIF2 kinase PERK and the integrated stress response facilitate activation of ATF6 during endoplasmic reticulum stress. Mol Biol Cell, 22(22): 4390-4405.

Ventura JJ, Hübner A, Zhang C, et al. 2006. Chemical genetic analysis of the time course of signal transduction by JNK. Mol Cell, 21(5): 701-710.

Xu C, Bailly-Maitre B, Reed J C. 2005. Endoplasmic reticulum stress: cell life and death decisions. J Clin Invest, 115(10): 2656-2664.

第十八章　外源化学物所致细胞死亡的机制

第一节　细胞死亡概述

从毒理学角度来看，细胞死亡与一系列毒性病理过程密切相关。当细胞遭受毒性刺激或出现内环境改变时，可以通过细胞应激反应来自救，但若细胞损伤严重，应激反应仍不足以使细胞恢复稳态，则将启动细胞死亡程序以除去不能被修复的损伤细胞，如果应激原过于强烈，在细胞水平，毒性损害的最终后果是细胞死亡。对于脑和心脏这样生死攸关的器官来说，细胞死亡导致不可逆功能丧失。而另一些器官，如在四氯化碳暴露后的肝脏，通过细胞增殖实际上可能完全替代没有活力的细胞，但是慢性暴露后细胞再生可能失败而导致的形成，或者持续的增殖信号引发肿瘤的形成。因此，了解细胞死亡的机制是理解毒作用的基础。

在细胞死亡研究中很多学者创建了很多术语，有时不同术语描述的是同一类型细胞死亡，造成了混乱。因此，曾成立了一个跨国的细胞死亡命名委员会（Nomenclature Committee on Cell Death，NCCD）以协调相关矛盾和分歧。NCCD 曾先后于 2005 年、2009 年、2012 年对细胞死亡进行了分类并给出命名建议（Galluzzi et al.，2012）。该委员会最近发表了有关细胞死亡的分类和命名的升级版，并给出了关于可调控细胞死亡的功能分类和特征简表（表 18-1）。细胞死亡有多种类型，主要为细胞程序性死亡（programmed cell death，PCD）和细胞坏死（cell necrosis）两种方式。前者是基因控制的细胞自主的有序性死亡，而后者长期以来被认为是突发性的非程序性的细胞死亡。但随着对坏死机制研究的日益深入，现已知除了高热或除垢剂导致的细胞溶解等极端的物理性损伤诱发的细胞死亡符合此概念外，细胞坏死实际上也是按程序发生的。细胞程序性死亡根据其发生是否依存于**胱天蛋白酶（caspase，CASP）**而被分为 CASP 依赖和非依赖性细胞程序性死亡。前者包括**细胞凋亡（apoptosis）、死亡受体介导的外在性凋亡（extrinsic apoptosis by death receptor）、依赖性受体介导的外在性凋亡（extrinsic apoptosis by dependence receptor）、焦亡（pyroptosis）、失巢凋亡（anoikis）、角化（cornification）**。后者有**胱天蛋白酶非依赖性内源性凋亡（caspase-independent intrinsic apoptosis）、自噬性细胞死亡（autophagic cell death）、坏死性凋亡（necroptosis）、有丝分裂灾变（mitotic catastrophe）、PARP 依赖性细胞死亡（parthanatos）、中性粒细胞胞外陷阱网细胞死亡（netosis）、侵入性细胞死亡（entosis）和非凋亡性细胞程序性死亡（paraptosis）**等。

NCCD 还根据不同细胞死亡模式的病理形态学将细胞死亡分为三大类：细胞凋亡或Ⅰ型细胞死亡（apoptosis，TypeⅠ）、自噬性细胞死亡或Ⅱ型细胞死亡（autophagic cell death，TypeⅡ）和坏死（胀亡）或Ⅲ型细胞死亡[necrosis（oncosis），Type Ⅲ]，见表 18-2 和图 18-1。这种分类已被学术界普遍认可和接受，本章拟分别对这三种细胞死亡的概念、发生过程和机制予以介绍。

表 18-1　细胞死亡模式的功能分类（Galluzzi et al.，2012）

死亡类型	主要生化特征	caspase 依赖性	抑制性干预的案例
失巢凋亡（anoikis）	EGFR 下调 ERK1 信号抑制 整合素 β1 参与缺失 BIM 过表达 caspase-3、caspase -6、caspase -7 激活	++	Bcl-2 过表达 Z-VAD-fmk 摄入
自噬性细胞死亡（autophagic cell death）	MAP1LC3 脂化 SQSTM1 降解	−	VPS34 抑制剂 Ambra1、ATG5、ATG7、ATG12 或 BCN1 的遗传学抑制
胱天蛋白酶依赖性内源性凋亡（caspase-dependent intrinsic apoptosis）	MOMP 不可逆的 $\Delta\Psi_m$ 耗竭	++	Bcl-2 过表达 Z-VAD-fmk 摄入
胱天蛋白酶非依赖性内源性凋亡（caspase-independent intrinsic apoptosis）	IMS 蛋白释放 呼吸链抑制	−	Bcl-2 过表达
角化（cornification）	谷氨酰转移酶激活 caspase-14 激活	+	TG1、TG3 或 TG5 的遗传学抑制 caspase-14 的遗传学抑制
侵入性细胞死亡（entosis）	RHO 激活 ROCK1 激活	−	金属硫蛋白 2A 的遗传学抑制 溶酶体抑制剂
死亡受体介导的外在性凋亡（extrinsic apoptosis by death receptor）	死亡受体信号 caspase-8（caspase -10）激活 BID 断裂与 MOMP（II 型细胞死亡） caspase-3（caspase-6、caspase-7）激活	++	CrmA 表达 caspase（8 和 3）的遗传学抑制 Z-VAD-fmk 摄入
依赖性受体介导的外在性凋亡（extrinsic apoptosis by dependence receptor）	依赖性受体信号 PP2A 激活 DAPK1 激活 caspase-9 激活 caspase-3（caspase-6、caspase-7）激活	++	caspase（9 和 3）的遗传学抑制 PP2A 的遗传学抑制 Z-VAD-fmk 摄入
有丝分裂灾变（mitotic catastrophe）	caspase-2 激活（在某些情况下） *TP53* 或 *TP73* 激活（在某些情况下） 有丝分裂阻滞	−	TP53 的遗传学抑制（在某些情况下） caspase-2 的药理学或遗传学抑制（在某些情况下）
坏死性凋亡（necroptosis）	死亡受体信号 caspase 抑制 RIP1 和/或 RIP3 激活	−	necrostatin 摄入 RIP1/RIP3 的遗传学抑制
中性粒细胞胞外陷阱网细胞死亡（netosis）	caspase 抑制 NADPH 氧化酶激活 NET 释放（在某些情况下）	−	自噬抑制 NADPH 氧化酶抑制 PAD4 的遗传学抑制
PARP 依赖性细胞死亡（parthanatos）	PARP1 介导的 PAR 蓄积不可逆的 $\Delta\Psi_m$ 耗竭 ATP 和 NADH 耗竭 PAR 结合于 AIF 和 AIF 核转位	−	AIF 的遗传学抑制 PARP1 的药理学或遗传学抑制
焦亡（pyroptosis）	caspase-1 激活 caspase-7 激活 IL-1b 和 IL-18 分泌	++	Z-YVAD-fmk 摄入 caspase-1 的药理学或遗传学抑制

注：ATG，自噬；BIM，Bcl-2 凋亡相互作用因子；$\Delta\Psi_m$，线粒体跨膜电位；CrmA，细胞因子反应调节剂 A；DAPK1，死亡相关蛋白激酶 1；EGFR，表皮生长因子受体；ERK1，细胞外信号调节激酶 1；IL，白细胞介素；MAP1LC3，微管相关蛋白 1 轻链 3；MOMP，线粒体外膜通透性；NET，中性粒细胞胞外陷阱；PAD4，肽基精氨酸脱亚氨酶 4；PAR，聚(ADP-核糖)；PARP1，多聚(ADP-核糖)聚合酶 1；PP2A，蛋白磷酸酶 2A；ROCK1，RHO 相关的含有蛋白激酶 1 的卷曲螺旋；SQSTM1，死骨片蛋白；TG，转谷氨酰胺酶；Z-VAD-fmk，*N*-苄氧基羰基-Val-Ala-Asp-氟甲基酮；Z-YVAD-fmk，*N*-苄氧基羰基-Tyr-Val-Ala-DLAsp-氟甲基酮；VPS34，III 型磷脂酰肌醇激酶催化亚单位；IMS，线粒体膜间隙蛋白；RHO，Ras 同源蛋白家族；RIP1，ralA 结合蛋白 1；RIP3，vralA 结合蛋白 3；*TP53*，肿瘤蛋白 53 的编码基因；AIF，凋亡诱导因子；Ambra1，Bedin1 介导的自噬激活分子；BCN1，Bedin1；BID，BH3 相互作用结构域死亡激动剂

　　"−"表示对胱天蛋白酶不依赖，"+"表示对胱天蛋白酶依赖程度低，"++"表示对胱天蛋白酶依赖程度高

表 18-2 不同细胞死亡模式的病理形态学特征（Galluzzi et al.，2007）

细胞死亡模式	形态学特征	注释
细胞凋亡	细胞皱缩 细胞和核体积减小（固缩） 伪足缩回 核碎片化（核断裂） 细胞质细胞器很少改变 质膜发疱	"细胞凋亡"是 Kerr 等最初引入的术语，以定义特定的细胞死亡形态特征
自噬性细胞死亡	未见染色质凝聚 细胞质大量空泡化（双膜自噬囊泡）	"自噬性细胞死亡"指"伴随着自噬一起出现的细胞死亡"，它可能会被误导为通过自噬而发生的一种死亡
坏死（胀亡）	细胞质肿胀 质膜破裂 肿胀的细胞质细胞器 中度染色质浓缩	"坏死"是以被动的方式发生的缺乏细胞凋亡或自噬特征的细胞死亡，通常表现为肿胀死亡

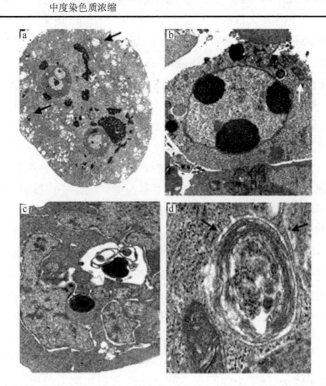

图 18-1 透射电子显微镜观察细胞死亡的形态学超微结构（Kroemer et al.，2005）

a. 人体上皮细胞在氧化应激后发生坏死。可见质膜破裂，细胞内囊泡肿胀和线粒体超微结构的丧失（箭头所指），放大倍数：×4000。b. 人上皮细胞经辐射诱导细胞凋亡，可见染色质凝聚，线粒体完整（箭头所指），放大倍数：×4000。c、d. 人上皮细胞他莫昔芬处理后自噬泡形成。可见（c）核的形态正常，核周围内质扩张和一些大的囊泡存在，（d）表征自噬的典型双层膜结构（箭头所指），放大倍数：×8000（c）和×16000（d）

第二节 细 胞 凋 亡

一、细胞凋亡的历史和发展

细胞凋亡也称Ⅰ型细胞死亡，不同于坏死这一常常由意外事件引起的非生理学应激，凋亡为生理性的细胞清除，与有丝分裂相对应，以平衡细胞的数量。细胞凋亡时，几乎没有细胞内容物的释放，通常不导致炎症反应和瘢痕修复。凋亡的细胞与周围细胞脱离连接，细胞发生皱缩而不是肿胀。凋亡细胞特征性形态表现为染色质浓集，核分叶或碎裂，细胞表面形成多个膜泡，进而脱落形成凋亡小体，被邻近细胞或巨噬细胞吞噬。**细胞凋亡（apoptosis）**和有丝分裂（mitosis）在多细胞生物组织器官的发育与稳态维持中发挥重要作用。一旦这个精细微妙的平衡被打破，就会引起许多疾病，如癌症和神经退行性疾病。但是，一些毒物经常会引起有害的细胞凋亡，导致组织损伤和器官功能衰竭，有时毒物也会抑制细胞凋亡，成为肿瘤发生过程中的标志事件。本节重点讨论细胞凋亡的过程、机制及其与毒物的关系。

19 世纪中叶，发育期间的细胞死亡现象首先被观察到（Malladi et al., 2010）。1842 年，Vogt 报告了产婆蟾（midwife toad）发育期间脊索和软骨细胞的死亡。1864 年，Weismann 观察到化蛹过程中的苍蝇有大量细胞死亡。1885 年，Flemming 利用自己发明的固定剂，以番红或龙胆紫作为染料，描述了卵泡闭锁中粒层细胞死亡的形态，发现细胞核的崩解，染色体解体，他把这个过程称为**染色质溶解性细胞死亡（chromatolytic cell death）**。1966 年，Tata 提出在蝌蚪形态发生过程中的细胞死亡会被蛋白质翻译抑制剂——环己酰亚胺（cycloheximide）所抑制，表明细胞能够利用自身蛋白质来调节细胞死亡。1965 年，Lockshin 和 Williams 发表了一系列关于蚕发育过程中细胞死亡的文章，并首次称这种过程为细胞程序性死亡（programmed cell death）（Lockshin, 2016）。

Kerr 等（1972）一篇被公认为里程碑的文章中首先注意到，在细胞正常发育过程中，是激素或毒物引起的细胞死亡，其濒死细胞中存在类似的形态，提示有一种共同的细胞死亡途径，Kerr 等根据阿伯丁大学希腊语教授 James Cormack 的建议，把这种自然的细胞死亡称为细胞凋亡（apoptosis），这是一个希腊单词，字面意思为花瓣或叶子从植物或树木凋落。凋亡很容易与细胞意外或坏死性细胞死亡区分，坏死细胞会出现细胞质和线粒体肿胀，膜的完整性被破坏，细胞裂解，细胞内成分释放到细胞外，启动炎症反应，破坏邻近细胞。而凋亡细胞与此明显不同，凋亡不会引起炎性反应，而是出现细胞质皱缩，细胞核浓聚与断裂，细胞骨架坍塌，质膜出现小泡，最后形成由质膜包裹的凋亡小体（apoptotic body），被邻近的巨噬细胞吞噬。

最早成为凋亡生化标志的是 DNA 断裂碎片，在电泳下形成 DNA "梯形条带"，其原因是激活的核酸内切酶在核小体间以 200bp 间隔大小切割染色质。后来研究发现，正常状态下位于细胞膜内层的磷脂酰丝氨酸在凋亡细胞中却移位到细胞外。除了提供生理学上的吞噬信号外，这一发现在实验中还很有意义，荧光标记的膜联蛋白 V（annexin V）能够在钙存在的条件下与磷脂酰丝氨酸紧紧相连，这一特性能够用来通过荧光激活细胞分选术（FACS）标记和定量凋亡细胞（Ameisen, 2010）。

20 世纪 70 年代后期，Sydney Brenner、H. Robert Horvitz 和 Sir John E. Sulston（三位后来于 2002 年获得诺贝尔生理学或医学奖）开始描绘秀丽隐杆线虫（*Caenorhabditis elegans*）胚胎细胞的脱落，结果发现最初的 1090 个体细胞中的 131 个细胞在发育过程中消失了，并且这些细胞都以一种可以预见的类似的方式消失。后来的基因筛选发现了一些调节凋亡的基因，如细胞非正常死亡因子-3（cell death abnormal-3，*ced-3*）、*ced-4*、*ced-9* 和产卵缺陷因子-1（egg laying defective-1，*egl-1*）。尽管早期有这些线虫的研究，但是人 B 细胞白血病/淋巴瘤因子-2（B-cell leukemia/lymphoma-2，*Bcl-2*）基因才是第一个被克隆和测序的抗凋亡基因。三个实验室从含有染色体 t（14;18）易位的人淋巴瘤中发现了 *Bcl-2*，位于染色体 18q21 上的 *Bcl-2* 基因与 14q32 上的免疫球蛋白重链的启动子和增强子结合，导致 Bcl-2 过量表达。Vaux Cory 和 Adams 后来发现 Bcl-2 不是像预想的那样通过刺激细胞增殖，而是通过抑制细胞凋亡促进肿瘤发生，还发现 Bcl-2 是 CED-9 的直接同源物，能够抑制蠕虫细胞的程序性死亡。这些发现激发了寻找其他哺乳动物的 Bcl-2 同源物，结果发现了许多抗凋亡和促凋亡 Bcl-2 家族成员，包括 BH3-only 蛋白，如 Egl-1，以及对抗 Bcl-2 抗凋亡家族成员、包括 Bcl-2、CED-9。

对于 *ced-3* 的克隆在细胞凋亡研究中同样引起了巨大反响，该项研究证明 CED-3 是**白细胞介素-1β 转化酶（interleukin-1β-converting enzyme，ICE）**的直系同源物，后来的研究认定这是一个新的胱天蛋白酶（全称为半胱氨酰天冬氨酸特异性蛋白酶-1 或 caspase-1）。后来又迅速发现新的 11 个人类 caspase，使得总数达到 12 个，其中 7 个在细胞凋亡过程中被激活，5 个参与炎性信号，包括 caspase-1。以前对于蠕虫的基因研究把 *ced-4* 作为 *ced-3* 的上游或是平行位置，但是后来发现 CED-4 能够直接激活 CED-3，并且受 CED-9 控制（Ameisen，2010）。

后来，利用一种精巧的生化手段，Wang 等（1999）纯化并鉴定了凋亡蛋白酶激活因子-1（apoptosis protease activating factor-1，Apaf-1），这是一种对 caspase-9 的激活很关键的 CED-4 的同源蛋白。然而和 CED-9 不同的是，抗凋亡的 Bcl-2 家族成员不能直接抑制 Apaf-1 的活性，而是通过抑制 Apaf-1 的激活因子——在凋亡过程中从线粒体释放的细胞色素 c，从而抑制 Apaf-1 的活性，因为线粒体（或内在）途径在毒物诱导的细胞凋亡中起到重要作用。综上所述，人类对于凋亡的研究已经走过很长的道路，在相对较短的时间，从低级生物开始，从蠕虫到果蝇到人类，部分源于凋亡是高度保守的生物现象，所以可以通过对多种高效的基因模型进行研究。

二、重要的凋亡相关蛋白

（一）胱天蛋白酶

1. 胱天蛋白酶的分类

正如前面提到的，胱天蛋白酶（caspase）对细胞凋亡是不可缺少的部分。至今已经在人类发现了 12 种 caspase（caspase-1～caspase-10、caspase-12 及 caspase-14），每种 caspase 都有一个前结构域（prodomain，3—24kDa）、一个大亚基（20kDa）、一个小亚基（10kDa）。根据功能，可以把 caspase 分为两大类，即促炎症反应类和促细胞凋亡类。促炎症反应的 caspase-1、caspase-4、caspase-5 和 caspase-12 都具有促进细胞因子成熟的功能，如 caspase-1 促使 pro-IL-1β 转变为 IL-1β。而促细胞凋亡的 caspase 是根据它们前结构域的长度及其激活的结构层次再细分。顶端或启动子酶 caspase-2、caspase-8、caspase-9、caspase-10 拥有较长的前结构域，便于它们与促进其激活的适配蛋白相互作用，而效应子酶 caspase-3、caspase-6 和 caspase-7 拥有较短的前结构域，它们为启动子酶 caspase

所激活（图 18-2）。实际上，所有 caspase 均以单链无活性的酶原形式合成，但当接受促炎症或促细胞凋亡刺激时，通过其大小亚基之间的切割发生强劲而不可逆的激活（Fuentes-Prior and Salvesen，2004）。

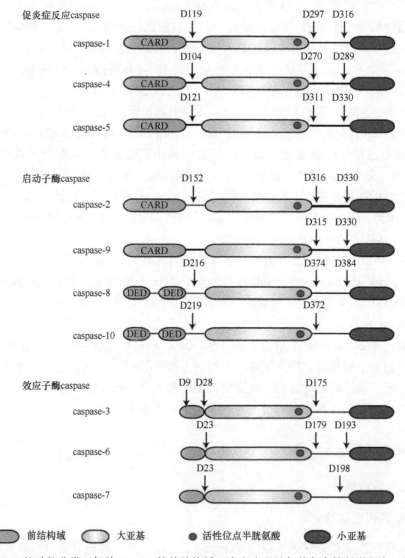

图 18-2　caspase 按功能分类，每种 caspase 的前结构域、大和小亚基与其各自的断裂位点一起在图中
用箭头标示（Malladi et al.，2010）（彩图请扫封底二维码）

　　caspase 通常识别本身及其底物分子内的四肽序列 P4-P3-P2-P1↓P1′（除了 caspase-2 识别 5 肽序列），它们对 P1 位置的天冬氨酸具有几乎绝对的特异性[所有的 caspase 都在第一个肽链（P1）位置含有天冬氨酸]。在细胞凋亡过程中首先被发现的 caspase 底物之一是聚(ADP-核糖)聚合酶［poly(ADP-ribose)polymerase，PARP］。在明确了切割位点（DEVD↓G）之后，研究者合成了一个肽链醛抑制剂（DEVD-CHO），其与链霉亲和素一起，可以用来在凋亡裂解液中分离 caspase-3，因为 caspase-3 正是切割 PARP 的酶，对

PARP 的切割成为细胞凋亡的很好的生物标志，对于 caspase-3 和 caspase-7 来说，Ac-DEVD-CHO 是其中少数几个相对特异性的抑制剂之一。利用合成位点扫描肽链数据库，研究者随后鉴定出了每一个 caspase 的作用底物（Stennicke et al.，2000）。

然而许多蛋白质都具有 caspase 切割位点，但对 caspase 切割并不易感，这表明切割基序（motif）的表面必须被暴露出来，并且让 caspase 能够接触得到，这样切割才能够发生。此外，虽然某种 caspase 可能具有与某个肽链序列的特异性结合能力（如 LEHD 序列与 caspase-9），但在使用基于肽链的荧光底物和抑制剂时还是需要特别小心，因为相同肽链序列也会被别的 caspase 切割，特别是效应子酶 caspase-3，这种酶在细胞中的浓度较高，相对于那些有特异性催化活性的 caspase，caspase-3 对大多数底物都具有高效的催化活性（McStay et al.，2008）。因此，对于某种 caspase 的激活，一般指大小亚基之间的断裂，必须通过蛋白质印迹试验来验证，最好同时检测底物被切割的部分。近来研究人员开发了一种可以用于查询的 caspase substrate database（CASBAH）数据库，可以查询已知的切割位点，以及 caspase 对于某种蛋白质的结合序列。需要强调的是，caspase 不同于其他蛋白酶，不会降解蛋白质底物，只是对蛋白质底物进行一次或两次切割，通常是去除蛋白质底物的调节功能结构域，使得蛋白质失去活性。在各种 caspase 中，启动子酶 caspase-2、caspase-8、caspase-9 和 caspase-10 能够催化切割的底物相对较少，而效应子酶 caspase-3 和 caspase-7 则在细胞凋亡过程中负责大部分拆卸细胞的工作，已知作用底物多于 400 种（Wang et al.，2003；Luthi and Martin，2007）。

目前有几种活性 caspase 包括 caspase-1、caspase-2、caspase-3、caspase-7、caspase-8 和 caspase-9 的晶体模型已经被研究出来，这些酶都以二聚体的结构存在，包括两个大亚基和两个小亚基。这些研究的酶都是在细菌中表达，缺乏前结构域。但是因为 caspase-9 的前结构域在细胞凋亡过程中不会丢失，所以还不清楚目前 caspase-9 的晶体结构是否能够反映其活性构象。然而无论如何，在所有的 caspase 中，半胱氨酸活性位点（在 caspase-1 中即 Cys285）都位于大亚基的保守五肽序列（QACXG）中，与 His237 一起，构成催化二元结构。在大亚基和小亚基的其他结构组成 S_1 袋状结构，从而与底物中的 P1 天冬氨酸结合，三个 S_2、S_3 和 S_4 袋状结构一起保证了底物的特异性，其中 S_4 袋状结构能把促炎症反应类 caspase 与促细胞凋亡类 caspase 区分开来。促细胞凋亡类 caspase 在 348 位有一个色氨酸基团，改变了袋状结构，促炎症反应类 caspase 则在相同的位置有一更小的异亮氨酸和缬氨酸。

2. 胱天蛋白酶激活的分子机制

启动子功能的胱天蛋白酶有一个长的结构域（大于 90 个氨基酸），使之能够与特异性的信号复合体反应，并且由特异的死亡刺激而启动细胞凋亡过程。对 caspase-8、caspase-10 而言，这些结构域包括**死亡效应结构域（death effector domain，DED）**，而对 caspase-2 和 caspase-9 来说，则包括**胱天蛋白酶募集结构域（caspase recruitment domain，CARD）**，这些结构域的功能都是让胱天蛋白酶能够与定位于各自的适配蛋白的类似结构域相互作用。更为特异性的是，caspase-8 酶原、caspase-10 酶原能够通过与 **Fas 相关的死亡结构域（Fas-associated death domain，FADD）**发生同型相互作用，募集形成**死亡诱导信号复合体**（death-inducing signaling complex，DISC），开始自我催化过程，导致一系列的局部浓度升高。对于 caspase-8 来说，形成二聚体会导致自我催化切割，caspase-8 在 DISC 中形成二聚体，随后引发四聚体的形成。在 caspase-8 和 caspase-8 酶原之间存在不同的底物偏好性，caspase-8 酶原能够对自身进行反式切割，但不能切割效应子酶 caspase，而成熟的 caspase-8 能够切割和激活效应子酶 caspase，但不能处理 caspase-8 酶原。近来的一个研究支持了 caspase-8 在 DISC 中激活的模式，即在小鼠中表达无切割功能 caspase-8 突变型，会引起凋亡信号通路的缺陷（Kang et al.，2008）。所以，一旦 caspase-8 形成成熟的四聚体，就会立刻离开 DISC，激活效应子酶 caspase-3，可能还有 caspase-7。

同样地，caspase-9 也通过募集到凋亡小体而被激活，此时，CARD-CARD 与 Apaf-1 发生同型相互作用。对于 caspase-9 的激活机制有两种截然不同的假设。一种是靠近模式，凋亡小体仅仅是作为一个平台让 caspase-9 酶原在此聚集，浓度升高，形成二聚体后被激活。另一种变构学说指出是凋亡小体诱导了 caspase-9 酶原单体发生共价改变，导致了激活。不同的流派都对各自的假设提出了支持，但是目前还没有直接证据能证明 caspase-9 酶原在凋亡小体中发生二聚化或是共价反应，这两种假设都无法否定对方。虽然凋亡小体是唯一被成功复制的凋亡复合体，但还有许多关于凋亡小体的问题无法回答，包括在复合体中 caspase-9 与 Apaf-1 的化学计量，以及凋亡小体激活 caspase-9 的准确机制。正如 caspase-8 和 DISC，一旦 caspase-9 加入凋亡小体，就会在大亚基和小亚基之间进行自我催化。但与 caspase-8 不同的是，为了维持催化活性和对下游效应子酶的加工功能，caspase-9 无论是以酶原的形式还是酶的形式都必须保持与凋亡小体的连接。

对于 caspase-2，不同研究的结果差异很大，无法确定 caspase-2 究竟是一个凋亡启动子酶还是效应子酶。caspase-2 有一个长的结构域，这使得它看起来很像启动子酶，但是根据序列分析，caspase-2 更像效应子酶。最近有报道显示，caspase-2 在一个带有死亡结构域的 p53 诱导蛋白（p53-induced protein with a death domain，PIDD）小体的复合体中被激活，这个复合体还包括其适配蛋白、受体-互动蛋白-关联的带有死亡结构域的 ICH-1/CED-3 同源蛋白（receptor-interacting protein-associated ICH-1/CED-3 homologous protein with a death domain，RAIDD）、支架样蛋白（PIDD）（Tinel and Tschopp，2004）。利用蛋白质剪接技术能把这种复合体准确地重组出来，结构分析显示，在 PIDD 与 RAIDD 之间同源死亡结构域相互作用，RAIDD 和 caspase-2 之间的 CARD-CARD 相互作用。

与启动子酶 caspase 不同，效应子酶 caspase-3 和 caspase-7 含有短的前结构域，这种结构在它们后来形成的二聚体中会继续存在，在其中的活化环以失活的构型包住底物结合袋，从空间上阻止底物的进入。效应子酶 caspase 能够直接被 caspase-8 和 caspase-9、caspase-10 激活，随后就开始对自身大小亚基进行切割，由此被激活，并且在前结构域与大亚基之间进行自我催化，成为完全成熟的酶。效应子酶 caspase 一旦被激活就能切割多种蛋白质，包括结构蛋白[肌动蛋白（actin）、微管蛋白（tubulin）]、转录调节因子、翻译调节因子[信号转导与转录激活因子 1（signal transducer and activator of transcription 1，STAT1）、毛细血管扩张性共济失调突变（ataxia telangiectasia mutanted，ATM）、胱天蛋白酶激活 DNA 酶抑制剂（ICAD）]、信号分子（Akt、BID），还有一些其他细胞功能需要的蛋白质。

（二）Bcl-2 家族蛋白

1. Bcl-2 家族蛋白的分类与功能

在细胞凋亡过程中，Bcl-2 家族成员起着至关重要的作用。它们具有较高的同源性，而且还有 BH1、BH2、BH3、BH4 等保守结构域（图 18-3）。Bcl-2 家族成员能够帮助稳定线粒体完整性，调节凋亡，抑制或促进线粒体外膜通透性（MOMP）。抗凋亡 Bcl-2 家族成员（Bcl-2、Bcl-XL、Mcl-1、Bcl-W 和 A1）作为内在途径的有效屏障，从结构来看，除 Mcl-1（BH1—3）和 A1（BH1—2）以外，其他蛋白质都具有 4 个 α 螺旋 Bcl-2 同源（BH）结构域（BH1—4）。促凋亡 Bcl-2 家族成员可分为两大类：一类为多结构域成员（BAX、BAK 和 BOK），具有 BH1-3 结构域的特征性结构；另一类为只有 BH3 结构域的成员（BID、BIM、BAD、NOXA、PUMA、BMF、HRK/DP-5、BIK/BLK/NBK 和 MULE）。另外，还有新增的三个 Bcl-2 家族成员：Bcl-RAMBO、Boo/Diva/Bcl-B/Bcl-2L10 和 Bcl-G。不过针对这几个蛋白质的研究很少，目前还不清楚这些蛋白质是属于促凋亡性质还是抗凋亡性质（Youle and Strasser，2008）。只有 BH3 结构域的蛋白质，正如其名称所示，除了 BH3 结构域内包含的 9 个保守氨基酸序列以外，就没有同源序列。这类蛋白质作为各种细胞应激的感应器或岗哨，通过对抗抗凋亡 Bcl-2 家族成员，或者直接激活 BAX 和/或 BAK，把死亡信号传递给线粒体（Chipuk et al.，2010）。

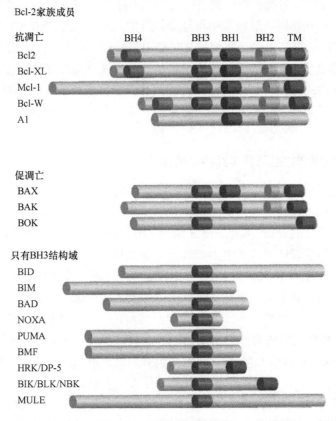

图 18-3　抗凋亡和促凋亡 Bcl-2 家族成员及其组织结构（Malladi et al.，2010）（彩图请扫封底二维码）

它们主要定位在核膜的胞质面、内质网及线粒体外膜上，与膜的结合对于其发挥功能是极其重要的。实验表明，失去膜定位能力的 Bcl-2 蛋白抗凋亡能力减弱了许多。有报道称，在 MDCK 细胞中，特异性定位到线粒体膜上的 Bcl-2 突变体具有与野生型同样的功能，而定位到内质网上的 Bcl-2 突变体则失去了这种能力。但是，对成纤维细胞 Rat-1/myc 的研究结果却得到了相反的结论，定位到内质网上的 Bcl-2 活性比定位到线粒体膜上的要高得多。因此，不同亚细胞定位的 Bcl-2 突变体在不同细胞类型中可能参与不同的细胞凋亡信号途径。

线粒体膜上的 Bcl-2 至少在三个水平上发挥功能来抑制细胞凋亡。

1）Bcl-2 能改变线粒体巯基的氧化还原状态来控制其膜电位从而调控细胞凋亡。在细胞凋亡中，线粒体的巯基可能组成了胞内氧化还原电位的感受器，Bcl-2 可能是通过抑制谷胱甘肽（GSH）的外泄，降低胞内的氧化还原电位，来抑制细胞凋亡的。

2）Bcl-2 能调节线粒体膜对一些凋亡蛋白前体的通透性。Bcl-2 蛋白可能是线粒体通透性转换孔道的组成成分，它在较高 pH 的条件下能形成离子通道，而 BAX 则能在较为广泛的 pH 范围内形成孔道。BAX 能允许一些离子和小分子如细胞色素 c 等穿过线粒体膜，进入细胞质，从而引起细胞凋亡，而 Bcl-2 的作用正好相反，它能封闭 BAX 形成孔道的活性，使一些小分子不能自由通透，从而保护细胞凋亡。

3）Bcl-2 能将凋亡蛋白前体 Apaf-1 等定位至线粒体膜上，使其不能发挥凋亡作用。实验证明，尽管 Bcl-2 与胱天蛋白酶之间无亲和力存在，但发现当二者在细胞中同时表达时它们之间有相互作用。这种作用可能是间接的，是通过第三者 CED-4 来实现的。Bcl-2 能与线虫中的 CED-4 结合并抑制其功能，而 Apaf-1 具有与胱天蛋白酶结合的功能域，能参与细胞色素 c 依赖的胱天蛋白酶激活。这表明 Apaf-1 就像线虫中的 CED-4 一样，一方面能激活胱天蛋白酶引起细胞凋亡；另一方面作为接头蛋白能把 Bcl-2 相关蛋白与胱天蛋白酶聚集在一起，并使胱天蛋白酶失活，从而保护细胞凋亡（Chipuk et al., 2010）。

2. Bcl-2 家族促凋亡成员多个结构域的激活

作为对细胞生物刺激的应答，BAX 和 BAK 会进行一个活化步骤，这一步骤对于它们获得诱导线粒体外膜通透性（MOMP）的能力至关重要。从结构上来看，BAX 有一个中心疏水 α 螺旋（α5），外围有一圈 α 螺旋（α1—α9）围绕。BAX 的 BH1—3 结构域形成一个疏水性的手套结构，其中由 C 端的跨膜结构域占据（α9 螺旋），因此就把 BH3 结构域（α2 螺旋）遮盖起来。由于 BAX 之间以及与 Bcl-2 其他成员之间都是通过 BH3 结构域发生联系的（这个结构域被其未激活的位点遮盖起来），BAX 在未受刺激细胞中以单体形式存在，并且主要存在于细胞质中。然而，一旦受到促凋亡刺激，BAX 就会出现结构变化，跨膜结构域会暴露出来，BAX 会转移到线粒体，插入**线粒体外膜（outer mitochondrial membrane，OMM）**，通过同类寡聚反应形成一种小孔。在细胞凋亡过程中，BAX（α1 螺旋）的 N 端也会暴露出来，有助于对 OMM 的特异性选择。针对这一区域的单克隆抗体（6A7）在评价体外研究及细胞中的 BAX 活化程度上具有应用价值。BAK 正常状态下就位于 OMM，但在活化过程中也会发生结构变化，以寡聚体形式构成小孔结构。BAX 和 BAK 的功能有重复，因为 *Bax⁻/⁻ Bak⁻/⁻* 双重缺陷细胞能够抵抗促进细胞凋亡的损坏，保持线粒体完整性，但是对于其中任何一种基因缺陷的细胞，如 *Bax⁻/⁻* 或 *Bak⁻/⁻* 则无法避免这种促凋亡损伤。另外一种该类蛋白质 BOK 只在性腺组织中表达，其激活方式与 BAX 类似。

Bcl-2 家族中抗凋亡成员也有疏水袋状结构，这种结构使得这些蛋白质与促凋亡成员的多个结构域相互作用，抑制促凋亡作用。例如，BAX 活化就会被 Bcl-2、Bcl-XL、Mcl-1 及 Bcl-W 抑制，而 BAK 只会被 Mcl-1、Bcl-XL 抑制。类似的是，那些只有 BH3 结构域的蛋白质对于抗凋亡 Bcl-2 家族成员的亲和力各不相同：BIM、BID 和 PUMA 能够与所有促进细胞存活的成员结合，BAD 能够选择性抑制 Bcl-2、Bcl-XL 和 Bcl-W。而 NOXA 只能对抗 Mcl-1 和 A1。如前所述，只有 BH3 结构域的蛋白质能够"感知"多种应激性刺激，如细胞因子缺失、失巢凋亡、癌基因活化、DNA 损伤等，通过活化 BAX 和/或 BAK 来传递死亡信号（Youle and Strasser，2008）。只有 BH3 结构域的蛋白质针对应激表现为上调或是活化，主要是转录水平上调或转录后修饰的结果（Puthalakath and Strasser，2002）。

对于只有 BH3 结构域的蛋白质促进 BAX 和 BAK 活化目前有两种解释模型。一为间接模型：BAX 和 BAK 受到 Bcl-2 家族抗凋亡成员的约束，而只有 BH3 结构域的蛋白质通过对 Bcl-2、Bcl-XL 和 Mcl-1 的简单中和作用，就能促进 BAX/BAK 活化，促进凋亡。与间接模型不同的是，在"直接模型"中，只有 BH3 结构域的蛋白质既有"激活子"，又有"感受器"。其中属于"激活子"的有 tBID、BIM 及 PUMA，它们在一定程度上也属于激活剂，这些蛋白质能够直接与 BAX 或 BAK 作用（通过 BH3 结构域），促进 BAX/BAK 的激活。近来 BAX 与 BIM-BH3 肽链的结合显示 BIM 是通过一个新的结合位点，定位在 α1 螺旋和 α6 螺旋之间，该位点位于传统的 BH3 结构域的对面。而作为感受器的只有 BH3 结构域的蛋白质成员则缺乏与 BAX 或 BAK 直接作用的能力，但是这类蛋白质能够拮抗 Bcl-2 家族的抗凋亡成员（Bcl-2、Bcl-XL、Mcl-1），造成只有 BH3 结构域的蛋白质（tBID、BIM、PUMA）的移位，使得其能激活 BAX 或 BAK。所以现在对于大多数只有 BH3 结构域的蛋白质具有与 Bcl-2、Bcl-XL 和 Mcl-1 结合的能力已经获得普遍认可，不过对于两种解释模型中只有 BH3 结构域的蛋白质（tBID、BIM 和 PUMA）能直接激活 BAX 或 BAK 还存在明显的争议。

支持直接模型的认为，在 tBID 存在的条件下，BAX 能够诱导 MOMP，表明 BAX 能够被 tBID 直接激活。同时，Bcl-XL 突变子能够与只有 BH3 结构域的蛋白质结合，但不能结合 BAX 或 BAK，保留了抗凋亡的活性，说明隔绝只有 BH3 结构域的蛋白质就能够阻断 MOMP 途径。主要的争论在于直接模型中细胞在缺乏激活子 tBID、BIM 和 PUMA 的情况下也能激活 BAX。另外，把 NOXA 和 BAD 一起在细胞中表达，两种蛋白质就能够共同拮抗 Bcl-2、Bcl-XL 和 Mcl-1，在没有任何其他刺激的条件下，诱导凋亡，即便 NOXA 和 BAD 并不直接激活 BAX 和 BAK。支持间接模型的人认为，这些实验不能排除一种可能性，即除了 tBID、BIM 和 PUMA，可能还有其他已知或未知的激活子存在。而事实也正是如此，研究者发现几种非 Bcl-2 家族成员，包括 p53 在内，在凋亡过程中对 BAX 的激活发挥重要作用。

三、细胞凋亡的分子机制

（一）死亡受体途径或外在途径

目前已经明确的 caspase 级联反应激活途径以及随后的细胞程序化死亡有两种途径，包括死亡受体（外在）途径和线粒体（内在）途径。这两种途径是对不同刺激的反应，随后都是激活效应子酶 caspase，导致细胞出现类似的死亡。外在途径一般都是对外来信号应答后被激活，外来信号即死亡配体与细胞中的同源死亡受体连接，吸引并激活caspase。这些配体和受体分别属于**肿瘤坏死因子（tumor necrosis factor，TNF）**和 TNF受体（TNFR）超家族成员，这种配体-受体结合产生的细胞凋亡信号都是类似的，可能会有一些变化，取决于配体-受体的特异性结合（图 18-4，Peter and Krammer，2003）。

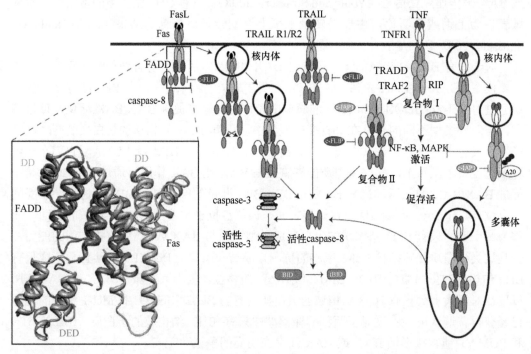

图 18-4 死亡受体（外在）途径（Malladi et al.，2010）（彩图请扫封底二维码）
由 Fas、TRAILR1/R2 及 RNFR1 共同组成的 DISC 导致 caspase-8 激活和细胞凋亡。Fas 一旦与 FasL 结合就被内在化，增强对 caspase-8 的激活。插图显示了 Fas 与 FADD 通过各自的 DD 相连后的晶体结构（橙色为 Fas-DD，绿色为 FADD-DD）。全长 FADD 的结构也显示在 Fas-DD/FADD-DD 上方（蓝色为 FADD-DED，紫色为 FADD-DD）。在 TNFR1 信号途径中，来自质膜的复合体 I 能够激活 NF-κB 和 MAPK 途径，位于细胞质的复合体 II 则激活 caspase-8。图中显示的是两种基于TNFR1 内在化激活 caspase-8 的途径

1. FasL 和 Fas

死亡配体，又称 Fas 配体（Fas ligand，FasL，也称 CD95L 或 Apo-1L），是 II 型跨膜蛋白，以三聚体形式存在，在 T 淋巴细胞中表达（Peter and Krammer，2003）。FasL能被金属蛋白酶切割，但是大多数情况下是由膜结合配体（membrane-bound ligand， mFasL）而不是可溶性配体（sFasL）引起凋亡的，虽然 sFasL 能刺激引起某种非凋亡途径。mFasL 和 sFasL 都与死亡受体 Fas 作用（也称 CD95 或 Apo-1）。Fas 具有**富含半胱氨酸结构域（cysteine-rich domain，CRD）**，这是与 FasL 作用必需的，还有一个**死亡结构域（death domain，DD）**用于传递凋亡信号（Galluzzi et al.，2018）。

与 FasL 结合以后，Fas 会发生低聚反应，通过 DD-DD 互动，吸引细胞质衔接蛋白 FADD。结构分析发现 Fas 的 DD 结构和 FADD 形成一个四聚体，包含 4 个分子（图 18-4，Scott et al.，2009）。一旦 FADD 进入受体，就会发生共价改变，使得其中的 DED 与 caspase-8 结构域中的第二个 DED 相互作用，从而引起 DISC 形成，以及如前所述的 caspase-8 激活。

caspase-8 在 DISC 的激活能够引起两个 caspase 级联反应，促进细胞死亡。在所谓的 I 型细胞（如 SKW6.4 细胞、H9 细胞）中，DISC 中激活的 caspase-8 数量较多，足以直接激活下游的效应子酶 caspase，引起细胞死亡。而在 II 型细胞（如 CEM 细胞、JurkatT 淋巴细胞）中则有所不同，只有很少的 caspase-8 在 DISC 中被激活，所以如果要激活效应子酶 caspase，就需要一个放大环的存在。

在这种情形下，caspase-8 会切割促凋亡蛋白 Bcl-2 家族成员 BID（BH3 结构域死亡兴奋剂），从而形成截短的 BID（truncated-BID，tBID），而 tBID 能够引起**线粒体外膜通透性（mitochondrial outer membrane permeabilization，MOMP）**。MOMP 随后能激活线粒体（内在）途径，引发细胞死亡。所以对于 II 型细胞，Bcl-2 家族抗凋亡成员能够阻断 FasL 诱导的细胞凋亡，就是通过抑制 MOMP，抑制内在途径。I 型细胞和 II 型细胞的 DISC 活性存在差别的原因尚不清楚，但应该不是由单一因素引起的。

2. TNF 和 TNFR1

死亡配体 TNF 的重要作用不仅体现在对细胞凋亡的调节上，还体现在对炎症和免疫的作用上。**膜结合的 TNF（membrane-bound TNF，mTNF）**以三聚体形式存在，能够被 **TNF-α-转化酶（TNF-α-converting enzyme，TACE，也称 ADAM-17）**特异性切割，生成可溶解形式（sTNF）。mTNF 能结合并激活 TNF 受体 1（TNF receptor 1，TNFR1，又称 DR1、CD120a、p55 或 p60）和 TNF 受体 2（TNF receptor 2，TNFR2，又称 CD120、bp75 或 p80），而 sTNF 也能够和上述两种受体相互作用，但是目前报道只发现激活 TNFR1。和 Fas 一样，TNFR1 也有细胞外的 CRD 和细胞质中的 DD。除此之外，在与配体结合之前，非激活状态的受体通过**前配体结合加工结构域（preligand-binding assembly domain，PLAD）**之间的亲同种受体作用形成三聚体，PLAD 位于受体第一个 CRD。与配体结合能够激活三聚体的受体，通过诱发共价改变形成更有序的寡聚体结构。TNFR1 在许多组织中都有表达，这种受体具有一个细胞质 DD 结构，能够吸引其他含 DD 结构的蛋白质，这种受体对于细胞凋亡途径和非凋亡途径都是必需的。TNFR2 的表达就只是局限在淋巴组织中，并且这种受体没有 TNFR 的细胞质 DD 结构，这一点决定了 TNFR2 只参与非凋亡途径。

通过配体结合，TNFR1 能够强力激活几种途径，由此激活几种激酶，如 **c-Jun 氨基端激酶（c-Jun N-terminal kinase，JNK，**也称为应激相关蛋白激酶）和 **p38 丝裂原**

激活的蛋白激酶（p38 mitogen-activated protein kinase, p38 MAPK）。与 IκB 类似，TNFR1 也能激活转录因子、细胞核因子-κB（NF-κB）。TNFR1 的激活能通过 DD-DD 亲同种受体作用吸引衔接蛋白 TRADD（带有 DD 结构的 TNF 受体相关蛋白），随后又能够吸引二级衔接蛋白，如 TNF 受体相关因子 2（TNF receptor-associated factor 2，TRAF2）、丝氨酸/苏氨酸激酶和 RIP（也称 RIP1 或 RIPK1）。TRAF2 和 RIP 协同吸引并激活 IKK 复合体，包括 IKKα、IKKβ 和 IKKγ。随后 IKK 复合体通过促使 NF-κB 的启动子（I-Kb）发生磷酸化而被降解，使得 NF-κB 被激活。其他几个调节 NF-κB 信号通路的附属蛋白，如细胞凋亡抑制蛋白 1（cellular inhibitor of apoptosis protein 1，cIAP1）、cIAP2、TRAF1 和 TRAF5 也会一起加入组成 TNFR1 复合体。值得一提的是，在多数细胞中，NF-κB 信号途径会抑制具有凋亡效应的 TNFR1 途径，因为 NF-κB 途径能够转录几种抗凋亡基因，其中包括 cIAP1 基因和 cIAP2 基因（图 18-4）。

如上所述，TNFR1 的刺激也会导致 JNK 的激活，这主要是通过激活 MAP 激酶激酶 4 或 7（MAP kinase kinase 4/7，MKK4/7）来实现的，后者是负责 JNK 磷酸化的上游激酶（Ventura et al.，2004）。而 TRAF2 依赖的 MKK4/7 的激活则通过 TGF 激活的激酶 1（TGF-activated kinase 1，TAK1）、ROS 介导的**凋亡信号调节激酶 1（apoptosis signal-regulating kinase 1，ASK1）**或**生发中心激酶（germinal center kinase，GCK）**，以及**丝裂原和胞外激酶激酶 1（mitogen and extracellular kinase kinase 1，MEKK1）**的相机激活来实现。一旦被激活，JNK 就能磷酸化 c-Jun，后者是**激活蛋白-1（activator protein-1，AP-1）**的重要亚基，从而促进基因转录。JNK 激活对 TNFR1 诱导的凋亡效应与环境有关，可以引起细胞死亡或存活（Wajant et al.，2003）。同样，TNFR1 还能通过 RIP 依赖的方式来激活 MAPKK3（虽然这一过程不需要 TNFR1 激酶的参与），从而最大限度地引起 p38MAPK 的激活。因此细胞的命运主要由抗凋亡和促凋亡信号途径的阈值决定。

有研究发现，在 TNFR1 刺激下，质膜上的 TNFR1 会吸引 TRADD、RIP 及 TRAF2（即复合体 I），并且激活上述的信号通路，这一过程会很快内在化，形成内涵体复合体 II 或细胞质复合体 II，在一些敏感的细胞中则足以引起凋亡。有报道显示，第二个复合体引起细胞凋亡的能力和 RIP 的翻译后修饰有关，其他可能相关的因素还有 TRAF2E3 泛素连接酶，包括 cIAP1、cIAP2 和 CARP2，还和泛素剪接酶 A20 有关。上述物质的 K48 连接多泛素化会导致各物质的降解，加上足够的 FADD、caspase-8、caspase-10 的加入，这两者中的任何一种都是引发死亡受体诱导的凋亡的关键因素（图 18-4）。随着 FADD 和 caspase-8 加入复合体 II，caspase-8 就被激活，继而出现细胞死亡。值得指出的是，虽然 FAD 是直接加入 Fas 的（TNFR1 需要 TRADD 作为中间蛋白才能完成与 Fas 的结合），但有研究显示 Fas DISC 还会内在化，形成内涵体复合体，成为杀死细胞的关键。

3. TNF 相关的凋亡诱导配体和 DR4/5

根据对 FasL 和 TNF 同源序列研究，研究者克隆出了**肿瘤坏死因子相关凋亡诱导配基（TNF-related apoptosis-inducing ligand，TRAIL）**，结果发现这种物质能够引起肿瘤细胞的凋亡，对正常细胞核的毒性相对微小。实际上，TRAIL 的重组子和 **TRAIL 受体拮抗剂抗体（agonistic TRAIL receptor antibody）**都已经进入多种肿瘤治疗的临床试验阶段。和同类物质类似，TRAIL 也会形成三聚体结构，与细胞表面的两种 TRAIL 受体结合：TRAIL-R1（DR4/APO-2）和 TRAIL-R2（DR5/KILLER/TRICK2），成为细胞死亡的信号，被称为"诱饵"受体的 TRAIL3（DCR1/TRID）和 TRAIL4（DCR2）没有 DD，或是只有缩减的 DD，所以不能引起细胞凋亡。TRAIL 和其受体相互作用能够引起质膜上的受体发生三聚化，导致一系列蛋白质加入，并且活化 FADD 和 caspase-8，随即直接切割并激活效应子酶 caspase，或是切割 BID，然后启动线粒体凋亡途径。与 FasL 和 TNF 不同，目前还没有证据支持 TRAIL DISC 的内在化是细胞死亡所必需的环节（Galluzzi et al.，2018）。

（二）线粒体途径或内在途径

内在途径在细胞启动刺激应答时被激活，包括生长因子的撤除、DNA 损伤、细胞骨架损伤、氧化损伤、溶酶体损伤、内质网应激等。在每种情况中，死亡信号聚集在线粒体，导致 MOMP 和一些促凋亡因子，包括细胞色素 c、凋亡诱导因子（apoptosis inducing factor，AIF）、核酸内切酶 G、IAP 拮抗剂 Smac/DIABLO 和丝氨酸蛋白酶 Omi/HtrA2 释放到细胞质。在线粒体膜间隙，细胞色素 c 作为电子传递体，在氧化磷酸化中把电子从复合体Ⅲ传递到复合体Ⅳ。但是随着 MOMP 增加，细胞色素 c 会与适配蛋白 Apaf-1 作用，诱导 caspase 激活复合体，即凋亡体（图 18-5）。在许多方面，凋亡体被视为细胞质中 DISC 样复合体，其中细胞色素 c 和 Apaf-1 分别作为细胞内配体和受体。

Apaf-1 在细胞质中以非活化的单体形式存在，在 N 端有一个 CARD 结构域，紧接着有一个**核苷酸结合和寡聚化结构域（nucleotide binding and oligomerization domain，NOD）**，在 C 端有 12—13 个 WD-40 重复序列。细胞色素 c 能与 WD-40 重复序列结合，如果有 dATP 或 ATP 存在（协同因子），就能诱导 Apaf-1 发生寡聚化然后进入凋亡体，这一过程又能通过 CARD-CARD 相互作用来吸引并激活启动子酶 caspase-9。高清低温电镜显示，凋亡体的结构类似于车轮，有一个中轴，含有 7 个 Apaf-1 的 CARD 和相应的 NOD，WD-40 重复序列就形成中轴外的轮辐。值得指出的是，caspase-9 在与凋亡体的作用过程中被激活，并且必须保持与凋亡体的连接才能显示出对效应子酶 caspase-3 的催化活性。近来更多的人开始研究凋亡体的调节，特别关注核苷酸的水解对复合体形成的作用。Apaf-1 在翻译起始阶段就会与 dATP/ATP 连接，可能是为了更好地折叠。

（三）非经典途径

到目前为止，我们已经讨论了两种主要的 caspase 激活和凋亡途径，即死亡受体激活和 MOMP 诱导途径，导致 DISC 和凋亡体复合体形成。下面将讨论一些非经典的机制，毒物刺激会集中于线粒体途径，caspase-2、caspase-12、钙蛋白酶和钙蛋白酶抑制剂都参与其中。

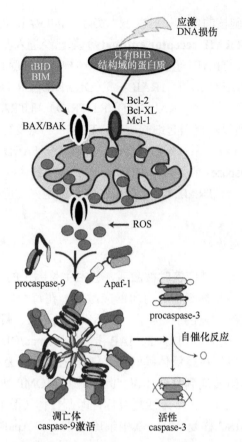

图 18-5　线粒体（内在）途径（Malladi et al.，2010）（彩图请扫封底二维码）

在凋亡过程中，Bcl-2 家族成员对 MOMP 及细胞色素 c 从线粒体释放过程进行调节。一旦被释放到细胞质中，细胞色素 c
就会与 Aafp-1 结合，诱导凋亡体的形成，而凋亡体又激活启动子酶 caspase-9 和效应子酶 caspase-3

1. 遗传毒性应激和 caspase-2

如前所述，在过去几年中，caspase-2 被公认为线粒体中 caspase 的上游启动子。一些研究显示 caspase-2 能被 DNA 损伤激活，近来有研究显示其还能被高热激活。caspase-2能与几个蛋白质作用，包括带 CARD 的凋亡抑制子（apoptosis repressor with CARD，ARC）、促凋亡 caspase 衔接体蛋白质（proapoptotic caspase adaptor protein，PACAP）等，这些蛋白质在高表达状态下会抑制或促进凋亡过程。最初是 Tshopp 及其同事进行的一个关于 PIDD 的研究把 caspase-2 引入了关注的前沿（Tinel and Tschopp，2004）。他们发现 DNA 损伤会导致 PIDD 表达上调，随后 PIDD 又会与前 caspase-2 及 caspase-2 适配蛋白，即 RAIDD，一起组成复合体，导致前 caspase-2 聚集并激活。研究者还发现 PIDD在 DNA 损伤诱导的 NF-κB 激活中具有重要作用。

2. 内质网（ER）应激和 caspase-12

ER 在新生蛋白质的折叠、修饰和加工处理，对细胞内钙储备的调节，以及各种脂质和类固醇的合成方面都有重要作用。如果上述过程受到干扰就会导致 ER 应激，结果出现钙释放、ROS 合成，这两者中的任何一种都会通过激活线粒体**通透性转换孔复合体**（**permeability transition pore complex，PTPC**）对线粒体造成影响，引起细胞色素 c 的释放，激活凋亡体。钙也能促进线粒体和滑面内质网之间的联系，使得促凋亡信号或是蛋白质从内质网转移到线粒体。caspase-12 在小鼠各种组织中广泛表达，主要分布在 ER 的外膜，与各种能引起 ER 应激的毒物作用，包括毒胡萝卜素（Ca^{2+}-ATP 酶抑制剂）、布雷菲德菌素 A（ADP-核糖化因子 1 抑制剂）和衣霉素（GlcNAc 磷酸转移酶抑制剂）。虽然目前还不清楚 caspase-12 在 ER 应激过程中怎样被激活，但 m 钙蛋白酶可能参与了这一过程。这是一个让人意外的发现，因为已经知道钙蛋白酶会对其他 caspase 进行不完全的切割，并且导致相应的 caspase 失活，包括 caspase-8、caspase-9、caspase-3 和 caspase-7。

在 ER 应激过程中，**TNF 受体相关因子 2（TNF receptor-associated factor 2，TRAF2）**也被召集到 ER 膜上，主要通过与 IRI1α 的细胞质结构域结合起作用，有研究发现 TRAF2 能作为 caspase-12 的一个适配蛋白，通过诱导后出现的接近模型来促进 caspase-12 的激活。caspase-12 一旦被激活，就能激活效应子酶 caspase-7，后者在凋亡过程中就位于 ER。还有研究发现 caspase-12 能通过非 Apaf-1 依赖的方式激活 caspase-9，但是 caspase-9 必须与凋亡体连接才有明显的催化效能。不过这个前 caspase-9 的加工过程在生理状态下是否明显还不清楚。

也许，caspase-12 作为凋亡启动类的 caspase 的争议主要源于 caspase-12 与 caspase-1 有着较高的序列同源性（39%），所以 caspase-12 应该更多地具有炎性 caspase 特征，而非促凋亡性。人类的 caspase-12 基因有一个过早的终止密码，只是刚刚越过 CARD 结构域，只能编码一种不完全的酶，这种酶缺乏蛋白酶结构域。目前有人提出 caspase-4（与 caspase-12 同源）在 ER 应激引起的凋亡过程中在 MOMP 发生之前被剪切，可能是人体中替代 caspase-12 功能的酶。但是还需要更多的研究来证实这些内容。

3. 溶酶体应激和组织蛋白酶

溶酶体是许多促凋亡刺激的靶标，这些刺激因素包括促炎性细胞因子（如 TNF）、趋溶酶体剂（羟化氯喹、O-甲基丝氨酸十二酰胺盐酸盐、L-亮氨酰-L-亮氨酸甲基酯）、喹诺酮类抗生素（环丙沙星、诺氟沙星）、胺醛类（3-氨基丙醛）、环氧苯醌（5,8 二羟基-1,4-萘醌）等。溶酶体对于氧化损伤特别敏感，溶酶体内部的铁离子能催化 Fenton 反应，形成高反应活性的羟自由基，这些自由基能损坏溶酶体膜，造成溶酶体破裂。溶酶体通透性增加导致各种组织蛋白酶释放，包括组织蛋白酶 D（天冬酰肽酶）、组织蛋白酶 B、组织蛋白酶 C（DPPI）、组织蛋白酶 L 和组织蛋白酶 S（半胱氨酸肽酶）。有研究显示，组织蛋白酶 C 和组织蛋白酶 L 能够直接激活效应子酶 caspase-3，不过大多数研究指出组织蛋白酶通过切割 BID 参与内源途径，随后促进细胞色素 c 的释放和凋亡体的形成。

（四）线粒体外膜通透性

如前所述，尽管目前对 BAX/BAK 激活的步骤已经明确，但对其导致的**线粒体外膜通透性**（**mitochondrial outer membrane permeabilization，MOMP**）了解不多。最广为人接受的模型认为激活的 BAX 和 BAK 寡聚体构成了 OMM 上的跨膜小孔,而凋亡因子,如细胞色素 c 正是通过这些小孔被释放出来进入细胞的。研究发现,在分离的线粒体中 Bcl-XL 被抑制的前提下,BAX 能够诱导细胞色素 c 释放。同时,把溶酶体与 tBID、BAX 一起孵育,特别是在给予心磷脂(一种线粒体中含量丰富的磷脂)的条件下,会出现荧光标记的细胞色素 c 释放和大量的葡聚糖(>2MDa),即使没有其他蛋白质存在,被 tBID 激活的 BAX 也能直接形成超分子小孔 BAX,BAX 和 Bcl-XL 在结构上非常近似,两者都能在溶酶体上形成小孔或离子通道,但是只有 BAX 能够诱导 MOMP。所以 BAX/BAK 小孔的构成、大小和特性都还是一个谜,值得进一步深入研究。

另外一个 MOMP 模型指出,BAX 和 BAK 在形成和调控线粒体**通透性转换孔复合体(permeability transition pore complex,PTPC)**中起作用。PTPC 是一种多蛋白复合体,控制着**线粒体通透性转换(mitochondrial permeability transition,MPT)**、**线粒体内膜(inner mitochondrial membrane,IMM)**去极化,这一过程不仅使得氧化磷酸化被解体,ATP 生成数量降低,还会因为内膜对溶质通透性的陡然增加,导致线粒体基质出现大规模肿胀。鉴于此,IMM 的表面积(因为线粒体有折叠的嵴)会超过 OMM 表面积,而基质肿胀又会导致 OMM 破裂和凋亡因子释放。虽然 PTPC 的确切构成成分还不清楚,但其中一些关键的组成已经明确,包括外膜**电压依赖性阴离子通道(voltage-dependent anion channel,VDAC)**、内膜**腺嘌呤核苷酸转位酶(adenine nucleotide translocase,ANT)**,以及基质**亲环蛋白 D(cyclopilin D,CypD)**。MOMP 的 PTPC 模型认为 BAX 和 BAK 与 ANT、VDAC-1 的作用能够在凋亡过程中促进 PTP 开放,最终导致 MPT 和 MOMP。

然而,近来有研究在 $ant\text{-}1^{-/-}$ $ant\text{-}2^{-/-}$、$vdac\text{-}1^{-/-}$ $vdac\text{-}3^{-/-}$ 的小鼠以及 $vdac\text{-}1^{-/-}$ $vdac\text{-}3^{-/-}$ 细胞中利用 RNA 干扰技术抑制 $vdac\text{-}2$ 表达发现,ANT 或是 VDAC 都不是 BAX/BAK 引起 MOMP 的关键,钙超载或是氧化应激引起的 MPT 都没有出现特别的缺陷。实际上,$vdac\text{-}2^{-/-}$ 细胞对凋亡更加敏感,与前面报道一致的是,VADC2 与 BAK 作用,并且抑制 BAK 的促凋亡功能(Cheng et al.,2003)。同样,$ppif^{-/-}$ 小鼠(CypD 缺陷)对 BAX 诱导的 MOMP 和凋亡很敏感,不过有趣的是,这种小鼠不会出现缺血/再灌注损伤。从这些动物分离出来的线粒体能够抵抗离子霉素或过氧化氢引起的 MPT 和肿胀(Baines et al.,2005)。综上所述,这些研究有力地支持了 PTPC(至少对于 VDAC、ANT 和 CypD 组成的复合体而言)在 MPT 或是 BAX/BAK 诱导的 MOMP 中并非关键因素。一些毒物或是一些应激刺激能够引起急性氧化应激或是导致细胞内钙离子的释放,通过诱发 MPT,导致 MOMP 和细胞凋亡。这一过程并不包含 PTPC 的加工。此外,MPT 常常出现在应激引起的凋亡中,并且多数情形都发生于 MOMP 和 caspase 激活的后期。caspase 抑制剂,如 zVAD-FMK 常常无法抑制 MOMP,却能够抑制 MPT,由此提出 MPT 是凋亡中较晚发生的事件。

有一种模型指出 BAX/BAK 介导的 MOMP 是通过干扰一些蛋白质的功能才得以实现的,这些蛋白质参与维持线粒体正常形态。线粒体是高度动态的管状细胞器,其中不停息地进行着分裂与融合。**发动蛋白相关蛋白 1(dynamin-related protein 1,Drp1)**、Fis1 及**吞蛋白 B1(endophilin B1)**是线粒体分裂的关键蛋白,而线粒体融合则需要线粒体融合蛋白 1（mitofusion 1，Mfn1）、Mfn2 和 Opa1。一般而言，这些蛋白质如果丢失会引起线粒体形态的改变，如出现长条结构、管状结构或是过度碎片结构。在细胞色素 c 释放时或之前，线粒体就会出现过度分裂，并且线粒体的融合过程被阻断，引起细胞凋亡，所以凋亡与线粒体形态关系密切，如果用实验手段把 Drp-1、Fis1 和吞蛋白 B1 的表达降低，线粒体碎裂、细胞色素 c 释放和 caspase 激活都会推迟，表明了线粒体分裂在凋亡中的作用。相反，如果沉默 Mfn1 和 Mfn2 则会导致线粒体碎裂，对凋亡刺激敏感性增加。最后，线粒体融合蛋白、Opa1 对于线粒体嵴重塑以及细胞色素 c 释放到细胞质都十分重要，Bcl-2 家族成员对线粒体形态也十分重要。例如，BAX 和 BAK，除有促凋亡功能以外，也参与了线粒体融合，因为 *bax*$^{-/-}$、*bak*$^{-/-}$ 细胞的线粒体融合功能下降了。Bcl-2 家族成员，如 BAX、BAK、Bcl-2 及 Bcl-XL，还能与维持线粒体形成多种关键成员互动。研究表明 Bcl-2 家族成员在调节 MOMP 过程中可能与线粒体形态有关。

（五）p53：肿瘤抑制因子

p53 在遗传毒性和应激所致的凋亡中都具有重要作用，在许多肿瘤细胞中，*p53* 基因突变或是缺失导致 p53 功能丢失（Pietsch et al.，2008）。p53 作为肿瘤抑制因子的功能主要通过作为转录活化因子得以实现。p53 四聚体能够识别并结合两个串联的重复序列：RRRC（A/T）（T/A）GYYY（R=嘌呤，Y=嘧啶，中间被 0—13 个碱基隔开），随后激活相应的目标基因。一旦与启动子连接，p53 就能促进基因吸引转录因子和**组蛋白乙酰转移酶（histone acetyltransferase，HAT）**，如 CREB-结合蛋白（CBP）、p300 及 **p300/CBP-关联因子（p300/CBP-associated factor，PCAF）**，增加目的基因的转录。

p53 能根据细胞受到损伤的程度来判断细胞的命运，对于中等程度的 DNA 损伤，p53 会诱导细胞周期阻滞以及 DNA 修复，而不会导致细胞凋亡。p53 还能增强抗氧化基因的表达，如 *tigar*、*gpx1* 及 *aldh4*，减少细胞内 ROS 的产生。但是在细胞持续遭受应激和不可逆转的损伤时，p53 会通过上调各种促凋亡基因，包括 *bax*、*noxa*、*puma*、*pidd*、*dr5*、*apaf-1*、*caspase-6* 和 *fas* 的转录来启动细胞死亡应答。同时上调的还包括促氧化基因、*pig3* 和脯氨酸氧化酶基因的转录水平。p53 还能上调其他几种基因的转录，包括对 p53 自身表达进行调节的基因（*mdm2*）、DNA 修复基因（*gadd45*、*PCNA* 和 *p21*）、细胞周期基因（*p21*、*cyclinD1*、*cyclinG*）（Liu et al.，2008）。MDM2 能保持 p53 的表达水平，对 p53 从细胞核转运到细胞质进行检查，并且监视 p53 以泛素化方式被降解的过程。所以，作为对 DNA 损伤和缺氧的应答，MDM2 的活性会被抑制，而 p53 会进行几次转录后修饰，包括磷酸化、乙酰化和甲基化等，这些修饰的目的是调节 p53 稳定表达，调节 p53 对几种促凋亡基因的转录，包括内在性和外在性细胞死亡途径（Pietsch et al.，2008）。

在应激状态下，p53 还能启动不依赖于基因转录的凋亡。p53 能够在转录改变之前（不依赖于基因转录）转移到线粒体，在线粒体诱导 MOMP，激活内源性途径。一些报道也支持 p53 可以作为只有 BH3 结构域的蛋白质的激活子，因而与 Bcl-XL 区分开来，能把 PUMA 从 Bcl-XL 移开，与 tBID 和 BIM 类似，直接激活 BAX。简而言之，p53 能够通过基因转录和非转录方式，分别在细胞核与线粒体水平对细胞凋亡进行调节。

（六）ATP、活性氧族和钙

ATP 对于保持细胞正常功能十分重要，人们对 ATP 在调节细胞生物过程中的作用已经知晓一段时间了。实际上，在 ATP 急速消耗情形中，细胞会优先进入坏死而非凋亡。对于这一点，如果认识到 ATP/dATP 比值是凋亡体以及下游效应子酶 caspase 激活的关键就不奇怪了。不过近来有一项研究指出，在生理条件下，正常的 ATP/dATP 水平能够预防凋亡体的形成，通过与细胞色素 c 的关键赖氨酸基团发生电子性结合，从而阻止细胞色素 c 与 Apaf-1 的结合。核苷酸能够阻止不想要的凋亡体激活、意外的细胞色素 c 释放，如在线粒体构象改变过程中，或是对于中等损伤的应答。相反，在持续的应激条件下，细胞色素 c 会更加彻底的释放，同时伴以细胞内 ATP 水平下降，结果会导致大量凋亡体形成，以及 caspase 的激活（Chandra et al., 2006）。

活性氧（ROS），如超氧阴离子自由基（$O_2^{\cdot-}$）、过氧化氢（H_2O_2）及羟自由基（HO·），也会影响凋亡过程，在一些毒物作用下，ROS 会过度生成。大多数 ROS 是在线粒体呼吸作用过程中生成的，ROS 的水平被细胞中各种抗氧化剂和抗氧化酶监控，包括超氧化物歧化酶、谷胱甘肽过氧化物酶、过氧化氢酶。细胞内 ROS 水平上升会导致 DNA 和蛋白质氧化，引起基因表达的改变（Orrenius et al., 2007）。细胞色素 c 是电子传递链中的关键角色，它能够通过与心磷脂的相互作用锚定在线粒体内膜上。心磷脂的氧化会导致其对细胞色素 c 亲和力下降，引起在内膜空间游离的细胞色素 c 增多，随后这些的游离细胞色素 c 就能通过 MOMP 被释放到细胞质。ROS 还能够通过激活 JNK 诱导细胞凋亡。JNK 被激活后会转移到线粒体，使 Bcl-2 和 Bcl-XL 发生磷酸化而抑制其抗凋亡活性，同时激活促凋亡性 Bcl-2 家族成员，如 BAX、BIM 和 BMF，借此辅助细胞色素 c 的释放。最后，过量的 ROS 还会诱导溶酶体膜通透作用，导致组织蛋白酶的释放，引起对 BID 激活环的切割和激活。

钙在细胞死亡中也具有重要作用。由于细胞中有大量的钙依赖性酶，因此细胞质的钙受到严密调控，部分是通过细胞中主要的钙储存细胞器（ER 和线粒体）对 Ca^{2+} 吸入和释出的调节得以实现的（Orrenius et al., 2003）。在细胞凋亡早期和晚期都观察到细胞质 Ca^{2+} 浓度升高，Ca^{2+} 从 ER 释放到细胞质能介导或促进凋亡。例如，线粒体增加对 Ca^{2+} 的摄取会导致 Ca^{2+} 敏感性脱氢酶的激活，增加线粒体 ROS 的生成，高 Ca^{2+} 浓度能诱导 MPT，导致线粒体基质肿胀、OMM 破裂。钙稳态紊乱，如 ER 应激，也会刺激几种蛋白酶的激活，包括钙蛋白酶和 caspase，这些酶又能切割多种底物，如 BID、X 连锁凋亡抑制蛋白（XIAP）等。caspase-3 被激活后能切割几种参与维持钙稳态的蛋白质，并且使之失活，从而使效应被放大，其中的蛋白质包括 Ca^{2+}-ATP 酶、Na^+-Ca^{2+}-交换子，以及 I 型 1,4,5-三磷酸肌醇（IP_3）受体。

钙在凋亡信号中的重要性被进一步认识，包括控制 Bcl-2 家族中的促凋亡成员和抗凋亡成员及钙稳态。BAX 过度表达会导致线粒体对 Ca^{2+} 的摄取增加、细胞色素 c 释放、caspase 激活，而 Bcl-2 过度表达则导致线粒体对 Ca^{2+} 的摄取减少，增加对细胞的保护。线粒体内 Ca^{2+} 增加会引起线粒体内部结构改变，类似于在线粒体分裂和融合过程中观察到的结果。线粒体分裂会诱导 Drp1 和 BAX 在凋亡过中转移到线粒体，引起线粒体碎裂和细胞色素 c 释放。Drp1 转移依赖于钙激活的丝氨酸/苏氨酸磷酸化酶，以及钙调磷酸酶。此外，钙调磷酸酶还能使 BAD 脱磷酸，导致 BAD 与细胞质中 14-3-3 蛋白质分离，转移到线粒体，在线粒体内 BAD 能拮抗 Bcl-2 家族抗凋亡成员的作用，如 Bcl-2 和 Bcl-XL（Wang et al., 1999）。

四、毒物诱导的细胞凋亡

数以千计的文献提到细胞凋亡在毒物所致损伤中的作用。大多数引起细胞凋亡的毒性化合物都是通过参与内在性或外在性途径，或者一些变更，导致 caspase 激活和细胞死亡的。根据损伤的严重性（如暴露的浓度、剂量和时间），大多数毒物会引起细胞死亡，如有报道的渐进性坏死（程序性坏死）和自噬性细胞死亡（Galluzzi et al., 2007）。损伤的类型决定了被激活的细胞凋亡类型。在化疗剂（如顺铂）、环境毒物[如苯并(α)芘和 DMBA]、紫外线和 γ 射线辐射诱导的 DNA 损伤中，细胞常常以 p53 激活作为应答，上调 NOXA、PUMA、BAX 以及其他参与内源性途径的促凋亡蛋白的表达。另外，DNA 损伤也会诱导死亡配体上调（FasL 或 TRAIL），或是受体上调（Fas 和 DR5），这种情况通常在内在性途径中较为明显。

其他毒物，如鱼藤酮、抗霉素和氰化物能通过抑制电子传递链的复合体 I、II 和 IV 来诱导线粒体生成 ROS。苯醌和醌硫醚的氧化还原循环会生成 ROS，导致 DNA 氧化和蛋白质损害。在上述实例中，线粒体功能障碍会引起 MOMP、凋亡体形成、caspase 活化。正如我们在前面提到的，只有 BH3 结构域的蛋白质被认为是多种细胞损伤中的感受器，能把它们的促死亡信号传递给线粒体。所以微管毒物（紫杉醇）会激活正常状态位于微管的 BIM，且与动力蛋白复合体连接。来自 $bim^{-/-}$ 小鼠的淋巴细胞能抵御紫杉醇、细胞因子缺失、Ca^{2+} 内流，但不包括表鬼白毒素吡喃葡糖苷和 FasL。在某些环境中，某种类型细胞的损伤可能来自邻近细胞的凋亡。这种情形可见于毒物单-(2-乙基己基)邻苯二甲酸酯（MEHP），其在支持细胞（Sertoli cell）中诱导 FasL 的上调。FasL 又能诱导邻近的表达 FasL 的生殖细胞死亡，这一 FasL-Fas 信号途径在 MEHP 诱导的 Fas（lpr）突变小鼠生殖细胞凋亡研究中得到了证实。除了上述实例，表 18-3 还列举了一些经常被研究的环境毒物及其相应激活的凋亡途径，包括金属、反应性苯醌、二噁英等（Orrenius et al., 2011）。

表 18-3　毒物和相应的致凋亡机制

毒物	毒性分子机制
钙	产生羟自由基；增加细胞质 Ca^{2+} 浓度和激活 caspase；激活 MAP 激酶-JNK 和 ERK；激活 p53；介导细胞色素 c 释放和引起 caspase-3 激活；影响 Bcl-2 家族成员的表达
砷	DNA 损伤和 p53 累积；以 BAX/BAK 依赖方式介导细胞色素 c 释放；线粒体通透及 caspase-3 激活；与 GSH 连接，激活 caspase；激活 JNK；调节 Bcl-2 家族成员表达
铍	增加巨噬细胞中的 ROS；增加 TNF-α 水平和 caspase 的激活
铬	细胞色素 c 的释放和 caspase 的激活；形成 DNA 加合物
铜	降低 XIAP，导致 caspase-3 的激活
铅	影响线粒体 PTPC 和引起细胞色素 c 的释放

续表

毒物	毒性分子机制
汞	增加 ROS 生成；介导细胞色素 c 的释放；抑制 NF-κB 活性
三丁基锡	激活 p38、JNK、ERK；干扰钙稳态，激活钙蛋白酶；降低细胞内 ATP 水平；细胞色素 c 释放和 caspase-3 的激活
苯	产生氧化应激和 ROS
1,4-苯醌	形成细胞色素 c 加合物抑制凋亡体形成；消耗 GSH，激活 caspase-3
甲基苯并蒽	增加 ROS；PKR 依赖的 caspase-8 激活；ras 癌基因激活 p53 依赖的细胞死亡；生成 ROS，形成 DNA 加合物
TCDD	氧化应激和 DNA 损伤；caspase 激活
百草枯	线粒体功能失调；产生 ROS 和 caspase 激活；p53 依赖的线粒体功能失调
毒死蜱	DNA 碎裂和 caspase 激活
DDT	MOMP 和细胞色素 c 释放；生成 ROS
吡咯烷	增加细胞中铜的浓度
二硫代氨基甲酸盐	细胞色素 c 释放和 caspase-3 激活；抑制 NF-κB
单-(2-乙基己基)邻苯二甲酸酯（MEHP）	激活 NF-κB；增加 FasL 的表达

第三节　细胞自噬与自噬性死亡

一、自噬的基本概念与历史

自噬（autophagy）是广泛存在于真核细胞中的生命现象，它既是细胞的一种自我保护机制，同时也被认为是一种与凋亡、坏死并列的细胞程序性死亡机制。自噬属于溶酶体降解系统，1955 年，溶酶体由比利时科学家 de Duve 率先发现并命名。他也因为在细胞构造这个领域的贡献与 Albert Claude、Palade George Emil 分享了 1974 年的诺贝尔生理学或医学奖。随后，在对溶酶体的研究中，de Duve 发现了自噬现象的存在，并于 1963 年首次提出了自噬的概念。自噬是指细胞在缺乏营养和能量供应时，部分细胞质与细胞器被包裹进一种特别的双层膜或多层膜结构的自噬体中，形成的自噬体再与溶酶体结合，将其包裹的物质降解成核苷酸及氨基酸等。de Duve 因提出自噬的概念而被誉为"自噬之父"。但此时人们对于自噬的研究并未深入，诸如自噬体膜的来源等许多问题都有待研究。最初，de Duve 认为这些吞噬泡来源于细胞内未成型膜，如内质网，但没有明显的证据证明他的观点。这与现代的观点有异，如今科学家普遍认为自噬体膜的产生是一个从头开始的过程，先产生一部分膜，然后在包裹过程中逐渐扩张（Harnett，2017）。

自噬被发现后，鉴于技术水平等的限制，在 20 世纪 60—80 年代，人们对自噬的研究都主要集中在形态学上。1967 年，de Duve 等发现胰高血糖素可以诱导自噬。10 年后，Ulrich Pfeifer 则发现胰岛素可以抑制自噬。同年，C. Mortimore 和 C. Schworer 发现自噬终产物氨基酸也可以抑制自噬；另外，J. Beaulton 和 R. Lockshin 发现自噬可以算作是细胞程序性死亡的机制之一。1982 年，P. Seglen 和 P. Gordon 首次发现了自噬的小分子抑制剂，即 3-甲基腺嘌呤（3-methyladenine）。1988 年，Gordon 和 Soglon 发现**自噬内涵体（amphisome）**既出现在自噬中，也出现于细胞内吞作用中。到了 20 世纪 90 年代，日本分子细胞生物学家 Yoshinori Ohsumi 通过筛选上千株酿酒酵母后发现了十几个**自噬相关基因（autophagy related gene，Atg）**，自噬的研究获得了迅猛的发展。以这些自噬核心基因为基石，自噬的发生和调控的分子机制的研究才得以迅速地开展，各种基因敲除或突变动物模型才得以构建，从而揭示出自噬在生理和病理过程中不胜枚举的关键作用和意义，自噬研究开始进入分子生物学水平。Yoshinori Ohsumi 因其对细胞自噬（autophagy）的分子机制作出的开创性贡献获得 2016 年诺贝尔生理学或医学奖。1995 年，A. Meijer 等发现 mTOR 的抑制剂雷帕霉素可以诱导自噬的发生。近年来，自噬越来越受到研究人员的关注。生命体借此维持蛋白质代谢平衡及细胞环境稳定，这一过程在细胞废物清除、结构重建、生长发育中起重要作用。自进入 21 世纪以来，尤其是近几年，关于自噬的文献呈爆发式增长，自噬成了继凋亡之后当前生命科学最热的研究领域之一（Ohsumi，2014）。

二、自噬的分类、特征与发生过程

（一）自噬的分类

自噬是广泛存在于真核细胞中的、进化上高度保守的、用于降解回收利用细胞内生物大分子与细胞器的过程。自噬大致分为以下三种，分别是**巨自噬（macroautophagy）、微自噬（microautophagy）和分子伴侣介导的自噬（chaperone-mediated autophagy，CMA）**。

巨自噬，即我们通常所说的**自噬（autophagy）**，是指细胞受到信号诱导后，在胞内产生膜，膜包裹部分细胞质与需要降解的细胞器及蛋白质形成**自噬体（autophagosome）**，最后与溶酶体形成**自噬溶酶体（autolysosome）**，降解其所包含的内容物的过程。本部分若无特殊说明，自噬即指这一类。微自噬是指溶酶体主动、直接吞噬细胞质成分的一种方式。分子伴侣介导的自噬则是指一些分子伴侣，如**热激同源蛋白 70（heat shock cognate protein，HSC70）**，又称为 HSP70，帮助未折叠蛋白转位入溶酶体，参与自噬过程。分子伴侣介导的自噬具有高度选择性，只能降解一些特定的蛋白质，而不能降解细胞器。例如，HSC70 识别底物蛋白分子的特定氨基酸序列并与之结合，分子伴侣-底物复合体与**溶酶体相关膜蛋白 2A 型（lysosome-associated membrane protein type 2A，LAMP-2A）**结合后，底物去折叠。溶酶体腔中的另外一种分子伴侣介导底物在溶酶体膜的转位，进入溶酶体腔中的底物在水解酶的作用下分解为其组成成分，被细胞再利用（Colombo and Simon，2010）。

（二）自噬的特征

自噬具有 6 个特点。①对细胞具有一定的保护性：自噬是细胞消化掉自身的一部分。正常情况下，很少发生自噬，除非有诱发因素存在。自噬的诱发因素很多，既有来自细胞外的（如外界中的营养成分、缺血、缺氧及生长因子的浓度等），也有细胞内的（代谢压力、衰老或破损的细胞器、折叠错误或聚集的蛋白质等），这些引发因素通常是不利于细胞生存的。自噬初看似乎对细胞不利，但在营养成分不足等引发因素存在的情况下，细胞通过自噬可以在一定程度上维护细胞的稳定状态。②自噬过程很快，自噬被诱导后 8min 即可观察到**自噬体（autophagosome）**的形成，24h 后**自噬溶酶体（autolysosome）**基本降解消失。这有利于细胞快速适应恶劣环境。③自噬的可诱导特性：这一特性表现在两个方面，一是自噬在准备阶段能快速合成相关蛋白，二是在执行阶段可以快速、大量地形成自噬体。④批量降解：这是与蛋白酶体降解途径的显著区别。⑤降解的非特异性：由于自噬的速度要快、量要大，因此特异性不是首先考虑的，在自噬过程中，除可溶性细胞质蛋白之外，线粒体、过氧化物酶体、高尔基体及内质网等细胞器或细胞器的某些部分都可通过自噬进行降解，这与自噬的应急特性是相适应的。⑥自噬具有保守性：由于自噬有利于细胞的存活，因此无论是物种间还是各种类细胞（包括肿瘤细胞，这也使得肿瘤治疗更加困难）之间，自噬都普遍被保留下来。

（三）自噬的发生过程

自噬发生需要经过以下 4 个阶段（图 18-6）。

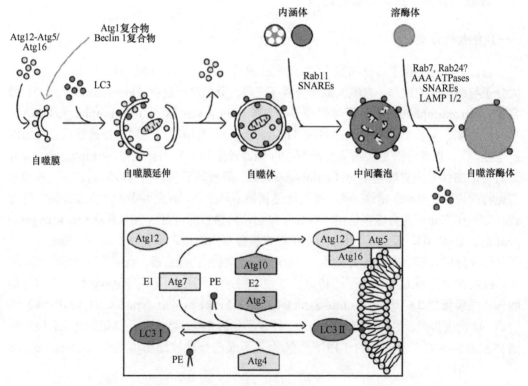

图 18-6　自噬途径的主要分子成分（Colombo and Simon，2010）（彩图请扫封底二维码）

在激活时，前自噬体结构（pre-autophagosomal structure）首先形成，生成吞噬泡（phagophore）或隔离膜（isolation membrane），吞噬细胞器和其他细胞质成分；这种结构延伸和闭合，形成自噬体（autophagosome），然后与内涵体（endosome）囊泡融合，形成所谓的自噬内涵体（amphisome）。最后，自噬体与溶酶体（lysosome）融合形成自噬溶酶体（autolysosome），隔离的物质被溶酶体酶消化。分子机械的组成部分涉及自噬过程的每个步骤的关键分子组分均标示于图中。下面方框中的图：导致 LC3 与自噬体膜结合的两种泛素样结合系统：泛素激活酶 E1、泛素结合酶 E2

1. 第一阶段：吞噬泡的发生

细胞接受自噬诱导信号后，在细胞质的某处形成一个膜结构，然后不断扩张。该结构最初只是扁平的，就像一个由脂质双分子层组成的敞开的口袋，可在电镜下观察到，被称为**吞噬泡（phagophore）**。这个膜也被称为**隔离膜（isolation membrane）**，它是自噬发生（initiation）的标志之一。

2. 第二阶段：自噬体的形成

吞噬泡不断"延伸"（elongation），将细胞质中需要降解的部分，包括细胞器全部揽入"口袋"中，然后"闭合"（closure），成为密闭的球状自噬体。这个自噬体就如同一个大型的"脂质体"。自噬体可以在电镜下观察到，是自噬发生的标志之二。自噬体有两个特征：一是双层膜，二是内含胞质成分，如线粒体及内质网碎片等。

3. 第三阶段：自噬体的运输、融合

在这一阶段，形成的自噬体可与细胞内吞的吞噬泡、吞饮泡和**内涵体（endosome）**融合，形成溶酶体和内含体融合的**自噬内涵体（amphisome）**。但这些情况在自噬过程并非必要。

4. 第四阶段：自噬体的降解

自噬体与溶酶体融合形成**自噬溶酶体（autolysosome）**，其间自噬体的内膜被溶酶体酶降解（degradation），两者的内容物合为一体。自噬体中的内含物也被降解，得到氨基酸、脂肪酸等原料，这些原料被输送到细胞质中，供细胞重新利用，而不能被回收利用的残渣可能被排出细胞外或滞留在细胞质中。

三、自噬发生的分子机制

（一）自噬相关基因与自噬相关蛋白

自噬过程受自噬相关蛋白的调控，这些自噬相关蛋白由**自噬相关基因（autophagy related gene，Atg）**编码。自噬相关基因及其编码的自噬相关蛋白的鉴定是目前自噬研究的一个方向。认识自噬相关基因是从酵母中的自噬相关基因开始的。目前已有超过30个 *Atg* 基因，它们编码相应的自噬相关蛋白。值得注意的是，许多酵母中的自噬相关蛋白都可以在哺乳动物中找到同源物，由于自噬研究的历史关系，很多基因在酵母和哺乳动物中有不同的命名。这也从另一个角度说明自噬是一个在进化上高度保守的过程。自噬相关蛋白构成自噬的核心分子机制，它们参与吞噬泡的形成、细胞质的吞噬、自噬体的形成以及自噬体与溶酶体的融合。迄今已从酵母中分离出 41 个 *Atg* 基因，其中有些具有哺乳动物细胞的相应同源体。

（二）自噬系统发生的分子机制

随着人们对自噬认识的加深，越来越多的自噬基因及其同源物的功能也逐渐被发

现。这些自噬相关蛋白可根据其参与自噬发生的不同阶段分为五类，分别是 Atg1/ULK1 蛋白激酶复合体、Vps34-Atg6/Beclin 1 复合体、Atg9/mAtg9 复合体、Atg5-Atg12-Atg16 连接系统和 Atg8/LC3 连接系统（图 18-7）。

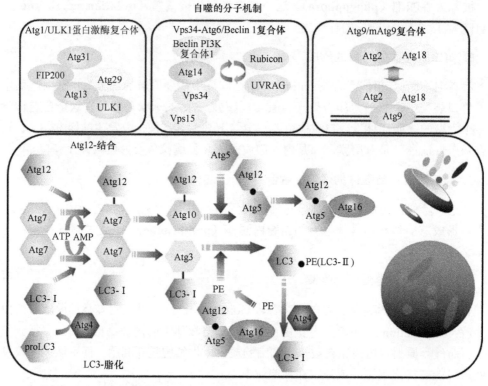

图 18-7　自噬的分子机制（http://autophagy.info/autophagy/）（彩图请扫封底二维码）

1. Atg1/ULK1 蛋白激酶复合体

Atg1 蛋白由 *Atg1* 基因编码，其在哺乳动物中的同源蛋白为 ULK1，是自噬体形成所必需的，当 ULK1 缺失时，LC3-Ⅱ不能形成 ULK1 与 Atg1、FIP200（一种与局部黏着斑激酶 FAK 相互作用的蛋白）、Atg29、Atg131 相互作用形成复合体。Atg1/ULK1 蛋白激酶复合体直接接受自噬中心调控分子 mTOR 的调控（图 18-7）。当细胞接收到"饥饿"信号时，mTOR 活性被抑制，mTOR 对 ULK1 和 Atg1 的抑制作用减弱，使得 ULK1 激活并磷酸化 Atg13、FIP200 和 ULK1 自身。活化后的 ULK1 复合体从细胞质转移到内质网或其他位置，此时，吞噬泡开始形成。

2. Vps34-Atg6/Beclin 1 复合体

Vps34 是Ⅲ型 PI3K。自噬发生时，Vps34 先结合 Vps15 并被其激活，随后进一步结合 Beclin 1 形成 Vps34-Vps15-Beclin 1 复合体。自噬发生时，Vps34-Vps15-Beclin 1 与多种自噬相关蛋白结合，传递自噬信号并促进自噬发生，如与 Atg14 结合形成 Atg14-Vps34-Vps15-Beclin 1 复合体参与自噬体的形成；与**紫外线抵抗相关基因（UV irradiation resistance associated gene，UVRAG）**表达产物结合形成 UVRAG-Vps34-Vps14-Beclin 1

复合体。在自噬体的成熟和运输过程中发挥作用；而 Vps34-Vps14-Beclin 1 复合体与 Rubicoon 结合则可起到负调节作用（图 18-7）。

3. Atg9/mAtg9 复合体

在自噬相关蛋白中，Atg9 是目前唯一一个跨膜蛋白，它可以通过影响膜泡运输以调控自噬的发生。吞噬泡的发生和延伸都与 Atg9 相关，Atg9 可能作为一个膜蛋白介导自噬相关蛋白或自噬体膜的运输。例如，当营养物质缺乏时，Atg9 可与 Atg23、Atg27 结合，将它们运输到吞噬泡上，或在 Atg 1 和 Atg 13 的帮助下与 Atg2、Atg18 结合将其运输到吞噬泡以外的细胞质区域（图 18-7）。

4. 参与自噬体形成的两个蛋白连接系统

自噬过程中有两个蛋白连接系统，即 Atg5-Atg12-Atg16 连接系统和 Atg8/LC3 连接系统（图 18-7）。这两个蛋白连接系统又被称为 Atg12 接合过程和 LC3 修饰过程。前者与自噬体膜的延伸相关，后者与自噬体的形成相关。两种泛素样结合系统：泛素激活酶 E1 和泛素结合酶 E2 参与这些过程。

对于哺乳动物来说，在 Atg12 接合过程中 Atg7 作为 E1 样酶活化 Atg12，随后 Atg12 被转运至 E2 样酶 Atg10，与 Atg10 接合，最后 Atg12 被转运给 Atg5 并与之结合，形成 Atg12-Atg15 复合体。在细胞中，Atg12 蛋白一旦合成就会立即结合 Atg5，以 Atg12-Atg5 复合体的形式存在。当自噬发生时，Atg16 能富集大量 Atg12-Atg15 复合体形成一个巨大复合体，为参与吞噬泡形成的蛋白质提供相互作用的平台。Atg5-Atg12-Atg16 复合体位于吞噬泡上，参与 LC3-Ⅱ的形成过程，促进吞噬泡的延伸。

LC3 是酵母自噬相关基因 ATG8 的类似物。在哺乳动物中，LC3 合成后，会以 LC3 前体（ProLC3）的形式存在。LC3 前体首先被 Atg4 加工暴露出其羧基端的甘氨酸残基，成为细胞质可溶性形式 LC3-Ⅰ。自噬发生时，LC3-Ⅰ被 Atg7 活化，并被转运至第二种 E2 样酶 Atg3，在 Atg5-Atg12-Atg16 复合体的帮助下连接上一个磷脂酰乙醇胺分子形成 LC3-Ⅱ。LC3-Ⅱ具有膜结合能力，定位于吞噬泡和自噬体，它是自噬体的标志分子。当自噬体与溶酶体融合时，自噬体内的 LC3-Ⅱ则被溶酶体中的水解酶降解。

5. 自噬发生的信号转导过程

哺乳动物细胞收到饥饿信号，发生自噬时，mTOR 活性被抑制，由此导致其对 ULK1 等自噬相关蛋白的抑制作用减弱，在 Atg1/ULK1 复合体与 Vps34-Vps14-Beclin1 复合体的双重作用下，吞噬泡开始形成。

吞噬泡的延伸与自噬体的形成由两个蛋白连接系统主导。Atg5-Atg12-Atg16 形成的复合体与吞噬泡结合，这种结合一方面促进了吞噬泡的延伸，使之由开始的小面积两层膜结构逐渐发展为口袋状；另一方面，Atg5 复合体与吞噬泡的结合还促进了 LC3 向吞噬泡的募集。同时，Atg12-Atg5-Atg16 复合体在膜上的定位决定膜的弯曲方向，膜向着背对 Atg12-Atg5-Atg16 复合体的方向延伸。当双层膜结构的吞噬泡将要形成袋状闭合结构时，复合体便从膜上脱离下来，只留下可与自噬体膜结合的 LC3-Ⅱ。因此，LC3-Ⅱ含量的多少与自噬泡数量的多少成正比，它也是自噬最重要的标志物。当哺乳动物细胞发生自噬时，细胞内 LC3 的含量及 LC3-Ⅰ向 LC3-Ⅱ的转化均明显增加。因此通过检测细胞内 LC3-Ⅱ的含量变化，可以方便地判断细胞状态，判断其自噬是被诱导还是被抑制。

（三）自噬的调控通路

1. 自噬过程的信号通路

精确的自噬信号调控对细胞应对不同的外界刺激至关重要。普通自噬与诱导自噬的发生都受到细胞的严密调控，使其在维持内环境稳定和遇到突发情况时都能应对自如。参与自噬过程的信号通路是非常复杂的，目前尚未完全被我们了解。

（1）TOR 激酶

TOR（target of rapamycin）是自噬调控的中心分子，能接收细胞的多种变化信号，如细胞内 ATP 水平、缺氧及饥饿等，并通过加强或降低自噬的发生水平应对不同的外界环境刺激。TOR 本身是一个调控细胞周期、生长和增殖的丝氨酸/苏氨酸激酶。正常情况下 TOR 通过抑制自噬起始分子的活性实现对自噬的调控。在哺乳动物中，当 TOR 的同源物 mTOR 处于活化状态时，mTOR 可通过磷酸化抑制自噬起始分子 ULK1 的功能，从而抑制自噬的发生。

（2）AMPK

AMP 活化蛋白激酶（AMPK）对于细胞质基质中 AMP 与 ATP 的比例十分敏感，并且与影响这个比例的代谢应激，如葡萄糖缺乏、缺氧或者氧化应激等有关，因此，AMPK 就是在这些条件下参与自噬的诱导的。例如，在酵母中，代谢应激所诱导的自噬需要通过 AMPK 信号通路。当有能量缺乏等自噬刺激信号时，AMPK 被 LKP1 磷酸化并活化，活化的 AMPK 一方面可以磷酸化并活化 TSC1-TSC2 导致 TOR 被抑制；另一方面，AMPK 可以直接通过磷酸化抑制 TOR，从而诱导自噬。

（3）Ⅰ型磷脂酰肌醇 3-激酶/蛋白激酶 B（PI3K/PKB）途径

Ⅰ型 PI3K 是自噬的负调节分子，它可以磷酸化 4-磷酸磷脂酰肌醇（PI-4-P）和 4,5-二磷酸磷脂酰肌醇（PI-4,5-P_2），生成 3,4-二磷酸磷脂酰肌醇（PI-3,4-P_2）和 3,4,5-三磷酸磷脂酰肌醇（PI-3,4,5-P_3），然后结合 Akt/PKB 和它的活化分子 PDK1，PKB 可以磷酸化下游的**结节性硬化症复合体 1（tuberous sclerosis complex 1，TSC1）**和结节性硬化症复合体 2（TSC2），进而影响下游的 Rheb，活化 TOR 激酶从而对自噬发挥负向调节作用。PDEN 磷酸酶是自噬的正向调节分子，它使 Ptdlns(3,4,5)P3 去磷酸化，从而解除Ⅰ型 PI3K/PKB 途径对自噬的抑制。

（4）其他

氨基酸作为自噬降解后的主要产物也是重要的、自噬的调控因子或抑制剂。当营养丰富时，自噬的正向调节通路 RAF-1-MEK1/2-ERK1/2 被抑制。Bcl-2 在酵母和哺乳动物中对自噬均有抑制作用，Bcl-2 可以与 Beclin 1 相互作用，通过绑定和隔离 Beclin 1 进而干扰 Vps34-Vps15-Beclin 1 复合体的形成。而 JNK 与 DAPK 又可以通过抑制发挥对自噬的正向调节作用。总的来说，目前关于自噬调控的了解仍然是不够的。

2. 自噬的调控

自噬的作用是非常复杂的，对于细胞来说，它是一把双刃剑，既是保护者，也是杀手。在本部分中，对于自噬调控的介绍主要包括两方面，一是抑制自噬，二是诱导自噬，自噬的调控根据自噬形成的过程，可分为不同的阶段，包括自噬的起始阶段、自噬体的形成阶段、自噬泡与溶酶体融合阶段，以及溶酶体降解阶段。目前常用的一些调控方法介绍如下。

（1）自噬的起始阶段

对自噬起始阶段的调控主要是调控自噬的信号通路。对自噬的诱导主要是模拟引起自噬的因素，如饥饿、基因毒性应激等。自噬的信号通路中最主要的是 PI3K 通路，PI3K 上游的一些激酶可以成为调控的靶点，但其中主要的调控靶点是 PI3K 现有的分子，主要有渥曼青霉素（wortmannin）、LY294002 和 NVP-BEZ235 等，这些分子均可干扰或阻断自噬体形成，因而被广泛用作自噬的抑制剂。此外，PI3K 上游的酪氨酸激酶抑制剂、LKB1 抑制剂及 JNK 抑制剂等也可以起到对自噬的抑制作用。

（2）自噬体形成阶段

这一阶段涉及吞噬泡的产生与延伸。首先要提一下 mTOR，mTOR 对 ULK1 和 Atg13 有抑制作用，因此抑制 mTOR 可诱导自噬的发生。常用的 mTOR 抑制剂是雷帕霉素。在吞噬泡的产生中起着关键作用的 Vps54 也是调控自噬的一个重要靶点，可以通过抑制 Vps34 来达到抑制自噬的目的。Vps34 是Ⅲ型 PI3K，它与Ⅰ型 PI3K 结构相似，但作用不同，因此对 Vps34 的调控需要做到有选择性。常用的抑制剂是甲基腺嘌呤。另外，用 RNA 干扰（RNAi）技术直接作用于 *Becn1* 和 *Vps34* 也可以实现对自噬的调控。吞噬泡的延伸涉及 Atg9 复合体以及两个蛋白连接系统，因此可以通过 RNAi 技术调控自噬相关蛋白的表达达到调控自噬的目的，目前已有针对 *Atg5*、*Atg10* 及 *Atg12* 的 RNAi。

（3）自噬体与溶酶体融合阶段

通过阻断自噬体与溶酶体融合过程同样可以达到抑制自噬的目的。目前可用的阻断自噬体与溶酶体融合的物质包括：巴伐洛霉素 A1、氯喹、**羟化氯喹（hydroxychloroquine，HCQ）**、长春碱及诺考达唑等。巴伐洛霉素 A1 是一种来源于灰色链霉菌的大环内酯类抗生素，是空泡型 H^+-ATP 酶的特异性抑制剂，具有抗细菌、抗真菌及抗肿瘤等作用。当突触小泡经历胞外分泌时，巴伐洛霉素 A1 可以避免小泡重新酸化。有研究表明，在已发生自噬的肿瘤细胞中加入巴伐洛霉素 A1，可使蛋白质降解被抑制、自噬体增多而自噬溶酶体数目减少，并且使自噬体中的酸性磷酸酶的活性明显降低，从而证明其阻断了自噬体与溶酶体的融合过程。氯喹与羟化氯喹是溶酶体的酸化抑制剂，也可以阻断自噬体与溶酶体的融合。这类阻断都是可逆的，在去除了药物作用后，自噬体仍可以与溶酶体融合形成自噬溶酶体，继续自噬进程。除此之外，敲除基因同样可以达到抑制自噬体与溶酶体融合的目的。

（4）溶酶体降解阶段

自噬体与溶酶体融合后最终被溶酶体中的水解酶水解，它首先经过囊泡酸化，达到所需的 pH 后经多种蛋白酶作用使囊泡内容物降解，降解产物在细胞内再循环利用。如果对溶酶体的降解进行抑制，使得被降解的囊泡内容物大量蓄积于溶酶体内，而不能释放出来进入细胞内再循环利用，也同样可以达到抑制自噬的目的。因此蛋白酶抑制剂，如 E64d、**胃蛋白酶抑制剂 A（pepstatin A）**可以通过抑制溶酶体降解达到抑制自噬的目的。

四、自噬与细胞程序性死亡

尽管细胞内发生适当的自噬具有维持细胞自我稳态、促进细胞生存的作用，可帮助细胞应对许多突发情况，如可使细胞在饥饿条件下存活几天或几周，但这种保护作用并非绝对的，也并非无限的，在某些条件下，自噬也被发现具有诱导或参与细胞死亡的现象。细胞因自噬而死亡的也被归类为 II 类细胞程序性死亡，与凋亡（I 类）和坏死（III 类）并列，称为**自噬性细胞死亡（autophagic cell death）**，从形态学上自噬性细胞死亡被定义为：在细胞死亡过程中不发生染色质的凝聚，细胞内出现大量的**自噬空泡（autophagic vacuolization，AV）**。细胞内过度自噬直接促进细胞死亡的有力证据来自对模式生物的研究，果蝇唾液腺细胞在发育过程中会发生自噬，进而造成唾液腺的退化，而激活 I 型 PI3K 信号通路抑制自噬后，可以阻断唾液腺的退化。在线虫体内，由饥饿引起的适度自噬会对机体起到保护作用，但过度自噬会对机体造成损伤，可能促进细胞死亡。目前虽然没有实验证据证明自噬在哺乳动物体内会促进细胞的死亡，但很多体外培养的细胞实验表明，自噬能促进细胞死亡，MCF-7 细胞在低浓度（10^{-6}mol/L）他莫昔芬（tamoxifen）处理 3 天后，细胞发生死亡。电子显微镜观察结果显示，他莫昔芬处理的 MCF-7 细胞中，形成了大量的自噬体，细胞质被逐渐降解，通过 MDC 染色发现，自噬体在核崩解前产生，同时自噬发生的程度与细胞死亡相关。进一步的研究发现，3-甲基腺嘌呤（3-methyladenine，3-MA）、渥曼青霉素（wortmannin）和 LY294002 可抑制他莫昔芬引起的 MCF-7 非凋亡的细胞程序性死亡。Kanzawa 等（2003）发现 As_2O_3 处理可以引起神经胶质瘤细胞呈现自噬性细胞死亡特征，当用巴弗洛霉素抑制自噬时细胞发生凋亡。

另外，当哺乳动物细胞内凋亡通路被抑制时，也可发生自噬性细胞死亡。例如，用凋亡诱导剂处理 $bax^{-/-}/bak^{-/-}$ 细胞时，细胞仍会发生死亡，但死亡形式不同于凋亡，而抑制 Beclin 1 和 Atg 5 的表达，或用 3-MA 抑制自噬后，能抑制细胞死亡。有研究发现，在 caspase-3 失活的凋亡缺陷 MCF-7 细胞中，一种人工合成的维生素 A 酸衍生物芬维 A 胺（fenretinide）能诱导细胞发生自噬性死亡；而在细胞内重新表达 caspase-3，芬维 A 胺则会诱导细胞发生凋亡。

虽然自噬已经被定义为一种程序性死亡，但对于自噬是不是细胞死亡的直接原因目前还存在很大的争议，人们还弄不清到底是**自噬引起死亡（cell death by autophagy）**，还是死亡时伴随自噬发生（cell death with autophagy），但不是明显死亡的直接原因。前者可能的情况是，当细胞面临不利环境时，细胞开始自噬，但当环境得不到改善，自噬已经不能帮助细胞而是过度消耗胞内物质时，引起细胞进入程序性死亡。而后者可能是细胞在凋亡和坏死的过程中伴随着自噬的发生。有观点认为两种情况都存在，并且两者在形态学上并无明显区别，但通过阻断自噬，观察细胞的结局可区分开来：若是前者，则细胞存活，而后者细胞则死亡。

尽管最初人们认为自噬与凋亡两种细胞程序性死亡方式是不同的，两者无论在生化代谢途径，还是形态学方面都有显著的区别，但近年来越来越多的研究发现两者在某些情况下可以相互拮抗或促进，可先后发生或同时共存于同一细胞。而相同诱导因素在不同细胞中可分别诱发自噬或凋亡，而且参与自噬和凋亡的因子也存在交叉。类似的，自噬也与坏死有一定的关联。

总之，自噬就像细胞内的一把双刃剑，既有保护作用，也可以成为细胞死亡的原因。也正因为如此，自噬的作用，尤其是其在各种疾病中所起的作用才显得矛盾而复杂。要搞清楚自噬，就需要明白自噬发生的分子机制及其调控通路。

五、自噬的毒理学意义

（一）外源化学物应激可诱导自噬

外源化学物诱导的细胞损伤（ER 应激、氧化应激或 DNA 损伤）可以导致自噬作为促进细胞恢复和体内稳态的细胞保护机制。已经有许多环境毒物显示诱导自噬，包括镉、铬和砷等通过各种机制包括 ER 应激和氧化应激激活自噬。人 CD34$^+$造血祖细胞暴露于 10μmol/L 的六价铬或镉显示出显著的细胞损失（Di Gioacchino et al.，2008）。存活细胞的自噬体和自体溶酶体呈阳性，并具有广泛性细胞器损伤，表明诱导自噬可能是对镉引起损害的代偿。有学者正在研究将自噬诱导作为血细胞中有毒金属暴露潜在的生物标志（Di Gioacchino et al.，2008）。研究表明，亚砷酸钠诱导人淋巴母细胞系（LCL）的毒性与诱导自噬密切相关。亚砷酸盐诱导的自噬也与 LC3-II 水平升高、溶酶体组织蛋白酶 D（cathepsin D）酶活性增加、溶酶体基因表达协同诱导相关联，这些改变对应于溶酶体生物起源的主调节基因转录因子 EB 的表达增加（Bolt et al.，2010a，2010b）。在大鼠近曲小管细胞中，镉暴露导致 ER 应激的诱导，引发细胞增殖和自噬作为对毒性的适应性反应（Chargui et al.，2011）。暴露于浓度增加的三氧化二砷的卵巢癌细胞显示对氧化损伤的反应自噬特征（Smith et al.，2010）。在该模型中，三氧化二砷诱导自噬通过 Beclin 1 非依存的途径保护细胞免受损伤。自噬在毒理学中的重要性不仅限于金属类外源化学物，该诱导自噬也包括对各种抗肿瘤化合物和 DNA 损害剂的反应。

（二）自噬可以赋予外源化学物耐受性

外源化学物暴露诱导细胞应激反应时发生的自噬可以作为使细胞恢复的耐受机制起作用。暴露于镉的人肺上皮成纤维细胞（WI38）通过激活 UPR 的 PERK 发生 ER 应激反应（Lim et al.，2010）。通过在逐步增加镉浓度的培养基中培养 WI38 细胞 6 个月，选择活细胞建立耐受性 WI38 细胞系（RWI38）（Oh et al.，2009）。暴露于镉的 RWI38 细胞不表现出 ER 应激或线粒体凋亡，与亲本细胞系比较，对镉毒性有 4 倍的耐受性。RWI38 中的镉暴露与诱导自噬相联系，通过 Atg5 和 LC3-Ⅱ的增加及 GFP-LC3 点状荧光图案的形成可证实这一点。免疫抑制药物环孢素治疗人肾上皮细胞 24h 诱导 ER 应激，随后诱导自噬。通过 siRNA 基因沉默自噬基因 *beclin 1* 抑制自噬，显著促进肾小管细胞死亡，表明自噬诱导是一种对 ER 应激诱导肾小管损伤的新的耐受性机制（Pallet et al.，2008）。

诱导大鼠肝细胞自噬可以作为保护机制将由对乙酰氨基酚（APAP）过量导致的肝毒性降到最低（Ni et al.，2012）。自噬的药理学抑制进一步加剧了 APAP 诱导的肝毒性，意味着自噬可作为一种外源化学物应激的代偿机制。自噬诱导可能通过产生 ROS 和抑制 mTOR 而被激活，消除受损的线粒体可防止发生进一步的损害。这表明了自噬诱导可能是一种预防 APAP 诱导的肝脏损伤的新的治疗方法。

（三）外源化学物可以扰乱/调节自噬

外源化学物可以调节自噬过程，包括提供通过操控自噬以获得更好的治疗效果，或相反的，减小毒性和疾病进展的机会。用 mTOR 抑制剂雷帕霉素处理细胞是一种用于诱导巨自噬既定的实验方法，但由于缺乏特异性，雷帕霉素治疗的临床意义有限。有报道使用其他与 mTOR 抑制无关的调节自噬的外源化学物。钙离子通道阻滞剂，包括维拉帕米和尼莫地平，通过降低胞内钙水平诱导自噬（Williams et al.，2008）。锂通过抑制肌醇诱导自噬单磷酸酶，导致 1,4,5-三磷酸肌醇（IP_3）的水平降低（Sarkar et al.，2005）。氯米帕明，一种 FDA 批准的三环类抗抑郁药及其活性代谢产物去甲基环丙胺（DCMI），调节自噬通量（Rossi et al.，2009）。DCMI 处理引起 LC3-Ⅱ水平和 GFP-LC3 斑点的显著增加。该研究表明，自噬体标记的增加实际上是由阻断自噬复合体的降解或自噬通量的抑制引起的。有趣的是，DCMI 介导的自噬通量的抑制使几种化学治疗剂的细胞毒作用增加，这使得它成为一种有希望与其他化疗药物联合使用以增加疗效的候选药物。Bolt 等（2010b）用确定细胞毒性浓度（6μmol/L，96h）的亚砷酸钠处理人淋巴母细胞系（LCL），降低了细胞的自噬通量。这些发现表明亚砷酸盐不仅可以诱导自噬，还可以阻断自噬的分解囊泡，导致自噬体在细胞内积聚。Shen 等（2011）在细胞毒物的高含量筛选中发现，26%的诱导 GFP-LC3 斑点的细胞毒物未能刺激自噬通量，这表明它们实际上阻止了自噬。进一步调查显示这些化学物都损坏了微管网络，从而破坏了自噬体与溶酶体的融合。

几种外源化学物在自噬研究中具有长期的实验应用历史，因为它们具有调节自噬的能力。3-甲基腺嘌呤和渥曼青霉素是一种 PI3K（分别是Ⅰ类和Ⅲ类）抑制剂，能阻断受损细胞成分的自噬隔离（Petiot et al.，2000）。其他抑制性化合物阻断了隔离后步骤。长春花生物碱，包括长春碱和其他微管破坏剂，阻断自噬体与溶酶体的融合。另一些化合物通过提高溶酶体的 pH 来调节自噬，包括**巴弗洛霉素 A1（bafilomycin A1）**（一种液泡型 H^+-ATP 酶抑制剂）和氯喹（一种亲溶酶体型弱碱胺），两者均改变溶酶体水解酶活性并阻断自噬体与溶酶体的融合。

第四节 细 胞 坏 死

一、坏死性细胞死亡的细胞损伤终极事件

坏死（necrosis），指组织或器官内成片的细胞病理性死亡，通常是由严重代谢异常，如缺血/再灌注及严重中毒等导致的急性损伤。坏死常常是组织损伤的结果而不是过程，因此现已用细胞**胀亡（oncosis）**来描述细胞坏死这一过程，不过这个概念还有待更广泛地被接受。本书中，细胞胀亡这一概念将用来代指细胞死亡的结局及导致细胞死亡的病因。细胞坏死的特征是细胞和细胞器肿胀或膜崩裂细胞内容物溢出。细胞器膜的损伤使蛋白水解酶自溶酶体释出进入胞质而导致细胞损毁。坏死通常由细胞 ATP 快速耗竭的代谢衰竭而引起，被认为是突发性的非程序性的细胞死亡。但是已有很多证据证明坏死并不都是非程序性的，除了高热或除垢剂导致的细胞溶解等极端的物理性损伤诱发的细胞死亡符合此概念外，细胞坏死实际上也是按序发生的。多种不同刺激激活的信号通路可以调控坏死的发生（Lemasters，2010）。

坏死是一种意外的突发性的非程序性的细胞死亡。依次发生的特征事件包括线粒体膨胀，内质网和核膜囊泡扩张，多核糖体的分解，细胞表面起泡，但是正如凋亡中形成的大疱一样，肿胀坏死的细胞表面的膜泡不包括线粒体和其他的大的膜性细胞器。膜泡的破裂参与坏死性细胞死亡过程。然后，一些坏死组织学特征迅速发展，包括空泡形成、核溶解、嗜伊红细胞增长和一些细胞结构丧失。细胞裂解后释放细胞成分激发炎症反应，炎症反应导致中性粒细胞和单核细胞聚集。这些炎症细胞处置坏死片段和防止感染。另外，炎症反应可以促进增殖的细胞再生或形成纤维化的疤痕。炎症的改变也加剧了组织的损伤。坏死细胞死亡的典型特征是 AIP 的消耗。与之相对的是，凋亡实际上是需要ATP 的，同时需要花数小时才能完成凋亡。在细胞坏死过程中，细胞膜破裂形成一个突然和明确的不可逆转的界点，而在凋亡中是很难界定的。尽管凋亡和坏死有这些不同，但是它们存在着某些共同的启动因素和信号通路，它们分别代表细胞死亡表型连续性过程的两个极端事件，即坏死性凋亡和凋亡性坏死，其中一个相同的机制是线粒体通透性转换（MPT）。

细胞肿胀是坏死性细胞死亡的一个突出特点，30%—50%的细胞膨胀发生在 ATP 耗竭与细胞表面起泡后的早期。不像细胞凋亡所起的泡，细胞肿胀所起的泡不包括较大的细胞器，如线粒体和溶酶体，但可能含有内质网膜。ATP 耗竭后细胞骨架改变是质膜在成疱部位形成向外突出的基础，而细胞膨胀是由细胞内的离子转运的障碍所驱动的。在代谢应激后很快线粒体基质发生凝聚，但是随后线粒体肿胀，以及 ER 和核膜囊泡扩张。ATP 耗竭后较长的时间，细胞出现亚稳态，其特征表现在：溶酶体破裂，线粒体膜去极化，细胞内 Ca^{2+} 和 pH 失调，以及质膜对有机阴离子（但不是阳离子）双向渗漏。成泡过程加快，肿胀加速，最终以泡的物理破裂而告终。这种破裂会导致细胞膜通透性屏障不可逆的破坏，胞内酶如乳酸脱氢酶泄漏，所有跨膜离子浓度梯度崩溃。质膜这种极端的故障长期持续下去，细胞要继续生存下去是不可能的（Orrenius et al.，2011）。

质膜阴离子通道的开放可能引发亚稳态。钾离子和钠离子通道似乎在代谢障碍后早期开放，但细胞对氯化物的不渗透特性限制了细胞肿胀。然而，随后发生的亚稳态使阴离子通道开放，容许对电解质（主要是氯化钠）的电中性摄取，引发由胶体渗透压（肿胀）驱动的快速肿胀期。迅速肿胀持续到膜泡破裂可作为最终细胞死亡的不可逆事件。在膜泡破裂之前，消除引发应激的因素（例如，缺氧细胞的充氧）仍然有可能恢复（Lemasters，2010）。

二、坏死性细胞死亡机制

（一）ATP 耗竭和细胞坏死性死亡

脑卒中、心肌梗死及血流中断导致心肌缺血相关的疾病，是最常见的引起坏死性细胞死亡的原因。血流量的丧失会导致组织缺氧，这反过来阻碍 ATP 通过线粒体氧化磷酸化。细胞坏死时受损的线粒体 ATP 产生的重要性可以通过糖酵解挽救细胞致死伤害的能力实验来评估，糖酵解提供了另一种来源的 ATP，至少部分替代线粒体功能障碍 ATP 生成失效。至少需要正常 ATP 的 15% 或 20% 才能防止细胞坏死。因此，葡萄糖和糖原作为糖酵解底物延缓与防止大多数类型的细胞在缺氧时死亡。然而，肝脏即使在缺氧的情况下也不消耗葡萄糖，因为肝脏的一个重要生理功能是维持血糖水平不变。对于肝细胞，果糖是一种迅速代谢的糖酵解的底物。果糖而不是葡萄糖防止缺氧、呼吸抑制、线粒体 F_1F_0-ATP 酶抑制时肝细胞坏死（Orrenius et al.，2011；Lemasters，2010）。

由于糖酵解催化反应中的第一步，己糖激酶和果糖激酶分别催化葡萄糖和果糖形成葡糖-6-磷酸和果糖-6-磷酸，分别消耗 ATP 产生 ADP。因此，高浓度的葡萄糖和果糖会引起细胞内 ATP 的减少，这已被解释为毒性的证据。然而，当 ATP 减少，磷酸糖积累，无机磷酸盐（Pi）也减少时，其结果是保持 ATP/ADP·Pi 比值（即酸化电位）相对不变。因此，合成葡萄糖或果糖后减少了 ATP 并不一定表示生物能的应激，由于磷酸化电位（而不是 ATP 浓度）、ATP/ADP·Pi 比值或能荷 [定义为（[ATP]+1/2[ADP]）/ ([ATP]+[ADP]+[AMP])] 是反映高能磷酸状态的相关热力学变量。事实上，当缺氧或代谢抑制使 ATP 被耗尽时，果糖和内源性糖原通过糖酵解增加 ATP，防止坏死性细胞死亡。果糖还可以防止各种化学氧化剂对肝细胞的毒作用，表明线粒体功能障碍导致氧化应激的细胞毒性是一种重要的机制（Law and Elmore，2018）。

（二）解偶联和细胞杀伤

随着应激的增加，线粒体损伤和功能障碍加剧。最初有毒物质和其他毒性应激可能会抑制线粒体呼吸链的成分或 ATP 合酶复合体，导致细胞内 ATP 耗竭和随之而来的坏死性细胞死亡。糖酵解产生的 ATP 可替代线粒体生成的 ATP，虽然在高度需氧细胞中，要消耗大量 ATP 来救援细胞防止细胞死亡。当呼吸被抑制时通过逆转 ATP 合酶反应（F_1F_0-ATP 酶），糖酵解产生的 ATP 被水解以维持线粒体膜电位，但当疏质子的解偶联随之发生时，线粒体膜去极化和 F_1F_0-ATP 酶被最大限度激活。随着解偶联（穿过线粒体内膜的无效质子循环），线粒体解偶联消耗 ATP 的速度超过糖酵解产生 ATP 的速度。

因此，ATP 水平明显下降，细胞死亡随之而来。假如糖酵解的底物存在，寡霉素（一种 F_1F_0-ATP 酶的抑制剂）可防止解偶联诱导 ATP 耗竭和随后的细胞死亡。然而寡霉素并不能逆转解偶联，线粒体膜仍然发生去极化（Orrenius et al.，2011；Lemasters，2010）。

由寡霉素引起的细胞保护作用依赖于糖酵解 ATP 生成，因为寡霉素在没有糖酵解的情况下是具有细胞毒性的，因为它抑制氧化磷酸化。细胞保护既需要糖酵解底物，又需要 ATP 合酶抑制剂，细胞保护表示线粒体解偶联引起细胞毒性发生，如钙离子载体毒性和氧化应激。

（三）线粒体通透性转换

1. 线粒体内膜的特征

在氧化磷酸化中，呼吸作用驱使质子向线粒体膜外迁移形成内外质子浓度梯度，造成膜内呈负电位（$\Delta\Psi_m$）和碱性（ΔpH）。于是通过线粒体 ATP 合酶，顺着质子电化学梯度合成 ATP，这种化学渗透性质子募集需要线粒体内膜对离子和带电荷的代谢产物的不通透性。内膜上特殊的转运蛋白和交换器，能进行氧化磷酸化代谢产物的交换，这些转运蛋白和交换器包括腺苷酸转运蛋白（ANT，将 ATP 转变为 ADP）、磷酸盐转运蛋白，以及一种转运系统（摄取丙酮酸盐和脂肪酸等呼吸底物）。相对的，外膜通过电压依赖性阴离子通道（VDAC）对离子和亲水代谢产物具有非特异的穿透性，VDAC 具有很弱的阴离子选择性，允许大多数 5kDa 左右的溶质自由通过（Orrenius et al.，2011；Lemasters，2010）。

2. 线粒体通透性转换孔

线粒体通透性转换（mitochondrial permeability transition，MPT）时，内膜在瞬间非选择性地对分子量为 1500Da 左右的分子具有通透性。Ca^{2+}、氧化应激及众多活性化学物可诱导 MPT，而环孢素和酸性 pH 则抑制 MPT。MPT 引起线粒体去极化和解偶联，线粒体在胶体渗透压作用下急剧肿胀。内膜高传导性线粒体通透性转换孔的开放是导致 MPT 的原因。膜片钳检测显示，线粒体通透性转换孔的传导性非常高，一个孔的开放就足以引起线粒体膜去极化和线粒体肿胀（Galluzzi et al.，2018）。

线粒体通透性转换孔的组成仍不清楚。在模型中，线粒体通透性转换孔由内膜 ANT 组成，在外膜则由 VDAC、基质中的环孢素结合蛋白 CypD 及其他蛋白组成。尽管这种观点已被广泛接受，但在 ANT 和 VDAC 基因敲除模型中，仍然有 MPT 发生。另外，尽管环孢素引起的线粒体通透性转换孔与抑制 CypD 有关，但在 CypD 敲除模型中，仍可见到环孢素非敏感性 MPT 的发生。在另一个研究线粒体通透性转换孔的模型中，氧化及其他应激破坏了膜蛋白，然后通过异常折叠和聚集形成线粒体通透性转换孔，这里也有 CypD 和其他蛋白伴侣分子的参与。

3. 氧化应激

早已证明活性氧族（ROS）和活性氮族（RNS），包括过氧化物、过氧化氢、羟自由基和过氧亚硝酸盐，与细胞损伤和坏死密切相关。在肝细胞中，氧化应激使线粒体

NAD（P）H 氧化，打破线粒体 Ca^{2+} 平衡，使线粒体内 Ca^{2+} 浓度升高，进而刺激线粒体内 ROS 的形成和 MPT。发生缺血/再灌注后的心肌细胞，线粒体内 ROS 的形成同样启动 MPT 并引起细胞坏死。需要注意的是，用环孢素抑制 MPT 并不能阻止缺血/再灌注后线粒体内 ROS 的产生。虽然线粒体内 Ca^{2+} 可能有助于缺血/再灌注后 MPT 的发生，但严重的钙超载和肌细胞的挛缩仍在 MPT 后才能出现，而 MPT 抑制剂可抑制钙超载和细胞死亡（Kim et al.，2007）。在神经细胞中，兴奋性毒素谷氨酸盐和 *N*-甲基-D-天冬氨酸（NMDA）受体拮抗剂引起的应激同样能刺激线粒体 ROS 的形成，引起 MPT 和兴奋性毒素损伤。

铁是催化过氧化物和过氧化氢形成羟自由基的重要催化剂，与多种疾病有关。细胞内螯合铁的增加引起冷缺血/再灌注后的细胞坏死，增加膜通透性。Fe^{3+} 复合体可导致 MPT 及随后的细胞坏死和凋亡。

氧化应激和缺氧/缺血时，溶酶体破裂，释放出螯合的铁，铁作为促氧化剂，引起细胞破坏。这些铁离子由线粒体钙单运输体转运至线粒体内，催化 ROS 的生成。用甲磺酸去铁胺（desferal）促进铁的螯合能阻止 ROS 的形成，减少氧化应激和缺氧/缺血时的细胞死亡。

4. 蛋白激酶调控 MPT

肝细胞缺血/再灌注后一氧化氮供体抑制 MPT 发生和防止细胞死亡（Kim et al.，2004）。保护作用是通过鸟苷酸环化酶（guanylyl cyclase）、cGMP 和蛋白激酶 G 的信号级联介导的。在分离的肝线粒体中，cGMP、ATP 和肝细胞质提取物作为蛋白激酶的来源抑制钙诱导的 MPT 发生。同样地，蛋白激酶 A 的催化活性亚单位抑制 MPT 发生。因此蛋白激酶直接作用于线粒体负调控 MPT。相比之下，c-Jun 氨基端激酶-2（JNK-2）和糖原合成酶激酶 3β（GSK3β）促进缺血/再灌注损伤和对乙酰氨基酚产生肝毒性时的 MPT。

5. 聚(ADP-核糖)聚合酶

紫外线（UV）、电离辐射和 ROS/RNS 导致 DNA 单链断裂，激活 PARP1 和 PARP2。PARP 集合骨架蛋白、DNA 连接酶、DNA 聚合酶从而介导碱基切除 DNA 修复（Hassa et al.，2006）。然而过量的 DNA 损伤，PARP 引起 NAD^+ 超量消耗，导致 NAD^+ 枯竭，ATP 生成中断和 ATP 耗竭依赖性细胞死亡。PARP1 或 PARP2 缺陷小鼠用 PARP 抑制剂处理可防止 DNA 损伤诱导的坏死。糖苷酶裂解连接于 DNA 的 ADP-核糖聚合物。释放的低聚物可以转到线粒体引起线粒体损伤，可能引起 MPT 发生（Heeres and Hergenrother，2007）。PARP 依赖的坏死构成了一种细胞程序性死亡，因为只有 PARP 的活化才导致细胞的死亡，否则死亡不会发生。坏死性细胞死亡通常也出现在细胞凋亡信号中断后，如 caspase 抑制后。caspase 非依存性细胞死亡可能是线粒体功能障碍（如去极化，线粒体呼吸需要的细胞色素 c 丢失）或其他代谢紊乱的后果。

6. 质膜

质膜的屏障功能是细胞存活所必需的，当表面活性剂、成孔剂如黄蜂毒素使质膜通透性改变时，立即发生细胞死亡。补体导致细胞溶解和死亡，类似于补体与抗体结合时诱导形成的膜攻击复合体。裂解是被补体成分 9（C9）介导的，C9 是一种两亲性分子，它插入细胞膜，聚合并形成了一个管状通道，在电子显微镜照片中可见。这样的孔也引起 Ca^{2+} 的进入，很可能导致线粒体功能障碍和 MPT 发生。通过膜攻击复合体使 ATP 渗漏加剧了生物能产生的障碍（Galluzzi et al.，2018）。

三、坏死性凋亡

对于多数凋亡而言，线粒体通透性增加伴随着细胞色素 c 与其他促凋亡因子一道释放，使凋亡进入到最后执行阶段。随着强度的增加，诱导细胞凋亡的相同的刺激也经常导致 ATP 耗竭和细胞坏死的表型，这是线粒体功能障碍的后果。来自相同动因并涉及共同信号转导通路的细胞死亡可表现为不同的死亡模式，使细胞死亡方式又可分为**坏死性凋亡（necroptosis）**或**凋亡性坏死（aponecrosis）**。通常，凋亡是有机体更为理想的结局，因为凋亡促进了死亡细胞有序地被吸收，而坏死则将细胞内容物释放到细胞外空间，引起炎症反应，加重组织损伤。在毒理学和应激反应如缺血/再灌注时，坏死和凋亡常相伴出现。首先出现相对单纯的凋亡，随着应激刺激的增加，表现为凋亡/坏死的混合，然后出现纯粹的坏死（图 18-8）。诱导 MPT 的刺激可能导致多个层次的反应。当 MP 仅限于细胞中少数的线粒体时，**线粒体自噬（mitophagy）**被激活以清除损伤细胞器，这是细胞的一种自我修复机制。随着更多的刺激和更多的线粒体发生 MPT，细胞凋亡开始出

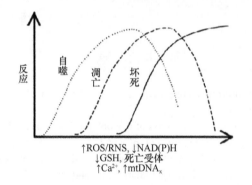

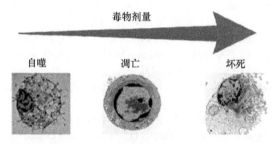

图 18-8　线粒体自噬、凋亡和坏死进程（Orrenius et al.，2011）

引起 MPT 的刺激导致不同的细胞反应。低水平刺激诱导的自噬为一种修复机制。刺激强度增大，线粒体肿胀，细胞色素 c 释放，凋亡开始发生。更大的刺激则引起 ATP 耗竭，坏死变得明显。当受到最强刺激后，依赖于 ATP 的自噬和凋亡被抑制，细胞只能发生胀亡。MPT 的诱导物包括死亡配体、NAD（P）H 和 GSH 的氧化物、活性氧（ROS）和活性氮（RNS），以及线粒体 DNA 突变（$mtDNA_x$）形成的异常线粒体膜蛋白

现，因为细胞色素 c 和其他促凋亡因子从肿胀线粒体释放从而导致 caspase 激活。从过度刺激自噬细胞器泄漏的**组织蛋白酶（cathepsin）**也能促进 caspase 的激活。事实上，自噬经常发生在细胞程序性死亡过程中，尤其明显发生在富含膜性细胞器的细胞如哺乳后乳腺细胞中。最后，当刺激导致细胞大多数线粒体发生 MPT 时，氧化磷酸化过程发生故障，ATP 急剧下降，导致坏死性细胞死亡，同时抑制需 ATP 供能的自噬和 caspase 激活（Galluzzi et al.，2018）。

由于 MPT 代表严重的代谢扰乱，实际上细胞内大部分线粒体发生 MPT 必定会发生细胞死亡，但是细胞死亡的模式取决于其他因素。当 MPT 迅速出现在几乎所有的线粒体时，严重的氧化应激和缺血/再灌注后快速消耗 ATP（和 dATP），通过抑制需 ATP 的 caspase-9、caspase-3 的活化实际上阻止细胞凋亡的信号。相反，ATP 耗竭后质膜结构和功能缺陷随之导致肿胀坏死（oncotic necrosis）。然而，如果 MPT 较慢发生或前后不同步发生于细胞的各个线粒体中，或 ATP 生成有替代来源（例如，糖酵解），那么质膜故障就不会发生。如果不是这种情况，caspase-9、caspase-3 就会被激活，必定出现 caspase 依赖的细胞凋亡。坏死和凋亡之间也可能发生在其他方面的交叉重叠。例如，TNF-α 结合到 TNFR1 后，RIP1 聚集到受体复合体导致激活 NADPH 氧化酶、生成超氧化物和持续激活 JNK（一种促进 MPT 发生的蛋白激酶）。这些事件以坏死而不是凋亡而告终（Kim et al.，2007）。

（庄志雄　杨学琴　张锦周）

参 考 文 献

Ameisen JC. 2010. The origin and evolution of programmed cell. //Melino G, Vaux D. Cell Death. Chichester: John Wiley & Sons Ltd.: 13-20.

Baines CP, Kaiser RA, Purcell NH, et al. 2005. Loss of cyclophilin D reveals a critical role for mitochondrial permeability transition in cell death. Nature, 434: 658-662.

Bolt AM, Byrd RM, Klimecki WT. 2010a. Autophagy is the predominant process induced by arsenite in human lymphoblastoid cell lines. Toxicol Appl Pharmacol, 244(3): 366-373.

Bolt AM, Douglas RM, Klimecki WT. 2010b. Arsenite exposure in human lymphoblastoid cell lines induces autophagy and coordinated induction of lysosomal genes. Toxicol Lett, 199(2): 153-159.

Chandra D, Bratton SB, Person MD, et al. 2006. Intracellular nucleotides act as critical prosurvival factors by binding to cytochrome C and inhibiting apoptosome. Cell, 125: 1333-1346.

Chargui A, Zekri S, Jacquillet G, et al. 2011. Cadmium-induced autophagy in rat kidney: an early biomarker of subtoxic exposure. Toxicol Sci, 121(1): 31-42.

Cheng EH, Sheiko TV, Fisher JK, et al. 2003. VDAC2 inhibits BAK activation and mitochondrial apoptosis. Science, 301: 513-517.

Chipuk JE, Moldoveanu T, Llambi F, et al. 2010. The BCL-2 family reunion. Mol Cell, 37: 299-310.

Colombo MI, Simon HU. 2010. Autophagy. //Melino G, Vaux D. Cell Death. Chichester: Wiley-Blackwell: 175-186.

de Duve C, Pressman BC, Gianetto R, et al. 1955. Tissue fractionation studies. 6. Intracellular distribution patterns of enzymes in rat-liver tissue. Biochem J, 60: 604-617.

Di Gioacchino M, Petrarca C, Perrone A, et al. 2008. Autophagy as an ultrastructural marker of heavy metal toxicity in human cord blood hematopoietic stem cells. Sci Total Environ, 392(1): 50-58.

Flemming W. 1885. Üeber die bildung von richtungs figuren in säugethiereiern beim untergang graafscher follikel. Arch Anat Physiol. Jahrgang, 1885: 221-244.

Fuentes-Prior P, Salvesen G. 2004. The protein structures that shape caspase activity, specificity, activation and inhibition. Biochem J, 384: 201-232.

Galluzzi L, Maiuri MC, Vitale I, et al. 2007. Cell death modalities: classification and pathophysiological implications. Cell Death Differ, 14: 1237-1243.

Galluzzi L, Vitale I, Aaronson SA, et al. 2018. Molecular mechanisms of cell death: recommendations of the Nomenclature Committee on Cell Death. Cell Death Differ, 25(3): 486-541.

Galluzzi L, Vitale I, Abrams JM, et al. 2012. Molecular definitions of cell death subroutines: recommendations of the Nomenclature Committee on Cell Death. Cell Death Differ, 19(1): 107-120.

Harnett MM, Pineda MA, Latré de Laté P, et al. 2017. From Christian de Duve to Yoshinori Ohsumi: more to autophagy than just dining at home. Biomed J, 40(1): 9-22.

Hassa PO, Haenni SS, Elser M, et al. 2006. Nuclear ADP-ribosylation reactions in mammalian cells: where are we today and where are we going? Microbiol Mol Biol Rev, 70(3): 789-829.

Heeres JT, Hergenrother PJ. 2007. Poly(ADP-ribose) makes a date with death. Curr Opin Chem Biol, 11(6): 644-653.

Kang TB, Oh GS, Scandella E, et al. 2008. Mutation of a self-processing site in caspase-8 compromises its apoptotic but not its nonapoptotic functions in bacterial artificial chromosome-transgenic mice. J Immuno, 181: 2522-2532.

Kanzawa T, Kondo Y, Ito H, et al. 2003. Induction of autophagic cell death in malignant glioma cells by arsenic trioxide. Cancer Res, 63(9): 2103-2108.

Kerr JF, Wyllie AH, Currie AR. 1972. Apoptosis: a basic biological phenomenon with wide-ranging implications in tissue kinetics. Br J Cancer, 26: 239-257.

Kim YS, Morgan MJ, Choksi S, et al. 2007. TNF-induced activation of the Nox1 NADPH oxidase and its role in the induction of necrotic cell death. Mol Cell, 26(5): 675-687.

Kim JS, Ohshima S, Pediaditakis P, et al. 2004. Nitric oxide protects rat hepatocytes against reperfusion injury mediated by the mitochondrial permeability transition. Hepatology, 39(6): 1533-1543.

Kroemer G, El-Deiry WS, Golstein P, et al. 2005. Classification of cell death: recommendations of the Nomenclature Committee on Cell Death. Cell Death Differ, 12(Suppl 2): 1463-1467.

Law M, Elmore S. 2018. Mechanisms of cell death. //Hodgson E, Smart RC. Molecular and Biochemical Toxicology. 5th ed. Hoboken: John Wiley & Sons: 327-370.

Lemasters JJ. 2010. Cytolethality. //McQueen CA. Comprehensive Toxicology. Vol 1. New York: Elsevier Science & Technology: 246-265.

Lim SC, Hahm KS, Lee SH, et al. 2010. Autophagy involvement in cadmium resistance through induction of multidrug resistance-associated protein and counterbalance of endoplasmic reticulum stress WI38 lung epithelial fibroblast cells. Toxicology, 276(1): 18-26.

Liu B, Chen Y, St Clair DK. 2008. ROS and p53: a versatile partnership. Free Radic Biol Med, 44(8): 1529-1535.

Lockshin RA. 2016. Programmed cell death 50 (and beyond). Cell Death and Differentiation, 23: 10-17.

Lockshin RA, Williams CM. 1965. Programmed cell death. V. Cytolytic enzymes in relation to the breakdown of the intersegmental muscles of silkmoths. J Insect Physiol, 11(7): 831-844.

Luthi AU, Martin SJ. 2007. The CASBAH: a searchable database of caspase substrates. Cell Death Differ, 14: 641-650.

Malladi S, Challa-Malladi M, Bratton SB. 2010. Apoptosis. //McQueen CA. Comprehensive Toxicology. Vol 2. New York: Elsevier Science & Technology: 554-571.

McStay GP, Salvesen GS, Green DR. 2008. Overlapping cleavage motif selectivity of caspases: implications for analysis of apoptotic pathways. Cell Death Differ, 15: 322-331.

Ni H M, Bockus A, Boggess N, et al. 2012. Activation of autophagy protects against acetaminophen-induced hepatotoxicity. Hepatology, 55(1): 222-232.

Oh SH, Lee SY, Choi CH, et al., 2009. Cadmium adaptation is regulated by multidrug resistance-associated protein-mediated Akt pathway and metallothionein induction. Arch Pharm Res, 32(6): 883-891.

Ohsumi Y. 2014. Historical landmarks of autophagy research. Cell Res, 24(1): 9-23.

Orrenius S, Gogvadze V, Zhivotovsky B. 2007. Mitochondrial oxidative stress: implications for cell death. Annu Rev Pharmacol Toxicol, 47: 143-183.

Orrenius S, Nicotera P, Zhivotovsky B. 2011. Cell death mechanisms and their implications in toxicology. Toxicol Sci, 119(1): 3-19.

Orrenius S, Zhivotovsky B, Nicotera P. 2003. Regulation of cell death: the calcium-apoptosis link. Nat Rev Mol Cell Biol, 4: 552-565.

Pallet N, Bouvier N, Legendre C, et al. 2008. Autophagy protects renal tubular cells against cyclosporine toxicity. Autophagy, 4(6): 783-791.

Peter ME, Krammer PH. 2003. The CD95(APO-1/Fas)DISC and beyond. Cell Death Differ, 10: 26-35.

Petiot A, Ogier-Denis E, Blommaart EF, et al. 2000. Distinct classes of phosphatidylinositol 3'-kinases are involved in signaling pathways that control macroautophagy in HT-29 cells. J Biol Chem, 275(2): 992-998.

Pietsch EC, Sykes SM, Mcmahon SB, et al. 2008. The p53 family and programmed cell death. Oncogene, 27: 6507-6521.

Puthalakath H, Strasser A. 2002. Keeping killers on a tight leash: transcriptional and post-translational control of the pro-apoptotic activity of BH3-only proteins. Cell Death Differ, 9: 505-512.

Rossi M, Munarriz ER, Bartesaghi S, et al. 2009. Desmethylclomipramine induces the accumulation of autophagy markers by blocking autophagic flux. J Cell Sci, 122(Pt 18): 3330-3339.

Sarkar S, Floto RA, Berger Z, et al. 2005. Lithium induces autophagy by inhibiting inositol monophosphatase. J Cell Biol, 170(7): 1101-1111.

Scott FL, Stec B, Pop C, et al. 2009. The Fas-FADD death domain complex structure unravels signalling by receptor clustering. Nature, 457(7232): 1019-1022.

Shen S, Kepp O, Michaud M, et al. 2011. Association and dissociation of autophagy, apoptosis and necrosis by systematic chemical study. Oncogene, 30(45): 4544-4556.

Smith DM, Patel S, Raffoul F, et al. 2010. Arsenic trioxide induces a beclin-1-independent autophagic pathway via modulation of SnoN/SkiL expression in ovarian carcinoma cells. Cell Death Differ, 17(12): 1867-1881.

Stennicke HR, Renatus M, Meldal M, et al. 2000. Internally quenched fluorescent peptide substrates disclose the subsite preferences of human caspases 1, 3, 6, 7 and 8. Biochem J, 350: 563-568.

Tata JR. 1966. Requirement for RNA and protein synthesis for induced regression of the tadpole tail in organ culture. Dev Biol, 13(1): 77-94.

Tinel A, Tschopp J. 2004. The PIDDosome, a protein complex implicated in activation of caspase-2 in response to genotoxic stress. Science, 304: 843-846.

Wang HG, Pathan N, Ethell IM, et al. 1999. Ca^{2+}-induced apoptosis through calcineurin dephosphorylation of BAD. Science, 284: 339-343.

Wang HQ, Quan T, He T, et al. 2003. Epidermal growth factor receptor-dependant, NF-kappaB-independent activation of the phosphatidylinositol 3-kinase/Akt pathway inhibits ultraviolet irradiation-induced caspases-3, -8, and -9 in human keratinocytes. J Biol Chem, 278(46): 45737-45745.

Wajant H, Pfizenmaier K, Scheurich P. 2003. Tumor necrosis factor signaling. Cell Death and Differentiation 10(1): 45-65.

Williams A, Sarkar S, Cuddon P, et al. 2008. Novel targets for Huntington's disease in an mTOR-independent autophagy pathway. Nat Chem Biol, 4(5): 295-305.

Youle RJ, Strasser A. 2008. The BCL-2 protein family: opposing activities that mediate cell death. Nat Rev Mol Cell Biol, 9: 47-59.

第十九章 外源性应激因素致细胞衰老的分子机制

1961 年，Hayflick 和 Moorhead 在体外培养的人二倍体成纤维细胞中，首次发现细胞有限增殖的现象，细胞寿命是有限的，即随着细胞的传代次数和群体倍增周期增加，体外培养的成纤维细胞会逐渐丢失增殖能力，出现生长停滞，并逐渐发生衰老而死亡。即使再提供最佳的培养条件，衰老的细胞也仍无法逃脱死亡命运，呈现不可逆的细胞停滞状态，培养过程中出现的这种细胞增殖极限称为 Hayflick 极限。但是，在细胞处于稳定而不分裂的状态下，细胞仍有一定的代谢活化现象，可以存活数周或数月之久，然而给予充足的空间、营养素、生长因素以及生理学应激，细胞亦不能重新进入细胞分裂周期，不能再生长。这一有限复制的现象颠覆了以往细胞永生化的理论（Hayflick and Moorhead，1961），称为**细胞复制性衰老（cellular replicative senescence）**；自此，开启了细胞衰老与老化和年龄相关疾病关联的研究先河。

衰老是内、外因素共同作用的结果，是一种多基因的复合调控过程，但衰老的始动触发因素及其发生、发展机制有待深入探究。衰老相关基因的表达调节衰老的进程，这些基因的发现及其生物学结构和功能（包括其后的大量下游事件）的研究对于探讨细胞衰老分子机制的研究具有重要意义。衰老过程是否受控于相对少数的调控途径，是否由于许多不同的细胞类型特异性的改变而导致发生，仍是长期未解决的问题。

第一节 细胞衰老概述

正常的人体细胞在体外培养条件下，具有一定的增殖能力。体外培养的人胚肺成纤维细胞最初显示较高的细胞分裂指数，然而，经过一定的倍增周期之后，细胞的增殖能力降低，逐渐停止分裂，即使为之提供所需的最合适培养条件，细胞也仍然停止增殖，但可维持存活数周。除了人胚肺成纤维细胞具有 Hayflick 极限现象，体外培养具有限定倍增周期的细胞还有神经胶质细胞、角化细胞、血管平滑肌细胞、晶状体细胞、内皮细胞和淋巴细胞等。

衰老几乎发生在所有类型的细胞中，包括生殖细胞系和干细胞，而不同类型的细胞衰老，其特点和结果不同。细胞衰老的机制是人类衰老及衰老相关疾病的分子基础。机体衰老过程与体外实验的观察是一致的，而对于活体内存在的相同情况很难证实。因此，目前大多与活体衰老相关的研究是基于年轻及年老者提供的细胞，对其进行体外培养，对于相应细胞寿命周期的变化，年老者提供的细胞衰老起始显著加速。体外细胞复制性衰老的研究可以作为体内细胞改变的一个模型。

一、细胞复制性衰老及应激诱导的早衰

细胞不断经受内源性和外源性的各种应激与损伤，体外培养的人成纤维细胞具有一

定的增殖能力，经过一系列传代之后，逐渐变得衰老，即细胞复制性衰老。氧化应激可以导致 DNA 损伤或干扰异染色质，因而诱导早期传代的细胞过早衰老，即**应激诱导的早衰（stress-mediated premature senescence）**。细胞复制性衰老与应激诱导的早衰具有相似的衰老表型，但两者具体的内在调控机制可能存在差异。

通常，人们认为 Hayflick 等观察到的体外细胞衰老是由端粒缩短引起的，与端粒功能缺陷相关，而在不依赖端粒的情况下，其他衰老相关的刺激也可诱导衰老发生。由应激因素引起的过早衰老（刘俊平，2014），或称为早衰，是复制性衰老的特殊形式，与复制性衰老有相似的细胞形态学变化，内在机制有一定差异。因此，**细胞衰老（cellular senescence）**是指在一定条件下，细胞出现形态、结构、生理生化、遗传学及表观遗传因素等的特征性变化，细胞周期永久性地阻滞于 G_1 期，出现稳定而不可逆的生长停滞状态。复制性衰老或早衰发生的细胞，增殖缓慢或生长稳定停滞，形态变大扁平，伴随有核和核仁的体积增大，空泡形成，应激颗粒增多，有液泡出现，失去细胞与细胞间接触，在一定的 pH 条件下，衰老相关的标志物，即**衰老相关 β-半乳糖苷酶（senescence-associated β-galactosidase，SAβ-gal）**呈阳性表达，并涉及关键效应信号途径［如 p53 和视网膜母细胞瘤（RB）途径］及异染色质凝集等现象。

衰老细胞与增殖的细胞相比，细胞体积增大，合成代谢过程持续，如蛋白质和膜合成持续，衰老的细胞退出细胞周期。细胞周期聚集导致端粒损耗，诱导复制性衰老，且细胞周期蛋白依赖性激酶（cyclin dependent kinase，CDK）抑制剂表达升高，这是细胞衰老发生的经典机制。细胞衰老相关的**衰老信号分泌蛋白质组（senescence-messaging secretome，SMS）**，其表现形式为**衰老相关分泌表型（senescence-associated secretory phenotype，SASP）**，使得细胞呈现出衰老相关的自主或非自主活性，衰老细胞具有多样性。高水平细胞周期蛋白依赖性激酶抑制剂可活化视网膜母细胞瘤基因（*RB*），阻止细胞周期进展；在所有类型的衰老中，细胞周期蛋白依赖性激酶介导 RB 活性导致细胞的早期衰老状态可被一些因素逆转，如 p38 抑制剂或 p16^{INK4A} 失活。早期衰老的细胞 SAβ-gal 呈阳性表达，没有 SASP。衰老的细胞能进一步进化，形成真正不可逆的完全衰老，SAβ-gal 呈阳性表达，出现 SASP。

细胞衰老与非持久型的细胞周期阻滞（如静止期）不同。静止期和衰老的细胞在体外培养时，在细胞周期停滞数月仍可以存活；但是，静止期细胞可以重新进入细胞周期，进行有丝分裂和周期循环，而衰老的细胞不行。RB 和 p16^{INK4A} 是细胞周期调控分子，与保持不可逆细胞周期衰退有关（Kareta et al.，2015）。细胞复制性衰老主要是细胞有丝分裂过程中细胞复制或增殖压力引起的 DNA 损伤反应等复制障碍，导致细胞周期阻滞，通常是细胞周期蛋白依赖性激酶抑制因子增加导致的。对于有丝分裂依赖的细胞，当细胞外生长信号被剥夺，或暴露于增殖抑制细胞因子，或接触抑制时，细胞会进入不增殖的静止期，即为 G_0 期。尽管 G_0 和 G_1 期细胞在 DNA 内容物方面无区别，但是静止期细胞，其核糖体 RNA 和蛋白质减少，代谢活性降低，不表达 G_1 的 CDK 活性，倾向于聚集高稳态的细胞周期蛋白依赖性激酶抑制剂 p27^{KIP1}（也称为 CDKN1B）；相比之下，体外培养贴壁的衰老细胞对应激反应敏感，细胞体积变大，产生丰富的应激颗粒（Campisi，2013）。当出现应激诱导的细胞周期阻滞时，高水平的营养物质依赖于**哺乳**

动物雷帕霉素靶蛋白（mammalian target of rapamycin，mTOR）通路和代谢活性增加，二者联合使得增殖受抑制的细胞进入衰老状态（Blagosklonny，2014）。

细胞衰老最初定义为与老化相关的一系列细胞改变，现在通常作为细胞的信号转导程序，导致细胞生长不可逆的停滞，细胞表型伴随显著的系列改变（Shay and Roninson，2004）。细胞衰老是年龄相关的细胞固有功能丧失，如细胞分裂复制、细胞内和细胞间的运输及通信功能丧失，最后导致衰老的细胞死亡或被其他细胞清除。衰老细胞使得老化的组织丧失功能，且对应激因素易感，容易恶化。细胞复制性衰老与老化之间存在因果关联，衰老能削弱组织的内稳态、修复和再生，体外培养的细胞复制性衰老，是衰老状态研究的良好模型。在细胞发育过程中，细胞衰老存在利弊，一方面，细胞衰老可以清除损伤的细胞，另一方面，持续的衰老会使得细胞丢失增殖能力、组织再生能力，最终导致细胞死亡。细胞衰老在复杂的生物学过程如胚胎发育、组织修复、免疫系统和组织重塑、伤口愈合（Jun and Lau，2010b）、器官老化（Baker et al.，2008，2011）及年龄相关疾病方面均具有重要的意义。

二、细胞衰老的应激因素及其生物学标志

在体内外应激因素作用下，细胞衰老是细胞的一种特定现象，细胞生长持久受抑制，无法再重新进入细胞分裂周期，对有丝分裂信号不应答，并逃避肿瘤发生。体内外诱导细胞衰老发生的应激因素多种多样，均可导致细胞内稳态失调。研究表明，导致 DNA 损伤的物质，以及异染色质干扰或强力的促有丝分裂信号可以诱导早期传代的细胞呈现衰老的表型，氧化应激是诱导 DNA 损伤的潜在过程。环境攻击能诱导过早的衰老表型，细胞衰老的发生主要涉及端粒功能缺陷、非端粒相关 DNA 损伤、有丝分裂信号（包括原癌基因产生的 DNA 损伤）过多、非遗传毒性应激信号（如扰乱染色质组装）增加、染色质扰乱、原癌基因诱导、一些信号因子（增殖抑制细胞因子如干扰素-β）增加、细胞内氧自由基增加、线粒体氧化应激、表观遗传学基因调控及其他一些未知的病原学因素等。所有这些途径和相关机制共同参与启动和维持细胞的衰老状态（Perez-Mancera et al.，2014），细胞衰老的应激触发因素如图 19-1 所示。

（一）诱导细胞衰老的外源和内源应激因素

各种不同的环境应激因素均可以诱导衰老，根据细胞类型和应激条件的不同，衰老内在的发生机制也存在一定的差异，不同的信号途径参与细胞衰老的发生（Sharpless and Sherr，2015）。

1. 化学因素

研究表明，过氧化物质（过氧化氢、叔丁基过氧化氢等）、重金属元素（镉、铬、铜等）、持久性有机污染物（多氯联苯、二噁英、多溴联苯醚等）、药物（尤其是与肿瘤治疗相关的化疗药物、中药及某些植物提取物）等多种化学物均可诱导不同类型体外细胞出现早衰。

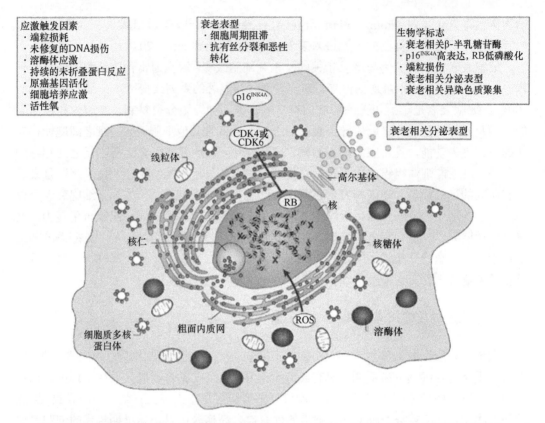

图 19-1　衰老的应激信号及生物学标志（Sharpless and Sherr，2015）（彩图请扫封底二维码）

细胞衰老是对不同细胞应激信号应答的持续性生长抑制。在衰老的细胞状态下，细胞无法进入细胞周期，对有丝分裂信号无应答，并抵御原癌基因反应。许多细胞应激形式可以促发细胞衰老，导致大多数衰老相关的生物学标志表达。该图描述不同的细胞器，包括细胞核，含有损伤的染色质（X）；核仁；粗面内质网和"自由"的细胞质多核糖体，均有核糖体；线粒体，含有内嵴，产生活性氧（ROS）；丰富的溶酶体表达 β-半乳糖苷酶，囊泡源于高尔基体，含有分泌的细胞因子和趋化因子，能够影响周围的细胞[即为衰老相关分泌表型（SASP）]，导致旁分泌信号。细胞质内细胞周期蛋白依赖性激酶（CDK）抑制剂 p16^{INK4A}，通过变构效应，阻止 CDK4 和 CDK6 形成功能性的全酶；p16^{INK4A} 结合 CDK 抑制活性激酶输入细胞核，抑制 RB 磷酸化

　　过氧化氢作为体外诱导衰老的模型化学物，应用已十分悠久并且广泛，既往已有大量研究者应用白血病细胞、间充质干细胞、人成纤维细胞、人视网膜色素上皮细胞、HeLa 肿瘤细胞等进行研究，均发现过氧化氢可以通过不同的作用机制诱导细胞早衰。

　　在一些金属元素的毒性研究过程中，研究者也发现不同元素可能通过一定的机制诱导细胞早衰。有研究者发现，镉可以通过影响端粒酶活性和 SOD 活性，导致血管内皮细胞中 MDA 含量明显增加，最终引起血管内皮细胞病理损伤，同时诱导细胞早衰；长期低剂量六价铬[Cr（Ⅵ）]暴露，可以干扰 p53-p21WAF1/CIP1 信号通路，导致体外 L-02 肝细胞出现 SAβ-gal 活性明显增高、S 期细胞周期阻滞等早衰特征；关于铜与衰老及阿尔茨海默病关系的研究有很多不同的观点，因研究对象、手段等而异，有些结果之间甚至相互矛盾，但体外研究的结果证实，铜可以通过氧化应激、诱导应激诱导的早衰（stress-induced premature senescence，SIPS）、下调 Bmi-1 等分子机制诱导多种体外细胞

出现早衰的生物学特征。

另外一类值得引起关注、可以诱导体外细胞早衰的化学物是持久性有机污染物，研究表明，二噁英、多氯联苯、多溴联苯醚等多种二噁英类化学物均可以促进体外细胞内 ROS 生成，进而诱导细胞出现早衰的生物学特征。值得一提的是，二噁英类化学物除了对人类皮肤角质细胞、成纤维细胞、角膜细胞、神经母细胞瘤细胞等有切实的诱导早衰实验证据外，还可以作为典型化学物诱导实验动物卵巢早衰的模型，人群研究证据表明 TCDD 可以引起女性人群卵巢功能出现早衰。这一结果提示 TCDD 诱导生殖细胞早衰可能还存在特殊的作用机制，值得该领域学者进一步关注并深入研究。

药物作为一类特殊化学物，其往往具有双刃剑的作用，一方面在治疗疾病、挽救生命方面不可或缺，另一方面可能引发各种副反应，甚至导致不可预期的严重后果。抗肿瘤药物因其所针对疾病和靶细胞的特殊性，诱导衰老在一定程度上是抑制疾病进展的有效手段。例如，阿霉素可以通过诱导衰老相关基因 *BMP4* 的高表达，激活 Smad 和 p38 信号通路，实现对衰老进程的调控，促进癌细胞早衰，达到治疗的目的。类似的可以引起体外肿瘤细胞早衰的药物还有丝裂霉素 C、环磷酰胺、博来霉素、咖啡酸 3,4-二羟基苯乙酯、人工重组干扰素、替莫唑胺、卡铂、依托泊苷、米托蒽醌、白消胺、新型 HSP90 抑制剂 AT13387、氮唑嘌呤、帕博西尼、硼替佐米等。有研究表明，阿司匹林可以通过作用于 SIRT1-AMPK 信号通路，而在体外引起结直肠癌细胞应激性早衰；低浓度二甲双胍（0.01—1mmol/L）可能通过激活 AMPK 信号通路而诱导 HepG2 肝癌细胞出现早衰的生物学特性。

也有中药方剂、中药成分、天然植物提取物等诱导体外细胞早衰的报道。例如，有研究表明当归多糖在体外可以通过调控细胞端粒系统，诱导人骨髓白血病干细胞早衰；复方藤龙补中汤可以通过促进 *p16* 等多个关键基因的表达，进而抑制 RB 磷酸化进程，达到诱导人结肠癌细胞早衰的效果；冬凌草甲素也可以在体外通过对细胞周期的影响诱导人结直肠癌细胞早衰；人参皂苷、天然黄酮类芹菜素等也可以通过激活 p16-RB 信号通路，诱导白血病细胞 K562 出现应激性早衰。

此外，多种以混合物形式存在的环境化学污染物对细胞衰老的影响也值得关注。例如，烟草烟雾凝集物可以通过诱导基质金属蛋白酶（MMP）生成增多，进而降解胶原蛋白，导致皮肤衰老；细颗粒物（PM2.5）则可能通过诱导 ROS 异常增多，进而引起 DNA 损伤，最终引起人角膜永生化上皮细胞出现应激性衰老的生物学特征；残余油飞灰（ROFA）也可以通过产生 ROS，诱导人神经母细胞瘤细胞早衰。

2. 物理因素

目前研究者发现的可引起细胞衰老的物理因素主要是各种类型的电离辐射和非电离辐射。电离辐射是指能使被穿越物质发生电离的电磁波或粒子。自然界中存在一定水平的天然辐射，主要是外太空的宇宙射线，以及存在于食物、空气、居住环境中的某些天然放射物质产生的各种辐射。此外，医学、国防、资源开发等各种人类活动所产生的各种人工辐射也是不可忽视的辐射来源。包括 X 射线、α粒子、γ射线等在内的各种电离辐射在体外引起人体细胞诱导性早衰的研究均有报道，X 射线和α粒子可以通过干扰细胞周期、引起 DNA 损伤等机制在体外诱导人成纤维细胞、间充质干细胞等出现早衰特征；γ射线可以通过诱发体外间充质干细胞氧化应激而引起细胞早衰。

与电离辐射不同的是非电离辐射的量子能量水平较低，不会导致机体组织的电离，但可以引起组织分子的颤动和旋转，主要包括紫外线以及波长更长的电磁波，包括可见光、红外线、无线电波等。大量研究提示不同波长的紫外线辐射可以在体外通过诱发基因突变、诱导氧化应激、干扰相关信号通路等机制引起人角质形成细胞、成纤维细胞、黑色素细胞等出现早衰。有研究发现，蓝光也可以通过诱导氧化应激而引起皮肤老化。

3. 生物因素

机体自身的某些生理或病理状态也是诱导细胞早衰的重要因素，在本部分将其归类为生物因素，虽然很多作用机制尚未明了，但这类因素对细胞衰老的影响不可忽视。

某些慢性疾病可以引起特定细胞群出现早衰，如慢性 HIV 感染者体内淋巴细胞 $CD8^+$ 和 $CD4^+$ T 细胞高度分化积累，最终会出现淋巴细胞表面衰老标志物 CD57 表达升高；恶性疟原虫感染者体内红细胞在长期疾病状态下会出现抗氧化剂以及 ATP 水平下降、钙离子通道异常，进而出现早衰特征。长期血液透析患者在每次血液透析过程中单核细胞被反复激活，逐渐出现端粒长度缩短、$p53$ 表达增加、$CD14^{dim}/CD16^{bright}$ 表达增加、白细胞介素过表达等细胞衰老迹象。另外，研究表明，新生儿成纤维细胞在压力增大的情况下可以出现异常核型、纤连蛋白染色阳性率增高等早衰特征。有学者发现，在先天性中性粒细胞缺陷患者中，粒细胞-巨噬细胞集落刺激因子（GM-CSF）受体缺乏，淋巴细胞和粒细胞因 DNA 损伤而出现快速衰老和凋亡。

机体在低氧应激状态下，脑老化加速，出现中枢神经系统早衰，学习、记忆和认知功能下降；而在某些营养素或微量元素（如锌）缺乏的情况下可能通过诱导氧化应激，引起 T 细胞早衰。

（二）细胞衰老的生物学标志

由于体内细胞衰老会产生大量的异种表型，需要发现大量的标志物，细胞衰老的生物学标志如图 19-1 所示。衰老细胞的一些生物学标志可以通过体内外实验确定，但这些标志物不是细胞衰老发生的特异标志物。

衰老的细胞常规表达衰老相关 β-半乳糖苷酶（SAβ-gal）和 $p16^{INK4A}$，大多数分泌的炎症因子和其他信号分子，包括 IL-1、IL-6、IL-8、血管内皮生长因子 A、基质金属蛋白酶，是衰老相关分泌表型（SASP）的一部分（Campisi，2013）。细胞衰老显著的生物学标志是生长停滞，不能进入细胞周期，缺乏 DNA 复制，衰老的细胞具有 G_1 期的 DNA 含量，仍可以代谢活化。一旦衰老发生，即使有充足的生长条件，也仍不能启动 DNA 重新复制。一些衰老细胞，也可由细胞学标志物即**衰老相关异染色质聚集**（**senescence-associated heterochromatin foci，SAHF**）和**衰老相关 DNA 损伤聚集**（**senescence-associated DNA damage foci，SDF**）确定。另外，许多衰老细胞的显著特征是活化的和持久的 DNA 损伤反应（Rodier et al.，2011）。

体内细胞衰老的相关标志物并不是衰老状态所特有的，在啮齿类动物、灵长类和人，许多再生组织中均可以发现衰老的细胞，包括脉管系统、造血系统、许多上皮组织和基质。尤其是，年轻组织中表达一个或更多衰老标志物的细胞相对较少，但随年龄增长而增加。不同物种不同衰老组织器官中衰老细胞的含量为 1%—15%。衰老标志物 SDF 随年龄增长而增加，表明在一些组织中，端粒功能缺陷诱导体内细胞衰老。在慢性年龄相关病理学改变中，如骨关节炎和动脉粥样硬化，存在表达衰老相关标志物的细胞。人类细胞经历**癌基因诱导的衰老（oncogene-induced senescence，OIS）**，呈现异染色质异常模式，在核亚结构域离散，形成 SAHF，与 S 期促进基因聚集相关，如 E2F 靶基因（Fumagalli et al., 2014）。因此，细胞衰老与体内组织器官老化和年龄相关疾病有关。

由于应激因素不同，作用机制不同，细胞内信号途径不同，组织类型不同，单一的生物学标志往往不能准确代表体内的细胞衰老，且缺乏衰老相关的特异性标志物，阻碍了体内组织和器官衰老细胞的特征性描述。目前最可靠的原位性检测方法是筛选大多数半选择性衰老的细胞特征，包括有高表达的 $p16^{INK4A}$、p21、macroH2A、IL-6，磷酸化的 p38MAPK、DSB 及衰老相关 β-半乳糖苷酶活性等，但并不局限于此。因此，通常需要联合应用衰老相关的生物学标志来确定体内细胞衰老。大多数倾向于 SAβ-gal 和 $p16^{INK4A}$，其他的组合包括 $p16^{INK4A}$ 和其他多种衰老相关 mRNA 转录表达（Collado et al., 2005）。

细胞衰老在外源性和内源性应激信号作用下，细胞周期出现永久性停滞现象（Campisi and d'Adda di Fagagna, 2007），缺乏生长增殖活性和 DNA 损伤标志物，通常会分泌信号分子，以改变组织微环境（Munoz-Espin and Serrano, 2014; Zhao et al., 2016），其不可逆的细胞周期停滞机制，参与抵抗肿瘤的启动发生与进展阶段。细胞复制性衰老通常与端粒损耗相关，导致染色体不稳定性增加，促进肿瘤形成，衰老可防止损伤细胞的无限制生长。细胞停止分裂，发生衰老后，经历显著的表型改变，包括染色质和分泌蛋白质组改变，抑癌基因活化等（Lopez-Otin et al., 2013）。

细胞衰老对整个生物体的衰老发挥着重要的作用，衰老细胞的聚集会导致其所在组织或器官发生衰老相关疾病，去除这些衰老细胞则会延缓疾病的发生，从而延缓整个生物体的衰老。细胞衰老与心脑血管疾病、肿瘤、阿尔茨海默病、白内障、骨质疏松症和高血压等多种危害人类健康的疾病密切相关，持续衰老的细胞与老化和年龄相关疾病的治疗干预相关。

三、细胞衰老多阶段进展学说

细胞衰老不是一个稳定而静态的终点，当生长停滞时，细胞呈现不同的状态和一系列进展的表型。衰老是多阶段进展的过程，研究急性或慢性衰老细胞的形成和功能，有助于发现衰老及其相关疾病的病理学基础、寻找新的治疗策略以及延长寿命（van Deursen, 2014）。

衰老是一个高度动态、多阶段的发生过程，其间，衰老细胞的性能不断进展和多样化，类似于肿瘤形成，但并没有驱动细胞的增殖，如图 19-2 所示（Ivanov et al., 2013）。

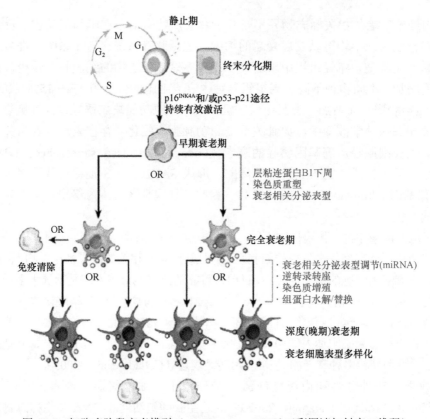

图 19-2　细胞多阶段衰老模型（van Deursen，2014）（彩图请扫封底二维码）

细胞衰老是一个涉及遗传学和表观遗传学改变的动态过程。起始步骤为瞬时进展为稳定的细胞周期停滞阶段，伴随 p16^{INK4A} 和/或 p53-p21 途径的持续活化。lamin B1 表达下调，早期衰老的细胞进展为完全衰老的细胞，驱动染色质重塑，SASP 产生。SASP 组分高度保守（灰色点），而其他组分因细胞类型、衰老诱导应激因素或细胞间染色质重塑变异而不同（红色和绿色点）。进展为深度或晚期衰老，由遗传学和表观遗传学机制驱动，包括染色质新生、组蛋白水解和还原转座，驱动转录进一步改变，SASP 异质性（黄色、洋红色、粉色和蓝色点）。衰老细胞中免疫细胞（黄色）的处理依赖于不同的 SASP 组分

　　在起始阶段，细胞从暂时向稳定的细胞周期停滞过渡，代表性的分子事件有 p21 和/或 p16^{INK4A} 及其参与的 CDK 活性的持久抑制。在暂时性到持久性生长停滞的过渡时期，p53 出现间断到持续的表达改变是关键的分子事件（Purvis et al.，2012）。在细胞的进展阶段至完全衰老过程中，lamin B1 表达下调，触发染色质甲基化整体及局部性的修饰改变（Shah et al.，2013；Shimi et al.，2011）。在一些哺乳动物的细胞类型中，可以形成高度浓缩的染色质区域，称为"衰老相关异染色质聚集"（Narita et al.，2006），一些基因的染色质修饰丰度比较高，如 S83-HP1c、HIRA、ASF1、macroH2A、H3K9me3 和 cH2AX，以及一些细胞周期调控的隐退基因，其可进一步加强衰老相关的生长停滞。在衰老相关异染色质聚集形成之前，（外周）中心粒卫星的异染色质解聚是衰老过程的一个普遍特征（Swanson et al.，2013）。衰老相关的染色质重塑导致基因转录水平改变（Zhang et al.，2003）。在上调基因的分类中，有显著表达的一部分基因，编码分泌性蛋白，包括前炎症相关的细胞因子和趋化因子，以及不同的生长因子和蛋白酶，联合改变组织结构和功能，这些因子即为衰老相关分泌表型（SASP）因子或者衰老信号分泌蛋白质组（SMS）（Kuilman and Peeper，2009）。SASP 是区别衰老细胞静止期、分化末期和其他不增殖细

胞的重要特征之一。

由于 SASP 复杂的特质，衰老细胞可影响多种生物学过程，包括旁分泌信号、细胞增殖、血管生成、炎症、上皮-间质转化（EMT）（Freund et al.，2010）、伤口愈合和其他类型的组织修复（Krizhanovsky et al.，2008）。一些 SASP 组分，如 IL-6、IL-8、WNT168 和 GROa，在 OIS 作用下，也作为一种自分泌形式，协助参与细胞生长持久停滞（Kuilman et al.，2008）。SASP 因子随细胞类型和不同的衰老诱导信号而变化，SASP 组分具有可塑性的特点，可以预测不同类型衰老细胞所影响的生物学过程。促炎性细胞因子和趋化因子属于 SASP 组分，在不同的细胞类型和衰老诱导信号中高度保守，参与诱导细胞免疫和局部炎症，这是衰老细胞的普遍特征，然而，衰老细胞聚集不一定伴随有免疫细胞的浸润和炎症（De Cecco et al.，2013）。

体外培养的细胞通常暴露于衰老诱导因子几周后，可启动衰老，但是仍可以生存几个月之久。经过持续期的培养，衰老细胞持续演变，将经历一个新的时期，即深度衰老或晚期衰老，出现一些转座子转录水平升高的现象，如 L1、ALU 和 SVA 转座子家族，衰老启动后经过几个月可达到深度衰老阶段（Wang et al.，2011a）。这些新合成的还原转座子转录参与转座活化和深度衰老细胞的基因组聚集。衰老细胞过程的另一个特征是将染色质驱除至细胞质，导致细胞质的染色质片段新生形成（Ivanov et al.，2013）。还原转座子活化和染色质聚集是衰老细胞的基因组与表观基因组的重塑现象，由于两种过程比较随意，即使对于同一种应激，衰老细胞的转录组也呈现多样化的特点。

四、急性与慢性衰老学说

衰老涉及复杂的生物学过程，如胚胎发育、伤口愈合、组织修复、肿瘤发生和老化，这些活动中衰老细胞的生物学功能存在差异，衰老的动力学变化可以参与这些不同的变化。在老化过程中，细胞长期聚集大分子损伤，更依赖于细胞周期检查点和应激缓解机制，以保持其增殖潜能（辅助周期）（Baker et al.，2013）。最后，越来越多的细胞稳定停滞，转变为衰老状态，即为慢性衰老（图 19-3）。对于慢性衰老，是大分子随年龄损伤的缓慢聚集过程，如端粒损耗、蛋白质毒性、DNA 损伤、表观遗传学应激、ROS 产生、ER 应激、核仁应激、纺锤体应激、低 BubR1 和其他一些过程。

慢性衰老与伤口愈合过程不同，伤口愈合过程中肌成纤维细胞会经历突然的衰老（急性衰老）变化，以限制受伤处过度纤维化。细胞外基质蛋白 CCN1 可以诱导肌成纤维细胞衰老，与整合素 a6b1 和 HSPS 介导活化的 RAC1 依赖的 NADPH 氧化酶 1 联合作用，产生大量 ROS，并持续聚集。衰老的肌成纤维细胞限制纤维化，通过 SASP 因子，促进基质组分降解。急性肌成纤维细胞衰老也参与修复器官损伤，如肝脏，作为一种更普遍的机制，限制纤维化形成（Jun and Lau，2010a）。与皮肤修复和肝损伤修复类似，子宫中新生血管的细胞衰老也是急性的，以便在胚胎植入位点提供孕妇的外周血（Storer et al.，2013）。

在组织修复和发育过程中，衰老的诱导是程序性过程，由特定的刺激因素促发，靶向特殊类型的细胞。相比之下，老化过程中相关的衰老，从短暂到持久性细胞周期阻滞是随机发生的，没有固定的程序，可能涉及诱导衰老的应激因素作用于细胞的联合效应。衰老细胞清除的动力学和效率可能是急性和慢性衰老的关键性差异。在修复和胚胎形成过程中，衰老细胞的清除是非常有效的，且有严格的控制。老化相关的衰老细胞，由于免疫系统的老化而更久才会被清除（Wang et al.，2011b）。肿瘤化疗或放疗诱导的衰老是急性和慢性衰老的组合（图 19-3）。急性衰老适应于细胞经历持续的 **DNA 损伤反应（DNA Damage response，DDR）**，是为防止基因组损伤而出现的快速反应。相反，慢性衰老适应于细胞经历温和的基因毒性应激，最先启动应激反应途径。然而，当大分子损伤发生时，这些细胞逐渐从预衰老状态转变为持续的细胞周期阻滞。癌基因诱导的衰老（OIS）本身有明确的单一促发因素，且有快速的动力学变化，定义为急性衰老。人黑色素痣的衰老细胞是高度持久的。

急性衰老细胞涉及生物学过程，与 SASP 组分相关，限制其随增龄聚集的作用。相比之下，慢性衰老的细胞由于较长时间的衰老应激形成，以及更加复杂多样的效应器途径，表现为高 SASP 异质性，获得持久衰老状态。SASP 异质性是细胞衰老的机制之一，抵抗免疫清除，驱动组织退化。

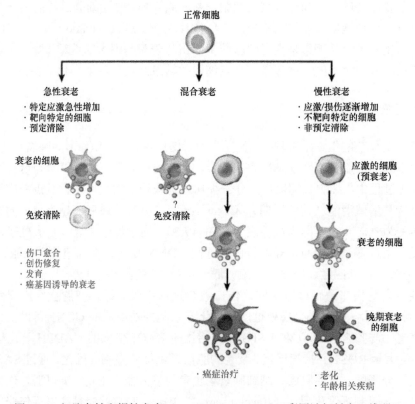

图 19-3 细胞急性和慢性衰老（van Deursen，2014）（彩图请扫封底二维码）

该模型中，基于衰老诱导和功能的动力学分类，衰老的细胞分为两种类型。急性衰老细胞多与生物学过程密切相关（如伤口愈合、组织修复、胚胎形成等），细胞停止发展和/或产生有特定旁分泌功能的 SASP。急性衰老可由细胞外应激诱导，靶向组织中特定的细胞群。急性衰老的细胞通过 SASP 组分招募不同类型的免疫细胞，进行自我清除。慢性衰老的诱导，通常发生在进行性的细胞应激或大分子损伤之后，细胞周期滞留转变成稳定的细胞周期阻滞。慢性衰老不是程序性的，无特定的靶细胞类型。由于年龄相关的免疫缺陷或者较少的促炎 SASP，免疫细胞没有能力清除慢性衰老的细胞，使得多阶段衰老发生。在肿瘤治疗中，诱导早期的衰老是急性衰老，逐渐变成慢性衰老

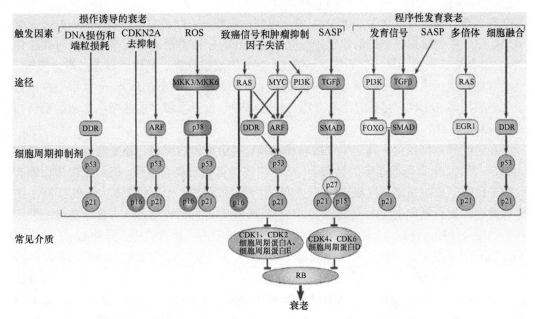

图 19-5 衰老相关的分子机制（Munoz-Espin and Serrano，2014）（彩图请扫封底二维码）

多种应激因素和损伤因素活化信号级联反应，活化细胞周期抑制剂和肿瘤抑制因子 RB。DNA 损伤使端粒丢失，活化 DNA 损伤反应，直接活化 p53 及其下游靶分子 p21。许多类型的衰老也与 CDKN2A 位点（编码 p16 和 p53 活化剂 ARF）表观遗传学去抑制有关。活性氧通过 MKK3（MAPKK3）、MKK6（MAPKK6）及其下游激酶效应器 p38 活化 p16 和 p53。原癌基因信号途径或肿瘤抑制因子缺失联合 DDR 和 ARF，活化 p16 和 p53。TGF-β 转化与衰老相关分泌表型（SASP）途径相关，通过 SMAD 复合体上调 p21、p27 和 p15。发育信号可通过 p21 经 PI3K 和 TGF-β 转导途径诱导衰老发生。多倍体化和细胞融合也通过 DDR 和 p53 途径上调 p21，或通过 RAS 诱导活化转录因子 EGR1 途径

损伤，发生 DDR。相关机制因细胞类型、物种不同而有差异。小鼠中 ARF-p53 途径是原癌基因诱导衰老的关键激活因素，而人类 DDR-p53 是更重要的途径。p16 在人类细胞中促进衰老的作用更显著，在小鼠中作用相对一般，存在物种差异。

二、线粒体氧化应激与细胞衰老

线粒体在细胞的生物合成、能量代谢、维持氧化还原状态、钙缓冲以及调节细胞程序性死亡等过程中扮演着重要角色。线粒体是细胞衰老的关键控制因素，线粒体功能损伤与人类衰老相关疾病的发生密切相关。因此，与增龄相关的线粒体变化，影响机体细胞的生理学功能和细胞衰老的状态。线粒体通过合成 ATP 为生命活动提供直接能量，本身也会产生大量的活性氧。线粒体呼吸链更是细胞内自由基产生的主要场所，且易受到氧化损伤影响。高浓度的自由基或自由基清除发生障碍，会导致体内一些重要的酶失活、膜质损伤或诱导基因突变，这些损伤的积累进一步又会导致自由基水平的增加，从而诱发所谓的"恶性循环"，导致细胞甚至个体衰老（朱玉山等，2014）。

线粒体有其独立的 DNA，在维持自身功能的完整性方面发挥重要作用。线粒体受到损伤时，会产生大量 ROS，易造成 mtDNA 损伤，同时 mtDNA 修复机制很弱，由此造成 mtDNA 的突变率明显高于核 DNA，相对于核 DNA，mtDNA 更容易由于突变聚积，而引起蛋白质损伤及呼吸链功能缺陷，mtDNA 突变的积累可引发能量危机、氧化应激

及细胞损伤，最终导致衰老。mtDNA 突变可能引起疾病，随着衰老进程 mtDNA 突变率增加。在人类和猕猴等不同的组织中，突变的 mtDNA 随着衰老而逐渐累积，对线粒体 DNA 聚合酶缺失的小鼠研究表明，mtDNA 突变的累积导致小鼠过早衰老，寿命变短，呈现早衰表型，该模型鼠的氧化磷酸化能力虽然严重受损，但是 ROS 产生水平并没有显著增加，即 mtDNA 突变的聚集可能与线粒体呼吸链受损和"恶性循环"激活密切相关（Kujoth et al.，2005）。

衰老过程不仅受到个体一生中线粒体 DNA 损伤累积的影响，还受遗传自其母亲的 mtDNA 影响，来自母系遗传的轻微 mtDNA 损伤即可促进衰老过程，靶向线粒体功能的治疗干预有望影响衰老的发展进程。一些膳食控制和药物可上调线粒体功能和/或减小线粒体毒性，如抗氧化剂（Ross et al.，2013）。线粒体动态平衡的异常与衰老及神经性疾病密切相关（Kim et al.，2010）。在已经建立衰老模型的两种真菌中，敲除 *Drp1* 的同源基因 *Dnm1* 可以延长寿命，而干扰或是 *Drp1* 突变的线虫其寿命与野生型相比无差别，在小鼠中，*Drp1* 或者 *Fis1* 基因的敲除都会使胚胎致死（Ishihara et al.，2009）。另有证据表明，*Fis1* 与哺乳动物细胞的衰老过程密切相关。干扰哺乳动物细胞中 *Fis1* 基因的表达，线粒体变长并且扁平，这种形态改变伴随着 SAβ-gal 升高，并且降低线粒体膜电位引起 ROS 水平升高及 DNA 损伤。损伤线粒体主要表现为线粒体功能受损，如线粒体膜电位降低、自由基水平升高和 ATP 产生能力下降，这与衰老表现出来的一些特征相似，而线粒体自噬也与衰老密切相关。

线粒体氧化应激在衰老伴随的血管功能失常中发挥重要作用。在机体抗氧化系统失衡时，如过氧亚硝酸盐介导的硝化和锰超氧化物歧化酶（MnSOD）抑制、GSH 含量下降、Nrf2/ARE 功能障碍及电子传递链失常等，线粒体氧化还原反应中生成的 ROS 可直接导致内皮细胞的衰老及损伤（姜平和黎健，2014）。例如，内皮细胞中敲除 *PHB1* 基因（编码线粒体内膜成分）能增加线粒体 ROS 的产生，导致内皮细胞提前进入衰老期。线粒体氧化应激增强也会诱导内皮细胞凋亡的增加，致使微血管数目减少。线粒体还可以通过 ROS、Ca^{2+}、TOR 信号通路以及线粒体应激反应通路等途径影响细胞核，在衰老过程中发挥作用（Ungvari et al.，2010）。增龄也伴随着线粒体功能的下降。衰老的血管内皮细胞内 NO 减少、AMPK 活性下降均可导致线粒体生物合成功能受损。除此以外，增龄伴随的细胞能量调节、内分泌变化等（如甲状腺功能低下，低 IGF-1 浓度等）也与线粒体生物合成受损有关。

三、外源因素致端粒缩短与细胞衰老

在哺乳动物细胞中，端粒位于线性染色体末端，是重复的 DNA 序列，长度可达几千对碱基，与一系列端粒结合蛋白相互作用。人类染色体末端 15—20kb 的重复序列 TTAGGG 即为端粒，端粒特异性蛋白可直接结合单链和双链区域，在染色体末端形成复杂的保护性帽的结构，保护染色体免于降解、重组结合及断端连接反应。端粒末端形成的环状保护性帽，即为 t-环，可阻止末端形成完全的 DNA 损伤反应。端粒长度由端粒酶维持，通常在生殖细胞和肿瘤细胞中表达。大多数正常的体细胞不表达端粒酶，或者

只短暂表达，或较低水平表达，以阻止末端复制问题导致的端粒缩短。端粒长度可随每一次细胞分裂而缩短。体细胞每分裂一次，即会引起端粒的缩短，当端粒缩短到一定长度后，细胞便不再继续分裂，而是进入衰老阶段。在部分细胞中，缺失的端粒可被修复，其修复过程需要端粒酶的参与。细胞核内的端粒随着细胞分裂周期性、渐进性损耗，最后引起细胞复制性衰老，可发生在不同的真核细胞，包括酵母细胞、纤毛虫细胞、造血干细胞和癌细胞中（Nicholls et al.，2012）。

端粒对于细胞增殖具有重要的作用，由于后随链 DNA 合成的不完全复制，随着细胞分裂，体细胞的端粒会逐渐缩短。当端粒缩短至一定程度，细胞经历生长停滞，称为细胞复制性衰老。人成纤维细胞衰老经历 2 个阶段，死亡阶段 1 和 2（即 M_1 和 M_2），复制性衰老相当于 M_1 阶段，细胞逃避 M_1 阶段，直到 M_2 危机阶段，大多数细胞出现有丝分裂灾变而死亡。除了进行性的端粒缩短（导致复制性衰老）之外，一些状态（如脱帽）也会导致端粒功能缺陷，从而导致快速的生长停滞。因此，当端粒 DNA 序列或结构改变，或者端粒蛋白突变或减少时，细胞经历染色体末端连接及融合，导致生长停滞或死亡（Karlseder et al.，2002；Smogorzewska and de Lange，2002）。最后，可能由于保护蛋白质-DNA 结构的功能缺失，端粒会逐渐变得缩短或失功能，端粒功能缺陷可促发 DNA 损伤反应（DDR）和细胞应激反应，启动衰老发生。

端粒的功能是分子时钟，记录着原代细胞中的复制性衰老进程，通过连续的细胞分裂，端粒损耗，端粒长度不能维持，导致端粒缩短危机和复制性衰老。端粒损耗可作为一种 DNA 损伤类型被细胞感知，促发 DDR，类似于细胞外 DNA 损伤试剂的作用，如电离辐射、化疗药物。除了端粒缩短之外，端粒对外部 DNA 损伤也尤为敏感（Passos et al.，2010）。DDR 的主要调控因子是 DNA 损伤激酶 ATM、ATR、CHK1 和 CHK2，可以磷酸化和活化细胞周期蛋白，包括 p53。磷酸化的 p53 蛋白能活化 p21，继而结合和抑制一些 CDK 蛋白复合体，尤其是 CDK2。

端粒的表达水平及活性受 NO、炎症介质和氧化应激等多种因素的调节，生活方式能对端粒的长度产生显著性影响，合理的饮食、运动及压力调节，可延缓甚至逆转端粒的缩短（Ornish et al.，2013）。人血管内皮细胞中端粒酶活性较低，复制性衰老的内皮细胞端粒明显缩短。血管内皮祖细胞的端粒亦受机体衰老的影响，健康人早期血管内皮祖细胞的端粒长度随年龄的增长而缩短，与年轻人相比，老年人血管内皮祖细胞的端粒缩短将近 20%（Kushner et al.，2009），这可能是血管衰老的重要原因之一。在体外培养的条件下，随着细胞传代次数的增加，端粒不断缩短。端粒损坏导致复制性衰老，当端粒缩短到临界长度时，端粒功能出现异常，引发 DNA 损伤反应（DDR），导致 *p53* 和 *Rb* 等抑癌基因激活，使细胞衰老或凋亡。端粒损耗可导致端粒缩短，细胞会出现 DNA 双链断裂（Nardella et al.，2011），同时又促进复制性衰老。DNA 双链断裂导致 DNA 损伤反应，转换信号诱导衰老发生，并导致衰老相关的 γ-H2AX 阳性 DNA 损伤位点，活化 ATM 和 ATR 激酶，下调 p53 的表达。

端粒双链和单链的 DNA 损伤，可分别招募和激活 DNA 损伤反应激酶 ATM 和 ATR，激活细胞周期蛋白依赖性激酶（CDK）抑制因子，导致细胞周期的永久抑制。通过检测端粒长度变化来判断组织细胞复制性衰老的程度，已逐渐被应用到人群中。通过比较血液白细胞、骨骼肌细胞、皮肤及皮下脂肪细胞中的端粒长度发现，端粒在白细胞中最短而在肌肉细胞中最长，端粒缩短的速率在各组织中无差别。在增殖（如血液和皮肤）和非增殖（如肌肉和脂肪）组织中端粒长度不同是在细胞增殖的生命早期阶段形成的，而成年后这些组织中的干细胞以相似的速率进行复制（Daniali et al., 2013）。对大量人血液白细胞端粒长度的研究发现，*TERC* 和 *TERT* 基因的多态性与肿瘤和一些包括肺纤维化在内的衰老相关疾病有关，遗传风险分析显示端粒缩短，可增加冠心病的风险。端粒长度可能与上皮、内皮等有增殖能力的组织（包括肺上皮和血管内皮）中细胞衰老以及有关疾病密切相关，而周围循环血细胞端粒的长度能反映这些有增殖能力的组织中细胞的端粒长度。

除了端粒酶基因外，其他端粒相关基因，包括 *NAF1*、*OBFC1* 和 *RTEL1*，也和衰老相关疾病关系密切。其中 *RTEL1* DNA 解旋酶突变和 TIN2 端粒蛋白突变类似，可引起骨髓和免疫功能障碍及发育异常的 Hoyeraal-Hreidarsson 综合征（Deng et al., 2013），*RTEL1* DNA 解旋酶突变引起衰老的原因可能与端粒 DNA 解旋和复制障碍有关。端粒明显缩短可以由端粒相关蛋白 *CDC1* 基因复合性杂合子突变引起，CDC1 是端粒 CST 复合蛋白体的重要核心蛋白，*CDC1* 基因突变以一个复合杂合的方式，产生的 CDC1 蛋白不能与端粒结合，并引起 STN1 不稳定和发生降解，引发端粒进行性缩短和融合，导致不同部位细胞衰老，临床上引起 Coats plus 综合征（Gu and Chang, 2013）。**非编码的含端粒重复序列的 RNA（noncoding telomeric repeat-containing RNA，TERRA）** 与端粒 DNA 形成 RNA-DNA 杂交体，调控端粒 DNA 重组延长端粒，过表达核糖核酸酶 H 对 TERRA 降解，导致端粒重组障碍和细胞衰老（Balk et al., 2013）。

四、外源因素调控 mTOR 活性与细胞衰老

哺乳动物雷帕霉素靶蛋白（mammalian target of rapamycin，mTOR）是细胞内一类丝氨酸/苏氨酸（Ser/Thr）蛋白激酶，是能量代谢调控的中枢感受器，其活性受到营养分子、生物钟、能量状态及生长激素等多种上游信号的调节，其介导的信号通路在衰老过程中发挥极其重要的作用（贺洁宇和刘峰，2014），与衰老以及 2 型糖尿病、癌症、神经退行性疾病等多种重大疾病的发生和发展密切相关。mTOR 在进化中高度保守，其 C 端与磷脂酰肌醇 3-激酶（PI3K）催化域有同源性，属于 PI3K 相关蛋白激酶家族，但 mTOR 本身不具有脂激酶活性，而具有 Ser/Thr 蛋白激酶活性，能磷酸化蛋白质底物的 Ser/Thr 残基。细胞内存在 mTORC1 和 mTORC2 两种不同的复合体，其中 mTORC1 复合体由 mTOR 及分别对复合体起正负调节作用的 Raptor 和 Deptor 等附属蛋白组成。

在多种生物模型如酵母、蠕虫、果蝇及小鼠中，通过基因敲除、雷帕霉素处理或饮食限制等手段抑制 mTOR/S6K 信号通路可延缓衰老，饮食限制还可增加线粒体数量及改善呼吸链活性，减轻内质网应激，促进自噬作用清除细胞内的受损结构（Kapahi et al., 2010）。相反，增加 mTORC1 的活性，可抑制胰岛素的敏感性，导致胰岛素抵抗。此外，通过雷帕霉素抑制 mTOR 信号通路对胰岛素抵抗、记忆降低以及老年痴呆等具有重要的保护和改善作用（Fontana et al., 2010）。饮食限制可致寿命延长，当能量摄入减少

10%—50%时，mTORC1 通路受到直接抑制，相应基因谱表达的改变与敲除 *S6K1* 基因后改变相似，诸如转录因子 Gis1 调控的应激应答基因被活化（Kaeberlein and Kennedy，2011）。mTOR 将有可能成为长寿和衰老的关键调控因子。mTOR 对细胞自噬有负调控作用，饮食限制或雷帕霉素干预均可显著增强自噬相关信号通路，mTORC1 受到抑制后，自噬作用增强，清除代谢副产物能力随之增强，最终致寿命延长。

mTOR 可同时调控内质网应激的上下游信号分子。一方面，内质网应激可通过 ATF6a 活化 PI3K 通路，从而增加**脑内富含 Ras 同源物（Ras homolog enriched in brain，RHEB）** 活性，进而激活 mTORC1。另一方面，长期内质网应激可致 mTORC2 的**雷帕霉素不敏感的 mTOR 复合体（rapamycin-insensitive companion of mTOR，RICTOR）** 磷酸化，进而抑制 Akt 活性与糖代谢。mTORC1 的持续活化在促进细胞生长的同时也可引起内质网应激，进一步诱导细胞凋亡；内质网应激则可通过上调 mTOR 抑制剂 Redd1 的表达而抑制 mTOR 活性（Kato et al.，2012）。mTOR 是线粒体氧化呼吸功能的维护者，通过上调 PPARγ 及 PGC1 水平促进线粒体相关基因表达、线粒体生成及增加组织氧耗。mTORC1 受抑制后可致发挥保护功能的基因群活化，通过限制线粒体呼吸减少氧自由基造成的损伤，从而致机体寿命延长（Hwang et al.，2012）。饮食限制可活化果蝇体内的 4EBP1，进一步促进线粒体电子传递链组分编码基因的转录，最终改善线粒体呼吸功能，并有利于减少活性氧对细胞的损伤。线粒体自噬是清除细胞内受损线粒体避免细胞死亡的自我保护行为，该功能受损与 *PINK1*、*Park* 等基因突变引起的帕金森病（PD）及阿尔茨海默病（AD）等神经退行性病变发病机制有关（Youle and Narendra，2011）。

五、核及线粒体表观遗传突变与细胞衰老

衰老是细胞功能渐进性失调的过程，氧化应激加速衰老进程，导致分子损伤累积，细胞增殖下降，功能失调或丢失，促使细胞、组织和个体呈现早衰表型，这一过程受表观遗传学复杂而精致的调控，与基因表达图谱改变密切相关。在一定的遗传学背景及环境应激因素作用下，表观遗传学突变分子错误集聚，导致疾病易感性增加，尤其对年龄相关疾病的发生发展发挥重要的作用（Langie et al.，2012）。衰老发生的表观遗传学变异是触发因素或是伴随的后果仍不清楚。然而，表观遗传调控作为环境因素与基因组修饰之间的桥梁，机体经表观遗传修饰的基因组中包含适应的或有害的双向生物学效应，这一作用或持久或可遗传，但可以改变。

（一）核表观遗传调控与细胞衰老

表观遗传修饰在基因表达调控和个体发育过程中发挥着重要的调节作用（Weishaupt et al.，2010）。表观遗传修饰对发育过程的调控，不仅可以通过影响基因的转录过程来发挥作用，还可以通过接收和记录环境对个体基因组影响的过程来发挥作用。这种作用不仅可以遗传，还能够在特定的条件下开启基因的表达。表观遗传修饰在一定程度上能够调节禁食和生殖干预所引起的寿命改变，从本质上讲，生物体都拥有相同的基因组序列，与表观遗传修饰对发育过程的调控相似，衰老过程中基因的表达水平和细胞的活性

状态也受到表观遗传修饰的调控。

目前，衰老相关的表观遗传学研究迅速发展，主要研究领域仍集中于细胞核基因组（nDNA），其胞嘧啶甲基化和羟甲基化、N 端组蛋白修饰和 RNA 甲基化对基因转录的联合调控，使染色质结构改变。细胞染色质由核 DNA 和核蛋白（包括组蛋白）组成，5-甲基胞嘧啶（5mC）不仅对基因转录有抑制作用，还能促进基因的表达（Wu et al.，2010），TET 蛋白催化 5mC 形成 5-羟甲基胞嘧啶（5hmC），5hmC 的分布具有组织和区域特异性，与个体发育和衰老相关，其间接调控基因表达或与调控蛋白（如 MBD）相互作用直接修饰基因的表达。在人胚肺成纤维细胞复制性衰老过程中，存在核基因组 DNA 甲基化和整体组蛋白修饰的规律性变化，核表观基因组微环境不稳定，而衰老相关特异基因的表观遗传修饰发生变化，包括核 DNA 甲基化和特异的组蛋白修饰密码，同时，外源性过氧化氢诱导的氧化应激与核表观遗传修饰之间存在交互作用（Zhang et al.，2014，2008，2010，2013）。表观遗传调控机制与衰老的内容详见第八章相关内容。

miRNA 在衰老过程中的作用机制是一个新的领域，miRNA 对非脊椎动物和哺乳动物细胞、组织与器官衰老发挥着重要的调控作用。在细胞衰老过程中，许多 miRNA，既可以靶向经典的衰老信号通路，又可以调控肿瘤抑制信号通路，这些 miRNA 在衰老过程中发挥的作用与其在肿瘤发生中的作用往往相反。深入研究 miRNA 的作用机制，将有助于从不同层面揭示衰老的分子机制，更好地理解衰老的生物学过程，以及衰老与癌症等衰老相关性疾病发病的关系。miRNA 不仅与组织衰老相关，在细胞衰老过程中也发挥着重要的作用。衰老细胞的积累最终导致组织和整个机体的衰老，此外，作为一种程序性的细胞增长抑制，细胞衰老在对抗癌症发生中也发挥着重要的作用（Campisi，2005）。miRNA 通过作用于细胞应激、肿瘤抑制和寿命调控通路，在调控细胞从增殖走向衰老，以及衰老相关性疾病的发生发展过程中起着关键的作用。

多个 miRNA 在细胞衰老相关性疾病（心脏病、阿尔茨海默病、肿瘤等）中发生差异表达，参与疾病的发生发展过程。许多 miRNA 在细胞水平调控衰老相关信号通路中的基因（吴刚等，2014）。在 p53 信号通路中，p53 蛋白激活 miR-34a 表达，miR-34a 表达后靶向抑制 SIRT1 基因，介导 p53 蛋白去乙酰化反应，增强 p53 蛋白活性。SIRT1 抑制导致乙酰化 FOXO1 水平升高，使细胞核内 FOXO1 转录活性不再受到抑制，同时 miR-217 也可以抑制 SIRT1 和 FOXO1 的去乙酰化，诱导细胞早衰；miR-17-92、miR-21、miR-216a 和 miR-217 调控 PTEN，从而抑制胰岛素信号通路激酶的磷酸化反应，miR-17-92 同时调控 TGF-β，并诱导 miR-216 和 miR-217 表达，miR-199a-5p 靶向调控 HIF1 和 SIRT1 的表达；在线粒体相关信号通路中，miR-34a 和 miR-335 分别调控 TXNRD2 和 SOD2，TXNRD2 和 SOD2 在线粒体活性氧自由基生成中发挥重要作用。

（二）线粒体表观遗传调控

外源性氧化应激可以诱导 nDNA 和线粒体 DNA（mtDNA）损伤，而与核相比，氧化应激导致的损伤主要发生在线粒体（Lodovici and Bigagli，2011），mtDNA 是氧化应激的主要作用靶点，mtDNA 比 nDNA 更易受到活性氧攻击，能比 nDNA 聚集多 3—10 倍的损伤。氧化应激导致线粒体功能障碍是衰老及衰老相关性疾病明确的病因，也是衰老发生理论之一（Coskun et al.，2012）。线粒体计数/体积和 mtDNA 拷贝数因年龄和物种而差异很大，年轻阶段线粒体呈球形，老年阶段呈现组织特异性线粒体功能障碍，mtDNA 拷贝数较低（Brys et al.，2010），年轻阶段线粒体损伤是早期环境暴露重要的候选生物学标志，而老年阶段的线粒体功能损伤与年龄相关性疾病密切相关。在线虫和小鼠中，线粒体功能轻度抑制能延长寿命，增强对氧化应激的抵抗（Liu et al.，2005），持续暴露使得线粒体功能重新进行编程而产生不良效应，而更强的抑制作用则导致病理损伤。大剂量氧化应激通常会导致持久的线粒体损伤，mtDNA 功能缺陷又加速细胞和器官衰老的进程。体外培养细胞的 mtDNA 甲基化随年龄增长而有下降趋势。因此，线粒体基因组可能存在表观遗传学重编程的调控机制。

20 世纪 70 年代初期，从泥鳅胚胎的线粒体碎片中检测到 DNMT 酶活性，推测动物 mtDNA 可能是被甲基化的，随后从牛心脏中抽提 mtDNA 和 nDNA 均发现 5mC，科学家们开始追寻人类线粒体中可能存在的表观遗传调控机制，除了检测到不同物种（包括鱼、鸟和人类）mtDNA 的 5mC 差异，也发现细胞核与线粒体 DNMT 酶活性不一致，两种酶对相同 DNA 底物的甲基化特异性不同。在小鼠 mtDNA 中，5mC 仅发生于 CpG 二核苷酸序列，不同位点 mtDNA 甲基化程度不同，mtDNA 甲基化是非随机事件，可能参与 mtDNA 表达调控。然而，对人类 mtDNA 胞嘧啶甲基化研究一直饱受争议，由于线粒体相关表观遗传学检测技术手段的限制，认为线粒体基因组仅存在极低水平甲基化，此领域研究一度停滞。

直到 2011 年，研究发现人类 *DNMT1* 亚型包含线粒体靶序列，即存在 mtDNMT1，mtDNMT1 定位于线粒体，同时具有从头甲基化和维持甲基化的功能，参与线粒体上游转录起始位点靶信号调控，人和小鼠 mtDNMT1 亚型均包含 N 端延伸部位的序列，人 mtDNMT1 从 ATG2 密码子起始，小鼠从 ATG1 起始开始转录，可能形成 α-双螺旋分子，与线粒体靶向的导肽序列特异相关，而 mtDNMT1 表达受到氧化应激的调控，并与应激反应性转录因子相关，其表达直接影响 mtDNA 的基因转录，表明线粒体基因的转录功能可能受控于 mtDNA 甲基化（Shock et al.，2011）。有趣的是，氧化应激能增加人细胞内源性的 mtDNMT1 表达，使得 mtDNA 甲基化水平升高，成为 mtDNA 甲基化改变的决定性因素。线粒体转录因子 A（MTFA）启动子区的甲基化降低 mtDNA 转录水平。体外培养的细胞中，mtDNMT1 抑制 NADH 脱氢酶亚单位 6 基因（*ND6*，mtDNA 轻链唯一蛋白编码基因）表达，促进 NADH 脱氢酶亚单位 1 基因（*ND1*，mtDNA 重链蛋白编码基因）表达。此外，基于亚硫酸氢盐-焦磷酸测序方法对 mtDNA 甲基化进行定量分析发现，金属离子暴露能够改变 mtDNA 甲基化水平，是细胞应对氧化应激的一种代偿作用，苯暴露的人群流行病学研究表明 mtDNA 拷贝数与核编码基因的甲基化水平密切相关（Carugno et al.，2012）。此外，在人和小鼠线粒体检测到 DNMT3A 免疫活性，DNMT3A 不仅定位于细胞核和细胞质，也定位于线粒体，与线粒体 DNA 相结合，DNMT3A 过表达增加 DNA 甲基化，导致细胞死亡，这一现象可以被 DNMT 抑制剂抑制（Chestnut et al.，2011）。5mC 是目前唯一已确定在 mtDNA 被修饰的碱基，其导致线粒体转录差异的修饰机制有待深入研究。在哺乳动物 mtDNA 中检测到 5hmC，小鼠 3T3-L1 细胞株经丙戊酸处理 1 天和 3 天后，在 mtDNA 检测到 5hmC 水平降低，而 5mC 未发生改变，伴随有线粒体 TET1 表达下降（Iacobazzi et al., 2013），而 mtDNA 甲基化/羟甲基化的比例对线粒体的修饰具有重要意义。

尽管线粒体缺乏组蛋白（染色质的关键蛋白），但其他的线粒体蛋白承担着核组蛋白的角色，形成与线粒体相关的染色质，称为"线粒体染色体"或者"类核"（Bogenhagen，2012），其锚定于线粒体内膜的基质面，其结构不是静止的，呈动态变化。令人惊讶的是，类核结构在大多数组织类型中呈现一种阵列的方式，这在线粒体基因组的转录状态中具有重要的作用。由核编码的 MTFA 蛋白是类核的主要组成成分，与 nDNA 的组蛋白功能类似，参与 mtDNA 组装和压缩（Uchiumi and Kang，2012），类核是线粒体的一个基本单位，不与核基因组互相交换。一些核转录因子也能与 mtDNA 结合，与一些组织特异性 mtDNA 表达及凋亡或衰老相关。

除 mtDNA 编码 13 个蛋白外，线粒体其他重要结构和功能蛋白均由 nDNA 编码，而这些基因具有组织依赖性差异甲基化区域，与线粒体疾病密切有关。氧化应激可使过氧化物酶体增殖物激活受体 γ 共激活因子 1α 蛋白（PGC1α）稳定性增加，而 PGC1α 参与几种核编码转录因子活化，包括核呼吸因子 1（NRF1），PGC1α 和 NRF1 形成复合体，反向调节 MTFA 转录以及线粒体呼吸链复合体多个成员。核基因编码的一些蛋白，包括 PGC1α，受 DNA 甲基化水平调控。DNMT1 通过线粒体导肽序列输入线粒体后定位于转录起始位点上游，在 HCT116 细胞，PGC1α 和 NRF1 显著上调 *mtDNMT1* 表达，在 *p53* 缺陷细胞株，*mtDNMT1* 的 mRNA 表达优先上调。同时，线粒体通过调控 DNA 甲基供体 *S*-腺苷甲硫氨酸（SAM）及叶酸代谢的组蛋白甲基化，修饰 nDNA 甲基化及核染色质结构重塑。体外培养细胞株去除 mtDNA 后，导致大量基因 CpG 岛出现异常甲基化，而这些异常可被 mtDNA 部分回复。mtDNA 丢失能改变许多特异位点 nDNA 甲基化水平，可能涉及氧化应激诱导 DNA 甲基化机制（Chia et al.，2011），或是受线粒体调控的"逆行信号"。线粒体 MTFA 蛋白改变能影响类核的结构，进而决定甲基转移酶复合体对 mtDNA 的暴露结合与活化程度。

线粒体不仅接收来自核的指令，其自身也能够引发不同的信号途径，协调线粒体需要与核转录之间的信号转导（Chae et al.，2013），包括氧化应激诱导的信号途径。线粒体似乎存在"线粒体检测点"，能够感知线粒体功能障碍，促进细胞周期阻滞，具体的反应机制尚不清楚。因此，nDNA 表观遗传调控具有线粒体的组成成分，由核编码的线粒体蛋白，其表观遗传调控机制影响线粒体的稳态，线粒体继而影响 nDNA 的甲基化。线粒体基因的转录是由两个基因组协同调控的，在细胞分裂和线粒体功能方面具有重要的作用，nDNA 编码机制与线粒体表观遗传调控之间的信号中断，已成为衰老相关疾病的表观遗传病理学基础（Wallace and Fan，2010）。

细胞衰老的各种信号通路和其内在的分子机制并不是孤立存在的，在一系列的体内外应激因素作用下，相应的信号途径启动，或发生级联反应，或进行交叉串话，基因表达失调，细胞稳态失衡，进而发生衰老及一系列相关疾病。

第三节　细胞衰老与疾病的关联

在胚胎发育和损伤诱导衰老的病理过程中，组织和器官经历了程序性衰老，细胞衰老呈现出有利或有害的效应。除了参与正常的发育和生理学方面，衰老细胞也与多种病理过程相关。一方面，细胞衰老对机体表现为有利的效应，可以抑制肿瘤进展，削弱肝脏纤维化，减少皮肤瘢痕形成，避免口腔纤维化，减轻肾脏纤维化，限制心肌纤维化和心梗形成，抵抗动脉粥样硬化及肺动脉高压等。另一方面，衰老表现为一系列的有害效应，衰老可使肺部纤维化加重，脂肪细胞衰老与肥胖相关，衰老与 2 型糖尿病相关，衰老可以加重肌少症和其他一些，如白内障、辐射因素诱导的口腔黏膜炎等。发育过程中及成年性疾病相关的衰老如图 19-6 所示（Munoz-Espin and Serrano，2014）。

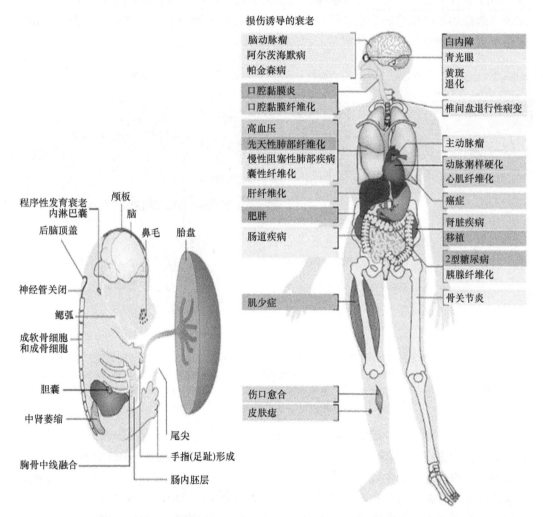

图 19-6　发育过程中及成年性疾病相关的衰老（Munoz-Espin and Serrano，2014）（彩图请扫封底二维码）
胚胎发育过程中（左）和损伤诱导衰老的病理过程中（右），组织和器官经历了程序性衰老。衰老有利效应（蓝色方框）或有害效应（红色方框）相关疾病及衰老相关未明确作用的（米黄色方框）分别于图中表示

一、细胞衰老与年龄相关疾病

细胞衰老是老化及年龄相关疾病的一个驱动力。在正常发育、生理学过程和多种病理变化中，细胞衰老是组织重塑的关键因素。通常，细胞衰老通过三种连续的过程参与组织重塑：第一，稳定的增殖阻滞；第二，衰老相关分泌表型（SASP）募集免疫细胞，尤其包括 T 辅助淋巴细胞和巨噬细胞；第三，邻近祖细胞动员重新入驻组织（图 19-7）。该模型可用于胚胎发育阶段的衰老，可获得胚胎结构的短暂消除（如胚中肾小管和指状组合网络）以及细胞群的其他清除方式（内耳的内淋巴囊）（Munoz-Espin et al.，2013）。在癌前病变中，原癌基因应激的细胞可以变衰老，促进肿瘤消除。衰老-清除-再生模型在一些成年体细胞损伤中发挥作用，导致损伤组织的恢复。然而，持续的损伤或组织衰老，清除和再生受限，会导致巨噬细胞重募能力减弱或再生反应缺陷（图 19-7）。因此，衰老细胞聚集，产生稳定的衰老损伤，使疾病恶化。衰老有利和有害效应之间的平衡，依赖于衰老的细胞是暂时性的或是长时间的聚集。

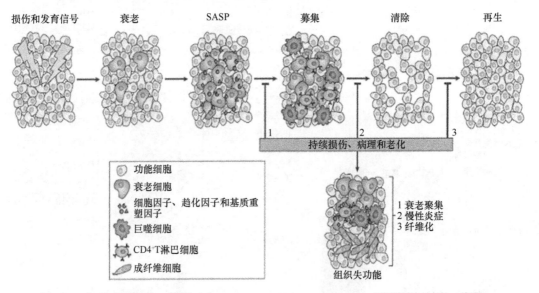

图 19-7　细胞衰老的统一模型（Munoz-Espin and Serrano，2014）（彩图请扫封底二维码）

衰老通过衰老相关分泌表型（SASP）募集免疫细胞，启动组织重塑过程。巨噬细胞清除衰老的细胞，祖细胞增殖，损伤组织更新。若持续损伤，则出现病理状态或老化，衰老-清除-再生模型受损，衰老的细胞不能有效清除，组织不能完全更新。纤维化过程中的损伤汇集有衰老细胞、炎性细胞和纤维化的组织

在完整的机体器官中准确检测衰老的细胞是非常重要的，体内细胞衰老与哺乳动物老化研究尤为密切。器官衰老起源于组织中衰老细胞的进展性聚集（van Deursen，2014），以期通过细胞衰老预测生理年龄和长寿，并运用抗衰老试剂选择性作用于衰老的细胞，促进其清除，使老化的一些表现逆转。在哺乳动物老化过程中，许多方面表现为组织稳态和完整性功能下降，在应激条件下对生理学反应减弱。年龄相关的功能储备下降，包括细胞自我更新潜能和复制能力丢失，年龄依赖性促炎性细胞因子分泌增加，加剧有害的炎性反应，使得组织损伤。衰老相关现象已无争议，p16^{INK4A}、p53 和 p21^{CIP1} 促进增

殖抑制，应激和损伤的细胞能分泌促炎性细胞因子，在 pH 6.0 时表达衰老相关 β-半乳糖苷酶；组蛋白染色质改变，DNA 甲基化呈现年龄相关的表观遗传学进程。端粒功能缺陷，$p16$ mRNA 和细胞因子如 IL-6 水平随年龄增长而显著升高。此外，在造血干细胞、神经干细胞、肌肉卫星细胞、胰腺 β 细胞和淋巴细胞中，$p16^{INK4A}$ 表达增加与年龄相关表型有因果关联（Sousa-Victor et al.，2014），在一些组织中，降低 $p16^{INK4A}$ 表达细胞的量，可以挽救衰老（Berent-Maoz et al.，2012）。在早衰样小鼠中清除 $p16^{INK4A}$ 表达的细胞可以削弱年龄相关的一些表型，如肌少症和驼背（Demaria et al.，2014）。调控端粒反转录酶的多态性，编码端粒酶的催化亚单位，发现其接近 CDKN2A-CDKN2B 位点（编码 $p16^{INK4A}$，$p15^{INK4B}$ 和 ARF），与许多年龄相关疾病（如心肌缺血、主动脉瘤、缺血性中风、2 型糖尿病、青光眼、肺纤维化和一些肿瘤）相关。细胞应激反应，细胞分裂调控因素如端粒酶、p53 和 $p16^{INK4A}$ 的表达，与哺乳动物衰老的表型有关。$p16^{INK4A}$ 表达在不诱导持久生长阻滞的情况下，能促进体内细胞衰老表型。细胞衰老在老化中起作用，但是其在衰老因果关联中的生理学作用仍未证实。随着年龄增长，人、灵长类和啮齿类动物的组织中衰老细胞聚集（Wang et al.，2009），组织损伤位点和重塑位点也是如此。在年龄相关疾病，如骨关节炎、肺部纤维化、动脉粥样硬化和阿尔茨海默病的患者组织中，可以发现衰老细胞的特征（Sherr，2000）。老化及年龄相关疾病的患者体内研究表明，衰老诱导应激原如 $p16^{INK4A}$ 和 p53 是肿瘤抑制因子，在小鼠中表达受到抑制，小鼠可在年轻时期死于肿瘤。

体内外应激因素诱导细胞发生衰老，在组织和器官中，衰老的细胞随增龄而聚集，并随时间而增加。对于细胞衰老启动年龄相关的组织失功能，一种解释认为衰老作用于组织再生的潜能随增龄而下降。例如，BubR1 早衰样小鼠的骨骼肌和脂肪组织的祖细胞倾向于细胞衰老，其他基于 SASP 的机制也联合作用于组织失功能，如衰老细胞慢性分泌蛋白酶，可以通过膜结合受体、信号配体、细胞外基质蛋白或组织微环境的其他组分，从而扰乱组织结构和组装。另外，其他的 SASP 组分，包括 IL-6 和 IL-8，可以通过诱导EMT，加速特定的上皮组织纤维化（Parrinello et al.，2005）。慢性组织炎症、巨噬细胞和淋巴细胞渗透、纤维化和细胞死亡，与老化相关，与年龄相关疾病有因果关联。一种推测认为，衰老细胞随增龄聚集在年龄相关病理改变位点，通过其分泌的促炎性细胞因子、细胞因子和趋化因子，促进炎症发生，包括 GM-CSF、GROa、IL-1、IL-6、IL-8、巨噬细胞炎症蛋白（MIP）、**单核细胞趋化蛋白（monocyte chemoattractant protein，MCP）**。基质金属蛋白酶、促炎 SASP 组分共同创造了一种组织微环境，促进癌细胞生存、增殖和分化，这与中年后癌症发生率升高相关（Campisi，2011）。SASP 通过旁分泌衰老，能加剧年龄相关的组织恶化，衰老的细胞呈现衰老表型，通过分泌 IL-1b、TGF-β 和一定的趋化因子配体，影响邻近的健康细胞发生衰老。衰老的细胞具有自我清除程序，通过分泌促炎性细胞因子和趋化因子，能够诱导适应性和自然免疫细胞，包括 T 细胞、巨噬细胞和自然杀伤细胞（Kang et al.，2011）。在衰老的人和啮齿类动物中，这一程序可能受影响，免疫系统经历复杂的系列改变，形成年龄相关免疫缺陷，表现为衰老细胞清除功能下降。年龄相关的造血干细胞失去功能，可以削弱免疫系统，从而作用于晚年阶段，使得衰老细胞全面增多。

帕金森病（PD）是一种常见的神经退行性疾病，中脑多巴胺能神经元的逐步丧失导致运动功能障碍。大多数 PD 是散发的，而衰老的神经元失去其内在神经传递的功能还不完全清楚。PINK1 激酶和 Parkin 泛素化酶这两个线粒体蛋白质在去除损伤线粒体或线粒体再生障碍方面发挥重要作用。PINK1 和 Parkin 通过调节自噬清除受损的线粒体（线粒体自噬）而防止功能失常的线粒体积累（Hasson et al.，2013）。在受损的线粒体中 PINK1 增多和自磷酸化，招募 Parkin 引起溶酶体对受损的线粒体进行降解。Parkin 蛋白编码基因 *PARK2* 引起 C431 位点突变可导致损伤线粒体不能通过自噬而被清除，甚至聚集，进一步引起细胞功能丧失和衰老。在细胞应激情况下，Parkin 对线粒体应激保护作用丧失，NEMO 泛素化、NF-κB 激活和 OPA1 上调是 Parkin 对线粒体在生理条件下调节细胞衰老的一部分（Muller-Rischart et al.，2013）。受 PINK1 招募，Parkin 可能执行招募后通过泛素化清除损伤线粒体、避免损伤聚集和细胞功能丧失而衰老。PINK1 功能性缺失突变所引起的自噬缺陷和帕金森病的发生密切相关。Parkin 蛋白编码基因敲除的小鼠寿命明显缩短，并缺少抵抗衰老的神经保护体制。

二、细胞衰老与肿瘤

细胞衰老在恶性肿瘤中普遍存在，是抵抗肿瘤恶性进展的关键性屏障（Collado and Serrano，2010）。通常，衰老的癌细胞能被免疫系统识别，并被有效清除。细胞衰老是一个整体而普遍的因素，对肿瘤的形成、抑制和治疗都具有重要的作用。此外，在肿瘤细胞中，诱导衰老的分子因素有 p53 活性恢复、端粒酶失功能、原癌基因失活、细胞周期失调；诱导衰老的药物因素有诱导 DNA 损伤的化疗药物（如环磷酰胺、阿霉素）、影响肿瘤细胞生长及大小和发展的药物（如 PTEN、MDM2、CDK4 和 SKP2 等的抑制剂），以及促进肿瘤消退的药物 mTOR 抑制剂等；免疫治疗诱导的衰老有肿瘤消退药物 Th1 细胞因子等（Perez-Mancera et al.，2014）。

细胞衰老是肿瘤启动和进展的生理学屏障之一，在肿瘤形成早期，原癌基因信号强度逐渐增加，到达关键肿瘤抑制途径 p16 和 p53 的活化阈值，细胞周期抑制剂会抵制该信号，细胞启动进入衰老状态，有效阻止癌前病变细胞的形成。在病理水平下，肿瘤形成的良性阶段可以检测到细胞衰老，如腺瘤、原位瘤、上皮内瘤变和其他。损伤诱导的衰老可以由免疫介导清除。辅助性 T 细胞可以直接识别衰老细胞（Hoenicke and Zender，2012），可以由 SASP 因子募集炎性巨噬细胞（Campisi，2013）。在恶性肿瘤中，预先衰老策略可用于癌症治疗。在肝癌细胞和肉瘤中，p53 急性活化可诱导衰老。CDK4 抑制剂可以诱导许多肿瘤细胞衰老，在人临床试验中具有治疗活性（Guha，2013）。然而，DNA 损伤诱导的衰老与周期性化疗相关，通过 SASP 因子可促进疾病进展。

癌基因活化或抑癌基因丢失会诱导细胞衰老发生，包括蛋白酪氨酸磷酸酶基因（*PTEN*）、视网膜母细胞瘤 1 基因（*RB1*）、1 型神经纤维病基因（*NF1*）和多磷酸肌醇 4-磷酸酶 B 基因（*INPP4B*）。OIS 是体外细胞反应，阻止致癌转化（Bartkova et al.，2006），在人成纤维细胞中，HRASG12V 过表达，可以诱导 OIS。当细胞缺乏 ATM 活性或者细胞不能感知 DNA 损伤或转换 DDR 信号至 p53 时，OIS 诱导失败。另外，OIS 可以促进其他的细胞衰老效应器，包括 INK4A 和基因位点去抑制作用。体内、体外实验均已证明 OIS 存在的生理学证据，如 *Rb1* 抑癌基因丢失，诱导衰老反应发生，呈现 OIS 样特征，由 NRAS 活化介导（Nardella et al.，2011）。在小鼠模型中，肿瘤形成早期，衰老是抗肿瘤进展的主要反应，癌细胞可以绕过肿瘤抑制效应，获得遗传学改变，扰乱 RB-p53 网络信号（LaPak and Burd，2014），并绕行染色体末端损耗，上调端粒酶活性或者依赖可变化的重组策略以保持端粒完整性（Cho et al.，2014）。

然而，细胞衰老亦能促进癌细胞的增殖（de Magalhães，2013）。衰老的基质细胞能促进突变的上皮细胞增殖和肿瘤形成（Krtolica et al.，2001），恶性肿瘤需要一种自由的组织环境进行继续生存、增殖和迁移。对于损伤或刺激性改变，细胞增殖停滞，启动衰老，使细胞处于恶性转化风险中。衰老的细胞也分泌生长因子，如同细胞外基质组分一样，基质降解酶、炎症因子能够破坏组织完整性和/或刺激邻近细胞增殖。结果，衰老的成纤维细胞混合转化的上皮细胞，并加速其生长。在一定情况下，衰老的基质细胞造成致瘤的组织微环境，导致组织功能下降，协同加强癌变作用，驱动肿瘤随增龄发生风险。此外，衰老信号能启动 microRNA 介导的基因沉默，使得细胞衰老进程更加复杂（Olivieri et al.，2013）。

c-Myc 作为癌基因，在很多情况下依赖 CDK2 调控其下游衰老相关基因（*p21*、*p16*、*Bmi1*、*cyclinD2*、*hTERT* 等），进而延缓细胞衰老。在缺失 *WRN* 基因的细胞中，*c-Myc* 具有促衰老作用，*WRN* 基因在 *c-Myc* 影响衰老进程中发挥关键作用。另外，和 *Ras* 癌基因一样，*c-Myc* 过表达在某些情况下可诱导细胞衰老（程倩等，2014）。*c-Myc* 可抑制不同类型的细胞衰老，如端粒损伤引起的复制性衰老，可通过促进端粒酶催化亚基 *hTERT* 表达来实现，导致原代细胞永生化（Larsson and Henriksson，2010），使细胞在传代过程中免于衰老。正常人类的成纤维细胞如缺少 *c-Myc* 的一个等位基因，可激发依赖 p16 而非端粒酶的细胞早衰（Guney et al.，2006）。CDK2 还可与 *c-Myc* 靶基因的启动子区域结合并磷酸化 *c-Myc*，这些靶基因均与细胞衰老的调节有关，包括 *p21*、*p16*、*Bmi1*、*cyclinD2*、*hTERT*、*BAG2* 等，其中，*p21* 和 *p16* 具有促衰老作用，而 *Bmi1*、*cyclinD2*、*hTERT* 是细胞衰老抑制基因。CDK2 作为 *c-Myc* 的一个转录辅因子，可对 *c-Myc* 下游靶基因进行调控，来自小鼠的 *c-Myc* 可调控的肿瘤模型相关实验表明，去除 *c-Myc* 时，启动细胞衰老是抑制肿瘤最常见的特征（Wu et al.，2007）。

因此，肿瘤细胞逃避细胞衰老可能存在复杂的分子网络；细胞衰老相关基因在肿瘤进展中可能具有双重角色，即肿瘤抑制或促进癌症进展；衰老的细胞及其分泌因子在肿瘤生长和治疗反应中具有重要作用；细胞衰老对于化学致癌及临床肿瘤学具有重要的意义。

细胞衰老是一种有效的抗肿瘤程序，肿瘤恶性转化进程包含了一系列分子事件，使得细胞逃避衰老。然而，肿瘤细胞仍然保持启动衰老的能力。大多数常规的抗肿瘤治疗刺激 DNA 损伤信号途径，诱导凋亡的细胞死亡，但很多情况下，细胞不发生死亡，而呈现一种衰老样的生长停滞。除了放疗和化疗，生长调控基因也可以调控衰老的发生。老化是肿瘤发生的高危因素之一，通常，机体的体细胞和再生组织在进化上有保守机制，以抵抗无限的增殖。某种情况下，细胞增殖控制途径可以有效地控制肿瘤，所以，如果有足够有效的急性应激或损伤，细胞会立即生长停滞或死亡。在急性损伤情况下，细胞不生长或死亡是有利的。在慢性损伤条件下，存在大量低阈值损伤的积累，细胞会倾向于继续分裂，逐渐形成较多的突变累积现象。在遗传毒作用下，正常的细胞具有固有的防御机制，即启动程序导致细胞生长停滞或凋亡，作为防御癌变的一种机制。

细胞衰老主要参与组织重塑过程，在胚胎发育过程中，衰老可以清除不需要的细胞，清除暂时性的结构，获得正确的细胞数，参与胚胎形成。衰老也参与损伤下的组织重塑过程，其最终效应依赖于病理类型。理解衰老与再生之间的相互作用，将有助于阐释不同病理过程中衰老的作用。设计预衰老或抗衰老策略尤为重要，在老化或慢性损伤过程中，衰老治疗策略有利于癌症治疗，有针对性的抗衰老治疗策略可以帮助清除稳定纤维化瘢痕相关的衰老细胞负担，未来的衰老延缓策略对于延长健康的寿命具有积极的重要作用。

（张文娟　杨淋清　庄志雄）

参 考 文 献

程倩, 袁富文, 童坦君. 2014. 从分子水平看 c-Myc 在细胞衰老中的作用. 生物化学与生物物理进展, 41: 266-272.

贺洁宇, 刘峰. 2014. mTOR 信号通路与衰老及衰老相关重大疾病. 生物化学与生物物理进展, 41: 257-265.

姜平, 黎健. 2014. 血管衰老及其机制. 生物化学与生物物理进展, 41: 295-304.

刘俊平. 2014. 衰老及相关疾病细胞分子机制研究进展. 生物化学与生物物理进展, 41: 215-230.

吴刚, 王丹, 黄毅, 等. 2014. 衰老相关 microRNAs 研究进展. 生物化学与生物物理进展, 41: 273-287.

朱玉山, 刘金花, 卢铁元, 等. 2014. 细胞自噬和线粒体质量控制与健康衰老. 生物化学与生物物理进展, 41: 247-256.

Alimonti A, Nardella C, Chen Z, et al. 2010. A novel type of cellular senescence that can be enhanced in mouse models and human tumor xenografts to suppress prostate tumorigenesis. The Journal of Clinical Investigation, 120: 681-693.

Baker DJ, Dawlaty MM, Wijshake T, et al. 2013. Increased expression of BubR1 protects against aneuploidy and cancer and extends healthy lifespan. Nature Cell Biology, 15: 96-102.

Baker DJ, Perez-Terzic C, Jin F, et al. 2008. Opposing roles for p16Ink4a and p19Arf in senescence and ageing caused by BubR1 insufficiency. Nature Cell Biology, 10: 825-836.

Baker DJ, Wijshake T, Tchkonia T, et al. 2011. Clearance of p16Ink4a-positive senescent cells delays ageing-associated disorders. Nature, 479: 232-236.

Balk B, Maicher A, Dees M, et al. 2013. Telomeric RNA-DNA hybrids affect telomere-length dynamics and senescence. Nature Structural & Molecular Biology, 20: 1199-1205.

Bartkova J, Rezaei N, Liontos M, et al. 2006. Oncogene-induced senescence is part of the tumorigenesis barrier imposed by DNA damage checkpoints. Nature, 444: 633-637.

Berent-Maoz B, Montecino-Rodriguez E, Signer RA, et al. 2012. Fibroblast growth factor-7 partially reverses murine thymocyte progenitor aging by repression of Ink4a. Blood, 119: 5715-5721.

Blagosklonny MV. 2014. Geroconversion: irreversible step to cellular senescence. Cell Cycle, 13: 3628-3635.

Bogenhagen DF. 2012. Mitochondrial DNA nucleoid structure. Biochimica et Biophysica Acta, 1819: 914-920.

Brys K, Castelein N, Matthijssens F, et al. 2010. Disruption of insulin signalling preserves bioenergetic competence of mitochondria in ageing *Caenorhabditis elegans*. BMC Biology, 8: 91.

Campisi J. 2005. Senescent cells, tumor suppression, and organismal aging: good citizens, bad neighbors. Cell, 120: 513-522.

Campisi J. 2011. Cellular senescence: putting the paradoxes in perspective. Current Opinion in Genetics & Development, 21: 107-112.

Campisi J. 2013. Aging, cellular senescence, and cancer. Annual Review of Physiology, 75: 685-705.

Campisi J, d'Adda di Fagagna F, 2007. Cellular senescence: when bad things happen to good cells. Nature reviews. Molecular Cell Biology, 8: 729-740.

Carugno M, Pesatori AC, Dioni L, et al. 2012. Increased mitochondrial DNA copy number in occupations associated with low-dose benzene exposure. Environmental Health Perspectives, 120: 210-215.

Chae S, Ahn BY, Byun K, et al. 2013. A systems approach for decoding mitochondrial retrograde signaling pathways. Science Signaling, 6: rs4.

Chestnut BA, Chang Q, Price A, et al. 2011. Epigenetic regulation of motor neuron cell death through DNA methylation. The Journal of Neuroscience: the Official Journal of the Society for Neuroscience, 31: 16619-16636.

Chia N, Wang L, Lu X, et al. 2011. Hypothesis: environmental regulation of 5-hydroxymethylcytosine by oxidative stress. Epigenetics, 6: 853-856.

Chicas A, Wang X, Zhang C, et al. 2010. Dissecting the unique role of the retinoblastoma tumor suppressor during cellular senescence. Cancer Cell, 17: 376-387.

Childs BG, Durik M, Baker DJ, et al. 2015. Cellular senescence in aging and age-related disease: from mechanisms to therapy. Nature Medicine, 21: 1424-1435.

Cho NW, Dilley RL, Lampson MA, et al. 2014. Interchromosomal homology searches drive directional ALT telomere movement and synapsis. Cell, 159: 108-121.

Collado M, Serrano M. 2010. Senescence in tumours: evidence from mice and humans. Nat Rev Cancer, 10: 51-57.

Collado M, Gil J, Efeyan A, et al. 2005. Tumour biology: senescence in premalignant tumours. Nature, 436: 642.

Coskun P, Wyrembak J, Schriner SE, et al. 2012. A mitochondrial etiology of Alzheimer and Parkinson disease. Biochimica et Biophysica Acta, 1820: 553-564.

Daniali L, Benetos A, Susser E, et al. 2013. Telomeres shorten at equivalent rates in somatic tissues of adults. Nature Communications, 4: 1597.

De Cecco M, Criscione SW, Peckham EJ, et al. 2013. Genomes of replicatively senescent cells undergo global epigenetic changes leading to gene silencing and activation of transposable elements. Aging Cell, 12: 247-256.

de Magalhães JP. 2013. How ageing processes influence cancer. Nat Rev Cancer, 13(5): 357-365.

Demaria M, Ohtani N, Youssef SA, et al. 2014. An essential role for senescent cells in optimal wound healing through secretion of PDGF-AA. Developmental Cell, 31: 722-733.

Deng Z, Glousker G, Molczan A, et al. 2013. Inherited mutations in the helicase RTEL1 cause telomere dysfunction and Hoyeraal-Hreidarsson syndrome. Proceedings of the National Academy of Sciences of the United States of America, 110: E3408-E3416.

Fontana L, Partridge L, Longo VD. 2010. Extending healthy life span--from yeast to humans. Science, 328: 321-326.

Freund A, Orjalo AV, Desprez PY, et al. 2010. Inflammatory networks during cellular senescence: causes and consequences. Trends in Molecular Medicine, 16: 238-246.

Fumagalli M, Rossiello F, Mondello C, et al. 2014. Stable cellular senescence is associated with persistent DDR activation. PLoS One, 9: e110969.

Gu P, Chang S. 2013. Functional characterization of human CTC1 mutations reveals novel mechanisms responsible for the pathogenesis of the telomere disease Coats plus. Aging Cell, 12: 1100-1109.

Guha M. 2013. Blockbuster dreams for Pfizer's CDK inhibitor. Nature Biotechnology, 31: 187.

Guney I, Wu S, Sedivy JM. 2006. Reduced c-Myc signaling triggers telomere-independent senescence by regulating Bmi-1 and p16(INK4a). Proceedings of the National Academy of Sciences of the United States of America, 103: 3645-3650.

Hasson SA, Kane LA, Yamano K, et al. 2013. High-content genome-wide RNAi screens identify regulators of parkin upstream of mitophagy. Nature, 504: 291-295.

Hayflick L, Moorhead PS. 1961. The serial cultivation of human diploid cell strains. Experimental Cell Research, 25: 585-621.

Hoenicke L, Zender L. 2012. Immune surveillance of senescent cells—biological significance in cancer- and non-cancer pathologies. Carcinogenesis, 33: 1123-1126.

Hwang AB, Jeong DE, Lee SJ. 2012. Mitochondria and organismal longevity. Current Genomics, 13: 519-532.

Iacobazzi V, Castegna A, Infantino V, et al. 2013. Mitochondrial DNA methylation as a next-generation biomarker and diagnostic tool. Molecular Genetics and Metabolism, 110: 25-34.

Ishihara N, Nomura M, Jofuku A, et al. 2009. Mitochondrial fission factor Drp1 is essential for embryonic development and synapse formation in mice. Nature Cell Biology, 11: 958-966.

Ivanov A, Pawlikowski J, Manoharan I, et al. 2013. Lysosome-mediated processing of chromatin in senescence. The Journal of Cell Biology, 202: 129-143.

Jun JI, Lau LF. 2010a. Cellular senescence controls fibrosis in wound healing. Aging, 2: 627-631.

Jun JI, Lau LF. 2010b. The matricellular protein CCN1 induces fibroblast senescence and restricts fibrosis in cutaneous wound healing. Nature Cell Biology, 12: 676-685.

Kaeberlein M, Kennedy BK. 2011. Hot topics in aging research: protein translation and TOR signaling, 2010. Aging Cell, 10: 185-190.

Kang TW, Yevsa T, Woller N, et al. 2011. Senescence surveillance of pre-malignant hepatocytes limits liver cancer development. Nature, 479: 547-551.

Kapahi P, Chen D, Rogers AN, et al. 2010. With TOR, less is more: a key role for the conserved nutrient-sensing TOR pathway in aging. Cell Metabolism, 11: 453-465.

Kareta MS, Gorges LL, Hafeez S, et al. 2015. Inhibition of pluripotency networks by the Rb tumor suppressor restricts reprogramming and tumorigenesis. Cell Stem Cell, 16: 39-50.

Karlseder J, Smogorzewska A, de Lange T. 2002. Senescence induced by altered telomere state, not telomere loss. Science, 295: 2446-2449.

Kato H, Nakajima S, Saito Y, et al. 2012. mTORC1 serves ER stress-triggered apoptosis via selective activation of the IRE1-JNK pathway. Cell Death and Differentiation, 19: 310-320.

Kenyon CJ. 2010. The genetics of ageing. Nature, 464: 504-512.

Kim J, Moody JP, Edgerly CK, et al. 2010. Mitochondrial loss, dysfunction and altered dynamics in Huntington's disease. Human Molecular Genetics, 19: 3919-3935.

Kim WY, Sharpless NE. 2006. The regulation of INK4/ARF in cancer and aging. Cell, 127: 265-275.

Krizhanovsky V, Yon M, Dickins RA, et al. 2008. Senescence of activated stellate cells limits liver fibrosis. Cell, 134: 657-667.

Krtolica A, Parrinello S, Lockett S, et al. 2001. Senescent fibroblasts promote epithelial cell growth and tumorigenesis: a link between cancer and aging. Proceedings of the National Academy of Sciences of the United States of America, 98: 12072-12077.

Kuilman T, Michaloglou C, Vredeveld LC, et al. 2008. Oncogene-induced senescence relayed by an interleukin-dependent inflammatory network. Cell, 133: 1019-1031.

Kuilman T, Peeper DS. 2009. Senescence-messaging secretome: SMS-ing cellular stress. Nat Rev Cancer, 9: 81-94.

Kujoth GC, Hiona A, Pugh TD, et al. 2005. Mitochondrial DNA mutations, oxidative stress, and apoptosis in mammalian aging. Science, 309: 481-484.

Kushner EJ, van Guilder GP, maceneaney OJ, et al. 2009. Aging and endothelial progenitor cell telomere length in healthy men. Clinical Chemistry and Laboratory Medicine, 47: 47-50.

Langie SA, Lara J, Mathers JC. 2012. Early determinants of the ageing trajectory. Best practice & research. Clinical Endocrinology & Metabolism, 26: 613-626.

LaPak KM, Burd CE. 2014. The molecular balancing act of p16(INK4a) in cancer and aging. Molecular Cancer Research: MCR, 12: 167-183.

Larsson LG, Henriksson MA. 2010. The Yin and Yang functions of the Myc oncoprotein in cancer development and as targets for therapy. Experimental Cell Research, 316: 1429-1437.

Liu X, Jiang N, Hughes B, et al. 2005. Evolutionary conservation of the clk-1-dependent mechanism of longevity: loss of mclk1 increases cellular fitness and lifespan in mice. Genes & Development, 19: 2424-2434.

Lodovici M, Bigagli E. 2011. Oxidative stress and air pollution exposure. Journal of Toxicology, 2011: 487074.

Lopez-Otin C, Blasco MA, Partridge L, et al. 2013. The hallmarks of aging. Cell, 153: 1194-1217.

Muller-Rischart AK, Pilsl A, Beaudette P, et al. 2013. The E3 ligase parkin maintains mitochondrial integrity by increasing linear ubiquitination of NEMO. Molecular Cell, 49: 908-921.

Munoz-Espin D, Canamero M, Maraver A, et al. 2013. Programmed cell senescence during mammalian embryonic development. Cell, 155: 1104-1118.

Munoz-Espin D, Serrano M. 2014. Cellular senescence: from physiology to pathology. Nature reviews. Molecular Cell Biology, 15: 482-496.

Nacher V, Carretero A, Navarro M, et al. 2006. The quail mesonephros: a new model for renal senescence? Journal of Vascular Research, 43: 581-586.

Nardella C, Clohessy JG, Alimonti A, et al. 2011. Pro-senescence therapy for cancer treatment. Nat Rev Cancer, 11: 503-511.

Narita M, Narita M, Krizhanovsky V, et al. 2006. A novel role for high-mobility group a proteins in cellular senescence and heterochromatin formation. Cell, 126: 503-514.

Nicholls C, Pinto AR, Li H, et al. 2012. Glyceraldehyde-3-phosphate dehydrogenase (GAPDH)induces cancer cell senescence by interacting with telomerase RNA component. Proceedings of the National Academy of Sciences of the United States of America, 109: 13308-13313.

Olivieri F, Rippo MR, Monsurro V, et al. 2013. MicroRNAs linking inflamm-aging, cellular senescence and cancer. Ageing Research Reviews, 12: 1056-1068.

Ornish D, Lin J, Chan JM, et al. 2013. Effect of comprehensive lifestyle changes on telomerase activity and telomere length in men with biopsy-proven low-risk prostate cancer: 5-year follow-up of a descriptive pilot study. The Lancet Oncology, 14: 1112-1120.

Parrinello S, Coppe JP, Krtolica A, et al. 2005. Stromal-epithelial interactions in aging and cancer: senescent fibroblasts alter epithelial cell differentiation. Journal of Cell Science, 118: 485-496.

Passos JF, Nelson G, Wang C, et al. 2010. Feedback between p21 and reactive oxygen production is necessary for cell senescence. Molecular Systems Biology, 6: 347.

Perez-Mancera PA, Young AR, Narita M. 2014. Inside and out: the activities of senescence in cancer. Nat Rev Cancer, 14: 547-558.

Purvis JE, Karhohs KW, Mock C, et al. 2012. p53 dynamics control cell fate. Science, 336: 1440-1444.

Rodier F, Munoz DP, Teachenor R, et al. 2011. DNA-SCARS: distinct nuclear structures that sustain damage-induced senescence growth arrest and inflammatory cytokine secretion. Journal of Cell Science, 124: 68-81.

Ross JM, Stewart JB, Hagstrom E, et al. 2013. Germline mitochondrial DNA mutations aggravate ageing and can impair brain development. Nature, 501: 412-415.

Shah PP, Donahue G, Otte GL, et al. 2013. Lamin B1 depletion in senescent cells triggers large-scale changes in gene expression and the chromatin landscape. Genes & Development, 27: 1787-1799.

Sharpless NE, Sherr CJ. 2015. Forging a signature of in vivo senescence. Nat Rev Cancer, 15: 397-408.

Shay JW, Roninson IB. 2004. Hallmarks of senescence in carcinogenesis and cancer therapy. Oncogene, 23: 2919-2933.

Sherr CJ. 2000. The Pezcoller lecture: cancer cell cycles revisited. Cancer Research, 60: 3689-3695.

Shimi T, Butin-Israeli V, Adam SA, et al. 2011. The role of nuclear lamin B1 in cell proliferation and senescence. Genes & Development, 25: 2579-2593.

Shock LS, Thakkar PV, Peterson EJ, et al. 2011. DNA methyltransferase 1, cytosine methylation, and cytosine hydroxymethylation in mammalian mitochondria. Proceedings of the National Academy of Sciences of the United States of America, 108: 3630-3635.

Smogorzewska A, de Lange T. 2002. Different telomere damage signaling pathways in human and mouse cells. The EMBO Journal, 21: 4338-4348.

Sousa-Victor P, Gutarra S, Garcia-Prat L, et al. 2014. Geriatric muscle stem cells switch reversible quiescence into senescence. Nature, 506: 316-321.

Storer M, Mas A, Robert-Moreno A, et al. 2013. Senescence is a developmental mechanism that contributes to embryonic growth and patterning. Cell, 155: 1119-1130.

Swanson EC, Manning B, Zhang H, et al. 2013. Higher-order unfolding of satellite heterochromatin is a consistent and early event in cell senescence. The Journal of Cell Biology, 203: 929-942.

Uchiumi T, Kang D. 2012. The role of TFAM-associated proteins in mitochondrial RNA metabolism. Biochimica et Biophysica Acta, 1820: 565-570.

Ungvari Z, Sonntag WE, Csiszar A. 2010. Mitochondria and aging in the vascular system. Journal of Molecular Medicine, 88: 1021-1027.

van Deursen JM. 2014. The role of senescent cells in ageing. Nature, 509: 439-446.

Velimezi G, Liontos M, Vougas K, et al. 2013. Functional interplay between the DNA-damage-response kinase ATM and ARF tumour suppressor protein in human cancer. Nature Cell Biology, 15: 967-977.

Wallace DC, Fan W. 2010. Energetics, epigenetics, mitochondrial genetics. Mitochondrion, 10: 12-31.

Wang C, Jurk D, Maddick M, et al. 2009. DNA damage response and cellular senescence in tissues of aging mice. Aging Cell, 8: 311-323.

Wang J, Geesman GJ, Hostikka SL, et al. 2011a. Inhibition of activated pericentromeric SINE/Alu repeat transcription in senescent human adult stem cells reinstates self-renewal. Cell Cycle, 10: 3016-3030.

Wang J, Geiger H, Rudolph KL. 2011b. Immunoaging induced by hematopoietic stem cell aging. Current Ppinion in Immunology, 23: 532-536.

Weishaupt H, Sigvardsson M, Attema JL. 2010. Epigenetic chromatin states uniquely define the developmental plasticity of murine hematopoietic stem cells. Blood, 115: 247-256.

Wu CH, van Riggelen J, Yetil A, et al. 2007. Cellular senescence is an important mechanism of tumor regression upon c-Myc inactivation. Proceedings of the National Academy of Sciences of the United States of America, 104: 13028-13033.

Wu H, Coskun V, Tao J, et al. 2010. Dnmt3a-dependent nonpromoter DNA methylation facilitates transcription of neurogenic genes. Science, 329: 444-448.

Youle RJ, Narendra DP. 2011. Mechanisms of mitophagy. Nature reviews. Molecular Cell Biology, 12: 9-14.

Zhang H, Pan KH, Cohen SN, 2003. Senescence-specific gene expression fingerprints reveal cell-type-dependent physical clustering of up-regulated chromosomal loci. Proceedings of the National Academy of Sciences of the United States of America, 100: 3251-3256.

Zhang W, Hu D, Ji W, et al. 2014. Histone modifications contribute to cellular replicative and hydrogen peroxide-induced premature senescence in human embryonic lung fibroblasts. Free Radical Research, 48: 550-559.

Zhang W, Ji W, Yang J, et al. 2008. Comparison of global DNA methylation profiles in replicative versus premature senescence. Life Sciences, 83: 475-480.

Zhang W, Ji W, Yang L, et al. 2010. Epigenetic enhancement of p66Shc during cellular replicative or premature senescence. Toxicology, 278: 189-194.

Zhang W, Ji W, Yang L, et al. 2013. The involvement of epigenetic silencing of Foxa2 in cellular replicative and premature senescence induced by hydrogen peroxide. Free Radical Research, 47: 325-332.

Zhao M, Chen L, Qu H. 2016. CSGene: a literature-based database for cell senescence genes and its application to identify critical cell aging pathways and associated diseases. Cell Death & Disease, 7: e2053.

第二十章　外源化学物的免疫毒作用

免疫毒理学的起源可以追溯到 17 世纪，意大利医学教授 Ramazzini 描述了与各种职业包括烘烤、粮食处理、采矿业有关的肺部疾病（Ramazzini，2001）。然而，直到 18 世纪初，才发现免疫系统参与这些疾病的发病过程。随后证实，各种药物、职业和环境因素在多个层面影响免疫介导的疾病，包括超敏反应、免疫抑制、自身免疫和慢性炎症（Luster，2014）。目前，免疫毒性依然是机制毒理学中一个相对新的领域，同时也是毒理学中最复杂的领域之一，对免疫毒性的许多问题都尚待阐明。虽然免疫系统对保护机体免受外源物质的损害是至关重要的，但是在某些情况下，它本身又潜藏着许多对机体自身的细胞或组织有危害效应的特征：与机体内其他器官系统不同，免疫系统并不局限于某个固定的器官，而是遍布于全身各种组织中。机体内既有高度集中的初级淋巴器官（如胸腺和骨髓）和二级淋巴器官（如淋巴结和脾脏），也有经血液循环遍布全身的免疫细胞。外源化学物可对所有的这些淋巴样器官起作用，而且免疫效应细胞可募集到体内几乎所有的部位。环境中的许多物理化学因素也可与免疫系统的各组分相互作用而引发免疫系统乃至机体的其他系统发生结构与功能的改变，造成严重的后果，在某些情况下，当其他器官系统还未受到毒作用时，免疫系统已受到损害。外源化学物能从多个水平改变免疫系统的功能，可产生两种相反的效应，使免疫系统正常的功能失衡，引起免疫抑制或免疫过激。这两种结果都是有害的，都可引起毒性。世界卫生组织国际化学品安全规划署（WHO/IPCS，2012）对免疫毒性所下定义为："一系列的环境因素，包括化学物可能引起的免疫系统任何有害效应。"它涵盖了各种免疫病理改变，包括过敏、免疫失调（抑制或增强）、自身免疫和炎症。研究外源性理化因素诱导免疫调节改变及其细胞和分子机制、筛选敏感有效和重复性高的检测方法是毒理学工作者面临的重要任务（WHO/IPCS，1996）。

第一节　免疫应答的生物学基础

免疫系统（immune system）由免疫器官和组织、免疫细胞[如淋巴细胞、树突状细胞、自然杀伤细胞（NK 细胞）、单核/巨噬细胞、粒细胞、肥大细胞等]及免疫分子（如免疫球蛋白、补体、各种膜分子及细胞因子等）组成，其作用是执行免疫功能，通过**免疫应答（immune response）**，防止外源物质对机体的损害。骨髓、胸腺、脾脏、淋巴结等属于**免疫器官（immune organ）**，又称为**淋巴器官（lymphoid organ）**。按其功能不同，可分为中枢免疫器官（骨髓、胸腺）和外周免疫器官（脾脏、淋巴结），二者通过血液循环及淋巴循环互相联系并构成免疫系统的完整网络（图 20-1）。**免疫组织（immune tissue）**在人体广泛分布，其中胃肠道、呼吸道、泌尿生殖道等黏膜下含有大量**弥散淋巴组织（diffuse lymphoid tissue）**和**淋巴小结（lymphoid nodule）**，在黏膜抗感染免疫中发挥主要作用。所有免疫细胞都起源于成年人骨髓中的多功能造血干细胞。在分化开始时，免疫细胞在髓系和淋巴干细胞出现，随后在胸腺（T细胞）和骨髓（B细胞）的微环境中分化成淋巴细胞（Corsini，2014；Mak et al.，2014）。

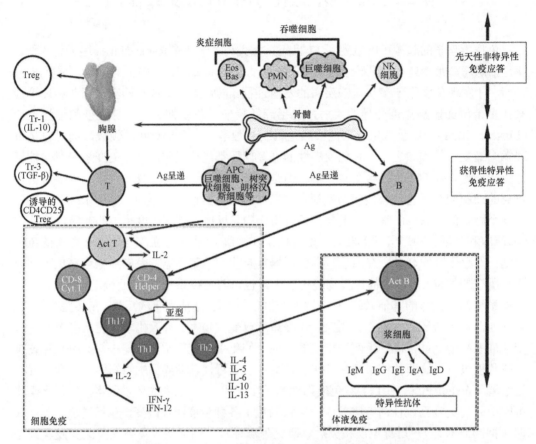

图 20-1　免疫系统的主要细胞及其来源（Corsini，2014）

Act T，激活的 T 细胞；Act B，激活的 B 细胞；Ag，抗原；APC，抗原呈递细胞；Bas，嗜碱性粒细胞；Eos，嗜酸性粒细胞；NK 细胞，自然杀伤细胞；PMN，多形核白细胞；Treg，调节性 T 细胞；Cyt.T，细胞毒性 T 细胞；Helper，辅助性 T 细胞；Tr-1，调节性 T 细胞-1；Tr-3，调节性 T 细胞-3

免疫应答有两种形式，即**先天性免疫（innate immunity）**，或称天然免疫（natural immunity），以及**获得性免疫（acquired immunity）**，也称作**特异性免疫（specific immunity）**。天然免疫是指机体与生俱来的，不针对特定抗原的免疫能力，非特异性地针对广泛的外源性物质，所以也称非特异性免疫。在暴露于这些物质之前很少被增强，其免疫作用提高是通过包括补体、自然杀伤（NK）细胞、黏膜屏障以及多核和单核吞噬性细胞的独特作用等在内的多种机制实现的。非特异性免疫系统的一部分与炎症反应中的吞噬作用有关，而且某些方面可能在自身免疫的病因学中具有重要意义（Corsini，2014；Mak et al.，2014）。

相反地，获得性免疫是高度特异的并且随着外源性物质的不断暴露而增高，因而又称适应性免疫。引发这种特异性免疫反应的物质称为**免疫原（immunogen）**或抗原

（antigen），它们可以是外源性的或者是内源性的。在多数情况下，虽然各种各样的大分子，包括多糖、核酸、核糖核酸，在适当的环境中具有免疫原性，但免疫原通常是蛋白质类。获得性免疫反应有两种类型，即体液免疫和细胞介导免疫。**体液免疫（humoral immunity）**包括产生能与外源性物质结合的蛋白质的过程，这一特殊类型的蛋白质属于**免疫球蛋白（immunoglobulin）**，蛋白质本身被称为**抗体（antibody）**，而和抗体结合的物质称为**抗原（antigen）**。抗体结合可以中和毒素，引起细菌或者微生物的凝集，从而导致可溶性外源性蛋白的沉淀，因此两者在宿主防御反应中都十分重要。在**细胞介导免疫（cell-mediated immunity）**中，则是特定的细胞，而不是抗体，与靶细胞的分解破坏有关。

免疫系统的一个重要功能是有效地分辨属于或不属于机体的大分子，这种被认为是高度的利己的特异性免疫反应，是一种既识别"自己"又排斥"异己"的过程，这在对特定的环境毒物、过敏原或抗原的反应和同种异体移植物的特异性排斥反应中显而易见。抗原识别是**抗原呈递细胞（antigen presenting cell，APC）**与辅助信号上调受体结合分子（如 CD40、CD54、CD80、CD83、CD86）和细胞因子共刺激作用的结果。已知自体的识别部分是由**主要组织相容性复合体（major histocompatibility complex，MHC）**I 类和 II 类分子的蛋白质遗传变异决定的。免疫系统区分自体和异体的能力在开始是一个逐渐认识的过程；在成熟过程中，系统必然忽略自身分子的无限变化而主要准备与各种外源性抗原反应。因此，通过免疫调控机制引导对自体的免疫耐受和协调针对性免疫应答以及对外源性大分子和细胞的清除，这种调控机制来源于参与正确免疫功能的多种不同类型细胞间的相互作用。体内由外源化学物，包括药物引起的 CD4$^+$CD25$^+$**调节性 T 细胞（regulatory T cell，Treg）**的活化、增殖或抑制，可能与免疫毒性机制相关（Corsini et al.，2011b；Fort and Narayanan，2010）。免疫抑制化学物可破坏自体反应性 B 细胞和 T 细胞的中枢耐受。尤其是在子宫内或生命早期的化学物接触，会导致以后生命进程中的自身免疫和异常的超敏反应。免疫细胞在生命早期对环境风险因素的改变特别易感并留下印记，这可能导致在童年和成年的任何时间发生有害结局（Dietert，2011）。

一、淋巴细胞

淋巴细胞是参与人类特异性免疫应答的主要细胞。它们起源于多分化潜能干细胞，经过循序性分化和成熟过程，形成在宿主防御中起重要作用的 T 细胞和 B 细胞（图 20-1）。

（一）T 细胞

T 淋巴细胞（T lymphocyte），简称 T 细胞，来源于骨髓多能**造血干细胞（hematopoietic stem cell，HSC）**，在骨髓中分化成**淋巴样祖细胞（lymphoid progenitor cell）**。HSC 和淋巴样祖细胞均可经血液循环进入胸腺，在胸腺中完成 T 细胞的发育，成为成熟 T 细胞，成熟 T 细胞再随血液循环进入外周淋巴器官，主要定居于外周淋巴器官的胸腺依赖区，接受抗原刺激发生免疫应答。成熟 T 细胞定居于外周免疫器官的胸腺依赖区，T 细胞在适应性免疫中不但介导细胞免疫应答，在胸腺依赖性抗原诱导的体液免疫应答中亦发挥重要的辅助作用，T 细胞缺陷既影响机体细胞免疫应答，也影响体液免疫应答，可导致对多种病原微生物甚至条件致病微生物易感、抗肿瘤效应减弱等病理现象。

根据成熟 T 细胞所处的活化阶段和功能的不同，可分为**初始 T 细胞（naive T cell）、效应 T 细胞（effector T cell）和记忆 T 细胞（memory T cell，Tm）**。从未接受过抗原刺激的成熟 T 细胞为初始 T 细胞，处于细胞周期的 G_0 期，存活期短，表达 CD45RA 和高水平的 L-选择素（CD62L），主要功能是识别抗原，在外周淋巴器官内接受 APC 呈递的抗原肽-MHC（peptide-MHC，pMHC）复合体刺激而活化，并最终分化为效应 T 细胞和记忆 T 细胞。效应 T 细胞存活期短，当与宿主细胞接触时，激活靶细胞内的溶酶体酶，并最终导致宿主细胞裂解死亡。同时，效应 T 细胞还能释放出免疫活性物质细胞因子，如白细胞介素、干扰素等，是行使免疫效应的主要细胞。记忆 T 细胞可能由效应 T 细胞分化而来，也可能由初始 T 细胞接受抗原刺激后直接分化而来，其存活期长，可达数年，接受相同抗原刺激后可迅速活化，并分化为效应 T 细胞，介导再次免疫应答。

T 细胞在选择和分化过程中获得细胞表面蛋白标志物，其中 TCR-CD3 复合体为 T 细胞的特有标志。按 T 细胞受体（TCR）不同，T 细胞可分为 $\alpha\beta$T 细胞和 $\gamma\delta$T 细胞，$\alpha\beta$T 细胞即通常所称的 T 细胞，占脾脏、淋巴结和循环 T 细胞的 95% 以上。根据细胞功能及表面**分化群（cluster of differentiation）**是否表达 CD4 或 CD8，$\alpha\beta$T 细胞又分为 CD4$^+$**辅助性 T 细胞（helper T cell，Th 细胞）**、CD8$^+$**细胞毒性 T 细胞（cytotoxic T lymphocyte，CTL 或 Tc）**以及**调节性 T 细胞（regulatory T cell，Treg）**。CD4$^+$T 细胞识别由 13—17 个氨基酸残基组成的抗原肽，受自身 MHC II 类分子的限制，活化后，分化为 Th 细胞，Th1 分泌 IL-2、IFN-7、LTα 等细胞因子，介导细胞免疫应答；Th2 分泌 IL-4、IL-5、IL-6、IL-10 及 IL-13 等细胞因子，辅助体液免疫应答；但也有少数 CD4$^+$效应 T 细胞具有细胞毒作用和免疫抑制作用；CD8$^+$T 细胞识别由 8—10 个氨基酸残基组成的抗原肽，受自身 MHC I 类分子的限制，活化后，分化为细胞毒性 T 细胞，CTL 通过分泌穿孔素、颗粒酶、淋巴毒素及表达 FasL 引起靶细胞的裂解和凋亡；Treg 通过抑制 CD4$^+$和 CD8$^+$ T 细胞的活化与增殖，达到免疫的负调节作用。Treg 有几种亚群，包括辅助性 T 细胞-3（Th-3）和调节性 T 细胞-1（Tr-1）亚群（Bach，2003），以及 CD8$^+$ Treg（Dinesh et al.，2010）。$\gamma\delta$T 细胞主要分布于皮肤和黏膜组织，其抗原受体缺乏多样性，识别抗原无 MHC 限制性，主要识别多种病原体表达的共同抗原成分，包括糖脂、某些病毒的糖蛋白、分枝杆菌的磷酸糖和核苷酸衍生物、热激蛋白（HSP）等。

（二）B 细胞

B 细胞在识别抗原和抗体的产生中起重要的作用。哺乳动物的 B 细胞是在中枢免疫器官——骨髓中发育成熟的。骨髓中基质细胞表达的细胞因子和黏附分子是诱导 B 细胞发育的必要条件。人类 B 细胞起源于胎儿期肝脏中的干细胞；出生后，B 细胞主要在骨髓里发育，经历祖 B 细胞、前 B 细胞、未成熟 B 细胞和成熟 B 细胞 4 个发育阶段，其间完成功能性 **B 细胞受体（B cell receptor，BCR）**的表达和 B 细胞自身免疫耐受的形成。根据是否表达 CD5 分子，外周的成熟 B 细胞可分为 CD5$^+$的 B1 细胞和 CD5$^-$的 B2

细胞两个亚群。B1 细胞主要针对碳水化合物（如细菌多糖等）产生较强的应答，无需 Th 细胞的辅助，不发生免疫球蛋白的同型转换，产生低亲和力的 IgM，参与固有免疫；B2 细胞即通常所指的 B 细胞，是参与适应性体液免疫的主要细胞。在抗原刺激和 Th 细胞的辅助下，B2 细胞最终分化为抗体形成细胞——**浆细胞（plasma cell）**，产生抗体，行使体液免疫功能，抗体具有中和作用、激活补体、调理作用、**抗体依赖细胞介导的细胞毒作用（antibody-dependent cell-mediated cytotoxicity，ADCC）**、参与 I 型超敏反应等功能。B 细胞作为专职性抗原呈递细胞能够摄取、加工并呈递抗原，对可溶性抗原的呈递尤为重要。B 细胞还产生细胞因子（IL-6、IL-10、TNF-α 等）参与调节巨噬细胞、树突状细胞、NK 细胞及 T 细胞的功能（Corsini，2014；Mak et al.，2014）。初次免疫应答后保留下来的部分高亲和力细胞分化为**记忆 B 细胞（memory B cell）**，当再次感染时记忆 B 细胞可以快速分化为浆细胞，介导迅速的再次免疫应答。

（三）抗原呈递细胞

在特异性的免疫应答中另外一种重要的细胞是**抗原呈递细胞（antigen presenting cell，APC）**。这些细胞首先与抗原接触和处理抗原，即由此途径对抗原进行修饰使其能够被 T 细胞识别。这类细胞更多的是通过细胞功能而不是细胞类型来定义的。通常分为"专职"和"非专职"抗原呈递细胞。"专职"APC 通过组成性或诱导性地表达高水平的 MHC II 类分子和共刺激分子，从而活化 CD4$^+$T 细胞。其中，**树突状细胞（dendritic cell，DC）**是机体功能最强的专职抗原呈递细胞，它能高效地摄取、加工处理和呈递抗原，未成熟 DC 具有较强的迁移能力，成熟 DC 能有效激活初始 T 细胞，处于启动、调控并维持免疫应答的中心环节。人体内大部分 DC 处于非成熟状态，表达低水平的共刺激因子和黏附因子，体外激发同种混合淋巴细胞增殖反应的能力较低，但未成熟 DC 具有极强的抗原吞噬能力，在摄取抗原（包括体外加工）或受到某些因素刺激时即分化为成熟 DC，而成熟的 DC 表达高水平的共刺激因子和黏附因子。DC 在成熟过程中，由接触抗原的外周组织迁移进入次级淋巴器官，与 T 细胞接触并激发免疫应答。DC 作为目前发现的功能最强的 APC，能够诱导特异性的细胞毒性 T 细胞生成，活化初始 T 细胞和记忆 T 细胞；此外，巨噬细胞和 B 细胞也具有重要的抗原呈递作用，但这两种细胞不能活化初始 T 细胞。非专职性 APC 是指炎症应答中在 IFN-γ 刺激下能瞬时低表达 MHC II 类的细胞类型（如成纤维细胞和上皮细胞）。这些细胞在抗原处理和 T 细胞活化中发挥较小的作用。

在特异性免疫反应过程中，抗原被 APC 捕获并呈递给 T 细胞、B 细胞。为了将抗原呈递给 T 细胞，抗原必须经过 APC 处理或部分消化后呈现在细胞表面与 MHC II 类分子结合。抗原呈递给 B 细胞则不需要这个过程，因为 B 细胞能够自己识别抗原而不需要 APC。无论是由 APC 呈递的还是直接作用的抗原，都必须与 B 细胞克隆表面的免疫球蛋白相互作用。不同的 B 细胞克隆表面表达的免疫球蛋白不同，而且这些免疫球蛋白是十分特异性地针对与之反应的抗原。也就是说，一种特定的抗原只会与一种或几种 B 细胞克隆相互作用，这是产生特异性免疫应答的关键。当抗原与 B 细胞上的 Ig 受体结合时，抗原-受体复合体就会转移到细胞内，激活 B 细胞，抗原经处理后将其抗原性多肽呈现在细胞表面与 MHC Ⅱ类分子结合。

T 细胞的激活至少需要两种信号。第一种信号通过 Th 细胞上 CD4$^+$T 细胞受体与被 APC 或 B 细胞呈递的抗原性多肽和 MHC Ⅱ类分子之间相互作用；第二种信号在 T 细胞上其他受体-配体对的影响下，通过 APC 黏着分子、MHC、T 细胞亚群和附属细胞（如巨核细胞）产生的不同细胞因子发生的同源性相互作用。激活的 Th 细胞则通过增殖，产生更多细胞与 APC 和 B 细胞反应。

主要组织相容性复合体（major histocompatibility complex，MHC）编码蛋白最初于 20 世纪 30 年代在移植实验组织排斥研究中被发现，这些蛋白质因与**组织相容性（histocompatibility）**相关而被命名。1948 年，George Snell 等在用经典遗传学方法分析肿瘤和其他组织移植引起的排斥现象时发现，机体识别某一移植物是自身的还是非自身的现象是有其遗传基础的。这些在组织移植中控制组织相容性的基因位于一个包含多个基因座的遗传区域，因此命名为复合体，而且这些基因编码的蛋白质在组织相容性中发挥着显著的作用，为了与那些在组织相容性中起较小作用的蛋白质（基因组其他基因编码）相区分，这些蛋白质被称为"主要"组织相容性分子，因此，编码这些蛋白质的基因为 MHC 基因。随后发现组织移植中由 MHC 控制的排斥反应是由移植受体对供体细胞的免疫反应引起的，尽管这些发现暗示着 MHC 基因产物与免疫反应直接相关，但免疫学家用了几十年的时间才确定了 MHC 编码蛋白在抗原呈递中的生理作用。进一步研究表明，MHC 在抗原呈递和免疫应答调控方面具有极为重要的作用。由于群体中不同个体之间 MHC 存在高度多态性、不同个体对抗原的免疫应答强度和能力也存在一定的差异，因而对疾病的易感性（susceptibility）和抗性也有所不同。MHC 被认为是一组重要的**免疫应答基因（immune response gene）**。多数情况下，参与 T 细胞识别抗原过程。MHC 编码蛋白指的是 MHC Ⅰ类和 MHC Ⅱ类分子，CD8$^+$T 细胞的 TCR 识别与 MHC Ⅰ类分子结合的多肽，而 CD4$^+$T 细胞的 TCR 识别与 MHC Ⅱ类分子结合的多肽。MHC Ⅰ类分子为异源二聚体，由一个大的跨膜 α 链和一个小的非跨膜链——β$_2$-微球蛋白（β$_2$m）通过非共价键连接而成，其中 α 链为 MHC 基因编码蛋白，β$_2$m 为非 MHC 基因编码。MHC Ⅱ类分子由一个 α 链和稍小的 β 链组成，两条链均为 MHC 基因编码的跨膜蛋白。尽管两种分子的组成不同，但除了肽结合槽外，它们的三级结构高度相似，几乎所有的有核细胞均表达 MHC Ⅰ类分子，而只有少数具有抗原呈递功能的细胞（包括 DC、巨噬细胞、B 细胞）表达 MHC Ⅱ类分子。因此，几乎所有的细胞都可以作为一个靶向细胞，将抗原呈递给 CD8$^+$T 细胞衍生的 CTL，而只有 APC 可以激活 CD4$^+$T 细胞。

（四）自然杀伤细胞

自然杀伤细胞（natural killer cell，NK 细胞）是人体免疫系统的组成部分，不仅与抗肿瘤、抗感染和免疫调节有关，在某些情况下也参与超敏反应和自身免疫性疾病的发生。在骨髓中，NK 细胞受到 IL-2、IL-15 和骨髓间充质细胞的影响而逐渐成熟。现已证实 NK 细胞是由**造血干细胞（hematopoietic stem cell，HSC）**发育分化而来的，其中 CD34^{dim}45RA$^+$ Integrin47^{hi}造血前体细胞能够发育分化为具有成熟功能的 CD56^{hi} NK 细胞。其发育成熟依赖于骨髓的微环境。NK 细胞仅占外周血淋巴总数的 10%—15%，在肝脏、脾脏、骨髓、肺脏和其他一些次级淋巴组织中都含有较多的 NK 细胞。成熟的 NK 细胞胞质丰富，含有较大的嗜天青颗粒，颗粒的含量与 NK 细胞的杀伤活性呈正相关关系。NK 细胞作用于靶细胞后杀伤作用出现早，在体外 1h、体内 4h 即可见到杀伤效应。NK 细胞的靶细胞主要有某些肿瘤细胞（包括部分细胞系）、病毒感染细胞、某些自身组织细胞（如血细胞）、寄生虫等，因此 NK 细胞是机体抗肿瘤、抗感染的重要免疫因素，也参与 II 型超敏反应和移植物抗宿主反应。

根据 NK 细胞在免疫应答过程中功能的不同可将 NK 细胞分为辅助性 NK 细胞（NK1 和 NK2）、调节性 NK 细胞、杀伤性 NK 细胞及抗原呈递 NK 细胞等。根据细胞表面抗原 CD56 表达的密度，人类 NK 细胞通常被分为 $CD56^{bright}$ NK 细胞和 $CD56^{dim}$ NK 细胞，$CD56^{bright}CD3^-$ NK 细胞占外周血 NK 细胞的 10% 左右，是过渡期的 NK 细胞亚群，来源于 $CD34^+$ 造血干细胞，聚集于次级淋巴组织和非淋巴组织，进而发育成 $CD56^{dim}$ NK 细胞。$CD56^{dim}$ NK 细胞大约占外周血 NK 细胞的 90%。以前通常认为 $CD56^{bright}$ NK 细胞的主要作用是分泌细胞因子，$CD56^{dim}$ NK 细胞则以杀伤功能为主，而最新的研究表明了不同的观点，$CD56^{dim}$ NK 细胞可以进一步分化，包括缺失表达 NKG2A，进一步表达 KIR 和 CD57。另外，CD57 也可能是 NK 细胞终末分化的标志，$CD57^+$ NK 细胞是重要的杀伤效应细胞，并且快速分泌细胞因子和趋化因子调节攻击变异细胞或病原体。CD11b 是一种黏附分子，根据小鼠 NK 细胞表达 CD11b 的高低将其分为两类，不成熟 NK 细胞表型大多数为 $CD11b^{low}$，成熟 NK 细胞表型大多数为 $CD11b^{hi}$。

NK 细胞的功能主要是通过细胞表面受体来实现的，已经发现的 NK 细胞受体有数十种，从功能上可分为两大类：能够激发 NK 细胞杀伤作用的活化型受体（killer cell activating receptor，KAR）和抑制其杀伤功能的抑制型受体（killer cell inhibitory receptor，KIR）。目前，NK 细胞的反应是如何控制的还不清楚，初步认为是由 NK 细胞表面表达的活化型和抑制型受体的数量、水平以及和相应的配体结合水平综合决定的。NK 细胞上存在的这些受体可以和 MHC I 类分子、类 MHC I 类分子甚至非 MHC 分子相互作用，实际上 NK 细胞的识别是受到靶细胞表达的 MHC 限制的。通过表面的抑制性受体识别 HLA-1 类分子，抑制自身活化。NK 细胞杀伤那些 MHC I 类分子表达下调的自身细胞，这对于机体主动防御是非常重要的，一些病原体或变异细胞通过某些机制下调自身 I 类分子的表达，可以避免 $CD8^+$ T 细胞的杀伤。同时 NK 细胞也表达活化型受体，具有显著的抗肿瘤活性和杀伤病毒感染细胞潜能。机体也同时存在 MHC I 类分子非依赖性"丢失自我"识别，如小鼠 NKRP-1B-Clr-b、人类 NKRP-1A-LLT-1、大鼠 NKRP-1B-RCTL 等识别。此外，CD94/NKG2A 可识别非经典 MHC I 类分子（Qa-1，HLA-E），当自身反应性 $CD4^+$ T 细胞不表达 Qa-1 分子时，NK 细胞会进行杀伤。

二、抗原和抗体

抗原（antigen）是指能够特异性结合于 T 细胞或 B 细胞表面 TCR 或 BCR 部位的物质。然而，并非所有结合于 TCR 或 BCR 的抗原都能诱导淋巴细胞活化。因此免疫学家提出免疫原（immunogen）的概念，即能够结合于 TCR 或 BCR 且能够激发适应性免疫应答的物质。需要指出的是，所有的免疫原都是抗原，但并非所有的抗原都是免疫原，免疫原定义更为精确，但免疫学界通常使用抗原一词来代替。抗原必须有适当的大小才能被免疫系统识别。自然界有机分子（包括蛋白质、碳水化合物、脂质和核苷酸）可以作为抗原，但大分子物质（通常为蛋白质和多糖）具备合适的大小及结构，因此可以更为有效地激发免疫应答。在自然感染情况下，外来入侵的细菌、病毒携带各种蛋白质、多糖和其他大分子物质，能够被机体识别为各种免疫原，因而能够激发特异的适应性免疫应答。但在特定情况下，通过大分子作为载体的参与，更小的分子也可引导一个免疫应答，如某些太小以致不能被免疫系统识别的金属元素、药物、环境和职业性有机化学物，当与一个大分子（如蛋白质）结合时就具有了抗原性。一旦启动了免疫应答，即使没有与载体分子结合，抗体也会识别并与小分子结合。在这种情况下，这些小分子称为**半抗原（hapten）**。

B 细胞抗原分为两类：**非 T 细胞依赖性抗原（T-independent antigen）**及 **T 细胞依赖性抗原（T-dependent antigen）**。非 T 细胞依赖性抗原无需 T 细胞辅助即可快速活化 B 细胞，产生抗体，构成了机体抵御外来入侵物的第一道防线。由于没有 Th 细胞辅助，B 细胞不经历类别转换和体细胞高频突变，仅产生单一的 IgM 抗体，且不产生记忆性 B 细胞，因而当再次感染时，不能产生快速强烈的免疫应答。T 细胞依赖性抗原可以特异性结合于 BCR，但必须在 Th 细胞辅助下才能活化为浆细胞产生抗体，T 细胞表面 TCR 可以识别 MHC（pMHC）复合体。针对 T 细胞依赖性抗原，首先是 Th 细胞识别肽——MHC Ⅱ类分子复合体活化，且这一抗原是活化 B 细胞的同一抗原。因此 T 细胞依赖性抗原除了有 B 细胞表位外，还必须具有能被 T 细胞识别的蛋白质结构，即 T 细胞表位。T 细胞依赖性抗原的免疫原性强弱由其异物性、空间构象和结构复杂程度等方面决定。Th 细胞为 B 细胞提供辅助信号，包括释放细胞因子作用及与 B 细胞通过共刺激分子的直接接触作用。共刺激分子是表达于淋巴细胞表面且能够与其特异性配体结合并为淋巴细胞提供完全活化信号的类分子。在 T 细胞辅助下，活化 B 细胞方能进行体细胞高频突变、类别转换和产生记忆性 B 细胞，其结果是产生多样性的抗体，如 IgG、IgE 或 IgA，或者是当再次遇到相同抗原时，产生的记忆性 B 细胞引发更为快速、强烈的免疫应答。

由于非 T 细胞依赖性抗原数较少，天然抗原（如病原体蛋白质分子）通常拥有特异的氨基酸序列，但缺乏能使 BCR 交联的高密度重复性表位，因此机体大部分 B 细胞活化需要 T 细胞的辅助。尽管微生物表面一种蛋白质有成千上万的拷贝，但是位阻现象阻止了 BCR 的交联，使其不能被活化。一旦 Th 细胞提供辅助信号，B 细胞即在共刺激信号和细胞因子的作用下活化、增殖，产生抗体。如果没有 B 细胞和 T 细胞间的合作，一些活化事件如蛋白激酶的活化以及胞内 Ca^{2+} 增加，虽然能在 B 细胞内启动，但无法进行细胞增殖或分泌抗体。静息 B 细胞针对 T 细胞依赖性抗原的活化包括 3 个刺激信号：BCR 识别抗原表位，B 细胞与 $CD4^+$ Th 细胞发生细胞间接触，Th 细胞分泌的细胞因子与 B 细胞表面细胞因子受体结合。每一过程均为 B 细胞提供不同的刺激信号，3 个过程在 B 细胞的活化中缺一不可。

抗体本身是糖蛋白，其基本单位由二硫键连接的两对多肽链组成，其中较长的多肽链称为重链（或 H 链）（heavy chain），较短的称为轻链（或 L 链）（light chain）。有 5 种主要的抗体或免疫球蛋白（Ig）：IgG、IgM、IgA、IgE 和 IgD，它们在结构和功能上均不相同。IgG 在血清中浓度最高，分子量约 150kDa（4 种亚型大小略有不同），是次级免疫应答中的重要部分。IgM 比其他 Ig 大，由另一多肽（J 链）将 5 套重/轻链对连接在一个位点组成，分子量约 950kDa，IgM 是初级免疫应答的抗体，在免疫应答中很早期就升高。IgA 以单体（两对 H 链和 L 链组成基本单位）或二聚体（两个基本单位通过 J 链结合在一起）的形式存在，其中血清中主要是单体，分子量约 160kDa；分泌物（如眼泪、唾液）中主要是二聚体，分子量为 385kDa。IgD 分子量约 184kDa，血清中浓度很低，功能尚不清楚，但在 B 细胞分化中起一定作用。IgE 分子量略大于 IgG，为 188kDa，正常时浓度很低，能自身黏附于白细胞和肥大细胞，是过敏反应中的主要抗体。几种人类免疫球蛋白的主要性质和生物学功能见表 20-1。

表 20-1　几种人类免疫球蛋白的主要性质和生物学功能

	IgG	IgM	IgA	IgD	IgE
分子形式	单体	五聚体	单体或二聚体	单体	单体
重链	γ	μ	α	δ	ε
亚型	IgG1，G2a，G2b，G3	无	IgA1，A2	无	无
分子量(kDa)	150	950	160，385	184	188
占总血清 Ig 的比例（%）	75—85	5—10	10—15	0.3	0.02
血清中含量（成人 mg/ml）	最高，9.5—12.5	0.7—1.7	1.5—2.6	低，0.03	很低，0.003
半衰期（天）	23	10	6	3	2.5
生物学功能	次级免疫应答，溶菌作用，穿过胎盘	初级免疫应答，溶菌作用，类风湿因子	外分泌液中抗体，黏膜免疫，溶菌作用	尚不清楚，可能与淋巴细胞表面受体、B 细胞标志有关	亲细胞抗体，参与 I 型超敏反应，抗寄生虫

在细胞介导免疫中，表面携带抗原的细胞直接受到 Tc 和其他细胞（如 NK 细胞）的攻击。对于 Tc 细胞来说，识别要被破坏的细胞需通过靶细胞表面与 MHC I 类分子结合的被呈递抗原与 Tc 细胞上抗原受体之间的相互作用，Tc 细胞的活化同时还必须接受来自 $CD4^+$ T 细胞的主要以 IL-2 形式的刺激。NK 细胞对靶细胞的识别机制还不很清楚。

三、细胞因子

细胞因子（cytokine，CK）是免疫原、丝裂原或其他刺激剂诱导多种细胞，包括免疫细胞（如单核细胞、巨噬细胞、T 细胞、B 细胞、NK 细胞等）和某些非免疫细胞（内皮细胞、表皮细胞、成纤维细胞等）而合成、分泌的具有广泛生物学活性的一组小分子肽或有着不同结构和功能的糖蛋白，具有调节固有免疫和适应性免疫、血细胞生成、细胞生长以及损伤组织修复等多种功能。细胞因子可被分为白细胞介素、干扰素、肿瘤坏死因子超家族、集落刺激因子、趋化因子及生长因子等。众多细胞因子在体内通过旁分泌、自分泌或内分泌等方式发挥作用，具有多效性、重叠性、拮抗性、协同性等多种生理特性，形成了十分复杂的细胞因子调节网络，参与人体多种重要的生理功能。不管是天然免疫还是获得性免疫，都必须依赖免疫细胞的互相沟通。这种细胞间的交流通常是由细胞因子介导的。自从在 20 世纪 50 年代发现了第 1 个细胞因子，超过 100 个细胞因子已被确认。分子免疫学的研究进展揭示了重要的细胞因子在免疫系统的个体发育和功能维持以及免疫细胞的活化和分化中起关键的作用，在天然免疫和特异性免疫的联系方面也是至关重要的。细胞因子诱导产生于天然免疫和免疫系统的组成获得性免疫反应中，产生的细胞因子会频繁刺激影响其他类型细胞因子的分泌。细胞因子通过对细胞分泌活动，以及细胞激活、增殖和分化的刺激或抑制来增强或抑制免疫反应。这种调节是在细胞因子结合细胞膜上的受体后，通过触发细胞内的信号来完成的。细胞因子还参与造血、炎症和伤口愈合等生理过程（Mak et al.，2014）。有关细胞因子的分类与功能将在第二十一章详述。

细胞因子可以分为几个结构家族，最重要的细胞因子有白细胞介素（IL-1、IL-2 等）、干扰素（IFN-α、IFN-β 和 IFN-γ）、肿瘤坏死因子（TNF）和转化生长因子 β（TGF-β）。大多数细胞因子是由活化的 T 细胞在抗原应答过程中或活化的巨噬细胞在对微生物或病毒产物的反应过程中产生的。其他白细胞和某些非白细胞类型也可产生少量细胞因子。调节细胞因子的产生和效应有多种方式。细胞因子及其 mRNA 的半衰期一般很短，这意味着当一个刺激诱导信号存在时，需要进行新的转录和翻译，其结果是细胞因子的产生时间很短，在缺乏新的刺激的情况下很快就恢复到静止状态。细胞因子的作用也受到其受体表达的控制。细胞即使位于很多细胞因子之间，如果缺乏适当的受体，也不会发生反应。另外，由于大多数细胞因子的功能只针对短距离内的细胞，只有当细胞位于合适的距离范围内时才会受影响（Corsini，2014；Mak et al.，2014）。

四、补体系统

补体是一组存在于人和动物体液中及细胞表面、经激活后具有生物活性、可介导免疫和炎症反应的糖蛋白，补体由肝细胞、巨噬细胞及肠黏膜上皮细胞等多种细胞产生。尽管其理化性质及其在血清中的含量差异甚大、各补体成分的分子量变动范围很大，但实际上其是一组功能相关的蛋白，包括蛋白酶，依次相继彼此结合和裂解，补体蛋白以有序的级联相互作用，即"补体级联（complement cascade）"，多种微生物成分、抗原-抗体复合体以及其他外源性或内源性物质可循 3 条既独立又交叉的途径，通过启动一系列丝氨酸蛋白酶的级联酶解反应而激活补体，所形成的活化产物具有调理吞噬、溶解细胞、介导炎症、调节免疫应答和清除免疫复合体的作用。补体不仅是机体固有免疫防御体系的重要组分，也是抗体发挥免疫效应的重要机制之一，并在不同环节参与适应性免疫应答及其调节。补体缺陷、功能障碍或过度活化与多种疾病的发生和发展密切相关。

（一）补体系统的组成

构成补体系统的 30 余种组分按其生物学功能可以分为 3 类。

1）补体固有成分是指存在于血浆及体液中、参与补体激活的蛋白质，包括：①经典途径的 C1q、C1r、C1s、C2、C4；②旁路途径的 B 因子、D 因子和备解素（properdin，

P 因子）；③凝集素途径（MBL 途径）的 MBL、MBL 相关丝氨酸蛋白酶（MASP）；
④补体活化的共同组分 C3、C5、C6、C7、C8、C9。

2）补体调节蛋白（complement regulatory protein）是指存在于血浆中和细胞膜表面、通过调节补体激活途径中关键酶而控制补体活化强度和范围的蛋白质分子。

3）补体受体（complement receptor，CR）是指存在于不同细胞膜表面、能与补体激活后所形成的活性片段相结合、介导多种生物效应的受体分子。

（二）补体激活途径

补体固有成分以非活化形式存在于体液中，通过级联酶促反应被激活，产生具有生物学活性的产物。已发现 3 条补体激活途径，它们有共同的终末反应过程。前端反应指活化反应开始至生成 C5 转化酶的过程，3 条激活途径各异；末端通路指 C5 激活至攻膜复合体（MAC）形成的过程，为 3 条途径所共有。

1. 经典途径

经典途径（classical pathway）是指激活物与 C1q 结合，顺序活化 C1r、C1s、C4、C2、C3，形成 C3 转化酶（C4b2a）与 C5 转化酶（C4b2a3b）的级联酶促反应过程。经典途径的激活物主要是与抗原结合的 IgG、IgM 分子。另外，C 反应蛋白、细菌脂多糖（LPS）、髓鞘脂和某些病毒蛋白等也可作为激活物。C1 通常以 $C1q(C1r)_2(C1s)_2$ 复合大分子形式存在于血浆中。C2 血浆浓度很低，是补体活化级联酶促反应的限速成分。C3 是血浆中浓度最高的补体成分，是 3 条补体激活途径的共同组分。

2. 旁路途径

旁路途径（alternative pathway）又称替代激活途径，其不依赖于抗体，而由细菌、内毒素、酵母多糖、葡聚糖或外源异物直接激活 C3，在 B 因子和 D 因子和备解素参与下，形成 C3 转化酶和 C5 转化酶，启动级联酶促反应的非特异性防线。活化过程从 C3 开始。在生理条件下，血清 C3 受蛋白酶等作用可发生缓慢而持久的水解，产生低水平 C3b。自发产生的 C3b 绝大多数在液相中快速失活，少数可与附近的细胞膜表面结构共价结合，细胞膜表面结构不同，产生不同的结果：①结合于自身组织细胞膜表面的 C3b，可被多种调节蛋白降解、灭活；②结合于"激活物"表面的 C3b，可与 B 因子结合，在 Mg^{2+} 存在下，结合的 B 因子被 D 因子裂解为 Ba 和 Bb，Bb 仍与 C3b 结合，形成 C3bBb，即旁路途径 C3 转化酶。

3. 凝集素途径

凝集素途径（lectin pathway）又称 MBL 途径（MBL pathway），指血浆中甘露糖结合凝集素（mannose-binding lectin，MBL）或纤胶凝蛋白（ficolin，FCN）等直接识别病原体表面糖结构，依次活化 MBL 相关丝氨酸蛋白酶（MBL-associated serine protease，MASP）、C4、C2、C3，形成与经典途径中相同的 C3 转化酶与 C5 转化酶的级联酶促反应过程。

最后，补体级联终末产物或终末补体复合体 C5b-9 可以形成一个裂解单元攻击细胞膜和在细胞膜上打孔直接杀死微生物。大多数宿主细胞装备有使补体失活的表面蛋白酶，保护这些细胞免于发生细胞溶解。

（三）补体的生物功能

补体活化的共同终末效应是在细胞膜上组装**攻膜复合体（membrane attack complex，MAC）**，介导细胞溶解效应。同时，补体活化过程中生成多种裂解片段，通过与细胞膜相应受体结合而介导多种生物功能。

1. 细胞毒作用

补体系统激活后，最终在靶细胞表面形成 MAC，从而使细胞内外渗透压失衡，导致细胞溶破。该效应参与宿主抗细菌（主要是 T 细菌）、抗病毒、抗寄生虫等防御以及机体抗肿瘤免疫效应；在某些病理情况下引起机体自身细胞破坏，导致组织损伤与疾病（如血型不符输血后的溶血反应以及自身免疫性疾病）。

2. 调理作用

补体激活产生的 C3b、C4b、iC3b 等片段直接结合于细菌或其他颗粒物质表面，通过与吞噬细胞表面相应补体受体结合而促进吞噬细胞对其吞噬。这种**调理作用（opsonization）**可能是机体抵御全身性细菌感染和真菌感染的重要机制之一。

3. 炎症介质作用

补体活化过程中产生多种具有炎症介质作用的片段，如 C5a、C3a 和 C4a 等。三者均可与肥大细胞或嗜碱性粒细胞表面相应受体结合，触发靶细胞脱颗粒，释放组胺和其他生物活性物质，引起血管扩张、毛细血管通透性增高、平滑肌收缩等，从而介导局部炎症反应。C5a 对中性粒细胞有很强的趋化活性，并可刺激中性粒细胞产生氧自由基、前列腺素和花生四烯酸等。

4. 清除免疫复合体

补体成分可参与清除循环免疫复合体 1C，其机制为：C3h 与 1C 结合，同时黏附于 CR1⁺红细胞、血小板上，从而将 1C 运送至肝脏和脾脏被巨噬细胞吞噬、清除，此作用被称为**免疫黏附（immune adherence）**。

第二节　外源化学物的免疫抑制作用

由药物和化学物暴露而引起免疫系统成分之一或更多部分的损伤，导致免疫功能的缺失，称为**免疫抑制（immunosuppression）**。20 世纪 70 年代以来，越来越多的研究证实某些物质可产生免疫抑制。最初，大多数的这些研究集中在少量的化学物，如重金属、卤代芳香族碳氢化合物，药物（烟草和酒精）和空气污染物，重点关注器官是肺，而非全身性免疫系统（Corsini，2014）。这些研究最初仅限于实验动物模型，随后很快就有流行病学研究支持，但这些研究多属横断面性质，证据不够充分。观察到的最常见的健康后果是某些癌症如非霍奇金淋巴瘤或呼吸道感染的发病率增加等(Leubke et al.，2002；Kramer et al.，2012)。由于流行病学研究在得出因果结论方面的固有局限性，确定免疫毒性暴露和人类临床疾病之间有直接联系仍然一直备受争议，特别是对常见疾病如呼吸道感染。在早期，免疫毒理学家采用的评估动物免疫功能实验方法是那些大多数免疫学实验室常用的方法。此外，通常在这些实验室执行的测试和进行的实验设计实质上是临时性的。在最早的研究中，选择的实验物种是变化的，一般使用兔和豚鼠。当小鼠最初成为选择的测试物种时，关于使用小鼠还是大鼠合适曾出现过争论，最初接受毒理学训练的研究人员喜欢使用大鼠以便与其他毒理学研究相比较，而那些受免疫学训练的研究人员喜欢用小鼠，因为小鼠的免疫系统已有充分的研究。目前，从管理角度来看，这种区别通常并不重要，因为随后在小鼠和大鼠中进行的验证研究的大部分结果是相近的(White et al.，1994；Ladics et al.，1998)。

为了解决测试的标准化问题，提出了"分级"的方法，每个后续级别提供更进一步确定免疫系统中特定靶标的机会。随后，**美国国家毒理学项目（National Toxicology Program，NTP）** 举办了一系列由毒理学、基础免疫学、毒理学风险评估、流行病学、临床医学专家组成的研讨会以帮助确定最合适的毒理学测试。为了建立评估人类免疫系统的免疫毒性的测试组合，美国国家科学院（NAS）和世界卫生组织国际化学品安全规划署（WHO/IPCS）提出了一个三级测试方案用于已知或疑似免疫毒性物质的流行病学研究。

一、引起免疫抑制作用的代表性化学和物理因素

有充分的证据表明，许多化学物、某些微生物产物（例如，霉菌毒素）、电离和紫外线辐射可以抑制各种免疫系统的组分，以提高实验室动物和肿瘤疾病模型的易感性（表 20-2），此外，一些临床和流行病学研究报告称，这些机制似乎同样可作用于人。而在临床上，则通过有目的地给予免疫抑制药物治疗以诱导免疫抑制，从而预防移植排斥反应；用于此目的的作用物各不相同且潜在的作用机制各异，包括抑制细胞因子的产生（如皮质甾体类、环孢素）和淋巴细胞的增殖（如硫唑嘌呤 azothioprine）。

表 20-2　引起免疫抑制作用的代表性化学和物理因素

化学和物理因素种类	代表性化学和物理因素
多卤代芳烃	TCDD、多氯联苯（PCB）、多溴联苯（PBB）、六氯苯（HCB）
芳烃	有机溶剂（苯、甲苯、四氯化碳、二氯乙烷、乙醇、甲氧乙醇等）
多环芳烃	苯并(α)芘[B(α)P]、二甲基苯并蒽（DMBA）
芳香胺	联苯胺
重金属	铅、镉、甲基汞
全氟化合物	全氟辛酸（PFOA）、全氟辛烷磺酸（PFOS）
氧化性气体	NO_2、O_3、SO_2、光气
有机锡	二正辛基二氯化锡（DBTC）、二正丁基二氯化锡（DOTC）
辐射	电离辐射、紫外线
霉菌毒素	黄曲霉毒素、赭曲霉毒素 A、单端孢霉烯 T-2 毒素
药物	环孢素 A、糖皮质激素、环磷酰胺等
其他	石棉、己烯雌酚（DES）、二甲基亚硝胺、烟草及环境烟雾

二、免疫抑制的机制

外源化学物引起机体免疫抑制作用及其机制十分复杂。一种化学物可能通过多种不同机制导致免疫抑制，而几种外源化学物也可能通过共同的机制引起免疫抑制。下面简要介绍几种代表性的免疫抑制药物和化学物的相关机制：在分子水平，免疫细胞的 DNA 损害对克隆扩增所需的细胞增生有明显的影响，非免疫细胞的 DNA 损害也可通过抑制 Th1 应答和激活免疫耐受相关的调节性 T 细胞的方式来改变细胞因子应答（Guo et al.，2018）。此外，有毒化学物可与细胞内受体相互作用，进而影响细胞内信号转导通路，有时诱导细胞转录因子的产生，而在另外一些情况下，激活转录因子的信号被阻断，导致细胞因子、细胞受体和细胞表面分子表达的改变，干扰免疫应答的过程。细胞内钙储存的耗竭也可干扰淋巴细胞激活所必需的信号转导。细胞中有很多靶点，T 细胞应答的改变、细胞因子应答的转变、抗原呈递细胞功能的改变、骨髓干细胞的毒性以及非免疫细胞介质的改变，均可导致免疫抑制。在淋巴细胞发育水平上，骨髓干细胞的耗竭或者胸腺中细胞的成熟和选择被干扰可能导致永久性的免疫抑制，免疫应答的调节，可能导致免疫系统某些成分的抑制而不影响其他成分，甚至提高其他免疫应答，可能与免疫刺激和超敏反应有关。内分泌干扰物可以干扰细胞因子、免疫球蛋白以及其他炎症调节因子的合成，它们还可以影响免疫细胞的活化和存活，并导致免疫抑制（Corsini，2014）。

实验证据表明，活性氧（ROS）也是细胞损伤的重要介质，无论是对大分子的损坏结果或对细胞外和细胞内监管过程中的干扰。ROS 的产生是短暂的，并可能作为关键信号酶的变性剂影响关键巯基的可逆氧化：ROS 已涉及各种转录激活从而影响细胞增殖和细胞凋亡。增加或延长自由基的作用可以抑制 ROS 防御机制，促进疾病发生和增强毒性。ROS 通过激活两个重要的转录因子 NF-κB 和 AP-1 从而影响参与许多炎症反应、免疫激活和致癌表达的早期应答基因。值得一提的是，颗粒物和有机锡化合物也可通过 ROS 产生免疫毒性（Gennari et al.，2000；Kovacic and Somanathan，2008）。此外，ROS 在化学物诱导的过敏中（Corsini et al.，2013）也发挥着关键作用。

细胞信号的干扰

免疫细胞的细胞分化和功能反应依赖于几个特定信号转导通路，包括 MAPK（丝裂原激活的蛋白激酶）、NF-κB、信号转导与转录激活因子（STAT）、钙调磷酸酶/活化的 T 细胞（NFAT）等。化学物可以通过蛋白质加合物的形成，抑制酶的催化结构域或作为配体直接激活或抑制细胞膜或细胞内受体等靶向一些信号通路。以下是几类受体介导和非受体介导的免疫毒性的类型。

1. 受体介导的免疫毒性

在药理学中，受体是一种常见于细胞表面的分子，它接收来自细胞外部的化学信号。当受体被激活后，它指示细胞产生应激，如增殖、死亡、释放细胞因子等。受体的结构非常多样，可以广义地被分类为细胞表面受体，即 G 蛋白偶联受体或代谢型受体、配体门控离子通道受体或离子型受体、激酶偶联受体，以及细胞内受体即核受体。免疫系统中的主要受体是**模式识别受体（pattern recognition receptor，PRR）**、**Toll 样受体（Toll-like receptor，TLR）**、补体受体、Fc 受体、B 细胞受体和 T 细胞受体。而与外源化学物相关的受体有**糖皮质激素受体（glucocorticoid receptor，GR）**、**芳烃受体（aryl hydrocarbon receptor，AhR）**、**大麻素受体（cannabinoid receptor）**、**雌激素受体（estrogen receptor）**和**过氧化物酶体增殖物激活受体（peroxisome proliferator-activated receptor，PPAR）**等。

（1）芳烃受体

芳烃受体（AhR）是来源于 Per-Arnt-Sim（PAS）[下游生物钟基因（period）-芳烃受体核转运蛋白-sumo 结合结构域] 蛋白超家族的一类配体激活转录因子。长期以来在对 TCDD 毒性研究中已提出了该类受体在免疫学中的作用（Stevens et al.，2009）。TCDD 是一种 AhR 配体，在动物实验中其导致免疫抑制，诱导胸腺衰退，减少抗体的产生和细胞毒性 T 细胞的发展，并增加各种传染病的易感性（Kerkvliet，2002；Funatake et al.，2004）。TCDD 一直被证明在小鼠中，其免疫抑制效果与 CD25$^+$ CD4$^+$调节性 T 细胞的产生密切相关（Kerkvliet et al.，2009；Funatake et al.，2005）。最新研究数据还显示 AhR 在辅助性 T 细胞（Th17 细胞）的发育中起作用（Stevens et al.，2009；Kerkvliet et al.，2009）。

卤代芳烃（halogenated aromatic hydrocarbon，HAH）包括**多氯二苯并二噁英（polychlorinated dibenzo-p-dioxin，PCDD）**、**多氯二苯并呋喃（polychlorinated dibenzofuran，PCDF）**和**多氯联苯（polychlorinated biphenyl，PCB）**等。TCDD 是卤代芳烃中毒性最强的一种。动物实验结果表明，胸腺和淋巴组织是 TCDD 最敏感的靶器官，可引起剧烈的免疫抑制效应，在非常低的剂量下（在 ng/kg 体重范围内）即可引起造血的和成熟的免疫系统产生明显的改变。动物实验用 TCDD 处理后引起胸腺萎缩，外周淋巴细胞的数量减少。在人体内，类似的机制可能也在起作用，证据显示暴露于重油中的多氯联苯后，中国台湾和日本的暴露人群 T 细胞的模式均发生显著的改变，并对健康产生明显的影响，这些人因免疫系统抑制而对呼吸道感染的敏感性增高。

亲脂配体通过细胞膜的被动扩散而进入细胞。在细胞质中配体与 AhR 结合。配体结合引起的构象变化会导致核定位序列的暴露和 AhR 复合体转位到细胞核。在细胞核中，AhR 结合**芳烃受体核转运蛋白（aryl hydrocarbon receptor nuclear translocator，ARNT）**并引导二噁英反应元件（DRE）从靶基因上游转录。AhR 信号机制可能促进调节性 T 细胞的分化，包括：减少 CD62L 在 T 细胞中的表达（Funatake et al.，2004，2005）、调节 FoxP3 的表达（Quintana et al.，2008；Hauben et al.，2008；Kimura et al.，2008）和/或树突状细胞（DC）抗原呈递作用。抗原呈递在诱导初始 T 细胞分化成调节性 T 细胞中起到关键作用。由 TCDD 诱导 AhR 激活可能导致 T 细胞中的 CTLA-4 表达增加，继而诱导耐受性 DC。在没有适当的细胞因子情况下，DC 能诱导克隆缺失，无反应性或致耐受性调节性 T 细胞（Vorderstrasse and Kerkvliet，2001；Thorstenson and Khoruts，

2001；Yamazaki et al.，2006）。此外，通过 AhR 的信号可能上调 TGF-β 信号通路，促进调节性 T 细胞的增殖和功能（Huber et al.，2004）。

也有报道 AhR 在 Th17 细胞发育中发挥作用（Quintana et al.，2008；Veldhoen et al.，2008）。Th17 细胞可以促进免疫应答，而调节性 T 细胞也被公认可以降低免疫反应，有模型已经提出调节性 T 细胞与 Th17 细胞的平衡可以区分有效的免疫应答与慢性感染或自身免疫所引起的自身抗原耐受。众多实验室初步研究显示：AhR 通过调节细胞因子而调控调节性 T 细胞与 Th17 细胞的平衡。这些机制方面的研究可能涉及一个事实，即 TGF-β 诱导调节性 T 细胞的分化，而 IL-6 的存在会导致 TGF-β 依赖的 Th17 细胞生成。

（2）大麻素受体

由于大麻素受体 CB1 和 CB2 及其内源性配体（如大麻素、2-花生四烯酸甘油酯）的发现，在研究内源性大麻素系统的生理功能上已有显著进展（Croxford and Yamamura，2005）。内源性大麻素系统被认为可以控制生理功能的调节，如运动、记忆与学习、认知、神经内分泌、食欲、呕吐、体温、疼痛以及免疫系统的调节。关于对免疫系统的调节，内源性大麻素可以调控免疫细胞的活化，限制免疫细胞的自发激活。在大麻素受体中，CB2 优先在外周系统表达，特别是在淋巴器官，已显示外源性大麻素可能扰乱这种免疫平衡。

大麻素通过 G 蛋白偶联的大麻素受体产生介导作用，并负偶联于腺苷酸环化酶。此外，CB1 受体（而非 CB2 受体）被连接到离子通道可以产生正反两方面的调节作用，包括抑制 Ca^{2+} 流和激活 K^+ 流。此外，大麻素 CB1 信号可以激活 MAPK/ERK（胞外信号调节激酶）通路（Croxford and Yamamura，2005）。

Δ9-四氢大麻素（Δ9-THC）是大麻的主要组分，具有有效的免疫抑制特性，并削弱病原体诱导的免疫防御，这种作用部分归因于与 CB1 和 CB2 受体的结合（Howlett et al.，1986）。CB1 和 CB2 信号通过调节 DC 功能可以部分地抑制免疫应答的强度（Karmaus et al.，2011）。在大麻素诱导的 T 细胞抑制中，发现了一个涉及 AP-1 和 NFAT 的机制（Kaplan et al.，2003）。大麻素影响免疫应答和宿主耐受性的模式可能是由于扰乱了 Th1 促炎与 Th2 抗炎细胞因子之间的平衡。大麻凭借自身的免疫调节特性，具有成为不良免疫反应治疗物的可能。

（3）雌激素受体

内分泌干扰物是在一定剂量下可以干扰动物内分泌系统的一类化学物。内分泌干扰物包括药物、农药、塑料工业制品及消费产品中使用的化合物、工业副产品、污染物，甚至还有一些天然存在的化合物（如植物雌激素，如异黄酮和香豆素）。在具有内分泌干扰特性的化合物中，双酚 A、有机氯、有机锡、溴化阻燃剂、全氟物质、烷基酚、邻苯二甲酸盐、多环芳烃、溶剂、某些清洁制品、染发剂、防晒剂均引起了关注。在动物实验和人体研究中发现，它们的内分泌干扰效应会模仿类固醇的作用，促发多种内分泌和生殖疾病，包括一些生殖问题，如降低生育能力，造成男性和女性生殖道畸形，使男/女的性别比例改变，致胎儿流产，产生月经问题，使体内激素水平变化，促进性早熟，产生大脑和行为问题，使免疫功能受损及产生癌症（De Coster and van Larebeke，2012）。

雌激素的主要作用是通过雌激素受体 α 和 β（ERα/β）介导的，它们也在大多数的免疫细胞中表达。雌激素受体可以在基因启动子区直接与雌激素反应元件结合，或作为其他转录因子的辅助因子（如 NF-κB、AP-1、SP1、P300）。胞质内雌激素受体和膜相关的雌激素受体会影响特定的激酶信号通路。雌激素受体的磷酸化可导致 ERα 引起的配体非依赖性转录激活的增加，并会对内分泌及生殖产生影响。

雌激素受体对免疫系统功能包括先天和适应性免疫反应均有影响（Cunningham and Gilkeson，2011）。内分泌干扰物可以干扰细胞因子、免疫球蛋白以及其他炎症调节因子的合成，它们还可以影响免疫细胞的活化和存活，并导致免疫抑制、变态反应和自身免疫性疾病（Chalubinski and Kowalski，2006；Kuo et al.，2012）。然而许多关于雌激素受体的研究结果往往不一致，特别是在人类生物学研究中，而且动物研究往往不能直接推导至人体。

在体外实验中，雌激素主要影响免疫细胞的抗炎作用。与此相反，ERα 的缺乏可以对狼疮的发展起到保护作用：在几个动物模型中，雌激素促进 B 细胞介导的自身免疫性疾病，而雄激素则起到相反的作用。雌激素会通过诱导 T 细胞选择性失活和 B 细胞激活使 T 细胞和 B 细胞平衡发生异常（Ahmed et al.，1999）。一些流行病学研究显示，暴露于内分泌干扰物与哮喘和过敏性疾病之间存在潜在的联系（Kuo et al.，2012）。一种可能的解释是，内分泌干扰物可能通过在 APC 中降低 IL-12 和升高 IL-10 而影响 APC 与引导 Th2 极化，并增强 Th 细胞的 IL-4 生成。研究资料表明，免疫系统中的雌激素受体可能不是通过传统的配体诱导的 ER 结合于启动子区的雌激素应答元件从而被激活的（Cunningham and Gilkeson，2011）。环境内分泌干扰物引起的免疫系统变化可能会影响到对微生物、疫苗抗原、变应原、自身抗原和肿瘤抗原的免疫应答调节。除了暴露剂量，化学物暴露的时间也会对其生物学效应产生重要影响。在现实生活中，内分泌干扰物的混合暴露与其分子靶点识别之间的临床相关性亟须关注。

（4）糖皮质激素受体

在药理学中，糖皮质激素通常被用于抑制各种过敏、炎症、自身免疫性疾病，并防止移植排斥和移植物抗宿主疾病。活化后的糖皮质激素可以介导这些类固醇配体到转录子的信号信息，促使一系列的通路并最终抑制免疫反应。糖皮质激素受体介导的各种造血细胞的凋亡以及抑制促炎性细胞因子的基因表达被认为是糖皮质激素受体抗炎作用的主要机制（Flammer and Rogatsky，2011）。与免疫调节作用特别相关的糖皮质激素受体应答分子似乎为糖皮质激素诱导的亮氨酸拉链蛋白（glucocorticoid-induced leucine zipper protein，GILZ；也称为 TSC22 域家族蛋白 3），其与信号转导途径相互作用，这些转录途径多在类风湿性关节炎和其他炎性疾病中被发现，提示它是免疫反应中的一个关键的内源性调节剂（Beaulieu and Morand，2011）。最近发现，皮质醇可以针对一个蛋白激酶 C 激活过程中的重要蛋白 RACK-1（激活蛋白激酶 C-1 的受体）发挥作用，其下调会导致有缺陷的免疫细胞被激活（Buoso et al.，2011）。糖皮质激素诱导的免疫抑制与化学诱导应激以及间接免疫毒性相关性很强，在小鼠中，一些药物和化学品诱发的应激反应可预测特定的免疫学参数的改变（Pruett et al.，2009）。

（5）过氧化物酶体增殖物激活受体

过氧化物酶体增殖物激活受体（PPAR）属于核激素受体超家族，其有三个主要的亚型：PPARα、PPARβ 和 PPARγ。这些受体调节重要的生理过程：影响脂质平衡、炎症、脂肪生成、DNA 复制、伤口愈合以及肿瘤发生（Chinetti et al.，2000）。现已证明，在人外周血 CD4$^+$CD25$^-$ T 细胞中，PPARα 和 PPARγ 激动剂（如苯扎贝特、GW7647、5,8,11,14-花生四烯酸、环格列酮和 15-脱氧-Δ12,14-前列腺素 J2）与 TGF-β 通过明显下调 DNA 甲基转移酶的活性来共同引发 Foxp3 的 DNA 去甲基化，诱导 Foxp3 强而稳定的表达，导致功能性的调节性 T 细胞的产生（Lei et al.，2010）。已证实 PPARγ 是 DC 成熟和功能的负调节物：在啮齿类动物 DC 中，持续激活 PPARγ 会减少共刺激分子和 IL-12 诱导成熟的表达，抑制初始 CD4$^+$ T 细胞成熟的能力（Klotz et al.，2007）。已证实 PPARγ 激动剂可拮抗由 NF-κB 的靶基因的反式阻抑引起的炎症反应。Pascual 等（2005）发现，这一途径的第一步涉及 PPARγ 配体结合结构域的配体依赖性 SUMO 化，促使 PPARγ 以炎症基因启动子上的核受体辅阻遏物（NCOR）-组蛋白脱乙酰酶-3 复合体为目标。这一机制反过来又可以防止泛素化/19S 的蛋白酶体的募集，这种蛋白酶体的募集通常介导基因激活所需的辅阻遏物复合体的信号依赖性移除。其结果是，NCOR 复合体不会从启动子中被清除，靶基因被维持在一个阻抑的状态（Pascual et al.，2005）。

全氟化合物（perfluorinated compound，PFC）是环境中普遍存在的持久性化合物，在动物实验和人群研究中均发现其具有多种毒性。PFC 是一类新出现的持久性有机污染物。它们是一族含氟化学物，具有使材料防污渍和耐磨的独特功能（如特富龙、思高洁）。**全氟辛酸（perfluorooctanoic acid，PFOA）**和**全氟辛烷磺酸（perfluorooctane sulfonate，PFOS）**是最常见的污染物。流行病学和实验室研究证据表明，全氟化合物可能具有免疫毒性，可以影响细胞介导免疫和体液免疫（DeWitt et al.，2012）。

研究表明，全氟化合物的某些生物效应是由 PPAR 介导的。PFOA 和 PFOS 可以激活 PPARα。但是 PPAR 在全氟化合物免疫毒性中的具体作用仍然有争议，还不清楚它是否对免疫细胞有直接影响（Flammer and Rogatsky，2011；Yang et al.，2002；Qazi et al.，2009）。体外研究已经证明，在啮齿类动物中，PFOA 是比 PFOS 更强的 PPARα 激动剂（Takacs and Abbott，2007），这可以解释为体内免疫应答的差异。此外，PFOA 和 PFOS 对人类或鼠类 PPAR 的亲和力具有很大的不同（Takacs and Abbott，2007）。不依赖 PPARα 活化的效应也可对暴露于 PFC 的人类有较大的潜在影响，如人肝中 PPARα 表达只有啮齿类动物中的 1/10（Kennedy et al.，2004）。Corsini 等（2011a，2012）对 THP-1 细胞的机制研究发现，PPAR 对细胞因子释放的影响发生在转录前。使用的 siRNA 证明，PPARα 在 PFOA 诱导免疫毒性中发挥作用，而 LPS 诱导的 IκB 降解的抑制作用可以解释全氟辛烷磺酸的免疫调节作用。

总体而言，这些研究表明，全氟化合物通过免疫细胞直接抑制细胞因子的分泌，而 PFOA 和 PFOS 具有不同的机制。将来的研究需要进一步阐明 PPAR 在 PFC 免疫毒性中的具体作用。

2. 非受体介导的免疫毒性

（1）氧化应激

典型的非受体介导的免疫毒性涉及氧化应激，这是毒物普遍存在的共同特征。根据氧化应激假说，最低水平的氧化应激与抗氧化剂的诱导和解毒酶相关，并被转录因子 Nrf2 所调控。在较高水平的氧化应激中，这种保护性反应被炎症和细胞毒性所压制。炎症是通过促炎症信号通路（如 MAPK 和 NF-κB）的激活而启动的，而线粒体的扰动和促凋亡因子的释放会导致细胞程序性死亡。有机锡、砷、硅、二氧化硅、石棉、颗粒物和纳米颗粒物的免疫毒性与 ROS 的产生部分关联（Gennari et al.，2000；Kovacic and Somanathan，2008），而氧化应激在化学致敏中的重要作用将在后文讨论。有证据表明，ROS 可以充当细胞第二信使，并且已经证明过氧化氢可以激活 NF-κB，从而调控许多免疫和炎性分子的表达，包括肿瘤坏死因子（TNF）。吞噬细胞包括单核细胞中 ROS 的一个重要来源为吞噬作用过程中还原型烟酰胺腺嘌呤二核苷酸磷酸（NADPH）氧化酶的激活（Bokoch，1995）。在对吞噬刺激的反应过程中，膜关联的 NADPH 氧化酶复合体从 NADPH 移动电子而使 O_2 还原以形成超氧化物阴离子，并通过超氧化物歧化酶（SOD）迅速转变为 H_2O_2 和 O_2。另外，抗氧化剂凭借着自己的清道夫能力和抑制氧化还原敏感转录因子激活的能力而发挥其免疫调节作用。通常，抗氧化剂可以通过阻断 IKK 激活而防止 IκB 降解、NF-κB 核易位以及促炎症基因活化（Corsini et al.，2013）。

（2）钙调磷酸酶抑制

一个更特殊的非受体介导的效应是环孢素 A、他克莫司及其他钙调磷酸酶抑制剂的免疫抑制作用，这些效应是基于钙信号转导的紊乱，涉及在抗原诱导的 T 细胞分化的早期阶段，最终阻断其活化（Williams and Gooch，2012）。最常用的免疫抑制类药物是**钙调磷酸酶抑制剂（calcineurin inhibitor）**。钙调磷酸酶是一种对 T 细胞功能有重要作用的普遍存在的酶。钙调磷酸酶是一种促使活化 T 细胞核因子（nuclear factor of activated T cell，NFAT）从细胞质转移进入细胞核以调节多种细胞功能包括细胞增殖、分化发育的关键磷酸酶。NFAT 是一类主要包括 5 个成员的转录因子家族，其中 4 个由 Ca^{2+} 信号调节。NFAT 激活后，由于胞内 Ca^{2+} 增加，钙调磷酸酶被激活和 NFAT 去磷酸化，允许 NFAT 易位进入细胞核和调节基因包括 IL-2、IFN-γ、IL-4 及 IL-10 等表达。最近的研究表明，钙调磷酸酶/NFAT 信号有助于天然免疫和调节细胞的体内平衡：TLR4 和**树突状细胞相关性 C 型植物血凝素 1（dentritic cell-associated C-type lectin 1，dectin 1）**的活化已被证明在骨髓细胞，包括巨噬细胞、肥大细胞、巨核细胞、破骨细胞中诱导钙调磷酸酶/NFAT 信号的激活（Fric et al.，2012）。

环孢素 A（cyclosporin A，CsA）是一种免疫抑制药物，主要用于抑制器官移植排斥反应及治疗自身免疫性疾病（Calne et al.，1981）。CsA 通过扩散进入细胞，与相应受体即**亲环蛋白（cyclophilin，又称亲环素）**结合后，抑制 T 细胞的信号转导途径，通过抑制钙调磷酸酶的活性而抑制 IL-2 的表达，发挥免疫抑制作用。拮抗其他转录因子（包括 Oct/OPA 和 NF-κB）与 IL-2 启动子区域增强子元件的结合，导致 IL-2 的合成减少（Ho et al.，1996）。

（3）DNA 共价结合干扰 DNA 复制、细胞增生和功能，导致细胞毒性

环磷酰胺（cyclophosphamide，cytoxan，CTX）是一种烷化剂，1958 年首次人工合成，主要用于肿瘤治疗，对多种肿瘤有明显的抑制作用，近年来因证实它有免疫抑制作用而用于多种自身免疫性疾病的治疗，已取得明显疗效。但 CTX 同时也是一种致癌物，CTX 在啮齿类动物中可造成严重的免疫抑制和毒性。CTX 本身没有烷基或细胞毒性，必须通过细胞色素 P450（特别是 CYP2B 异构体）的氧化才能产生活性代谢物。有关环磷酰胺的作用机制，目前已经知道是通过它的代谢产物与 DNA 鸟嘌呤的第 7 位氮共价结合，产生 DNA 双链内的交叉联结或 DNA 同链内不同碱基的交叉联结，使细胞由 G 期进入 S 期延迟，大剂量时对各周期的细胞和非增殖细胞均有杀伤作用（Kawabata and White，1988）。此外，它还可诱导细胞凋亡。这些细胞毒性的最终结果是引起细胞增殖受阻，免疫应答抑制（Limpens et al.，1990；Limpens and Scheper，1991）。苯的代谢物如对苯二酚、儿茶酚和苯酚具有明显的血液毒性（Pyatt et al.，1998）。苯首先被 CYP2E1 代谢成苯酚，然后转化成对苯二酚或儿茶酚。这些酚代谢物在骨髓和淋巴组织中累积。骨髓中的苯酚和对苯二酚进一步转化为活性更强的物质如半醌自由基，这一转化可能是细胞色素 P450 依赖并涉及髓过氧化物酶和前列腺素合成酶。半醌自由基和胞内蛋白质共价结合，形成 DNA 加合物，破坏细胞分裂、RNA 合成等功能。这些活性代谢物可严重损害骨髓干细胞。因为骨髓中许多细胞的损害都是非特异性的，所以损害的结果是全血细胞减少，包括淋巴细胞前体细胞（T 细胞和 B 细胞），因此可能大多数的特异性免疫系统会遭受破坏。

三、免疫抑制的后果

虽然免疫功能的降低会因免疫监视功能和恶性细胞清除能力受损而增加肿瘤的易感性，但在临床上主要表现为对感染性疾病的敏感性增加。

（一）感染性并发症

对微生物病原体抵抗力的损害是免疫抑制的主要特征，感染性并发症患者多见于原发性和获得性免疫缺陷患者以及大量免疫抑制药物和糖皮质激素治疗的患者（Sia and Paya，1998；Klein et al.，2001）。此外，在日本和中国台湾通过水稻污染暴露于多氯联苯的人群，在美国密歇根州通过牲畜暴露于多溴联苯的人群，或住在加拿大北部的因纽特暴露于杀虫剂和有机氯衍生物的混合物的人群出现显著更频繁的感染（Descotes，2014）。在免疫功能不全的患者中，不管何种原因，感染总是更频繁、更严重、更具复发性。不能确定哪种病原体具体参与免疫抑制有关的感染并发症。细菌、病毒、真菌和寄生虫感染均已观察到。在免疫功能低下的患者中，呼吸道感染是最常见的感染，紧随其后的是消化道感染，经常表现为慢性腹泻。然而，身体的其他部位也可以受影响。此外，非典型或"机会性"感染可能发生在免疫功能不全的人中。这些感染的特征表现为：

首先，一些侵袭力较低、致病力较弱的病原体，在人体免疫功能正常时不能致病，但当人体免疫功能降低时，则为这类病原体提供了感染的机会，它们乘虚而入，侵入患者体内，导致各种传染病。其次，通过不寻常的部位感染。例如，单核细胞增多性李斯特菌和耶氏肺孢子菌引起的感染，或脑弓形虫脓肿和系统性念珠菌病。至关重要的是，如果能够排除免疫抑制之外的原因，机体若发生上述"机会性感染"，则预示着免疫毒性的可能。特别值得关注的是在患者参与临床试验过程中或在新上市药物的监测时出现的"感染"。最后，与免疫抑制药物和其他外源化学物相关的"感染"可能并不明显，缺乏足够的临床、生物学或微生物学指征，可以提示与任何药物治疗或化学物的接触有关。如果没有专门的流行病学或药物流行病学研究，不起眼的感染的增加可能会有遗漏（Esser and Jux，2009）。

（二）肿瘤形成

大量证据表明，免疫功能不全的患者罹患肿瘤的风险更大。皮肤癌包括鳞状细胞癌和卡波西肉瘤是免疫功能不全人群最常见的病毒相关肿瘤，尤其是应用长期免疫抑制治疗方案的器官移植患者（Bugelski et al.，2010）。长期随访研究发现，高达30%的器官移植患者可能产生皮肤癌。许多回顾性和前瞻性研究表明，器官移植的患者淋巴增殖性疾病的风险远大于一般人群（相对风险增加30—50倍）。非霍奇金B淋巴瘤比T淋巴瘤更常见（Vial and Descotes，2003）。尚无确凿的证据证实，在农村人群中农药暴露导致的免疫抑制与淋巴瘤之间的可疑联系。但在当前临床使用的各种有效的免疫抑制药物治疗的患者中观察到感染性并发症和病毒诱导肿瘤的出现，其发病率和严重程度取决于免疫抑制的程度。

第三节　外源化学物与超敏反应

如前所述，免疫系统的目的是通过细胞和体液机制维持个体的完整性，防止疾病的发生，如感染性疾病、寄生虫病或癌变。而要达到这样的目的，最为重要的就是要能够区分自我和非我。但是，在某些情况下，机体的免疫系统也以某种方式产生组织损伤反应，导致自身诱发的疾病。这些疾病分为两类：超敏反应或变态反应和自身免疫。超敏反应是由反复暴露于有害抗原后免疫系统以过度或不合适的方式反应引起的。1975年，Coombs和Gell将超敏反应细分为4种类型，分别代表了4种不同的组织损伤机制。这4种类型超敏反应的一个共同特征是必须经事先暴露致敏，以引发对后续刺激的反应。对于I、II和III型超敏反应而言，事前暴露于抗原导致过敏原——特异性抗体（IgE、IgM或IgG）的产生，而在IV型超敏反应的情况下，则导致过敏原特异性记忆T细胞的产生。虽然其机制尚未完全阐明，但Ig产生的调节至少部分取决于抗原的特征、个体遗传性状和环境因素（Coombs and Gell，1975；Rajan，2003）。4种超敏反应的简要描述如下。

一、I型超敏反应

I型超敏反应（Type I hypersensitivity）也称速发型或IgE介导的超敏反应（immediate

or IgE-mediated hypersensitivity），通常又称为"**变态反应（allergy）**"，临床上又称为"**特应性（atopy）反应**"。皮肤、呼吸道或胃肠道暴露于抗原后，大多数人会对这些抗原产生 IgM、IgG 或 IgA 免疫应答并清除它们而不引起任何过敏症状。但是，那些遇到此类抗原产生 IgE 抗体的"特应性个体"（atopic patient），他们的反应往往会导致诸多的不良反应，发生"特应性反应"，这类抗原又称**变应原（allergen）**，临床常见的变应原见表 20-3。目前不清楚为什么这些抗原在某些个体中成为变应原，而增加 IgE 免疫应答的反应，但似乎涉及遗传和/或环境因素，可能还有某种类型的触发事件（例如，急性病原体暴露和情绪压力）参与。IgE 的产生在暴露的引流部位淋巴组织（即扁桃体、支气管淋巴结，以及肠道淋巴组织包括肠道派尔集合淋巴结的派尔斑）中最高，在脾中较低。相比于其他免疫球蛋白，IgE 血清浓度低，血清半衰期短（表 20-1）。可溶性 IgE 一旦产生，不仅与局部组织肥大细胞结合，而且进入血液循环，与血液循环中的肥大细胞、嗜碱性粒细胞和在远处组织的肥大细胞结合。机体一旦被致敏，重新暴露于抗原时会导致抗原与局部肥大细胞上的 IgE 结合，脱颗粒并释放预先形成的介质和细胞因子，它们招募和激活循环嗜酸性粒细胞、嗜碱性粒细胞、巨噬细胞和中性粒细胞，导致更多细胞因子、白三烯和血栓素的合成与释放。这些介质促进血管舒张、支气管收缩和炎症。临床表现各异，有局部性和全身性两种类型。全身性的特应性反应通常被称为全身过敏症（anaphylaxis），会影响到整个身体，表现为严重的休克，又称为"过敏性休克"。特应性个体暴露于诱发过敏的变应原下很短的时间内，即可能发生过敏性休克。药物过敏性休克以青霉素过敏最为常见，头孢菌素、链霉素、普鲁卡因等也可引起。应用动物免疫血清如破伤风抗毒素、白喉抗毒素进行治疗或应急预防时，有些患者可因曾经注射过相同的血清制剂已被致敏而发生血清过敏性休克，重者可在短时间内死亡。而发生局部特应性反应时，症状取决于受累组织的解剖学位置，而且通常也局限于这个组织。例如，在鼻部针对变应原的局部 IgE 介导的反应常表现为特应性鼻炎（如花粉热），而在呼吸道和肺脏内的局部应答通常会引起相应组织的炎症反应，通常称为特应性哮喘。皮肤局部的特应性反应以特应性皮炎（湿疹）或者特应性荨麻疹的形式出现。这些反应可能会在再次接触有害抗原几分钟内开始。因此，Ⅰ型超敏反应常常称为速发型超敏反应。

表 20-3　引起Ⅰ型超敏反应的变应原

变应原类别	变应原名称
药物或化学物	磺胺、青霉素、头孢菌素、链霉素、普鲁卡因、有机碘化合物
生物原性物质	花粉颗粒、尘螨排泄物、真菌菌丝及孢子、昆虫毒液、动物皮毛，以及动物免疫血清如破伤风抗毒素、白喉抗毒素等
食物变应原	奶、蛋、鱼、虾、蟹、贝等食物蛋白或肽类物质
酶类物质	尘螨中的半胱氨酸蛋白、细菌酶类物质（如枯草菌溶素）

二、Ⅱ型超敏反应

Ⅱ型超敏反应（Type Ⅱ hypersensitivity） 又称**抗体依赖型细胞毒性超敏反应（antibody-dependent cytotoxic hypersensitivity）**、溶细胞型或细胞毒性超敏反应，是由

IgG 或 IgM 介导的。抗体与细胞或组织表面的特异性抗原结合，通过活化补体系统，在吞噬细胞和 NK 细胞的参与下，引起以细胞溶解或组织损伤为主的病理性免疫反应，发作较快。Ⅱ型超敏反应通常是由于产生了针对自身成分的自身抗体或涉及与自身抗原有交叉反应的微生物抗原，由血液循环中游离抗体与细胞表面抗原的结合。但在某些情况下，药物或化学物也可结合于细胞表面，随之直接在作用物（药物或化学物）或被改变的细胞膜上发生特异性抗体介导的细胞毒作用。免疫复合体可被吸附在细胞（如红细胞、血小板或粒细胞）的表面，导致补体介导的细胞毒性反应，从而诱导免疫溶血性贫血、血小板减少症、粒细胞减少症及其他组织损害。另外一种情况的抗体反应也可能是自体耐受性破坏时由某种自体抗体介导的，由此产生的反应将是自身免疫性疾病的一部分，如自身免疫性溶血性贫血和**肺出血-肾炎综合征**（Goodpasture syndrome）。

　　Ⅱ型超敏反应所涉及的细胞溶解和组织损伤机制与 IgG 或 IgM 结合病原体时激发的机制相同，针对流动和固定细胞的Ⅱ型超敏反应有所区别。对流动细胞而言，机体产生了针对自身蛋白的 IgG 和 IgM 类自身抗体。自身抗体与细胞表面抗原结合后活化了补体系统，最后形成**攻膜复合体**（membrane attack complex，MAC），导致膜破裂和靶细胞破坏。另外，借助 Fc 受体和补体受体，通过补体片段 C3b 调理吞噬作用，也可吞噬和破坏靶细胞。这是自身免疫性溶血性贫血、自身免疫血小板减少性紫癜和输血反应所致的溶血的主要发病机制。对固定细胞而言，抗体和补体可能吸引中性粒细胞，在血管壁正常表达的抗原或在循环血液中的可溶性抗原（如从机体的细胞或从感染源释放的化学物或药物及外源化学物）沉积在内皮细胞上，可与抗体结合，启动"补体级联"，导致 C3a 和 C5a 的释放，它们导致中性粒细胞的趋化和补体成分 C3b 增多，中性粒细胞通过抗体的 Fc 部分的受体（Fc 受体）或 C3b 受体，力图吞噬组织，但由于组织太大并且固定，吞噬难以实现，但可募集活化中性粒细胞至局部，释放颗粒生物活性物质和活性氧引起组织损伤，抗体介导的肾小球肾炎等疾病的发生就是这样的机制。还有一些自身免疫性疾病包括肺出血-肾炎综合征中也有这样的病理改变。另外，针对正常细胞表面受体或其他成分的抗体，一旦与之结合，就会影响这些受体和成分发挥正常生理功能，引起的疾病不一定是组织损伤。代表性的疾病包括毒性弥漫性甲状腺肿（又称格雷夫斯病，Graves disease）和重症肌无力。

三、Ⅲ型超敏反应

　　Ⅲ型超敏反应（Type Ⅲ hypersensitivity）或称**免疫复合体介导的超敏反应**（immune complex-mediated hypersensitivity），是抗原抗体复合体沉积于组织内，通过激活补体而引起的细胞和组织损伤。Ⅱ型和Ⅲ型超敏反应中均有免疫球蛋白 IgG 和 IgM 的参与，但是它们所结合的抗原定位不同，前者限于特定的细胞或组织，而后者结合的是血清中可溶性抗原成分。免疫复合体的局部沉积，一方面取决于抗原在组织中的分布，另一方面与循环免疫复合体在某些部位容易滞留有关。大的复合体可被肝、脾和骨髓中的巨噬细胞（Mφ）捕获并清除，小的复合体存在于血液循环中，但不会沉积，只有大小合适的复合体才能在局部滞留并活化补体系统，这样可能形成了由抗原和 Ig 组成的循环免疫复合体，免疫复合体能够活化补体经典途径，该过程中释放的补体成分 C3a、C5a 可刺激肥大细胞和嗜碱性粒细胞释放血管活性胺，如组胺、5-羟色胺及趋化因子等，引起局部炎症反应。此外，C5a 还可募集中性粒细胞至局部，释放溶酶体，引起组织损伤和进一步的炎症反应。免疫复合体还可借助 Fc 受体直接作用于嗜碱性粒细胞和血小板，促进两者释放血管活性胺，导致血管通透性增高，加重复合体在血管壁上的沉积。在免疫复合体沉积的区域内可能会导致广泛分布的组织损伤。最常见的位置是肺、关节和肾脏的血管内皮。皮肤和循环系统也可能被累及。由补体激活引起的炎症反应可导致病理改变。巨噬细胞、中性粒细胞和血小板被吸引到沉积部位引起组织损伤。就像 II 型超敏反应一样，由于直接针对可溶性抗原如双链 DNA 或小核蛋白的自身抗体的存在，类似于III型超敏反应的反应可以诱发自身免疫性疾病如系统性红斑狼疮。

免疫复合体的沉积可以发生在局部，也可以发生在全身，局部III型超敏反应通常发生于抗原进入机体的位置，如昆虫叮咬处和注射部位，免疫复合体常在此聚集，4—8h 内发生超敏反应，导致局部组织发生炎症、损伤甚至坏死。而全身性III型超敏反应则是复合体存在于血液循环中，在适当的部位沉积后引起炎性损伤。例如，在肾脏可引起肾小球肾炎，在关节中引起关节炎，在血管中引起血管炎。**血清病（serum sickness）**是最早被认识到的III型超敏反应性疾病，在化学治疗剂和抗生素问世以前，血清制剂的应用十分普遍。患者于接受抗血清注射后 1—2 周发生，抗血清中的异性蛋白抗原使人体致敏，产生相应的抗体，并与抗原形成相应的免疫复合体，后者沉淀于血管壁，并激活补体。被激活的补体一方面释放介质导致血管扩张、液体渗出及血管内凝血等病变；另一方面吸引中性粒细胞到复合体沉积的部位，并吞噬免疫复合体，释放出溶酶体，导致组织损伤。临床表现主要为注射部位发红、发痒。其他症状包括：寒战、发热、关节炎，有时还会发生肾小球肾炎。皮疹以风疹为主，提示肥大细胞脱颗粒释放的组胺在其中发挥着作用。除血清制品外，后来发现非血清类物质也引起类似的情况，这类物质包括细菌、病毒、昆虫毒、药物半抗原等。药物半抗原中最常引起此类反应的是青霉素、链霉素和磺胺类药物。有人将这类不是由血清引起的类似血清病的反应称为血清病样反应。其他能引起血清病的药物还有：治疗抑郁症的**氟西汀（fluoxetine）、巴比妥（barbiturate）**，某些利尿剂，治疗甲亢的**丙基硫氧嘧啶（propylthiouracil）**，治疗癫痫的**乙内酰脲（hydantoin）**。

四、IV型超敏反应

IV型超敏反应（Type IV hypersensitivity）也称**细胞介导的超敏反应（cell-mediated hypersensitivity）**，引起IV型超敏反应的抗原主要有胞内细菌、病毒、寄生虫和化学物。这些抗原物质经 APC 摄取、加工成抗原肽-MHC I / II类分子复合体，表达于 APC 表面，呈递给 T 细胞识别，并使之活化和分化成为效应 T 细胞，或称致敏 T 细胞。效应 T 细胞主要为 $CD4^+$ Th1 细胞和 $CD8^+$ CTL，$CD4^+$ Th2 和 Th17 细胞也可参与。巨噬细胞除作为 APC 起作用外，在IV型超敏反应发生中也是重要的效应细胞。IV型超敏反应是在易感个体接触抗原 24—72h 后发生的，因此，又称为**迟发型超敏反应（delayed-type hypersensitivity，DTH）**。IV型超敏反应时间较长，主要是由于接触抗原位点 T 细胞激活、分化，细胞因子和趋化因子分泌，巨噬细胞和其他淋巴细胞聚集需要一定的时间。

常见的病例包括接触性超敏反应、慢性迟发型超敏反应及过敏性肺炎。另外一类Ⅳ型超敏反应与自身免疫性疾病有关，患者对自身抗原发生细胞介导反应。此外，有些临床医师认为慢性移植排斥也是Ⅳ型超敏反应，因为介导的细胞免疫导致移植受体的免疫病理损伤。

（一）接触性超敏反应

接触性超敏反应综合征（contact hypersensitivity syndrome，CHS），有时也称为**接触性皮炎**（contact dermatitis），是化学活性小分子共价结合到皮肤最上层自身蛋白的继发免疫反应。例如，接触毒漆酚（来源于毒橡树或毒葛）引起的片状皮疹和剧烈瘙痒，以及敏感个体接触药物、金属、化妆品或工业产品、天然化学物引起局部皮肤反应。存在于这些物质中的"接触性超敏反应"抗原（半抗原）与自身蛋白结合改变其结构，产生"非己"物质，即形成新抗原。一些接触性超敏反应新抗原可由化学活性分子氧化自身蛋白而产生。此外，一些金属会形成稳定的金属蛋白复合体，特别容易刺激巨噬细胞。有时，化学物需在肝脏代谢活化为活性成分后，才能形成新抗原，肝代谢需要的酶的遗传多态性与个体的接触性超敏反应易感性有关。本部分以易感个体意外接触到有毒漆酚（来源于毒橡树或毒葛）发生接触性超敏反应的过程为例。漆酚（urushiol）是一种油状有机液体，用于生产传统的漆器。它导致皮肤接触性过敏皮疹，称为漆酚致接触性皮炎。

漆酚是几个密切相关的有机化合物儿茶酚的混合物，包含替换了 15 个或 17 个碳原子的烷基链，烷基链可能饱和或者不饱和。一般认为漆酚的致敏反应与其分子饱和度有关。长侧链往往会生成更强的敏化剂。人皮肤接触后，漆酚分子穿透保护的角化细胞层，以共价键结合在该部位自身蛋白的反应基团上，形成新抗原。新抗原诱导皮肤细胞释放大量细胞因子和趋化因子，募集循环系统中淋巴细胞到被污染的皮肤并激活该部位巨噬细胞分泌 IFN-γ。皮肤细胞分散新抗原，并被朗格汉斯细胞摄取，加工处理后的多肽被交叉呈递至致敏阶段产生的记忆性 Tc 细胞上（在Ⅳ型超敏反应中，Th 细胞在致敏阶段发挥作用，但在效应阶段并没有发挥重要作用）。CTL 效应细胞产生，损伤表达新抗原肽-MHC（pMHC）复合体的皮肤细胞。细胞因子介导上调角化细胞表面黏附因子，使CTL 攻击变得更容易。激活 CTL 效应细胞同样促进该部位组织表达高水平 IFN-γ。IFN-γ上调角化细胞表达 Fas，Fas 结合于 CTL 效应细胞 Fas 受体，使角化细胞更容易受到 CTL 的凋亡损伤作用。IFN-γ 同样刺激肥大细胞和嗜碱性粒细胞脱颗粒，释放血管扩张剂、趋化因子和溶解酶介质（如 TNF 和蛋白酶）。这些分子全部都损伤皮肤，增加淋巴细胞进入的通道，利于 T 细胞攻击。由于缺失肥大细胞的天然突变小鼠表现无迟发型超敏反应，所以在迟发型超敏反应中肥大细胞发挥着重要作用。接触后一般数小时至 1 天，长者可达 2 周，呈急性发病。发病部位多在露出部位，局部表现可分为皮炎型和荨麻疹型。皮炎型一般局部先有灼痒，随搔抓出现多数密集针头至粟粒大小红色丘疹，伴不同程度红肿，然后丘疹可迅速变为小疱或大疱，疱壁紧张，疱液澄清，倾向融合，水疱破后呈鲜红色糜烂面，有大量浆液性渗出，干燥后结为黄色浆痂。重者患部红肿明显，可伴有头痛、发热、食欲缺乏、便秘、心悸等全身症状。荨麻疹型：一般局部无急性炎症表现，仅感瘙痒，由于搔抓出现大小不等的风团，消退稍迟缓，有明显的皮肤划痕症。

（二）慢性迟发型超敏反应

慢性迟发型超敏反应是由对免疫系统清除有异常抵抗力的抗原所引发。这些抗原的来源物质包括细胞内持续存在的病原菌（如导致肺结核、麻风病、利什曼病的病原菌）、一些外源性物质（如硅沉着病、铍中毒中的硅和铍）及一些未知物质（如在克罗恩病、结节病中出现的物质）。它们穿透敏感个体的皮肤感染宿主细胞。感染细胞释放的抗原被 APC 摄取、加工，并呈递到记忆 Th 细胞，此时，病原菌激活巨噬细胞产生 IL-12、IL-18，促进效应 Th1 细胞分化。激活巨噬细胞分泌的细胞因子同样刺激 NK 细胞分泌大量 IFN-γ，IFN-γ 作用于巨噬细胞，进一步上调其产生 IL-12。抗原持续存在，细胞产生 IFN-γ 及其他细胞因子、趋化因子，招募并激活这个部位其他白细胞。当激活的巨噬细胞（或 NK 细胞）分泌促炎性细胞因子损伤宿主角化细胞时，就引起超敏反应，覆盖抗原接触位点上的皮肤将变红并发炎。当超敏反应持续进行，巨噬细胞过度活化，引起肉芽肿的形成，如形成部位在肝、肺等器官时，将导致器官损伤并影响器官的功能，导致严重肝疾病或是呼吸困难。

（三）过敏性肺炎

过敏性肺炎是肺部持续接触吸入抗原发生的IV型超敏反应。导致过敏性肺炎的抗原都是来源于微生物、真菌、植物或是动物的蛋白质。不同抗原在肺部造成的反应通常表现为相同形式，临床过程分为 3 期：急性期、亚急性期和慢性期。当易感个体吸入病态抗原，肺部巨噬细胞被激活时，有可能是这些细胞直接摄入抗原颗粒或通过在吸入部位补体途径的激活所致。在 48h 内，巨噬细胞分泌趋化因子促进中性粒细胞及 T 细胞趋化。记忆性 Th 细胞开始分化为 Th1 效应细胞，分泌大量细胞因子。在这个时期，感染个体可能经历流感一样的症状，假如停止接触抗原，症状将迅速消失。如果诊断为过敏性肺炎，皮质类固醇就可以用于消除炎症。然而，如果过敏性肺炎急性期未被察觉，并持续接触抗原，则进入亚急性期，在肺部巨噬细胞超活化及病态抗原周围形成肉芽瘤，典型症状很少持续数天或数周，但是疲劳和咳嗽将反复出现并逐渐加重。如果不采取治疗或是持续接触抗原，则过敏性肺炎进入慢性期，肺组织受损，机制与迟发型超敏反应相同。肺部激活巨噬细胞同样也分泌大量 TGF-β，使肺纤维化。

综上所述，各型超敏反应具有各自不同的生物学特征和表现，总结见表 20-4。

表 20-4　各型超敏反应的生物学特征和表现

类型	作用类别	反应性 T 细胞	相关 Ig	常见实例	作用部位和表现
I 型	速发型	Th2	IgE	使用多种不同的药物和诊断试剂、激素及各种亚硫酸盐化试剂引起过敏反应症状和过敏症	胃肠变态反应；荨麻疹；特应性皮炎；哮喘；过敏性休克
II 型	细胞毒性	Th2	IgM、IgG	药物或化学物诱导贫血、血小板减少症和粒细胞减少症	溶血性贫血；输血反应；血小板减少症和粒细胞减少症
III 型	免疫复合体型	Th2	IgM、IgG	血清疾病综合征	红斑狼疮；肾小球肾炎；类风湿性关节炎
IV 型	迟发型	Th1、TD		使用某些药物或暴露于化学物后出现的接触性皮炎	接触性皮炎；移植排斥

第四节　外源化学物与自身免疫

正常机体的免疫系统具有识别"自我"和"非我"的能力，对非己抗原能够发生免疫应答，而对自身抗原则处于无应答或微弱应答状态，称为**免疫耐受（immunological tolerance）**。一般情况下，自身免疫应答是自限性的，属生理性自身免疫。其主要功能是维持机体生理自稳，清除体内衰老、凋亡或畸变的自身细胞成分，并调节免疫应答的平衡，在维护机体生理状态、防御感染和监视肿瘤等方面有重要意义。但是，在一定条件下免疫系统会对自身抗原产生病理性免疫应答，机体对自身组织成分或细胞抗原性失去免疫耐受性，造成自身组织或者器官的炎症性损伤并影响其生理功能，导致**自身免疫性疾病（autoimmune disease）**。已经发现的人类自身免疫性疾病有近百种，几乎涉及人体所有的组织和器官。

和超敏反应一样，自身免疫性疾病具有遗传易感性特征。自身免疫性疾病可能具有组织特异性，其损伤常发生在特定类型的组织或特定器官，也可能器官或组织特异性不确定，其体征和症状可能涉及几种器官和组织。自身免疫性疾病组织损伤的主要靶部位多种多样。以下器官、细胞和细胞器都被确定为自身免疫反应的主要部位：细胞核（特别是组蛋白和/或单链 DNA——某些类型的自身免疫性疾病的标志性指标之一是抗核抗体的表达）、红细胞、淋巴细胞、中性粒细胞、血小板、免疫球蛋白（主要是 IgG）、横纹肌（胆碱能受体）、平滑肌、线粒体、皮肤（基底膜）、甲状腺（甲状腺球蛋白）、肾（肾小球和肾小管基底膜）、CNS（髓鞘）、结缔组织（关节的滑膜层）、肺和肝。体液免疫和细胞介导的免疫都可能作为参与导致自身免疫性疾病损害的效应机制。自身免疫性疾病的实例包括：①**重症肌无力（myasthenia gravis）**，胆碱能受体，特别是与神经肌肉接头有关的胆碱能受体是其靶标；②多发性硬化症，髓鞘为其靶标；③类风湿性关节炎，结缔组织特别是关节的滑膜层是其靶标。

"超敏反应"和"自身免疫性"这两个术语通常被混淆，但相互之间肯定是有关联的。根据它们的定义，超敏反应可能是自身免疫性疾病产生的一种机制。在上文提到的关于超敏反应的部分中，有两种机制（Ⅱ型和Ⅲ型超敏反应）使宿主组织受到宿主自身免疫系统的损害，发生类似于自身免疫的疾病。在这些情况下，未改变的自身抗原不是免疫机制的靶标，但膜上承载半抗原的细胞或靠近抗原-抗体复合体的受累的旁观者细胞可发生损害。例如，自身免疫性肺出血-肾炎综合征（Goodpasture syndrome）中产生的损害，与偏苯三酸酐（TMA）暴露引起的肺部Ⅲ型超敏反应相似。虽然由此产生的病理改变在自身免疫反应和超敏反应中可能类似，但二者的真正机制是不同的。在自身免疫的情况下，自身抗原是靶标，而在化学物诱导的自身免疫的情况下，疾病状态是化学物对宿主组织或免疫细胞的修饰引起的，而不是超敏反应时化学物作为抗原/半抗原。

一、外源化学物诱发的自身免疫性疾病

由于许多原因，自身免疫性疾病和免疫毒理学之间是否存在关联仍具争议。因为自

身免疫性疾病有许多不同的类型，表现为不同器官靶标和病理改变，内在因素（如特定的基因多态性、性激素水平、年龄等）和外在因素（如生活方式、传染性病原体）在疾病的因果关系中起十分复杂的作用。外源化学物是直接引起疾病，还是只通过免疫调节加剧先前存在的疾病，使问题更趋复杂化。关于药物引起自身免疫，霍夫曼（Hoffman）于1945年第一次观察到使用磺胺嘧啶往往伴随着系统性红斑狼疮的发展（Sarzi-Puttini et al.，2005）。此后，发现 35 种以上药物涉及自身免疫性反应和自身免疫样疾病的发生（Bigazzi，1997；Lee and Chase，1975；Tan，1974）。然而，药物引起的自身免疫性疾病不同于经典的自发性自身免疫性疾病，它们通常是较缓和的，有最低程度的器官参与，循环中很少观察到天然 DNA 自身抗体，药物治疗停止后疾病缓解。与这些药物不同，某些环境化学物可能诱发或加剧先前存在的自身免疫性疾病。自从 Pernis 等（1965）观察到石棉暴露工人类风湿样尘肺的患病率增加，已经有越来越多的流行病学和实验证据表明暴露于致纤维化的纤维包括晶体二氧化硅、石棉以及一些重金属和溶剂与系统性自身免疫性疾病相关联（Miller，2006；WHO/IPCS，2006）。二氧化硅暴露工人患系统性自身免疫性疾病，包括类风湿性关节炎（又名 Caplan 综合征）、系统性硬化症、系统性红斑狼疮、抗中性粒细胞质抗体（ANCA）相关的血管炎/肾炎的风险增高。流行病学研究也表明，石棉暴露人群患系统性自身免疫性疾病的风险高于预期（Bunderson-Schelvan et al.，2011）。虽然一些人认为这只是辅助效应，但有越来越多的证据表明，这些疾病在 T 细胞的调节下，特别是调节性 T 细胞的监管下（Gilbert et al.，1999）。下面重点介绍几种重要的化学物引起的自身免疫性疾病。

（一）有机溶剂接触相关疾病

21 世纪初，有一个基于 103 篇文献（包括 33 篇文献 Meta 分析）的有关"接触有机溶剂作为自身免疫性疾病一个危险因素"的总结报告，涉及四氯乙烯、三氯乙烯、三氯乙烷、全氯乙烯、甲苯、氯乙烯、丙酮、二乙胺苯丙酮、乙酸乙酯、松节油、苯、5-羟色胺、芬氟拉明、染发剂、正己烷等（Aryal et al.，2001）。该报告得出如下结论：①接触有机溶剂与系统性硬化症、**原发性系统性血管炎（primary systemic vasculitis）**及**多发性硬化症（multiple sclerosis，MS）**有关联；②具有自身免疫遗传因子的个体应避免任何有机溶剂接触，以避免增加自身免疫性疾病的风险。流行病学研究、病例报告和动物研究也表明暴露于汞导致人类的特应性自身免疫性疾病。虽然在大多数情况下，这些流行病学研究证据尚不充分，但利用基因改造的自身免疫易感的啮齿类动物实验研究支持这些发现（WHO/IPCS，2006）。

Cooper 等（2009）的研究以及美国 EPA 对三氯乙烯（TCE）的评估发现在人群和动物实验中 TCE 暴露增加了罹患自身免疫性疾病和一种普遍的特异性超敏反应症状的风险（U.S.EPA，2011）。除了对某些疾病（如系统性硬皮病）的流行病学调查，研究还发现在职业和居住环境（如婴幼儿室内 TCE 的暴露）中暴露 TCE 能够引起反应炎症免疫应答的细胞因子发生改变（Cooper et al.，2009）。许多临床病例报告也经一种严重的皮肤超敏反应同 TCE 的职业暴露联系起来，这种超敏反应与过敏性皮炎不同并且伴有严重的肝损伤，并且在同一个地方出现流行趋势，有高达 13% 的工人出现症状（Kamijima et al.，2007，2008）。

动物实验的结果为自身免疫性疾病提供了新的证据。大量实验已经证明在自身免疫易感的小鼠中 TCE 诱导渐进的增强的自身免疫性反应。短期暴露后，细胞因子的改变与人群调查的结果类似。更长期的暴露导致严重的效应，包括自身免疫性肝炎、皮肤炎症损伤和秃头症，这些症状不同于自身免疫效应的正常表现。TCE 诱导的自身免疫效应也能在 B6C3F1 小鼠中观察到，这种小鼠并没有任何特殊的免疫易感性（Gilkeson et al.，2004；Peden-Adams et al.，2006）。对小型猪皮内注射 TCE 发现，随着剂量的增加出现了逐渐明显的迟发型超敏反应并伴随着肝损伤（Tang et al.，2002，2008），小鼠在产前和产后经口暴露 TCE（怀孕 0 天到第 8 周）也出现了逐渐增加的超敏反应（Peden-Adams et al.，2006）。涉及 TCE 免疫抑制作用的证据非常少。一些文献报道在大鼠和小鼠实验中发现了 TCE 暴露具有免疫抑制作用，抑制效应包括对细菌感染的免疫反应，以及在大鼠和发育期暴露的小鼠中发现抗体生成细胞的数量下降（Aranyi et al.，1986；Selgrade and Gilmour，2010）。

总的来说，人群研究、动物实验以及毒效应谱的一致性强烈支持 TCE 能够引起免疫毒性，主要表现在自身免疫性疾病和一种特异性的严重变态反应性皮肤病，同时有限的数据显示 TCE 也有免疫抑制作用。此外，这些发现为 TCE 和非霍奇金淋巴瘤（NHL）之间的联系提供了另一种生物学的可能性，因为免疫状态的改变与 NHL 风险的增加有相关关系（Grulich et al.，2007）。

（二）氟烷肝炎（halothane hepatitis）

氟烷（halothane）又称**三氟溴氯乙烷（bromoclorotrifluoroethane）**，是 50 多年前开始使用的吸入性麻醉剂。临床前的安全性试验揭示氟烷毒性很小，但已经发现氟烷的临床使用与两种类型的肝脏药物反应有关。第一种是肝毒性温和型，大概在 20% 的受试者中发生，其特征是血浆转氨酶的活性轻度而短暂的增高。第二种更为严重但少见的类型是氟烷肝炎，以手术后肝坏死甚至是肝衰竭为特征。人体内这种严重的氟烷诱导的肝损伤在很多方面类似于急性或慢性病毒性肝炎。这是一个罕见的事件：在接受氟烷麻醉剂的患者中这种肝损伤的发生率大约是 1∶35 000，而重复暴露的危险性增加 10 倍，提示发生了致敏作用，死亡率很高，首次暴露形成肝炎的病例中约 35% 死亡，而重复暴露后的死亡率为 50%（Ray and Drummond，1991；Safari et al.，2014）。

氟烷必须通过器官选择代谢活化而引起器官特异性自身免疫反应，为了尽量减少此类麻醉剂对肝脏的损害，新型麻醉剂包括氟烷的结构衍生物**异氟醚（isoflurane）**和**地氟醚（desflurane）**已经开始应用于临床。有趣的是，这些同类物产生和氟烷一样的活性代谢物，但是是什么原因使异氟醚或地氟醚在肝脏产生超敏反应的可能性较低？与氟烷类似，这些新型的麻醉剂也与半抗原的产生有关。因而最可能的原因是生物活化率的差异，异氟醚和地氟醚在肝脏生物活化为活性代谢物的程度比氟烷低 90%（Kurth et al.，2014）。

氟烷诱导免疫介导的肝损伤的机制：氟烷在肝脏的生物活化有两条截然不同的途径，主要取决于分子氧的情况。一是在氧分压低的情况下 CYP2E1 还原氟烷，使之裂解为一个溴化物离子（一种自由基）和一个三氟氯乙烷基。与生物活化的四氯化碳引起的反应类似，这个乙烷基将与脂酰基部分反应并分离出一个氢原子。这将引起脂质过氧化而导致直接的毒作用。另一种情况是，在氧分压较高的情况下，这条还原途径被阻断（这就是在使用氟烷进行麻醉时要维持高氧分压的原因）。在这种情况下，CYP2E1 使氟烷加上一个羟基而被氧化，再次裂解出一个溴化物，形成**三氟乙酰氯（trifluoroacetyl chloride，TFAC）**。TFAC 是一种亲电子活性物质，能被水解成三氟乙酸或被蛋白质的亲核基团攻击（如赖氨酸残基）从而形成蛋白质加合物。事实上，半抗原化的蛋白质可能是免疫原，最终在肝脏内引起免疫反应。大量被加合的三氟乙酰化的靶蛋白已经被分离、测定和识别。CYP2E1 是生物活化氟烷的蛋白质，在其产生的部位烷基化靶蛋白（Bourdi et al.，1996）。其他被识别的蛋白质包括二硫化物异构酶、59kDa 的羧酸酯酶、钙网蛋白和其他靶蛋白。这些靶蛋白都位于内质网膜上。有人推测正是这些蛋白质的这种定位、特异性功能或其他的特性决定了它们作为靶蛋白而起作用。此外，许多 TFAC 加合的蛋白质都是分子伴侣，在其他蛋白质的正确折叠中起作用（Gut，1998）。

当抗血浆与从暴露于氟烷的肝脏中电泳分离的蛋白质一起培养时，TFAC 载体蛋白免疫动物产生的抗 TFAC 抗体识别所有这些被加合的蛋白质。这意味着该抗体可识别与蛋白质共价结合的半抗原。然而，有趣的是，这种抗体还识别一些天然的蛋白质，如抗 TFAC 抗体识别特异性线粒体酶亚基（如丙酮酸脱氢酶和 α-酮戊二酸脱氢酶的 E2 亚基）。该抗体特异性识别这些酶亚基的脂酸部分。肝脏蛋白质 TFAC 加合物形成后打破了正常存在的免疫耐受，并引起对肝实质的明显的免疫攻击。有证据显示可能与多种机制有关，其中一种机制是肝细胞上的 MHC I 分子呈递已加工的抗原，细胞毒性 T 细胞可识别这一过程，随后引起细胞溶解。

值得注意的是，在接受可能引起免疫激活的外源化学物的人群中只有一小部分最终会形成对毒物的免疫反应。这可能与分子模拟机制有关（Gut et al.，1995；Gut，1998）。所有暴露的患者都形成药物-蛋白质加合物，但是只有其中一些患者的免疫耐受被破坏，出现明显的疾病。半抗原（在氟烷的例子中即 TFAC 加合物）在结构上很接近正常蛋白质的天然的"自身"抗原决定簇，因此形成既抗自身蛋白质又抗模拟半抗原的自然耐受。在一些从来没有接触过氟烷的患者体内的确检测到至少两种肝抗原，并可被抗 TFAC 抗体识别。这些分离蛋白质的序列分析揭示，这些抗原是线粒体蛋白，它们是丙酮酸脱氢酶 E2 亚基的一部分，包括硫辛酸。三维分子结构的分析揭示：与细胞溶解酶共价结合的 TFAC（在分子水平）模拟硫辛酸。这些酶的亚基遗传异常的患者可能没有这种耐受机制，因此容易产生免疫反应（Safari et al.，2014）。

既然氟烷代谢物的三氟乙酰基部分已经被确认为药物诱导的免疫介导的肝损伤的免疫原和抗原，那么就有必要研究代谢为 TFAC 的其他外源化学物是否也可以在肝脏内诱导自身免疫反应。例如，**含氢氯氟烃（hydrochloroflurocarbon，HCFC）**，是一组广泛用作制冷剂和推动剂以及泡沫塑料工业的卤代烷烃。它们用来替代有害的氯氟烃（CFC），后者因可能耗尽大气中的臭氧层已被禁止使用。这些 HCFC 的分子结构与氟烷非常类似。例如，HCFC-123，只有一个氯原子能使之与氟烷区分开来（氟烷在相同的位置是一个溴原子）。HCFC-123 和氟烷一样是由 CYP（CYP2E1）代谢的，产生与氟烷一样的活性介质。因此，HCFC-123 代谢产生类似的肝蛋白 TFAC 加合物。至于在暴露机体内这些工业化学物是否具有与氟烷同样的诱导免疫介导的肝损伤的潜能，这一点已经引起普遍的关注。1997 年在比利时，长期暴露于 HCFC-123 和 HCFC-124 混合物的产业工人出现了肝毒性。在肝组织中发现了 TFAC 加合物，而且在血浆中发现了抗人CYP2E1 和 p58 的自身抗体。由此可见，一些 HCFC 能形成与氟烷相同的加合物，也可诱导免疫反应。生物活化的程度、整体暴露和毒物动力学以及其他因素将决定这些工业化学物潜在的免疫毒性（Bourdi et al.，1996；Kurth et al.，2014）。

（三）普鲁卡因酰胺所致自身免疫性疾病

普鲁卡因酰胺（procainamide）是一种抗心律失常药物，可引起系统性红斑狼疮（systemic lupus erythematosus，SLE），自身免疫反应的特征是发热，伴有呼吸系统症状、肌肉和关节痛、关节炎和其他的症状。大部分的患者（约 90%）都形成抗核抗体，即直接针对染色质成分的循环抗体。事实上，虽然大多数的患者都曾出现过抗体，但是只有有症状的患者才有抗（H2A-H2B）-DNA 抗体，（H2A-H2B）-DNA 是染色质的一个特征性组成成分。显然是普鲁卡因酰胺或其代谢物直接作用于 T 细胞而诱导免疫反应的，可能是通过干扰胸腺内 T 细胞的选择过程而导致自身反应性 T 细胞的出现，自身反应性 T 细胞又反过来识别一种或几种自身抗原（如染色质），但这种自身免疫效应物机制仅在一小部分患者中起作用（Rubin et al.，1986）。

普鲁卡因酰胺自身免疫毒性机制最近变得更加清楚。两个关键事件似乎起着关键的作用。①普鲁卡因酰胺代谢活化成一种蛋白反应介质：和其他的芳香胺一样，普鲁卡因酰胺有两条主要途径代谢。一条途径是氨基通过 N-乙酰基转移酶（NAT）催化的反应乙酰化，N-乙酰化产物很容易排出体内。另一条途径是普鲁卡因酰胺通过白细胞（中性粒细胞和单核细胞）中的髓过氧化物酶催化的氧化反应而生物活化为 N-羟基，随后转化为亚胺基衍生物。因为这些代谢物是亲电子的蛋白质反应物，所以它们能与靶蛋白共价结合。第二条途径是与自身免疫反应形成有关的关键途径，而第一条途径是解毒反应，所以可以预测具有慢乙酰化物多态表型的人形成普鲁卡因酰胺诱导的狼疮的危险性增加，事实确实如此（Rubin and Kretz-Rommel，1999）。②胸腺内自身反应性 T 细胞的异常成熟和分化：普鲁卡因酰胺最终诱导狼疮的关键在于胸腺。正常情况下，胸腺通过确保产生的 T 细胞不会对自身抗原反应来避免自身免疫的发生。成熟的 T 细胞要经过精确的选择，与自身蛋白质反应活跃的 T 细胞前体通过凋亡而被杀死，而和自身蛋白质亲和力低的细胞存活。虽然存活的 T 细胞在正向选择期间能识别自身肽，但是一旦进入外周组织它们就没有自身反应性了，这提示在正向选择期间可能通过诱导趋化因子基因表达的负调节子来形成较高的活化阈。普鲁卡因酰胺的活性代谢物羟胺可妨碍胸腺内 T 细胞成熟过程中对自身抗原反应的无应答，从而破坏这种耐受。最近普鲁卡因酰胺诱导 SLE 样疾病的小鼠模型资料揭示，正常的免疫系统包括非耐受自身反应 B 细胞，在胸腺的正向选择过程被破坏时这些 B 细胞被激活（Huang et al.，2018）。

（四）毒油综合征

毒油综合征（toxic oil syndrome）是 1981 年发生在西班牙的一起流行性中毒事件，2 万多人受到影响，数百人死亡。当时，大量的患者因呼吸道症状和自身免疫性疾病症状而住院。这些症状包括：间质性肺炎、发热、皮疹、嗜酸性粒细胞增多、关节痛、脉管炎和血浆中抗核抗体的存在以及 IgE 水平的增高。10%—15% 的急性患者发展为慢性伴硬皮病或其他自身免疫性疾病。这起流行性中毒的病因后来证实是患者摄入了非法掺入了工业用的含 2% 苯胺的菜籽油。机制研究发现了苯胺和脂肪酸之间的反应产物，这些产物与毒油综合征形成的危险性之间呈现非常好的正向剂量-反应关系（Terracini，2004；WHO Regiond Office for Europe，1992）。

毒油综合征中免疫介导疾病的诱导机制：苯胺本身并不具有蛋白质反应性，但是它的一些氧化代谢物和苯胺与脂肪酸的反应产物确实是前半抗原或半抗原。有两种途径能解释这些活性代谢物的产生。第一，苯胺是一种芳香胺，能被氧化成 N-羟基苯胺，后者进一步氧化成亚硝基苯。因其参与氧化还原循环和与蛋白质反应，在靶氨基酸残基的巯基上形成加合物。第二，苯胺可与脂类发生偶联反应，尤其是 **3-(N-苯氨基)-1,2-丙二醇 [3-(N-phenylamino)-1,2-propanediol，PAP]** 的脂肪酸酯可经代谢形成蛋白质-反应物。苯胺部分的芳香环可被 CYP 对位羟化合进一步被 CYP 或者超氧化物歧化酶氧化代谢成醌亚胺。醌亚胺是已知的使蛋白质芳香化的亲电子物质（Gelpí et al.，2002；Patterson and Germolec，2005）。在骨髓、免疫系统或皮肤内可代谢生成这些活性代谢物质，这可以解释为什么免疫反应在这些器官发生。这类物质含有脂类结构。因此脂酰苯胺的脂类部分可能作为免疫反应的内在增强因素（辅助因素）而起作用。与免疫抗原共价结合时脂类的辅助效应已被证实（Gelpí et al.，2002）。

其他一些与自身免疫性疾病有关的化学物和药物见表 20-5。

表 20-5　与自身免疫性疾病有关的化学物和药物

自身免疫综合征	化合物
系统性红斑狼疮（systemic lupus erythematosus，SLE）	三氯乙烯（trichloroethylene）、硅酮（silicone）、芳香胺（aromatic amine）、甲醛（formaldehyde）、肼屈嗪（hydralazine）、普鲁卡因酰胺（procainamide）、氯丙嗪（chlorpromazine）、二氧化硅（silica）、异烟肼（isoniazid）、青霉胺（penicillamine）
溶血性贫血（hemolytic anemia）	甲基多巴（methyldopa）、青霉素（penicillin）、磺胺类药物（sulfonamide）
甲状腺炎（thyroiditis）	碘（iodine）、锂（lithium）、PCB、PBB、青霉胺（penicillamine）
血小板减少症（thrombocytopenia）	干扰素-α（interferon-α）、金盐（gold salt）、利福平（rifampicin）、乙酰唑胺（acetazolamide）、奎宁（quinine）
系统性硬化症（systemic sclerosis）	氯乙烯（vinyl chloride）、三氯乙烯（trichloroethylene）、西班牙毒油（Spanish toxic oil）、色氨酸（tryptophan）、硅酮（silicone）、白细胞介素-2（interleukin-2）、苯妥英（phenytoin）
自身免疫性肝炎（autoimmune hepatitis）	氟烷（halothane）、干扰素-α（interferon-α）、乙醇（ethanol）、苯巴比妥（phenobarbital）

二、自身免疫的机制

参与自身免疫性疾病的效应机制可能与前述的Ⅱ型和Ⅲ型超敏反应类似，在与实体组织（包括器官）有关的自身免疫案例中可能涉及 $CD8^+$ CTL。CTL 所致的组织损伤可能是细胞膜损伤和溶解的直接结果，或是 T 细胞产生和释放的细胞因子刺激的结果。TNF-β 具有杀死易感细胞的能力，而 IFN-γ 可能增加细胞表面 MHC I 的表达，使它们对 $CD8^+$ 细胞更敏感。细胞因子对巨噬细胞具有趋化性，可通过释放促炎细胞因子直接或间接导致组织损伤。正如超敏反应一样，自身免疫性疾病常常是多个机制同时作用的结果。因此，病理学改变可能直接或间接地通过 CTL、抗体依赖性细胞毒性或补体依赖性抗体介导的细胞溶解机制表现出来（Bolon，2012）。一般认为，自身免疫性疾病的发生与下列因素有关。

（一）免疫耐受的丢失

对特异性抗原不产生免疫应答的状态称为免疫耐受，通常机体对自身抗原是耐受的。Ig 和 TCR 的基因重排与重组导致 B 细胞和 T 细胞在潜在抗原识别方面有巨大差异。理想情况下，在发育期间，那些识别自身抗原的淋巴细胞在建立中枢耐受时将通过负选择大部分被删除。逃逸中枢耐受并迁移到外周的自身反应克隆通常受各种不同机制介导的外周耐受所控制，这些机制最终诱导免疫失效或克隆删除。对于自身免疫性疾病的发生，自身反应性克隆必须逃逸中枢耐受，进入外周，并特异地与其自身抗原结合，然后外周的耐受必须失效，自身反应性克隆引起有害的免疫反应。显然，自身免疫的诱导是多层面的，与主要的几个外周耐受不足机制有关。相反，很少遇到中枢耐受的缺陷。由中枢耐受缺陷导致的自身免疫的一个例子是**自身免疫性多发性内分泌病-念珠菌病-外胚层营养不良（autoimmune polyendocrinopathy *Candidiasis* ectodermal dystrophy，APECED）**，它是由称为自身免疫调节因子（AIRE）的转录调节因子缺陷引起的。在胸腺中的负性选择过程中，AIRE 通常诱导在外周发现的各种各样自身抗原的表达。AIRE 的丧失导致自身反应性 T 细胞释放到外周。已知几种机制与外周耐受的障碍和自身免疫性疾病主要事件的发生有关。这些机制包括炎症，病原体抗原的分子模拟，T 细胞或 B 细胞包括调节亚群的固有缺陷，APC、细胞因子或补体和表位分布的固有缺陷。例如，越来越多的证据支持炎症反应期间外周耐受的潜在破坏，这可能是由于在处理病原抗原和炎症反应期间释放自身抗原时未成熟树突状细胞（DC）不恰当的成熟。然后通过 MHC 可以将自身抗原呈递给初始的自身反应性 T 细胞。利用分子模拟，病原体呈现类似于自身抗原的表位，因为病原体会诱导强烈的炎症反应，外周耐受可能被覆盖。免疫系统组件的缺陷，如补体的缺陷，可以减少 C3b 介导的自身抗原和自身抗体免疫复合体的清除（Ⅱ型和Ⅲ型超敏反应时可见）。另外，Treg 或 Breg 正常免疫调节的干扰可以促成有助于自身免疫性疾病发生的环境。最后，在免疫反应期间由于组织损伤和被隐藏的新表位释放，可能发生表位扩散。因为它们被从正常的免疫系统隔离或其表达水平不足以诱导负性选择或外周耐受机制。

机体原本耐受的自身抗原，在受到物理因素（如冷、热、电离辐射）、化学因素（如外源化学物、药物）或生物因素（如细菌、病毒等）作用后，均可发生变性、降解，暴露了新的抗原决定簇，改变了自身成分，可刺激免疫系统引起自身免疫应答，导致自身免疫性疾病的发生，或通过修饰原本耐受抗原的载体部分，从而回避了 Th 细胞的耐受，导致免疫应答。这是由于大部分的自身抗原属于一种半抗原和载体的复合体，其中 B 细胞识别的是半抗原的决定簇，T 细胞识别的是载体的决定簇，引起免疫应答时两种信号缺一不可，而一般机体对自身抗原的耐受性往往只限于 T 细胞，如载体的抗原决定簇经过修饰，即可被 T 细胞识别，而具有对该抗原反应潜能的 B 细胞一旦获得 Th 的信号，就会分化、增殖，产生大量自身抗体。

（二）隔离抗原的释放

在免疫系统发育过程中，身体的某些特殊部位如脑、睾丸、眼球、心肌和子宫等，由于其中的某些自身抗原成分（如神经鞘磷脂碱性蛋白、精子、眼晶状体等）和免疫系统相对隔离，称为**隔离抗原（sequestered antigen）**。这些隔离自身抗原的淋巴细胞未被诱导免疫耐受，而存在于外周免疫器官中。一旦因外伤、感染、手术或外源环境因素等原因破坏隔离屏障，隔离抗原释放入血液或淋巴液，便与免疫系统接触。免疫系统将其误认为"异物"，使自身反应性淋巴细胞活化，引发对自身抗原的免疫应答，导致自身免疫性疾病的发生。例如，由于眼的外伤，眼晶状体蛋白进入血液和淋巴液，刺激免疫系统产生特异性 CTL，此 CTL 可对健侧眼组织发动攻击，引发自身免疫性交感性眼炎。研究发现，吸烟增加了肺毛细血管通透性，引起肺部炎症，损伤肺泡毛细血管内皮细胞，使位于毛细血管内皮细胞和肺泡上皮细胞之间的肺基底膜暴露，血液中抗基底膜Ⅳ型胶原抗体结合于基底膜，产生免疫损伤性炎症，引起肺出血。临床上肺出血-肾炎综合征患者几乎都是吸烟者。

（三）分子模拟与交叉免疫反应

分子模拟（molecular mimicry）原指用电脑软件以原子水平的分子模型来模拟分子的结构与行为，从自身免疫角度来看，分子模拟是研究外源肽和自身肽之间序列相似性的理论上的可能性，这种可能性是指由病原衍生肽引起的以 T 细胞或 B 细胞交叉免疫活性所致的自身免疫反应，是各种感染原或其他外源性物质可能触发对自身抗原产生免疫应答的一种机制。有些微生物与人体细胞或细胞外成分有共同或类似的抗原表位，在感染人体后除了激发针对微生物抗原的免疫应答，也能攻击含有相同或类似表位的宿主细胞或细胞外成分，当易感者感染这种在免疫学上与宿主抗原相似的共同抗原，并被呈递给 T 细胞时，引起与宿主结构发生交叉反应的免疫应答，造成组织损伤并引发多种自身免疫性疾病。例如，EB 病毒等编码的蛋白质与神经鞘磷脂碱性蛋白（MBP）有较高的同源性，病毒感染可引发多发性硬化症；A 组 B 型溶血性链球菌细胞壁的 M 蛋白与人体肾小球基底膜和心肌纤维的肌膜有共同抗原表位，链球菌感染后，抗链球菌抗体可与肾脏和心脏部位的相似表位发生交叉反应，引发急性肾小球肾炎和风湿性心脏病；柯萨奇病毒感染激发的免疫应答可攻击胰岛 β 细胞，引发糖尿病；肺炎衣原体感染引发冠状血管疾病等。分子模拟不仅发生于微生物病原，也可能在外源化学物特别是治疗药物时出现，如肼屈嗪、头孢菌素、乙内酰脲、三甲双酮、普鲁卡因酰胺、氯丙嗪等，这些药物可以作为半抗原与自身细胞成分如蛋白质、核酸结合形成自身抗原，通过分子模拟与自身抗体产生有害的免疫病理反应，引起自身免疫性疾病。

第五节　外源化学物与炎症反应

一、炎症反应的概念和基本过程

炎症反应是一个非常复杂而精妙的适应过程。在各种有害因素的刺激下，液体、电解质、血浆蛋白和白细胞会在血管外间隙渗出聚集。常见的致炎因子包括创伤、致感染因子、肿瘤细胞和外源化学物，它们通过复杂的细胞内信号通路和细胞间的炎症介质共同引起炎症反应。2000 年前 Celcus 首先描述了炎症最主要的临床表现为红、肿、热、痛，19 世纪时 Virchow 又在临床表现中增加了功能障碍。

根据不同的形态学和生物化学特点，炎症可以分为急性炎症和慢性炎症。炎症初期主要是血管的改变。血管腔扩张，炎症局部血流量增加，白细胞和血浆蛋白被运输到损伤/侵袭部位。这些炎症因子随后开始发挥杀灭微生物、清除降解物、稀释毒素、杀灭感染/损伤细胞或肿瘤细胞的作用，并清除炎症部位的细胞碎片、为细胞修复与再生做准备。由于炎性渗出液的渗漏以及不同的炎症介质和效应细胞的作用，适度的炎症反应有利于上述生理功能的完成。过度的炎症反应和迁延的炎症反应会导致组织持续性损伤和损伤的不完全修复。不同受累器官，会引起局部或全身的功能障碍。

一系列外源性或内源性刺激，包括外源化学物的效应，可以直接或间接地诱发炎症反应。这些致炎因子被机体识别或感受，接着通过一系列复杂而相互关联的炎症介质引起组织或细胞的改变而发挥作用，引起炎症。这些组织或细胞是炎症过程中的效应器。不同类型的致炎因子、炎症介质和效应细胞会影响到炎症反应的类型和形态学表现。组织炎症反应主要是脉管系统将体循环中的液体、可溶性炎症介质和效应细胞输送到局部炎症部位。炎症介质和炎症细胞也通过淋巴管输送到炎症部位的引流淋巴结处。早期，损伤部位的小动脉和毛细血管在扩血管/血管调节物质的作用下，血流量增加，这些化学物包括血管活性胺、前列腺素 D2、白三烯 B4 和一氧化氮。该过程称为炎性充血期。

局部血流量增加使毛细血管静水压增高、血流缓慢甚至停滞。接着活化的内皮细胞间连接器的改变使毛细血管和毛细血管后微静脉通透性增加，导致浆液和蛋白质（如白蛋白和纤维蛋白原）选择性漏出至细胞外间隙。该过程称为炎性渗出期。除了上述炎症介质外，该时期也受缓激肽、其他种类的白三烯、血小板活化因子、P 物质和补体级联过程的成分（C3a、C5a）的影响。纤维蛋白原是凝血级联放大过程的重要成分，纤维蛋白原在血管周围细胞外间隙中交联形成纤维蛋白网。纤维蛋白网促进了炎症细胞的趋化和迁移，限制了有害刺激以及炎症反应，并成为接下来修复过程的支架。一旦被激活，活化的内皮细胞连同周围的肥大细胞和成纤维细胞就改变其表面黏附分子（包括整联蛋白、选择蛋白）的表达，并产生各种细胞因子和趋化因子（包括白介素和趋化蛋白），它们协同作用募集白细胞（包括中性粒细胞、淋巴细胞、单核/巨噬细胞）至血管周围的细胞外间隙。这个有序的多级过程称为移出。白细胞在充血扩张的毛细血管和毛细血管后微静脉中缓慢的血流推动下，向血管壁靠近，并沿血管内皮细胞表面向前滚动，由相对松散和短暂的黏附慢慢变为牢固的黏附，接着白细胞从活化的血管内皮细胞间挤出，进入血管周围的渗出液中。渗出液中包含了大量的蛋白质，伴或不伴炎症细胞。当内皮细胞本身损伤（如遭受毒物和/或创伤）时，血管壁的内皮窗孔大到足以让血细胞被动漏出，就会发生出血（凝血级联过程形成纤维蛋白网或血小板栓子可以止血）。白细胞从循环中进入周围组织时，会按照细菌、外源性物质、坏死或肿瘤细胞释放的化学诱导信号的浓度梯度进行迁移，这些信号的浓度可以反映炎症活动程度。炎症反应早期，渗出液中的白细胞以中性粒细胞为主。渗出液也称脓液，包括大量活化的和未活化的中性粒细胞。如果中性粒细胞大量聚集、组织破坏严重，则可能形成脓肿。脓肿会被不断产生的纤维组织包裹，如果有害刺激持续存在，脓肿就不能被降解吸收。中性粒细胞包含明显的胞质颗粒，内含各种各样的酶类（溶菌酶、组织蛋白酶、基质金属蛋白酶、髓过氧化物酶）和抗菌肽，通过吞噬或释放酶类至渗出液中从而杀灭微生物、降解外源物和损伤的细胞。单核/巨噬细胞和淋巴细胞作为炎症过程和固有/适应性免疫应答的桥梁，在清除组织/微生物破坏产生的碎片、清除致炎因子方面也起了一定作用。全身释放的细胞因子如肿瘤坏死因子、白细胞介素-1、白细胞介素-6 和高迁移率族蛋白 B1 也能引起发热与呕吐。为了避免炎症反应失控，对机体造成潜在损伤，细胞因子（转化生长因子 β、IL-10、生长因子）、脂氧素和细胞内信号转导系统可以减轻及抑制过强的炎症反应并引导组织修复。一旦有害刺激被移除，组织就开始进行修复，成纤维细胞增殖（纤维增生、纤维化），血管（再生）和内皮组织增生。

可能会有一些较小的组织损害，没有永久的形态学或功能上的改变。如果有明显的组织损伤发生，那么机体会通过吞噬作用、纤维化、肉芽组织形成来愈合损伤。这一进程会导致纤维瘢痕的形成。但是如果刺激物或诱导物未能成功地被移除，如微生物或外来物（如分枝杆菌、真菌、寄生虫、石棉纤维和油质物等）逃避杀灭存留下来，或是有害异物长期反复的暴露，或是机体产生自身免疫反应，则会导致炎症反应转为慢性。急性炎症反应、组织破坏和组织修复同时发生，导致慢性炎症表现出独特的形态学特征和炎症因子/趋化因子表达谱。获得性免疫反应也会参与进来。慢性炎症部位有较多的淋巴细胞、浆细胞和巨噬细胞。肉芽组织炎症部位有许多巨噬细胞和多核巨细胞。伴随着成纤维细胞的激活，间充质细胞和上皮细胞也参与到修复过程中，但这种修复是不完全的。效应细胞对组织的持续性损伤，以及由功能下降和纤维化（例如，心肌纤维化和肝纤维化）引起的功能性代偿的间接效应可能加重组织损伤和功能障碍。

二、外源化学物诱导的炎症研究进展

外源化学物可经各种不同的作用机制对靶细胞直接产生毒作用，引起细胞功能障碍和死亡。如果引起炎症诱导因子的释放，将会引发**炎症（inflammation）**。炎症可仅限于单一组织或脏器，但是如果血管系统受到影响，炎症可发生在多个不同的位置。

（一）器官和组织特异性炎症

百草枯通过氧化还原循环，使还原型烟酰胺腺嘌呤二核苷酸磷酸（NADPH）耗竭，ROS 生成，特别是羟自由基引起 I 和 II 型肺泡上皮细胞急性损伤。在全身给药后，百草枯经受体介导的摄取机制在肺部富集（Haschek et al., 2002），使此处出现高水平活性氧，造成严重损伤（Lock and Wilks, 2001）。虽然损伤并没有直接影响肺毛细血管，但还是与肺泡上皮细胞密切相关，而肺泡上皮细胞是血-气屏障的重要组成部分。肺泡上皮坏死引起肺泡水肿、出血和过量肺泡、间质和血管周围炎症细胞浸润，这可能是致命的。存活的动物出现伴有广泛纤维组织增生和有肺泡上皮再生征象的慢性炎症。肺间质炎症可以是臭氧引发损伤的结果，如使用化学药物博来霉素和白消安进行治疗时；也可以是过敏反应引起的结果，伴有慢性损伤纤维增生的特点（Haschek et al., 2002）。博来霉素可引发肺间质肺炎和纤维化，并且这些纤维化末期的发病机制还涉及 TNF（Piguet and Vesin, 1994）。

外源化学物的药理学靶向性分布可影响其所引发炎症的分布。在大鼠试验中，吲哚美辛抑制相关的盲肠炎症提示，正常 COX2 表达具有保护性作用。在回盲连接处，COX2 在巨噬细胞和其他间质细胞中水平很高。外源化学物抑制 COX2 或 *COX2* 基因敲除的小鼠都可能出现明显的细胞毒作用（Haworth et al., 2005），导致相应的溃疡/炎症损伤。淋巴组织坏死也可能是外源化学物给药的直接作用，引发炎症和出血。p38 激酶抑制（MAP 激酶信号通路中涉及）可引起犬急性肠毒性。人们认为，尸检时肉眼可见的黏膜充血主要是由淋巴坏死和炎症引起的。受影响的动物出现中性粒细胞增多和发热的体征，这与不同炎症调节因子的全身作用有关。已经证明，在犬 B 细胞中 p38 激酶高表达（啮齿类动物未见），p38 激酶表达的抑制可引起犬 B 细胞种属特异性坏死和炎症（Davis, 2008）。

组织靶向性也可影响炎症反应的发病机制。胰腺外分泌部的腺泡细胞含有酶原，其通常在到达胃肠道腔后被激活。各种药物可引起外源化学物性炎症，包括糖皮质激素类、抗生素、抗炎药和抗艾滋病药物（Trivedi and Pitchumoni, 2005）。虽然机制还不明确，但当这些细胞受到外源化学物作用而损伤时，就会出现细胞内蛋白酶/脂肪酶的激活和释放。这些酶会加重组织损伤从而增加炎症诱导因子的生成。

可产生活性代谢物的外源化学物也可引起细胞损伤/坏死并随后产生炎症。炎症的部位取决于活化所需的代谢酶，另外，内源性保护机制也或多或少有作用。四氯化碳主要由中央小叶肝细胞先代谢，产生三氯甲基基团，然后与脂质和蛋白质共价结合，引起氧化应激、脂质过氧化、膜结构的损伤和酶的抑制，尤其是微粒体酶的抑制。细胞会发生气球样变性、坏死，释放细胞内酶（如在血样中测定丙氨酸氨基转移酶）、ATP、K^+等，诱导炎症发生。

肝巨噬细胞对决定这些诱导因子和调节中性粒细胞流入都非常重要。此外，四氯化碳引起的氧化应激可以增加细胞核内的 NF-κB 水平，这也进一步提高了促炎性细胞因子的表达。细胞因子，包括 TNF-α、IL-1β、IL-6 和 iNOS，以及生长因子，如 PDGF 亚型，都出现上调并且在四氯化碳引起的急性和慢性炎症中发挥重要作用（Lee et al., 2008; Borkham-Kamphorst et al., 2008）。爱帕琳肽（apelin）是一种蛋白质，在四氯化碳引起炎症和纤维化的作用机制中很重要。它能通过细胞外信号调节激酶（ERK）通路进行内皮一氧化氮合成，增加血管扩张，并且也可能引发血管新生。大鼠的爱帕琳肽表达受 TNF 调节，并且在炎症/纤维化肝脏的肝星形细胞中表达增加（Principe et al., 2008）。

化合物的全身吸收和体内分布可以引发生物活化相关的皮肤炎症。外源化学物（8-甲氧沙林、磺胺类、荧光喹诺酮类）或肝毒性引发的内源性卟啉蓄积可以吸收可见光，引发光毒性。光吸收会启动复杂的反应，引起自由基形成，使真皮和表皮出现红斑、水肿和坏死（Klein-Szanto and Conti，2002）。发生炎症后，如果产生表皮溃疡，炎症就会恶化，因为溃疡会导致上皮下细胞暴露于（自身）外伤、环境刺激、微生物、细胞碎片，并且会诱发浸润中性粒细胞的水解酶作用。

外源化学物介导的抑制排出机制也可引起细胞毒性和炎症。扰乱正常胆盐转运和分泌机制可引起肝细胞损伤、坏死及炎症。包括利福平、环孢素和曲格列酮在内的外源化学物，通过竞争性与胆盐转运蛋白（BSEP）结合直接抑制 ATP 依赖性牛磺胆酸盐转运，这是主要的肝细胞胆汁盐外流系统（Pauli-Magnus et al.，2005）。小鼠石胆酸也引起胆汁淤积、肝细胞坏死和炎症（Staudinger et al.，2001）。肝细胞坏死释放的细胞成分可发挥炎症介质的作用。受损/应激细胞可通过非高尔基体介导通路分泌细胞蛋白（Medzhitov，2008），但尚不确定这是否是胆汁淤积的发病机制之一。胆盐自身具有刺激性。如果胆盐蓄积，从其正常组织腔内逸散，可引起炎症。

排泄的途径也影响靶组织的炎症发病机制。环磷酰胺是一种烷化剂，可引起膀胱出血性炎症。环磷酰胺在肝脏代谢生成丙烯醛，可经尿液排泄并进入尿路上皮细胞。丙烯醛随后激活细胞内 ROS、一氧化氮生成和细胞因子（TNF、IL-1）表达（直接或通过NF-κB 和 c-Jun/AP-1），减弱细胞的抗氧化防御机制，如谷胱甘肽，并促进过氧亚硝基阴离子生成。最后，过氧亚硝基阴离子浓度增加会损伤脂质（脂质过氧化作用）、蛋白质（蛋白质氧化）及引起 DNA 链断裂，导致 PARP 激活，这是一种 DNA 修复酶。PARP过度激活导致烟酰胺腺嘌呤二核苷酸磷酸（NADP）和 ATP 的耗竭，并最终引起坏死细胞死亡。如果内皮细胞（EC）受到影响，这种细胞损伤/死亡将会引起出血，或使细胞内容物释放进入黏液和尿液。这些促炎胞质成分和细胞蛋白酶随后引发进一步的组织损伤，并加重炎症反应（Korkmaz et al.，2007）。外源化学物的肾小管排泄和肾小管中结晶的形成是其细胞外蓄积的实例，随后进行讨论。

（二）血管损伤与炎症

药物引发的血管损伤有复杂的不同发生机制，可直接影响血管并可引起血管周炎症。多种外源化学物（如苯丙醇胺、甲基苯丙胺）可引发坏死性血管炎，通常在小到中型直径的小动脉中发生（van Vleet et al.，2002）。虽然作用机制还不明确，但一般认为细胞坏死可马上增加血管通透性并释放炎症细胞诱导因子，并与初期中性粒细胞富集浸润和血栓形成有关。PDE Ⅳ抑制剂已经作为抗炎/平喘药物，但在临床前研究中发现其可引起血管损伤和炎症。可能的机制包括细胞内 cAMP 和硝酸盐应激的增加，局部血管舒张所致的生理应激，以及促炎通路的激活。大鼠肠系膜血管出现淤血（在血管壁）和渗出、动脉出血和纤维蛋白样坏死，管壁炎症细胞浸润和肠系膜水肿。也观察到形态学证据，包括肥大细胞激活、去颗粒和 EC 激活（Zhang et al.，2008）。相似的形态学变化也可在猴上观察到。PDE Ⅳ抑制剂（SCH 351591 和 SCH 534385）染毒大鼠可激活肥大细胞、EC、巨噬细胞，在 EC 和巨噬细胞中形成强氧化过氧亚硝基阴离子（一种一氧化氮和过氧化物阴离子的反应物）（Zhang et al., 2008）。过氧亚硝基阴离子的形成可能是药物引发的血管损伤的共同通路，并且导致了大分子（如 DNA）的氧化损伤，以及 EC 和血管平滑肌细胞的凋亡（Mihm et al., 2000）。过氧亚硝基阴离子在炎症中也很重要，可以介导 L-选择蛋白脱落，上调中性粒细胞中的 Mac-1（CD11b/CD18），增加内皮细胞 E-选择素、P-选择素、ICAM-1 和 VCAM-1（血管细胞黏附分子）的表达（Zhao et al., 2004），因而增强了 EC 和中性粒细胞的联系。因此 EC 内过氧亚硝基阴离子可能是 PDE IV 抑制剂诱导血管损伤中一个炎症早期因素。肥大细胞激活/脱颗粒也经各种促炎介质的释放促使炎症发生，包括血管活性胺、蛋白酶、VEGF（增加血管通透性）和 bFGF（碱性成纤维细胞生长因子，在纤维增生中很重要）。所有这些都可以增加血管通透性、血液渗出、白细胞的募集，并增加炎症中成纤维细胞的激活。大鼠血管变化可以用指示炎症的循环生物标志的变化来反映出来，包括 CRP、结合蛋白、血栓调节蛋白、α_1 酸性糖蛋白、IL-6 和 VEGF（Weaver et al., 2008）。主动脉的损伤能够导致心肌和其他组织器官缺血损伤，严重刺激炎症反应，与补体、组胺、炎症前期细胞因子内毒素等协同作用，导致内皮细胞和白细胞活化，使炎性细胞毒性增加。

据报道，在 PDE III 抑制剂犬实验中也有相似的形态学变化（Clemo et al., 2003）。这些血管活性化合物可以促进肥大细胞和内皮细胞局部生成 iNOS、硝基酪氨酸和过氧亚硝基阴离子。这些分子或细胞事件也可以在有坏死和凋亡现象的大鼠肠系膜血管中观察到（Zhang et al., 2008）。

（三）药物不良反应与炎症

大量药物包括离子载体、棉酚、丙烯胺和真菌毒素可直接引起毒性损伤，导致心肌坏死，这些药物都可以产生炎症（van Vleet et al., 2002）。β 肾上腺素过量刺激引起的心肌损伤是细胞变性/坏死和发炎。一般认为，其药理作用介导的心动过速引起氧需求量增加，这在使用大鼠心肌梗死损伤模型中得到了很好的验证（Dhalla et al., 1992）。心肌坏死主要发生在左心室，并且同时伴有循环系统中的心肌蛋白如心脏肌钙蛋白升高（York et al., 2007）。心肌坏死是一种以水肿与中性粒细胞浸润为初始特征的炎症反应，随后出现的单核细胞/巨噬细胞可去除心肌细胞残片，并通过邻近间质的成纤维细胞/肌束膜细胞形成纤维组织而使坏死愈合。从变性/坏死细胞释放的细胞成分可能产生炎症反应。心肌基因表达分析表明，IL-6 在该过程早期出现上调，并且伴随 MAP 激酶和 NF-κB 信号转导，提示涉及炎症信号通路、坏死和凋亡（Mikaelian et al., 2008）。iNOS 升高也与损伤的严重程度有关（Zhang et al., 2008）。这些数据都说明促炎过程在该心肌细胞损伤模型机制中的重要性。引起血管舒张的抗高血压药物，如米诺地尔和肼屈嗪，引起心肌坏死并伴有血压下降，低血压、灌注不足和心动过速会引起心肌坏死及随后的炎症（van Vleet et al., 2002）。NSAID 能引起大鼠和犬发生间质性肾炎和肾乳突坏死，虽然这些化合物是抗炎药物，但是通过作用于过氧化物合酶可抑制前列腺素合成，会引起各种变化。间质性肾炎是慢性变化的结果，其机制尚不明确，可能是其他非经 COX 通路产生的类花生烯酸（即白三烯类、脂氧素类）引发的炎症反应，也可能是细胞介导的特异性免疫反应，因为浸润的主要淋巴细胞是 CD8+ T 细胞和少量 B 细胞。在肾髓质中，因正常前列腺素合成的改变而导致的血流变化是肾乳突坏死的可能机制。间质细胞是最早受到影响的细胞，从充血、局部组织灌注不足、缺氧，发展到内皮变性和坏死（Khan and Alden，2002）。这些损伤常具有如下特征：在缺氧/缺血组织和具有血液供应的邻近组织之间的边界上出现一圈浸润炎症细胞。这表明为了运送血浆/炎症细胞到发炎部位，需要完整的血管供应，并受很多因素的混合刺激，包括内皮细胞的损伤、坏死细胞的细胞质成分的出现、与组织缺氧相关的调节因子如缺氧诱导因子的释放。

（四）细胞内颗粒物蓄积与炎症

外源化学物颗粒在细胞内的蓄积可能引起细胞毒性，但也可能在不引起细胞死亡的情况下产生炎症。惰性外源化学物，如二氧化硅、石棉、黑炭和对位芳纶纤维被吸入后可引起肺部慢性和/或肉芽肿炎症（Medzhitov，2008）。这些物质会发生蓄积并引起肺巨噬细胞数量的增加。外源化学物颗粒如石棉和二氧化硅可激活巨噬细胞中的 NALP3 炎症复合体，介导炎症，这与肉芽肿炎症/肉芽肿形成有关（Cassel et al.，2008；Dostert et al.，2008）。此外，大鼠肺吸入柴油机尾气颗粒和黑炭，其会在巨噬细胞蓄积，这种蓄积抑制巨噬细胞清除力和运动能力。此外，由于它们在大鼠吸入后都可以引起相似的肺巨噬细胞蓄积和慢性炎症，因此可能与二氧化硅的致病机制相似。巨噬细胞中颗粒蓄积也与炎症过程中其他的分子证据有关，在暴露于铟磷化物粉末后出现肺泡肉芽肿炎症和蛋白质沉积的大鼠中发现了氧化应激、巨噬细胞的 iNOS 水平升高、COX2 表达水平升高和氧化 DNA 损伤（8-OHdG 形成）等现象（Gottschling et al.，2001）。持续暴露于吸入性颗粒物，伴随着巨噬细胞蓄积和慢性肉芽肿形成，会引起肺纤维化、非典型增生和瘤状物生成（Gottschling et al.，2001）。

（庄志雄　刘汝青　吴德生）

参 考 文 献

Ahmed SA, Hissong BD, Verthelyi D, et al. 1999. Gender and risk of autoimmune diseases: possible role of estrogenic compounds. Environ Health Perspect, 107(Suppl 5): 681-686.

Aranyi C, O'Shea W, Graham J, et al. 1986. The effects of inhalation of organic chemical air contaminants on murine lung host defenses. Fundam Appl Toxicol, 6: 713-720.

Aryal BK, Khuder SA, Schaub EA. 2001. Meta-analysis of systemic sclerosis and exposure to solvents. Am J Ind Med, 40: 271-274.

Bach JF. 2003. Regulatory T-cells under scrutiny. Nat Rev Immunol, 3: 189-198.

Beaulieu E, Morand EF. 2011. Role of GILZ in immune regulation, glucocorticoid actions and rheumatoid arthritis. Nat Rev Rheumatol, 7(6): 340-348.

Bigazzi PE. 1997. Autoimmunity caused by xenobiotics. Toxicology, 119(1): 1-21.

Bokoch GM. 1995. Regulation of thephagocyte respiratory burst by small GTP-binding proteins. Trends Cell Biol, 5(3): 109-113.

Bolon B. 2012. Cellular and molecular mechanisms of autoimmune disease. Toxicol Pathol, 40(2): 216-229.

Borkham-Kamphorst E, Kovalenko E, van Roeyen CRC, et al. 2008. Platelet-derived growth factor isoform expression in carbon tetrachloride-induced chronic liver injury. Laboratory Investigation, 88: 1090-1100.

Bourdi M, Chen W, Peter RM, et al. 1996. Human cytochrome P450 2E1 is a major autoantigen associated with halothane hepatitis. Chem Res Toxicol, 9(7): 1159-1166.

Bugelski PJ, Volk A, Walker MR, et al. 2010. Critical review of preclinical approaches to evaluate the potential of immunosuppressive drugs to influence human neoplasia. Int J Toxicol, 29(5): 435-466.

Bunderson-Schelvan M, Pfau JC, Crouch R, et al. 2011. Nonpulmonary outcomes of asbestos exposure. J Toxicol Environ Health B Crit Rev, 14: 122-152.

Buoso E, Lanni C, Molteni E, et al. 2011. Opposing effects of cortisol and dehydroepiandrosterone on the expression of the receptor for activated C kinase 1: implications in immunosenescence. Exp Gerontol, 46(11): 877-883.

Calne RY, Rolles K, White DJ, et al. 1981. Cyclosporin-A in clinical organ grafting. Transplant Proc, 13: 349-358.

Cassel SL, Eisenbarth SC, Iyer SS, et al. 2008. The Nalp3 inflammasome is essential for the development of silicosis. Proceedings of the National Academy of Sciences, 105: 9035-9040.

Chalubinski M, Kowalski ML. 2006. Endocrine disrupters-potential modulators of the immune system and allergic response. Allergy, 61(11): 1326-1335.

Chinetti G, Fruchart JC, Staels B. 2000. Peroxisome proliferator-activated receptors(PPARs): nuclear receptors at the crossroads between lipid metabolism and inflammation. Inflamm Res, 49(10): 497-505.

Clemo F, Evering WE, Snyder PW, et al. 2003. Differentiating spontaneous from drug-induced vascular injury in the dog. Toxicologic Pathology, 31(Suppl): 25-31.

Coombs RRA, Gell PGH. 1975. Classification of allergic reactions responsible for clinical hypersensitivity and disease. //Gell PGH, Coombs RRA, Lachmann PJ. Clinical Aspects of Immunology. Oxford: Oxford University Press: 761.

Cooper GS, Makris SL, Nietert PJ, et al. 2009. Evidence of autoimmune-related effects of trichloroethylene exposure from studies in mice and humans. Environ Health Perspect, 117(5): 696-702.

Corsini E. 2014. Overview on the mechanisms underlying chemical-induced immunotoxicity. //Corsini E, Loveren HV. Molecular Immunotoxicology. Weinheim, Germany: Wiley-VCH: 11-26.

Corsini E, Avogadro A, Galbiati V, et al. 2011a. In vitro evaluation of the immunotoxic potential of perfluorinated compounds(PFCs). Toxicol Appl Pharmacol, 250(2): 108-116.

Corsini E, Galbiati V, Nikitovic D, et al. 2013. Role of oxidative stress in chemical allergens induced skin cells activation. Food Chem Toxicol, 61: 74-81.

Corsini E, Oukka M, Pieters R, et al. 2011b. Alterations in regulatory T-cells: rediscovered pathways in immunotoxicology. J Immunotoxicol, 8(4): 251-257.

Corsini E, Sangiovanni E, Avogadro A, et al. 2012. In vitro characterization of the immunotoxic potential of several perfluorinated compounds(PFCs). Toxicol Appl Pharmacol, 258(2): 248-255.

Croxford JL, Yamamura T. 2005. Cannabinoids and the immune system: potential for the treatment of inflammatory diseases? J Neuroimmunol, 166(1-2): 3-18.

Cunningham M, Gilkeson G. 2011. Estrogen receptors in immunity and autoimmunity. Clin Rev Allergy Immunol, 40(1): 66-73.

Davis J. 2008. Species-Specific Toxicities Observed with Kinase Inhibitors: Impact on Preclinical Safety Plan and Regulatory Strategy. Presented at the Society of Toxicology 47th Annual Meeting, 16-20 March, Seattle, WA.

De Coster S, van Larebeke N. 2012. Endocrine-disrupting chemicals: associated disorders and mechanisms of action. J Environ Public Health, 2012: 52.

Descotes J. 2014. Immune system. //Wexler P. Encyclopedia of Toxicology. 2nd ed. Amsterdam, Boston: Elsevier: 1004-1023.

DeWitt JC, Peden-Adams MM, Keller JM, et al. 2012. Immunotoxicity of perfluorinated compounds: recent developments. Toxicol Pathol, 40(2): 300-311.

Dhalla NS, Yates JC, Naimark B, et al. 1992. Cardiotoxicity of catecholamines and related agents. //Acosta D. Cardiovascular Toxicology. New York: Raven Press: 239-282.

Dietert RR. 2011. Role of developmental immunotoxicity and immune dysfunction in chronic disease and cancer. Reprod Toxicol, 31(3): 319-326.

Dinesh RK, Skaggs BJ, La Cava A, et al. 2010. CD8$^+$ Tregs in lupus, autoimmunity, and beyond. Autoimmun Rev, 9: 560-568.

Dostert C, Pétrilli V, van Bruggen R, et al. 2008. Innate immune activation through Nalp3 inflammasome sensing of asbestos and silica. Science, 320: 674-677.

Esser C, Jux B. 2009. Small chemicals, bioactivation, and the immune system-a fragile balance of i-tox and benefits? Chem Biodivers, 6(11): 2138-2143.

Flammer JR, Rogatsky I. 2011. Minireview: glucocorticoids in autoimmunity: unexpected targets and mechanisms. Mol Endocrinol, 25(7): 1075-1086.

Fort MM, Narayanan PK. 2010. Manipulation of regulatory T-cell function by immunomodulators: a boon or a curse? Toxicol Sci, 117: 253-262.

Fric J, Zelante T, Wong AY, et al. 2012. NFAT control of innate immunity. Blood, 120(7): 1380-1389.

Funatake CJ, Dearstyne EA, Steppan LB, et al. 2004. Early consequences of 2,3,7,8-tetrachlorodibenzo-p-dioxin exposure on the activation and survival of antigen-specific T-cells. Toxicol Sci, 82: 129-142.

Funatake CJ, Marshall NB, Steppan LB, et al. 2005. Cutting edge: activation of the aryl hydrocarbon receptor by 2,3,7,8-tetrachlorodibenzo-p-dioxin generates a population of CD4$^+$CD25$^+$ cells with characteristics of regulatory T-cells. J Immunol, 175: 4184-4188.

Gelpí EL, de la Paz MP, Terracini B, et al. 2002. The Spanish toxic oil syndrome 20 years after its onset: a multidisciplinary review of scientific knowledge. Environ Health Perspect, 110(5): 457-464.

Gennari A, Viviani B, Galli CL, et al. 2000. Organotins induce apoptosis by disturbance of [Ca(2+)](i) and mitochondrial activity, causing oxidative stress and activation of caspases in rat thymocytes. Toxicol Appl Pharmacol, 169(2): 185-190.

Gilbert KM, Griffin JM, Pumford NR. 1999. Trichloroethylene activates CD4$^+$ T cells: potential role in an autoimmune response. Drug Metab Rev, 31: 901-916.

Gilkeson GS, Keil D, Peden-Adams M. 2004. Immune effects of trichloroethylene on autoimmune disease in mice. //Mohr LC, Hoel DG, Jollow D. Trichloroethylene: The Scientific Basis of Risk Assessment. Charleston, SC: Medical University of South Carolina Press: 87-98.

Gottschling B, Maronpot RR, Hailey JR, et al. 2001. The role of oxidative stress in indium phosphide-induced lung carcinogenesis in rats. Toxicological Sciences, 64: 28-40.

Grulich AE, Vajdic CM, Cozen W. 2007. Altered immunity as a risk factor for non-Hodgkin lymphoma. Cancer Epidemiol Biomarkers Prev, 16(3): 405-408.

Guo TL, Xu J, Chen Y, et al. 2018. Molecular mechanisms of immunotoxicity. //Smart RC, Hodgson E. Molecular and Biochemical Toxicology. 5th ed. Hoboken, New Jersey: John Wiley & Sons Ltd: 773-821.

Gut J. 1998. Molecular basis of halothane hepatitis. Arch Toxicol Suppl, 20: 3-17.

Gut J, Christen U, Frey N, et al. 1995. Molecular mimicry in halothane hepatitis: biochemical and structural characterization of lipoylated autoantigens. Toxicology, 97(1-3): 199-224.

Haschek W, Witschi HR, Nikula KJ. 2002. Respiratory system. //Haschek, W, Rousseaux C, Wallig M. Handbook of Toxicologic Pathology. 2nd ed. Vol. 2. San Diego, CA: Academic Press: 3-84.

Hauben E, Gregori S, Draghici E, et al. 2008. Activation of the aryl hydrocarbon receptor promotes allograft-specific tolerance through direct and dendriticell-mediated effects on regulatory T-cells. Blood, 112: 1214-1222.

Haworth R, Oakley K, McCormack N, et al. 2005. Differential expression of COX-1 and COX-2 in the gastrointestinal tract of the rat. Toxicologic Pathology, 33: 239-245.

Ho S, Clipstone N, Timmermann L, et al. 1996. The mechanism of action of cyclosporine A and FK506. Clin Immunol Immunopathol, 80: S40-S45.

Howlett AC, Qualy JM, Khachatrian LL. 1986. Involvement of Gi in the inhibition of adenylate cyclase by cannabimimetic drugs. Mol Pharmacol, 29: 307-313.

Huang Y, Lin Z, Huo Y, et al. 2018. Procainamide-induced autoimmunity: relationship to T-helper 2-type T-cell activation. Hum Exp Toxicol, 37(6): 647-662.

Huber S, Schramm C, Lehr HA, et al. 2004. Cutting edge: TGFβ signaling is required for the *in vivo* expansion and immunosuppressive capacity of regulatory CD4$^+$CD25$^+$ T-cells. J Immunol, 173: 6526-6531.

Kamijima M, Hisanaga N, Wang H, et al. 2007. Occupational trichloroethylene exposure as a cause of idiosyncratic generalized skin disorders and accompanying hepatitis similar to drug hypersensitivities. Int Arch Occup Environ Health, 80: 357-370.

Kamijima M, Wang H, Huang H, et al. 2008. Trichloroethylene causes generalized hypersensitivity skin disorders complicated by hepatitis. J Occup Health, 50: 328-338.

Kaplan BL, Rockwell CE, Kaminski NE. 2003. Evidence for cannabinoid receptor -dependent and -independent mechanisms of action in leukocytes. J Pharmacol Exp Ther, 306(3): 1077-1085.

Karlberg AT, Bergstrom MA, Borje A, et al. 2008. Allergic contact dermatitis-formation, structural requirements, and reactivity of skin sensitizers. Chem Res Toxicol, 21: 53-69.

Karmaus PW, Chen W, Crawford RB, et al. 2011. Deletion of cannabinoid receptors 1 and 2 exacerbates APC function to increase inflammation and cellular immunity during influenza infection. J Leukoc Biol, 90: 983-995.

Kawabata TT, White KLJr. 1988. Enhancement of *in vivo* and *in vitro* murine immune responses by the cyclophosphamide metabolite acrolein. Cancer Res, 48: 41-45.

Kennedy GLJr, Butenhoff JL, Olsen GW, et al. 2004. The toxicology of perfluorooctanoate. Crit Rev Toxicol, 34: 351-384.

Kerkvliet NI. 2002. Recent advances in understanding the mechanisms of TCDD immunotoxicity. Int Immunopharmacol, 2: 277-291.

Kerkvliet NI, Steppan LB, Vorachek W, et al. 2009. Activation of aryl hydrocarbon receptor by TCDD prevents diabetes in NOD mice and increases FoxP3+ T-cells inpancreatic lymph nodes. Immunotherapy, 1: 539-547.

Khan K, Alden C. 2002. Kidney. //Haschek W, Rousseaux C, Wallig M. Handbook of Toxicologic Pathology. 2nd ed. Vol. 2. San Diego, CA: Academic Press.

Kimura A, Naka T, Nohara K, et al. 2008. Aryl hydrocarbon receptor regulates Stat1 activation and participates in the development of TH17 cells. Proc Natl Acad Sci USA, 105: 9721-9726.

Klein NC, Go CH, Cunha BA. 2001. Infections associated with steroid use. Infect Dis Clin North Am, 15: 423-432.

Klein-Szanto A, Conti C. 2002. Skin and oral mucosa. //Haschek W, Rousseaux C, Wallig M. Handbook of Toxicologic Pathology. 2nd ed. Vol. 2. San Diego, CA: Academic Press: 262-269.

Klotz L, Dani I, Edenhofer F, et al. 2007. Peroxisome proliferator-activated receptor gamma control of dendritic cell function contributes to development of CD4+ T cell anergy. J Immunol, 4: 2122-2131.

Korkmaz A, Topal A, Oter S. 2007. Pathophysiological aspects of cyclophosphamide and ifosfamide induced hemorrhagic cystitis; implication of reactive oxygen and nitrogen species as well as PARP activation. Cell Biology and Toxicology, 23: 303-312.

Kovacic P, Somanathan R. 2008. Integrated approach to immunotoxicity: electron transfer, reactive oxygen species, antioxidants, cell signaling, and receptors. J Recept Signal Transduct Res, 28(4): 323-346.

Kramer S, Hikel SM, Adams K, et al. 2012. Current status of the epidemiologic evidence linking polychlorinated biphenyls and non-Hodgkin lymphoma, and the role of immune dysregulation. Environ Health Perspect, 120: 1067-1075.

Kuo CH, Yang SN, Kuo PL, et al. 2012. Immunomodulatory effects of environmental endocrine disrupting chemicals. Kaohsiung J Med Sci, 28(7 Suppl): S37-S42.

Kurth MJ, Yokoi T, Gershwin ME. 2014. Halothane-induced hepatitis: paradigm or paradox for drug-induced liver injury. Hepatology, 60(5): 1473-1475.

Ladics GS, Smith CE, Elliott GS, et al. 1998. Further evaluation of the incorporation of an immunotoxico-logical functional assay for assessing humoral immunity for hazard identification purposes in rats in a standard toxicology study. Toxicology, 126: 137-152.

Lee HS, Jung KH, Hong SW, et al. 2008. Morin protects acute liver damage by carbon tetrachloride (CCl(4))in rat. Archives of Pharmacal Research, 31: 1160-1165.

Lee SL, Chase PH. 1975. Drug induced systemic lupus erythematosus: a critical review. Sermin Arthritis Rheumatism, 5: 83-103.

Lei J, Hasegawa H, Matsumoto T, et al. 2010. Peroxisome proliferator-activated receptor α and γ agonists together with TGF-β convert human CD4+CD25− T cells into functional Foxp3+ regulatory T cells. J Immunol, 185(12): 7186-7198.

Leubke B. 2002. Pesticide-induced immunotoxicity: are humans at risk? Hum Ecol Risk Assess, 8: 293-303.

Limpens J, Garssen J, Scheper RJ. 1990. Local administration of cytostatic drugs enhances delayed-type hypersensitivity to Sendai virus in mice. Clin Immunol Immunopathol, 54: 161-165.

Limpens J, Scheper RJ. 1991. Inhibition of T suppressor cell function by local administration of an active cyclophosphamide derivative at the sensitization site. Clin Exp Immunol, 84: 383-388.

Lock E, Wilks M. 2001. Paraquat. //Krieger R. Handbook of Pesticide Toxicology. Vol. 2. San Diego, CA: Academic Press.

Losco P, Evans EW, Barat SA, et al. 2004. The toxicity of SCH 351591, a novel phosphodiesterase 4 inhibitor, in cynomolgus monkeys. Toxicologic Pathology, 32(3): 295-308.

Luster MI. 2014. A historical perspective of immunotoxicology. J Immunotoxicol, 11(3): 197-202.

Mak TW, Saunders ME, Jett BD. 2014. Chapter 2: components of the immune system. //Mak TW, Saunders ME, Jett BD. Primer to the Immune Response. 2nd ed. Burlington MA: Acad Press: 35-39.

Medzhitov R. 2008. Origin and physiological roles of inflammation. Nature, 454: 428-435.

Mihm M, Jing L, Bauer J. 2000. Nitrotyrosine causes selective vascular endothelial dysfunction and DNA damage. Journal of Cardiovascular Pharmacology, 36: 182-187.

Mikaelian I, Coluccio D, Morgan KT, et al. 2008. Temporal gene expression profiling indicates early up-regulation of interleukin-6 in isoproterenol-induced myocardial necrosis in rat. Toxicologic Pathology, 36: 256-264.

Miller FW. 2006. Noninfectious environmental agents and autoimmunity. //Rose NR, Mackay IR. The Autoimmune Diseases. St. Louis, MO: Elsevier: 297-307.

Pascual G, Fong AL, Ogawa S, et al. 2005. A SUMOylation dependent pathway mediates transrepression of inflammatory response genes by PPAR-gamma. Nature, 437(7059): 759-763.

Patterson R, Germolec D. 2005. Review article toxic oil syndrome: review of immune aspects of the disease. J Immunotoxicol, 2(1): 51-58.

Pauli-Magnus C, Stieger B, Meier Y, et al. 2005. Enterohepatic transport of bile salts and genetics of cholestasis. Journal of Hepatology, 43: 342-357.

Peden-Adams M, Eudaly J, Heesemann L, et al. 2006. Developmental immunotoxicity of trichloroethylene (TCE): studies in B6C3F1 mice. J Environ Sci Health A Tox Hazard Subst Environ Eng, 41: 249-271.

Pernis B, Vigliani EC, Selikoff IJ. 1965. Rheumatoid factor in serum of individuals exposed to asbestos. Ann N Y Acad Sci, 13: 112-120.

Piguet P, Vesin C. 1994. Treatment of human recombinant soluble TNF receptor of pulmonary fibrosis induced by bleomycin or silica in mice. European Respiratory Journal, 7: 515-518.

Principe A, Melgar-Lesmes P, Fernandez-Varo G, et al. 2008. The hepatic apelin system: a new therapeutic target for liver disease. Hepatology, 48: 1193-1201.

Pruett SB, Fan R, Zheng Q, et al. 2009. Patterns of immunotoxicity associated with chronic as compared with acute exposure to chemical or physical stressors and their relevance with regard to the role of stress and with regard to immunotoxicity testing. Toxicol Sci, 109(2): 265-275.

Pyatt DW, Stillman WS, Irons RD. 1998. Hydroquinone, a reactive metabolite of benzene, inhibits NF-kappa B in primary human CD4+ T lymphocytes. Toxicol Appl Pharmacol, 149: 178-184.

Qazi MR, Xia Z, Bogdanska J, et al. 2009. The atrophy and changes in the cellular compositions of the thymus and spleen observed in mice subjected to short-term exposure to perfluorooctanesulfonate are high-dose phenomena mediated in part by peroxisome proliferator-activated receptor-alpha (PPARalpha). Toxicology, 260: 68-76.

Quintana FJ, Basso AS, Iglesias AH, et al. 2008. Control of Treg and TH17 cell differentiation by the aryl hydrocarbon receptor. Nature, 453: 65-71.

Rajan TV. 2003. The Gell-Coombs classification of hypersensitivity reactions: a re-interpretation. Trends in Immunology, 24(7): 376-379.

Ramazzini B. 2001. De morbis artificum diatriba [diseases of workers]. 1713. Am J Public Health, 91: 1380-1382.

Ray DC, Drummond GB. 1991. Halothane hepatitis. Br J Anaesth, 67(1): 84-99.

Rubin RL, Kretz-Rommel A. 1999. Initiation of autoimmunity by a reactive metabolite of a lupus-inducing drug in the thymus. Environ Health Perspect, 107(Suppl 5): 803-806.

Rubin RL, Reimer G, McNally EM, et al. 1986. Procainamide elicits a selective autoantibody immune response. Clin Exp Immunol, 63(1): 58-67.

Safari S, Motavaf M, Seyed Siamdoust SA, et al. 2014. Hepatotoxicity of halogenated inhalational anesthetics. Iran Red Crescent Med J, 16(9): e20153.

Sarzi-Puttini P, Atzen F, Capsoni F, et al. 2005. Drug-induced lupus erythematosus. Autoimmunity, 38: 507-518.

Selgrade M, Gilmour M. 2010. Suppression of pulmonary host defenses and enhanced susceptibility to respiratory bacterial infection in mice following inhalation exposure to trichloroethylene and chloroform. J Immunotoxicol, 7: 350-356.

Sia IG, Paya CV. 1998. Infectious complications following renal transplantation. Surg Clin North Am, 78: 95-112.

Sohn HY, Krotz F, Zahler S, et al. 2003. Crucial role of local peroxynitrite formation in neutrophil-induced endothelial cell activation. Cardiovascular Research, 57(3): 804-815.

Staudinger J, Goodwin B, Jones SA, et al. 2001. The nuclear receptor PXR is a lithocholic acid sensor that protects against liver toxicity. Proceedings of the National Academy of Sciences, 98: 3369-3374.

Stevens EA, Mezrich JD, Bradfield CA. 2009. The aryl hydrocarbon receptor: a perspective on potential roles in the immune system. Immunology, 127(3): 299-311.

Takacs ML, Abbott BD. 2007. Activation of mouse and human peroxisome proliferator-activated receptors (alpha, beta/delta, gamma)by perfluorooctanoic acid and perfluorooctanesulfonate. Toxicol Sci, 95: 108-117.

Tan EM. 1974. Drug-induced autoimmune disease. Fed Proc, 33: 1894-1897.

Tang X, Li L, Huang J, et al. 2002. Guinea pig maximization test for trichloroethylene and its metabolites. Biomed Environ Sci, 15: 113-118.

Tang X, Que B, Song X, et al. 2008. Characterization of liver injury associated with hypersensitive skin reactions induced by trichloroethylene in the guinea pig maximization test. J Occup Health, 50: 114-121.

Terracini B. 2004. The limits of epidemiology and the Spanish toxic oil syndrome. International Journal of Epidemiology, 33: 443-444.

Thorstenson KM, Khoruts A. 2001. Generation of anergic and potentially immuno-regulatory CD25+CD4+T-cells in vivo after induction of peripheral tolerance with intravenous or oral antigen. J Immunol, 167: 188-195.

Trivedi G, Pitchumoni C. 2005. Drug-induced pancreatitis: an update. Journal of Clinical Gastroenterology, 39: 709-716.

U.S.EPA (U. S. Environmental Protection Agency). 2011. IRIS Toxicological Review of Trichloroethylene. http://cfpub.epa.gov/ncea/iris_drafts/recordisplay.cfm?deid=237625 [2019-6-18].

van Vleet JF, Ferrans VJ, Herman E. 2002. Cardiovascular and skeletal muscle systems. //Haschek W, Rousseaux C, Wallig M. Handbook of Toxicologic Pathology. 2nd ed. Vol. 2. San Diego, CA: Academic Press: 363-456.

Veldhoen M, Hirota K, Christensen J, et al. 2008. Natural agonists for aryl hydrocarbon receptor in culture medium are essential for optimal differentiation of TH17 T-cells. J Exp Med, 206: 43-49.

Vial T, Descotes J. 2003. Immunosuppressive drugs and cancer. Toxicology, 185: 229-240.

Vorderstrasse BA, Kerkvliet NI. 2001. 2, 3, 7, 8-Tetrachlorodibenzop-dioxin affects the number and function of murine splenic dendritic cells and their expression of accessory molecules. Toxicol Appl Pharmacol, 171: 117-125.

Weaver J, Snyder R, Knapton A, et al. 2008. Biomarkers in peripheral blood associated with vascular injury in Sprague-Dawley rats treated with the phosphodiesterase inhibitors SCH 351591 or SCH 534385. Toxicologic Pathology, 36: 840-849.

White K, Jennings P, Murray P, et al. 1994. International validation study carried out in 9 laboratories on the immunological assessment of cyclosporin A in the Fisher 344 rat. Toxicol In Vitro, 8: 957-962.

WHO/IPCS. 1996. Environmental Health Criteria 180: Principles and Methods for Assessing Direct Immunotoxicity Associated with Exposure to Chemicals. Geneva, Switzerland.

WHO/IPCS. 2006. Principles and Methods for Assessing Autoimmunity Associated with Exposure to Chemicals. Geneva, Switzerland.

WHO/IPCS. 2012. Harmonization Project No. 10. Guidance for Immunotoxicity Risk Assessment for Chemicals. Geneva, Switzerland.

WHO Regional Office for Europe. 1992. Toxic oil syndrome: Current knowledge and future perspectives. WHO Regional Publications, European Series, No. 42, Copenhagen.

Williams CR, Gooch JL. 2012. Calcineurin inhibitors and immunosuppression—a tale of two isoforms. Expert Rev Mol Med, 14: e14.

Yamazaki S, Inaba K, Tarbell KV, et al. 2006. Dendritic cells expand antigen-specific FoxP3$^+$CD25$^+$CD4$^+$ regulatory T-cells including suppressors of allo-reactivity. Immunol Rev, 212: 314-329.

Yang Q, Xie Y, Alexson SE, et al. 2002. Involvement of the peroxisome proliferator-activated receptor alpha in the immunomodulation caused by peroxisome proliferators in mice. Biochem Pharmacol, 63: 1893-1900.

York M, Scudamore C, Brady S, et al. 2007. Characterization of troponin responses in isoproterenol-induced cardiac injury in the Hanover Wistar rat. Toxicologic Pathology, 35: 606-617.

Zhang J, Snyder RD, Herman EH, et al. 2008. Histopathology of vascular injury in Sprague-Dawley rats treated with phosphodiesterase Ⅳ inhibitor SCH 351591 or SCH 534385. Toxicologic Pathology, 36: 827-839.

Zhao S, Zhang Y, Gu Y, et al. 2004. Hemeoxygenase-1 mediates up-regulation adhesion molecule expression induced by peroxynitrite in endothelial cells. Journal of the Society for Gynecologic Investigation, 11: 465-471.

第二十一章　细胞因子在外源化学物毒效应中的作用

第一节　细胞因子概述

细胞因子（cytokine）是介导细胞群之间相互联系的一组小分子肽或有着不同结构和功能的糖蛋白，分子量一般为 10—25kDa，有的为 8—10kDa。多数细胞因子以单体形式存在，少数细胞因子以二聚体、三聚体或四聚体形式发挥生物学作用，如 IL-5、IL-12、M-CSF、TGF-β 等以二聚体，TNF-α、LT-α 以三聚体，IL-16 以四聚体形式结合相应受体。细胞因子的作用受到其受体表达的控制。如果缺乏适当的受体，就不会发生反应。根据它们同源受体的分布，细胞因子可以通过三种方式作用。首先，以**自分泌**（**autocrine**）的方式，与分泌细胞因子的细胞表面受体结合，如激活的 T 细胞，可以加快自我增殖；其次，以**旁分泌**（**paracrine**）的方式，也就是与附近细胞膜表面受体结合；最后，通过内分泌（endocrine）的方式，经血液循环作用于远处的靶器官。例如，在某些炎症性疾病中，部分细胞因子在血中浓度可明显升高，引起发热、食欲下降（厌食症）、嗜睡等全身症状，以及由 IL-1、IL-6 和 TNF 引起的急性期蛋白质生成增多（Whiteside，2007）。自从 20 世纪 50 年代发现了第 1 个细胞因子，超过 100 个细胞因子已被确认。分子免疫学的研究进展揭示了重要的细胞因子在免疫系统的个体发育和功能的维持以及免疫细胞的活化和分化中起关键作用，在天然免疫和特异性免疫的联系方面也是至关重要的。细胞因子诱导产生于天然免疫和获得性免疫反应中，产生的细胞因子会频繁刺激其他类型细胞因子的分泌。细胞因子通过对细胞分泌活动、细胞激活、增殖和分化的刺激或抑制来增强或抑制免疫反应。这种调节是在细胞因子结合细胞膜上的受体后，通过触发细胞内的信号来完成的。细胞因子还参与造血、炎症和伤口愈合等生理过程（Mak et al.，2014）。

一、细胞因子的分类及来源

细胞因子可以分为几个结构家族，最重要的细胞因子有白细胞介素（IL-1、IL-2 等）、干扰素（IFN-α、IFN-β 和 IFN-γ）、肿瘤坏死因子（TNF）和转化生长因子 β（TGF-β）。表 21-1 简要描述了这些分子的功能及其受体、细胞来源和靶细胞（Mak et al.，2014；庄志雄等，2018）。

（一）白细胞介素

白细胞介素（**interleukin，IL**）于 1979 年开始命名，最初是指介导白细胞之间相互作用的物质，现在是指一类分子结构和生物学功能已基本明确、具有重要调节作用而统一命名的细胞因子，包括淋巴细胞、单核细胞及其他非单个核细胞产生的细胞因子，现白细胞介素已正式命名到 IL-38，这 38 个白细胞介素功能复杂，成网络重叠，在细胞间相互作用、免疫调节、造血以及炎症过程中起重要调节作用。

表 21-1 人类主要细胞因子和细胞因子受体

缩写	细胞因子名称	细胞因子功能	细胞因子的产生细胞	细胞因子受体	表达细胞/组织
		干扰素			
IFN-α	α-干扰素	诱导抗病毒状态，促进NK细胞增殖，抑制细胞增殖，影响Ⅰ型转换，促进NK细胞和CTL功能	激活的巨噬细胞，单核细胞，的T细胞	INF-α/βR（Ⅰ型INF受体）	一些激活 INF-α/βR（Ⅰ型INF受体）几乎所有细胞
IFN-β	β-干扰素	诱导抗病毒状态，抑制细胞增殖，促进NK细胞和CTL功能，影响Ⅰ型转换	成纤维细胞	INF-α/βR（Ⅰ型INF受体）	几乎所有细胞
IFN-γ	γ-干扰素	诱导抗病毒状态，抑制细胞增殖，促进NK细胞和CTL功能，影响同型转换，促进APC产生IL-12（促进Th1分化），减少IL-4（促进Th1和Th2分化）	激活的Th1细胞，CTL，NK细胞	INF-γR（Ⅱ型INF受体）	除红细胞外几乎所有细胞
		白细胞介素			
IL-1	白细胞介素-1	促炎症反应，促进急性期反应，诱导发热和能量消耗引发内毒素性休克	巨噬细胞，中性粒细胞，角化细胞，皮细胞，内皮细胞	上 IL-1R	大多数细胞类型
IL-2	白细胞介素-2	Th1细胞因子，促进T细胞和B细胞激活，增殖，分化，促进NK细胞增殖和激活，产生TNF、IFN-γ，对外周T细胞归巢和归巢很重要	激活的T细胞	IL-2R	激活的T细胞和NK细胞
IL-3	白细胞介素-3	主要的肥大细胞和嗜碱性粒细胞生长因子，进抗寄生虫反应	激活的T细胞和肥大细胞	IL-3R	早期造血细胞，大多数骨髓细胞系
IL-4	白细胞介素-4	Th2细胞因子，对Th2细胞分化很重要，促进巨噬细胞和IFN-γ的功能，促进B细胞增殖，分化和同型转换	激活的T细胞，嗜碱性粒细胞，肥大细胞	IL-4R	嗜碱性粒细胞，肥大细胞，肥大细胞和自然杀伤T细胞（NKT细胞）
IL-5	白细胞介素-5	Th2细胞因子，促进嗜碱性粒细胞分化和激活，促进肥大细胞脱粒释放组胺	激活的Th2细胞	IL-5R	嗜酸性粒细胞，肥大细胞，激活的T细胞
IL-6	白细胞介素-6	促炎症反应，促进急性期反应，诱导发热，促进中性粒细胞的微生物杀伤功能，促进B细胞终末分化，促进Th17细胞分化	B细胞和激活的巨噬细胞	IL-6R	肝细胞，单核细胞，中性粒细胞，激活的B细胞，成熟T细胞
IL-7	白细胞介素-7	促进淋巴细胞生成，促进αβT细胞和γδT细胞分化，记忆性T细胞发育和维持	主要的BM和胸腺IL-7R基质细胞	IL-7R	T细胞，B细胞，NK细胞和NKT前体细胞
IL-8	白细胞介素-8	CXC趋化因子，促进中性粒细胞趋化，促进中性粒细胞胞浆颗粒和抗微生物活性	所有与TNF、IL-1或细菌内毒素接触的细胞类型	CXCR1 CXCR2	中性粒细胞，NK细胞，T细胞，嗜碱性粒细胞
IL-9	白细胞介素-9	促进红细胞样，瘤样和肥大细胞样细胞分化，促进肥大细胞增殖和分化，促进抗蠕虫作用（协同IL-4），黏液产生	激活的Th2细胞，记忆CD4⁺T细胞↑	IL-9R	多数造血细胞类型
IL-10	白细胞介素-10	抗炎症，免疫抑制作用，抑制巨噬细胞，中性粒细胞，嗜酸性粒细胞激活，抑制Th1细胞因子产生，抑制APC功能	激活的巨噬细胞，单核细胞，Th2细胞，B细胞，嗜酸性粒细胞，肥大细胞	IL-10R	大多数造血细胞类型

续表

缩写	细胞因子名称	细胞因子功能	细胞因子的产生细胞	细胞因子受体	表达细胞/组织
		白细胞介素			
IL-11	白细胞介素-11	促进红细胞样、髓样和巨核细胞祖细胞增殖，促进 T 细胞、B 细胞和中性粒细胞增殖，抑制巨噬细胞功能，促进成纤维细胞生长和皮原沉淀	BM 基质细胞，成骨细胞、脑、关节和睾丸中的细胞	IL-11R	多数造血细胞和非造血细胞类型
IL-12	白细胞介素-12	对 Th1 细胞分化很重要，促进巨噬细胞和 NK 细胞产生 IFN-γ，促进 DC 和巨噬细胞因子分泌。↑CTL 和 NK 细胞毒作用，促进记忆性 T 细胞分化成 Th1 细胞，影响同型转换	激活的巨噬细胞和 NK 细胞，DC、中性粒细胞，单核细胞，B 细胞	IL-12R	激活的 T 细胞和 NK 细胞，B 细胞，DC
IL-13	白细胞介素-13	Th2 细胞因子，促进 Th2 细胞产生 IL-4、IL-5 和 IL-10，不能诱导 Th2 细胞分化，促进 B 细胞增殖和转换成 IgE，促进线虫排出，抑制巨噬细胞细胞因子分泌，促进 DC 细胞黏液产生	Th2 细胞，激活的 T 细胞，肥大细胞，激活的 APC	激活的 APC	单核细胞，巨噬细胞，B 细胞，内皮细胞
IL-15	白细胞介素-15	是 NK 细胞发育、增殖和产生 TNF、IFN-γ 所必需的，促进 γδT 细胞发育、促进 APC，T 细胞激活、增殖、分化、归巢和黏附，促进记忆性 CD8⁺ T 细胞存活，促进肥大细胞增殖	激活的 APC	IL-15R (T 细胞，B 细胞，NK 细胞)，IL-15RX (肥大细胞)	IL-15R (T 细胞，B 细胞和淋巴组织细胞，T 细胞，NK 细胞)，IL-15RX (肥大细胞，NK 细胞和肥大细胞)
IL-17	白细胞介素-17	6 个密切相关的结构独特的细胞因子 (IL-17A—F) 家族，抗真菌和细菌保护作用，促进炎症细胞因子增加，Th1 细胞分化减少，在炎症反应和自身免疫反应中促使中性粒细胞迁移，在软骨吸收时激活破骨细胞，造血生长因子合成增加	激活的 T 细胞 (特别是 fTh 细胞和 Th17 细胞)、NKT 细胞	IL-17R (与 IL-17RA 和 IL-17F 结合)，IL-17RB (与 IL-17B 和 IL-17E 结合)	广泛表达，包括外周 T 细胞和 B 细胞，一些非造血组织
IL-18	白细胞介素-18	在 Th1 反应的后阶段与 IL-12 协同作用，促进 Th1 细胞增殖，IFN-γ 和 IL-2R 的产生，促进 NK 细胞毒作用和 IFN-γ、TNF 的产生	广泛表达	IL-18R	几乎所有细胞
IL-21	白细胞介素-21	属于 IL-2 家族，促进激活的 GC B 细胞，促进浆细胞分化，抑制 iTreg 细胞分化，助 Th17 细胞分化	激活的 T 细胞 (特别是 fTh 细胞和 Th17 细胞)、NKT 细胞	IL-21R	广泛表达
IL-22	白细胞介素-22	属于 IL-10 家族，促进伤口愈合和皮肤炎症，促进对病原体的免疫力，促进皮肤和黏膜抗菌肽产生	激活的 Th17 细胞和 Th22 细胞	IL-22R	广泛表达
IL-23	白细胞介素-23	促进 Th17 细胞扩增，促进记忆性 CD4⁺T 细胞反应，促进记忆性 CD4⁺T 细胞增殖和分化为 Th1 细胞，促进 DC 和记忆性 Th1 细胞产生 IFN-γ	激活的 APC	IL-23R	记忆性 CD4⁺T 细胞，Th17 细胞，DC、NK 细胞
IL-25	白细胞介素-25	也称为 IL-17E，促进记忆性 Th2 细胞扩增，促进记忆性 Th2 细胞产生 IL-4、IL-5、IL-13 产生，参与肠道免疫反应，抑制 Th17 细胞分化	增加激活的 Th2 细胞和肥大细胞	IL-17RB	广泛表达
IL-27	白细胞介素-27	早期 Th1 应答阶段所必需，促进 Th1 和 NK 细胞激活并产生 IFN-γ，促进由肥大细胞、单核细胞产生促炎细胞因子，促进抗肿瘤 CTL 和 NK 细胞的活性，促进 Th17 细胞分化	激活的 APC	IL-27R	幼稚 CD4⁺T 细胞，NK 细胞
IL-33	白细胞介素-33	属于 IL-1 家族，促进 Th2 细胞因子产生，过量时，引起黏膜病理改变	HEV、成纤维细胞，肥大细胞，多种非造血细胞	多种非 IL-1RL1	Th2 细胞，肥大细胞，嗜酸性粒细胞，嗜碱性粒细胞

续表

缩写	细胞因子名称	细胞因子功能	细胞因子的产生细胞	细胞因子受体	表达细胞/组织
TNF 相关细胞因子					
TNF	肿瘤坏死因子	高效的炎症效应，免疫调节效应，细胞毒性效应，抗病毒效应，多种类型激活的血细胞和生长刺激效应，促进造血细胞增殖、激活、募附、溢出，细胞因子产生，促进急性期反应，促进巨噬细胞和中性粒细胞系微生物功能，促进 B 细胞增殖、Ab 产生、GC 形成，促进肿瘤细胞凋亡和出血性坏死，高浓度引起消耗性改变，内毒素休克，纤维化，骨骼破坏	多种类型激活的血细胞和非造血细胞	TNFR I TNFR II	广泛表达（除了静息 T 细胞和 B 细胞）
LT	淋巴毒素	分泌的具有 TNF 样活性的分子	激活的 Th1 细胞，B 细胞和 NK 细胞	TNFR I TNFR II	广泛表达（除了静息 T 细胞和 B 细胞）
BAFF	B 细胞激活因子	在 B 细胞发育时分泌的对过渡 B 细胞存活必不可少的分子	骨髓细胞系	BAFF-R TACI BCMA	B 细胞系 B 细胞系、一些 T 细胞 B 细胞系、浆细胞
转化生长因子					
TGF-β	转化生长因子 β	抗炎症，免疫抑制作用，对 T 细胞、单核细胞、中性粒细胞具有趋化吸引作用，抑制巨噬细胞、DC、T 细胞和 B 细胞、CTL、NK 细胞的激活，归巢和效应器功能，促进血管再生和细胞外基质蛋白产生，促进 Th17 细胞分化，促进 Treg 细胞分化	大多数激活的造血细胞，一些非造血细胞	TGF-βR	广泛表达
造血生长因子					
SCF	干细胞因子	促进 HSC 存活，自我更新和分化成造血祖细胞，促进淋巴组织细胞和嗜碱性粒细胞分化	胎儿肝，骨髓，胸腺中的基质细胞	c 元件	BM 中的 HSC，CNS 和肠中的细胞
GM-CSF	粒细胞-巨噬细胞集落刺激因子	促进单核细胞和粒细胞祖细胞的发生与分化	BM 基质细胞，激活的 T 细胞、内皮细胞，巨噬细胞	GM-CSFR	髓样祖细胞
G-CSF	粒细胞集落刺激因子	作用于单核细胞和粒细胞的祖细胞并产生粒细胞	BM 基质细胞，激活的 T 细胞、内皮细胞，成纤维细胞	G-CSFR	单核细胞、粒细胞组织细胞
M-CSF	单核细胞集落刺激因子	作用于单核细胞和粒细胞祖细胞并产生中核	作用于单核细胞/和巨噬细胞组织细胞产生单核细胞和巨噬细胞，骨再吸收细胞的产生	M-CSFR	单核细胞、粒细胞组织细胞
PDGF	血小板衍生生长因子	促进来源于间充质未分化质的细胞，包括内皮细胞、神经胶质细胞和平滑肌细胞的分裂，增加胚胎形成，血管形成，间充质细胞迁移	激活的血小板，激活的平滑肌细胞，细胞，激活的巨噬细胞	PDGFR	广泛表达
EPO	红细胞生成素	促进红细胞分化，创伤愈合，脑神经元损伤响应	肝肾，成纤维细胞，肝窦状腺内皮细胞	EPOR	红细胞前体细胞（未成熟的红细胞），CNS 和外周神经系统的细胞

注："↑"表示升高

（二）干扰素

最初因发现病毒感染的细胞能产生一种物质可干扰另一种病毒的感染和复制，而将该物质命名为**干扰素（interferon，IFN）**。干扰素是人和动物细胞受到适宜的刺激时产生的一种微量的、具有高度生物学活性的糖蛋白。干扰素具有种属特异性，由人类细胞产生的 IFN 有 α、β 和 γ 三种，其中 IFN-α 主要由人白细胞产生；IFN-β 主要由人成纤维细胞产生，抗病毒作用较免疫调节作用强；而 IFN-γ 则由 T 细胞产生，是重要的淋巴因子，其免疫调节作用比抗病毒作用强，又称为免疫 IFN。IFN-α、IFN-β、IFN-γ 除了具有广谱的抗病毒、抗肿瘤、影响细胞生长和分化、调节免疫功能等多种生物活性外，还具有明显的抗细胞增殖和引起发热等作用。

（三）集落刺激因子

集落刺激因子可刺激不同的造血干细胞在半固体培养基中形成细胞集落，广义上来讲，凡是刺激造血细胞的细胞因子都可统称为**集落刺激因子（colony-stimulating factor，CSF）**，根据其刺激造血干细胞或不同分化阶段的造血干细胞在半固体培养基中形成不同的细胞集落，分别命名为粒细胞集落刺激因子（G-CSF）、巨噬细胞集落刺激因子（M-CSF）、粒细胞-巨噬细胞集落刺激因子（GM-CSF）和多重集落刺激因子（multi-CSF，IL-3）、干细胞因子（SCF）、**红细胞生成素（erythropoietin，EPO）**、**血小板生成素（thrombopoietin，TPO）**等。CSF 不仅刺激不同发育阶段造血干细胞和祖细胞的增殖与分化，有的还可促进细胞成熟。

（四）肿瘤坏死因子

肿瘤坏死因子（tumor necrosis factor，TNF）是因最初发现其能造成肿瘤组织坏死而得名。根据其产生来源和结构不同，可分为 TNF-α、TNF-β（LT-α）和 LT-B 三类，TNF-α 由单核/巨噬细胞产生，LT-α 又名淋巴毒素（lymphotoxin，LT），由活化 T 细胞产生，LT-β 是膜型淋巴毒素。膜型肿瘤坏死因子还包括 FasL、CD70L、CD30L、CD40L、4-1BBL、OX-40L 和肿瘤坏死因子相关凋亡诱导配体（TNF-related apoptosis-inducing ligand，TRAIL）；分泌型肿瘤坏死因子包括 LT-α。肿瘤坏死因子除具有杀伤肿瘤细胞作用外，还有免疫调节、参与发热和炎症的发生等作用。大剂量 TNF-α 可引起恶液质，因而 TNF-α 又称恶液质素（cachectin）。

（五）生长因子

生长因子（growth factor，GF）泛指一类可促进细胞生长和分化的细胞因子，是血液和组织自身形成的多肽物质，与特定细胞表面受体结合将创伤愈合所必需的物质聚集到创伤部位并诱导新细胞增殖，从而促进创伤的愈合。包括**转化生长因子 β（transforming growth factor β，TGF-β）**、**表皮生长因子（epidermal growth factor，EGF）**、**血小板衍生生长因子（platelet-derived growth factor，PDGF）**、**成纤维细胞生长因子（fibroblast growth factor，FGF）**、**肝细胞生长因子（hepatocyte growth factor，**

HGF）、**胰岛素样生长因子-1**（insulin-like growth factor-1，IGF-1）和 IGF-2、**白血病抑制因子**（leukemia inhibitory factor，LIF）、**神经生长因子**（nerve growth factor，NGF）、TGF-α 和**血管内皮生长因子**（vascular endothelial growth factor，VEGF）等。

（六）趋化因子家族

趋化因子（chemokine）家族是具有吸引白细胞从血液循环移行到感染或组织损伤部位的一些低分子量蛋白质，在炎症反应中具有重要作用，有的趋化因子也可以促进伤口愈合。包括 4 个亚族：①C-X-C 亚族或 α 亚族，主要趋化中性粒细胞；②C-C 亚族或 β 亚族，主要趋化单核细胞；③C-X3-C 亚族，只有一个成员，即不规则趋化因子（Fractalkine，FKN 或 CX3CL1）；④XC 亚族，目前发现有**淋巴细胞趋化因子**（lymphotactin，LTN）和 SCM-1β 两个成员。

二、细胞因子的共同特性

细胞因子种类虽然很多，功能复杂，但有如下的共同特性。

（一）高效性

细胞因子与存在于细胞表面的高亲和力受体相结合后，通过受体介导的信号转导高效能地行使调节和效应功能。一般在 pmol/L（10^{-12}mol/L）水平即有明显的生物学作用。

（二）多源性

一种白细胞介素可由多种不同的细胞在不同条件下产生。例如，IL-1 除单核细胞、巨噬细胞及巨噬细胞系产生外，B 细胞、NK 细胞、成纤维细胞、内皮细胞、表皮细胞等在某些条件下均可合成和分泌 IL-1。

（三）多效性（pleiotropism）

一种细胞因子可以对不同的细胞发挥不同作用。例如，IL-4 可以活化 B 细胞并促进 B 细胞的增殖和分化，参与 IgE 的同型转换、参与 Th2 细胞亚群的分化，同时阻抑巨噬细胞的激活；也可刺激胸腺细胞和肥大细胞的增殖。

（四）重叠性（redundancy）

结构类似的细胞因子可以有完全不同的功能，而功能相同的细胞因子也可以有不同的结构。同样，尽管很多细胞因子在遗传上是无关联的，但它们似乎是功能重叠的，也就是说，同一种生物学功能可能源于一种或多种细胞因子，这种现象确保了即使某个细胞因子缺失或缺陷，重要功能也不会丢失，如 IL-2、IL-4、IL-5 都能参与和促进 B 细胞的增殖。细胞因子生物学功能的相似性往往与其结构的同源性（如 IL-4 和 IL-13 有 30% 的同源性）以及共用受体亚单位有关。

（五）自限性

细胞因子及其 mRNA 的半衰期一般很短，正常情况下，机体内细胞因子不表达或表达量很少，当一个外界刺激诱导信号出现时，需要进行新的转录和翻译，其结果是细胞因子的产生时间很短，在缺乏新的刺激的情况下很快就恢复到静止状态。

（六）细胞因子以网络形式发生相互作用

在免疫应答过程中，免疫细胞通过具有不同生物学效应的细胞因子之间相互刺激、彼此约束，形成复杂而又有序的细胞因子网络，对免疫应答进行调节，维持免疫系统的稳态平衡。一种细胞因子可：①诱导或抑制另一种细胞因子的产生，表现出协同性（两种细胞因子的共同作用的结果比两者之和更大）或拮抗性（一种细胞因子抑制另一种细胞因子的效应），如 IL-1 和 TGF-β 分别促进和抑制 T 细胞 IL-2 的产生，IL-1O 和 IFN-γ 对 Mφ 的活化分别起抑制和促进作用；②调节同一种细胞因子受体的表达，如高剂量 IL-2 可诱导 NK 细胞表达高亲和力 IL-2 受体；③诱导或抑制其他细胞因子受体的表达，如 TGF-β 可降低 T 细胞 IL-2 受体的数量，而 IL-6 和 IFN-γ 可促进 T 细胞 IL-2 受体的表达；④刺激其他细胞因子的合成和功能发挥（Owen et al.，2013；Schett et al.，2013）。

三、细胞因子受体

大多数细胞因子需与细胞表面的细胞因子受体相结合后才能发挥效应。细胞因子受体均为跨膜分子，由胞膜外区（细胞因子结合区）、跨膜区（疏水性氨基酸富含区）和胞质区（信号转导区）组成，具有一般膜受体的特性。细胞因子通过与靶细胞表面的相应细胞因子受体结合后启动细胞内的信号转导途径从而调节细胞的功能。多数细胞因子受体与细胞因子结合后胞质段发生酪氨酸磷酸化，参与细胞因子受体信号转导的酪氨酸激酶包括 Src 家族的 Lyn 和 Fyn，非 Src 家族的 JAK1、JAK3、TYK2 等。JAK 激酶家族可以进一步激活下游**信号转导与转录激活因子（signal transducer and activator of transcription，STAT）**，活化的 STAT 进入核质，介导一系列细胞因子基因的转录（Owen et al.，2013；O'Shea et al.，2013）。

根据细胞因子受体 cDNA 序列以及受体胞膜外区氨基酸序列的同源性和结构，可将细胞因子受体分为以下几个家族。①**造血生长因子受体家族（hematopoietic cytokine receptor，HPR-F）**：又称 I 型细胞因子受体家族，属于最大的细胞因子受体家族。IL-2—IL-7、IL-9、IL-11、IL-12、IL-15、GM-CSF（粒细胞-巨噬细胞集落刺激因子）、EPO（红细胞生成素）等大部分细胞因子的受体属于这一家族。②干扰素受体家族（IFNR-F），也称 II 型细胞因子受体家族，包括 IFN-α/βR、IFN-γR 和 IL-10R 等。该家族受体分子的胞膜外区含有 2—4 个 FN3 结构域。IFN-α/βR 能结合 IFN-α 和 IFN-β。人类 IFN-α/βR 是一个二硫键连接的同源二聚体，有生物学活性的 IFN-γR 至少含有 α 和 β 链两条多肽链。③TNF 受体家族（TNFR-F）：Fas、CD40、NGFR（神经生长因子受体）、TNFR I、TNFR II 等均为这一家族成员。④免疫球蛋白受体家族（IgR-F）：其分子的胞膜外区由免疫球蛋白样结构域或与其他结构域共同组成，如 IL-1、IL-6 和 M-CSF 等细胞因子的受体。⑤ 趋化因子受体家族：大部分趋化因子结合的受体都属于七次跨膜的 G 蛋白受体家族（Spangler et al.，2015）。

除了膜型受体外，大多数细胞因子受体还存在着可溶形式。可溶型细胞因子受体仍可结合细胞因子，与相应的膜型受体竞争结合配体而起到抑制细胞因子功能的作用。

第二节　细胞因子介导的病理反应

细胞因子在细胞信号转导和免疫应答的全过程中都起着重要的作用。已知不少疾病过程与细胞因子生成的失衡有密切联系。它们的异常分泌可诱发和延长病理过程或使有些疾病恶化。细胞因子的生成异常亦与一些免疫介导的疾病有关，如超敏反应、哮喘、类风湿性关节炎、系统性红斑狼疮、自身免疫性全细胞缺乏症、银屑病等；细胞因子广泛地介入恶性肿瘤的增殖、分化和转移，如多发性骨髓瘤、急性白血病、慢性淋巴细胞白血病、霍奇金病等；细胞因子更广泛地从多层次以多种形式介导一系列炎症发病进程，如胰腺炎、毛细血管渗漏综合征（capillary leak syndrome）、骨质疏松症、创伤愈合、肾衰等（Schett et al.，2013；Whiteside，2007）。

一、细胞因子风暴与疾病的发生

细胞因子风暴（cytokine storm）也称高细胞因子血症。在免疫应答时，免疫细胞分泌大量的细胞因子，细胞因子又转而刺激免疫细胞。在正常生理情况下，这一正反馈环路受机体调控。在异常情况下，这种调控可能失灵，使促炎细胞因子和抗炎细胞因子之间的平衡失调，体液中迅速、大量产生多种促炎细胞因子（TNF-α、IL-1、IL-6、IL-12、IFN-α、IFN-β、IFN-γ、MCP-1、IL-18 等），过量的细胞因子导致异常的免疫应答，引发全身炎症反应综合征。严重者可导致多器官功能障碍综合征。细胞因子风暴可发生在多种疾病中，如移植物抗宿主病、急性呼吸窘迫综合征（ARDS）、脓毒血症、严重急性呼吸综合征（SARS）和流感等。

急性呼吸窘迫综合征（acute respiratory distress syndrome，ARDS）是一种以急性弥漫性肺实质（主要为肺泡膜）损伤为特征的综合征，发病机制错综复杂，临床表现主要为肺顺应性下降和难以纠正的进行性低氧血症，平均死亡率高达 50%—60%（Laskin et al.，2007）。近年来，炎症介质，尤其是细胞因子在 ARDS 发病中的作用日益受到重视，其中 TNF 和 IL-1、IL-6、IL-8 在 ARDS 发病中的作用尤为重要。IL-8 是新近被关注的与 ARDS 发病密切相关的细胞因子（Frey，2017）。

（一）毛细血管渗漏综合征

毛细血管渗漏综合征（capillary leak syndrome，CLS）是一种突发的、可逆性毛细血管高渗透性，血浆迅速从血管渗透到组织间隙。引起迅速出现的进行性全身性水肿、低蛋白血症、血压及中心静脉压均降低、体重增加、血液浓缩，严重时可发生多器官衰竭（Baluna，2007）。目前公认的发病机制是内皮细胞损伤学说，在各种致病因子导致的炎性反应的病理情况下，单核巨噬细胞系统被激活而释放 TNF-α、IL-l 及 IL-6、血小板活化因子、磷脂酶 A_2 等促炎细胞因子，其中主要为 TNF-α，可进一步激活多形核白细胞和内皮细胞等效应细胞，使这些效应细胞释放氧自由基、蛋白酶等加速花生四烯酸代谢并释放血栓素 A2、前列腺素 I2 等炎性介质，形成"瀑布效应"，并介导免疫反应参与，引起全身炎性反应综合征。在炎性介质作用下，毛细血管内皮细胞损伤、血管内皮细胞收缩、细胞连接分离出现裂隙及血管通透性增高。另外，内毒素、氧自由基和血小板在血管壁聚集，可直接损伤毛细血管内皮细胞，使毛细血管通透性增高，不能阻留相对分子量小于 $200×10^3$ 的分子，严重时相对分子量为 $900×10^3$ 的分子亦不能被阻留，导致血管内白蛋白等大分子物质渗漏至组织间隙，引起组织间隙胶体渗透压升高，血管内水分子进入组织间隙而引起全身水肿和有效循环血量下降，导致全身组织器官缺血、缺氧。同时，肺内出现不同程度渗出，导致低氧血症，使组织缺氧更加严重（Siddall et al.，2017）。

（二）致热效应与炎症病理损害

细胞因子对介导急性和慢性炎症反应十分重要。TNF-α、IL-1 和 IL-6 是重要的功能性细胞因子，可促进白细胞募集和炎症反应。其他细胞因子（IL-12、IFN-γ）则对细胞内病原体引发的先天和适应性免疫有重要的作用。它们能激活巨噬细胞（IFN-γ）、嗜酸性粒细胞（IL-5）、中性粒细胞和内皮细胞（TNF）。IFN-γ 的生成主要通过激活 T 细胞和 NK 细胞实现，IFN-γ 同时是参与巨噬细胞活化的重要细胞因子。TNF 和 IL-1 通过激活的巨噬细胞生成，这阐明了这类细胞在介导急性炎症反应中的重要性。巨噬细胞不是这些细胞因子的唯一来源。例如，IL-1 是由激活淋巴细胞和其他细胞类型分泌的。如前所述，各种各样的诱导物可刺激生成作用（包括通过刺激 TLR 和随后激活 MAP 激酶，或通过炎症复合体通路）。TNF 和 IL-1 主要作用于 EC、白细胞、成纤维细胞，并诱导全身急性期反应。在 EC 中，TNF 和 IL-1 诱导细胞激活，而活化的细胞参与了基因转录和表达的增加。这些基因编码细胞黏附分子、细胞因子、趋化因子、生长因子、细胞骨架的重塑和合成脂性介质（类花生酸）与一氧化氮的相关酶类。这增加了"黏性"和 EC 的促凝性并增加了血管通透性，促进白细胞黏附和移行。TNF 也增加中性粒细胞对其他炎症介质的应答能力，同时也使得白细胞分泌更多的 IL-1 和 IL-6（分泌/旁分泌作用），并刺激成纤维细胞增殖和胶原蛋白重塑（促进胶原降解和合成）。

IL-1、TNF-α 和 IL-6 均为内源性致热原，可作用于下丘脑体温调节中枢，引起发热；TNF-α、IL-1 等可刺激内皮细胞和白细胞释放一系列炎性介质（如一氧化氮、氧自由基等），改变凝血功能，导致组织损伤与弥散性血管内凝血，从而在感染性休克中起重要作用。应用重组 IL-1 受体拮抗物阻断 IL-1 与 IL-1R 结合，可降低人内毒素性休克病死率。

（三）急性期反应和细胞因子释放综合征

急性期反应是机体与炎症相关的全身不适的表现。它是由 IL-1、TNF 和 IL-6 的内分泌活动引起的。这些细胞因子主要作用于感觉神经纤维、内皮细胞（尤其是脑内）、巨噬细胞/小胶质细胞[影响前列腺素尤其是前列腺素 E2（PGE2）水平]。急性期反应影响下丘脑和各种各样的脑干核团，会导致发烧、胃口变差和嗜睡/意识不清等症状。中性粒细胞的增多（释放中性粒细胞进入循环系统）和皮质类固醇内分泌轴的激活也是急性期反应的一部分。出血性休克主要由 TNF 相关联的效应引起。出血性休克是由于全身血管阻力增加（也增加了血管通透性）而造成整个循环低血压，并引起心率加快和酸中毒（血液 pH 降低）。TNF 也可以增加脂质和蛋白质的动员（分解代谢），抑制食欲，从而引起体重持续下降和厌食（恶病质）。其他调节物质，如**高速泳动族蛋白 1（high mobility group protein 1，HMG1）**在急性期反应中也起重要作用。这些主要通过细胞因子而起作用的急性期反应的典型症状也被称作**细胞因子释放综合征（cytokine release syndrome）**（Frey，2017）。在分子水平上，其显著特征就是促炎症因子的过度释放。过去曾在移植物抗宿主反应时发现此现象，并作为人类胰腺炎的发病机制之一，伴有严重的组织创伤或某种病毒病原体感染，尤其是败血症。根据不同的诱导因素和细胞因子表达模式，临床表现可以各有不同。但是普遍的发病机制之一就是大量的细胞因子释放导致广泛的炎症反应，如血管通透性增加和低血容量性休克。某些革兰氏阳性细菌释放的高生物学效应的毒素成为超抗原。这些超抗原通过连接细胞表面的 MHC Ⅱ 分子/TCR 来激活 T 细胞，但是它没有抗原特异性。因此，许多免疫细胞能够通过一个抗原非依赖性的方式被活化，导致促炎性细胞因子如 IL-1、TNF 和 IFN 的系统性释放。败血症和内毒素性休克的病理机制是不一样的。某些特定的细菌毒素引起的细胞因子效应和/或独特的**细菌脂多糖（lipopolysaccharide，LPS）**诱导的 Toll 样受体（TLR）的活化在具体的发病机制上不同，但是最终的结果都是全身性的炎症反应，涉及大量的细胞因子以及其他炎症反应调节物质如**类花生酸（eicosanoid）**类物质、**血小板活化因子（platelet activating factor，PAF）**和激肽的释放（Lee et al.，2014）。这些调节物质引起的各种效应，正如前面叙述的，可以导致血管舒张/收缩、血浆蛋白渗漏到细胞外间隙中、补体活化、激肽和凝血级联，以及活化的粒细胞和血小板的隔离。血浆蛋白的级联活化会导致**弥散性血管内凝血（disseminate intravascular coagulation，DIC）**和机体凝血因子的耗竭，进而引发出血倾向。缺血会导致局部组织缺氧，促进炎症反应，从而导致细胞因子 CXCL12（或者基质衍生因子-1）的生成，它能募集巨噬细胞到受伤组织处。如果受伤严重或者损伤扩散，这些变化也许会导致循环休克和多器官衰竭，即使患者进行了积极治疗也可能是致死性的。这些超抗原的作用机制也与外源化学物诱导的炎症反应有关，一些蛋白疗法（尤其是抗 CD-28 单克隆抗体 TGN1412）就能导致这种现象，并在临床试验中导致高的死亡率。

二、细胞因子与肿瘤的发生及逃逸

细胞因子对肿瘤的作用具有两面性，细胞因子及其受体表达失控与某些肿瘤发生发展密切相关，既可能促进肿瘤生长，也可能杀伤肿瘤。例如，IL-1、IL-6、集落刺激因子（CSF）、表皮生长因子（EGF）等的过度表达，细胞因子质和量的改变，以及受体后信号通路异常等均可能导致某些细胞增殖失控、恶变，最终转变为肿瘤细胞。白血病、骨髓瘤等多种肿瘤细胞的进行性生长依赖于其自分泌细胞因子的能力。骨髓瘤细胞表面高表达 IL-6R 并分泌大量 IL-6，应用抗 IL-6 抗体可抑制体外培养的骨髓瘤细胞生长。IL-1 可刺激急性、慢性髓样白血病细胞、浆细胞和卵巢癌细胞生长；心脏黏液瘤、浆细胞瘤、子宫颈癌及膀胱癌细胞均异常高分泌 IL-6。多种肿瘤细胞分泌的 TGF-β、IL-10 可抑制机体的免疫功能，从而有助于肿瘤逃避免疫系统的监控（Lee and Rhee，2017）。

血液通过循环系统参与机体各项生理活动，并为机体防御反应提供必要的免疫功能因子。而基质细胞（包括骨髓中的网状细胞、内皮细胞、成纤维细胞、巨噬细胞和脂肪细胞）、细胞因子及细胞外基质构成了造血微环境，其中基质细胞分泌细胞因子（TNF、IL、G-CSF、GM-CSF 等）调节造血干细胞（HSC）的功能。苯代谢物可能损害基质细胞，影响某些必需细胞因子（如 IL-1）的分泌，从而引起红细胞生成障碍（唐焕文等，2003）。一些生物制剂对红细胞生成也有毒作用，如 IFN 可用于肿瘤等疾病的治疗，但 IFN-α 对造血干细胞有部分抑制作用，可引起轻度贫血。而 IFN-β 和 IFN-γ 对红系集落形成单位（CFU-E）有直接抑制作用。正常情况下不易检测到 IL-3 的表达，但病毒感染、染色体易位、基因突变等可激活 IL-3 基因，使 IL-3 表达增强，可以维持白血病细胞的生长。慢性 B 细胞白血病与 TNF-α 刺激相对成熟的 B 细胞克隆增殖有关。

IL-6 与骨髓瘤的发生发展关系密切，已证明 IL-6 的基因表达失控是该病发生的主要原因，骨髓瘤细胞可依赖过度分泌的 IL-6 而生长。正是由于多种细胞因子可能通过自分泌与旁分泌方式促进肿瘤细胞的生长，肿瘤细胞才得以逃避免疫系统的监控，从而持续性生长。

进入肺泡的石棉、煤尘和矽谷等被肺泡巨噬细胞吞噬并激活巨噬细胞释放趋化因子、血小板活化因子、生长因子、TNF-α 和 IL-1 等细胞因子，这些炎性介质可促进炎症细胞的聚集、刺激胶原蛋白的合成并抑制其分解，这些肺部的炎症以及其他一系列相关的毒理学变化导致肺泡炎、肉芽肿、肺纤维化等病理改变，最终可能引发癌症（Lee and Rhee，2017；O'Shea et al.，2013）。

三、细胞因子与心血管疾病

细胞因子是重要的心血管毒性内源性物质，心肌细胞既是细胞因子的来源也是它的靶细胞。IL-1、TNF-α 可以降低肌细胞收缩力并导致心肌细胞凋亡，参与冠心病和心力衰竭等心血管疾病的发生发展。IL-1、TNF-α 也可以诱导心肌细胞表达 IL-6，从而造成心肌细胞损伤。动脉粥样硬化和血栓形成是冠心病的病理基础，动脉粥样硬化的形成过程对血管内膜的损伤而言，既是免疫反应过程又是炎性反应过程。在这个过程中，粥样斑块内的细胞可合成多种细胞因子，组成复杂的细胞因子网络（Schett et al.，2013）。该网络的效应影响着细胞因子基因的表达和血管细胞的生长，从而对冠心病的发展起重要作用（Bartekova et al.，2018）。

TNF 对血管内皮细胞的作用表现在两个方面。一方面是对血管内皮的直接损伤。TNF 可诱导血管内皮细胞产生血小板活化因子（PAF），活化血小板，使其发生黏附聚集和释放反应，引起血管通透性增加，PAF 还可与嗜酸性粒细胞表面受体结合，激活 G

蛋白，使蛋白激酶 C（PKC）及钙调蛋白（CaM）活化，作用于微管系统致细胞脱颗粒，释放强碱性蛋白和活性氧，同时加速脂质过氧化作用，损伤血管内皮细胞。TNF 可使培养的血管内皮细胞发生形态改变，如细胞重叠、纤维粘连蛋白（FN）丢失，使血管内皮细胞通透性增高，以致血液胆固醇易穿透血管内膜在内膜下沉淀而形成粥样斑块。另一方面是对血栓形成的作用。TNF 能抑制血管内皮细胞合成血栓调节素，使凝血酶不能与血栓调节素结合而活性加强，同时 TNF 还抑制具有抗凝血酶作用的蛋白 C 活化，导致血栓形成。此外，TNF 通过与血管内皮细胞表面受体结合，使纤溶酶原激活抑制物（PAI）产生增多，后者与组织型纤溶酶原激活物（t-PA）结合并使之失活，从而导致纤溶抑制，促使血栓形成，引起心肌供血不足，以致发生心绞痛甚至心肌梗死。

IFN-γ 在冠心病中的作用呈双向性，既有损害的一面也有保护的一面。IFN-γ 能抑制内皮细胞和平滑肌细胞的增殖，在冠状动脉进行带气囊心导管改形术的大鼠中，经重组 IFN-γ 处理后，可明显抑制术后冠状动脉的再狭窄。与对内皮细胞和平滑肌细胞的作用相反，IFN-γ 能促进 T 细胞的浸润，引起内膜的损伤，如 IFN-γ 通过诱导内皮细胞膜上 MHC-D 类抗原的表达，增强其抗原呈递作用，促进免疫反应。IFN-γ 还能与 TNF-α 协同作用，促进 iNOS 的合成作用，产生 NO 和自由基，造成血管组织细胞损伤，促进内膜增生，从而导致管腔狭窄，心肌缺血。此外，IFN-γ 还可促进多种黏附分子，如内皮黏附分子-1（ELAM-1）、细胞间黏附分子-1（ICAM-1）等的表达，这些黏附分子可能参与动脉粥样硬化的免疫及炎症过程。

白细胞介素-1（IL-1）与 TNF 的作用类似，能诱导血管内皮细胞单层重建，抑制内皮细胞产生血栓调节素，从而破坏凝血-抗凝血平衡，导致血管内凝血，内膜增厚，血流减慢。IL-1 还可诱导内皮细胞表达 ELAM-1 和 ICAM-1 等黏附分子，促进白细胞黏附于血管内皮细胞表面，其黏附效应在 IL-1 处理后 4—6h 即达高峰，24h 后下降。白细胞的黏附聚集可促进血管内膜增厚的发展和动脉粥样硬化的形成。

血管平滑肌细胞在受到适当刺激后可分泌大量 IL-1，后者又可通过诱导平滑肌细胞合成血小板衍生生长因子（PDGF），促进平滑肌细胞增殖，并向内膜下浸润，导致血管内膜增厚，促进动脉粥样硬化的形成。IL-8 作为一个强有力的趋化因子，可使中性粒细胞、嗜酸性粒细胞等炎症细胞聚集和激活，并释放许多活性物质，引起血管内皮细胞损伤，诱发血管内凝血，在冠心病的发生发展中起着重要作用，同时因冠状动脉的进一步缺血而诱发心绞痛。

血小板衍生生长因子（PDGF）存在于血小板 α 颗粒中，当血小板黏附于损伤组织，暴露于凝血酶、胶原和 ADP 时，PDGF 就会被释放出来。PDGF 不仅来源于血小板，增殖的平滑肌细胞亦可通过"自分泌"形式产生 PDGF。PDGF 具有促进血管平滑肌细胞增殖和迁移的作用，故在冠心病的发生和冠状动脉再狭窄形成中起着重要作用。

PDGF 引起血管收缩的机制是：PDGF 与其受体结合，激活酪氨酸激酶，进而激活磷脂酶 C（PLC），后者水解二磷酸磷脂酰肌醇生成 IP_3 和二酰甘油（DG），IP_3 与内质网特异受体结合，促使 Ca^{2+} 释放，DG 和 Ca^{2+} 使 PKC 激活，后者在 Ca^{2+} 的协助下具有维持和促进平滑肌收缩的作用。PDGF 能促进成纤维细胞、神经胶质细胞、平滑肌细胞的有丝分裂，尤其对平滑肌细胞的作用更明显，使细胞从 G_1、G_0 的静止期进入细胞增殖期（汪洋，2012）。

TNF-α 是一种具有多种生物学效应的细胞因子。体内的多种细胞，如单核巨噬细胞、淋巴细胞、平滑肌细胞、成纤维细胞等均具有产生和释放 TNF-α 的能力，其中激活的巨噬细胞是 TNF-α 的主要来源。成熟的心肌细胞在某些应激状态下也能产生和释放 TNF-α，并参与多种心脏病的发生。TNF-α 在体内的作用十分广泛，一方面具有抗肿瘤、抗病毒、抗细菌及抗寄生虫的正面作用；另一方面，它参与介导一些严重的病理生理过程，如脓毒性休克、恶液质状态等而造成机体损伤。TNF-α 在充血性心力衰竭的发展中具有广泛的病理生理作用，与许多临床特征，如心功能不全、心肌肥厚及肺水肿等密切相关。TNF-α 的许多作用是通过其细胞膜上的受体来介导的。TNF-α 受体有两种：低亲和力的 $TNFR_1/TNFR_{55}$ 和高亲和力的 $TNFR_2/TNFR_{75}$（汪洋，2012；Bartekova et al.，2018）。

四、细胞因子与免疫系统相关疾病

细胞因子是适应性免疫反应的重要介质，不同功能表型的淋巴细胞活化、增殖和成熟主要是白细胞介素（IL-2、IL-4、IL-5、IL-7、IL-9、IL-10、IL-12）介导的。IL-2 是一个关键的 T 细胞生长因子。T 细胞分化至 Th1 或 Th2 表型分别由 IL-12 和 IL-4 介导。IL-15 刺激 NK 细胞生长和活动。白细胞介素（IL-4、IL-10）在调节 T 细胞与树突状细胞（抗原呈递细胞）相互作用中很重要，这一过程对于在上皮细胞表面识别抗原非常关键。其他细胞因子（促红细胞生成素、各种集落刺激因子、IL-3）则可以刺激造血作用。NK 细胞的活化是由细胞因子介导的，它是重要的效应淋巴细胞，参与抗体依赖杀伤靶细胞作用。NK 细胞可以由造血细胞因子 Flt3（fms 样酪氨酸激酶-3）以及 IL-4、IL-12、IL-15 和 IL-21 激活，并诱导细胞分化和表达 IgG 受体。而 IgG 受体的表达是靶位识别（CD16）和 IFN-γ 释放（激活巨噬细胞）所需要的。在激活 NK 细胞的过程中，IL-21 还可以通过延迟细胞程序性死亡控制上述活动的程度（庄志雄等，2018；Mak et al.，2014）。

免疫系统受毒物损伤的表现较其他系统更为早期和敏感，对维持个体健康非常重要。外源化学物（环境污染物、药物和其他化学物）与免疫系统各组成部分的相互作用是免疫毒理学（immunotoxicology）研究的主要内容。外源化学物对免疫系统的有害作用机制可能是外源化学物和/或其代谢物直接或间接作用于免疫系统，而免疫系统对外源化学物和/或其代谢产物产生免疫应答和/或改变机体抗原。外源化学物对免疫系统的作用具有灵敏性、选择性和剂量-反应关系复杂等特点。免疫毒性包括免疫抑制、免疫增强、超敏反应和自身免疫（详见第二十章）。下文重点介绍细胞因子在皮肤**药物不良反应**（**adverse drug reaction，ADR**）中的作用。

第三节　细胞因子在皮肤药物不良反应中的作用

现有证据表明，细胞因子在许多皮肤药物不良反应中发挥重要的作用（Naisbitt et al.，2007；Roychowdhury and Svensson，2005），这些不良反应包括轻度皮肤过敏，严重者也可危及生命，如**史-约综合征（Stevens-Johnson syndrome，SJS）、中毒性表皮坏死松解症（toxic epidermal necrolysis，TEN）**。根据发病时间不同，可将皮肤药物不良反应大致分为两类：速发型反应（24h 内）和迟发型（48h 以后）。由于速发型和迟发型皮肤药物不良反应涉及的细胞因子不同，因此本部分分别进行讨论。

一、速发型皮肤药物不良反应

速发型皮肤药物不良反应于接触后 24h 内发病，主要由 IgE 介导，属 I 型超敏反应。引起这类反应最常见的相关药物为 β-内酰胺类抗生素（β-lactam antibiotics）。临床症状包括轻微的荨麻疹、红斑，伴有全身过敏反应（Guglielmi et al.，2006）。IgE 介导的皮肤药物不良反应是细胞和血清蛋白被 β-内酰胺类抗生素半抗原化（形成药物-蛋白质结合物）所产生的后果。位于肥大细胞和嗜碱性粒细胞的 IgE 抗体识别抗原并结合，引起组胺和其他炎症介质迅速释放（Antunez et al.，2006）。辅助性 T 细胞（Th2）的细胞因子，包括 IL-4 和 IL-13，具有调节抗体反应的能力，参与了速发型皮肤药物不良反应（Guglielmi et al.，2006；Hershey et al.，1997；Mayorga et al.，2006）。它们具有促进 B 细胞增殖与分化、同型转换为 IgE 抗体的功能（Paul，2003）。相反，Th1 的细胞因子 IFN-γ 则通过抑制 IgE 抗体的产生来负调控抗体介导的反应（Gao et al.，1999；Nelms et al.，1999）。

为了探讨这些细胞因子在人体速发型皮肤药物不良反应中的功能，有人对部分 β-内酰胺类抗生素过敏的人群开展了单核苷酸多态性（SNP）研究（Guglielmi et al.，2006；Qiao et al.，2007；Yang et al.，2005），分析了 IL-4、IL-13、IFN-γ 和它们各自受体的 SNP（Yucesoy et al.，2007；Naisbitt et al.，2007）。此外，由于 IL-10 和 IL-21 具有调节抗体反应的能力，因此也分析了这些基因启动子区的 SNP。研究结果显示，IL-21 可以通过 IL-4 促进 IgE 的产生，从而增强体液免疫应答；而 IL-10 则通过与 IL-4 相反的作用下调体液免疫应答。从两个独立的研究中得到的结果有些矛盾。第一组研究发现，在中国人群中，IL-4 RαGln576 和 β-内酰胺类抗生素特异性 IgE 过敏之间存在关联（Qiao et al.，2005）。该研究还发现，IL-10 等位基因（1082）频率降低与 β-内酰胺类抗生素特异性 IgE 过敏患者体内 IL-10 水平下降有关（Qiao et al.，2007）。该研究未发现 IL-13 基因多态性和 β-内酰胺类抗生素过敏反应之间存在相关性（Yang et al.，2005）。但在第二项法国人群研究中没有观察到 IL-4 或 IL-4Rα 基因多态性与速发型 β-内酰胺类抗生素过敏反应之间存在关联（Guglielmi et al.，2006）。然而，当分析仅限于女性过敏患者时，发现在特应性女性群体中 IL-4 RαIle75 与 β-内酰胺类抗生素过敏之间有关联。此外，研究还发现，β-内酰胺类抗生素在特应性女性群体中引起的速发型免疫反应与 IL-10 基因启动子区 -819C 和 592C 两个位点的 SNP 相关。研究未发现特应性男性群体存在相关性，也未观察到 IL-21 基因多态性与 β-内酰胺类抗生素过敏反应之间存在关联（Guglielmi et al.，2006）。第一项研究中，在没有对人群进行特应性与非特应性区分的情况下，发现 IL-4Rα 和 IL-10 基因启动子 SNP 与 β-内酰胺类抗生素的速发型免疫反应相关（Guglielmi et al.，2006），这可能是由于中国人群比法国人群基因具有更好的均衡性（Qiao et al.，2005，2007）。虽然两项研究结果存在一些差异，但是这些研究结果都表明 IL-4 和 IL-10 基因多态性可以影响皮肤对 β-内酰胺类抗生素引起的速发型免疫反应的敏感性（Yucesoy et al.，2007）。

二、迟发型皮肤药物不良反应

迟发型皮肤药物不良反应发生在用药后 48h 到几周后，可以发生于任何部位的皮肤（Roychowdhury and Svensson，2005）。多种药物与迟发型皮肤药物不良反应相关，其中最常见的为抗生素（如磺胺类药物）、非甾体抗炎药物（NSAID）（例如，双氯芬酸）和抗惊厥药（例如，卡马西平）。迟发型皮肤药物不良反应的临床表现差别较大，范围从轻微的斑丘疹性反应，到严重威胁生命的**史-约综合征（Stevens-Johnson syndrome，SJS）**和**中毒性表皮坏死松解症（toxic epidermal necrolysis，TEN）**。虽然可根据其临床表现将迟发型皮肤药物不良反应分为不同的亚类（Khan et al.，2006），但是由于在进行亚类划分时存在一些困难，因此导致不同实验室得出的报告不一致。

（一）迟发型皮肤药物不良反应的主要类型及表现

1. 斑丘疹性皮疹

斑丘疹性皮疹（maculopapular exanthema）是最常见的迟发型皮肤药物不良反应，表现为躯干部广泛分布的红斑狼疮样斑疹和/或丘疹，一般在用药 1—2 周发病（Khan et al.，2006）。这些类型的反应一般比较轻微，通常在停药后短时间内消失。组织学上，坏死的角质形成细胞被 T 细胞和嗜酸性粒细胞浸润。由于 IL-5 可以招募嗜酸性粒细胞趋向炎症部位，因此被认为是参与这类皮肤 ADR 的主要细胞因子（Pichler et al.，1997）。

2. 固定性药疹/疹脓疱病

固定性药疹（fixed drug eruption，FDE）/疹脓疱病（exanthema pustulosis）类型的皮肤药物不良反应表现在身体的特定部位出现小脓疱，一般用药后 1—2 天发病。这些反应的严重程度为中度，迅速解决的方法是停止药物治疗（Khan et al.，2006）。在真皮与表皮交界处发现单核细胞浸润，包括淋巴细胞、中性粒细胞和嗜酸性粒细胞等。分离的 T 细胞可分泌 IL-8 和 IFN-γ，表明这些细胞因子在该病理过程中发挥作用（Britschgi et al.，2001；Roujeau，2006）。IL-8 可能在招募中性粒细胞趋向炎症部位过程中起重要作用，IFN-γ 则通过上调 MHC II 基因表达而增强 T 细胞对角质形成细胞的细胞毒作用。此外，再次接受药物刺激以后，在角质形成细胞凋亡之前可以检测到记忆性 CD8+ T 细胞，这些细胞可以分泌高水平的 IFN-γ，表明 IFN-γ 在 FDE 中起直接作用。

3. 史-约综合征/中毒性表皮坏死松解症

史-约综合征（Stevens-Johnson syndrome，SJS）/中毒性表皮坏死松解症（toxic epidermal necrolysis，TEN）为严重程度不同的同一种疾病。虽然罕见，但是危及生命，SJS 患者死亡率为 5%，而 TEN 致死率高达 30%（Roujeau and Stern，1994）。在临床上，这些反应表现为皮肤和黏膜广泛起泡，并伴随皮肤脱落（Roujeau，2006）。组织学检查显示，有表皮角质形成细胞的坏死和炎性细胞浸润。尽管在水泡中发现的细胞毒性 CD8 药物特异性 T 细胞通过穿孔/颗粒酶途径介导了杀死角质形成细胞的过程，但在泡液中还可检测到高水平的 IFN-γ 和 TNF-α（Nassif et al.，2004）。TNF-α 可能通过诱导角质形成细胞凋亡促使皮肤病变。此外，TNF-α 和 IFN-γ 均被证明通过上调 MHC Ⅱ 表达水平而增强 T 细胞对角质形成细胞的细胞毒作用。

4. 药物超敏综合征

药物超敏综合征（drug hypersensitivity syndrome，DHS）是指伴有全身症状的皮疹，往往伴有肝毒性、发热和嗜酸性粒细胞增多。这种类型的反应通常在用药 3—4 周后发生（Roujeau，2006）。到目前为止，对 DHS 的研究大多数是利用正在发病或者治愈后患者外周血中对药物特异的 T 细胞进行的。分泌 IFN-γ、IL-4 的 T 细胞已从 DHS 患者中分离（Mayorga et al.，2006）。可能体液免疫和细胞介导的免疫反应都参与了该病理过程。另外一种研究是监测整个病程中血清细胞因子的水平。已经利用这种方法检测到 IL-5 水平升高只发生于嗜酸性粒细胞升高的患者中，表明 IL-5 在募集嗜酸性粒细胞中起关键作用（Choquet-Kastylevsky et al.，1998）。除了 DHS 以外，组织损伤部位主要的细胞因子是每一种迟发型皮肤药物不良反应亚型的典型标志，表明细胞因子可能在决定皮肤药物不良反应的临床表现中发挥了重要作用。细胞因子也可能在控制皮肤药物不良反应的严重程度上发挥作用。将轻度与重度迟发性皮疹进行比较，发现皮肤药物不良反应的严重程度与 IFN-γ、TNF-α 水平呈正相关关系（Posadas et al.，2002）。也有证据表明，细胞因子可能通过限制损伤程度，在迟发型皮肤药物不良反应中起调节作用。例如，在 FDE 水泡中，IL-10 的存在被认为是限制这种类型的皮肤损伤的程度（Roujeau，2006）。虽然这些结果表明，细胞因子参与迟发型皮肤药物不良反应，但是还需要开展更深入的研究。下面讨论利用动物模型研究细胞因子在皮肤药物不良反应中的作用。

（二）迟发型皮肤药物不良反应的动物模型与人体研究

1. 接触超敏综合征模型

到目前为止，大多数以动物进行的迟发型皮肤药物不良反应研究都是以局部应用皮肤致敏剂建立的**接触超敏综合征（contact hypersensitivity syndrome，CHS）**模型开展的，该模型涉及一个经典的 T 细胞介导的免疫反应。与人类迟发型皮肤药物不良反应最大的不同之处在于，在模型建立过程中采用的是局部用药，而人类迟发型皮肤药物不良反应大多数是由系统给药引起的。尽管有此重大区别，但 CHS 动物模型还是被广泛用于人类迟发型皮肤药物不良反应研究，原因在于二者有相似的作用机制。有证据表明，细胞因子在 CHS 的多个方面都发挥作用，包括启动、发展和免疫反应的调节（Khan et al.，2006）。在致敏阶段，致敏剂（例如，二硝基氯苯）与角质形成细胞化学结合，导致细胞应激和促炎性细胞因子的释放，如 IL-1β、TNF-α 和 IL-18。这些细胞因子对于郎格汉斯细胞的激活和迁移至关重要，郎格汉斯细胞迁移至引流淋巴结，从而激活抗原特异性 T 细胞。在效应阶段中，激活的 T 细胞返回到皮肤，并分泌高水平的 IFN-γ 和 TNF-α（Piguet et al.，1991；Xu et al.，1996）。如前所述，这两种细胞因子均可以通过上调 MHC

Ⅱ表达而促进皮肤角质形成细胞的细胞毒作用。TNF-γ 也可以通过与 TNF 死亡受体相互作用而诱导角质形成细胞凋亡。这两种细胞因子的中和限制了组织损伤程度。此外，Th2细胞因子被认为在 CHS 中发挥了重要的调节作用。在药物致敏前消除分泌 IL-4 和 IL-10的 CD4 细胞，可以使 CHS 介导的组织损伤程度增加。综上所述，这些结果表明，细胞因子在外源化学物引起的皮肤免疫反应中发挥重要的作用。

2. 奈韦拉平诱导棕色挪威大鼠皮肤疹研究

迟发型皮肤药物不良反应机制研究的最大障碍是缺乏动物模型。除了**奈韦拉平**（**nevirapine**），绝大多数引起人体皮肤不良反应的药物不能引发动物皮疹（Shenton et al.，2005）。因此，该模型对于研究细胞因子在 ADR 中的作用有重要意义。虽然到目前为止并没有太多的研究结果，但是研究发现，从奈韦拉平激发试验的第一天开始，血清 IFN-γ水平升高（Popovic et al.，2006）。在其他研究中，检测组织损伤部位的细胞因子水平，有利于揭示细胞因子在启动和调节迟发型皮肤药物不良反应中的作用。

3. 迟发型皮肤药物不良反应的人体研究

因为**迟发型皮肤药物不良反应**发病率较低，难以招募足够数量的患者进行临床研究，所以很难对该过程中细胞因子的作用进行研究。因此，研究者往往通过利用治愈很久以后的患者血液样本克隆的药物特异性 T 细胞进行研究。然而，这种方法并不理想，主要原因有以下几点。首先，T 细胞是从外周血收集到的而不是组织损伤部位，这些 T细胞分泌的细胞因子与皮肤药物不良反应没有直接关系（Mayorga et al.，2006）。其次，T 细胞克隆在激活前通常被克隆好几代，这可能会混淆数据，因为体外 T 细胞活化与体内活化方式可能会截然不同。除此之外，从愈后人群克隆的外周血 T 细胞还可能使数据扭曲，使 CD4+T 细胞在迟发型皮肤药物不良反应中的作用被夸大，因为与 CD8+T 细胞相比，更多的 CD4+T 细胞会保留为记忆细胞（Seder and Ahmed，2003）。鉴于以上原因，以尚未治愈的患者作为研究对象较为合理。可以在病程中采集受损部位少量组织样本，直接分析细胞因子的产生，从而获得细胞因子在疾病进展中作用的重要信息。

第四节　细胞因子在药物诱导的自身免疫反应中的作用

在药物引起的自身免疫综合征发病机制中，细胞因子发挥了复杂的作用，这是由于给予药物治疗后自身抗原直接引起了机体免疫应答。**药物诱导的自身免疫性疾病**（**drug-induced autoimmunity，DIAI**）的症状与系统性自身免疫性疾病非常类似，如特发性**系统性红斑狼疮**（**systemic lupus erythematosus，SLE**），其相似的症状包括自身抗体、皮炎、肾小球肾炎和肌痛等。而其他类型 DIAI，如自身免疫性溶血性贫血或自身免疫性肝炎等则更具有器官特异性（Olsen，2004）。以往的研究认为，全身型 DIAI 并不是危及生命的严重 ADR，因为其临床症状一般比较轻微，停药后可立即好转，与这类疾病最常相关的药物有普鲁卡因酰胺、肼屈嗪、α-甲基多巴和 D-青霉胺。最新研究发现，一类新的药物（如 TNF-α 受体阻滞剂、重组干扰素-α 和米诺环素）能够诱发严重的 DIAI，表现出一些威胁生命的临床症状，如血管炎和肺衰竭等。这一新发现重新引发了人们对 DIAI 机制研究的兴趣（Geddes，2007；Olsen，2004）。本节将探讨这方面细胞因子的作用机制。

一、免疫调节剂和细胞因子诱导的自身免疫反应

研究发现，免疫调节剂可以在少数患者中诱导 DIAI 的发生（Pichler，2006；Weber，2004）。由于尚未建立相应动物模型，因此目前对于该疾病中细胞因子的作用机制的研究多采用自发型 SLE 动物模型。

（一）TNF-α 受体阻滞剂

虽然 TNF-α 受体阻滞剂（如依那西普和英夫利昔单抗）是治疗类风湿性关节炎的高效药物，但是服用这些药物可引起相当数量的患者发生 DIAI，有些甚至危及生命（Kollias and Kontoyiannis，2002；Olsen，2004）。通常认为 TNF-α 受体阻滞剂通过 Th1/Th2 平衡转变诱导 DIAI，即从 Th1 介导的类风湿性关节炎反应向 Th2 反应转变（Jarrett et al.，2003）。TNF-α 受体阻滞剂抗体加剧自发性 SLE 动物模型自身免疫特性支持了这一假说（Segal et al.，2001）。与此类似，重组 TNF-α 治疗发现，TNF-α 可以保护 NZB/W 小鼠和 NOD 小鼠避免自发性 SLE（Jacob et al.，1991；Satoh et al.，1989）。

（二）重组干扰素-α

重组 IFN-α 是用来治疗某些类型恶性肿瘤的一种相对较新的疗法，也有助于控制丙型肝炎。DIAI 是治疗过程中极少出现的一种不良反应，其特点是出现抗核抗体（ANA）和血管炎，偶尔累及肾脏。重组 IFN-α 被认为能通过直接刺激易感患者免疫系统诱导 DIAI 发生（Olsen，2004；Pichler，2006）。这种刺激可能涉及 IFN-α 诱导的抗原呈递细胞上 MHC I 和 MHC II 表达上调（Rifkin et al.，2005）。重组 IFN-α 也可能通过延长 B 细胞的寿命（通过增加 *Bcl-2* 基因表达）来诱发 DIAI。

（三）Th17 细胞和 IL-17

近年来发现 Th17 细胞在自身免疫性疾病中具有重要地位（Wang and Liu，2008）。鉴于 DIAI 和先天自身免疫性疾病的相似性，有研究推测这种新型 T 细胞亚型在 DIAI 中也存在相似作用。Th17 细胞是一群可以分泌促炎细胞因子 IL-17、IL-21 和 IL-22 的细胞。这些细胞因子对损伤组织的炎症细胞具有趋化能力，参与了自身免疫性疾病的发病过程。在机制方面，它们可以诱导其他炎症因子的释放，如 TNF-α、IL-1b、粒细胞集落刺激因子（G-CSF）、IL-8 和 MCP-1，因此通过中性粒细胞和巨噬细胞的活化导致组织损伤。在多发性硬化症（MS）、类风湿性关节炎、炎症性肠道疾病（RA）和银屑病患者中都可以观察到 IL-17 的水平升高（Benghiat et al.，2009）。此外，IL-17 缺失可以减轻小鼠胶原酶诱导性关节炎和脑脊髓炎的症状。同样地，有证据表明，IL-22 也在 Th17 细胞调节的自身免疫性疾病的病理过程中发挥作用。在银屑病和克罗恩病患者中，IL-22

的表达上调。用抗 IL-22 抗体处理小鼠可以改善小鼠银屑病的症状。另外，Th17 细胞可以通过自分泌 IL-21 促进自身增殖，因此 IL-21 也在 Th17 细胞调节的自身免疫性疾病中发挥着作用。在小鼠模型中已经证明了 IL-21 抗体可以改善系统性红斑狼疮的症状。

Th17 细胞分泌的细胞因子也可能在肝脏损伤中发挥着重要作用（Zenewicz et al.，2007）。与在自身免疫性疾病中观察到的促炎作用不同的是，IL-22 在刀豆蛋白 A 模型中发挥着保护作用，而 IL-17 缺失则对肝损伤没有显著作用。这一结果充分体现了细胞因子作用的复杂性，同时强调了探寻 Th17 细胞因子在 DIAI 和药物性肝损伤（DILI）中的重要性。

二、药物诱导的自身免疫性疾病动物模型

与大多数适应性免疫系统介导的 ADR 不同，系统性 DIAI 有一些很好的动物模型，可以自发产生抗体。虽然这些模型表明药物引发自身免疫的机制有很多种，但是 Th2 型细胞因子（如 IL-4 和 IL-6）在所有类型系统性 DIAI 中明显发挥重要作用（Kroemer et al.，1996；Qasim et al.，1997；Yung et al.，1995）。这些细胞因子介导 DIAI 的体液免疫包括自身抗体产生、B 细胞增殖和分化。中和 IL-4 或 IL-6 均能降低动物模型 DIAI 的严重程度。相反，通过抑制 Th1 型细胞因子（如 TNF-α）来增强 Th2 免疫的治疗方法则会增加 DIAI 的严重性。

（一）普鲁卡因酰胺、肼屈嗪诱导小鼠自身免疫反应

普鲁卡因酰胺和肼屈嗪能够抑制 DNA 甲基化，因此可以使淋巴细胞功能相关抗原-1（LFA-1）表达上调，从而诱导自身反应性 T 细胞对正常情况下的亚阈值刺激（包括自身）进行应答，导致细胞的增殖（Yung et al.，1995）。因此，通过体外给予普鲁卡因酰胺或肼屈嗪，使 T 细胞发生适应性转变，诱导自身免疫性疾病，在 naive 小鼠中以抗核抗体（ANA）和免疫复合体肾炎为主要特征（Quddus et al.，1993）。这些自身反应性 T 细胞分泌 Th2 型细胞因子（IL-4 和 IL-6）。有趣的是，将自身反应性克隆的 Th2 细胞转移到 AZR 小鼠，所引起的自身免疫性疾病比自身反应性多克隆 T 细胞转移到 DBA 小鼠更严重（Quddus et al.，1993；Yung et al.，1995）。虽然遗传背景在决定疾病易感方面起一定作用，但也有可能是多克隆群落转移的 DBA 小鼠体内 Th1 IFN-γ 分泌型 T 细胞的存在抑制了 Th2 细胞介导的自身免疫（Quddus et al.，1993）。

（二）D-青霉胺（D-Pen）诱导棕色挪威（BN）大鼠的自身免疫反应

该模型最重要的特征之一是，通过口服 D-Pen 便可诱导大鼠自身免疫性疾病，因此可以模拟临床发病情况。动物反应与人体临床表现类似，具体而言，二者均产生抗核抗体（ANA），发生免疫复合体肾炎、皮炎和关节痛等（Donker et al.，1984；Enzenauer et al.，1990）。此外，这种模型的另一个独特之处在于，与人类一样，大鼠的反应也为自发性。虽然有很多患者服用与 DIAI 相关的药物都可以产生 ANA，但是只有一小部分发展为自身免疫性疾病（Mitchell et al.，1990）。同样，尽管给予 D-Pen 处理的全部（100%）

BN 大鼠体内 IgE 水平上升，但是只有 60%—80%的 BN 大鼠最终形成自身免疫性疾病（Tournade et al., 1990）。

D-Pen 诱发自身免疫的易感性受遗传因素的影响，具体表现在 Th2 免疫应答方面。该模型使用的 BN 大鼠对 Th2 介导的疾病（如 DIAI）高度易感，并且对 Th1 介导的疾病[如实验性自身免疫性脑脊髓炎（EAE）]耐受（Fournie et al., 2001; Happ et al., 1988）。相反，Lewis 大鼠能够耐受 DIAI，但是对 EAE 易感性极高。细胞因子在 DIAI 易感性中的作用已经在氯化汞诱导的自身免疫性疾病相关 BN 大鼠模型中得到证实。利用氯化汞处理体外培养的 BN 大鼠和 Lewis 大鼠的脾细胞，发现氯化汞可以诱导 BN 大鼠脾细胞产生 IL-4，但是对 Lewis 大鼠的脾细胞则没有影响（Delespesse et al., 1991）。利用 BN 和 Lewis 大鼠后代（F_1）进行的体内实验表明，它们对 DIAI 和 EAE 都具有易感性（Saoudi et al., 1993）。用氯化汞预处理 F_1 代，会使其对 EAE 耐受，细胞因子的产生向 Th2 反应倾斜，表明对 Th1/Th2 平衡的遗传控制可能是决定患者 DIAI 易感性的重要因素。

在对 BN 大鼠进行高剂量 D-Pen 处理之前，使用低剂量的 D-Pen 预处理可以诱导产生免疫耐受。这一方法为确定细胞因子在 DIAI 易感性方面可能发挥的作用提供了辅助证据（Masson and Uetrecht, 2004）。BN 大鼠对低剂量 D-Pen 诱导的耐受与脾的 $CD4^+$ 和 $CD8^+$ T 细胞中调节性细胞因子 IL-10 和 TGF-β的表达升高有关（Donker et al., 1984; Masson and Uetrecht, 2004）。这两种细胞因子在其他自身免疫性疾病模型中表现为抑制作用（Blenman et al., 2006; Rubtsov and Rudensky, 2007）。D-Pen 免疫耐受的机制似乎也有 Th1 型细胞因子的参与，因为低剂量 D-Pen 预处理使 $CD8^+$ T 细胞中 IFN-γ的表达增加。上述结果表明，调节性和 Th1 来源的细胞因子在对抗 D-Pen 诱导的自身免疫性疾病中可能发挥部分作用。

（三）普鲁卡因酰胺活性代谢物致中枢耐受破坏诱导小鼠自体免疫反应

在这个模型中，将普鲁卡因酰胺的活性代谢物注射到年轻小鼠胸腺中，扰乱中枢耐受，导致产生 ANA（Kretz-Rommel et al., 1997）。到目前为止，尚未研究细胞因子在此疾病模型中的作用。

细胞因子释放被认为是输注药物后巨噬细胞活化所致。两性霉素 B 通过与巨噬细胞上 Toll 样受体 2（TLR2）相互作用，诱导 IL-1β、TNF-α和 IL-8 的释放。利妥昔单抗则可能通过与巨噬细胞上抑制性受体 FCG 相互作用，进而诱导细胞因子的释放。

第五节　细胞因子与药物性肝损伤

肝脏是药物代谢的主要场所，也是**药物性肝损伤（drug-induced liver injury，DILI）**的靶器官。对于细胞因子在 ADR 易感性中作用机制的研究，大多是利用肝脏开展的。在肝脏对损伤作出反应时，可同时产生促进肝毒性和保护肝脏的细胞因子，而且这些细胞因子之间的平衡影响个体对 DILI 的易感性。DILI 的低发病率引发一个假设，即细胞因子平衡被打破，倾向于促进肝毒性方向，从而使 DILI 风险增高。虽然 DILI 发病率较低（0.01%—1%），但是市场上相对较多的药物与肝毒性相关，大多数药物引起的肝损伤实际上已成为急性肝衰竭最常见的原因（Bissell et al., 2001）。此类损伤表现为胆汁淤积、肝损伤，或者二者兼有，一般停药后可以恢复（Liu and Kaplowitz, 2002）。在大多数情况下，这些反应是特异的、不可预测的并且是高度依赖于个体的。此外，研究还发现，DILI 机制涉及过敏性和非过敏性反应（Gunawan and Kaplowitz, 2007）。

抗药抗体的检出、药物反应性 T 细胞的产生、再次接触时很短时间发作等证据表明，至少其中部分类型的 DILI（如氟烷、替宁酸、双肼屈嗪和双氯芬酸）由免疫反应介导。这种类型的 DILI 通常被认为是"过敏性肝炎"，因为药物作为半抗原，具有引发适应性免疫应答的能力。一般认为，在过敏性肝炎中，轻微肝损伤是驱动药物在肝脏中特异性免疫应答所必需的。研究认为，最初的肝损伤是药物代谢活化后通过共价修饰的方式作用于内源性蛋白，形成药物-蛋白质加合物（Gunawan and Kaplowitz, 2007）。这些药物-蛋白质加合物从死亡的肝细胞释放，通过激活适应性免疫系统，引发药物特异的过敏性肝炎。细胞因子通过促进耐受性或致病性免疫应答，在过敏性肝炎中发挥重要作用（Bourdi et al., 2002a）。相比之下，某些类型的 DILI[如对乙酰氨基酚（APAP）诱导的肝损伤（AILI）]似乎没有涉及过敏性机制。在这种情况下，肝损伤可能由下游的炎症反应引起，其中细胞因子调控反应的强度（Bourdi et al., 2002a, 2007；James et al., 2003, 2005b；Yee et al., 2007）。

一、药物诱导的肝损伤动物模型

因为缺乏动物模型，所以进行 DILI 机制的研究非常困难。虽然有证据表明，多种类型的 DILI 涉及适应性免疫系统（Liu and Kaplowitz, 2002），但是目前缺乏有效的过敏性肝炎动物模型，其原因可能是机体对药物-蛋白质加合物产生免疫耐受（Bourdi et al., 2002a）。然而，在几个 DILI 动物模型中，药物-蛋白质加合物通过非过敏性机制诱导产生肝损伤。有证据表明，细胞因子在这些 DILI 模型中有一定的作用。

（一）氟烷诱导的肝损伤

急性暴露于吸入麻醉药氟烷，可诱导豚鼠和小鼠比较轻微和短暂的肝损伤。这种肝损伤是由三氟乙酰（TFA）-蛋白质加合物诱导的，TFA 是在氟烷经生物活化变成三氟乙氯化物过程中形成的（Bourdi et al., 2001；You et al., 2006）。尽管在豚鼠中可检测到抗 TFA 抗体，但一直未能作出过敏性肝炎的动物模型。虽然已在氟烷处理的小鼠肝脏中检测到细胞因子（IL-1β、TNF-α、IL-8 和 IL-6），但是这些细胞因子的作用尚未确定（You et al., 2006）。

（二）脂多糖（LPS）诱导的肝损伤

该模型的建立基于一种假设，即由肠道细菌释放毒素诱发的暂时性炎症，可能会增加 DILI 的风险。在药物治疗之前或之后，给予啮齿类动物亚毒性剂量的 LPS 会诱发肝损伤，而且肝损伤程度大于单独使用 LPS 或药物诱导（Ganey et al., 2004）。到目前为止，已被证实的此类药物有雷尼替丁、曲伐沙星、双氯芬酸和氯丙嗪。虽然在接受处理的啮齿类动物肝脏中检测到一些细胞因子，如 TNF-α、IL-1β、IL-10、IL-6 和 MIP-2，但是只有 TNF-α 是经过详细研究的。中和实验表明，TNF-α 主要通过促进纤维蛋白沉积和凝血因子激活在曲伐沙星与雷尼替丁诱导的肝损伤中起致病作用（Shaw et al.，2007；Tukov et al.，2007）。

（三）对乙酰氨基酚诱导的肝损伤

对细胞因子在 DILI 中的作用的研究表明，绝大多数使用对乙酰氨基酚（APAP）诱导的肝损伤（AILI）小鼠模型。在过度剂量的情况下，APAP 活化产物与蛋白质在肝细胞中形成加合物，在人类和啮齿类动物中引发可预测的和剂量依赖性的肝损伤。虽然 AILI 涉及非过敏性机制并且是非自发的，但是现有的 AILI 小鼠实验证据均表明，肝毒性与保护性细胞因子间的平衡，可能是决定个体对过敏性和非过敏性 DILI 中肝损伤易感性的关键因素。

二、肝毒性细胞因子

肝毒性细胞因子通过增强炎症反应和干扰肝再生增加肝损伤易感性，并且在某些情况下，还可通过直接的肝毒性引起肝损伤（Diehl，2000；Lacour et al.，2005）。这些细胞因子除了在 AILI 中起作用，还可能在其他一些肝损伤中起致病作用，如病毒性肝炎、四氯化碳性肝损伤、刀豆蛋白 A 诱导的肝损伤、缺血/再灌注损伤和肝部分切除等。

（一）干扰素-γ

干扰素-γ（IFN-γ）可以通过激活巨噬细胞和 NK 细胞，或者上调抗原呈递细胞表面 MHC I 和 MHC II 表达诱导 Th1 型免疫应答（Carnaud et al.，1999；Friedmann et al.，1994；Kleinschmidt and Schultz，1982）。在肝脏中，IFN-γ 通过促进其他促炎性细胞因子，招募炎症细胞迁移到肝脏，并且抑制肝再生最终诱导肝损伤（Gao，2005）。IFN-γ 在 AILI 中的作用研究最初是在对服用干扰素治疗的患者进行追踪调查时发现的，表现为服用 APAP 后，肝脏转氨酶水平显著上升，表明干扰素可能会增加肝损伤的易感性（Ishida et al.，2002）。利用野生型小鼠开展的试验初步表明，肝毒性剂量的 APAP 引起肝脏 IFN-γ mRNA 水平显著升高。使用 IFN-γ 中和抗体或 IFN-γ^{-/-}小鼠开展的研究显示，IFN-γ 在 AILI 中起前毒物的作用。虽然目前还不知道 IFN-γ 加剧 AILI 的确切机制，但是这些研究结果表明，IFN-γ 可能通过招募炎症细胞到肝脏并通过上调其他促炎细胞因子，如 IL-1 和 TNF-α 的表达，促进肝损伤（Bourdi et al.，2002b，2007；Hogaboam et al.，2000；Yee et al.，2007）。利用基因敲除小鼠[包括趋化因子（C-C 基序）受体 2（CCR2^{-/-}）、MIF^{-/-}、IL-13^{-/-}和 IL-4^{-/-}IL-10^{-/-}小鼠]进行的研究显示，IFN-γ 起促进肝毒作用。在这些基因敲除小鼠中，IFN-γ 水平升高与 AILI 易感性增加有关。而且，在 IL-13^{-/-}和 CCR2^{-/-}小鼠中，IFN-γ 中和抗体能够部分抑制肝损伤。

（二）巨噬细胞移动抑制因子

巨噬细胞移动抑制因子（macrophage migration inhibitory factor，MIF）在肝损伤

的反应中发挥促炎细胞因子的作用。该活性与其促进其他炎症介质表达能力相关，如 TNF-α、IL-1b、IL-8 和 IFN-γ（Baugh and Bucala，2002；Lue et al.，2002）。MIF 还可以通过抵消糖皮质激素的抗炎作用引起炎症反应。在氟烷和 APAP 处理的动物身上观察到血清中 MIF 水平升高以后，进一步研究了 MIF 在 DILI 中的作用。研究使用 MIF$^{-/-}$ 小鼠确认 MIF 的肝毒作用，与野生型对照小鼠相比，APAP 给药后 MIF$^{-/-}$ 小鼠肝损伤减轻并且存活率升高（Bourdi et al.，2002b）。虽然 MIF 引起 AILI 的作用机制还不明确，但初步的证据表明 MIF 可能通过增加 IFN-γ 分泌或降低热激蛋白表达造成肝损伤。

（三）IL-1

IL-1 是一种促炎细胞因子，出现肝损伤时，从窦状隙内皮细胞释放并且激活肝巨噬细胞。作为急性期反应的部分现象，IL-1 通过诱发其他促炎介质加重炎症，如 IL-6 和 IL-8（Kaplowitz and Tsukamoto，1996；Liu et al.，1999）。此外，IL-1 可以通过上调黏附分子表达而募集炎症细胞于肝脏。研究发现，IL-1 中和抗体可阻止 APAP 处理引起的部分肝损伤反应的发生，表明 IL-1 可能在 AILI 中发挥促炎作用（Blazka et al.，1995）。

（四）TNF-α

因为 TNF-α 释放是发生在肝脏炎症中的最早事件之一，所以在此之前已经对 TNF-α 在肝损伤中的作用进行了广泛研究。此外，有研究表明，TNF-α 基因启动子区多态性与增加人类炎症反应的严重程度相关（Luster et al.，2000）。虽然有一些这方面的研究证据，但是 TNF-α 的作用仍然存在争议。TNF-α 到底发挥保护作用还是促中毒作用，会因条件不同而异。作为保护性因子，TNF-α 可通过刺激肝细胞增殖促进肝组织修复和肝再生（Beyer and Stanley，1990；Diehl and Rai，1996）。而在其他情况下，TNF-α 可通过诱导释放其他促炎细胞因子而增加炎症反应，如 IL-1、IL-8 和 IFN-γ（Diehl，2000；Kaplowitz and Tsukamoto，1996；Lacour et al.，2005；Tracey and Cerami，1993）。TNF-α 还可以激活 I 型 TNF 受体（TNFR1），该受体含有一个 Fas 样"死亡结构域"，可以直接产生肝细胞的细胞毒性。该受体通过抑制蛋白质合成，使细胞变得脆弱从而诱导细胞死亡。

由于 TNF-α 作用的双重特性，研究其在肝损伤中的作用时经常会产生矛盾的结果。例如，TNF-α 在 CCl$_4$ 诱导的肝损伤中既具有促中毒作用又有保护作用。而一项使用 TNF-α$^{-/-}$ 和 TNFR1$^{-/-}$ 小鼠的研究报道，TNF-α 增加 CCl$_4$ 诱导肝损伤的易感性（Morio et al.，2001），而另一项使用 TNFR1$^{-/-}$ 小鼠进行的研究则显示，TNF-α 在 CCl$_4$ 诱导肝损伤中主要通过促进肝再生从而起保护作用（Yamada and Fausto，1998）。在开展 TNF-α 在 AILI 中的作用研究过程中也会产生矛盾的结果。一项早期研究发现，在使用 500mg/kg APAP 处理 B6C3F1 小鼠时，TNF-α 中和抗体会部分抑制肝损伤。相反，随后的研究表明 TNF-α 并不在 AILI 中发挥作用，因为无论使用 400mg/kg APAP 处理 TNF-α$^{-/-}$ B6 小鼠，还是使用 300mg/kg APAP 处理之前进行抗 TNF-α 中和抗体的 CBA/J 野生型小鼠，都发现肝损伤并不受 TNF-α 的影响（Simpson et al.，2000）。为阐明 TNFR1$^{-/-}$ 小鼠中 TNF-α 在 AILI 中的作用，研究者做了进一步尝试，发现 TNF-α 在 AILI 中具有保护作用，因为使用 300mg/kg APAP 处理后，TNFR1$^{-/-}$ B6 小鼠肝损伤的程度明显高于野生型小鼠

（Gardner et al., 2003）。研究者在 TNFR1$^{-/-}$ B6 小鼠中还发现了抑制肝再生的证据，表明 TNF-α 的作用还可能涉及肝再生。在第二项研究中，也使用 300mg/kg APAP 处理了 TNFR1$^{-/-}$ B6 小鼠，发现 TNF-α 在肝再生中起作用，并没有明显涉及肝损伤（James et al., 2005a）。相反，另外一些使用 TNFR1$^{-/-}$ Balb/c 小鼠进行的 AILI 研究却发现，TNF-α 具有促中毒的作用（Ishida et al., 2004）。与使用 600mg/kg APAP 处理的野生型小鼠相比，TNFR1$^{-/-}$ Balb/c 小鼠肝损伤降低，炎症细胞浸润降低，并且促炎细胞因子减少。还有一些对 TNF-α 在 AILI 中作用的研究是利用其他细胞因子敲除动物模型进行的。然而，这些研究所得结果也是矛盾的。虽然 TNF-α 中和抗体降低了 CCR2$^{-/-}$ 小鼠的肝损伤程度（Hogaboam et al., 2000），但在 IL-13$^{-/-}$ 小鼠中对 AILI 没有影响（Yee et al., 2007）。综合考虑，这些数据表明 TNF-α 在 AILI 中的作用非常复杂，而且可能取决于 APAP 剂量、TNF-α 释放时间和遗传背景等因素。

三、肝保护性细胞因子

细胞因子也在几种肝损伤模型中发挥保护作用，包括病毒性肝炎、四氯化碳（CCl$_4$）诱导的肝损伤、刀豆蛋白 A 诱导的肝损伤、I/R 损伤、肝部分切除和 AILI，在这些模型中细胞因子均通过下调炎症和促进肝再生发挥保护肝脏的作用（Diehl, 2000；Gao, 2005；James et al., 2005b；Lacour et al., 2005；Liu and Kaplowitz, 2006）。

（一）IL-10

有很多 IL-10 在急性肝损伤模型中具有抗炎性质的报道，这些模型包括刀豆蛋白 A 诱导的肝损伤、CCl$_4$ 诱导的肝损伤、肝部分切除和酒精性肝病。激活的肝巨噬细胞是肝脏中 IL-10 的主要来源，但 IL-10 也可通过肝窦内皮细胞、肝细胞和 T 细胞产生。IL-10 在肝脏中通过下调促中毒细胞因子的生成，包括 TNF-α、IL-1b、IL-8 和 IFN-γ，以及通过促进肝再生发挥保护肝脏的作用。它也通过对抗原呈递和共刺激活性的抑制作用来限制肝脏中 T 细胞增加，从而作为一种调节性细胞因子起作用。利用 IL-10$^{-/-}$ B6 小鼠进行的 AILI 实验也表明，IL-10 缺失会导致肝损伤加剧、肝细胞存活率降低以及促炎介质水平升高，包括 IL-1、TNF-α 和诱导型一氧化氮合酶（iNOS）。利用 IL-10$^{-/-}$ iNOS$^{-/-}$ 小鼠进行的后续实验表明，IL-10 在 AILI 中通过下调 iNOS 发挥肝保护作用。在临床上也观察到了类似的结果，IL-10 水平越高，急性肝衰竭患者的存活率越高。

（二）IL-13

IL-13 在肝脏中可作为促中毒或保护细胞因子发挥作用，这主要取决于疾病模型。例如，在曼氏血吸虫（*Schistosoma mansoni*）感染引发的肝脏纤维化中，IL-13 发挥了促中毒，而在缺血/再灌注引发的肝损伤中，则发挥肝保护作用。IL-13 在 AILI 中的作用最先是通过在野生型 B6 小鼠中观察到 IL-13 对 AILI 发生免疫反应以后提出的。使用 IL-13 中和抗体和 IL-13$^{-/-}$ B6 小鼠的实验证明，IL-13 缺失会增加小鼠对 AILI 的易感性。尽管 IL-13 对 AILI 产生防护作用的具体机制还不明确，但结果表明，IL-13 至少部分是通过下调促中毒因子，如 IFN-γ、一氧化氮和中性粒细胞而发挥肝保护作用的。

（三）IL-6

IL-6 是一种多功能细胞因子，涉及造血、免疫、神经元和肝脏系统中的多种细胞功能。在肝脏中，IL-6 不仅是急性期反应的关键成分，也在肝损伤模型中发挥保护作用，包括缺血坏死来保护肝脏，IL-6 还通过刺激肝细胞增殖促进肝再生。在 APAP 过量、急性肝炎和酒精性肝病造成的肝损伤患者中观察到 IL-6 血清水平升高。与之类似，在给予肝毒性剂量的 APAP 后，在野生型 B6 小鼠中检测到 IL-6 及 IL-6 家族成员、IL-11、白血病抑制因子（LIF）和抑瘤素 M （OSM）水平升高。有两项研究利用 IL-6$^{-/-}$ B6 小鼠对 IL-6 在 AILI 中的作用进行了研究。用 200mg/kg 或 300mg/kg APAP 处理 IL-6$^{-/-}$ B6 小鼠 24h，发现与对照 B6 小鼠相比，IL-6$^{-/-}$ B6 小鼠对肝损伤更加敏感，文章首次报道了 IL-6 在 AILI 中的保护作用。IL-6$^{-/-}$ B6 小鼠中几种热激蛋白（HSP25、HSP32、HSP40 和可诱导型 HSP70）表达水平降低，已有研究表明，HSP 在 AILI 中具有保护作用，提示 IL-6 可能通过上调这些 HSP 的表达来发挥保护性作用。第二项研究用 300mg/kg APAP 分别处理 IL-6$^{-/-}$ B6 小鼠和对照 B6 小鼠 24h，未能检测到两组之间肝损伤的差异，然而处理 48h 后，发现与对照组小鼠相比，在 IL-6$^{-/-}$ B6 小鼠中出现肝细胞增殖降低和肝损伤增加，表明 IL-6 可能通过促进肝再生在 AILI 中发挥其保护作用。虽然这两项研究的结果并不完全一致，但是都证明了 IL-6 在 AILI 中的保护作用。

（四）MIP-2（IL-8 鼠同源物）

MIP-2 是一种肝细胞对肝损伤作出应答后释放的趋化因子，其主要作用是募集中性粒细胞和其他炎症细胞迁移到炎症部位。在 APAP 给药前，使用腺病毒载体转染重组 MIP-2 至野生型小鼠中，研究外源性 MIP-2 在 AILI 中的作用。结果显示，使用 MIP-2 载体处理的小鼠出现肝损伤降低和生存率升高，表明外源性 MIP-2 对 AILI 有保护作用。内源性 MIP-2 也在 AILI 中发挥保护性作用，因为 APAP 给药后，MIP-2 受体基因敲除小鼠（CXC 趋化因子受体 2，CXCR2$^{-/-}$ 小鼠）肝损伤程度比野生型小鼠严重。虽然 MIP-2 对 AILI 保护作用的具体机制还不明确，但是在 MIP-2 质粒处理小鼠中肝细胞增殖升高这一结果初步表明，MIP-2 的保护作用可能涉及肝再生。MIP-2 通过 STAT-3 依赖性机制刺激肝细胞增殖这一研究结果支持该假设。虽然动物实验表明 MIP-2 在出现 AILI 的小鼠中具有保护作用，但是在临床研究中发现 MIP-2 升高与 APAP 过量患者的生存率降低有关，表明动物实验研究结果是否适用于人类还需要进一步探讨。

（五）MCP-1

MCP-1 是一种趋化因子，在炎症应答期间这些信号通过 CCR2 募集单核细胞和巨噬细胞迁移到炎症部位。在对肝损伤应答期间，激活的巨噬细胞、星形细胞和内皮细胞都产生 MCP-1。在不同的肝损伤模型中，MCP-1 发挥促炎或抗炎作用。在内毒素诱发的肝损伤中，MCP-1 通过下调炎症响应发挥保护作用；而在 CCl$_4$ 诱发的肝损伤中，MCP-1 通过刺激生成促炎介质发挥促中毒作用。MCP-1 在人肝损伤中的作用还不明确，研究表明，在由 APAP 和酒精性肝炎造成急性肝衰竭的患者中观察到 MCP-1 水平升高。最初对于 MCP-1 在 AILI 中作用的研究，是利用 B6129 Sv/J 背景的 MCP-1 受体基因敲除小鼠（CCR2$^{-/-}$）进行的。该研究用 300mg/kg APAP 分别处理 CCR2$^{-/-}$ 小鼠与对照小鼠，发现 CCR2$^{-/-}$ 小鼠对肝损伤更敏感。因此，研究认为 MCP-1 在 AILI 中具有保护作用。由于 CCR2$^{-/-}$ 小鼠中 IFN-γ 和 TNF-α 水平显著升高，因此本研究认为 MCP-1 可能通过下调促炎症介质对 AILI 进行防护。然而，在随后利用 MCP-1$^{-/-}$ B6 小鼠和 CCR2$^{-/-}$ 129 Sv/ICR 小鼠进行的研究中并没有发现 MCP-1 在 AILI 中发挥作用。研究者使用 200mg/kg 或 300 mg/kg APAP 处理动物，发现肝损伤在 CCR2$^{-/-}$ 129 Sv/ICR 小鼠和其野生型对照中没有显著性差异。这些结果在 MCP-1$^{-/-}$ B6 小鼠中再次获得确证，APAP 处理后两组小鼠肝损伤并没有出现明显差异。虽然在 APAP 处理后的 CCR2$^{-/-}$ 小鼠中并没有观察到MCP-1 对细胞坏死具有保护作用，但是发现浸润巨噬细胞较少，认为其通过启动损伤修复而涉及肝再生。因此，即便在该研究中 MCP-1 似乎并没有在 AILI 中表现出保护作用，但是也可能涉及肝再生。此外，上述研究结果还表明，小鼠种属背景对肝损伤敏感性有重要影响。

（六）IL-4

IL-4 是另一种细胞因子，在不同的疾病模型中表现出促肝脏中毒或保护肝脏的作用。IL-4 在刀豆蛋白 A 诱发的肝损伤中通过上调嗜酸性粒细胞活化趋化因子和 IL-5 表达而表现出促中毒作用，随后通过募集中性粒细胞和嗜酸性粒细胞并迁移至肝脏而促进肝损伤。与之相反，在缺血/再灌注诱发的肝损伤中，IL-4 通过抑制促炎症介质表达并防止中性粒细胞浸入而发挥保护作用。IL-4 在血吸虫感染中通过密切调节肝脏中活性氧和活性氮中间体的生成也表现出保护作用。在观察到肝毒性剂量 APAP 能够诱导野生型小鼠反应性 IL-4 水平升高后，研究者便开始对 IL-4 在 AILI 中的作用进行探索。虽然使用 IL-4$^{-/-}$ B6 小鼠的初步研究表明，在 AILI 中 IL-4 具有保护作用，但是还需要进一步的机制研究，目前这些研究正在进行中。

（七）IL-4 和 IL-10 协同作用

虽然与野生型小鼠相比，IL-4$^{-/-}$ 和 IL-10$^{-/-}$ 小鼠对 AILI 更为敏感，但是似乎在 IL-4$^{-/-}$IL-10$^{-/-}$ 双敲除小鼠中这些细胞因子同时发生失调，以协同的方式增加了对 AILI 的易感性。使用低剂量 APAP 处理后，IL-4$^{-/-}$IL-10$^{-/-}$ 小鼠出现明显的肝损伤和死亡，然而在同一剂量处理的 IL-4$^{-/-}$ 小鼠中没有产生肝毒性，在 IL-10$^{-/-}$ 小鼠中只引起轻度的肝毒性。结果表明，IL-4 和 IL-10 同时缺失可能会通过 IL-6 依赖性机制增加对 AILI 的易感性，因为与 IL-4$^{-/-}$IL-10$^{-/-}$ 小鼠相比，AILI 在 IL-4$^{-/-}$IL-10$^{-/-}$IL-6$^{-/-}$ 三敲除小鼠中症状明显减轻。正常情况下 IL-6 在 AILI 中是一种保护性细胞因子。使用相同剂量的 APAP 处理后，与野生型小鼠相比，IL-4$^{-/-}$IL-10$^{-/-}$ 小鼠中 IL-6 的水平明显升高，这表明 IL-6 在 AILI 中的作用可能更为复杂，并且其在 AILI 中的作用可能取决于表达水平和释放时间。

四、药物诱导的肝损伤的人类研究

（一）对乙酰氨基酚

虽然 AILI 本质上并非特异性的，但对乙酰氨基酚（APAP）过量（超过 15mg）可以引起多种临床表现，包括肝脏坏死、凝血病、多器官衰竭甚至需要马上进行肝移植（Bernal et al.，1998）。对 TNF-α 基因多态性进行研究，以确定其是否影响 APAP 过量的结局。选择该基因的部分原因是已有研究表明 TNF-α 启动子区多态性可能会影响 TNF-α 的生成，从而影响对炎症应答的易感性以及败血症患者的临床结局（Luster et al.，2000）。虽然在 TNF-α 基因中有相当多的多态性位点，但是没有发现 AILI 致病机制和特定 TNF-α 多态性之间存在相关性（Bernal et al.，1998）。尽管该研究的结果为阴性，但其他多态性研究可能会对于确定其他细胞因子在 AILI 中的作用有所帮助。

研究细胞因子在人 AILI 中作用的方法，与 AILI 严重程度即血清细胞因子水平相关。采用这种方法时，需要比较轻度、中度和严重 AILI 患者的血清 IL-6、IL-8、IL-10、MCP-1 和 MIP-2 水平（James et al.，2005b）。其中 MCP-1 是仅有的与严重肝损伤相关的细胞因子，此外，它还与急性病毒性肝炎和酒精性肝炎相关（Devalaraja et al.，1999；Leifeld et al.，2003；Maltby et al.，1996）。虽然这类研究对于判断细胞因子水平和肝损伤程度非常有用，但是不能提供有关细胞因子在 AILI 中作用的信息。因此，对阐明 ADR 机制而言，人体相关性研究的帮助是有限的。

（二）其他药物

到目前为止，针对影响特异质药物性肝损伤（DILI）敏感性的细胞因子基因多态性的研究仅开展了两项。第一项研究主要探索了 IL-4 和 IL-10 基因多态性与双氯芬酸诱导的肝损伤之间的联系（Aithal et al.，2004）。这种肝损伤在一定程度上被认为是对抗双氯芬酸特异性蛋白质加合物的适应性免疫反应。IL-10 基因的启动子区包含一个人群中较高频率的基因多态性（–627A），并且该多态性与 IL-10 反应性降低相关联。IL-4 基因也包含一个基因多态性位点（–590T），被认为与 IL-4 和 IgE 表达水平增高相关，同时可以升高哮喘和特质性皮炎的发病率。因此，研究者探究了 IL-10 与 IL-4 的基因多态性情况。结果发现，IL-10 –627A 等位基因频率在双氯芬酸诱导的肝损伤患者中显著升高，而 IL-4 –590T 等位基因与肝损伤之间尚未发现关联。然而如果将 IL-10 –627A 和 IL-4 –590T 作为一个单体型考虑，在双氯芬酸诱导肝损伤的患者中单体型频率显著高于对照组。鉴于 IL-10 –627A 等位基因与 IL-10 反应性降低相关，这与 IL-10 在 AILI 小鼠中的保护作用是一致的。相反，双氯芬酸诱导的肝损伤患者中 IL-4 –590T 等位基因频率有所升高，即表明了 IL-4 在特异质 DILI 中的促毒作用，这与 IL-4 在 AILI 小鼠中的保护作用并不一致。因此该研究表明，不是所有动物 AILI 模型的数据都可以应用于人类特发性 DILI。

第二项研究是在他克宁诱导肝损伤的患者中开展的，这与前面的双氯芬酸诱导的肝损伤不同，这种肝损伤似乎没有涉及适应性免疫反应（Carr et al.，2007）。他克宁也会产生短暂、轻微的肝损伤，通过基因芯片分析一些初步研究已经发现了与他克宁诱导肝损伤相关的基因。结果显示，为应对他克宁诱导的肝损伤，急性期蛋白质水平显著升高了。由于 IL-6 是调节急性期蛋白质的一个关键分子，一些研究试图发现与他克宁诱导肝损伤相关联的 IL-6 基因多态性。研究发现，在运用他克宁治疗时有部分患者的血清 ALT 比正常上限高出至少两倍。检测了这些患者 IL-6 的基因多态性，发现 IL-6 –597A 和 IL-6 可变数目串联（VNTR）重复序列 D 等位基因显著升高。如果将这些多态性作为一个单体型考虑，IL-6 –597A 和 VNTR D 单体型可增加肝损伤敏感性，同时在他克宁未能诱导出肝损伤的患者中完全缺失。IL-6 –597A 和 VNTR D 单体型与 IL-6 反应性降低之间的关联提示 IL-6 在人 DILI 中发挥着保护作用，这与在 AILI 小鼠中观察到的 IL-6 的保护作用是一致的。

（三）细胞因子的体外研究

为了探究细胞因子在 DILI 中的作用，一些研究在体外观察了细胞因子与肝损伤的联系。研究者运用药物或肝细胞裂解产物（包含药物-蛋白质加合物，经孵育药物刺激的肝细胞而得）刺激离体 CD8 T 细胞，而后检测了 CD8 T 细胞内的 IFN-γ 水平（Murata et al.，2003）。高水平的 IFN-γ 仅在中度和重度肝损伤患者中被观察到，提示在肝损伤时 CD8 T 细胞中 IFN-γ 水平有所升高。尽管存在着这种关联，但运用免疫组化方法在 DILI 患者的肝活体检查中未能检测到 IFN-γ，因此 IFN-γ 是否在 DILI 病理过程中直接发挥作用尚不能确证。

第六节　细胞因子的其他毒性相关作用

一、病毒感染时期的 ADR 敏感性增加

病毒（如 HIV 和丙型肝炎）感染已经被认为是特异质药物不良反应（ADR）的危险因素，这些 ADR 与许多药物相关，如奈韦拉平、异烟肼、卡马西平（Ackerman and Levy，1987；Sullivan and Shear，2001；Ungo et al.，1998）。目前 ADR 的机制尚不清楚，但有假说认为病毒感染可以增加抗原数量，药物抗原和病毒抗原共同刺激信号通路，导致机体产生不当的免疫应答（Uetrecht，1999）。这个假说源自"危险信号"模型（Matzinger，1994）。模型指出，占主导地位的免疫应答具有耐受性，即免疫系统不会对一般外来抗原（如药物等）产生应答，除非这个外来抗原是与危险信号相关的。尽管组成这种危险信号的本质尚不清楚，但很有可能在病毒感染时释放的细胞因子提供了这样一种危险信号。尽管在人类中还没有证据可以证明这种假说，但是在动物实验中已经有一些初步的结果证明了细胞因子可能在病毒感染中发挥着"危险信号"的作用。聚肌胞∶聚胞苷酸（poly I∶C）是一种人工合成的双链 RNA，可以上调 IFN-α 的产生。给 BN 大鼠注射单一剂量的 poly I∶C 后，可增加 D-青霉胺诱导的 DIAI 的严重程度和发病率（Sayeh and Uetrecht，2001）。此外，单一剂量的 poly I∶C 也足以破坏对 D-青霉胺特异性的免疫耐受（Masson and Uetrecht，2004）。尽管尚需进一步的研究证明 IFN-α 对 poly I∶C 的

免疫调节的重要性，但细胞因子很可能是与病毒感染相关的潜在"危险信号"。

二、细胞因子与输液相关毒性

输液相关毒性的不良反应，是静脉输注某些药物后，大量炎症细胞因子释放诱导的。引起这类毒性的常见药物包括两性霉素 B 和利妥昔单抗（一种抗 CD20 抗体）（Rogers et al.，2000）。这类综合征的典型特征为一些轻微症状，如发热、寒战、恶心、呕吐、头痛等。在极少数情况下，这些反应可因呼吸衰竭和/或低血压而加重，甚至危及生命（Gutierrez et al.，2006）。这些不良反应的发生（约 3h）与 IL-1β 和 TNF-α 的释放峰一致，并且反应的严重程度与细胞因子水平有关。临床症状由 IL-1β 和 TNF-α 的炎性作用介导，这两种因子通过对下丘脑直接刺激诱导发热和寒战，并且可以通过促进一氧化氮（NO）的产生导致血压下降。TNF-α 也可以通过刺激白三烯产生永久的炎症反应。根据这些研究提出一个假说，即 TNF-α 受体阻滞剂可能是治疗输液相关毒性严重病例的一种有效方法。

对 ADR 中细胞因子作用的认识已有了长足的进步，但还有大量工作有待完成。进一步的机制研究有助于识别可能发展为 ADR 的高危个体，亦可在药物进入市场前帮助评价新药引起 ADR 的风险。正如本章讨论的，在研究药物毒性过程中细胞因子的作用时动物模型可能更具代表性。最近的研究发现，奈韦拉平引起皮疹的 BN 大鼠模型可能是一个非常有前途的工具，可以用来研究皮肤中细胞因子启动和调节药物特异性免疫应答的作用。除此之外，D-青霉胺诱导的 DIAI 模型可能被用来研究细胞因子作为"危险信号"增加 ADR 敏感性的能力。进一步的研究方向应集中在确定细胞因子促进特异性药物的免疫耐受性上。尽管动物模型的缺乏阻碍了 DILI 的机制研究，但 APAP 模型已经识别出了多种可能影响 DILI 敏感性的细胞因子。这些在动物模型中的发现一定要在人类中证实。由于患者数量有限、可用于临床研究的组织样品稀缺，因此大样本量的基因多态性研究很可能是该领域的最佳方案。目前，美国已经建立了药物性肝损伤网络，并开始收集生物样本以及历史数据，以期发现引起 DILI 的原因和 DILI 的转归。这一网络的建立有利于此类研究的开展，以及发现导致 DILI 的原因。

（何　云　黄海燕　庄志雄）

参 考 文 献

唐焕文, 庄志雄, 梁海荣. 2003. 苯的骨髓和细胞因子毒性研究进展. 中国职业医学, 36(1): 64-65.

汪洋. 2012. 细胞因子与疾病. //陈莹莹. 高级病理生理学知识进展及其应用. 杭州: 浙江大学出版社: 20-36.

庄志雄, 等. 2018. 外源化学物的免疫毒性. //庄志雄, 曹佳, 张文昌. 现代毒理学. 北京: 人民卫生出版社: 685-717.

Ackerman Z, Levy M. 1987. Hypersensitivity reactions to drugs in acquired immunodeficiency syndrome. Postgrad Med J, 63: 55-56.

Aithal GP, Ramsay L, Daly AK, et al. 2004. Hepatic adducts, circulating antibodies, and cytokine polymerphisms in patients with diclofenac hepatotoxicity. Hepatology, 39: 1430-1440.

Antunez C, Martin E, Cornejo-Garcia JA, et al. 2006. Immediate hypersensitivity reactions to penicillins and other betalactams. Curr Pharm Des, 12: 3327-3333.

Baluna RG. 2007. Cytokine-induced vascular leak syndrome. //House RV, Descotes J. Cytokines in Human Health: Immunotoxicology, Pathology, and Therapeutic Applications. Totowa NJ: Humana Press: 205-231.

Bartekova M, Radosinska J, Jelemensky M, et al. 2018. Role of cytokines and inflammation in heart function during health and disease. Heart Fail Rev, 23(5): 733-758.

Baugh JA, Bucala R. 2002. Macrophage migration inhibitory factor. Crit Care Med, 30: S27-S35.

Benghiat FS, Charbonnier LM, Vokaer B, et al. 2009. Interleukin 17-producing T helper cells in alloimmunity. Transplant Rev (Orlando), 23: 11-18.

Bernal W, Donaldson P, Underhill J, et al. 1998. Tumor necrosis factor genomic polymorphism and outcome of acetaminophen (paracetamol)-induced acute liver failure. J Hepatol, 29: 53-59.

Beyer HS, Stanley M. 1990. Tumor necrosis factor-alpha increases hepatic DNA and RNA and hepatocyte mitosis. Biochem Int, 22: 405-410.

Blazka ME, Wilmer JL, Holladay SD, et al. 1995. Role of proinflammatory cytokines in acetaminophen hepatotoxicity. Toxicol Appl Pharmacol, 133: 43-52.

Blenman KR, Duan B, Xu Z. 2006. IL-10 regulation of lupus in the NZM2410 murine model. Lab Invest, 86: 1136-1148.

Bissell DM, Gores GJ, Laskin DL, et al. 2001. Drug-induced liver injury: mechanisms and test systems. Hepatology, 33: 1009-1013.

Boess F, Bopst M, Althaus R, et al. 1998. Acetaminophen hepatotoxicity in tumor necrosis factor/ lymphotoxin-α gene knockout mice. Hepatology, 27: 1021-1029.

Bourdi M, Amouzadeh HR, Rushmore TH, et al. 2001. Halothane-induced liver injury in outbred guinea pigs: role of trifluoroacetylated protein adducts in animal susceptibility. Chem Res Toxicol, 14: 362-370.

Bourdi M, Eiras DP, Holt MP, et al. 2007. Role of IL-6 in an IL-10 and IL-4 double knockout mouse model uniquely susceptible to acetaminopheninduced liver injury. Chem Res Toxicol, 20: 208-216.

Bourdi M, Masubuchi Y, Reilly TP, et al. 2002a. Protection against acetaminophen-induced liver injury and lethality by interleukin 10: role of inducible nitric oxide synthase. Hepatology, 35: 289-298.

Bourdi M, Reilly TP, Elkahloun AG, et al. 2002b. Macrophage migration inhibitory factor in drug-induced liver injury: a role in susceptibility and stress responsiveness. Biochem Biophys Res Commun, 294: 225-230.

Britschgi M, Steiner UC, Schmid S, et al. 2001. T-cell involvement in drug-induced acute generalized exanthematous pustulosis. J Clin Invest, 107: 1433-1441.

Carnaud C, Lee D, Donnars O, et al. 1999. Cutting edge: cross-talk between cells of the innate immune system: NKT cells rapidly activate NK cells. J Immunol, 163: 4647-4650.

Carr DF, Alfirevic A, Tugwood JD, et al. 2007. Molecular and genetic association of interleukin-6 in tacrine-induced hepatotoxicity. Pharmacogenet Genom, 17: 961-972.

Choquet-Kastylevsky G, Intrator L, Chenal C, et al. 1998. Increased levels of interleukin 5 are associated with the generation of eosinophilia in drug-induced hypersensitivity syndrome. Br J Dermatol, 139: 1026-1032.

Delespesse G, Suter U, Mossalayi D, et al. 1991. Expression, structure, and function of the CD23 antigen. Adv Immunol, 49: 149-191.

Devalaraja MN, McClain CJ, Barve S, et al. 1999. Increased monocyte MCP-1 production in acute alcoholic hepatitis. Cytokine, 11: 875-881.

Diehl AM. 2000. Cytokine regulation of liver injury and repair. Immunol Rev, 174: 160-171.

Diehl AM, Rai RM. 1996. Liver regeneration 3: regulation of signal transduction during liver regeneration. FASEB J, 10: 215-227.

Donker AJ, Venuto RC, Vladutiu AO, et al. 1984. Effects of prolonged administration of D-penicillamine or captopril in various strains of rats. Brown Norway rats treated with D-penicillamine develop autoantibodies, circulating immune complexes, and disseminated intravascular coagulation. Clin

Immunol Immunopathol, 30: 142-155.

Enzenauer RJ, West SG, Rubin RL. 1990. D-penicillamine-induced lupus erythematosus. Arthritis Rheum, 33: 1582-1585.

Fournie GJ, Cautain B, Xystrakis E, et al. 2001. Cellular and genetic factors involved in the difference between Brown Norway and Lewis rats to develop respectively type-2 and type-1 immunemediated diseases. Immunol Rev, 184: 145-160.

Frey N. 2017. Cytokine release syndrome: who is at risk and how to treat. Best Pract Res Clin Haematol, 30(4): 336-340.

Friedmann PS, Strickland I, Pirmohamed M, et al. 1994. Investigation of mechanisms in toxic epidermal necrolysis induced by carbamazepine. Arch Dermatol, 130: 598-604.

Ganey PE, Luyendyk JP, Maddox JF, et al. 2004. Adverse hepatic drug reactions: inflammatory episodes as consequence and contributor. Chem Biol Interact, 150: 35-51.

Gao B. 2005. Cytokines, STATs and liver disease. Cell Mol Immunol, 2: 92-100.

Gao PS, Mao XQ, Jouanguy E, et al. 1999. Nonpathogenic common variants of IFNGR1 and IFNGR2 in association with total serum IgE levels. Biochem Biophys Res Commun, 263: 425-429.

Gardner CR, Laskin JD, Dambach DM, et al. 2003. Exaggerated hepatotoxicity of acetaminophen in mice lacking. Toxicology and Applied Pharmacology, 192(2): 119-130.

Geddes R. 2007. Minocycline-induced lupus in adolescents: clinical implications for physical therapists. J Orthop Sports Phys Ther, 37: 65-71.

Guglielmi L, Fontaine C, Gougat C, et al. 2006. IL-10 promoter and IL4-Ralpha gene SNPs are associated with immediate beta-lactam allergy in atopic women. Allergy, 61: 921-927.

Gunawan BK, Kaplowitz N. 2007. Mechanisms of drug-induced liver disease. Clin Liver Dis, 11: 459-475.

Gutierrez A, Rodriguez J, Martinez J, et al. 2006. Pathogenic study of anti-CD20 infusion-related severe refractory shock in diffuse large B-cell lymphoma. Leuk Lymphoma, 47: 111-115.

Happ MP, Wettstein P, Dietzschold B, et al. 1988. Genetic control of the development of experimental allergic encephalomyelitis in rats. Separation of MHC and non-MHC gene effects. J Immunol, 141: 1489-1494.

Hershey GK, Friedrich MF, Esswein LA, et al. 1997. The association of atopy with a gain-of-function mutation in the alpha subunit of the interleukin-4 receptor. N Engl J Med, 337: 1720-1725.

Hogaboam CM, Bone-Larson CL, Steinhauser ML, et al. 2000. Exaggerated hepatic injury due to acetaminophen challenge in mice lacking c-c chemokine receptor 2. Am J Pathol, 156(4): 1245-1252.

Ishida Y, Kondo T, Ohshima T, et al. 2002. A pivotal involvement of IFN-gamma in the pathogenesis of acetaminophen-induced acute liver injury. FASEB J, 16: 1227-1236.

Ishida Y, Kondo T, Tsuneyama K, et al. 2004. The pathogenic roles of tumor necrosis factor receptor p55 in acetaminophen-induced liver injury in mice. J Leukoc Biol, 75: 59-67.

Jacob CO, Hwang F, Lewis GD, et al. 1991. Tumor necrosis factor alpha in murine systemic lupus erythematosus disease models: implications for genetic predisposition and immune regulation. Cytokine, 3: 551-561.

James LP, Kurten RC, Lamps LW, et al. 2005a. Tumour necrosis factor receptor 1 and hepatocyte regeneration in acetaminophen toxicity: a kinetic study of proliferating cell nuclear antigen and cytokine expression. Basic Clin Pharmacol Toxicol, 97: 8-14.

James LP, Lamps LW, McCullough S, et al. 2003. Interleukin 6 and hepatocyte regeneration in acetaminophen toxicity in the mouse. Biochem Biophys Res Commun, 309: 857-863.

James LP, Simpson PM, Farrar HC, et al. 2005b. Cytokines and toxicity in acetaminophen overdose. J Clin Pharmacol, 45: 1165-1171.

Jarrett SJ, Cunnane G, Conaghan PG, et al. 2003. Antitumor necrosis factor-alpha therapy-induced vasculitis: case series. J Rheumatol, 30: 2287-2291.

Kaplowitz N, Tsukamoto H. 1996. Oxidative stress and liver disease. Prog Liver Dis, 14: 131-159.

Khan FD, Roychowdhury S, Gaspari AA, et al. 2006. Immune response to xenobiotics in the skin: from contact sensitivity to drug allergy. Expert Opin Drug Metab Toxicol, 2: 261-272.

Kleinschmidt WJ, Schultz RM. 1982. Similarities of murine gamma interferon and the lymphokine that renders macrophages cytotoxic. J Interferon Res, 2: 291-299.

Kollias G, Kontoyiannis D. 2002. Role of TNF/TNFR in autoimmunity: specific TNF receptor blockade may be advantageous to anti-TNF treatments. Cytokine Growth Factor Rev, 13: 315-321.

Kretz-Rommel A, Duncan SR, Rubin RL. 1997. Autoimmunity caused by disruption of central T cell tolerance. A murine model of drug-induced lupus. J Clin Invest, 99: 1888-1896.

Kroemer G, Hirsch F, Gonzalez-Garcia A, et al. 1996. Differential involvement of Th1 and Th2 cytokines in autoimmune diseases. Autoimmunity, 24: 25-33.

Lacour S, Gautier JC, Pallardy M, et al. 2005. Cytokines as potential biomarkers of liver toxicity. Cancer Biomark, 1: 29-39.

Laskin DL, Sunil VR, Laumbach RZ, et al. 2007. Inflammatory cytokines and lung toxicity. //House RV, Descotes J. Cytokines in Human Health: Immunotoxicology, Pathology, and Therapeutic Applications. Totowa NJ: Humana Press: 205-231.

Lee DW, Gardner R, Porter DL, et al. 2014. Current concepts in the diagnosis and management of cytokine release syndrome. Blood, 124(2): 188-195.

Lee M, Rhee I. 2017. Cytokine Signaling in Tumor Progression. Immune Netw, 17(4): 214-227.

Leifeld L, Dumoulin FL, Purr I, et al. 2003. Early up-regulation of chemokine expression in fulminant hepatic failure. J Pathol, 199: 335-344.

Liu SF, Ye X, Malik AB. 1999. Inhibition of NF-kappa B activation by pyrrolidine dithiocarbamate prevents *in vivo* expression of proinflammatory genes. Circulation, 100: 1330-1337.

Liu ZX, Kaplowitz N. 2002. Immune-mediated drug-induced liver disease. Clin Liver Dis, 6: 755-774.

Liu ZX, Kaplowitz N. 2006. Role of innate immunity in acetaminophen-induced hepatotoxicity. Expert Opin Drug Metab Toxicol, 2: 493-503.

Lue H, Kleemann R, Calandra T, et al. 2002. Macrophage migration inhibitory factor (MIF): mechanisms of action and role in disease. Microbes Infect, 4: 449-460.

Luster MI, Simeonova PP, Gallucci RM, et al. 2000. The role of tumor necrosis factor alpha in chemical-induced hepatotoxicity. Ann N Y Acad Sci, 919: 214-220.

Mak TW, Saunders ME, Jett BD. 2014. Chapter 2: components of the immune system. //Mak TW, Saunders ME, Jett BD. Primer to The Immune Response. 2nd ed. Burlington MA: Acad Press: 35-39.

Maltby J, Wright S, Bird G, et al. 1996. Chemokine levels in human liver homogenates: associations between GRO alpha and histopathological evidence of alcoholic hepatitis. Hepatology, 24: 1156-1160.

Masson MJ, Collins LA, Pohl LR. 2010. The role of cytokines in the mechanism of adverse drug reactions. Handb Exp Pharmacol, 196: 195-231.

Masson MJ, Uetrecht JP. 2004. Tolerance induced by low dose D-penicillamine in the brown Norway rat model of drug-induced autoimmunity is immune-mediated. Chem Res Toxicol, 17: 82-94.

Matzinger P. 1994. Tolerance, danger, and the extended family. Annu Rev Immunol, 12: 991-1045.

Mayorga C, Pena RR, Blanca-Lopez N, et al. 2006. Monitoring the acute phase response in non-immediate allergic drug reactions. Curr Opin Allergy Clin Immunol, 6: 249-257.

Mitchell JA, Gillam EM, Stanley LA, et al. 1990. Immunotoxic side-effects of drug therapy. Drug Saf, 5: 168-178.

Morio LA, Chiu H, Sprowles KA, et al. 2001. Distinct roles of tumor necrosis factor-alpha and nitric oxide in acute liver injury induced by carbon tetrachloride in mice. Toxicol Appl Pharmacol, 172: 44-51.

Murata H, Shimizu Y, Okada K, et al. 2003. Detection and analysis of intracytoplasmic cytokines in peripheral blood mononuclear cells in patients with drug induced liver injury. J Hepatol, 38: 573-582.

Naisbitt DJ, Britschgi M, Wong G, et al. 2003. Hypersensitivity reactions to carbamazepine: characterization of the specificity, phenotype, and cytokine profile of drug-specific T cell clones. Mol Pharmacol, 63: 732-741.

Naisbitt DJ, Pirmohamed M, Park BK. 2007. Immunological principles of T-cell-mediated adverse drug reactions in skin. Expert Opin Drug Saf, 6: 109-124.

Nassif A, Moslehi H, Le Gouvello S, et al. 2004. Evaluation of the potential role of cytokines in toxic epidermal necrolysis. J Invest Dermatol, 123: 850-855.

Nelms K, Keegan AD, Zamorano J, et al. 1999. The IL-4 receptor: signaling mechanisms and biologic functions. Annu Rev Immunol, 17: 701-738.

Olsen NJ. 2004. Drug-induced autoimmunity. Best Pract Res Clin Rheumatol, 18: 677-688.

O'Shea JJ, Holland SM, Staudt LM. 2013. JAKs and STATs in immunity, immunodeficiency, and cancer. N Engl J Med, 368: 161-170.

Owen J, Punt J, Stranford S. 2013. Receptors and signaling: cytokines and chemokines. //Owen J, Punt J, Stranfor S. Kuby Immunology. 7th ed. New York: W. H. Freeman: 105-140.

Paul WE. 2003. Fundamental immunology. 5th ed. Philadelphia: Williams & Wilkins.

Pichler WJ. 2006. Adverse side-effects to biological agents. Allergy, 61: 912-920.

Pichler WJ, Zanni M, von Greyerz S, et al. 1997. High IL-5 production by human drug-specific T cell clones. Int Arch Allergy Immunol, 113(1-3): 177-180.

Piguet PF, Grau GE, Hauser C, et al. 1991. Tumor necrosis factor is a critical mediator in hapten induced irritant and contact hypersensitivity reactions. J Exp Med, 173: 673-679.

Popovic M, Caswell JL, Mannargudi B, et al. 2006. Study of the sequence of events involved in nevirapine-induced skin rash in Brown Norway rats. Chem Res Toxicol, 19: 1205-1214.

Posadas SJ, Torres MJ, Mayorga C, et al. 2002. Gene expression levels of cytokine profile and cytotoxic markers in non-immediate reactions to drugs. Blood Cells Mol Dis, 29: 179-189.

Qasim FJ, Thiru S, Gillespie K. 1997. Gold and D-penicillamine induce vasculitis and up-regulate mRNA for IL-4 in the Brown Norway rat: support for a role for Th2 cell activity. Clin Exp Immunol, 108: 438-445.

Qiao HL, Wen Q, Gao N, et al. 2007. Association of IL-10 level and IL-10 promoter SNPs with specific antibodies in penicillin-allergic patients. Eur J Clin Pharmacol, 63: 263-269.

Qiao HL, Yang J, Zhang YW. 2005. Relationships between specific serum IgE, cytokines and polymorphisms in the IL-4, IL-4Ralpha in patients with penicillins allergy. Allergy, 60: 1053-1059.

Quddus J, Johnson KJ, Gavalchin J, et al. 1993. Treating activated CD4$^+$ T cells with either of two distinct DNA methyltransferase inhibitors, 5-azacytidine or procainamide, is sufficient to cause a lupus-like disease in syngeneic mice. J Clin Invest, 92: 38-53.

Rifkin IR, Leadbetter EA, Busconi L, et al. 2005. Toll-like receptors, endogenous ligands, and systemic autoimmune disease. Immunol Rev, 204: 27-42.

Rogers PD, Stiles JK, Chapman SW, et al. 2000. Amphotericin B induces expression of genes encoding chemokines and cell adhesion molecules in the human monocytic cell line THP-1. J Infect Dis, 182: 1280-1283.

Roujeau JC. 2006. Immune mechanisms in drug allergy. Allergol Int, 55: 27-33.

Roujeau JC, Stern RS. 1994. Severe adverse cutaneous reactions to drugs. N Engl J Med, 331(19): 1272-1285.

Roychowdhury S, Svensson CK. 2005. Mechanisms of drug-induced delayed-type hypersensitivity reactions in the skin. AAPS J, 7: E834-E846.

Rubtsov YP, Rudensky AY. 2007. TGFbeta signalling in control of T-cell-mediated self-reactivity. Nat Rev Immunol, 7: 443-453.

Saoudi A, Kuhn J, Huygen K, et al. 1993. TH2 activated cells prevent experimental autoimmune uveoretinitis, a TH1-dependent autoimmune disease. Eur J Immunol, 23: 3096-3103.

Satoh J, Seino H, Abo T, et al. 1989. Recombinant human tumor necrosis factor alpha suppresses autoimmune diabetes in nonobese diabetic mice. J Clin Invest, 84(4): 1345-1348.

Sayeh E, Uetrecht JP. 2001. Factors that modify penicillamine-induced autoimmunity in Brown Norway rats: failure of the Th1/Th2 paradigm. Toxicology, 163: 195-211.

Schett G, Elewaut D, McInnes IB, et al. 2013. How cytokine networks fuel inflammation: toward a cytokine-based disease taxonomy. Nat Med, 19(7): 822-824.

Seder RA, Ahmed R. 2003. Similarities and differences in CD4$^+$ and CD8$^+$ effector and memory T cell generation. Nat Immunol, 4: 835-842.

Segal R, Dayan M, Zinger H, et al. 2001. Suppression of experimental systemic lupus erythematosus (SLE) in mice via TNF inhibition by an anti-TNF alpha monoclonal antibody and by pentoxiphylline. Lupus, 10:

23-31.

Shaw PJ, Hopfensperger MJ, Ganey PE, et al. 2007. Lipopolysaccharide and trovafloxacin coexposure in mice causes idiosyncrasy-like liver injury dependent on tumor necrosis factor-alpha. Toxicol Sci, 100: 259-266.

Shenton JM, Popovic M, Chen J, et al. 2005. Evidence of an immunemediated mechanism for an idiosyncratic nevirapine-induced reaction in the female Brown Norway rat. Chem Res Toxicol, 18: 1799-1813.

Siddall E, Khatri M, Radhakrishnan J. 2017. Capillary leak syndrome: etiologies, pathophysiology, and management. Kidney Int, 92(1): 37-46.

Simpson KJ, Lukacs NW, McGregor AH, et al. 2000. Inhibition of tumour necrosis factor alpha does not prevent experimental paracetamol-induced hepatic necrosis. J Pathol, 190: 489-494.

Spangler JB, Moraga I, Mendoza JL, et al. 2015. Insights into cytokine-receptor interactions from cytokine engineering. Annu Rev Immunol, 33: 139-167.

Sullivan JR, Shear NH. 2001. The drug hypersensitivity syndrome: what is the pathogenesis? Arch Dermatol, 137: 357-364.

Tournade H, Pelletier L, Pasquier R, et al. 1990. D-penicillamine-induced autoimmunity in Brown-Norway rats. Similarities with $HgCl_2$-induced autoimmunity. J Immunol, 144: 2985-2991.

Tracey KJ, Cerami A. 1993. Tumor necrosis factor, other cytokines and disease. Annu Rev Cell Biol, 9: 317-343.

Tukov FF, Luyendyk JP, Ganey PE, et al. 2007. The role of tumor necrosis factor alpha in lipopolysaccharide/ranitidine -induced inflammatory liver injury. Toxicol Sci, 100: 267-280.

Uetrecht JP. 1999. New concepts in immunology relevant to idiosyncratic drug reactions: the "danger hypothesis" and innate immune system. Chem Res Toxicol, 12: 387-395.

Ungo JR, Jones D, Ashkin D, et al. 1998. Antituberculosis drug-induced hepatotoxicity. The role of hepatitis C virus and the human immunodeficiency virus. Am J Respir Crit Care Med, 157: 1871-1876.

Vandebriel RJ, van Och FM, van Loveren H. 2005. In vitro assessment of sensitizing activity of low molecular weight compounds. Toxicol Appl Pharmacol, 207: 142-148.

Villada G, Roujeau JC, Clerici T, et al. 1992. Immunopathology of toxic epidermal necrolysis: keratinocytes, HLA-DR expression, Langerhans cells, and mononuclear cells: an immunopathologic study of five cases. Arch Dermatol, 128: 50-53.

Wang YH, Liu YJ. 2008. The IL-17 cytokine family and their role in allergic inflammation. Curr Opin Immunol, 20: 697-702.

Weber RW. 2004. Adverse reactions to biological modifiers. Curr Opin Allergy Clin Immunol, 4: 277-283.

Whiteside TL. 2007. Introduction to cytokines as targets for immunomodulation. //House RV, Descotes J. Cytokines in Human Health: Immunotoxicology, Pathology, and Therapeutic Applications. Totowa NJ: Humana Press: 1-16.

Xu H, DiIulio NA, Fairchild RL. 1996. T cell populations primed by hapten sensitization in contact sensitivity are distinguished by polarized patterns of cytokine production: interferon gamma-producing (Tc1) effector CD8[+] T cells and interleukin (Il)4/Il-10-producing (Th2) negative regulatory CD4[+] T cells. J Exp Med, 183: 1001-1012.

Yamada Y, Fausto N. 1998. Deficient liver regeneration after carbon tetrachloride injury in mice lacking type 1 but not type 2 tumor necrosis factor receptor. Am J Pathol, 152: 1577-1589.

Yang J, Qiao HL, Dong ZM. 2005. Polymorphisms of IL-13 and IL-4-IL-13-SNPs in patients with penicillin allergies. Eur J Clin Pharmacol, 61: 803-809.

Yee SB, Bourdi M, Masson MJ, et al. 2007. Hepatoprotective role of endogenous interleukin-13 in a murine model of acetaminophen-induced liver disease. Chem Res Toxicol, 20: 734-744.

You Q, Cheng L, Reilly TP, et al. 2006. Role of neutrophils in a mouse model of halothane-induced liver injury. Hepatology, 44: 1421-1431.

Yucesoy B, Johnson VJ, Kashon ML, et al. 2007. Cytokine polymorphisms and relationship to disease. //House

RV, Descotes J. Cytokines in Human Health: Immunotoxicology, Pathology, and Therapeutic Applications. Totowa NJ: Humana Press: 113-131.

Yung RL, Quddus J, Chrisp CE, et al. 1995. Mechanism of drug-induced lupus. I. Cloned Th2 cells modified with DNA methylation inhibitors in vitro cause autoimmunity *in vivo*. J Immunol, 154: 3025-3035.

Zenewicz LA, Yancopoulos GD, Valenzuela DM, et al. 2007. Interleukin-22 but not interleukin-17 provides protection to hepatocytes during acute liver inflammation. Immunity, 27: 647-659.

第二十二章　化学致癌作用及其机制

流行病学和职业病学研究表明，化学致癌物和其他环境因素可以引起人类癌症。不同国家之间，特定类型癌症的发病率相差很大，如乳腺癌、胃癌、结肠癌、肝癌等癌症的死亡率常常相差 5—10 倍，而造成这种差异的主要原因并非遗传因素。移民流行病学研究发现，第一代移民的癌症风险模式符合迁出地的特征，而其后代的癌症风险模式则趋于迁入地的特征（Kolonel et al.，2004；Luch，2005）。这些结果提示，大部分人类癌症可能与生活方式、环境因素关系更加密切。事实上，在工业化国家中大部分癌症死亡与烟草消费、饮食结构、环境因素等密切相关。

关于化学致癌的早期发展历史可以追溯到 18 世纪中后期，英国医生 John Hill 和 Percival Pott 通过敏锐的临床观察，发现吸食鼻烟与鼻黏膜恶性转化之间存在相关关系，Pott 还发现烟囱清扫工人阴囊癌发病率较高，并且提出烟尘暴露是导致癌症发生的原因。这些报道在当时并未引起足够重视，但越来越多的证据表明，在工作场所暴露于某些化学物与多种癌症的发生密切相关。最值得注意的是，德国外科医生 Ludwig Rehn 关于染料工业工人中膀胱癌高发病率的报道。关于化学致癌的实验研究始于 1915 年，Yamagawa 和 Ichikawa 在实验家兔的耳后反复涂抹煤焦油，形成原位肿瘤。随即，1918 年 Tsutsui 也证明在小鼠皮肤局部反复涂抹煤焦油可以引起小鼠皮肤癌。进而，英国学者在 1933 年从煤焦油中分离出活性化学致癌物，最终鉴定为**多环芳烃（polycyclic aromatic hydrocarbon，PAH）**类化学物**苯并(α)芘[benzo(α)pyrene，B(α)P]**。以 B(α)P 为代表的很多致癌性的多环芳烃是由有机分子不完全燃烧产生的（图 22-1）。在煤焦油里可分离到这一类能在动物中致癌的物质，同时也是重要的职业性致癌物，其接触与癌症发生率密切联系，由此建立了利用致癌性的动物模型来解释人类流行病学的研究趋势。

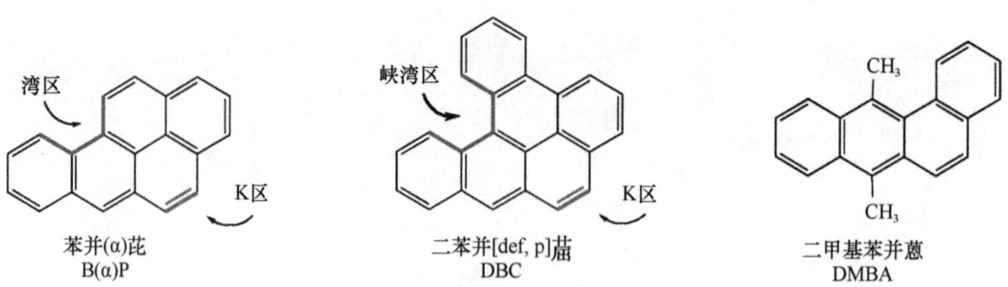

图 22-1　代表性 PAH 致癌物（Harvey，2011）（彩图请扫封底二维码）

第一节　化学致癌物的来源与分类

一、化学致癌物的来源

化学致癌物的来源复杂，种类繁多，主要有：多环芳烃类化合物、芳香胺和酰胺类化合物、硝基化合物、烹饪过程中产生的杂环胺类化合物、*N*-亚硝基化合物、黄曲霉毒素、天然油脂（如黄樟素），以及其他天然产品（如吡咯里西啶生物碱）等。随着环境行为、活性代谢物、酶活化途径、与 DNA 形成加合物结构等研究进展，对各类化合物的致癌发展过程已经比较清晰。虽然不同化学致癌物的化学结构各异，但其致癌机制基本相似。大多化学致癌物的活性代谢形式是亲电子物（或活性氧），其与 DNA 相互作用，引起突变和/或其他类型遗传毒性改变。

（一）多环芳烃

随着多种 PAH 致癌物的发现，人们对其致癌性提出了一系列问题：致癌活性对化学物的结构要求是什么？这些化学物是本身具有致癌活性，还是需经代谢活化？这些化学物的靶细胞是什么？早期学者认为 PAH 化学物本身具有致癌活性，因为尿中的代谢产物（酚类、二氢二醇、醌类及其结合物）均无致癌活性或仅有微弱的致癌活性。

1. 构效关系

对于 PAH 类化学物及其杂环类似物的构效关系的探讨已有很多研究（Harvey，1991），更多相关进展信息可以在 IARC 查到。在化学致癌实验研究方面，通过不同种属、不同年龄、不同性别实验动物，或不同染毒方式（如经口、经皮、皮下注射等）和使用不同促癌剂的实验结果可能差别很大，在进行相关比较时需要十分谨慎。促癌剂是一类本身并非化学致癌物，但可促使阈剂量下致癌物预处理的实验动物发生肿瘤，如佛波酯，化学名为**佛波醇-12-十四烷酰-13-乙酸酯（12-*O*-tetradecanoylphorbol-13- acetate，TPA）**。研究表明，苯并（α）蒽（BA）和䓛（chrysene）单独作用都不引起小鼠皮肤癌症，但经过 TPA 促癌后可以引起致癌效应，这些物质不是**完全致癌物（complete carcinogen）**，而是**启动剂（initiator）**。

这类化学物致癌活性的基本结构要求是 4—7 个稠合芳香环和 1 个"峡湾（bay or fjord）"区，B(α)P 的 4,5-键形成的 K 区结构也是典型活性结构之一（图 22-1）。在关键位置的甲基置换对致癌活性有极大的增强作用。如前所述，BA 不是一种化学致癌物，但如果在其 6、7、8 或 12 位引入甲基则后果将大为不同。例如，**二甲基苯并蒽 [dimethylbenz anthracene，DMBA]**就是一种致癌性极强的化学致癌物。在 5 环 PAH 家族中，B(α)P 是一种强致癌物，二苯并(α,h)蒽、苯并(g)䓛、苯并(c)菲致癌活性较弱，其他同分异构体则是弱的启动剂。IARC 将 B(α)P 归为 Ⅰ类致癌物（人类确证致癌物）。在 6 环 PAH 家族中，**二苯并(def,p)䓛[dibenz (def,p) chrysene，DBC]**是至今为止确认的致癌活性最强的 PAH 化学物，随着分子结构的增大，PAH 化学物逐渐趋近于类似石墨的结构。水溶性的增强限制了致癌活性；引入极性取代基，如 CO_2H、NO_2、SO_3H 等通常会降低致癌活性。

2. 代谢与代谢活化

Boyland 于 1950 年提出，芳烃氧化物是 PAH 类化学物的主要代谢产物，如酚、二氢二醇及其他氧化代谢产物，目前这一观点被广泛接受。他还提出，K 区芳烃氧化物[如

B(α)P 4,5-氧化物]是 PAH 类化学致癌物的活性形式。"K 区"理论是 1955 年 Pullman 等提出的，具体是指与菲化合物9、10 位键类似的富电子芳香键区域。

PAH 化学物在内质网微粒体上由细胞色素 P450 酶系催化代谢，B(α)P 的代谢途径如图 22-2 所示。芳香环氧化物主要通过 3 种途径代谢：①重排成酚；②环氧化物水解酶催化水化形成反式-二氢二醇；③与谷胱甘肽结合。最不稳定的芳香环氧化物，如 B(α)P 2,3-氧化物，可以迅速重排成酚，通常只会形成一种酚类异构体，而其结构可以通过分子轨道理论预测。例如，在 B(α)P 代谢过程中，代谢产物只有 3-OH-B(α)P，而不会产生 2-OH-B(α)P。较稳定的芳香环氧化物，如 B(α)P 7,8-氧化物则会部分转化为二氢二醇，最稳定的芳香环氧化物[B(α)P 4,5-氧化物]则会全部转化为二氢二醇。酚和二氢二醇进而转化为水溶性结合物和磷酸酯类化合物，其与谷胱甘肽结合可转化为硫醚和巯基尿酸衍生物。二次氧化代谢可以生成醌类及其他高度氧化的代谢产物。

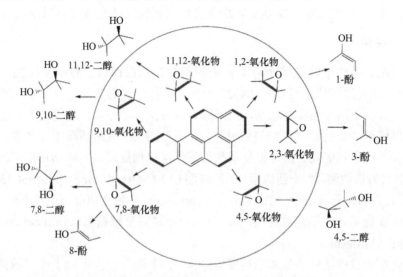

图 22-2　B(α)P 在细胞色素 P450 催化下首先被氧化形成活性芳香环氧化物中间代谢产物，继而重排成酚并水合生成二氢二醇（Harvey，2011）（彩图请扫封底二维码）

Brooks 和 Lawley（1964）用 [3]H 标记 PAH 化合物涂抹小鼠背部，发现其可以与核酸、蛋白质等生物大分子形成加合物，该过程需 P450 微粒酶系催化，与 DNA 形成加合物的程度与致癌活性相关，这些发现与之前提出的 K 区氧化活性代谢过程一致。Baird 等（1973，1975）证实 B(α)P 4,5-氧化物和 7-甲基-BA 5,6-氧化物与 DNA 反应产物的色谱图与体内 DNA 加合物形成的色谱图不同，因此可以排除 K 氧化物作为活性代谢物与 DNA 形成加合物的可能性。

（1）二醇环氧化物途径

在小鼠体内 B(α)P 代谢产物与 DNA 形成的加合物比 B(α)P 4,5-氧化物代谢产物与 DNA 形成的加合物极性更强。Borgen 等（1973）将 B(α)P 7,8-二氢二醇与仓鼠肝微粒体共同孵育，发现 DNA 加合物，接着，Sims 等（1974）提出活性代谢产物是二醇环氧化物（图 22-3），他们将 ^{3}H-B(α)P 7,8-二氢二醇和间氯过氧苯甲酸氧化后与 DNA 共同孵育，形成的产物经色谱鉴定与小鼠细胞内形成的加合物相同。

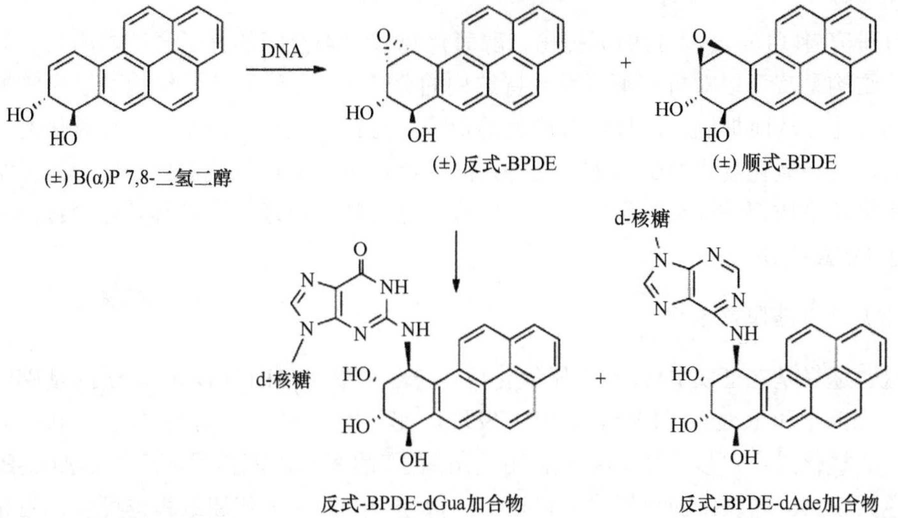

图 22-3 (±) B(α)P 7,8-二氢二醇经细胞色素 P450 催化代谢产生反式-和顺式-二醇环氧化物异构体,(+)-反式-BPDE 在脱氧鸟嘌呤（dGua）位点与 DNA 反应生成 2-氨基-dGuo 加合物和少量 6-氨基-脱氧腺嘌呤（dAde）加合物（Sims et al.，1974）

1976 年,有学者通过立体定向合成反式-和顺式-B(α)P 二醇环氧化物[反式-B(α)PDE 和顺式-B(α)PDE]。反式-B(α)PDE 的苯环羟基基团在环氧基团的对侧分子面,而顺式-B(α)PDE 的苯环羟基基团则在环氧基团同侧。两种同分异构体都有一对(±)-对映体,但在体内真正与 DNA 形成加合物的则是反式-B(α)PDE 和顺式-B(α)PDE 本身。核磁共振和质谱分析结果显示,大部分（80%—85%）的 DNA 加合物是通过(+)反式-B(α)PDE 与脱氧鸟嘌呤（dGuo）结构上的 2-氨基基团反应生成的。另外,有小部分 DNA 加合物是反式-B(α)PDE 与 6-氨基-脱氧腺嘌呤（dAde）反应生成的。此外,还有多种方法生成另外一部分 DNA 加合物。在啮齿类动物、牛和人类细胞中均可以观察到类似的经 B(α)P 代谢产生的加合物。

细菌和哺乳动物细胞实验均显示,反式-B(α)PDE 和顺式-B(α)PDE 都是强致突变物质,在哺乳动物细胞中,反式-B(α)PDE 的致突变效应比顺式-B(α)PDE 更强,而在反式-B(α)PDE 中,(+)反式-B(α)PDE 比(−)反式-B(α)PDE 的致突变效应更强。小鼠皮肤涂抹实验也证实,(±)反式-B(α)PDE 比(±)顺式-B(α)PDE 具有更强的致瘤性能。其他 PAH 类化学致癌物[如 DMBA、DBC、5-甲基䓛、苯并(g)䓛等]也可以通过二醇环氧化方式代谢,现在一般认为,二醇环氧化方式在 PAH 致癌过程中起重要作用,但并不能排除其他活化代谢途径。

二醇环氧化代谢物的湾区是这类化学物致癌特性的结构基础,而这种结构的分子基础是什么？根据 Jerina 和 Daly（1977）提出的"湾区理论（bay region theory）",通过分子轨道计算可以预测湾区二醇环氧化物的结构,这些产物极具活性。研究显示,B(α)P 和 DMBA 的 K 氧化物可以与核酸直接反应形成加合物,然而,亦有证据表明,芳烃的氧化代谢产物在体内可以迅速重排形成酚和/或转化成为二氢二醇，而并非与 DNA 反应形成加合物。

有研究者（Harvey，1991）提出二醇氧化物在有限空间的分子区域内所具有的独特的湾区结构是其可以对抗酶解毒而维持结构的分子基础。这种湾区结构可以影响酶介导的生物转化，从而抑制水溶性结合产物的形成。与该理论一致的是，二醇氧化物的湾区相对难以被环氧化物水解酶降解。此外，湾区氧化物比芳烃氧化物更稳定，湾区结构可以对氧化环形成保护作用，保证含有该结构的化合物可以通过微粒体转运至细胞核，进而引起 DNA 损伤。

（2）自由基阳离子途径

这一途径是在证实 PAH 单电子氧化可以产生短暂 PAH 自由基阳离子的基础上发现的。Cavalieri 和 Rogan（1985，1995）发现，在乙酸（HOAc）溶液内，Mn(Oac)$_3$ 催化的 B(α)P 氧化过程可以产生 B(α)P 自由基阳离子，后者与乙酸盐反应产生 6-AcO-B(α)P。细胞色素 P450 过氧化物酶催化的包括 B(α)P 在内的 PAH 代谢过程也可以产生相同的 PAH 自由基阳离子，而这些自由基阳离子与 DNA 反应，形成脱嘌呤加合物。Cavalieri 提出 PAH 自由基阳离子与细胞内生物大分子结合的能力取决于 PAH 电离潜能（IP<7.35eV）和反应位点的电荷定位水平。在辣根过氧化物酶的作用下，只有 IP<7.35eV 的 PAH 可以与 DNA 结合，有研究发现，PAH 的致癌性也与 IP 有相关关系。图 22-4 简单描述了在体外大鼠肝微粒体作用下以及小鼠皮肤实验中的 B(α)P 形成的脱嘌呤加合物的结构。DBC 的单电子氧化也可以形成类似的加合物，和鸟嘌呤及腺嘌呤形成的这类加合物最近也有报道（Dai et al.，2007）。

B(α)P自由基阳离子

6-BP-8-Gua   6-BP-7-Gua   6-BP-8-Ade   6-BP-3-Ade

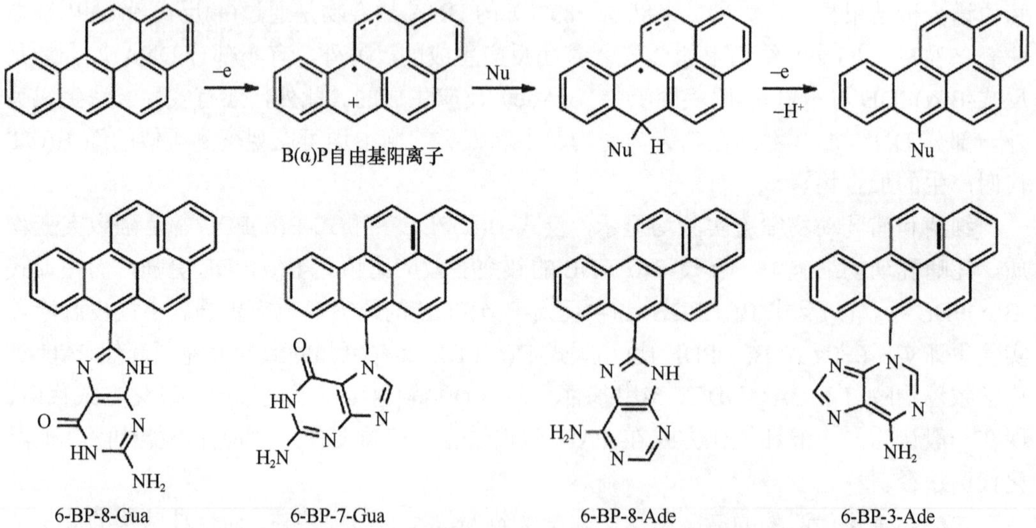

图 22-4　B(α)P 单电子氧化产生 B(α)P 自由基阳离子，后者与亲核物质反应生成加合物。图中也展示了与 DNA 反应脱嘌呤产生脱嘌呤加合物的过程（Dai et al.，2007）

到目前为止，对自由基阳离子通路还存在一定的争议，其中一种观点认为高活性的自由基阳离子半衰期极短，难以维持到达细胞核并与 DNA 反应所需的时间。另外，对于脱嘌呤水平是否足以超出本底水平也有质疑。

（3）氧化还原醌途径

PAH 二氢二醇代谢产物[如 B(α)P 7,8-二氢二醇]可以通过二氢二醇脱氢酶作用转化为儿茶酚胺。稳定性较差的儿茶酚胺经过两个阶段的自氧化形成半醌阴离子自由基，进一步与 H_2O_2 共同反应，转化为醌和超氧阴离子（Penning et al.，1999）（图 22-5）。最初的单电子氧化过程 O-半醌自由基和过氧化氢，通过第二步单电子氧化过程形成 O-醌和一个超氧阴离子。O-醌可以进入氧化还原循环，消耗 NADHP，增加**活性氧（reactive oxygen species，ROS）**产量，或与 DNA 反应形成稳定的脱嘌呤加合物。

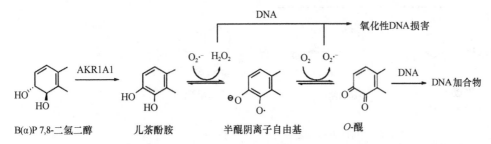

图 22-5 氧化还原醌途径（Penning et al.，1999）

人 AKR1A1 催化的 B(α)P 7,8-二氢二醇生成乙烯醇，后者异构形成儿茶酚胺，进而经过两步单电子自氧化形成半醌阴离子自由基和可引起 DNA 损伤的 ROS

众所周知，ROS 可以引起 DNA 氧化损伤，8-OHdG 可以引起 G-T 颠换（Penning et al.，1999；Cheng et al.，1992）。PAH 通过该途径形成的少量醌可以引起大量 ROS 的产生，进一步导致严重的 DNA 损伤。Park 等（2008）在人肺腺癌细胞系 A549 中发现存在该活化途径，提示其在人类肺癌发生过程中具有重要作用。有关稳定加合物（Dai et al.，2005；Ran et al.，2008）和脱嘌呤加合物（Harvey et al.，2005）的形成均有报道，关于这一途径所涉及的酶在后面章节中会有详细讨论。

（二）芳香胺和酰胺类化合物

1895 年，Rehn 在一家德国染料工厂发现工人的膀胱癌发病率很高，后来证明致癌物是 2-氨基萘、4-氨基联苯和联苯胺（图 22-6），从此芳香胺致癌开始受到关注。1933 年，Yoshida 发现用 O-氨基偶氮甲苯或 2′,3′-二甲基-4-氨基偶氮苯染毒可以诱发小鼠和大鼠肝脏肿瘤（Harvey，2011）。Kinosita 于 1936 年报道 N,N-二甲基-4-氨基偶氮苯是潜在的膀胱致癌物。**2-乙酰氨基芴（2-acetylaminofluorene，AAF）**曾用作杀虫剂，直到1941 年发现其可以致癌后禁用（Harvey，2011）。

20 世纪 60 年代，Millers 发现大鼠摄入 AAF 后可以将之代谢成为 N-羟基-AAF（N-OH-AAF），N-羟基-AAF 引起肝脏及其他器官肿瘤的潜力比 AAF 更大（Miller et al.，1961）。近年来的研究证实，AAF 的代谢活化过程主要通过肝脏中细胞色素 P450 催化的 N-羟化进行的，形成的 N-羟基代谢产物进一步转化为乙酸酯或硫酸酯，最终与 DNA

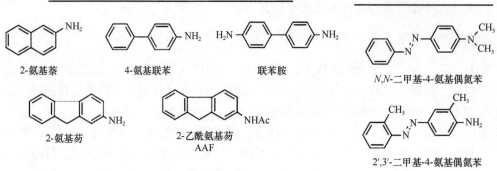

图 22-6 芳香胺、酰胺类、氨基重氮化合物、芳香族硝基化合物等致癌物结构（Harvey，2011）

Trp-P-1. 3-氨基-1,4-二甲基-5H-吡啶并[4,3-b]吲哚；Glu-P-2. 2-氨基=吡啶[1,2-a:3′,2′-d]咪唑；PhIP. 2-氨基-1-甲基-6-苯基-咪唑[4,5-b]吡啶；IQ. 2-氨基-3-甲基咪唑并[4,5-F]喹啉；MeIQ. 2-氨基-3,4-二甲基-3H-咪唑并[4,5-F]喹啉；MeIQx. 2-氨基-3,8-二甲基咪唑并[4,5-F]喹啉

反应。这一代谢途径的物种间差异很大，在啮齿类动物中主要诱发肝脏、肺、乳腺肿瘤，而很少见膀胱癌；在犬类则恰恰相反，以膀胱癌最为常见，而后者与人类情况类似。这种差异主要是 AAF 在不同物种中的代谢活化模式各异造成的。在啮齿类动物中，N-OH-AAF 可以通过三种不同途径进一步活化：①磺基转移酶催化其转化为硫酸酯；②N、O-酰基转移酶催化 N 原子上的酰基转移至 O 原子，形成 N-AcO-2-氨基芴；③脱乙酰形成 N-羟基-2-氨基芴（N-OH-AF），后者转化为活化的 N-磺氧基酯。在犬类，主要代谢途径是形成 N-葡萄糖苷酸，后者转运至肾脏通过水化作用释放活性代谢产物与 DNA 发生

反应。N-OH-AF 与 DNA 反应可以形成 C-8-dG 加合物[N-(脱氧鸟苷-8)-2-氨基芴，N-dG-8-AF]（图 22-7），这种加合物也可以通过染毒 AAF、2-氨基芴、2-硝基芴或其 N-羟基衍生物（N-OH-AAF 或 N-OH-AF）等在体内代谢形成。芳香胺所致 C-8-dG 加合物的形成与其诱导细菌及哺乳动物细胞恶性转变的能力具有相关关系，其引发的最常见突变为 G-T 颠换。在 N-OH-AAF 诱导小鼠肝脏肿瘤过程中，这种类型突变发生在 ras 原癌基因的第 61 密码子，类似的突变也与人类膀胱癌的发生有相关关系。

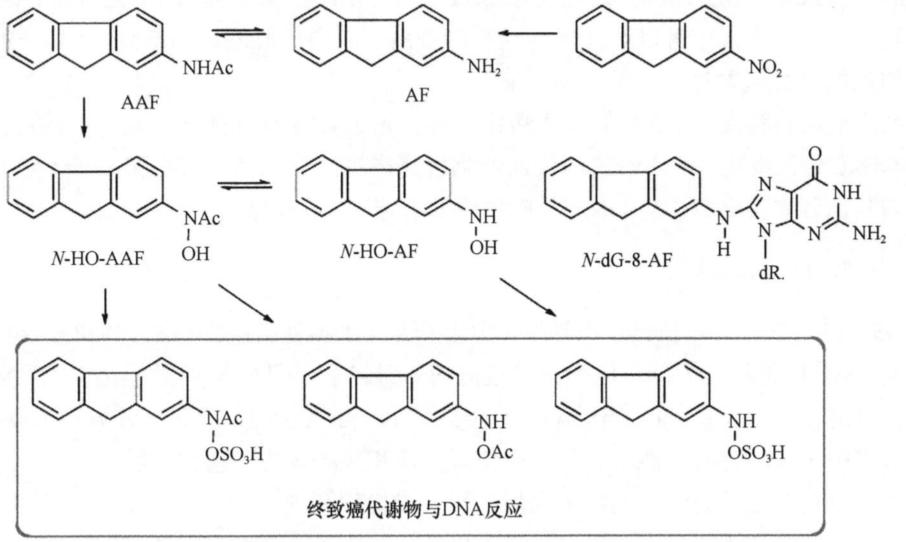

图 22-7 AAF 代谢活化过程及相关化合物（Beland and Kadlubar，1990）

（三）芳香族硝基化合物

芳香族硝基化合物是一类常见的环境化学污染物，其是在燃料或其他有机物燃烧过程中 PAH 发生硝基化而形成的。Pitts 等（1978）提出 PAH 与模拟大气中的氮氧化物反应形成芳香族硝基化合物。1-硝基芘（1-NP）和 1,3-二硝基芘、1,6-二硝基芘（图 22-6）、1,8-二硝基芘均是静电复印色调剂中存在的致突变物。芳香族硝基化合物通常存在于柴油机尾气、燃煤飞尘、大气颗粒物、香烟烟雾中。1-NP 占柴油机排放的诱变活性物的近 25%，美国国家毒理学项目（NTP）的研究表明，1-NP 是一种可能的人类呼吸系统致癌物（National Toxicology Program，1996）。通常二硝基芘比硝基芘具有更强的致瘤性。燃烧过程中产生的其他具有致癌性的芳香族硝基化合物还包括 6-硝基联苯、2-硝基芴、4-硝基联苯、2-硝基萤蒽和 3-硝基苯并蒽酮。在人类中，1-NP 的主要活化途径是通过细胞色素 P450 介导的硝基还原形成 N-羟基-1-氨基芘（N-OH-AP），进而通过 O-乙酰化产生具有遗传毒性的 N-乙酰基-1-氨基芘（N-AcO-AP）。N-AcO-AP 和 DNA 反应形成与 N-OH-AF 和 DNA 反应所产生的加合物类似的 C-8 连接脱氧鸟苷加合物（N-dG-8-AF）（图 22-7）。

（四）烹饪过程中形成的杂环胺类化学物

杂环胺类化学物（heterocyclic aromatic amine，HAA）是在烹饪过程中产生的，存在于正常的人类食物中，Sugimura 于 1976 年应用细菌检测的方法首次发现烹饪鱼的烟雾凝集物具有强致突变活性，后来经过鉴定具有致突变活性的物质是 HAA，从而引起人们对 HAA 致癌风险的关注（Sugimura et al.，2000，2004）。相似的研究发现，肉类烹饪过程也可产生一系列具有致癌活性的 HAA。HAA 可以分为两类：一类包含 2-氨基-3-咪唑[4,5-F]-喹啉（IQ）及其类似物（MeIQ 和 MeIQx）；另外一类包含 Trp-P-1、Glu-P-2 和 PhIP。高温烹饪肌酸酐、氨基酸、糖的混合物可以产生 IQ 类化合物，这类化合物是更强的细菌致突变物。高温分解氨基酸和蛋白质可以产生第二类 HAA 化合物。HAA 类化合物在大鼠和小鼠中可以引起多种类型的肿瘤，其中以肝癌最为常见，但某些 HAA 化合物也可以引起大肠、乳腺和前列腺肿瘤。

啮齿类动物和人类 HAA 的代谢活化过程首先是 CYP1A2 催化的氨基基团羟化，进而 N-OH 发生乙酰化。N-乙酰氧基代谢产物解离产生高反应性的芳香胺离子（Ar-NH$^+$），后者与其他芳香胺相似，与 DNA 反应生成 C-8 连接 dG 加合物。

（五）N-亚硝基化合物

1956 年，Magee 和 Barnes 首次发现用作干洗剂的 **N-亚硝基二甲胺（N-nitrosodimethy-lamine，NDMA）** 染毒大鼠可以引起肝脏肿瘤，引起了人们对 N-亚硝基化合物致癌潜能的关注（Magee and Barnes，1956）。Magee 和 Farber（1962）又进一步发现 NDMA 在大鼠肝脏中可以转化为活性形式，进而使蛋白质和核酸发生甲基化。后来挪威有报道指出，山羊进食经亚硝酸钠腌制的鱼肉后出现肝毒性病死现象，后来 Ender 等（1964）经过研究发现这些鱼肉中含有 NDMA。对于这一结果有争议的是，通常认为二甲胺与亚硝酸盐反应可以生成 NDMA，但这一亚硝化反应需要在酸性 pH 环境下才能完成，而鱼肉中的 pH 环境则呈中性或碱性。1973 年，Keefer 和 Roller 证实在有甲醛存在的情况下，即使在 pH 为 7 的环境下，亚硝化反应也可正常进行。

1. 饮食中的 N-亚硝基化合物

以上的一些报道和发现提示人类饮食中可能在不同程度上存在 N-亚硝基化合物。亚硝酸钠在腌制肉的制作中应用十分广泛，如培根、火腿、香肠、腌制牛肉、熏制鲑鱼等，但其使用剂量并无严格控制。调查发现，这些食物中确实存在不同种类的 N-亚硝基化合物，其中以 NDMA 及其二乙基类似物 NDEA 最为常见。在调查中还鉴定了多种类型的 N-亚硝基化合物，而其中大部分均证实是致癌物。此外，啤酒和饮料中也存在 N-亚硝基化合物。对不同种类的 200 个啤酒样品进行检测，发现在 2/3 的样品中存在高水平 NDMA，NDMA 在一种称为"烟熏啤酒（Rauchbier）"的黑啤中含量最高。溯源调查证实，其中的 NDMA 主要是麦芽中的生物碱与加热麦芽时燃料燃烧所产生的烟气中的氮氧化物发生亚硝化反应而形成的，通过分离麦芽和烟气即可妥善解决这一问题。

2. 烟草中的 N-亚硝基化合物

Hoffmann 和 Hecht 等在 20 世纪 70 年代就已经发现烟草中存在**烟草特异的亚硝胺（tobacco-specific nitrosamine）**类化合物，并且其可以诱发肺癌（Hecht，1998，2008）。

烟草中的主要生物碱是尼古丁,其可以与亚硝酸盐反应生成 *N*-亚硝基化合物 NNN、NNK
和 NNA（图 22-8）等，其中有 7 种是烟草中特有的，NNN 和 NNK 是最重要的两种，
其普遍存在于烟草主流烟雾、侧流烟雾中，甚至在未燃烧的烟草中也存在。NNK 在所
有物种实验动物中均主要诱发肺部肿瘤，在大鼠中尤其明显，也可以引起胰腺、鼻黏膜
和肝脏肿瘤。NNN 在大鼠中可以引起食道和鼻腔肿瘤，在小鼠和仓鼠中可以引起呼吸
道肿瘤。2007 年，IARC 将 NNK 和 NNN 列为确证人类致癌物。

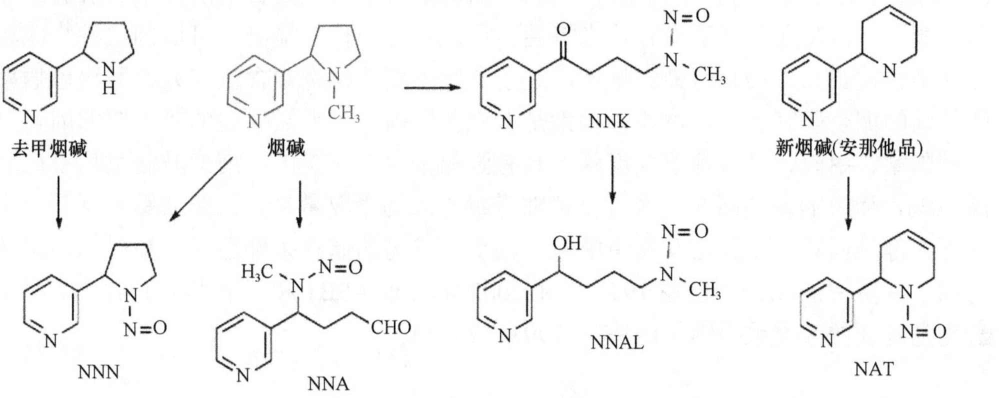

图 22-8 烟草生物碱及由此形成的烟草特异的亚硝胺（Hecht，2008）（彩图请扫封底二维码）
NNK：4-(*N*-甲基亚硝胺)-1-(3-吡啶基)-1-丁酮；NNN：*N*-亚硝基降烟碱；NNA：4-(甲基亚硝胺)-1-(3-吡啶基)丁醛；NNAL：
4-(甲基亚硝胺)-1-(3-吡啶基)-1-丁醇；NAT：*N*-亚硝基新烟碱

3. *N*-亚硝基化合物的代谢活化

二甲基亚硝胺代谢活化过程需 CYP2A6 在亚甲基或甲基位点催化α-羟化，生成α-
羟基二甲基亚硝胺（图 22-9），进一步水解形成相应的醛和烷基亚硝胺，后者与烷基重
氮氢氧化物形成互变异构平衡。这种代谢中间产物是一种前致癌物，其分解后释放出
N_2，产生高活性的烷基自由基，这是一种终致癌物，必须维持活性直至到达核后才能与
DNA 反应。

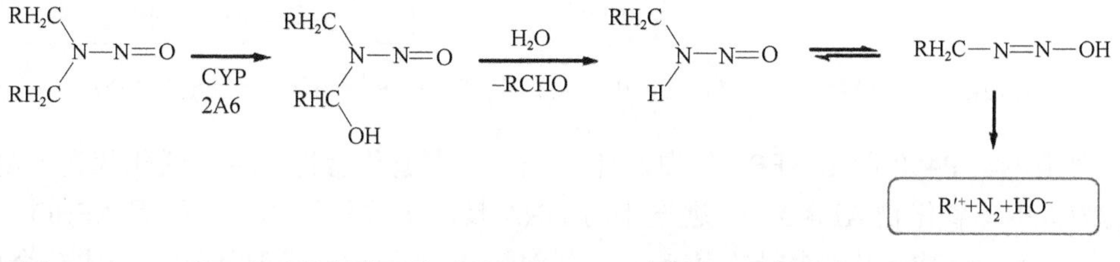

图 22-9 二甲基亚硝胺的代谢活化过程经 CYP2A6 催化发生羟化脱去一个醛基并分解形成
活性烷基阳离子

（六）天然形成的致癌物

人类活动对环境中致癌物的产生具有重大贡献，但很多天然物质本身即是致癌物，
如霉菌毒素（如黄曲霉毒素）、某些草药和香料（如黄樟素和草蒿脑），以及某些植物产
品（如吡咯里西啶生物碱）等。

1. 黄曲霉毒素

黄曲霉毒素是一类由丝状真菌产生的霉菌毒素（Bennett and Klich，2003），它们是由谷物或其他农作物中常见的真菌**黄曲霉（*Aspergillus flavus*）**和**寄生曲霉（*Aspergillus parasiticus*）**代谢产生的。黄曲霉毒素主要有黄曲霉毒素 B1、B2、G1、G2 等 4 种类型（图 22-10），其中 B 类毒素有一个环戊烯酮环融入香豆素的内酯环中，而 G 类毒素则取代另一个内酯环。黄曲霉毒素（AFB1）是目前所知最具肝脏致癌性的物质之一。黄曲霉毒素具有荧光特性，通过对这一特性检测，可以判定谷物或相关商品是否被黄曲霉毒素污染。早期，关于食物中黄曲霉毒素含量与人群肝癌患病率之间关联的调查研究认为，黄曲霉毒素是世界范围内引起人类癌症的最主要的因素。在非洲国家、中国、泰国等地发现两者具有强相关性，在美国，南部肝癌发病率比北部高 10%，而发病率最高的地区每日黄曲霉毒素人均摄取量最高。黄曲霉毒素是一个世界性的健康问题，尤其在发展中国家，粮食、谷物的储存条件恶劣，高温和高湿条件有利于霉菌增殖。IARC 已在 1993 年和 2002 年公布 AFB1 和天然形成的黄曲霉毒素混合物是确证的人类致癌物（IARC，1993，2002）。

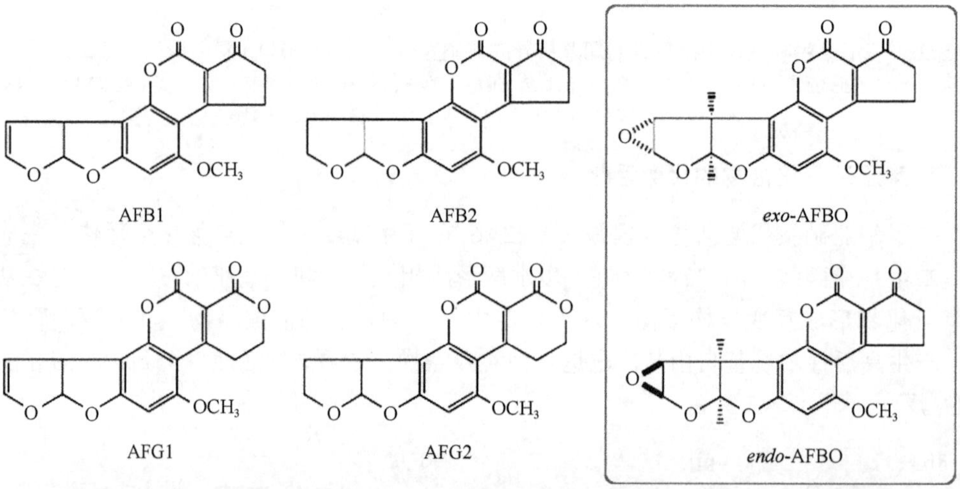

图 22-10 黄曲霉毒素和 AFB1 外-和内-8,9-环氧化物（Bennett and Klich，2003）

细胞色素 P450 催化 AFB1 代谢活化，进而产生遗传毒性。主要活化代谢产物的结构为 8,9-环氧化物 AFBO，其进一步与 DNA 反应形成加合物。最初因 AFBO 的高度活性，人工合成该化学物十分困难，直到 1994 年 Iyer 通过两种不同途径成功合成：①应用二甲基双环氧乙烷氧化 AFB1；②与细胞色素 P450 混合功能氧化酶进行酶反应。两种方法都可以产生 *exo*-AFBO 和 *endo*-AFBO 同分异构体（图 22-10）。*exo*-AFBO 是活性代谢产物，应用碱基回复突变实验检测发现其具有强致突变效应，而 *endo*-AFBO 却无致突变效应。*exo*-AFBO 插入 DNA 时定向地在 dG 的 N7 位的 SN$_2$ 环氧化（Iyer et al.，1994）。虽然对大鼠来说，AFB1 是一种潜在的肝脏致癌剂，而小鼠对其却有一定的抵抗力。小鼠微粒体对 AFBO 具有比大鼠更高的代谢特异性，但小鼠对代谢活性产物的解毒效能也高于大鼠。AFB1 通过 AFBO 与 DNA 在 dG 位点结合而诱发突变，最终引起 G-T 颠换。

2. 黄樟素、草蒿脑及相关化合物

丙烯基苯衍生物（图 22-11，图 22-12），如黄樟素、草蒿脑都是草药和调味品的成分，黄樟树的油中含有近 93%的黄樟素，而在龙蒿叶和罗勒的油中分别含 60%以上和 24%—70%的草蒿脑（IARC，1976）。甲基丁香酚是罗勒、桂皮、香茅油的成分，而肉豆蔻醚是欧芹（10%—30%）、肉豆蔻子、肉豆蔻皮（4%—8%）油中的成分。

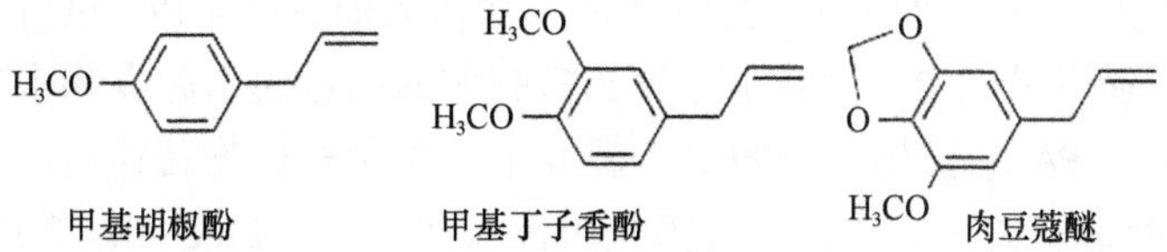

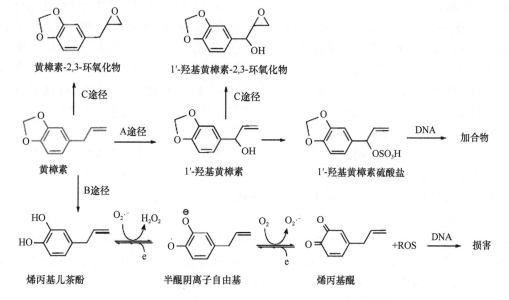

图 22-11　具有致癌活性的用作调味剂的天然油脂（IARC，1976）

图 22-12　黄樟素精和其他天然油脂的代谢活化途径（IARC，1976）（彩图请扫封底二维码）

黄樟素的代谢活化有三条途径，主要途径是通过细胞色素 P450 介导的羟化反应，首先生成 1′-羟基黄樟素，然后谷胱甘肽酶催化其转化为硫酸酯，后者分解产生的烯丙基正电离子在 dG 位点与 DNA 反应，生成 N^2-连接的加合物——N^2-(反式-异黄樟素-基)-脱氧鸟嘌呤和 N^2-(黄樟素-1-基)-脱氧鸟嘌呤（Wiseman et al.，1985；Chung et al.，2008）；另外一条活化途径是首先通过细胞色素 P450 催化的 O-脱烷基反应生成烯丙基儿茶酚，进一步通过类似于 PAH 醌形成的机制被氧化为 4-烯丙基-O-醌，在这一过程中所生成的 ROS 引起 DNA 损伤；第三条代谢活化途径较少见，1′-羟基黄樟素进一步环氧化生成 1′-羟基黄樟素-2,3-环氧化物。IARC 在 1976 年将黄樟素归类为 2B 类人类致癌物，其可以对啮齿类动物致癌，但并没有在人类中致癌的充分证据。

3. 吡咯里西啶生物碱

吡咯里西啶生物碱（pyrrolizidine alkaloid，PA）是一类天然物质，很多具有肝毒性和致瘤性（IARC，1976），其中紫草科、菊科、豆科植物所产生的 PA 毒性最大，在这三类种属中已经鉴定的有 660 种以上 PA，超过一半具有毒性（Stegelmeier et al., 1999）。含吡咯里西啶的植物作为花草茶和草药使用具有悠久的历史，紫草科植物是一类十分常见的花草茶，其中含有的 PA 可以导致不同程度的肝毒性，虽然美国食品药品监督管理局在 2001 年已经禁止紫草科植物作为膳食补充使用，然而市场上仍然充斥着形形色色的紫草科植物相关产品，而网络上也对其健康功效大肆宣传。PA 也可能污染食物，曾有多宗大规模因食用以被 PA 污染面粉为原料制作的面包而引起食物中毒事件的报道。此外，牛羊吃含有 PA 的植物后产的奶、蜜蜂采集紫草科植物花粉后产的蜂蜜等也可能含有 PA，人摄食这些被污染的奶和蜂蜜也可能发生中毒（Fu et al., 2001）。

图 22-13 中罗列了多种重要 PA 的结构。吡咯里西啶结构中含有两个融合在一起的五碳环结构，它们共用一个氮原子，在一个环上有一个羟基基团，另外一个环上有一个 CHOH 基团和一个双键，没有双键的 PA 通常无毒。通常两个环由高取代活性的二酯基团相连接，而通过单酯基团相连的 PA 毒性较弱，如野百合碱、黄樟素（safrole）、倒千里光碱等。PA 具有一系列的遗传毒作用，包括与 DNA 结合、与 DNA 产生交联、使蛋白质与 DNA 发生交联、致突变、致癌等。PA 需代谢为类吡啶衍生物（pyrrole-like derivative）才能产生肝毒效应，这一过程一般有三条途径：①通过水解脱脂产生一个千里光裂碱（retronecine）；②在烯丙基位点通过羟化反应使不饱和环脱水，形成 3- 或 8- 羟化千里光次碱衍生物，然后通过脱水作用生成脱氢黄樟素，进一步水解生成**脱氢倒千里光裂碱（dehydroretronecine，DHR）**；③氧化生成黄樟素-N-氧化物。研究表明，第 2 条经细胞色素 P450 催化的生成 DHR 的途径最为重要，在小牛胸腺 DNA 存在的前提下，无论是人还是大鼠肝微粒体均可催化黄樟素与 DNA 形成 8 种加合物，DHR 与小牛胸腺 DNA 反应也可以形成相同的加合物。其中两种是差向异构体 DHR-dGua 单磷酸加合物，DHR 环的 7 位与 dGua 的第二位氨基基团形成共价连接。通常认为其是通过脱水黄樟素与 DNA 形成共价结合和/或形成 DHR 后直接与 DNA 反应。

（七）职业致癌物

很多致癌物都是通过分析工人高癌症发病率与职业暴露之间关系而被发现的，PAH 和芳香胺类化学致癌物就是通过这种方式被发现的。含氯溶剂、多溴联苯、氯代二噁英、杀虫剂、有毒重金属化合物（砷、镍、铬、铍、镉）、石棉及其他矿物纤维等都是典型范例。PAH 不仅是职业致癌物，也是重要的环境致癌物。在铝制品生产、煤的气化、可乐生产、钢铁生产、煤焦油蒸馏、道路铺制、屋顶修盖、页岩中石油提取、炭黑生产、炭电极生产等过程中，工人均可能暴露于高浓度的 PAH（Boffetta et al., 1997），此外，对于交通运输工作者（如卡车司机、出租车司机、维修工人等）、拖拉机及农用机械操作者、石油产业工人来说，PAH 也是重要的健康风险因子。

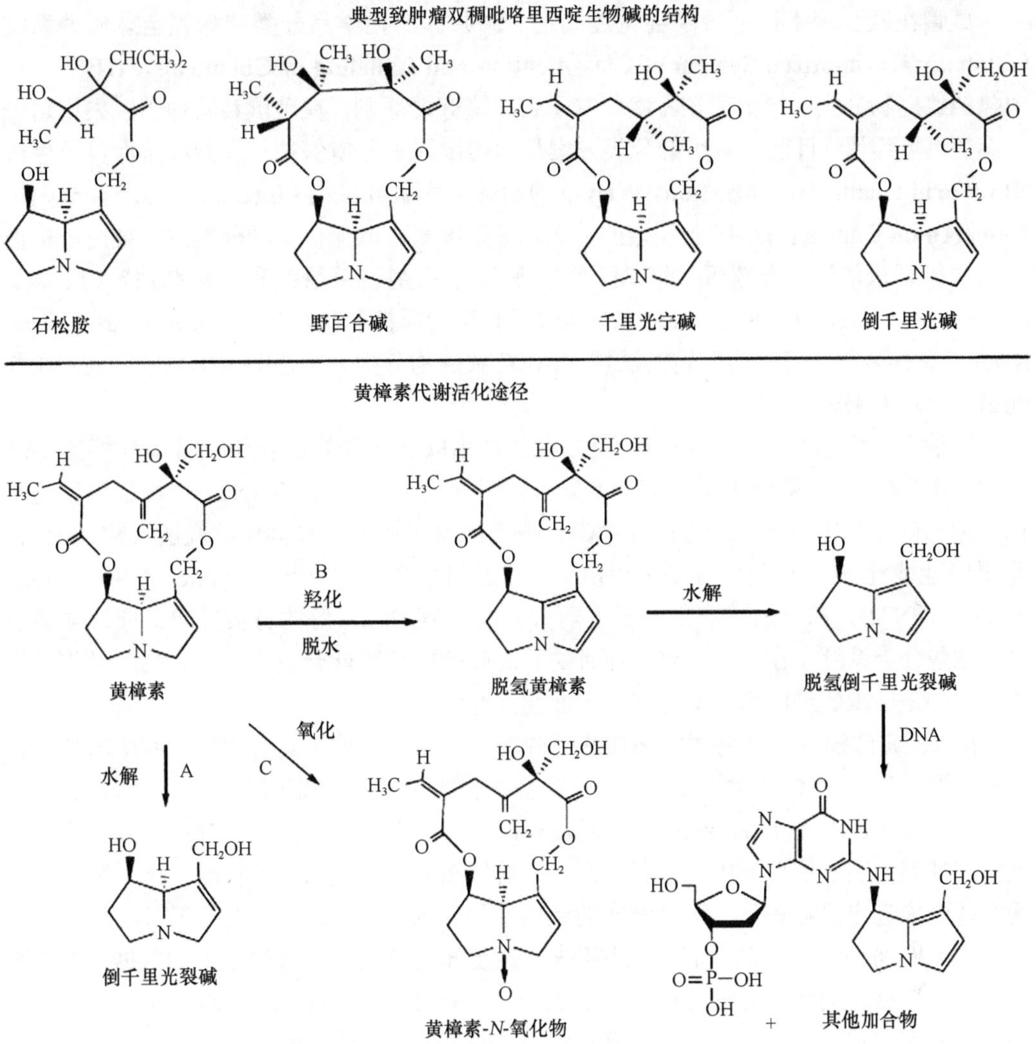

典型致肿瘤双稠吡咯里西啶生物碱的结构

| 石松胺 | 野百合碱 | 千里光宁碱 | 倒千里光碱 |

黄樟素代谢活化途径

图 22-13　吡咯里西啶生物碱的典型化学结构、黄樟素代谢活化途径（IARC，1976）

二、化学致癌物的分类

许多机构已经开发出几种分类方案用于评估可能被认为是潜在致癌物的相关化学物对人类的相对危害，基于一个以上的标准。分类方案基于科学的判断，充分考虑所有可用数据，包括体内动物生物测定、遗传毒性的体外测试、人类流行病学，以及与其他已知致癌物结构的相关性。将化学物分类为致癌物涉及许多不同因素。分类方案为评估和衡量对化学品归类的证据提供了指导意见，可用于风险交流。通常考虑外推动物生物测定的结果的因素包括以下内容：①实验设计和实施的充分；②肿瘤发病率增加的统计学意义；③是否存在剂量-反应关系和正确的剂量选择；④肿瘤的性质（良性或恶性）和肿瘤类型与人类的相关性；⑤肿瘤类型的历史对照数据（发病率和变异性）；⑥常见（自发）与不常见的肿瘤；⑦具有肿瘤器官/组织的数量；⑧机制信息。

尽管在联合国主持下曾经尝试过制定一个共同的**化学品分类和标签全球协调系统**（**Globally Harmonized System of Classification and Labeling of Chemicals，GHS**），其中包括致癌物分类，但由于该方案是基于自愿遵守的原则，在美国和其他国家采用这一方案的进展缓慢。目前最常用的分类方案是由美国国家环境保护局和归属于**世界卫生组织（World Health Organization，WHO**）的**国际癌症研究机构（International Agency for Research on Cancer，IARC）**制定的方案。美国国家环境保护局的分类方案被用于根据相关法律要求的法定化学品的管理，如《**联邦杀虫剂、杀菌剂和灭鼠剂法**》（*Federal Insecticide，Fungicide and Rodenticide Act*）、《**有毒物质控制法**》（*Toxic Substances Control Act*）以及许多州监管机构制定的法规。IARC 致癌物分类方案在欧盟中是常用的，在其他国家也较普遍采用。

其他有一定影响力的致癌物分类方案包括由联合国开发的化学品分类和标签全球协调系统（GHS）、欧洲委员会职业暴露限值科学委员会（EC SCOEL）、德国工作场所化学物的健康危害调查委员会（MAK）、美国国家职业安全与健康研究所（NIOSH）、美国职业安全与健康管理局（OSHA）、美国国家毒理学项目（National Toxicology Program，NTP）和美国政府工业卫生学家会议（ACGIH）等的分类方案。应该强调的是，这些分类系统正在不断发展，而且随着时间的推移可能会发生变化。我国目前基本上采用的是 IARC 致癌物分类方案。下面重点介绍。

IARC 将致癌物定义为"能增加恶性肿瘤的发病率，缩短其潜伏期，或增加其严重性和多发性"。IARC 的学术期刊《人类致癌物危险度评价研究进展》（*IARC Monographs of Carcinogenic Risks to Humans*）定期发布，这些报告总结了关于所有已知致癌物的关键致癌证据。这些信息被用来教育公众，并提供接触极限值的理论指导。化学物由以下两个基础来选定进行评估：①有潜在的致癌性的证据；②已知人类会接触。在科学评估潜在的致癌物时，会成立一个工作小组来总结已知的有关预期接触水平的数据、人类流行病学的数据和动物中促癌的研究。虽然 IARC 的《人类致癌物危险度评价研究进展》的目标是鉴定致癌物，无论是否知道其机制，但是关于其致癌机制的信息也可以作为支撑数据。IARC 所有评估过的因子都分为五类，如表 22-1 所示。在最近更新的一份报告中（2017 年 10 月 27 日），有 120 个/类因子或接触的环境被分类到"人类致癌物"的范畴（其中一部分在表 22-2 中）。此外，还有 81 个被分类到"人类可能致癌物"的范畴。

表 22-1　国际癌症研究机构（IARC，2017）可能化学致癌物分类

组别	含义	数量（2017）
1	人类致癌物：有足够证据表明对人类致癌，或者有足够的在动物中致癌的证据并同时有支撑证据表明在人类中有相关的致癌机制	120
2A	人类可能致癌物：有限的证据表明对人类致癌，但有足够的在动物中致癌的证据。或者，表明对人类致癌的证据不足，但是有足够的在动物中致癌的证据并同时有支撑证据表明在人类中有相关的致癌机制	81
2B	人类可能致癌物：有限的证据表明对人类致癌，但在实验动物中致癌的证据不足。或者，该分类可应用于对人类致癌的证据不足，但在动物中致癌证据充分或者有强有力的机制数据	299
3	不能分类为人类致癌物：对人类和动物的致癌证据不足。或者，有足够的在动物中致癌的证据，但是有强有力的机制数据表明在人类中不具有致癌性	502
4	很可能不是人类致癌物：有证据表明在人类和动物中不具有致癌性	1

表 22-2 国际癌症研究机构(IARC)认定的第 1 组 120 个确定致癌物名单(2017)

序号	名称	年份	序号	名称	年份	序号	名称	年份
1	甲醛	2012	23	马法兰	2012	44	他莫昔芬	2012
2	环磷酰胺	2012	24	甲氧沙林(8-甲氧补骨脂素)加紫外线A辐射	2012	45	镭-224及其衰变产物	2012
3	苯并(α)芘	2012	25	苏消安	2012	46	司莫司汀[1-(2-氯乙基)-3-(4-甲基环己基)-1-亚硝基脲,甲基-CNNU]	2012
4	噻替哌	2012	26	苯丁酸氮芥	2012	47	镭-226及其衰变产物	2012
5	白消安	2012	27	马兜铃酸	2012	48	磷-32,作为磷酸盐	2012
6	己烯雌酚	2012	28	含马兜铃酸的植物	2012	49	硅石粉尘,晶体,石英或方石英形式	2012
7	林丹(另见六氯环己烷)	在准备	29	硫唑嘌呤	2012	50	镭-228及其衰变产物	2012
8	非那西丁	2012	30	萘氮芥	2012	51	N-亚硝基降烟碱(NNN)和 4-(N-甲基亚硝胺)-1-(3-吡啶基)-1-丁酮(NNK)	2012
9	酒精饮料中的乙醇	2012	31	硫芥子	2012	52	铬(VI)化合物	2012
10	苯	在准备	32	双(氯甲基)醚、氯甲基甲基醚(工业级)	2012	53	依托泊苷	2012
11	氯乙烯	2012	33	石棉(所有形式、包括阳起石、铁石英、人造石、温石棉、青石棉、透闪石)	2012	54	依托泊苷联合顺铂和博来霉素	2016
12	与消费酒精饮料有关的乙醛	2012	34	多氯联苯	2016	55	TCDD	2012
13	环氧乙烷	2012	35	黄曲霉毒素	2012	56	3,4,5,3',4'-五氯联苯(PCB-126)	2012
14	1,2-二氯丙烷	2017	36	2,3,7,8-四氯二苯并对二氧化物	2012	57	环孢素	2012
15	三氯乙烯	2014	37	钚	2012	58	煤焦沥青	2012
16	五氯苯酚(另见多氯苯酚)	在准备	38	钍-232及其衰变产物	2012	59	毛沸石	2012
17	2-萘胺	2012	39	砷和无机砷化合物	2012	60	页岩油	2012
18	4-氨基联苯	2012	40	铍和铍化合物	2012	61	艾奇逊进程,与职业暴露有关	2017
19	联苯胺	2012	41	镉和镉化合物	2012	62	强无机酸雾	2012
20	邻甲苯胺	2012	42	煤焦油蒸馏	2012	63	含酒精的饮料	2012
21	4,4'-亚甲基双(2-氯苯胺)(MOCA)	2012	43	氡-222及其衰变产物	2012			
22	1,3-丁二烯	2012						

续表

序号	名称	年份	序号	名称	年份	序号	名称	年份
64	铝生产	2012	84	丙型肝炎病毒（慢性感染）	2012	103	根据世界卫生组织的多氯联苯类二噁英类，具有毒性当量因子（TEF）多氯联苯 77, 81, 105, 114, 118, 123, 126, 156, 157, 167, 169, 189	2016
65	槟榔	2012	85	人类免疫缺陷病毒1型（感染）	2012	104	加工肉（消费）	在准备
66	金胺生产	2012	86	人乳头瘤病毒类型 16, 18, 31, 33, 35, 39, 45, 51, 52, 56, 58, 59	2012	105	放射性碘，包括碘-131	2012
67	染料代谢产生的联苯胺	2012	87	人类T细胞嗜淋巴细胞病毒I型	2012	106	放射性核素，α粒子发射，内部沉积	2012
68	不含烟草槟榔	2012	88	电离辐射（所有类型）	2012	107	放射性核素，β粒子发射，内部沉积	2012
69	含有烟草槟榔	2012	89	钢铁铸造（职业暴露）	2012	108	橡胶制造业	2012
70	华支睾吸虫（感染）	2012	90	异丙醇生产使用强酸	2012	109	中国式咸鱼	2012
71	煤气化	2012	91	卡波西肉瘤疱疹病毒	2012	110	埃及血吸虫（感染）	2012
72	煤炭，家庭燃烧的室内排放	2012	92	皮革粉尘	2012	111	太阳辐射	2012
73	焦炭生产	2012	93	品红生产	2014	112	烟灰（如在烟囱清扫的职业照射中发现的）	2012
74	发动机排气，柴油	2014	94	矿物油，未经处理或轻度处理	2012	113	烟草烟雾，二手烟	2012
75	EB病毒	2012	95	MOPP和其他联合化疗包括烷化剂	2012	114	吸烟	2012
76	雌激素治疗，绝经后（合并）	2012	96	中子辐射	2012	115	烟草，无烟	2012
77	雌激素，孕激素绝经期治疗（合并）	2012	97	镍化合物	2012	116	紫外线辐射（波长 100—400nm，包括 UVA、UVB 和 UVC）	在准备
78	雌激素，孕激素口服避孕药（合并）	2012	98	泰国肝吸虫（感染）	2012	117	紫外发光日光浴	2012
79	裂变产物，包括锶-90	2012	99	室外空气污染	2016	118	焊接烟雾	在准备
80	氟-辉钼矿纤维状角闪石	2017	100	室外空气污染，颗粒物质	2016	119	木尘	2012
81	赤铁矿开采（地下）	2012	101	画家，油漆工，粉刷工等（职业暴露）	2012	120	X射线辐射和γ射线辐射	2012
82	幽门螺杆菌（感染）	2012	102	含非那西丁镇痛药的混合物	2012			
83	乙型肝炎病毒（慢性感染）	2012						

在**国际癌症研究机构**（International Agency for Research on Cancer，IARC）组织的 2012 年的两次研讨会上，有几位学者对 IARC 分类为 I 类致癌物（意味着它们确定会导致人类癌症）的大约 100 种物质进行了评估。最终，专家确定致癌物共有的 10 项关键特征：①有亲电子（即代谢活化）作用；②诱导 DNA 损伤和/或突变（遗传毒性）；③改变 DNA 修复或引起基因组不稳定；④诱导表观遗传变化；⑤诱导氧化应激；⑥诱导慢性炎症；⑦抑制免疫系统；⑧调节受体介导的作用；⑨引起细胞永生化；⑩改变细胞的增殖、死亡或营养供应的能力。任何给定致癌物至少具有以上特征之一。

Smith 与国际癌症研究机构和美国国家环境保护局的同事们，利用这 10 项特征作为框架，评估通过系统文献综述收集的苯（benzene）和多氯联苯（polychlorinated biphenyl，PCB）的机制数据（Smith et al.，2016）。他们的研究侧重于某化学物暴露是否诱发与一个或多个关键特征相关联的终点效应。随后将结果按群体（人、动物或细胞）或按终点效应排序，用于系统性评估人类致癌物机制数据，这些机制数据对于评价未研究过化学物的潜在致癌性是至关重要的（图 22-14）。

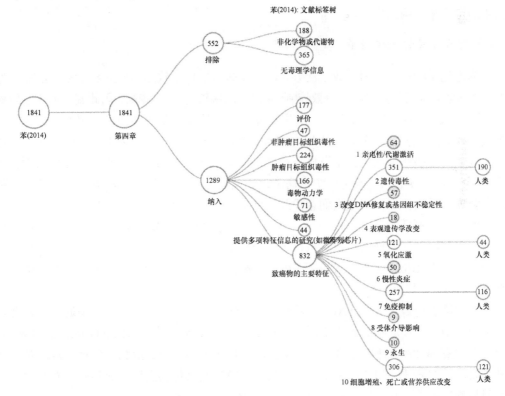

图 22-14 苯机制研究的识别和分类过程流程图，图中资料共包括 1841 项相关研究。使用合适的 MeSH 术语和关键词，通过 HAWC 项目提供的在线工具（https://hawcproject.org/），对 10 个关键特征进行了有针对性的文献检索。"第四章"指 IARC 专论结构中机制数据讨论的位置（http://monographs.iarc.fr/ENG/Preamble/currentb4studiesother0706.php）。所有包含类别都进行了扩展，以记录归因于每个类别的研究数量，直至各自的关键特征水平，当确定总研究数量＞100 个时，被扩展以说明人类信息。为清晰起见，不太常见的关键特征类别（蓝色阴影圆圈）未展开。"人类"包括人类整体暴露和体外人类细胞暴露（Smith et al.，2016）（彩图请扫封底二维码）

三、化学致癌在人类癌症中的重要性

自首次进行化学致癌实验研究以来已经过去了将近一个世纪，在 Watson 和 Crick 发现 DNA 双螺旋结构，并提出其是遗传信息的载体之前，相关研究进展十分缓慢，这一发现为在分子水平阐明化学致癌提供了理论基础，自此相关研究迅猛发展。最重要的进展主要有：①鉴定重要的环境致癌物；②发现了生活方式对人类癌症产生的重要影响；③认识到生物活化的重要作用；④关注个体遗传易感性的差异。

（一）鉴定重要的环境致癌物

自从 20 世纪 30 年代发现 PAH 致癌以来，越来越多化学物经鉴定具有致癌效应，除了本章所综述的几大类化学致癌物之外，还包括氯甲醚、环氧衍生物、氯乙烯、含氯杀虫剂、多溴联苯、氯代二噁英、类固醇激素、醛类、重金属（如砷[①]、镍、铬、铍、镉）化合物、石棉等。IARC 和 NTP 对多种致癌物进行鉴定，这些物质的列表以及鉴定结果均可在相关网站检索。

（二）生活方式的重要影响

确定化学物与职业因子或生活方式的关系是鉴别化学致癌物的主要方法，在 20 世纪的前半阶段，因工作环境缺乏有效控制，在工人中癌症发病率较高，因此鉴定的化学致癌物主要是职业因素。相比较而言，对生活方式因素的鉴定要困难很多，因为在这种暴露方式下致癌过程较长。例如，从开始吸烟直至罹患肺癌需 20 年以上的时间。第一次世界大战之前肺癌在美国居民中发病率很低，参军使许多美国人开始养成吸烟的习惯，此后 20 余年，肺癌成为美国男性中发病率最高的癌症。1964 年，Surgeon General 关于吸烟与肺癌关系的报道更加使人们意识到生活方式对癌症产生的重要影响。

PAH 是一类重要的大气污染物，其主要来源于燃料燃烧过程，如为取暖烧煤或油、发电厂和其他工厂的排放、发动机排放、垃圾焚烧、森林火灾、火山喷发等。据统计，1979 年全世界 B(α)P 的排放量接近 5000t，最主要的污染来源是煤的燃烧，而美国占了将近 1/4，排放量为 1260t。

芳香硝基物是大气中 PAH 与氮氧化物反应生成的，而后者也主要是通过燃料燃烧产生的。柴油机排放物的致突变活性中约 25% 是由 1-硝基芘引起的（Grimmer，1983）。PAH 以及硝基 PAH 是重要的环境致癌物，也是重要的职业致癌物。值得注意的是，不具致癌活性的 PAH（如芘）也可以通过在大气中与氮氧化物反应形成具有致癌活性的芳香硝基物。

饮食习惯也是可能引起癌症的重要因素（Jeffrey and Williams，2005），在美国约有 35% 的癌症死亡病例是饮食不当造成的（Doll and Peto，1981），饮食中的致癌物和前致癌物有多种来源，包括天然致癌物（如咖啡酸、乌拉坦）、食品添加剂和调味剂（如黄樟油精）、染色剂、防腐剂（如亚硝酸盐）、化学污染物（如杀虫剂、黄曲霉毒素、PA）

---

① 砷的化合物具有金属性质，因此此处将其归为重金属。

及在烹饪过程中形成的致癌物。饮食因素的另外一个方面是事物的数量和质量，流行病学研究显示长期高脂肪、高能量饮食可以增加某些癌症的发病风险。

此外，值得关注的是，饮食中也存在抗癌因子，很多研究结果表明，饮食中增加水果、蔬菜的摄入可以在一定程度上降低胃癌、肺癌、乳腺癌、结肠癌的发生风险，而动物实验结果也显示饮食中增加葱属蔬菜、十字花科蔬菜以及茶叶的摄入可以有效降低啮齿类实验动物罹患食管癌、结肠癌、肺癌、乳腺癌、皮肤癌的风险。分析显示这些食物中的类黄酮化合物（芹黄素、杨梅酮、槲皮素、芸香苷）可能是其中的有效成分，动物实验结果也证实这些化合物具有抗癌功效。

（三）对生物活化过程的认识

对于"大部分化学致癌物并不具有直接致癌活性，其需要在机体内经过酶活化后才能产生遗传毒效应"这一观点的普遍认可是化学致癌研究领域的重大进展之一。首先，已知的化学致癌物在化学特性和结构上千差万别，很难用单一的机制来解释其致癌活性，而通过对代谢途径的深入研究，可以揭示其相似的作用原理。1966 年，Miller等在对 AAF 及其他致癌物研究的基础上提出"大部分致癌物的最终活性代谢产物是亲电物，它们可以与细胞内的生物大分子形成加合物"，这些生物大分子包括蛋白质、RNA 和/或 DNA。而在此前两年 Brooks 和 Lawley（1964）通过检测多种 ^{3}H 标记的 PAH活性代谢产物与小鼠皮肤中蛋白质、RNA、DNA 的结合能力，发现活性越高的代谢产物与 DNA 的结合能力越强，而与蛋白质及 RNA 的结合能力并无差别，这一发现与"DNA 是遗传信息的物质基础"这一理论吻合。Mills 于 1981 年提出的"化学致癌过程的起始步骤是终致癌物通过改变 DNA 结构引起突变的"这一理论被广泛接受。大部分重要种类致癌物的代谢活化过程已在前面的内容中做了详细介绍。充分的证据表明 PAH 代谢活化的主要途径是形成 PAH 二醇环氧化物，通过核磁共振和质谱分析发现B(α)P 的二醇环氧化物代谢产物与 DNA 结合形成的加合物是(+)-反式-B(α)PDE与 dGuo 上第二位氨基基团结合形成的。然而，越来越多的证据表明，氧化还原醌也是重要的代谢活化途径（Penning et al.，1999；Park et al.，2005，2006），如在人肺癌细胞 A549 中该活化途径就发挥着重要的作用（Park et al.，2008）。此外，氧化还原醌途径还在雌激素、黄樟素精及其他天然油脂诱导的化学致癌过程中发挥着重要作用。

虽然目前对化学致癌的研究已经有了长足的进展，但相关机制仍有待进一步探索，其中一个重要问题是造成个体之间对致癌物致癌效应敏感性差异的机制是什么？例如，并不是所有的吸烟者都会最终罹患肺癌。代谢活化过程与代谢解毒过程之间的竞争所形成的平衡状态可能是解释个体对化学致癌敏感性差异的关键所在（Harris，1989）。在体外研究中，化学致癌物与 DNA 形成加合物，进而引起突变可导致原癌基因活化和抑癌基因失活。而加合物的稳定性取决于活化代谢产物的量及其通过代谢解毒的衰减速率，也取决于 DNA 修复过程的有效程度。参与以上代谢过程的酶具有高度的多态性，其遗传变异性在一定程度上决定了个体对致癌物的敏感性。

第二节　多阶段致癌理论的建立与发展

人类和实验动物的癌变是一个复杂的多步骤过程，涉及表观遗传事件（如某些细胞基因不恰当的表达）和遗传事件（包括癌基因的突变激活和抑癌基因的失活）。许多体外和体内模型在鉴定与癌症发生有关的表观遗传事件和遗传事件方面是非常重要的。在实验动物模型中，致癌作用可分为至少三个阶段，即引发、促长和进展。引发是多阶段肿瘤发生的第一个阶段，涉及基因毒性或致突变事件。引发导致细胞基因组永久可遗传的变化（突变癌基因和/或抑癌基因）。这种细胞通常被称为"启动细胞"，一般认为是在受影响的器官内的成人干细胞/祖细胞。许多因素可以影响启动细胞的形成。例如，致癌物质吸收、药代动力学、组织处置可以明显地影响启动细胞是否会在体内产生。致癌物代谢为终致癌物可以增加或减少，这取决于参与其代谢的 I 相和 II 相酶的表达水平和/或多态性。终致癌物一旦形成可能会自发分解并结合到细胞的非关键位点——细胞亲核物如谷胱甘肽，而在致癌作用的情况下，则结合到 DNA 中的关键位点。被加合/损坏的DNA 可被修复产生完好的正常细胞，也可能发生细胞凋亡。但是，如果受损 DNA 在修复时存在错误或者在细胞复制之前 DNA 损伤未被修复，则新合成的 DNA 可能发生错误并导致突变。当这种突变发生在一个关键基因，如癌基因/抑癌基因时，该细胞即称为启动细胞（不进行克隆扩增），这种可能保持休眠状态，并且不会在动物的一生中形成肿瘤。但是，在肿瘤促长剂重复处理的影响下，启动细胞克隆扩大最终产生良性肿瘤。这个表观遗传过程称为肿瘤促长。肿瘤促长剂有利于肿瘤启动细胞的增殖，导致其选择性克隆扩增。从良性肿瘤发展为恶性肿瘤包括多阶段致癌的第三阶段，称为进展。肿瘤进展涉及获得更多的突变（Smart and Hall，2018）。

多阶段致癌（multistage carcinogenesis） 的概念可追溯到 70 多年前 Deelman 所进行的研究（Vulimiri and DiGiovanni，1999），他发现小鼠首先暴露于致癌物焦油后，创伤可以导致其发生皮肤肿瘤。Berenblum 和 Schoental（1942）提出致癌过程的第二阶段学说，即激发和促进两个过程，这项研究与其他早期的研究提示（Boutwell，1964；DiGiovanni，1992），化学致癌是多阶段的，细胞增殖和过度增生在皮肤癌发展过程中起着关键性作用。多阶段致癌的概念与人类肿瘤相关有以下几个原因。首先，人类暴露于低剂量的致癌物是不足以导致癌症的。其次，人类流行病学和实验动物研究的大量证据显示，某些人类致癌物（如烟雾、紫外光）具有强大的肿瘤促长活性。最后，许多人类食物中的成分也可以通过肿瘤促长效应影响人类癌症的发生。

在过去的 50 多年里，大量的动物模型（特别是小鼠皮肤肿瘤模型）研究推导出致癌过程的主要阶段：**引发（initiation）**、**促长（promotion）** 和 **进展（progression）**（图22-15）。靶细胞群暴露于外源性或内源性致癌剂后，其中的一群或一个细胞的 DNA 受到损伤，肿瘤的引发阶段开始。如果这些损伤没有被修复，会引起关键靶基因的突变。引发细胞对其微环境的反应性使它们在某些条件下比正常细胞更有生长优势。在经典的二阶段小鼠皮肤致癌模型中，低剂量 DMBA 诱发 *H-ras1* 突变，并不能使小鼠肿瘤发生率增长，除非反复使用肿瘤促长剂，如 TPA。肿瘤的促长阶段以引发细胞的选择性克隆增殖为主要特征，这是与增殖、组织重塑和炎症相关的基因表达发生改变的结果。在肿瘤进展阶段，前肿瘤细胞经过基因组不稳定性和基因表达异常的逐步累积，最终发生恶性转化（Loeb and Harris，2008）。

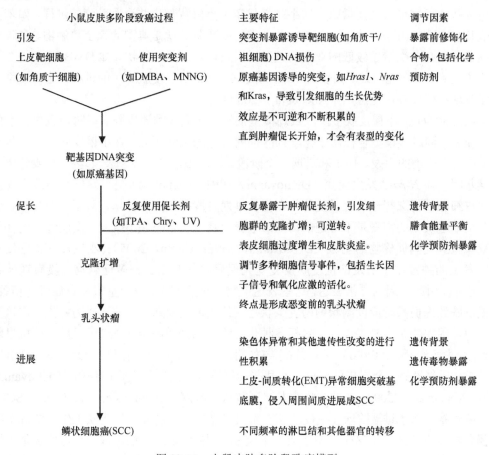

图 22-15　小鼠皮肤多阶段致癌模型

　　肿瘤的引发、促长和进展是一个连续的过程，这一概念对于致癌过程的实验研究来说是非常重要的。然而，当实验研究中的各阶段出现在人类癌症发生的过程中时，各个阶段的特征会更加复杂。例如，人类肿瘤的形成涉及多种突变（Hahn and Weinberg，2002）。人类大多情况下会暴露于混合物，各种成分同时作用于致癌过程的引发、促长和进展阶段，其中促长剂引起的细胞增殖增加和凋亡减少，会影响后续的进展。个体的遗传背景可以显著影响其对致癌剂暴露的敏感性。尽管大量研究集中于分析引发过程中的基因，但是动物模型的研究表明，主要的调节基因是那些与促长和进展阶段相关的基因。因此，人类癌症并不是三个阶段有序的发生，它是以调节细胞稳定性的基因发生表达改变的不断积累为主要特征的，这些基因包括癌基因、抑癌基因、凋亡基因和 DNA 修复基因。

　　对致癌过程多阶段的认识，促进了基于机制的抑制剂的发现，这些抑制剂可定向作用于特定的阶段（详见后文表 22-3）。对化合物以及其他致癌剂诱导的致癌过程的分子、生化机制的进一步研究，将有助于发现癌症预防的有效措施。

多阶段致癌的概念来源于小鼠皮肤致癌模型，本节将着重介绍这个模型（图 22-15）。以往的观点认为，完全致癌试验和多阶段致癌试验都可以诱发皮肤肿瘤。完全致癌试验是将皮肤致癌物单次大剂量或多次小剂量暴露于小鼠背部皮肤诱发肿瘤的过程，如苯并(α)芘[B(α)P]和二甲基苯并蒽（DMBA）之类的多环芳烃就是典型的完全致癌物。多阶段致癌试验则是单次给予较低的亚致癌剂量（引发剂量）的致癌物（如 DMBA），1—2 周后给予促癌物佛波醇-12-十四烷酰-13-乙酸酯（TPA）引发皮肤肿瘤的过程。这一模型和方法到现在依然在广泛应用（Abel et al.，2009）。

到目前为止，小鼠皮肤多阶段致癌模型依然是研究人类表皮肿瘤多阶段致癌机制的理想模型，同时该模型也被用于化学预防剂的鉴定和机制研究。在小鼠皮肤多阶段致癌模型中，有明确的引发、促长和进展三个阶段。在引发阶段，控制表皮增殖和/或分化的关键基因，如 H-ras1 发生突变（DiGiovanni，1992；Kemp，2005）。这一遗传改变使皮肤表皮细胞获得选择性的生长优势，在促长早期阶段得到克隆扩增。到了引发阶段，引发部位细胞发生的突变是不可逆的，但细胞表型及生长状态并不改变，皮肤看不出任何改变，直到受到促癌物的刺激（DiGiovanni，1992；Kemp，2005）。小鼠皮肤致癌促长阶段发生的关键在于引发部位皮肤反复受到促癌物的刺激。许多促癌物并没有遗传毒性，但可以引起基因的异常表达，这些表达产物与过度增生、组织重塑和炎症密切相关。小鼠皮肤致癌促长阶段以鳞状细胞乳头状瘤（外生型癌前病变）的形成为终点。在这个模型中，促癌物是多种多样的，包括各种化合物：佛波醇酯类（如 TPA 等）、有机过氧化物[如过氧苯甲酰（BzPo）等]、蒽酮类[如柯桠素（Chry）及冈田酸（OA）等]。此外，紫外光、反复擦破、全层皮肤伤口以及某些硅纤维也有皮肤促癌物的作用（DiGiovanni，1992；Abel et al.，2009）。当乳头状瘤发展到鳞状细胞癌（squamous cell carcinoma，SCC）时，模型就进入了进展阶段。在皮肤癌多阶段模型中，大部分小鼠皮肤上生成的乳头状瘤都会发展成 SCC。由这个模型形成的小鼠 SCC 与人类 SCC 的形成过程非常类似。现在已经确定这个模型与某些人类表皮肿瘤（包括皮肤 SCC）具有相关性，它将成为研究表皮细胞肿瘤形成分子机制的经典模型。

一、肿瘤引发机制

在皮肤化学致癌过程的第一/引发阶段（图 22-15），皮肤暴露于诱变性致癌物，会引起表皮角质细胞的关键基因发生突变。目前，最常使用的引发剂是 DMBA。DMBA、B(α)P、甲基亚硝基脲（MNU）都可被用作引发剂，但这些前致癌物需要代谢活化才能转变为具有致突变能力的终致癌物。而 N-甲基-N'-硝基-N-亚硝基胍（MNNG）和紫外光具有致突变性，属直接致癌物，可作为这个模型中的引发剂（Abel et al.，2009）。

为了引发肿瘤，需要将小鼠剃毛的背部皮肤暴露于亚致癌剂量的致癌物。关键靶基因（如 H-ras1）的突变在 DMBA 处理 3—4 周后，就可在促长阶段早期的表皮中检测出来，这些突变基因同样也可在促长阶段后期的大部分乳头状瘤中观察到。每一种引发剂都会激活 H-ras1 基因的特异突变，DMBA 主要诱导 H-ras1 基因 61 位密码子的

A（182）→T 的颠换突变，DMBA 和 MNNG 引发的病变可检测到 K-ras 基因的突变，紫外光引发的病变可检测到 N-ras 基因的突变。在小鼠皮肤致癌的引发阶段证实 H-ras1 基因的突变有以下几点证据：①不同的突变谱依赖于引发剂和它们产生的 DNA 加合物类型；②Ha-ras 基因突变小鼠在皮肤刺激部位会产生皮肤肿瘤；③H-ras1 基因敲除会显著降低二阶段致癌模型中小鼠皮肤肿瘤的发生率；④角质干细胞（keratinocyte stem cell, KSC）膨大区特异性 Stat3 基因的缺失，会造成 KSC 膨大区的丧失和 H-ras1 基因突变，最终明显降低 DMBA 引发的皮肤肿瘤发生率（Kim et al., 2009）。

早期的研究已证实，引发阶段具有不可逆性和可积累性（Vulimiri and DiGiovanni, 1999）。引发所需的剂量可以在整个引发周期内单次或多次给予，两种给药方式的结局是一样的。引发剂诱发的 DNA 突变是永久性的，因此，促长阶段的开始可以延迟。肿瘤引发的关键突变（如 H-ras1 基因突变）通常发生在毛囊特异小室和表皮基底层的多能干细胞或多能祖细胞中。在引发阶段，引发部位不会出现细胞形态的改变，但在引发阶段早期，DMBA 引发约 1 周后，少部分表皮细胞就会带有显著的 H-ras1 等位基因突变。当引发部位皮肤暴露于促癌物后，H-ras1 等位基因突变的频率会升高，表明引发细胞已发生克隆扩增。Kim 等（2009）的另外一些研究显示，这些突变在 DMBA 引发 1—10 天后，即可在 KSC 膨大区毛囊中检测到。这些发现进一步支持了这个模型中角质干/祖细胞是引发阶段靶点的假说。H-ras1 基因的活化突变会抑制或者部分抑制肿瘤促长阶段角质细胞的终末分化，从而使这些细胞获得选择性生长优势，使它们在长期的肿瘤促癌物暴露过程中进一步克隆扩增。然而，H-ras1 基因的活化突变会导致许多下游效应分子的改变，这可能是在不同促癌物刺激下，引发细胞在克隆扩增过程中，细胞增殖、分化、存活以及细胞间相互作用改变的调节机制（Kemp, 2005; Kim et al., 2007）。

二、肿瘤促长机制

多阶段致癌模型的引发阶段可以简单理解为分子靶点的改变，而促长阶段则是复杂和难以界定的（图 22-15）。在这个模型中，肿瘤发展的遗传控制主要发生在促长阶段（Angel and DiGiovanni, 1999）。肿瘤促长过程是一个整体器官事件，伴有表皮细胞增殖的急剧升高和以表皮炎症为主要特征的显著变化。这个过程中的分子改变包括 DNA 合成增强，鸟氨酸脱羧酶活性、生长因子和细胞因子产物升高，氧化还原状态异常，以及类花生酸合成增加。促癌物的作用主要是进一步促进基因表达异常和激活细胞信号分子（Kemp, 2005; Abel et al., 2009）。实际上，小鼠皮肤暴露于促癌剂后，许多编码生长调节分子（包括 mRNA、蛋白质或酶类）的基因表达都是升高的，这些变化被认为是促癌物刺激了与细胞增殖和/或分化改变相关的细胞信号事件后发生的级联反应，其中有些变化涉及蛋白激酶 C（PKC）、表皮生长因子受体（EGFR）、转化生长因子 α（TGF-α）、转化生长因子 β（TGF-β）、糖皮质激素受体（GR）、白细胞介素 1（IL-1）、鸟类成红细胞增多症原癌基因 B2（ERBB2）、Rous 肉瘤原癌基因（Src）、类花生酸类、前列腺素类等。这些生长调节蛋白和分子的下游调节物包括 c-myc 原癌基因（Myc）、FBJ 骨肉瘤原癌基因（c-Fos）、E2F 转录因子 1（E2F-1）、信号转导与转录激活因子 3（STAT3）、转化相关蛋白 63（p63）、丝裂原激活的蛋白激酶（MAPK）、磷脂酰肌醇 3-激酶（PI3K）、蛋白酶 B（Akt）、细胞周期蛋白 D1。

在皮肤肿瘤多阶段膜型的促长阶段，生长因子信号起着重要的作用。erbB 家族和特异性受体 EGFR（erbB1）在多种组织的表皮致癌过程中起着重要作用。在许多类型的表皮肿瘤中，EGFR 和/或它配体的表达都是升高的，这些变化对肿瘤细胞增殖能力的维持是非常重要的。erbB 家族包括 erbB1（EGFR）、erbB2、erbB3 和 erbB4。由于所有 erbB 家族成员的一级结构、受体活化机制和信号转导模式都一样，它们结合到不同的配体以及 erbB 家族受体的配体依赖性活化都会导致同源二聚化和异源二聚化。

EGFR（erbB1）是 erbB 家族第一个被克隆出来的成员，它与鸟类成红细胞增多症病毒转化蛋白 v-erbB 有很大的同源性。erbB2 是人类 *neu* 癌基因的同系物，最初是在化合物诱导的大鼠神经母细胞瘤中分离出来的。到目前为止，还没有鉴定出 erbB2 的配体，它只能作为 EGFR 或 erbB3 配体结合受体同源二聚体的一部分。此外，erbB3 单体是不能产生信号的，由于其受体激酶活性不完全，只能依赖与 erbB2 的相互作用来激活下游的信号事件。除了 erbB4，已有报道发现其他的 erbB 家族成员在小鼠角质细胞、人皮肤和角质细胞中均有表达。有研究发现，在小鼠表皮和培养的小鼠角质细胞中，erbB4 的表达量非常低，甚至没有表达。最近，Prickett 和他的同事在表皮转移性黑色素瘤中发现了 erbB4 的突变，这个突变导致激酶活性和转化活性的升高（Prickett et al.，2009）。

erbB 家族信号通路是调节表皮细胞生长的关键，它们在小鼠皮肤癌变过程中是失调的。多种 EGFR 配体[如 TGF-α、双调蛋白和肝素结合性 EGF 样生长因子（HB-EGF）]在皮肤肿瘤促长阶段是上调的，从而激活 EGFR。Xian 等（1995，1997）的研究数据表明，EGFR 激活是小鼠表皮暴露于各种促癌物（如 TPA、OA、Chry）后的共有反应。此外，在二阶段皮肤致癌过程中，EGFR 在皮肤肿瘤（乳头状瘤和 SCC）中会过度表达和持续活化。过表达 TGF-α 或 erbB2 的转基因小鼠会发生表皮增生，并且在二阶段皮肤致癌过程中是高度敏感的。除了 EGFR，erbB2 和 e-src 在表皮暴露于促癌物后也被活化（Xian et al.，1997）。相反的，EGFR 的阻断会抑制 TPA 介导的表皮过度增生（Xian et al.，1997），EGFR 表达失活的转基因鼠显示了对二阶段皮肤致癌过程具有耐受性。在二阶段致癌过程中，使用 EGFR/erbB2 的双重抑制物 GW2974，以 200ppm[①]的剂量添加在饲料中喂饲 BK5.erbB2 转基因鼠和非转基因鼠，两种小鼠的肿瘤生长都受到抑制（Kiguchi et al.，2010）。有研究进一步表明，EGFR 和/或 erbB2 的信号会很快被紫外光激活，造成角质细胞增殖和表皮过度增生。紫外光诱导的小鼠皮肤肿瘤形成可以被典型的 EGFR 酪氨酸激酶抑制物和 erbB2 抑制物阻断，提示包括 EGFR 和 erbB2 在内的 erbB 家族成员在表皮癌变过程中，特别是在紫外光诱发的肿瘤促长阶段起着重要的作用。

生长因子受体（如 EGFR）下游的多个信号通路在肿瘤促长阶段起着重要作用。在这里重点介绍其中的两个通路。

第一，信号转导与转录激活因子（STAT）中家族的一员 STAT3，在小鼠表皮暴露

---

① 1ppm=$1×10^{-6}$。

于不同的促癌物（TPA、OA 和 Chry）后均被激活（Chan et al.，2004）。使用表皮特异性 *Stat3* 缺陷小鼠的研究表明，表皮致癌过程既需要引发阶段，也需要促长阶段（Chan et al.，2004）。在促长阶段，*Stat3* 的缺失会显著降低由 TPA 诱导的表皮过度增生（Chan et al.，2004），也会降低 cyclin D1、cyclin E 和 c-myc 的表达水平，这几个基因在引发细胞克隆增生和肿瘤促长的早期阶段均会促进表皮增生。使用可诱导型 *Stat3* 缺陷小鼠（K5.Cre-ERT2×Stat3$^{fl/fl}$）的研究证实，STAT3 在致癌过程的引发和促长阶段对肿瘤生长起着关键性作用（Kataoka et al.，2008）。

第二，有证据表明，在皮肤肿瘤促长阶段，Akt 信号起着重要的作用。在转基因小鼠表皮中，IGF-1 的过表达会导致表皮过度增生，使表皮对二阶段皮肤致癌过程的敏感性增加，引起自发性皮肤肿瘤形成。这些转基因鼠的表皮生化改变包括 PI3K、Akt 和细胞周期蛋白（如细胞周期蛋白 D1）的表达水平升高。局部使用 PI3K 特异性抑制剂 LY294002，不仅可以直接抑制这些表皮生化改变，也能以剂量依赖方式抑制 IGF-1 介导促长的皮肤肿瘤生长。Segrelles 等（2002）报道，在小鼠皮肤的二阶段致癌过程中，表皮 Akt 会持续活化。Akt 介导的细胞增殖与小鼠皮肤肿瘤形成过程有关。在小鼠皮肤多阶段致癌过程中（过表达 Akt1^{wt} 或者 Akt1^{myr} 的转基因小鼠），Akt 活化升高引发的效应均可被增强。BK5.Akt1^{wt} 和 BK5.Akt1^{myr} 转基因小鼠在二阶段皮肤致癌过程中的易感性均有增强。BK5.Akt1^{myr} 转基因小鼠来源于 C57BL/6 小鼠，后者由于对促癌物有耐受性，因此会抑制二阶段皮肤致癌过程中肿瘤的生成。然而，Akt1^{myr} 的过表达可以完全克服由 C57BL/6 引起的皮肤肿瘤促长耐受性。使用 IGF-1 和 Akt 转基因小鼠的研究进一步证实，在皮肤癌变过程中，特别是肿瘤促长阶段，Akt 信号的增强起着非常重要的作用（Affara et al.，2004，2006）。

尽管在使用 BK5.Akt1^{wt} 和 BK5.Akt1^{myr} 转基因小鼠的研究中，通过鉴定出的潜在分子靶说明了 Akt 在致癌过程中的作用，但我们依然需要进一步充分认识由 Akt 介导增强的化学致癌易感性的潜在机制，以及它在肿瘤促长阶段中的作用。Akt 活化或过表达均会增强表皮细胞增殖，这与 G$_1$ 到 S 期细胞周期蛋白（包括细胞周期蛋白 D1）表达的显著升高有关（Segrelles et al.，2007）。结合前面这些改变，mTORC1 下游信号的显著增强提示，蛋白质翻译过程也被增强了。此外，GSK3β 磷酸化和 β-联蛋白（β-catenin）水平也被显著提高。这些变化可能与存活途径（如 p-Bad、p-Foxo3a）的改变有关，从而引起 Akt 转基因小鼠自发肿瘤生长和皮肤肿瘤易感性增强。mTORC1 和 GSK3β 的活化可能在表皮致癌早期阶段和肿瘤促长阶段起着特别重要的作用。其他的 Akt 下游通路也与这个过程有关，这些通路包括与 Bad 磷酸化通路相关的存活途径。虽然到目前为止，在肿瘤引发和促长阶段，还没有发现角质细胞 Bad 磷酸化可以显著影响角质细胞的存活。随着 Akt 活化增强，角质细胞 Foxo3a 发生磷酸化，引起 *p27* 表达水平下降，而 *p27* 基因敲除鼠成瘤易感性并没有显著升高。Akt 下游的 NF-κB 信号通路也被认为在肿瘤促长和皮肤肿瘤生成过程中发挥着重要作用。因此，在肿瘤促长和表皮致癌过程中，这些通路和其他潜在的通路可能直接或间接地影响着 Akt 介导的效应（Segrelles et al.，2006）。

有证据表明，氧化应激在 TPA 介导的皮肤肿瘤促长过程中起着重要的作用。例如，TPA 暴露后，超氧化物歧化酶（SOD）、过氧化氢酶（CAT）、谷胱甘肽过氧化物酶（GPx）

等抗氧化酶类表达水平降低，而氢过氧化物类的活性氧（ROS）、脂质过氧化物的浓度则会升高。有研究报道了小鼠品系对 TPA 促长皮肤肿瘤的易感性和氧化反应之间相关性为 SSIN 小鼠>SENCAR 小鼠>C57BL/6 小鼠。抗氧化剂可以抑制 TPA 促发的乳头状瘤的形成。转基因小鼠过表达抗氧化物酶类会降低其对 TPA 促长皮肤肿瘤的易感性。

在多阶段皮肤致癌模型中，产生自由基的化合物如过氧化苯甲酰（BzPo）和过氧化月桂酰能促进多阶段皮肤致癌模型中皮肤肿瘤的形成，表明脂质过氧化物参与了皮肤肿瘤促长过程。与丙酮暴露组相比，SENCAR 小鼠暴露于 TPA 会引起表皮脂质过氧化物的显著升高。与 TPA 或 BzPo 暴露组相比，将小鼠暴露于抗氧化物水飞蓟宾后，会引起表皮脂质过氧化物的浓度显著降低。水飞蓟宾对紫外光、TPA、OA 和 BzPo 的皮肤肿瘤促长过程也有保护作用，提示脂质过氧化物对各种促癌物的皮肤肿瘤促长作用起着重要作用。与 TPA 暴露组相比，将瑞士白化小鼠暴露于抗氧化物葡萄提取物后，同样证实了脂质过氧化物与皮肤肿瘤促长作用之间的关系（Alam et al.，2002）。

脂质过氧化的终产物 4-羟基-2-壬烯醛（4-HNE）是一种高活性但很稳定的 αβ-不饱和醛。Zhaorigetu 等（2003）报道了 TPA 对 ICR 小鼠皮肤肿瘤促长的能力与 4-HNE 浓度的关系。在这些研究中，DMBA 引发后，与单独暴露于 TPA 组相比，共同暴露于 TPA 和有抗氧化性的丝胶蛋白的小鼠，肿瘤易感性下降，4-HNE 浓度降低，提示脂质过氧化和 4-HNE 的产物可能是导致肿瘤促长的因素之一。最近的研究显示，4-HNE 与信号转导、细胞分化、增殖、细胞周期和凋亡都有关系，因此，需要严格控制细胞内的 4-HNE 水平。4-HNE 的主要调节通路之一是通过谷胱甘肽 S-转移酶 Gsta4 催化的谷胱甘肽结合代谢。谷胱甘肽与 4-HNE 结合后，4-HNE 被转运蛋白跨膜转运而失活。表皮 4-HNE 水平与皮肤肿瘤促长易感性之间的关系依然需要进一步研究，这些最初的研究发现，在肿瘤促长阶段，Gsta4 可能通过调节表皮 4-HNE 来发挥作用。最近我们发现，位于小鼠 9 号染色体远端的 Gsta4 是 TPA 促癌易感性基因（Abel et al.，2010）。还有研究指出，对人类非黑色素皮肤癌（NMSC）来说，Gsta4 基因的几种多态性位点是危险的等位基因（Gsta4 及其对皮肤肿瘤的促长作用将在后面继续讨论）。

三、肿瘤进展机制

在二阶段皮肤致癌过程中形成的乳头状瘤可能会进展成浸润性的 SCC（图 22-15）。SCC 的组织病理显示，其表皮角质细胞分化紊乱并向皮肤下层生长，可以很容易将其与乳头状瘤鉴别出来。乳头状瘤向 SCC 恶性转化的频率依赖于其遗传背景，进一步发展会导致极罕见的梭形细胞瘤形成。在肿瘤进展阶段，进行性的染色体异常导致非整倍体的发生，发生在促癌物暴露后的 30—40 周。在小鼠皮肤致癌模型中，乳头状瘤向 SCC 的转化与 6 号或 7 号染色体三体以及 p53 突变有关。SCC 是富血管化的和向下浸润性的病变。在二阶段皮肤致癌模型中，已鉴定出的与肿瘤进展相关的基因表达改变有 γ 谷氨酰转肽酶、α6β4 整联蛋白、角蛋白 13 基因的表达升高，以及 E-钙黏附蛋白基因的失表达。

在肿瘤进展过程中，重点说明的信号事件是上皮-间质转化（EMT）被激活。EMT

是具有极性的上皮细胞转换成为具有活动能力的间质细胞的过程，涉及许多信号通路，在这个过程中，细胞间黏着力消失，细胞骨架重塑，并且细胞获得迁移表型。在肿瘤进展和发育过程中，EMT 的一个标志是细胞与细胞间黏着位点 E-钙黏附蛋白表达的丧失。转录因子 Twist、Snail（也称为 Snai1）和 Snai2（也称为 Slug）可抑制 E-钙黏附蛋白的表达。从不同皮肤致癌阶段分离的角质细胞系的分析显示，E-钙黏附蛋白的表达与模型的成瘤性是负相关的。在小鼠上皮细胞系已鉴定出 *Snail* 基因是 E-钙黏附蛋白表达的强抑制基因，*Snail* 基因的稳定转换可以诱导 EMT，并增强细胞迁移和浸润能力。*Snail* 基因在 E-钙黏附蛋白失表达的肿瘤和浸润型细胞株中均有表达。在体外，*Snail* 基因沉默能抑制浸润，提高 E-钙黏附蛋白的表达，抑制异种移植模型中的肿瘤生长。因此，在小鼠二阶段皮肤致癌过程中，E-钙黏附蛋白介导的细胞间黏附能力的调节可能在肿瘤进展中起作用。

肿瘤进展的另一个方面是由基质金属蛋白酶（MMP）介导间质浸润。MMP 是降解细胞外基质（ECM）蛋白和黏附分子的酶类，会破坏周围组织结构和细胞间的接点（Munshi and Stack，2006）。在小鼠二阶段皮肤致癌过程中，MMP-9 的表达与小鼠皮肤肿瘤细胞系的恶性转化呈正相关关系，提示 MMP 参与肿瘤进展过程。PACE4 是一种膜 MMP 活化剂，可增强小鼠皮肤肿瘤的进展过程。除了这些信号通路，p63 亚型失调，TGF-β1、Smad3、STAT3、PTEN、c-fos 和 IKKα 功能紊乱也能改变小鼠皮肤癌变的进程。

四、多阶段皮肤致癌中 KSC 的作用

已有研究证明角质干细胞（KSC）是小鼠皮肤化学致癌的靶位（Kangsamaksin et al.，2007）。具有 KSC 特征的细胞最初是在滤泡间细胞表皮和发囊膨大区的表皮增殖单元（EPU）中被发现的，它们有周期性、标记保留性（如用 ^{3}HTdr 和 BrdU 标记，后来称为标记保留细胞或 LRC）及高增殖能力。KSC 膨大区表达造血干细胞标志物 CD34。在膨大区鉴定出的 CD34/α6 整联蛋白阳性细胞是慢周期细胞，与 LRC 共存，培养时有高的增殖能力。Morris 等（1985）研究发现，LRC 是非脉冲标记细胞，能够有丝分裂并分布于基底层，这表明 LRC 在皮肤肿瘤促长阶段有克隆扩增的能力，他还发现 LRC 能够阻留致癌物-DNA 加合物（Morris et al.，1986）。最近，Trempus 等（2007）报道，TPA 诱导发囊干细胞活化形成肿瘤时，需要 KSC 中 CD34 的表达。总的来说，这些资料提示，KSC 是小鼠皮肤化学致癌过程中的主要靶点。目前，哪种特异性干细胞群体是主要的靶点依然是研究热点，有人用 KSC 膨大区特异性 *Stat3* 缺陷后的小鼠模型研究证实（Kim et al.，2009），KSC 可能是皮肤致癌过程中的主要靶细胞群。

五、多阶段致癌和人类癌症

有大量的研究支持人类癌症的多阶段致癌概念。排除职业暴露，人类环境致癌物暴露通常是低剂量经年累月的反复暴露，每一次单独暴露的剂量都不足以产生肿瘤，因此，单次剂量的致癌物并不是大多数人类癌症的病因所在。从人类流行病学和实验动物研究

得来的证据显示，香烟烟雾和紫外线之类的人类致癌物有着强大的肿瘤促长活性，许多人类食物中的成分也具有肿瘤促长活性。对不同阶段的肿瘤组织进行组织化学和分子检测同样表明，人类癌症发展具有多阶段性。有研究假设，人类癌症的发展需要经过4—6个后续的遗传性事件的发生（Hahn and Weinberg，2002）。以结肠癌为例，肿瘤细胞大量异常遗传损伤的增加，表明上皮致癌过程是多阶段的，这些遗传性损伤从进行性的组织病理改变（增生—腺瘤—癌症）中反映出来（Segditsas et al.，2009）。

小鼠二阶段皮肤致癌模型显示了人类多阶段致癌过程中的重要特征。如前所述，有证据表明，激活发囊和上皮滤泡的干细胞突变，是导致肿瘤生成级联事件中的第一步（Morris，2004；Trempus et al.，2007）。同样，二阶段致癌模型也是研究人类癌症的极佳模型，因为人类是典型的低剂量反复暴露于致癌物和促癌剂。大多数人类癌症都具有很长的潜伏期，这一点强有力地支持了肿瘤发展过程中有促长阶段（Klein，2005）。因此，这些已得到广泛鉴定的模型可被用于人类上皮癌症的机制研究。

其他的许多人类癌症，特别是上皮起源的，同样显示了多阶段发展的过程。例如，在黑色素瘤、头颈鳞状细胞癌、胰腺导管癌及宫颈癌的检查过程中，增生病灶和原位癌比浸润癌出现得更早。在肿瘤发展过程中，遗传性损伤不断积累，表明癌症发展具有多阶段属性。例如，在结直肠癌发展过程中，腺瘤性结肠息肉病（APC）基因的突变可以启动肿瘤发生（Kinzler and Vogelstein，1996），增生病灶的一部分进一步积累 *K-ras* 癌基因，以及其他原癌基因和抑癌基因的突变，腺瘤就会发展成为浸润癌（Pino and Chung，2010）。有研究在鳞细胞肺癌和胰导管腺癌中同样观察到了分子异常的积累，这些损伤的增加引起严重的组织病理学变化，基因杂合性丧失的频率也随之升高（Wistuba et al.，1999；Koorstra et al.，2008）。

六、影响多阶段皮肤癌变过程易感性的因素

（一）遗传背景

流行病学资料显示，肿瘤易感性基因决定着许多散发性人类癌症的风险，它们是高频率存在却低外显性的基因，可以改变个体对致癌物暴露的反应，这些基因包括 DNA 修复、免疫反应、致癌物代谢，以及细胞增殖、分化和死亡有关的基因。肿瘤易感性基因的变异，不是对转化的直接反应，但会增加癌基因和抑癌基因遗传变异的可能性，这些癌基因和抑癌基因可能直接参与致癌，也可能通过表观遗传机制使遗传变异细胞同源性扩增生成肿瘤。

小鼠癌症的形成与人类一样，都是由多种调节肿瘤易感性的基因所控制的。在致癌物诱导的肺癌、肝癌、结肠癌、乳腺癌、肾癌和造血肿瘤形成的过程中，已经可以通过分离杂交易感和不易感的小鼠或大鼠品系，分析其肿瘤的形成过程，发现与种系间差异有关的调节基因座。有人进行小鼠肝癌形成的研究发现，肿瘤易感性的遗传控制是非常复杂的。Lee 和 Drinkwater（1995）研究发现，高敏感性的表型是由增加或降低致癌物暴露敏感性的基因座共同作用决定的。有研究发现，两个结肠癌易感性基因座（*Scc4*、*Scc5*）单独均没有明显的作用，两个基因座相互作用发挥共同效应依赖于双方的基因

型（van Wezel et al.，1996）。鉴定调节基因座的特异性基因是很难的，目前鉴定出的基因均与多个基因座有关，包括 *Mom1*（Pla2g2a）、*Pctr1*（Cdkn2a）、*Skts13*（Aurka）、*Skts14*（Tgfb1）、*Ter*（Dnd1）及 *Mtes1*（Sipa1），这些基因的变异体均影响着它们的功能和表达。

　　虽然已经清楚小鼠皮肤致癌过程中存在的易感性遗传差异，但有关这些差异的机制依然是不清楚的。早期研究的焦点集中在把致癌物代谢和 DNA 结合的差异作为小鼠品系间差异的一种可能机制。然而，虽然有一些品系间的易感性差异归因于引发阶段的不同，但主要的易感性差异发生在肿瘤促长阶段。有研究进一步发现，近亲繁殖的 SENCAR 系 SSIN 小鼠对 TRA 促长是高度敏感的，但对 TPA 进展是耐受的，而其他的近亲繁殖 SENCAR 系小鼠对 TPA 促长和进展都非常敏感，表明这个模型中，调节 TPA 促长和进展肿瘤的基因存在不同的基因座。已经发现的一个调节皮肤肿瘤进展阶段的基因，存在于 SENCAR 系小鼠（对肿瘤进展敏感）和 SSIN 小鼠杂交的 SENCAR B/Pt 小鼠的 14 号染色体上（Stern et al.，2002）。

　　许多研究耗费大量的精力试图解释在皮肤肿瘤促长阶段，不同品系小鼠易感性差异的生化基础。这些研究的结果大部分是自相矛盾和没有结论的，对于 TPA 促长皮肤肿瘤的遗传差异机制仍然需要进一步的测试。许多研究结果显示，皮肤肿瘤促长阶段的易感性具有多基因性，在 BALB/cANPt 小鼠和 SENCARA/Pt 小鼠（Mock et al.，1998）、NIH/Ola 小鼠和西班牙小鼠、PWK 小鼠和 FVB 小鼠、Car-R 小鼠和 Car-S 小鼠及 C57BL/6 小鼠和 DBA/2 小鼠杂交的小鼠中，发现的基因座已经覆盖了十几条染色体区域。Angel 等（2003）发现的 TPA 促长易感性基因座分别位于 C57BL/6 和 DBA/2 杂交小鼠的 1 号（*Psl3*）、2 号（*Psl2*）、9 号（*Psl1*）和 19 号（*Psl4*）染色体上。用带有特异片段的同源系小鼠的研究显示，至少有两个基因调节 TPA 促长易感性，定位于 9 号染色体远端（*Psl1*），这两个基因分别被命名为 *Psl1.1* 和 *Psl1.2*（Abel et al.，2010）。

　　进一步研究发现，*Gsta4* 是肿瘤促长易感性的候选基因之一，影响 *Psl1* 在皮肤肿瘤促长中的作用。全基因表达分析显示，C57BL/6 和 DBA/2 小鼠经 3.4nmol TPA 多阶段暴露后，至少有 44 个基因表达不同（Riggs et al.，2005）。在这些基因中，定位于 *Psl1.2* 的 *Gsta4*，在 C57BL/6 和 DBA/2 小鼠中的表达差异最明显（Riggs et al.，2005）。随后有研究用 *Gsta4* 缺陷小鼠分析 TPA 暴露后皮肤肿瘤促长的易感性，发现它们比野生型 C57BL/6 小鼠更敏感（Abel et al.，2010）。此外，有一项 NMSC 病例对照研究分析了 *GSTA4* 单核苷酸多态性（SNP），发现人 *GSTA4* 多态性的遗传与 NMSC 的危险性相关（Abel et al.，2010）。因此，*Gsta4/GSTA4* 可作为 NMSC 的一种新易感基因，它们会影响人和小鼠皮肤肿瘤发展的危险性，对小鼠研究的资料显示，这个基因在皮肤肿瘤发展的促长阶段起着重要作用。

（二）饮食/营养状态

　　膳食能量平衡是指能量摄入与能量消耗之间的平衡（Patel et al.，2004）。流行病学资料显示，慢性正能量平衡会导致肥胖，使多种癌症的发生和死亡风险都增高（Calle et al.，2003；Hedley et al.，2004）。尽管已经建立了肥胖与癌症之间的关系，但对其机制却知之其少（Hedley et al.，2004）。先前被用于研究肥胖在 2 型糖尿病和其他慢性病中作用的动物模型，现在更多地被用于肥胖与癌症之间关系的研究（Yakar et al.，2006）。虽然并不清楚肥胖与癌症之间的关联，但是限制热量（CR）或负能量平衡的确是目前动物模型中最有效的基于饮食的预防癌症的干预手段（Hursting et al.，2003）。

在实验动物模型中发现，CR 可以抑制自发性肿瘤的形成，包括抑制 p53 或 Wnt 信号通路、减少肿瘤发生（Patel et al.，2004；Hursting et al.，2005）。CR 能抑制啮齿类动物化学性诱导的肿瘤生成，包括二阶段皮肤肿瘤致癌模型（Boutwell，1964；Stewart et al.，2005）。有许多报道用二阶段皮肤致癌模型研究 CR 在癌变过程中的作用，这使得研究者可以观察饮食疗法在引发和促长阶段的作用，因此，CR 被一致认为可以降低皮肤肿瘤形成的概率。特别是在促长阶段，CR 可显著降低肿瘤的发生率、多样性以及乳头状瘤的大小（Boutwell，1964；Birt et al.，1991，1993）。Pashko 和 Schwartz（1992）、Stewart 等（2005）报道，大约 40% 的由 CR 抑制的皮肤致癌过程的引发阶段，可以被肾上腺切除术逆转。当肾上腺切除小鼠血液中的皮质酮水平恢复后，可以部分恢复 CR 的抑制作用。Thompson 及其同事在大鼠乳腺癌模型中发现了同样的结果，并观察到皮质酮在体外具有直接抑制细胞效应（Zhu et al.，1998；Jiang et al.，2002）。然而，这些与 CR 相关的研究大部分使用相当苛刻的卡路里限制等级（如 40%）。

有人将膳食能量平衡对小鼠多种皮肤组织中稳态信号的影响集中在了 Akt/mTOR 信号通路（Moore et al.，2008a）。在这个研究中，给予雄性 FVB/N 小鼠和 C57BL/6 小鼠、雌性 ICR 小鼠（这些都是肿瘤研究中常用的品系）控制性饮食（10kcal% 脂肪）、可诱发肥胖饮食（DIO，60kcal% 脂肪）或 30% CR 饮食，经过 17 周后，与正常饮食组相比，所有 DIO 组的小鼠均检测到血液 IGF-1 水平的显著升高，而 CR 组小鼠则表现出血液 IGF-1 水平的显著下降。用 Western blot 检测饮食对表皮、肝脏和前列腺背侧的 Akt 与 mTOR 活化的作用发现，DIO 饮食会增强 Akt 和 mTOR 的活化，而 CR 饮食的作用则与 DIO 饮食的作用正好相反，在各种表皮组织和品系中的结果都一样。有研究表明，膳食能量平衡可以活化肝内 AMP 活化蛋白激酶（AMPK），但不能活化表皮或前列腺背侧的 AMPK，提示 AMPK 对正/负能量平衡条件的反应是组织依赖性的。用 Western blot 分析从这些小鼠表皮中提取的蛋白质，发现与对照组或 DIO 组相比，CR 组小鼠的 IGF-1 和表皮生长因子（EGF）受体的活化水平降低。这些发现提示，膳食能量平衡调节着小鼠表皮组织中的生长因子信号，特别是 Akt 和 mTOR 信号通路，而这些信号通路在肿瘤促长阶段起着重要作用。

在其他的研究中，肝 IGF-1 缺陷小鼠（血清 IGF-1 水平降低 75%）被用来评价降低血清 IGF-1 对多阶段皮肤致癌过程和肿瘤促长的作用（Moore et al.，2008b）。使用 DMBA 作引发剂、TPA 作促长剂，LID 小鼠很容易发生标准的二阶段皮肤癌变过程，在溶剂或 TPA 处理的 LID 小鼠中发现表皮增生和标记指数的显著下降。与野生型对照相对，LID 小鼠在二阶段皮肤癌变过程中的肿瘤发生率和多样性是显著下降的；Western blot 分析显示，TPA 暴露的 LID 小鼠，表皮提取蛋白中 EGF 和 IGF-1 受体的活化水平降低，Akt 和 mTOR 信号通路的活化水平降低。这些资料提示，降低血液 IGF-1 的水平可以导致 Akt 和 mTOR 信号通路的活化水平降低，从而降低表皮生长因子对肿瘤促长的反应，最终降低其对二阶段致癌过程的敏感性，这可能是其中的一种调节机制。最近的资料也显示，血液 IGF-1 水平的降低是 CR 的作用结果，它会抑制皮肤癌变过程，这与前面资料推导出的机制部分类似。

七、多阶段致癌与癌症预防

使用动物模型和人类组织进行致癌过程研究的最终目的是阐明诱发人类癌症的过程，找到预防癌症的干预方法。加深对化学性诱导癌变过程的认识，有助于找到阶段特异性和基于机制的干预方法。

表 22-3 列出了许多针对致癌过程特殊阶段的靶向试剂。由于肿瘤促长过程的长期性和可逆转性，目前主要研究涉及这一阶段的靶向试剂。我们也鉴定了一些引发阶段的靶向试剂。

表 22-3　定向作用于致癌过程特殊阶段的靶向试剂

致癌阶段	预防措施	靶向试剂
引发	抑制活化	香豆素类、鞣花酸、表没食子儿茶素没食子酸酯（EGCG）、染料木黄酮、吲哚-3-甲醇、异硫氰酸苯酯（PEITC）、白藜芦醇、硒
	清除亲电子物	EGCG、鞣花酸
	增强致癌剂解毒过程	2-氰基-3,12-二氧代齐墩果烷-1,9 (11)-二烯-28-酸（CDDO）、二烯丙基硫化物、EGCG、N-乙酰半胱氨酸、奥替普拉、PEITC、白藜芦醇
	增强 DNA 修复	限制热量（CR）、EGCG、硒
促长/进展	清除 ROS	抗氧化剂（如 α-生育酚、抗坏血酸、EGCG）、CR、硒
	改变基因表达	CR、脱氢表雄酮（DHEA）、氟睾丸酮、染料木黄酮、一帖类（如 d-柠檬烯）、维生素 A 酸类（全反式视黄酸、芬维 A 胺）
	减少炎症	抗组胺药、CR、DHEA、氟睾丸酮、非类固醇类抗炎药（如 suldinac、阿司匹林）、白藜芦醇、选择性 COX2 抑制剂（如塞来考昔）
	抑制增生	CR、DHEA、二氟基鸟氨酸、埃罗替尼、非那雄胺、氟睾丸酮、染料木黄酮、GW2974、LY29004、紫苏醇、RAD-001、雷帕霉素、维生素 A 酸类、硒、他莫昔芬
	诱导分化	钙、维生素 A 酸类、丁酸钠
	诱导凋亡	DHEA、芬维 A 胺、氟睾丸酮、HDAC 抑制剂、丁酸钠

如表 22-3 所示，肿瘤引发阶段的干预途径可能有：①通过抑制活化酶或直接清除 DNA 反应性亲电子试剂和氧自由基，从而调节致癌剂活性；②通过改变去毒酶的活性来增强致癌剂解毒过程；③调节某些 DNA 修复过程。在促长和进展阶段，阻断这些过程的可能途径有：①清除 ROS；②改变基因表达；③减少炎症；④抑制增生；⑤诱导分化；⑥诱导凋亡。这些试剂中有一些目前已开始进行临床试验（Kelloff et al.，2006；Lippman and Hawk，2009；William et al.，2009）。

在过去的 50 多年里，大量的动物模型（特别是小鼠皮肤肿瘤模型）研究推导出致癌过程的主要阶段：引发、促长和进展（图 22-15）。靶细胞群暴露于外源性或内源性致癌剂后，其中的一群或一个细胞的 DNA 受到损伤，肿瘤的引发阶段开始。如果这些损伤没有被修复，则会引起关键靶基因的突变。引发细胞对其微环境的反应性使它们在某些条件下比正常细胞更有生长优势。在经典的二阶段小鼠皮肤致癌模型中，低剂量

DMBA 诱发 *H-ras1* 突变,并不能使小鼠肿瘤发生率增长,除非反复使用肿瘤促长剂,如 TPA。肿瘤的促长阶段以引发细胞的选择性克隆增殖为主要特征,这是与增殖、组织重塑和炎症相关的基因表达发生改变的结果。在肿瘤进展阶段,前肿瘤细胞经过基因组不稳定性和基因表达异常的逐步累积,最终发生恶性转化。

肿瘤的引发、促长和进展是一个连续的过程,这一概念对于致癌过程的实验研究来说是非常重要的。然而,当实验研究中的各阶段出现在人类癌症发生的过程中时,各个阶段的特征会更加复杂。例如,人类肿瘤的形成涉及多种突变。人类大多情况下会暴露于混合物,各种成分同时作用于致癌过程的引发、促长和进展阶段,其中促长剂引起的细胞增殖升高和凋亡下降,会影响后续的引发进程。个体的遗传背景可以显著影响其对致癌剂暴露的敏感性。尽管大量研究集中于分析引发过程中的基因,但是动物模型的研究表明,主要的调节基因是那些与促长和进展阶段相关的基因。因此,人类癌症并不是三个阶段有序的发生,它是以调节细胞稳定性的基因表达发生改变的不断积累为主要特征的,这些基因包括癌基因、抑癌基因、凋亡基因和 DNA 修复基因。

对致癌过程多阶段的认识,促进了基于机制的抑制剂的发现,这些抑制剂可定向作用于特定的阶段(表 22-3)。对化合物以及其他致癌剂诱导的致癌过程的分子、生化机制的进一步研究,将有助于发现预防癌症的有效措施。

第三节 癌基因和抑癌基因

早在 1902 年,Boveri 就提出恶性肿瘤起源于一个染色体含量不平衡的细胞。后来 Bauer 系统提出的体细胞突变学说以及后来发展的基因突变学说认为,在机体的内外因素作用下,基因突变不断积累导致癌基因激活和抑癌基因失活,使细胞周期失控,最终引起细胞异常增殖和肿瘤发生(Smart and Hall,2018)。致癌作用体细胞突变理论表明,体细胞内 DNA 突变对肿瘤形成是必需的,支持体细胞突变(遗传机制)的主要证据有:①癌症是一个可遗传的稳定变化;②肿瘤通常具有克隆特性;③许多致癌物本身或可被代谢为可以共价结合于 DNA 的亲电子中间体;④许多致癌物是诱变剂;⑤常染色体显性遗传的癌症综合征为癌症起源中的遗传组分提供直接证据;⑥与染色体脆性或 DNA 修复减少相关的常染色体隐性遗传性癌症综合征易使受累个体患癌症;⑦大多数(如果不是全部的话)癌症显示染色体异常;⑧转化的表型可通过 DNA 转染从肿瘤细胞转移至非肿瘤细胞;⑨细胞可以用癌基因转化;⑩原癌基因可被癌细胞的突变所激活,抑癌基因通过癌细胞的突变而失活(Lee and Muller,2010;Levine and Puzio-Kuter,2010)。

一、癌基因

如上所述,在正常细胞中发现的称为**原癌基因(proto-oncogene)**的特定基因,可能是化学致癌物的作用靶标。原癌基因在进化过程中高度保守,其表达受到严格监控。其蛋白质产物通常在正常细胞增殖、分化或凋亡的控制中起重要作用,这些原癌基因通过暴露于致癌物或在内源性过程中获得功能突变,产生显性转化的**癌基因(oncogene)**,

癌基因在癌症发展过程中起重要作用。

（一）细胞转化：致癌物和癌基因的作用

用致癌物和致突变物处理培养的细胞系可以诱导细胞转化。类似于培养的癌细胞，转化细胞的一般特征是：①锚着独立性（能够在软琼脂中生长）；②失去接触抑制（堆积和形成病灶的能力）；③永生化；④减小对生长因子和/或血清的需求；⑤注射到免疫缺陷小鼠（缺少胸腺因而不具有 T 细胞的小鼠）时能产生肿瘤。

如第六章所述，化学诱变剂和致癌物可导致点突变、移码突变和哺乳动物细胞中的染色体畸变。虽然具体的致癌物诱导的 DNA 加合物在 20 世纪 70 年代就被分离了出来，但直到 20 世纪 80 年代早中期，化学致癌物处理引起的特定基因突变才被鉴定出来。一项称为"转染"的关键技术出现在 20 世纪 70 年代初期，这项技术的应用有助于识别细胞的癌基因，使研究者能够将基因/DNA 转移到培养的细胞中。

20 世纪 70 年代后期，研究人员用已知诱变剂和致癌物——3-甲基胆蒽（3MC）——煤焦油的一种组分处理了一种培养的小鼠细胞。用 3MC 处理导致细胞转化。从 3MC 转化的细胞中提取 DNA 并转染入未转化的 NIH3T3 细胞（小鼠成纤维细胞系）。来自化学物诱导的转化细胞的 DNA，而不是来自未处理细胞的 DNA，导致感受态 NIH3T3 细胞的转化。这个实验和其他类似实验均表明，正常的细胞基因可以被致癌物处理而改变/突变，并且这些改变/突变的基因可以诱导细胞转化（Croce，2008；Lee and Muller，2010）。

20 世纪 80 年代初，研究人员证实了从各种人类肿瘤中提取的 DNA 可以转化 NIH3T3 细胞。他们发现 RAS 癌基因是存在于人类膀胱癌细胞系中引起 NIH3T3 细胞转化的细胞基因。此后不久，又发现存在于人膀胱癌细胞系中的 RAS 癌基因发生点突变，这种突变与 RAS 的转化活性密切关联。

随后，发现 RAS 在化学致癌物诱导啮齿类动物肿瘤和许多类型的人类癌症中发生突变，RAS 是一大群正常的细胞基因（称为原癌基因）的一员，可被改变而成为癌基因。在过去的 40 年中，已经有 200 多种癌基因被鉴定，其中大约 30 个这样的细胞癌基因常与各种人类癌症相关联。一些癌基因，如 RAS 家族的成员，在不同类型的癌症包括胰腺癌、甲状腺癌、结直肠癌、肺癌、肝癌和急性骨髓性白血病中经常发生突变。其他如 BCR/ABL 融合蛋白，对于一种类型的癌症是特异的，如慢性髓细胞性白血病（chronic myelogenous leukemia，CML）。

（二）原癌基因活化为癌基因

原癌基因可通过突变、染色体易位、基因扩增或启动子插入活化成癌基因（图 22-16）。

由点突变激活的癌基因的最典型例子是 RAS，在 RAS 基因编码区内这些点突变的特定位置和产生这些突变的化学致癌物将在下文详述。一个通过染色体易位激活并导致杂合蛋白质产生的癌基因的例子是 ABL。在 95% 的人类 CML 病例中，有称为"费城染色体"的异常染色体存在，是 9 号染色体和 22 号染色体之间易位的结果。这种易位并列使位于 9 号染色体上的一部分酪氨酸激酶类原癌基因 ABL 与一部分 BCR 基因所在的 22 号

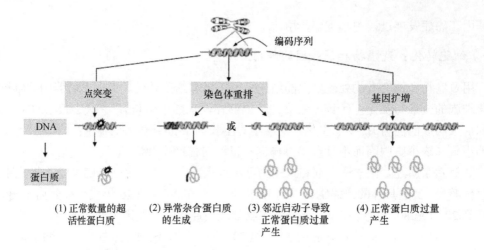

图 22-16　原癌基因活化为癌基因（Smart and Hall，2018）

原癌基因可以通过：①点突变激活癌基因以产生异常蛋白质；②染色体重排导致正常蛋白质过量产生；③染色体重排导致异常杂合蛋白质产生；④基因扩增导致正常蛋白质过量产生

染色体并排。*BCR* 编码一种具有丝氨酸/苏氨酸激酶活性的蛋白质，并且还具有与鸟嘌呤核苷酸交换蛋白同源的区域。易位导致一个形成 BCR/ABL 杂合 mRNA 的融合基因，产生一个来自 BCR 蛋白氨基端区和来自 ABL 蛋白羧基端区的杂合蛋白。这种融合蛋白具有促生长作用和升高的酪氨酸激酶活性。染色体易位导致的融合蛋白在白血病和淋巴瘤中尤其突出（Croce，2008；Lathia and Liu，2017；Lee and Muller，2010）。

原癌基因也可以被未改变的正常原癌基因的过度表达异常激活而变成癌基因。表达增加的正常原癌基因可能是由于基因扩增（增加染色体内给定基因的拷贝数）或由于染色体原癌基因的易位。在一些乳腺癌中，*ERBB2/HER2* 被放大 30 倍。一些 *MYC* 的扩增发生在某些人类癌症如白血病中，而 *N-MYC* 扩增则发生在神经母细胞瘤中。在伯基特淋巴瘤中，*MYC* 基因易位并插入附近免疫球蛋白基因座。这种并列使 *MYC* 放松监管，其表达现在处于免疫球蛋白的启动子控制之下，使 *MYC* 基因发生高水平的组成性表达（启动子插入机制激活）。*MYC* 从 8 号染色体易位到 14 号染色体、22 号染色体或者 2 号染色体的免疫球蛋白区域是绝大多数伯基特淋巴瘤肿瘤活检组织中发现的一致特征（图 22-17）。导致原癌基因表达增加的其他机制可能涉及染色质的改变，如组蛋白乙酰化和启动子区域内 CpG 岛中胞嘧啶残基低甲基化。

（三）癌基因和信号转导

信号转导通路被细胞用来接收和处理信息产生细胞反应。信号转导途径代表涉及从细胞外面传递特定信息到细胞内的细胞线路。这些信息必须通过细胞膜，然后通过细胞质到细胞核，在那里具体表达基因以进行细胞应答（图 22-18）。这条线路的通用组件包括生长因子、生长因子受体、鸟苷三磷酸酶（GTP 酶）、激酶和转录因子。细胞增殖受到生长因子的细胞外信号的调节，生长因子通过结合和激活膜结合受体介导细胞增殖。这些受体通常将这些信息传达给 GTP 酶，激活激酶级联最终磷酸化并激活转录因子。转录因子调节诱发生物反应的特定基因的表达，引起细胞增殖。癌基因经常编码作为信号

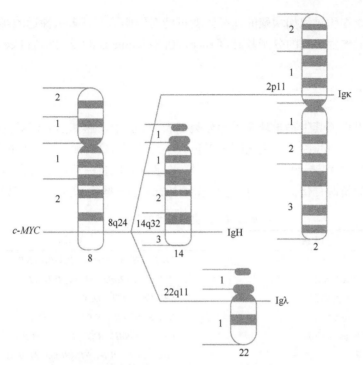

图 22-17　伯基特淋巴瘤中 *c-MYC* 的易位（Smart and Hall，2018）

c-MYC 从 8 号染色体易位到 22 号、14 号或 2 号染色体上的免疫球蛋白区域，
其表达现在受免疫球蛋白启动子的调节，使 *c-MYC* 的表达失调

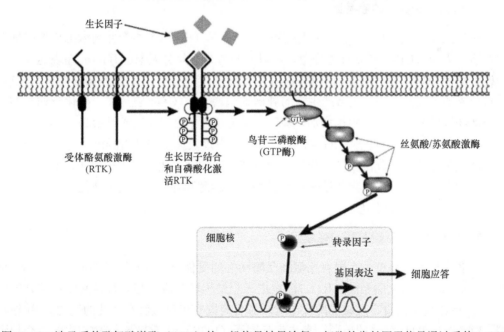

图 22-18　涉及受体酪氨酸激酶（RTK）的一般信号转导途径。细胞外生长因子信号通过受体、GTP
酶、激酶和细胞因子传递，最终到达转录因子，改变基因表达并产生细胞应答（Smart and Hall，2018）

通路关键组分的蛋白质。如果线路的组件被改变，那么整个细胞通路就会受到干扰。不

难想象调节重要细胞过程如增殖的途径改变可能对细胞稳态有多么深远的影响。这实际上是癌基因促成癌症进程的分子基础（Croce，2008；Lathia and Liu，2017；Lee and Muller，2010）。

（四）癌基因的分类

癌基因可以根据其生物学功能进行分类。表 22-4 中，癌基因的许多蛋白质产物都参与信号转导，以生长因子、生长因子受体、小分子量 GTP 酶、非受体酪氨酸激酶、丝氨酸/苏氨酸激酶和转录因子为代表。另外，许多癌基因蛋白质产物具有调节细胞存活的功能（也称为抗凋亡蛋白）。在后面的内容中描述了一些癌基因示例及其功能。

表 22-4　人类癌基因的分类

癌蛋白家族	癌基因
生长因子	PDGF、HGF、TGF-α、VEGF、WNT-1、IGF-2
受体酪氨酸激酶	ERBB1、aERBB2、bKIT、RET、METc
非受体酪氨酸激酶	SRC、AB、YES、LCK
鸟苷三磷酸酶	H-RAS、K-RAS、N-RAS
丝氨酸/苏氨酸激酶	RAF-1、B-RAF、AKT、PIM-1、BCR
转录因子	MYC、FOS、JUN、ETS、REL、MYB、GL1、E2F1
存活蛋白	Bcl-2、AKT、E2F1、MDM2

1. 作为生长因子的癌基因

转化生长因子 α（TGF-α）与表皮生长因子受体（EGFR）结合并刺激上皮细胞增殖和存活。因为 TGF-α 刺激细胞增殖，所以它被称为有丝分裂原。TGF-α 在表达 EGFR 的许多癌症（肺癌、乳腺癌、前列腺癌等）中过度表达。因此，在这些肿瘤细胞中，TGF-α 以自分泌的方式起作用，刺激产生它的肿瘤细胞增殖。TGF-α 表达在一些化学诱导的啮齿类动物肝脏和皮肤肿瘤中也增加。胰岛素样生长因子-2（IGF-2）是胰岛素样生长因子受体-1R（IGF-1R）的配体。IGF-2 在一些肿瘤中过表达，如结直肠癌，并且作为促进细胞增殖和存活的自分泌因子起作用。肿瘤细胞通常过表达多种生长因子，这些生长因子相互配合以自分泌方式起作用来调节肿瘤细胞增殖和存活。一些肿瘤促长剂可以刺激生长因子如 TGF-α 的表达。

2. 作为受体酪氨酸激酶的癌基因

许多生长因子通过具有固有酪氨酸激酶活性的受体介导生长因子的促增殖反应。这些受体称为受体酪氨酸激酶（RTK），它由三个结构域组成：与其特异性配体结合的细胞外 N 端结构域、贯穿质膜的跨膜结构域和含有固有酪氨酸激酶活性的胞内 C 端结构域。EGFR 是 RTK 信号的原型。表皮生长因子（EGF）或 TGF-α 与 EGFR 的结合导致 EGFR 二聚化。这伴随着酪氨酸激酶活性的激活（Croce，2008；Lathia and Liu，2017；Lee and Muller，2010）。激活的激酶结构域继续磷酸化每个受体的细胞内结构域的酪氨酸残基（图 22-19）。

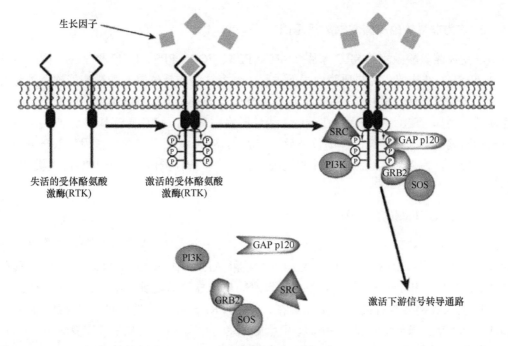

图 22-19　受体酪氨酸激酶信号转导。酪氨酸激酶的激活导致自磷酸化，这些磷酸化的酪氨酸充当含 SH2 结构域的蛋白质（PI3K、GRB2、GAP p120、SRC）的对接位点。一旦对接上，这些蛋白质就被活化，从而导致下游信号转导蛋白的激活（Smart and Hall，2018）

含有特定 src-2 同源结构域（SH2 结构域）的胞质蛋白识别受体胞内结构域中这些磷酸化的酪氨酸残基，并在该位点处结合/对接。含有 SH2 结构域并与磷酸酪氨酸结合/对接的蛋白质的 RTK 包括磷脂酶如磷脂酶 Cγ（PLCγ）、磷脂酰肌醇 3-激酶（PI3K）、类固醇受体共激活因子（SRC）、GTP 酶活化蛋白（GAP p120）、酪氨酸磷酸酶 SHP2 及衔接蛋白 SHC 和 GRB2（衔接蛋白不具有催化活性，但通过招募额外的蛋白质起到激活受体的作用）。GRB2 含有识别信号蛋白中丰富脯氨酸基序的 SH3 结构域，并通过其 SH3 结构域结合到 SOS（Son of sevenless）蛋白上，SOS 蛋白是一种鸟嘌呤核苷酸交换因子（GEF）。当 GRB2 与受体结合时将 SOS 蛋白带入细胞质膜内侧的 RAS 附近，SOS 蛋白参与激活 RAS，将在下文讨论。

RTK 家族有 50 多个成员，已经证实大约有 30 个成员通过突变、基因重排/易位或扩增被激活为癌基因。例如，EGFR 也称为 ERBB1，在许多上皮细胞癌症包括非小细胞肺癌、乳腺癌和卵巢癌中过表达（基因扩增）。ERBB2/HER2 是 EGFR/ERBB 家族的另一个成员，在 30%的乳腺癌中过表达。RET 是一种肾脏和肠道系统发育以及神经元分化和存活所必需的 RTK。在与配体结合反应时，RET 与糖基化磷脂酰肌醇（GPI）形成异源二聚体，连接细胞表面共同受体。体细胞重排导致各种蛋白质的 N 端与 RET 的酪氨酸激酶结构域之间的融合，这导致 RET 酪氨酸激酶活性的配体非依赖性组成性活化。这个类型染色体重排对甲状腺癌的发生至关重要。最后，超过 30 种不同的功能获得性体细胞突变已经在 KIT（RTK 受体）中被鉴定，并且这些 KIT 的突变形式与以下人类恶性肿瘤相关：胃肠道肿瘤、急性骨髓性白血病、骨髓增生异常综合征和小细胞肺癌。

3. 作为非受体酪氨酸激酶的癌基因

非受体酪氨酸激酶的 SRC 家族（SRC、FES、FGR、FPS、LCK 和 YES）同时包含 SH2 和 SH3 结构域，并与质膜内表面关联。许多这些非受体酪氨酸激酶能被各种跨膜信号受体快速激活，其中包括 RTK。这些激酶中有一些在各种不同类型的肿瘤中被组成性激活。例如，SRC 激酶活性在一些人类结肠癌中升高。*ABL* 原癌基因是细胞质/核酪氨酸激酶编码基因。在染色体易位之后，*ABL* 与 *BCR* 基因形成杂合基因可以产生融合的杂合蛋白，增强酪氨酸激酶活性并促进生长。这个杂合蛋白存在于 95% 的人类 CML 病例中。

4. 作为 GTP 酶的癌基因

在人类，小 GTP 酶的 RAS 超家族包含超过 150 个成员。基于序列和功能信息，分为以下五大分支：RAS、RHO、RAB、RAN 和 ARF。在 RAS 亚家族/分支内，只有 *H-RAS*、*K-RAS* 和 *N-RAS* 在人类癌症和致癌物质诱导的动物肿瘤中经常发生突变。大约 25% 的人类癌症含有突变的 *RAS*。在人类中，RAS 亚家族的成员（*H-RAS*、*K-RAS* 和 *N-RAS*）在胰腺（突变频率 90%）、甲状腺（突变频率 55%）、结肠（突变频率 45%）、肺（腺癌）（突变频率 35%）、肝脏（突变频率 30%）的癌症和急性骨髓性白血病（突变频率 30%）中以特别高的频率发生突变。*H-RAS*、*K-RAS* 和 *N-RAS* 基因均编码一段 188—189 个氨基酸残基（21kDa）的高度相关蛋白。*RAS* 基因存在于从酵母到人类的所有真核生物中。哺乳动物 *RAS* 可以拯救 *RAS* 缺陷酵母细胞，酵母 *RAS* 可以转化 NIH3T3 细胞。*RAS* 基因在进化中高度保守的事实表明，它们编码的蛋白质产物在正常细胞生理中起着至关重要的作用。

RAS 蛋白在各种膜受体中作为膜相关的二元分子开关发挥作用，操控各种膜受体的下游运行（图 22-20），包括受体酪氨酸激酶（如 PDGF、EGFR）、不具固有酪氨酸激酶活性的细胞因子受体（IL-12）、T 细胞受体和一些与异源三聚蛋白偶联的受体。RAS 蛋白是膜结合鸟苷三磷酸（GTP）和鸟苷二磷酸（GDP）盐的蛋白质（图 22-20），当与 GDP 结合时它们处于“关闭”的位置，而当结合于 GTP 时则处于“开启”的位置。当受到上游信号刺激时，RAS 蛋白上的 GDP 交换为 GTP。这种交换反应是由 SOS 介导的，SOS 是称为 GEF 的蛋白质家族的成员之一。当它与 GTP 结合于 RAS（在“开启”的位置）时会发生构象变化，以便与细胞中的效应蛋白相互作用（Croce, 2008; Lathia and Liu, 2017）。

效应蛋白然后向下游传输信号以产生适当的生物学反应。通过将 GTP 水解为 GDP 来关闭 RAS。这一过程是通过 RAS 的固有 GTP 酶活性来介导的，同时借助于 GAP p120 蛋白（GTP 酶活化蛋白）的协同作用，该蛋白可增加 RAS 介导的 GTP 水解率 2—3 个数量级。已经确定了几种 RAS 的下游效应蛋白。其特征最为确定的三个蛋白是 RAF、PI3K 和 RALGDS（图 22-20）。RAS-GTP 结合于 RAF 并刺激 RAF——一种细胞质丝氨酸/苏氨酸激酶。RAF 使 MEK1（MAP 激酶细胞外信号调节激酶）磷酸化，MEK1 是双重特异性激酶，可磷酸化 ERK1（p44）和 ERK2（p42）（细胞外调节的 MAP 激酶）上

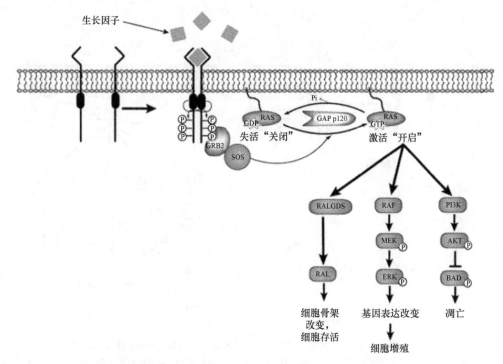

图 22-20　RAS 激活信号通路（Smart and Hall，2018）

RAS 蛋白发挥膜关联的分子开关的作用，操控各种膜受体的下游运行。当与 GDP 结合时它们处于"关闭"的位置，而当结合于 GTP 时则处于"开启"的位置。当受到上游信号刺激时，RAS 蛋白质上的 GDP 被 GTP 替换。该交换反应由鸟嘌呤核苷酸交换因子 SOS 介导。RAS 与 GTP 结合（处于开启位置）会发生构象变化，使它们与细胞中的效应蛋白（RAF、PI3K、RALGDS）相互作用。效应蛋白传递信号到下游最终产生生物学反应。RAS 通过 GTP 水解成 GDP 而关闭，这是通过 RAS 的固有 GTP 酶活性，并在 GAP p120 蛋白（GTP 酶活化蛋白）的协助下完成的

的苏氨酸与酪氨酸残基。　ERK1/2 是具有许多细胞底物的丝氨酸/苏氨酸激酶，包括 cPLA2 和 p90 核糖体 S6 激酶（RSK）及许多转录因子，如 ELK-1、SAP-1 和 ETS。尤其重要的是，RAS 信号导致包括细胞周期蛋白 D1 基因（*cyclin D1*）在内的各种基因的转录和表达增加。通过 CDK4/6 激活和 RB 磷酸化，RAS 诱导的细胞周期蛋白 D1 对于促进细胞从 G_1 期进入 S 期非常重要。细胞周期蛋白 D1 通过 RAS 依赖和非依赖的途径在许多肿瘤中过表达。当 *cyclin D1* 过表达时可视为一种癌基因（Croce，2008；Lathia and Liu，2017；Lee and Muller，2010）。

PI3K 是另外一种重要的 RAS 效应蛋白，它是一种脂质激酶，由调节/适配子亚基（p85）和催化亚基（p110）组成。　RAS-GTP 结合 PI3K 的催化亚基并刺激 PI3K 活性。PI3K 使位于质膜内侧上的 PIP_2 肌醇环的 3 号位置发生磷酸化。其产物脂酰肌醇（3,4,5）-三磷酸（PIP_3）招募具有 pleckstrin 同源（PH）结构域的胞质蛋白到膜上。AKT（也被称为 PKB）是一种含有 PH 结构域的丝氨酸/苏氨酸激酶，在质膜上通过其他含 PH 结构域的激酶的磷酸化作用而被激活。激活的 AKT 又磷酸化许多参与促进细胞存活、细胞增殖和代谢的关键蛋白（图 22-21）。

RAL 核苷酸鸟嘌呤解离刺激因子（RALGDS）是一种 GEF，行使 RAS 信号与 RAL 激活之间重要中介的功能。RAL 是类似于 RAS 的另一种小型 GTP 酶。RALGDS 催化

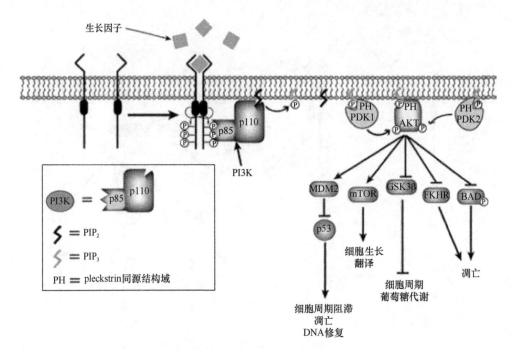

图 22-21　磷脂酰肌醇 3-激酶（PI3K）信号转导通路（Smart and Hall，2018）

PI3K 可以被 RTK（或 RAS）激活而产生 PIP_3，其作为含有 pleckstrin 同源（PH）结构域的蛋白质的停靠位点。PIP_3 依赖性激酶 1（PDK1）、PIP_3 依赖性激酶 2（PDK2）和 AKT（也称为 PKB）都包含一个 PH 结构域。在对接之后，AKT 由 PDK1/2 磷酸化激活转而磷酸化并下调节许多蛋白质，包括糖原合酶激酶 3（GSK3β）、E3 泛素蛋白连接酶 2（MDM2）、叉头转录因子（FKHR 转录因子）、mTOR（调节蛋白质合成）和 BAD（Bcl-2 蛋白家族成员）

RTP 蛋白上的 GDP 交换为 GTP，激活其调节下游靶蛋白的能力。RAL 的激活在调节诸如内吞作用、胞吐作用、肌动蛋白细胞骨架重排和细胞存活等细胞过程中是很重要的。值得注意的是，最近利用小鼠皮肤肿瘤发生模型发现，RALGDS 在肿瘤形成中（涉及 *RAS* 突变）是重要的。RAS 中的致癌性点突变最常发生在第 12、13 或 61 位密码子。这些突变损害 RAS 的固有 GTP 酶活性，也使 GAP p120 对增加 GTP 水解无效。这些致癌性突变的最终结果是 RAS 仍处于 GTP 结合的"开启"状态，导致其下游通路的组成性刺激。突变的 RAS 已经在多种化学致癌物诱导的动物肿瘤中检测到。

　　如前一节所述，许多化学致癌物共价结合到 DNA 上，如果受损的 DNA 被复制/错误配对，就会产生 DNA 的特异性突变。在化学物诱导的肿瘤中，*RAS* 原癌基因作为化学致癌物靶标的研究已经揭示了特定致癌物-DNA 加合物和 RAS 特异性激活突变之间的相关性。例如，一种多环芳烃致癌物二甲基苯并蒽（DMBA），被代谢活化为湾区二醇环氧化物，可优先结合于 DNA 中的腺嘌呤残基。从 DMBA 处理的小鼠分离的皮肤肿瘤中含有突变的 *H-RAS* 癌基因，*H-RAS* 第 61 位密码子的中间碱基发生 A-T 颠换。因此，在 RAS 中鉴定到的突变与由 DMBA-DNA 加合物的形成预测的突变相一致。同样，由亚硝基脲诱导的大鼠乳腺癌在 *H-RAS* 第 12 位密码子中含有 G-A 转换，该突变与这种致癌物引起的鸟嘌呤残基的修饰一致。在许多动物肿瘤模型中，*RAS* 的突变在致癌物处理后不久即被发现，表明在啮齿类动物肿瘤模型中由特定化学致癌物诱发的 *RAS* 突变是致癌过程中的早期启动事件（Klaunig，2013；Smart and Hall，2018）。

5. 作为丝氨酸/苏氨酸激酶的癌基因

BRAF 是 RAF 家族的成员，是一种胞质丝氨酸/苏氨酸蛋白激酶，在人类恶性黑色素瘤中经常发生突变（60%）。获得功能的突变导致 BRAF 蛋白激酶活性升高，促进细胞增殖。AKT 是一种丝氨酸/苏氨酸激酶（在前面讨论过），其激酶活性在许多肿瘤中升高，这是由上游调节蛋白的改变引起的，这些变化包括 *RAS* 突变，RTK 过度激活，突变的 *PI3K* 或 *PTEN* 丢失，*PTEN* 是抑癌基因，可使 PIP$_3$ 去磷酸化从而失活其下游信号通路。*AKT* 基因在卵巢癌、乳腺癌和某些胃癌中扩增，调节参与细胞存活、增殖和血管生成的通路。

6. 作为转录因子的癌基因

FOS 是一种磷蛋白，可与 JUN 异二聚化形成转录因子 AP-1，含有 AP-1 共有序列的基因的启动子[也称为 TPA 应答元件（TRE）]启动子可以与 AP-1 结合并增加它们的表达。FOS 在大多数人类骨肉瘤中过度表达，而 JUN 在一些肺癌中过度表达。在伯基特淋巴瘤中，编码转录因子的 *MYC* 易位并插入免疫球蛋白基因座附近，受免疫球蛋白基因启动子调节（图 22-17）。这导致高水平的 MYC 的组成性表达。此外，MYC 家族的各个成员在各种人类和啮齿类动物肿瘤中被扩增。

7. 涉及细胞存活的致癌蛋白

Bcl-2 具有抗凋亡功能。在某些 B 细胞淋巴瘤中，细胞基因组会发生染色体易位，导致 Bcl-2 过度表达和凋亡抑制。参与细胞存活的另一癌基因 *MDM2* 是一种靶向抑癌基因 *p53*、引起蛋白酶体降解的蛋白质编码基因。*p53* 在应对 DNA 损伤和癌基因激活时调节细胞凋亡。MDM2 在某些人类癌症中被扩增，导致 *p53* 表达的下调，使发生 DNA 损伤和/或癌基因激活的细胞继续存活。丝氨酸/苏氨酸蛋白激酶 AKT 基因是一种在癌细胞存活中起着关键作用的癌基因（Croce，2008；Lathia and Liu，2017）。

（五）癌基因的协同作用

直接从动物收获培养的细胞（称为原代细胞）不是永生的，它们在细胞衰老发生之前经历有限次数的细胞分裂（永久性增长停滞）。这些细胞不能由单独一个癌基因转化。然而，某些癌基因可以彼此相互协作来转化原代的啮齿类动物细胞。例如，将 *MYC* 或突变型 *RAS* 单独转入大鼠原代胚胎成纤维细胞中不会产生转化。但是，当 *MYC* 和突变 *RAS* 同时转入时，原代细胞发生转化，并且具有致瘤性。这类实验表明，某些癌基因可以与其他癌基因一起协同转化原代啮齿类动物细胞。例如，癌基因 *H-RAS*、*K-RAS*、*N-RAS*、*SRC* 和 *Polyoma Middle T* 可以与任何癌基因如 *MYC*、*N-MYC*、*L-MYC*、*Adeno E1A*、*Polyoma Large T*、*SV40 Large T*、*Papillomavirus E7MYC* 协同作用而转化大鼠胚胎成纤维细胞。癌基因的协同作用也已经在使用含有两种癌基因的转基因小鼠体内实验证实了。例如，对 *MYC* 和 *RAS* 双重转基因（在小鼠乳腺肿瘤病毒启动子的调节下）的小鼠与单独含有 *RAS* 或 *MYC* 的小鼠进行比较，发现乳腺癌发病率因协同作用而增加（Klaunig，2013；

Smart and Hall，2018）。

虽然原代啮齿类动物细胞可以通过两种协同的癌基因转化，但人类细胞需要至少三种癌基因共转染。正常人上皮细胞用端粒酶（hTERT）催化亚基转染并与 SV40 大 T 抗原和 H-RAS 突变体组合可导致细胞转化和致瘤转化。端粒酶在生殖细胞和一些癌细胞中表达，通过阻止染色体端粒的缩短抑制衰老。SV40 大 T 抗原是一种病毒癌蛋白，可与抑癌基因 RB 和 p53 结合并使其失活。需要多个癌基因转化原代人类细胞的事实是与早期流行病学研究表明多次打击或突变是体内癌症发展所需的结论相符合的。

二、抑癌基因

原癌基因因"功能获得突变（gain-of-function mutation）"导致其活化，而抑癌基因因"功能丧失突变（loss-of-function mutation）"导致其功能失活。抑癌基因（tumor suppressor gene）有时被称为抗癌基因、隐性癌基因或生长抑制基因，并且通常编码蛋白质作为细胞增殖的负调节因子或细胞死亡的正调节因子而起作用。另外，一些抑癌基因在细胞分化和营养评估中起作用。它们首先在罕见的家族性癌症综合征中被发现，现在已知其中有些在散发性癌症中经常通过体细胞突变而发生突变。人类主要抑癌基因和它们的蛋白功能，以及与之相关的癌症综合征如表 22-5 所示。它们通过等位基因丢失、点突变、染色体缺失或启动子超甲基化而失活。一般而言，如果抑癌基因的一个等位基因被灭活，则该基因的单个功能性的野生型拷贝就足以实现野生型功能，在这种情况下，该基因被称为 "单倍足够性（haplosufficiency）"。为了使该基因失去其控制细胞增殖或诱导凋亡的能力，这两个等位基因均需要被灭活。在有些情况下，抑癌基因的单个等位基因的失活不能被单功能野生型拷贝补偿，并且细胞失去其控制细胞增殖或诱导凋亡的能力。在这种情况下，该基因被称为"单倍不足性（haploinsufficiency）"（Lee and Muller，2010；Levine and Puzio-Kuter，2010）。

表 22-5　人类主要抑癌基因

基因名称	染色体定位	家族性癌症综合征	蛋白功能	常见相关肿瘤的部位和类型
TP53	17pl3.1	Li-Fraumeni 综合征	转录因子	大多数人类癌症
RB1	13q14.3	遗传性视网膜母细胞瘤	转录修改因子	视网膜母细胞瘤，骨肉瘤
APC	5q21-q22	家族性腺瘤息肉病	β-联蛋白降解	结肠，胃，小肠
BRCA 1	17q21	家族性乳腺癌 1	DNA 修复	乳腺癌
BRCA2	13q12	家族性乳腺癌 2	DNA 修复	乳腺癌
CDKN2A p16INK4A	9q21	家族性恶性黑色素瘤	细胞周期蛋白依赖性激酶抑制剂	黑色素瘤，胰腺
CDKN2A p14ARF	9p21	家族性恶性黑色素瘤	p53 稳定因子	黑色素瘤
PTCH	9q23.3	痣样基底细胞癌综合征（Gorlin 综合征）	跨膜受体	基底细胞癌，卵巢，心脏，髓母细胞瘤，脑膜瘤
PTEN	10q23.3	多发性错构瘤综合征（Cowden 综合征）	PIP$_3$ 磷酸酶	错构瘤，神经胶质瘤，子宫
TGFBR2	3p22	马方综合征	跨膜受体	结肠，胃，卵巢

　　癌症涉及基因功能丧失的概念源自 H. Harris 及其同事在 20 世纪 60 年代末进行的体细胞融合实验。当肿瘤细胞与正常细胞融合时，所得到的杂合体是非致瘤性的。这些细胞杂交实验表明在杂合体内细胞时，正常细胞将其基因贡献给肿瘤细胞，对后者施加生长限制效应。这些基因被称为抑癌基因，因为转移的"基因"抑制生长和/或具有致瘤性。

　　研究发现，人类癌症中抑癌基因失活的证据来自这些研究。Knudson 于 20 世纪 70 年代初期曾假设双突变事件或"二次打击"对视网膜母细胞瘤（一种在 1/20 000 婴儿中发生的罕见视网膜肿瘤）的发展是必要的。大约 40% 的视网膜母细胞瘤是家族性（遗传性）的，60% 是散发性（非遗传性）的。Knudson 观察到大多数家族性病例双侧发生了肿瘤（两只眼睛都受到了影响），并且比零星形式的单侧性病例（一只眼睛受到影响）发展早得多。为了解释家族和零星的形式之间的这些差异，他提出了一个模型，其中"**二次打击假说**"（**two-hit hypothesis**）对视网膜母细胞瘤的发展是必要的。他提出，在家族病例中，"一次打击"在生殖细胞中遗传下来，并存在于所有体细胞中，另一次打击使该视网膜谱系的体细胞发生突变。与之相反，他认为散发形式的病例在该视网膜谱系中相同细胞内需要两次体细胞突变或打击（Knudson，2001）。Knudson 的二次打击癌症病因的假设最终在 20 世纪 80 年代被分子和细胞遗传学研究证实。这使得第一个抑癌基因被鉴定出来，称为视网膜母细胞瘤基因（*RB*），并发现该基因的两个拷贝在视网膜母细胞瘤中失活和/或缺失。因此，一个在所有体细胞中携带遗传突变 *RB* 等位基因的儿童除了患癌症的风险增加之外，细胞是正常的。这个儿童的 *RB* 基因座（一个突变和一个正常等位基因）是杂合的。如果一个细胞的正常等位基因通过突变失活、有丝分裂重组或基因转换被突变等位基因替换，那么这个细胞就成为纯合型的突变等位基因细胞，具有诱导癌症发展的特性。有丝分裂重组和基因转换导致正常等位基因和邻近的带有突变等位基因的染色体区域及其邻近染色体区域的替代，称为杂合性丢失（LOH），因为两个染色体现在具有相同的基因序列。有丝分裂重组以每代每个细胞 10^{-5}—10^{-4} 的频率发生，而每个基因的突变频率约是 10^{-6}。因此，有丝分裂重组/基因转换，比剩余的正常抑癌基因等位基因的突变失活在肿瘤发生中更常见。以下重点介绍 3 种重要的抑癌基因。

（一）视网膜母细胞瘤基因（retinoblastoma gene，*RB* 基因）

　　RB 基因是第一个被克隆的抑癌基因，最初发现于儿童的视网膜母细胞瘤（retinoblastoma）中，因此称为 *RB* 基因，1986 年，Dryia 等将其定位于 13q14 区带 25kb 的 DNA 片段上，随后有 3 个实验小组完成了 *RB* 基因的克隆分析。*RB* 基因全长 200kb，有 27 个外显子、26 个内含子，其 mRNA 为 4.7kb，编码具有 928 个氨基酸残基、分子量为 105kDa 的核蛋白 $P105^{RB}$，有调节基因转录的功能。$P105^{RB}$ 有磷酸化和去磷酸化两种状态，磷酸化是非活性状态，去磷酸化是活性状态。*RB* 基因的抗癌性有两种含义：一是在正常细胞中 RB 蛋白具有抑制细胞生长的作用；二是在肿瘤细胞内 *RB* 基因具有抑制其生长及致瘤作用（Klaunig，2013；Smart and Hall，2018）。

　　RB 蛋白参与细胞周期的调节。哺乳动物基因组中已发现两个基因与 *RB* 基因同源，它们的蛋白质产物分别是 p107 和 p130（按其质量的千道尔顿数目命名），可能也在细胞周期的调节中起关键作用。这两个基因中任何一个基因剔除突变的纯合小鼠，都不出现异常的表型。但是，这两个基因都被剔除的纯合小鼠，则在出生后很快死亡。因此，RB蛋白质家族中的 p107 和 p130 都参与了重要的细胞过程。分子和生化分析已弄清了 pRB在细胞周期调控中的作用。早在细胞周期 G_1 期，pRB 与 E2F 蛋白质结合，这类蛋白质是一个转录因子家族，控制着若干个基因的表达，这些基因的产物推动细胞完成细胞周期。当 E2F 转录因子与 pRB 结合时，就不能再与它们的靶基因的专一增强子序列相结合。结果就不再产生出这些基因编码的细胞周期因子，DNA 合成和细胞分裂的机构也就停顿了下来。到 G_1 晚期，pRB 通过细胞周期蛋白依赖的激酶的作用而磷酸化。在这种状态下，pRB 释放出已与其结合的 E2F 转录因子。这些被释放出来的转录因子得以自由地激活它们的靶细胞通过 S 期而进入有丝分裂。有丝分裂以后，pRB 被去磷酸化，每个子细胞进入新的细胞周期的静止期。

贯穿整个细胞周期的这种有序和有节律的进程在癌细胞中被破坏了。许多类型癌症（不只是视网膜母细胞瘤）的 RB 基因的两份拷贝都因缺失或突变而失活了，以致 RB 蛋白质与 E2F 转录因子结合的能力受到了损害或消失。pRB 不能与这些转录因子结合，使转录因子能自由地激活它们的靶基因，从而使 DNA 合成和细胞分裂的机构处于运转之中。结果使细胞分裂过程的天然刹车之一被放弃了。没有了这个刹车，细胞有一种倾向使其周期快速运行。如果细胞周期的其他刹车也失灵了，靶细胞将不停地分裂而生成肿瘤。

（二）*TP53* 基因

人类 *TP53* 基因定位于 17 号染色体 p13，全长 16—20kb，含有 11 个外显子，转录 2.8kb 的 mRNA，编码蛋白质为 p53，是一种核内磷酸化蛋白。*TP53* 是迄今为止发现的与人类肿瘤相关性最高的基因。过去一直把它当成一种癌基因，直至 1989 年才知道起癌基因作用的是突变的 *TP53*，后来证实野生型 *TP53* 是一种抑癌基因。*P53* 基因表达产物 p53 蛋白由 393 个氨基酸残基构成，在体内以四聚体的形式存在，半衰期为 20—30min。

正常情况下，细胞中 p53 蛋白的含量很低，因其半衰期短，所以很难检测出来，但在生长、增殖的细胞中，可升高 5—100 倍甚至以上。野生型 p53 蛋白在维持细胞正常生长、抑制恶性增殖中起着重要作用，因而被冠上"基因卫士"的称号。*TP53* 基因时刻监控着细胞染色体 DNA 的完整性，一旦细胞染色体 DNA 遭到损害，p53 蛋白就与基因的 DNA 相应部位结合，起特殊转录因子的作用，活化 *p21* 基因转录，使细胞停滞于 G_1 期；抑制 DNA 解链酶的活性；并与复制因子 A 相互作用，参与 DNA 的复制与 DNA损伤修复。如果 DNA 损伤修复失败，p53 蛋白即启动程序性死亡（凋亡）过程诱导细胞自杀，阻止有癌变倾向的突变细胞的生成，从而防止细胞恶变。

当 *TP53* 基因发生突变后，由于空间构象影响到转录活化功能及 p53 蛋白的磷酸化过程，这不仅失去野生型 *TP53* 抑制肿瘤增殖的作用，而且突变本身又使该基因具备癌基因的功能。突变的 p53 蛋白与野生型的 p53 蛋白相结合，形成的寡聚蛋白不能结合DNA，使得一些癌变基因转录失控导致肿瘤发生（Klaunig，2013；Smart and Hall，2018）。

相对分子量达 53 000 的肿瘤抑制蛋白质 p53 是通过它在某些 DNA 病毒诱发癌中的作用而被发现的。这种蛋白质是由称为 *TP53* 的抑癌基因编码的。*TP53* 可遗传的突变与Li-Fraumeni 综合征相关联；这种综合征是罕见的显性疾病，患者会罹患很多种不同类型的癌症（Correa，2016）。使 *TP53* 基因两份拷贝失活的体细胞突变也与很多种癌症相关联。事实上，在主要的人体肿瘤中都发现有这些突变。因此，p53 功能的丢失是癌症发生的一个关键步骤。p53 蛋白是长度为 393 个氨基酸的转录因子，由三个结构域组成：一个是 N 端转录激活域（TAD），另一个是 C 端同型寡聚域（OD），再一个是中间部分的 DNA 综合核心域（DBD），使 p53 失活的大部分突变位于 DBD 中。这些突变明显地损害或取消 p53 与靶基因中特定的 DNA 序列相结合的能力，从而阻止了这些基因的转录激活。因此，DBD 中的突变是典型的隐性功能丢失突变。在多肽的 OD 部分发现了另一些类型的突变，带有这些类型突变的 p53 分子与野生型 p53 多肽形成二聚体，阻止野生型多肽发挥转录激活因子的功能。因此，OD 中的突变对 p53 的功能有种显性负效应（dominant negative effect）。p53 蛋白在细胞对逆境的反应中起关键作用。正常细胞中的 p53 水平很低，但当细胞用 DNA 损伤因子如辐射等处理时，p53 的水平急剧增高。对 DNA 损伤的这种反应是由一种未知的信号转导途径所介导的，使 *TP53* 基因的转录上升。也许是通过磷酸化，这条途径也使 p53 蛋白转换成稳定的活性形式。p53 一旦被活化，或是刺激一些基因转录，这些基因的产物就阻滞了细胞周期，从而使受损伤的 DNA 得以修复；或是激活另一组基因，这组基因的产物最终使受损细胞死亡，这个过程称为凋亡（apoptosis）。

　　p21 是对阻滞的细胞周期作出反应的一个重要因子。p21 蛋白由 p53 转录因子激活的一个基因所编码。p21 蛋白是细胞周期蛋白-CDK 蛋白复合体的抑制因子。当细胞对逆境作出反应而合成 p21 时，细胞周期蛋白-CDK 复合体失活，细胞周期被阻滞。在这暂停期间，细胞受损的 DNA 得以修复。因此，p53 是负责激活细胞周期的一个刹车元件，维护细胞的遗传完整性。失去了功能性 p53 的细胞就难以使用这个刹车；如果这些细胞顺着细胞周期进行下去直到随后的细胞分裂，则使细胞失控的另一些突变就会积累起来。所以说，p53 的突变失活通常是导致癌症发生的一个关键步骤。

　　p53 蛋白也能介导另一些对细胞逆境的反应，p53 可以不参与介导修复细胞损伤，而是引发一种自杀反应使受损细胞进入解体的程序。p53 编制细胞死亡程序的方法还不是太清楚。有一种机制看来是涉及 *Bax* 基因的蛋白质产物。BAX 蛋白质是另外一种称为 Bcl-2 蛋白质的拮抗物。正常情况下，Bcl-2 抑制细胞凋亡或死亡途径。当 *Bax* 基因被 p53 激活时，它的蛋白质产物将 Bcl-2 蛋白质从其抑制模式中释放出来，这种释放随后打开了细胞凋亡途径。细胞就进入自身解体的进程。细胞程序性死亡是对逆境的一种急剧反应。可是，这种反应也存在另一方面的问题，即它消除了已严重受损的细胞，如果让这些细胞继续存在下去，势必危及机体的健康。细胞程序性死亡对未处于逆境中的细胞也有重要作用，胚胎发生期间，多种不同类型的细胞在完成各自的功能后也程序性死亡。这一过程对正常发育是必需的。例如，许多脊椎动物前后肢的发育期间，处于发育中的指（趾）间细胞死亡。如果这些细胞不死亡，指（趾）仍是并合的。

　　令人奇怪的是，在胚胎发生期间发生的细胞程序性死亡，p53 蛋白并不起重大的作用。*TP53* 基因剔除突变的纯合小鼠仍正常发育，尽管它们随年龄增长而有产生肿瘤的倾向。因此，p53 在调控对逆境的反应中起到中枢的作用，但并不影响胚胎发育的进程。

（三）*APC* 基因

1986 年，*APC* 基因首次由 Herrera 在一位患有直肠肿瘤及智力缺陷的**加德纳综合征（Gardner syndrome）**的患者染色体上发现，该患者的 5 号染色体长臂上有一段缺失，随后发现 *APC* 基因是**家族性腺瘤性息肉病（familial adenomatous polyposis，FAP）**的致病基因。*APC* 基因是一个很大的**管家基因（housekeeping gene）**，含有一个 8538bp 的可读框，共 15 个外显子，6 个可变表达，其中第 15 号外显子独自含有 6571bp，组成 77% 的编码区，是人类已知最大的外显子，它共编码 2843 个氨基酸，转录产物 mRNA 分子为 8.9kb，在很多细胞和组织中均有表达。Miyoshi 等（1992）根据在多种肿瘤（包括结肠直肠肿瘤）中常见杂合子 5q21 的缺失，将 *APC* 基因归为抑癌基因。在微细胞融合技术中，通过向结肠癌细胞系中转染含 5q21 区的正常 5 号染色体，可逆转该肿瘤的恶性表现，然而一旦去除转染的 5 号染色体，该细胞系又恢复了恶性行为，这表明 5q21 区确实存在着结肠癌的抑癌基因。另外，在 FAP 癌变患者中，5q21 区高频发生的**杂合性丢失（loss of heterozygosity，LOH）**现象也支持了 *APC* 基因属于抑癌基因。

APC 蛋白与 β-联蛋白（β-catenin）形成复合体，导致 β-联蛋白降解。如果缺乏 APC 蛋白，过多的 β-联蛋白就会在细胞核内聚集。β-联蛋白与细胞核内的另一种蛋白结合，形成一种复合体，这种复合体又与 DNA 结合，启动了几种基因的转录。这种复合体中的一个靶基因叫作 *C-MYC*，其是一种已知的癌基因。C-MYC 本身就是几种基因的转录因子（transcription factor），它控制着细胞的生长和分裂。因此，*APC* 基因的突变导致了一系列的连锁反应，最终导致细胞分裂的加速。

研究显示，对缺乏 APC 蛋白的结肠癌细胞添加 APC 蛋白有减退肿瘤细胞生长的功能。生长的减退是细胞自动死亡增加的结果，可见 APC 有控制细胞生长和死亡的功能。所以，*APC* 基因的缺陷对细胞生长与细胞死亡之间的平衡有一定的影响。*APC* 基因控制细胞数量。

APC 基因突变类型主要有点突变和框架移码突变，前者包括无义突变、错位突变和拼接错误，后者包括缺失和插入。*APC* 基因突变有 300 多种，这些突变遍及整个基因，60% 以上的突变位于第 15 号外显子的 5′端。其中第 1286—1513 位密码子的 10% 左右的编码区集中了约 65% 的体细胞突变，称为突变密集区（MCR）。大部分突变属于错位突变，由缺失或 1—8 个碱基对的插入引起。大约 95% 的突变结果是在下游提前形成终止密码子，使 APC 蛋白呈截短改变，这可能削弱了 APC 蛋白固有的抑制细胞增殖的功能，从而导致 APC 蛋白功能的障碍。Järvinen 和 Peltomäki（2004）认为这些 APC 截短蛋白可以结合于野生型 APC 蛋白，并对野生型蛋白具有显性负效应，使之失活而导致肿瘤发生。现国内外关于 *APC* 基因突变的研究很多，不同的报道所选择的研究目的基因也大都不相同，但大部分以研究第 15 号外显子突变为主。

APC 基因编码蛋白复合体可分成两个大区：羧基端区占 75%，氨基端区占 25%。靠近氨基端的部分含有大量亮氨酸残基并具有与肌球蛋白、中间丝蛋白局部同源的序列；靠近羧基端的区域含有较多的丝氨酸残基、酸性氨基酸和脯氨酸残基。这两个区域内存在卷曲螺旋（coiledcoils）结构，提示蛋白质与蛋白质之间有相互作用。对 APC 蛋白结

合特性的研究提示，氨基端是同质寡聚反应的关键。另外，起始的 171 个氨基酸残基对复合体的形成起主要作用，在这 171 个氨基酸残基中，前 45 个氨基酸残基又是关键。大多数 *APC* 基因突变产生的蛋白质为 171 个残基之外的剪切所致。一般说来，截短末端的蛋白仍保留继续寡聚的潜力，还可构成灭活复合体，这就从本质上说明了突变蛋白的优势效应。APC 蛋白的主要作用是与 β-联蛋白和 E-钙黏附蛋白相互作用而影响细胞黏附及细胞间信号传递，其是 β-联蛋白的负性调节子。β-联蛋白基因位于 3q21，编码蛋白质分子量约 92kDa，蛋白质结构包含有 α-联蛋白、APC 和 E-钙黏附蛋白的结合位点。高水平的 β-联蛋白可通过 GSK3β 使得 APC 蛋白磷酸化，从而促进其对 β-联蛋白的降解效率，使胞质内 β-联蛋白水平保持在一种平衡状态。通过对 *APC* 基因突变的研究，人们发现，部分 *APC* 基因 MCR 的突变，可导致 APC 蛋白虽然能与 β-联蛋白结合，但不能降解 β-联蛋白，提示在肿瘤发生中，*APC* 基因突变的一个关键意义是失去对 β-联蛋白的调节。APC 蛋白的 β-联蛋白结合位点是高度保守的，说明突变型 APC 蛋白与 β-联蛋白形成复合体的能力在肿瘤的发生中非常重要。此外，APC 蛋白还结合微管，在细胞分裂和移动中起作用。APC 可通过调控细胞周期蛋白-细胞周期蛋白依赖性激酶复合体的活性而调节细胞周期，它还通过诱导凋亡而介导其在结肠腺瘤发生中的作用，故被誉为结肠上皮完整性的分子性"门卫"（molecular "gatekeeper"）。*APC* 基因的突变可改变 APC 蛋白与 β-联蛋白及 E-钙黏附蛋白之间的平衡，导致细胞之间、细胞基质之间黏附作用以及接触抑制信号传递的改变，引起细胞分裂与细胞死亡之间的平衡失调，以致生长失控，成为结直肠癌的一个限速分子因素。

　　APC 基因常见于家族性腺瘤性息肉病（FAP）。人类体细胞为二倍体。 FAP 患者遗传一条突变 *APC* 基因的染色体，保留一条正常的等位基因染色体。不同于典型的孟德尔遗传疾病，只要保留的正常 *APC* 等位基因发生突变，就会出现多发性息肉。有 79% 的 FAP 患者保留的正常 *APC* 等位基因发生突变。Nagase 和 Nakamura（1993）发现约 80% 的 FAP 患者家族有 *APC* 基因突变。对其中 176 例突变进行分析，发现 98% 以上的突变可导致 APC 蛋白截短，这些突变分别表现为无义突变（33%）、小插入（6%）或缺失（55%）。Miyoshi 等（1992）分别使用限制性片段长度多态性（RFLP）法及聚合酶链反应单链构象多态分析法（APC），在检测 FAP 患者中 *APC* 基因突变与病理类型之间关系时发现，虽然 FAP 轻中度腺瘤存在着 *APC* 基因的胚系突变，但 *APC* 基因的 LOH 发生率却极低。然而自重度腺瘤向黏膜内癌浸润发展的各病理类型中，LOH 的发生率显著增加。而且在浸润癌中，观察到了 *APC* 基因胚系突变与 LOH 共存的现象。这些现象表明了 *APC* 突变基因的杂合子状态足以使 FAP 早中期腺瘤形成，而 *APC* 基因突变加上杂合性丢失，则与向癌症的进一步转化有关（Klaunig，2013；Smart and Hall，2018）。

第四节　非遗传毒性致癌机制

　　虽然体细胞突变在致癌过程中的作用是不争的事实，但是也存在着肿瘤发展的非遗传毒性（表观遗传）机制的实质性证据。支持致癌作用表观遗传机制的主要证据有：①癌症与分化改变有关；②癌症状态有时是可逆的；③致癌作用也由非诱变剂诱发；④并非所有的致癌物都是诱变剂；⑤癌变与 DNA 甲基化的变化有关；⑥细胞转化可以在体外以非常高的频率发生。表观遗传是指那些不产生突变或改变 DNA 序列的机制。换句话说，它们通过许多机制改变某些基因的表达和/或影响与细胞增殖、细胞分化、炎症或细胞凋亡相关的细胞事件的信号通路。这些机制包括：①蛋白质（如经常影响转录调控的转录因子和激酶）的翻译后修饰；②存在于特定基因启动子内的 CpG 岛中胞嘧啶残基甲基化的改变（高甲基化导致基因沉默，而低甲基化导致基因表达增加）；③组蛋白修饰（甲基化/乙酰化/泛素化）；④非编码 RNA 表达的改变；⑤受体、配体相互作用。一些非遗传毒性物质可以抑制免疫系统，使癌细胞得以逃避免疫监视和杀灭，而另外一些物质可以引起炎症，促进肿瘤形成。非遗传毒性物质可分为四大类：①激素如共轭雌激素（conjugated estrogen）和己烯雌酚；②免疫抑制的外源化学物，如硫唑嘌呤和环孢素 A；③包括塑料植入物和石棉在内的固态物质；④肿瘤促长剂，包括佛波醇-12-十四烷酰-13-乙酸酯（TPA），也称为佛波醇乙酸肉豆蔻酸酯（PMA），过氧化物酶体增殖剂，TCDD 和苯巴比妥。所有这些都是啮齿类动物的肿瘤促长剂。肿瘤促长剂支持具有改变了基因型的细胞的增殖，含有这种基因型的细胞称为启动细胞（即含有突变的癌基因和/或抑癌基因的细胞），从而"促进"它们选择性地克隆扩张。在人类，不当饮食（包括摄入热量、脂肪和蛋白质过多）、过量饮酒、慢性炎症，以及高龄妊娠被认为通过促进机制影响癌症发展。吸烟和 UVR 暴露产生 DNA 损伤，它们也被认为具有促进肿瘤发生活性（Klaunig，2013；Smart and Hall，2018）。

非遗传毒性物质的分类是复杂的，因为一些非遗传毒性物质可在体内诱导 DNA 氧化损伤，但不一定在体外有诱变作用，因此在诱变性测定时为阴性。例如，某些雌激素就可能以这种方式致癌。因此，在致癌物引起癌症过程中，其机制和分类可能会有交叉重叠。由于在大约 40%的啮齿类动物致癌物在体外诱变分析中未观察到诱变性，所有表观遗传机制在致癌过程中的重要性引起了研究人员的关注。发生在人类和实验啮齿类动物模型中的肿瘤都涉及遗传和表观遗传机制的共同作用。

一、致癌过程中的表观遗传学机制

通过高通量分析技术对多种肿瘤中的甲基化模式进行网络分析（network analysis），发现除 30%基因遗传改变外，还伴随有近 70%的基因呈现表观遗传改变，癌变过程中表观突变（epimutation）与遗传突变相互作用，共同促进肿瘤的发生发展。表观遗传（epigenetic）变异机制是指由化学致癌物引起的无核酸序列改变的基因表达改变，它可破坏基因调节区和改变染色质结构，以致破坏多种基因的正常转录活性，进而引发癌症（Parfett and Desaulniers，2017）。在真核细胞中，存在着一个复杂的表观遗传修饰网络，除常见的 DNA 甲基化外，还包括组蛋白修饰、染色质重塑、非编码 RNA（non-coding RNA）异常表达等几种形式。表观遗传突变可以通过影响或破坏与细胞增殖、细胞分化、炎症或细胞凋亡相关的细胞事件的信号通路的基因表达来促进肿瘤的发生进展（Biswas and Rao，2017；Pogribny and Rusyn，2013）（详见第八章）。

二、肿瘤与免疫

19 世纪末，感染性疾病病原微生物的发现，以及接种疫苗可诱导免疫系统产生对抗疾病的保护效应的发现，对医学产生了深远的影响。研究人员正是以这些理论和原理为背景，提出了抗肿瘤保护性免疫反应学说，并提供了诱导和扩大这种反应的可能性。19 世纪 90 年代，美国纽约市的外科医生 William Coley 开始尝试用细菌提取物治疗癌症患者，其原理主要是通过广泛地增强免疫系统来实现抗肿瘤效应。20 世纪 60 年代末期，美国医生 Lewis Thomas 和澳大利亚的病毒学家 Frank Macfarlane Burnet 提出的免疫监视学说为肿瘤免疫奠定了理论基础，这有力地推动了肿瘤免疫治疗的发展。该学说认为，机体内存在多种抗肿瘤免疫监视机制，包括特异性和非特异性的免疫机制，免疫系统对肿瘤的免疫监视作用抑制了肿瘤的发生、生长和转移；与此同时，体内也存在着大量的保护机制，能够为肿瘤逃避宿主的免疫监视提供庇护（Chen and Mellman，2013）。

（一）抗肿瘤免疫效应机制

抗肿瘤免疫效应的过程是，机体免疫系统识别肿瘤细胞表面表达的肿瘤抗原，进而产生免疫应答，引起效应细胞的激活进而释放一系列效应分子，最终达到攻击和清除肿瘤细胞、抑制肿瘤细胞生长的目的。这一应答能否有效地产生，取决于肿瘤细胞抗原性的强弱和宿主的免疫功能是否健全。抗肿瘤免疫效应机制包括特异性免疫和非特异性免疫两个方面。特异性免疫包括体液免疫和细胞免疫，这两方面的机制不是孤立存在和单独发挥作用的，对肿瘤的作用是两者综合的结果。其中细胞免疫发挥着抗肿瘤的主导作用，而具有免疫记忆功能和特异性的主要是 T 细胞。细胞毒性 T 细胞（cytotoxic T lymphocyte，CTL）是 T 细胞群中具有杀伤活性的细胞，是抗肿瘤免疫的主要效应细胞，而自然杀伤细胞、巨噬细胞、树突状细胞、中性粒细胞等非特异性免疫细胞在机体的早期抗肿瘤、免疫监视、肿瘤抗原的呈递等过程中也发挥了重要作用。在抗肿瘤过程中，体液免疫常常起到协同作用，其机制是 B 细胞接受第一和第二信号后，激活分化为浆细胞，产生以 IgG 为主的抗体分子，然后通过抗体依赖的细胞毒作用和补体依赖的细胞毒作用及调理作用，封闭肿瘤细胞上的某些受体，抑制肿瘤细胞增殖，最后通过改变肿瘤细胞黏附特性等方式发挥抗肿瘤效应。对于大多数免疫原性强的肿瘤，特异性免疫应答是主要的，而对于免疫原性弱的肿瘤，非特异性免疫应答具有更重要的意义。

（二）肿瘤的免疫逃逸机制

一些肿瘤突变体经过免疫清除和免疫对抗后，能够适应机体的生存环境而存活下来，从而进入免疫逃逸阶段。大量研究表明，肿瘤在形成过程中，可通过多重机制逃避免疫系统的监视，这一过程称为肿瘤组织的免疫逃逸。肿瘤免疫逃逸的原因主要有两个方面：肿瘤细胞自身机制介导的免疫逃逸和宿主介导的免疫逃逸，以下分别从这两个方面介绍。

1. 肿瘤细胞自身机制介导的免疫逃逸

自杀相关因子（factor associated suicide，Fas）和 Fas 配体（Fas ligand，FasL） 相互作用是细胞凋亡的重要途径之一。CTL 和 NK 细胞表面表达 FasL（Ⅱ型跨膜糖蛋白），其与靶细胞表面的 Fas（Ⅰ型跨膜糖蛋白）结合，启动 Fas 的死亡信号，从而导致 Fas 阳性细胞凋亡。但有些肿瘤细胞 Fas 的表达常常低下、丧失与异常，这会导致 Fas 系统信号被破坏或无活性而不能发挥正常的凋亡作用，最终使肿瘤细胞逃避机体的免疫监视。某些肿瘤细胞高表达 FasL，能通过该机制主动杀灭与之接触的免疫活性细胞，从而有助于肿瘤发生免疫逃逸。

肿瘤细胞表面的**主要组织相容性复合体（major histocompatibility complex，MHC）**分子是机体识别和杀伤肿瘤细胞的关键，其在肿瘤细胞的表达往往是异常的。CTL 只能识别肿瘤细胞 MHC-多肽复合体，并通过 T 细胞识别受体与肿瘤细胞表面的肽-MHC Ⅰ类分子复合体的结合而攻击肿瘤细胞。但多数肿瘤细胞表面 MHC Ⅰ类分子表达下降或缺失，这导致免疫应答刺激信号产生障碍，使肿瘤细胞不能被 T 细胞识别，从而导致肿瘤的免疫逃逸。

肿瘤细胞能通过自分泌、旁分泌等途径分泌免疫抑制性细胞因子，如转化生长因子 β（TGF-β）、白细胞介素-10（IL-10）、血管内皮生长因子（VEGF）和 IL-4 等，这些使肿瘤局部形成一个深度免疫抑制区，不仅使身在其中的免疫细胞功能受到严重抑制，即使是功能正常、活化的免疫细胞，一旦进入此环境也将成为免疫功能抑制的"沉默"细胞。肿瘤抗原的免疫原性一般较正常细胞弱，从而增加了抗体识别这种抗原的难度。免疫原是指能诱导机体产生免疫应答的物质，通常免疫原的来源与应答者之间在种系进化过程中相距越远，免疫原性越强，如细菌、病毒等对于人体来说就具有强免疫原性。但肿瘤来源于机体自身突变的细胞，大部分的成分与机体正常细胞的成分相同，只有极少数异常表达的蛋白质和畸形多糖具有免疫原性，因而肿瘤的免疫原性一般较弱。

肿瘤细胞表达膜结合补体调节蛋白能保护肿瘤细胞免受补体依赖的细胞毒作用，这类蛋白质包括 CD35、CD46、CD55 和 CD59 等，它们能阻止攻膜复合体的穿孔作用。

2. 宿主介导的免疫逃逸

大剂量弱抗原刺激或反复小剂量弱抗原刺激，容易诱发机体免疫耐受。在肿瘤发生的早期，因肿瘤细胞数量少，可能导致免疫耐受，当机体产生免疫耐受后，在肿瘤生长的过程中，也就无力遏制肿瘤的进展。长期以来，研究人员发现肿瘤宿主的 T 细胞应答能力下降，并出现许多抑制性免疫细胞，如 CD4⁺CD25⁺调节性 T 细胞、免疫抑制性髓样细胞、抑制性树突状细胞以及抑制性单核吞噬细胞等，这些细胞能造成机体免疫功能低下或耐受，不能发挥有效的抗肿瘤免疫反应，还可能影响肿瘤细胞的微环境，加快肿瘤的扩增和恶化。

宿主免疫功能的高低是肿瘤细胞能否实现免疫逃逸的关键。宿主由于某些原因处于免疫功能低下的状态，如长期服用免疫抑制剂、HIV 感染等，宿主抗原呈递细胞功能低下或缺陷，这些都有助于肿瘤逃避宿主免疫系统的攻击，从而在免疫应答诱导和效应的多个环节上抑制机体抗肿瘤免疫应答。动物实验显示,在摘除胸腺和长期使用免疫抑制剂导致免疫机能低下或免疫缺陷时,恶性肿瘤发病率升高。此外,临床上也有使用大剂量免疫抑制剂的患者在用药后一段时间发生肿瘤的病例报道,如器官移植中使用免疫抑制剂环孢素 A 或 FK506 的患者的癌症发生率显著增加,同时其肿瘤侵袭性增强(Klaunig,2013)。一些化学致癌物如多氯联苯、二噁英、二甲基苯并蒽、三甲基胆蒽、苯并(α)芘、镉、镍、铬、砷等除了具有遗传毒性外,均已被证实还具有免疫抑制作用。例如,制造工业的常用原料重金属镉是人类和实验动物肺癌的确认致癌物,能诱发实验动物前列腺癌和睾丸癌。它的致癌性主要是通过免疫抑制功能来发挥的,实验动物染镉后,脾 T 细胞、B 细胞增殖转化均受到明显抑制,巨噬细胞吞噬功能显著下降,TNF-α 及氧化氮等主要杀瘤效应分子的分泌减少,对杀伤细胞(killer cell)和自然杀伤细胞(natural killer cell)的功能也有显著的抑制作用,且以上反应均呈明显的剂量-效应关系。

三、肿瘤干细胞学说

传统观念认为,肿瘤发生是内在遗传物质与外在环境交互作用的结果。例如,在细胞生长过程中,DNA 发生突变导致原癌基因激活。所有的细胞都有可能积累这种突变从而无限制地生长形成肿瘤。但这无法解释肿瘤细胞似乎具有无限的生命力以及并非所有肿瘤细胞都能无限制生长的现象。肿瘤细胞生长、转移和复发的特点与干细胞的基本特性十分相似,因此,有学者提出肿瘤干细胞(tumor stem cell,TSC)的理论(Batlle and Clevers,2017)。这一理论为我们重新认识肿瘤的起源和本质,以及临床肿瘤治疗提供了新的方向和视觉角度。这样的认识目前正在逐渐为科学家所接受,**肿瘤干细胞(tumor stem cell,TSC)**,或称**癌干细胞(cancer stem cell,CSC)**、**肿瘤启动细胞(tumor initiative cell,TIC)**是肿瘤中的一小部分细胞,这类细胞具有形成并维持肿瘤生长和异质性的能力(Lathia and Liu,2017)。

最早将干细胞与肿瘤联系在一起是在 19 世纪,那时科学家发现肿瘤与胚胎在组织学上具有很高的相似性,由此便产生了胚胎残余(embryonal rest)假说。这个假说认为,肿瘤是由一些与早期胚胎细胞性质相似的细胞导致的。经过漫长的研究,直到 1983 年,Mackillop 等才首次提出了肿瘤干细胞假说,该假说认为肿瘤中存在着一小部分具有类似于干细胞功能的细胞。1997 年,Bonnet 等第一次在**急性髓性白血病(acute myeloide leukemia,AML)**患者中分离出了一种表面标记为 CD34$^+$CD38$^-$的细胞,这些细胞约占 AML 细胞总数的 0.2%。将这种细胞移植至非肥胖型糖尿病/重症联合免疫缺陷小鼠(NOD/SCID)体内会引起 AML 的发生;而将其他的 AML 细胞移植入 NOD/SCID 小鼠体内,即使采用更大数量的细胞也不会引起 AML 的发生。这样的结果表明,这类表面标记为 CD34$^+$CD38$^-$的细胞具有普通肿瘤细胞不具备的致瘤性,且这类细胞的表面抗原标记与正常的造血干细胞类似,很可能是肿瘤干细胞。在此之后,研究人员在乳腺癌、中枢神经系统癌症、结肠癌、前列腺癌、胰腺癌、肝癌、卵巢癌、尤文氏肉瘤以及黑色素瘤等实体瘤中也鉴定出了肿瘤干细胞的存在,进一步证实了肿瘤干细胞假说,并逐步建立了肿瘤干细胞模型(Eun et al.,2017;Papaccio et al.,2017)。

　　然而目前对肿瘤干细胞还没有一个准确定义，在 2012 年 2 月的《自然综述肿瘤》（*Nature Reviews Cancer*）杂志上，Nguyen 等（2012）作出了以下定义：肿瘤干细胞是指具有恶性增殖能力的、能促进肿瘤生长的细胞群，若要彻底治愈肿瘤，必须清除这类细胞。这个定义表明，并非所有具有恶性增殖能力的细胞都属于肿瘤干细胞，但是，所有具有恶性增殖能力的细胞都来源于肿瘤干细胞，包括肿瘤组织中那些并不具有恶性增殖能力的细胞。值得注意的是，这个定义并没有表明肿瘤的发生起源于肿瘤干细胞或肿瘤的恶性首先是由肿瘤干细胞表现出来的。也就是说，这一定义并没有表明肿瘤的起源。当然，这一概念并非权威，还需要不断实验和探索来完善。在最近的研究中，肿瘤干细胞的存在已经被证实。这得益于 2012 年 8 月发表于《自然》与《科学》上的三篇文章。这三篇文章分别由来自世界不同地方的科研团队发表。研究中虽然采用不同的肿瘤，但都证明了同样的一个事实：肿瘤干细胞是确定存在的，这些肿瘤干细胞可以驱动肿瘤的生长。

　　美国科学家 Chen 等（2012）在研究中标记了健康成人神经干细胞的一个遗传标记，这个标记同时可作为神经母细胞瘤中的肿瘤干细胞的标记。在实验中，所有神经母细胞瘤样本中都发现有几个经过标记的细胞可以被初步认定为肿瘤干细胞，未标记细胞可被标准化疗杀死，但肿瘤可迅速恢复。进一步的研究发现，在生有神经胶质瘤的小鼠中，肿瘤的生长似乎来源于标记细胞。他们还发现，这些细胞能够在消灭大部分癌症的化疗过程中保持休眠状态，一旦药物治疗停止，便能引发新的肿瘤。这一研究成果被刊登在《自然》杂志上。另一篇同样发表在《自然》杂志上的类似研究来自比利时布鲁塞尔自由大学的干细胞研究人员 Driessens 等（2012）。他们在研究中采用的是鳞状皮肤肿瘤（squamous skin tumour）。研究人员希望通过标记单个肿瘤细胞并追踪其在肿瘤发生、发展的各个阶段的表现来研究肿瘤的发生、发展。通过实验发现，在小鼠良性的乳头状瘤中，大部分的肿瘤细胞都只具有有限的增殖潜能，只有一小部分细胞具有长期的增殖能力并对肿瘤的生长起着至关重要的作用。另一项研究则将目标对准了肠道肿瘤。荷兰干细胞生物学家 Schepers 等（2012）利用药物驱动的荧光素标志物表达系统证实，多种不同类型的肿瘤细胞其实都来源于同一干细胞，而且，这些干细胞是肿瘤发展的驱动力。

（庄志雄　吴德生　杨淋清）

参 考 文 献

Abel EL, Angel JM, Kiguchi K, et al. 2009. Multi-stage chemical carcinogenesis in mouse skin: fundamentals and applications. Nat Protoc, 4(9): 1350-1362.

Abel EL, Angel JM, Riggs PK, et al. 2010. Evidence that Gsta4 modifies susceptibility to skin tumor development in mice and humans. J Natl Cancer Inst, 102(21): 1663-1675.

Affara NI, Schanbacher BL, Mihm MJ, et al. 2004. Activated Akt-1 in specific cell populations during multi-stage skin carcinogenesis. Anticancer Res, 24: 2773-2781.

Affara NI, Trempus CS, Schanbacher BL, et al. 2006. Activation of Akt and mTOR in CD34+/K15+ keratinocyte stem cells and skin tumors during multi-stage mouse skin carcinogenesis. Anticancer Res, 26: 2805-2820.

Alam A, Khan N, Sharma S, et al. 2002. Chemopreventive effect of Vitis vinifera extract on 12-*O*-tetradecanoyl-13-phorbol acetate-induced cutaneous oxidative stress and tumor promotion in murine skin. Pharmacol Res, 46(6): 557-564.

Angel JM, Caballero M, DiGiovanni J, et al. 2003. Identification of novel genetic loci contributing to 12-*O*-tetradecanoylphorbol-13-acetate skin tumor promotion susceptibility in DBA/2 and C57BL/6 mice. Cancer Res, 63: 2747-2751.

Angel JM, DiGiovanni J. 1999. Genetics of skin tumor promotion. Prog Exp Tumor Res, 35: 143-157.

Baird WM, Dipple A, Grover PL, et al. 1973. Hydrocarbon-deoxyribonucleoside products formed by the binding of derivatives of 7-methylbenz(A)anthracene to DNA. Cancer Res, 33: 2386-2392.

Baird WM, Harvey RG, Brookes P. 1975. Comparison of the cellular DNA-bound products of benzo(alpha)pyrene with the products formed by the reaction of benzo(alpha)pyrene-4, 5-oxide with DNA. Cancer Res, 35(1): 54-57.

Batlle E, Clevers H. 2017. Cancer stem cells revisited. Nat Med, 23(10): 1124-1134.

Beland FA, Kadlubar FF. 1990. Metabolic activation and DNA adduct of aromatic amines and nitroaromatic hydrocarbons. //Cooper CS, Grover PI. Chemical Carcinogenesis and Mutagenesis I. Berlin: Springer-Verlag: 267-325.

Bennett JW, Klich M. 2003. Mycotoxins. Clin Microbiol Rev, 16(3): 497-516.

Berenblum I, Schoental R. 1942. The quantitative estimation of 3: 4-benzpyrene in whole animals, their tissues and excreta. Biochem J, 36(1-2): 86-91.

Birt DF, Pelling JC, White LT, et al. 1991. Influence of diet and calorie restriction on the initiation and promotion of skin carcinogenesis in the SENCAR mouse model. Cancer Res, 51(7): 1851-1854.

Birt DF, Pinch HJ, Barnett T, et al. 1993. Inhibition of skin tumor promotion by restriction of fat and carbohydrate calories in SENCAR mice. Cancer Res, 53(1): 27-31.

Biswas S, Rao CM. 2017. Epigenetics in cancer: Fundamentals and Beyond. Pharmacol Ther, 173: 118-134.

Boffetta P, Jourenkova N, Gustavasson P. 1997. Cancer risk from occupational and environmental exposure to polycyclic aromatic hydrocarbons. Cancer Causes Control, 8(3): 444-472.

Bonnet D, Dick JE. 1997. Human acute myeloid leukemia is organized as a hierarchy that originates from a primitive hematopoietic cell. Nat Med, 3(7): 730-737.

Borgen A, Darvey H, Castagnoli N, et al. 1973. Metabolic conversion of benzo(a)pyrene by Syrian hamster liver microsomes and binding of metabolites to deoxyribonucleic acid. J Med Chem, 16: 502-506.

Boutwell R. 1964. Some biological aspects of skin carcinogenisis. Prog Exp Tumor Res, 4: 207-250.

Boyland E. 1950. The biological significance of metabolism of polycyclic compounds. Biochem Soc Symp, 5: 40-54.

Brooks P, Lawley PD. 1964. Evidence for the binding of polynuclear aromatic hydrocarbons to the nucleic acids of mouse skin: relation between carcinogenic power of hydrocarbons and their binding to deoxyribonucleic acid. Nature, 202: 781-784.

Calle EE, Rodriguez C, Walker-Thurmond K, et al. 2003. Overweight, obesity, and mortality from cancer in a prospectively studied cohort of U.S. adults. N Engl J Med, 348(17): 1625-1638.

Cavalieri E, Rogan E. 1985. Polycyclic Hydrocarbons and Carcinogenesis. //Harvey RG. ACS Symp Series 283. Washington, DC: American Chemical Society: 289-305.

Cavalieri E, Rogan E. 1995. Central role of radical cations in metabolic activation of polycyclic aromatic hydrocarbons. Xenobiotica, 25: 677-688.

Chan KS, Sano S, Kiguchi K, et al. 2004. Disruption of Stat3 reveals a critical role in both the initiation and the promotion stages of epithelial carcinogenesis. J Clin Invest, 114(5): 720-728.

Chen DS, Mellman I. 2013. Oncology meets immunology: the cancer-immunity cycle. Immunity, 39(1): 1-10.

Chen J, Li Y, Yu TS, et al. 2012. A restricted cell population propagates glioblastoma growth after chemotherapy. Nature, 488(7412): 522-526.

Chen T, Mei N, Fu PP. 2010. Genotoxicity of pyrrolizidine alkaloids. J Appl Toxicol, 30: 183-196.

Cheng KC, Cahill DS, Kasai H, et al. 1992. 8-Hydroxyguanine, an abundant form of oxidative DNA damage, causes G-T and A-C substitutions. J Biol Chem, 267(1): 166-172.

Chung YT, Chen CL, Wu CC, et al. 2008. Safrole-DNA adduct in hepatocellular carcinoma associated with betel quid chewing. Toxicol Lett, 183: 21-27.

Croce CM. 2008. Oncogenes and cancer. N Engl J Med, 358(5): 502-511.

Correa H. 2016. Li-Fraumeni syndrome. J Pediatr Genet, 5(2): 84-88.

Dai Q, Ran C, Harvey RG. 2005. Synthesis of adducts of o-quinone metabolites of carcinogenic polycyclic aromatic hydrocarbons with 2'-deoxyribonucleosides. Org Lett, 7(5): 999-1002.

Dai Q, Xu D, Lim K, et al. 2007. Efficient syntheses of C(8)-aryl adducts of adenine and guanine formed by reaction of radical cation metabolites of carcinogenic polycyclic aromatic hydrocarbons with DNA. J Org Chem, 72: 4856-4863.

DiGiovanni J. 1992. Multistage carcinogenesis in mouse skin. Pharmacol Ther, 54: 63-128.

Doll R, Peto R. 1981. The causes of cancer: quantitative estimates of avoidable risks of cancer in the United States today. J Natl Cancer Inst, 66(6): 1191-1308.

Driessens G, Beck B, Caauwe A, et al. 2012. Defining the mode of tumour growth by clonal analysis. Nature, 488(7412): 527-530.

Ender F, Favre G, Helgebostad A, et al. 1964. Isolation and identification of a hepatotoxic factor in herring meal produced from sodium nitrite preserved herring. The Science of Nature, 51: 637-638.

Eun K, Won Ham S, Kim H. 2017. Cancer stem cell heterogeneity: origin and new perspectives on CSC targeting. BMB Rep, 50(3): 117-125.

Fu PP, Chou MW, Xia Q, et al. 2001. Genotoxic pyrrolizidine alkaloids and pyrrolizidine alkaloid N-oxides-mechanisms leading to DNA adduct formation and tumorigenicity. Environ Carcinog Ecotoxicol Rev, C19: 363-385.

Grimmer G. 1983. Environmental Carcinogens: Polycyclic Aromatic Hydrocarbons, Chemistry, Occurrence, Biochemistry, Carcinogenicity. Boca Raton: CRC Press.

Hahn WC, Weinberg RA. 2002. Modelling the molecular circuitry of cancer. Nat Rev Cancer, 2(5): 331-341.

Harris C. 1989. Interindividual variation among humans in carcinogen metabolism, DNA adduct formation and DNA repair. Carcinogenesis, 10(9): 1563-1566.

Harvey RG. 2011. Historical Overview of Chemical Carcinogenesis. //Penning TM. Chemical Carcinogenesis. New York: Humana Press: 1-26.

Hedley AA, Ogden CL, Johnson CL, et al. 2004. Prevalence of overweight and obesity among US children, adolescents, and adults, 1999-2002. JAMA, 291(23): 2847-2850.

Harvey RG. 1991. Polycyclic aromatic hydrocarbons: chemistry and carcinogenicity. //Coombs MM. Cambridge Monographs on Cancer Research. Cambridge: Cambridge University Press: 26-49.

Harvey RG. 2011. Historical overview of chemical carcinogenesis. //Penning TM. Chemical Carcinogenesis. New York: Springer: 1-26.

Harvey RG, Dai Q, Ran C, et al. 2005.Synthesis of adducts of active metabolites of carcinogenic polycyclic aromatic hydrocarbons with 2'-deoxyribonucleosides. Polycycl Aromat Compd, 25(5): 371-391.

Hecht SS. 1998. Biochemistry, biology, and carcinogenicity of tobacco-specific N-nitrosamines. Chem Res Toxicol, 11(6): 559-603.

Hecht SS. 2008. Progress and challenges in selected areas of tobacco carcinogenesis. Chem Res Toxicol, 21(1): 160-171.

Hursting SD, Lavigne JA, Berrigan D, et al. 2003. Calorie restriction, aging, and cancer prevention: mechanisms of action and applicability to humans. Annu Rev Med, 54: 131-152.

Hursting SD, Nunez NP, Patel AC, et al. 2005. The utility of genetically altered mouse models for nutrition and cancer chemoprevention research. Mutat Res, 576(1-2): 80-92.

IARC. 1976. Monographs on the evaluation of the carcinogenic risk of chemicals to humans: some naturally occurring substances. Vol. 10. Lyon: IARC.

IARC. 1983. Monographs on the evaluation of the carcinogenic risk of chemicals to humans: polynuclear aromatic compounds. Vol. 32. Lyon: IARC.

IARC. 1987. Overall evaluations of carcinogenicity. IARC Monographs on the evaluation of the carcinogenic risk of chemicals to humans. Supplement 7. Lyon: IARC.

IARC. 1993. Monographs on the evaluation of the carcinogenic risk of chemicals to humans: some naturally occurring substances: food items and constituents, heterocyclic aromatic amines and mycotoxins. Vol. 56. Lyon: IARC.

IARC. 2002. Monographs on the evaluation of the carcinogenic risk of chemicals to humans: traditional herbal medicines, some mycotoxins, naphthalene and styrene. Vol. 82. Lyon: IARC.

IARC. 2004. Monographs on the evaluation of carcinogenic risks to humans: tobacco smoke and involuntary smoking. Vol. 83. Lyon: IARC.

IARC. 2007. Monographs on the evaluation of carcinogenic risks to humans: smokeless tobacco smoke. Vol. 89. Lyon: IARC.

IARC. 2017. Overall Evaluations of Carcinogenicity to Humans. Lyon: IARC.

Iyer R, Coles, Raney KD, et al. 1994. DNA adduction by the potent carcinogen aflatoxin B, mechanistic studies. J Am Chem Soc, 116: 1603-1609.

Järvinen HJ, Peltomäki P. 2004. The complex genotype-phenotype relationship in familial adenomatous polyposis. Eur J Gastroenterol Hepatol, 16(1): 5-8.

Jiang W, Zhu Z, Bhatia N, et al. 2002. Mechanisms of energy restriction: effects of corticosterone on cell growth, cell cycle machinery, and apoptosis. Cancer Res, 62(18): 5280-5287.

Jeffrey AM, Williams GM. 2005. Risk assessment of DNA-reactive carcinogens in food. Toxicol Appl Pharmacol, 207: S628-S635.

Jerina DM, Daly JW. 1977. Drug metabolism - from microbe to man. //Parke DV, Smith RI. The Quarterly Review of Biology. London: Taylor & Francis.

Kangsamaksin T, Park HJ, Trempus CS, et al. 2007. A perspective on murine keratinocyte stem cells as targets of chemically induced skin cancer. Mol Carcinog, 46: 579-584.

Kataoka K, Kim DJ, Carbajal S, et al. 2008. Stage-specific disruption of Stat3 demonstrates a direct requirement during both the initiation and promotion stages of mouse skin tumorigenesis. Carcinogenesis, 29: 1108-1114.

Keefer LE, Roller PP. 1973. N-nitrosation by nitrite ion in neutral and basic medium. Science, 181(4106): 1245-1247.

Kelloff GJ, Lippman SM, Dannenberg AJ, et al. 2006. Progress in chemoprevention drug development: the promise of molecular biomarkers for prevention of intraepithelial neoplasia and cancer-a plan to move forward. Clin Cancer Res, 12: 3661-3697.

Kemp CJ. 2005. Multistep skin cancer in mice as a model to study the evolution of cancer cells. Semin Cancer Biol, 15: 460-473.

Kiguchi K, Kitamura T, Moore T, et al. 2010. Dual inhibition of both the epidermal growth factor receptor and erbB2 effectively inhibits the promotion of skin tumors during two-stage carcinogenesis. Cancer Prev Res, 3: 940-952.

Kim DJ, Chan KS, Sano S, et al. 2007. Signal transducer and activator of transcription 3 (Stat3) in epithelial carcinogenesis. Mol Carcinog, 46(8): 725-731.

Kim DJ, Kataoka K, Rao D, et al. 2009. Targeted disruption of stat3 reveals a major role for follicular stem cells in skin tumor initiation. Cancer Res, 69: 7587-7594.

Kinzler KW, Vogelstein B. 1996. Lessons from hereditary colorectal cancer. Cell, 87: 159-170.

Klaunig JE. 2013. Chemical carcinogenesis. //Klaassen CD. Casarett & Doull's Toxicology, The Basic Science of Poisons. 8th ed. New York: McGraw-Hill: 393-443.

Klein EA. 2005. Can prostate cancer be prevented? Nat Clin Pract Urol, 2: 24-31.

Knudson A. 2001. Alfred Knudson and his two-hit hypothesis. Lancet Oncol, 2(10): 642-645.

Kolonel LN, Altshuler D, Henderson BE. 2004. The multiethnic cohort study: exploring genes, lifestyle and cancer risk. Nat Rev Cancer, 4: 519-527.

Koorstra JB, Hustinx SR, Offerhaus GJ, et al. 2008. Pancreatic carcinogenesis. Pancreatology, 8: 110-125.

Lathia JD, Liu H. 2017. Overview of cancer stem cells and stemness for community oncologists. Target Oncol, 12(4): 387-399.

Lee EY, Muller WJ. 2010. Oncogenes and tumor suppressor genes. Cold Spring Harb Perspect Biol, 2(10): a003236.

Lee GH, Drinkwater NR. 1995. The Hcr (hepatocarcinogen resistance) loci of DBA/2J mice partially suppress phenotypic expression of the Hcs (hepatocarcinogen sensitivity) loci of C3H/HeJ mice. Carcinogenesis, 16: 1993-1996.

Levine AJ, Puzio-Kuter AM. 2010. The control of the metabolic switch in cancers by oncogenes and tumor suppressor genes. Science, 330(6009): 1340-1344.

Lippman SM, Hawk ET. 2009. Cancer prevention: from, 1727 to milestones of the past, 100 years. Cancer Res, 69: 5269-5284.

Loeb LA, Harris C. 2008. Advances in chemical carcinogenesis: a historical review and prospective. Cancer Res, 68: 6863-6872.

Luch A. 2005. Polycyclic aromatic hydrocarbon-induced carcinogenesis - an introduction. //Luch A. The Carcinogenic Effects of Polycyclic Aromatic Hydrocarbons. London: Imperial College Press: 1-18.

Mackillop WJ, Ciampi A, Till JE, et al. 1983 A stem cell model of human tumor growth: implications for tumor cell clonogenic assays. J Natl Cancer Inst, 70(1): 9-16.

Magee PN, Barnes JM. 1956. The production of malignant primary hepatic tumours in the rat by feeding dimethylnitrosamine. Br J Cancer, 10: 114-122.

Magee PN, Farber E. 1962. Toxic liver injury and carcinogenesis. Methylation of rat-liver nucleic acids by dimethylnitrosamine *in vivo*. Biochem J, 83: 114-124.

Mangino M, Scanlan RA, O'Brien TJ. 1981. *N*-Nitroso compounds. //Scanlan RA, Tannenbaum SR. ACS Symp. Series No. 174. Washington, DC: American Chemical Society: 229-245.

Miller JA, Miller EC, Hartmann HA. 1961. N-hydroxy-2-acetylaminofluorene: a metabolite of 2-acetylaminofluorene with increased carcinogenic activity in the rat. Cancer Res, 21: 815-824.

Miyoshi Y, Nagase H, Ando H, et al. 1992. Somatic mutations of the APC gene in colorectal tumors: mutation cluster region in the APC gene. Hum Mol Genet, 1(4): 229-233.

Mock BA, Lowry DT, Rehman I, et al. 1998. Multigenic control of skin tumor susceptibility in SENCARA/Pt mice. Carcinogenesis, 19(6): 1109-1115.

Moore T, Beltran L, Carbajal S, et al. 2008a. Dietary energy balance modulates signaling through the Akt/mammalian target of rapamycin pathways in multiple epithelial tissues. Cancer Prev Res, 1(1): 65-76.

Moore T, Carbajal S, Beltran L, et al. 2008b. Reduced susceptibility to two-stage skin carcinogenesis in mice with low circulating insulin-like growth factor I levels. Cancer Res, 68(10): 3680-3688.

Morris RJ. 2004. A perspective on keratinocyte stem cells as targets for skin carcinogenesis. Differentiation, 72: 381-386.

Morris RJ, Fischer SM, Slaga TJ, et al. 1985. Evidence that the centrally and peripherally located cells in the murine epidermal proliferative unit are two distinct cell populations. J Invest Dermatol, 84: 277-281.

Morris RJ, Fischer SM, Slaga TJ, et al. 1986. Evidence that a slowly cycling subpopulation of adult murine epidermal cells retains carcinogen. Cancer Res, 46: 3061-3066.

Munshi HG, Stack MS. 2006. Reciprocal interactions between adhesion receptor signaling and MMP regulation. Cancer Metastasis Rev, 25: 45-56.

Nagase H, Nakamura Y. 1993. Mutations of the APC (adenomatous polyposis coli) gene. Hum Mutat, 2(6): 425-434.

National Toxicology Program. 1996. Toxicology Publ. No. 34. U.S. DHHS, Washington, DC.

Nguyen LV, Vanner R, Dirks P, et al. 2012. Cancer stem cells: an evolving concept. Nat Rev Cancer Jan, 12(2): 133-143.

Papaccio F, Paino F, Regad T, et al. 2017. Concise review: cancer cells, cancer stem cells, and mesenchymal stem cells: influence in cancer development. Stem Cells Transl Med, 6(12): 2115-2125.

Parfett CL, Desaulniers D. 2017. A Tox21 approach to altered epigenetic landscapes: assessing epigenetic toxicity pathways leading to altered gene expression and oncogenic transformation *in vitro*. Int J Mol Sci, 18(6): 1179.

Park JH, Gopishetty S, Szewczuk LM, et al. 2005. Formation of 8-oxo-7,8-dihydro-2'-deoxyguanosine (8-oxo-dGuo) by PAH o-quinones: involvement of reactive oxygen species and copper(II)/copper(I) redox cycling. Chem Res Toxicol, 18: 1026-1037.

Park JH, Mangal D, Tacka KA, et al. 2008. Evidence for the aldo-keto reductase pathway of polycyclic aromatic trans-dihydrodiol activation in human lung A549 cells. Proc Natl Acad Sci USA, 105: 6845-6851.

Park JH, Troxel AB, Harvey RG, et al. 2006. Polycyclic aromatic hydrocarbon (PAH) o-quinones produced by the aldo-keto-reductases (AKRs) generate abasic sites, oxidized pyrimidines, and 8-oxo-dGuo via reactive oxygen species. Chem Res Toxicol, 19: 719-728.

Pashko LL, Schwartz AG. 1992. Reversal of food restriction-induced inhibition of mouse skin tumor promotion by adrenalectomy. Carcinogenesis, 13(10): 1925-1928.

Patel AC, Nunez NP, Perkins SN, et al. 2004. Effects of energy balance on cancer in genetically altered mice. J Nutr, 134: 3394S-3398S.

Penning TM, Burczyski ME, Hung CF, et al. 1999. Dihydrodiol dehydrogenases and polycyclic aromatic hydrocarbon activation: generation of reactive and redox active o-quinones. Chem Res Toxicol, 12: 1-18.

Perchellet, JP, Perchellet EM, Gali HU, et al. 1995. Oxidant stress and multistage skin carcinogenesis. // Mukhtar H. Skin Cancer: Mechanisms and Human Relevance. Boca Raton, FL: CRC Press: 145-196.

Peto J. 2001. Cancer epidemiology in the last century and the next decade. Nature, 411(6835): 390-395.

Pino MS, Chung DC. 2010. The chromosomal instability pathway in colon cancer. Gastroenterology, 138: 2059-2072.

Pitts JNJr, van Cauwenberghe KA, Grosjean D, et al.1978. Atmospheric reactions of polycyclic aromatic hydrocarbons: facile formation of mutagenic nitro derivatives. Science, 202: 515-519.

Pogribny IP, Rusyn I. 2013. Environmental toxicants, epigenetics, and cancer. Adv Exp Med Biol, 754: 215-232.

Pott P. 1775. The chirurgical works. //Chirurgical Observations Relative to the Cataract, the Polypus of the Nose, the Cancer of the Scrotum, the Different Kinds of Ruptures, and the Mortifi cation of the Toes and Feet .Ch. III. Hawes, W. Clarke, and R. Collins, London: 60-68.

Prickett TD, Agrawal NS, Wei X, et al. 2009. Analysis of the tyrosine kinome in melanoma reveals recurrent mutations in ERBB4. Nat Genet, 41: 1127-1132.

Ran C, Dai Q, Ruan Q, et al. 2008. Strategies for synthesis of adducts of omicron-quinone metabolites of carcinogenic polycyclic aromatic hydrocarbons with 2'-deoxyribonucleosides. J Org Chem, 73: 992-1003.

Rehn L. 1895. Bladder tumors in Fuchs in workers. Arch Klin Chir, 50: 588-600.

Riggs PK, Angel JM, Abel EL, et al. 2005. Differential gene expression in epidermis of mice sensitive and resistant to phorbol ester skin tumor promotion. Mol Carcinog, 44: 122-136.

Schepers AG, Snippert HJ, Stange DE, et al. 2012 Lineage tracing reveals Lgr5$^+$ stem cell activity in mouse intestinal adenomas. Science, 337(6095): 730-735.

Segditsas S, Rowan AJ, Howarth K, et al. 2009. APC and the three-hit hypothesis. Oncogene, 28: 146-155.

Segrelles C, Lu J, Hammann B, et al. 2007. Deregulated activity of Akt in epithelial basal cells induces spontaneous tumors and heightened sensitivity to skin carcinogenesis. Cancer Res, 67(22): 10879-10888.

Segrelles C, Moral, Lara MF, et al. 2006. Molecular determinants of Akt-induced keratinocyte transformation. Oncogene, 25: 1174-1185.

Segrelles C, Ruiz, Perez P, et al. 2002. Functional roles of Akt signaling in mouse skin tumorigenesis. Oncogene, 21: 53-64.

Sims P, Grover PL, Swaisland A, et al. 1974. Metabolic activation of benzo(a)pyrene proceeds by a diol-epoxide. Nature, 252: 326-328.

Smart RC, Hall JR. 2018. Carcinogenesis. //Hodgson E, Smart RC. Molecular and Biochemical Toxicology. 5th ed. Hoboken: John Wiley & Sons: 535-588.

Smith MT, Guyton KZ, Gibbons CF, et al. 2016. Key characteristics of carcinogens as a basis for organizing data on mechanisms of carcinogenesis. Environ Health Perspect, 124(6): 713-721.

Spiegelhalder B, Eisenbrand G, Preussmann R. 1980. N-nitroso compounds: analysis, formation, occurrence. IARC Scientific publication No. 31: 467-470.

Stegelmeier BL, Edgar JA, Colegate SM, et al. 1999. Pyrrolizidine alkaloid plants, metabolism and toxicity. J Nat Toxins, 8: 95-116.

Stern MC, Benavides F, LaCava M, et al. 2002. Genetic analyses of mouse skin tumor progression susceptibility using SENCAR inbred derived strains. Mol Carcinog, 35: 13-20.

Stewart JW, Koehler K, Jackson W, et al. 2005. Prevention of mouse skin tumor promotion by dietary energy restriction requires an intact adrenal gland and glucocorticoid supplementation restores inhibition. Carcinogenesis, 26(6): 1077-1084.

Sugimura T, Nagao M, Wakabayashi K. 2000. How we should deal with unavoidable exposure of man to environmental mutagens: cooked food mutagen discovery, facts and lessons for cancer prevention. Mutat Res, 447: 15-25.

Sugimura T, Wakabayashi K, Nakagama H, et al. 2004. Heterocyclic amines: mutagens/carcinogens produced during cooking of meat and fish. Cancer Sci, 95: 290-299.

Surgeon General. 1964. Smoking and Health. Report of the Advisory Committee to the Surgeon. General of the Public Health Service. Washington, DC: U.S. Govt. Printing Office: Publication No. 1103: 149-196.

Trempus CS, Morri RJ, Ehinger M, et al. 2007. CD34 expression by hair follicle stem cells is required for skin tumor development in mice. Cancer Res, 67: 4173-4181.

van Wezel T, Stassen AP, Moen CJ, et al. 1996. Gene interaction and single gene effects in colon tumour susceptibility in mice. Nat Genet, 14: 468-470.

Vulimiri SV, DiGiovanni J. 1999. Carcinogenesis. //Pollack. Manual of Clinical Oncology. 6th ed. New York: Wiley-Liss: 19-43.

William WN, Heymach JV Jr, Kim ES, et al. 2009. Molecular targets for cancer chemoprevention. Nat Rev Drug Discov, 8: 213-225.

Wiseman RW, Fennell TR, Miller JA, et al. 1985. Further characterization of the DNA adducts formed by electrophilic esters of the hepatocarcinogens 1′-hydroxysafrole and 1′-hydroxyestragole *in vitro* and in mouse liver *in vivo*, including new adducts at C-8 and N-7 of guanine residues. Cancer Res, 45: 3096-3105.

Wistuba II, Behrens C, Milchgrub S, et al. 1999. Sequential molecular abnormalities are involved in the multistage development of squamous cell lung carcinoma. Oncogene, 18: 643-650.

Xian W, Kiguchi K, Imamoto A, et al. 1995. Activation of the epidermal growth factor receptor by skin tumor promoters and in skin tumors from SENCAR mice. Cell Growth Differ, 6: 1447-1455.

Xian W, Rosenberg MP, DiGiovanni J, et al. 1997. Activation of erbB2 and c-src in phorbol ester-treated mouse epidermis: possible role in mouse skin tumor promotion. Oncogene, 14: 1435-1444.

Yakar S, Nunez NP, Pennisi P, et al. 2006. Increased tumor growth in mice with diet-induced obesity: impact of ovarian hormones. Endocrinology, 147(12): 5826-5834.

Zhaorigetu S, Yanaka N, Sasaki M, et al. 2003. Silk protein, sericin, suppresses DMBA-TPA-induced mouse skin tumorigenesis by reducing oxidative stress, inflammatory responses and endogenous tumor promoter TNF-alpha. Oncol Rep, 10: 537-543.

Zhu Z, Jiang W, Thompson HJ. 1998. Effect of corticosterone administration on mammary gland development and p27 expression and their relationship to the effects of energy restriction on mammary carcinogenesis. Carcinogenesis, 19(12): 2101-2106.

第二十三章　生殖与发育的毒作用机制

生殖与发育是哺乳动物种族繁衍的生理过程，这一过程中任何环节都有可能受到环境有害因素的影响。环境有害因素主要通过影响父体、母体、胎盘或胚胎/胎儿等环节，引起子代靶组织、细胞或分子发生异常改变，最终产生配子发生障碍、性激素改变、胎儿畸形、生长迟缓、死亡或功能障碍等生殖与发育毒作用表现。众多整体动物实验、体外实验和流行病学调查等研究结果不断地更新和完善不良环境暴露所引起的生殖与发育作用及其机制。然而，迄今为止，外源环境因素引起生殖与发育毒作用的确切机制尚未完全阐明。本章主要围绕生殖与发育毒作用环节、细胞机制、分子机制及其相关研究进展进行叙述。

第一节　生殖与发育毒作用环节

一、母体因素

过去研究更多关注成年期不良环境暴露对男性（雄性）或女性（雌性）生殖系统的毒作用。近年来，大量动物实验结果表明，孕期或哺乳期母体暴露于**环境内分泌干扰物（environmental endocrine disruptor，EED）**可能引起子代成年后生殖损害作用。据 2005 年 *Science* 报道，F_0 代孕鼠于受孕第 8—15 天暴露于乙烯菌核利或甲氧氯，引起 F_1— F_4 代雄性仔鼠成年后精子数量明显减少、睾丸生殖细胞凋亡显著增多。随后研究陆续发现，孕期母体暴露于雄激素过多的环境中会引起雌性恒河猴成年后发生高雄激素血症；孕期或哺乳期母鼠暴露于邻苯二甲酸酯、镉和铅等环境毒物中会引起雄性仔鼠成年后精子数量减少、血清或睾丸睾酮含量降低等生殖毒作用表现。最新人群调查结果显示，孕妇尿液中可以检测到较高浓度的邻苯二甲酸酯代谢产物和镉，前者与其 2—3 岁儿童神经发育水平（智力发育指数或运动发育指数）呈现负相关关系，而后者与其 5 岁儿童身高和体重呈现负相关关系。然而，目前尚缺少人类孕期母体环境内分泌干扰物含量与其子代生殖毒性的关联研究资料。

母体毒性（maternal toxicity）是指化学毒物对妊娠母体的有害效应，表现为增重减慢、功能异常、临床症状甚至死亡。在发育毒性试验中，母体毒性常用母体增重减缓和死亡率来表示。母体毒性可直接（特异）或间接（非特异）影响发育过程，导致发育毒性。影响发育的母体因素主要包括遗传、疾病、营养、应激等，也可以通过胎盘毒性影响发育。

（一）遗传学

孕母的遗传结构是影响发育结果的一个决定因素。例如，唇腭裂的发病率依赖于母体的而非胚胎的基因型，白人的发病率比黑人更高。A/J 品系和 CL/Fr 品系小鼠自发唇腭裂率分别为 8.0%—10.0%和 18.0%—26.0%。

（二）疾病

未控制的母体糖尿病和某些母体感染，可经过疾病相关的母体变化或直接经胎盘感染对胚胎/胎儿产生不利影响。例如，巨细胞病毒感染与胎儿死亡、小头畸形、智力发育延缓、先天性失明和耳聋有关联。过高热是实验动物的强致畸因子，在人类妊娠最初 3 个月内母体发热与中枢神经系统畸形有关。

（三）营养

已知蛋白质、热量、维生素、微量元素及辅酶因子的缺乏对妊娠有不利影响。美国医学研究会（MRC）的研究发现，有生育**神经管缺陷（neural tube defect，NTD）**婴儿危险的妊娠妇女，孕期每日补充 4mg 叶酸，NTD 再发率降低 70%以上。

（四）应激

不同形式的母体毒性可能通过诱导生理学的应激反应产生发育毒性，如大鼠和小鼠对整个妊娠期的噪声应激可产生子代发育毒性。

（五）胎盘因素

胎盘是母体和胚胎/胎儿进行物质交换的结构，提供营养、气体交换和代谢废物排出。胎盘还产生维持妊娠的关键激素，而且能代谢和/或储存外源化学物，同时也可成为毒作用的靶器官。环境毒物可能通过破坏胎盘结构或干扰胎盘功能，进而对胚胎/胎儿产生有害效应。

胎盘是胚胎发育中最早形成的器官，目前认为胎盘至少有 3 种重要功能。①物质交换：胎盘是母体与胎儿之间营养物质、气体和代谢产物交换的重要场所；②屏障功能：胎盘可以阻止有毒有害化学物进入胎儿体内而引发毒性；③合成分泌功能：胎盘分泌维持妊娠的人绒毛膜促性腺激素和胎儿生长的胰岛素样生长因子等。外源因素对胎盘结构和功能产生损害后，胎盘物质交换功能受损，胎儿正常发育所必需的营养物质（如 DNA 合成所必需的叶酸）不能通过胎盘进入胎儿体内，胎儿的正常发育必然受到影响，且屏障功能若受损，母体内有毒物质进入胎儿体内，影响胎儿正常发育。此外，激素合成和分泌功能受损，胎儿正常发育所必需的生长因子（如 IGF-1）不能得到保证，则易引起胎儿生长发育迟缓。研究人员发现，孕期母体暴露于 Cd 环境中会引起雄性子代成年后精子数量减少和血清睾酮含量降低。进一步用石墨炉原子吸收分光光度法检测发现，Cd 处理后母鼠血清和胎盘 Cd 含量明显升高，而胎鼠血清 Cd 含量与对照组无差异，这提示 Cd 很难透过胎盘屏障。最新研究还发现，孕期母体 Cd 处理引起胎盘迷路层血窦区红细胞数量明显减少，胎盘滋养层细胞凋亡明显增加。以上结果提示，胎盘结构破坏或功能障碍可能参与孕期母体暴露于部分环境毒物引起子代生殖毒作用过程。

已有研究资料证实，胎盘迷路发育受损可引起母体与胎儿之间物质交换和分泌功能障碍，最终导致胎儿生长迟缓或死亡。另外，在妊娠晚期大鼠体内注入 Cd 后，几乎没有 Cd 进入胎儿体内，而是在胎盘蓄积，并引起胎盘坏死和血流减少，最终诱导胎儿死亡。进一步研究发现，Cd 在胎盘诱导**金属硫蛋白（metallothionein，MT）**表达，而 MT 对锌（Zn）有高亲和力，可在胎盘中结合 Zn 而干扰 Zn 通过胎盘转移，联合给予 Zn 可以改善 Cd 的发育毒性。这些研究结果提示，胎盘可能是 Cd 的毒作用靶点和主要蓄积器官，Cd 可能通过损伤胎盘结构和功能影响胎儿发育，引起子代畸形和胎儿生长受限。

二、父源性因素

过去一般认为发育毒性主要是母体在妊娠期间接触环境有害因子所致，近年来发育毒性的概念得到延伸，往前延伸包括两性配子发生过程中环境有害因子对发育的影响，往后延伸包括子代出生早期环境有害因子对出生后发育过程的影响。越来越多的人群流行病学研究发现，某些出生缺陷也与男性因素有关，称为**父源性出生缺陷（paternal birth defect）**。引起父源性出生缺陷的因素主要有遗传缺陷、年龄因素和外界暴露因素。有出生缺陷的男性，其后代出现出生缺陷的概率是正常人群的 2 倍，甚至高于母亲有出生缺陷的后代，其中患与父亲相同缺陷的危险性是正常人群的 7 倍。20—24 岁父亲所生的后代，与 25—29 岁父亲所生的后代相比更容易患腹裂畸形，现患比（PR）为 1.47，40 岁以上父亲所生的后代患 13-三体综合征较少（PR=0.40），但患乳腺癌的概率增加（OR=1.9）。外界暴露因素包括职业和环境暴露、化疗和放疗、其他药物，以及饮酒、吸烟等不良嗜好。这些因子通过父亲对发育个体产生不良影响，因此称为父源性发育毒性。

父源性暴露可以引起的子代发育异常包括流产、死胎、低出生体重、畸形、功能障碍等，甚至可能与儿童期肿瘤相关。人们很早就发现电池厂、铅矿和职业性接触二溴氯丙烷（DBCP）、有机溶剂等工厂的男工，容易出现少精、无精、生殖细胞发育不全和不育，而且其妻子流产、死胎的发生率也有增加。近年来类似的研究报道逐渐增多。Regidor 等（2004）分析了西班牙 1995—1999 年 147 万例妊娠结果，发现父亲职业暴露于杀虫剂，胎儿死亡率增高，相对危险度（RR）为 1.65。Hooiveld 等（2006）比较了荷兰 398 名暴露于涂料、稀释剂和清洁剂等有机溶剂的男性油漆工，以及 302 名未接触有机溶剂的木工妻子不良生殖结局的发生率，发现妻子怀孕前 3 个月油漆工的后代更容易患先天畸形，比值比（OR）为 6.2。以甲苯为标记，以定量模型为基础，有机溶剂暴露量与子代畸形呈正相关关系。暴露于中剂量组和高剂量组油漆工的后代，功能障碍明显增加，低出生体重轻微增加。Lacasaña 等（2006）对墨西哥 3 个州的农业工作者职业暴露杀虫剂与无脑儿之间进行病例对照研究，发现不仅母亲在农场工作增加无脑儿的发生率（OR=4.57，95%CI：1.05—19.96），父亲在围生期或之前接触杀虫剂也会增加出生无脑儿的危险性。Pierik 等（2004）在荷兰鹿特丹一个有 8698 例新生儿的队列中，比较了 78 例隐睾和 56 例尿道下裂与父母亲职业及吸烟的关系，发现父亲杀虫剂暴露与隐睾相关（OR=3.8，95%CI：1.1—13.4），父亲吸烟与尿道下裂相关（OR=3.8，95%CI：1.8—

8.2）。美国华盛顿哥伦比亚特区-巴尔的摩地区婴儿心血管畸形和父亲环境暴露之间可能关联的病例对照研究结果显示，珠宝制作工人与婴儿房间隔缺损（OR=12.6，95%CI：2.3—68.6）、膜部室间隔缺损相关（OR=8.1，95%CI：2.0—33.3）；焊接工人与婴儿心内膜垫缺损伴有唐氏综合征相关（OR=1.8，95%CI：1.1—3.0），铅焊锡工与婴儿肺动脉闭锁相关（OR=2.3，95%CI：1.1—4.9），电离辐射和婴儿心内膜垫缺损不伴有唐氏综合征相关（OR=4.7，95%CI：1.7—12.6），脱漆工与婴儿主动脉缩窄（OR=3.5，95%CI：1.5—8.0）、肌部室间隔缺损（OR=3.5，95%CI：1.5—8.5）和左心发育不全综合征相关（OR=11.9，95%CI：2.4—60.0）。Feychting 等（2001）对瑞典人口普查中刚出生的 23.5 万儿童进行了队列研究，通过 COX 比例风险模型比较有职业暴露父亲的儿童与非职业暴露父亲的儿童肿瘤发生率。结果发现，父亲职业暴露杀虫剂增加了儿童神经系统肿瘤危险性（RR=2.36，95%CI：1.27—4.39），油漆工也增加儿童神经系统肿瘤发生危险性（RR=3.65，95%CI：1.71—7.80），木工增加儿童白血病的危险性（RR=2.18，95%CI：1.26—3.78）。

近年来，人们越来越关注父母嗜酒引起的出生缺陷，即**胎儿酒精综合征（fetal alcohol syndrome，FAS）**，典型的表现为面部畸形、宫内和产后生长迟缓、精神运动和智力发育障碍等。研究表明，不仅母亲孕期饮酒可以引起 FAS，孕前父亲大量饮酒也可以影响胚胎发育，引起流产、死胎，以及胎儿低出生体重、智力发育障碍和哭闹、多动等行为异常。多项动物实验也已证实，雄性动物大量摄入乙醇，可以影响体内性激素水平和精子发生，引起子代多种形式的发育异常。研究还发现，雄性大鼠大量接触乙醇后，即使停药足够长时间，激素水平已恢复正常，但仍可见子代发育异常。吸烟也能影响精子发生，并具有发育毒性。每天半包烟或以上能够使精子数目减少 20.0%，可以引起精子 DNA 损伤、染色体畸变和精子畸形率升高。吸烟引起的胚胎毒性表现为流产、死胎、低出生体重和疾病易感性增加等，还有报道父亲严重吸烟的婴幼儿生存能力下降，儿童肿瘤发病率增加 35.0%。

父源性不良环境暴露致生殖与发育毒作用的机制还不清楚，一般认为与环境因子造成的雄性生殖细胞发育异常有关。另一个原因是少量的酒精等发育毒物可以通过精液进入受精卵甚至发育中的胚胎，产生不良影响。有人认为，父亲的职业暴露可以通过精子产生直接的影响，或通过对母亲的污染间接起作用。后者包括与父亲职业有关的家庭环境污染，也可能与接触分泌进入父亲精液中的致畸物有关。总之，父源性不良环境暴露致生殖与发育毒作用的机制尚有待进一步研究。

三、子代（包括胎儿）因素

除了母体、父体或胎盘等因素，子代自身因素在生殖与发育损害过程中也起重要作用。引起出生缺陷（发育毒性）的因素包括环境因素、遗传因素和其他因素，其中遗传因素占 20.0%—30.0%。有家族史、染色体结构与数目异常及单基因突变者，其子代患出生缺陷的风险较高。大多数遗传性出生缺陷都与多基因突变有关，如先天性智力低下、唇裂、腭裂、先天性心脏病和先天性巨结肠等。**胱氨酸合酶（cystine synthase，CBS）**基因 G919A 突变和先天性心脏病的发生有关，而其等位基因突变则可能降低先天性心脏病的发生风险。转基因小鼠通过表达 PAX3-FKHR 干扰发育中小鼠 *pax3* 基因功能，引起神经管和神经嵴异常，包括异位骨骼肌等肌肉发育异常。Toso 等（2007）发现，神经保护肽 NAPVSIPQ 和 SALLRSIPA 可预防乙醇诱导小鼠脑组织 GABA 受体亚单位（GABAβ）表达的减少，这提示神经肽可能预防胎儿唇裂和腭裂。近年来，表观遗传修饰异常在胚胎发育及其疾病中的作用日益受到关注和研究。Kuhn 等（2008）运用 miRNA 表达谱分析、定量 RT-PCR 和原位杂交技术分析了**唐氏综合征（Down syndrome，DS）**胎儿心脏和脑组织中 21 号染色体上若干 miRNA（miR-99a、let-7c、miR-125b-2、miR-155 及 miR-802）的表达，结果显示，DS 患者的大脑与心脏组织中位于 Hsa21 上的 5 种 miRNA 均高表达，这提示先天愚型的发生过程存在表观遗传修饰异常。Nicholls 和 Knepper（2001）综述了 Prader-Willi/Angelman（PWS/AS）综合征与基因组印记机制的关系后，发现这种先天疾病主要由亲本体内某些基因异常印记所致，其中 PWS 是父本来源的 *SNRNP* 基因突变引起其印记缺失而在脑内过表达所致，而 AS 是母本 *UBE3a* 基因的异常印记后发生基因沉默所致。

第二节　生殖与发育毒性的细胞机制

一、细胞增殖异常

胚胎发育过程中往往出现胚胎细胞的快速增殖，如在原肠胚形成期，胚胎原条里的细胞周期是哺乳动物细胞中最短的。一些致畸物可以通过氧化损伤和 DNA 断裂，引起细胞周期阻断。例如，环磷酰胺（CP）诱导 DNA 损伤可导致细胞周期紊乱和特定细胞群体中的细胞死亡。用 CP 处理妊娠第 10 天的大鼠，引起胚胎的 S 期阻断，在细胞迅速增殖的区域观察到细胞死亡。细胞周期的长短可以影响对 CP 的敏感性。例如，妊娠第 10 天胚胎的神经上皮细胞周期大约为 9.5h，对 CP 诱导的细胞死亡相当敏感，而心脏中细胞的 G_0/G_1 期时间较长，细胞周期大约是 13.4h，对 CP 相对不敏感。DNA 损伤可在 G_1-S 转换时、S 期和 G_2-M 转换时抑制细胞周期进展。如果 DNA 损伤被修复，则细胞周期能恢复正常，如果损伤太广泛，或细胞周期抑制太久，可能引发凋亡。在 DNA 损伤修复过程中，可以诱导 p53 等蛋白质的合成，p53 蛋白又能促进细胞凋亡和细胞周期阻滞。

在环境因素诱导生殖毒作用中，睾丸间质细胞增生、支持细胞分裂抑制或卵巢颗粒细胞增殖改变等毒作用表现较为常见。许多化学物可诱导生精小管损伤，在损伤的局部区域也诱导间质细胞数量的增加（增生）。增生的间质细胞和肿瘤细胞在形态学上是类似的，但目前未发现肿瘤前和肿瘤间质细胞的生物学标志。**促卵泡激素（follicle stimulating hormone，FSH）**、鸦片样肽和甲状腺素等许多因素可调节支持细胞分裂（Sertoli cell division）。由于成熟支持细胞不再更新，因此支持细胞分裂期是毒物作用的靶窗。新生期暴露抑制支持细胞分裂的毒物可减少生精小管上皮内支持细胞的数量，进而减少睾丸生殖细胞的数量。新生鼠染毒**邻苯二甲酸二异辛酯（di 2-ethylhexyl phthalate，DEHP）**可减少其睾丸支持细胞数量；体外研究发现，邻苯二甲酸酯（phthalic acid ester，PAE）可抑制体外培养大鼠支持细胞的 FSH 信号转导，这可能是支持细胞分裂减少的一种机制。此外，卵巢颗粒细胞经有丝分裂活动由梭形转变为立方形，这种有丝分裂活动的增加可导致颗粒细胞数的增加。抑制颗粒细胞有丝分裂的化学毒物可引起颗粒细胞增殖减缓，从而干扰卵泡正常生长与发育。相反，促进颗粒细胞有丝分裂和增殖能力的毒物则可能引起卵泡过度生长，如卵巢肿瘤等。

二、细胞死亡加快

在配子发生与胚胎发育过程中细胞死亡是必需的，但过多或过少都可能影响机体正常发育。多种动物在不同发育阶段中均存在细胞死亡，如哺乳动物的趾或指间隙的形成、蝌蚪尾巴的变态发生、人血管腔形成等。细胞死亡在赋予胚胎发育可塑性和保护机体免受细胞损伤等过程中发挥重要作用，前者包括**系统匹配（system matching）**、**躯体雕刻（body sculpting）**和**短暂结构去除（outlived structure removing）**等。

细胞死亡包含多种死亡方式，如**细胞坏死（necrosis）**、**凋亡（apoptosis）**、**自噬（autophagy）**、**非凋亡性细胞程序性死亡（paraptosis）**、**胀亡（oncosis）**和**有丝分裂细胞死亡（mitotic cell death）**等。其中研究最多的是细胞凋亡，细胞自噬次之，此外还有哺乳动物产后黄体细胞退化等，其他几种细胞死亡形式与胚胎发育的研究报道尚少。高热、电离辐射、药物、化学致畸物和病毒感染等通过不同机制影响细胞凋亡，干扰胚胎正常发育，引起胎儿畸形。典型的致畸物反应停就是一种强烈的致凋亡原，可以诱导胚胎细胞凋亡，并能通过抑制血管发生，导致胎儿畸形。全反式视黄酸（RA）的致畸作用也与凋亡有关，受孕第 10 天小鼠经口给予 RA（100mg/kg）后，可以通过上调胚胎 *myc*、*bax*、*bad* 等促凋亡基因编码的信号通路诱导胚胎细胞凋亡继而引起胎鼠畸形。体内实验和体外研究均发现，小鼠胚胎环磷酰胺暴露可增加肢顶尖外层嵴区域的细胞凋亡，继而诱导短趾、少趾、无趾等畸形。体外培养的大鼠胚胎接触 *N*-乙酰-2-乙酰氨基芴（*N*-Ac-AAF），引起剂量依赖的胚胎细胞凋亡，提示 *N*-Ac-AAF 可以通过提高胚胎发育过程中细胞凋亡的水平而引起畸形。甲基汞、乙醇、生长激素等也可通过促进细胞凋亡而引起子代畸形。

细胞凋亡在多种环境毒物致生殖毒性中起重要作用。青春期或成年期暴露一定剂量氯化镉诱导小鼠睾丸生殖细胞凋亡和随后的精子数量降低。一次腹膜内注射 75—85mg/kg 的二甲烷乙烷磺酸酯（EDS），导致大鼠成熟睾丸间质细胞死亡或生殖细胞死亡，或导致未成熟睾丸间质细胞死亡，该剂量未损伤大鼠生长发育，损伤机制可能与细胞色素 P450 活性和/或胞内还原型谷胱甘肽（GSH）改变有关。香烟烟雾中的多环芳烃类化合物、类似于环磷酰胺的化疗药物、农药以及电离辐射均可破坏大鼠、小鼠和人类的原始卵泡，继而引起永久性不育和卵巢早衰等生殖功能障碍。

近年来，细胞自噬（autophagy）与生殖/发育毒性的相关研究已经成为热点。细胞自噬，又称Ⅱ型程序性细胞死亡，是广泛存在于真核细胞内的一种溶酶体依赖的降解途径，在饥饿条件下，它调节细胞内长寿命蛋白和细胞器的降解，降解产物再被细胞重新利用。细胞自噬在进化过程中高度保守，从酵母、果蝇到脊椎动物和人都可以找到自噬相关的同源基因。根据细胞内底物运送到溶酶体腔方式的不同，Crotzer 和 Blum（2005）把哺乳动物细胞自噬分为三种主要方式：**巨自噬（macroautophagy）、微自噬（microautophagy）**和分子伴侣介导的自噬 （chaperone-mediated autophagy）。自噬小体（autophagosome）形成关键调控因子 Beclin1 基因缺失引起胚胎早期死亡。**Beclin1 介导的自噬激活分子（activating molecule in Beclin1-regulated autophagy，Ambra1）**发生基因突变后，胚胎细胞自噬受到明显抑制，且小鼠胚胎发生严重的神经管畸形（Fimia et al.，2007）。

三、细胞迁移障碍

细胞迁移（cell migration）是细胞在接收到迁移信号或感受到某些物质的浓度梯度后而产生的移动。迁移过程中细胞不断重复着向前方伸出突足，然后牵拉胞体的循环过程。其物质基础主要是细胞骨架及其结合蛋白，还有多种物质对之进行精密调节。细胞迁移是脊椎动物胚胎发育的核心过程之一，其中发育中的细胞需要从原分裂生成的部位移动到目的部位。斑马鱼是当前在该领域最常用于研究的生物。首先是其胚胎能在母体外发育，速度快，受精 24h 后身体的器官已大部分就位。其次，斑马鱼繁殖量大，容易对之进行变异。最后，其胚胎透明，在高分辨率快进摄影技术的帮助下，人们可以很好地观察到细胞迁移的过程，还可以利用**绿色荧光蛋白（green fluorescent protein，GFP）**观察到细胞在斑马鱼体内的分布情况。**胚胎发生（embryogenesis）**通常被分为三个阶段。第一阶段是原肠胚形成，指受精卵分裂到囊胚后，经过囊胚的折叠逐渐成为有三层胚层结构的原肠胚的整个过程，此过程后身体各部分的构造方向已基本定下。第二阶段是**器官发生（organogenesis）**。最后阶段则是各器官继续成熟完善至成体状态。动物胚胎发生涉及大量的细胞迁移行为。科学家在研究这些细胞迁移时，可以使用无毒性的染料或可以遗传的遗传学标签（heritable genetic label）对那些将要迁移的细胞进行标示，以追踪其动向。例如，科学家可以从鹌鹑胚胎内取出其将来要成为翅膀的**体节（somite）**，将该体节移植入培养了两天的小鸡胚胎中。经过一周后，将小鸡翅膀部分剖开并观察其肌肉，可见它们是来自鹌鹑体节的。然而，在细胞迁移过程中，沿途不迁移细胞可能会影响迁移细胞的行为，改变它们的去向，甚至决定迁移细胞是否能存活。同来自神经嵴的性细胞、血细胞前体和色素细胞都受到一种 Kit-Steel 因子的调节。Kit 是一种跨膜受体，其配体是 Steel 因子。沿途的细胞或终点处的细胞会表达 Steel 因子，激活迁移经过的细胞上的 Kit 受体。而 Kit 受体的激活是这些细胞存活和增殖的前提。在一个个体中，两者之中的任一者出现突变，患者体色、血细胞供应和性细胞的形成都会出现异常，如患者额头可见白斑。

四、细胞-细胞交互作用障碍

细胞-细胞间的相互作用主要通过细胞通信来实现，包括**缝隙连接（gap junction）**通信、膜表面分子接触通信等直接的细胞间通信和由受体介导的细胞信号转导系统。当一个细胞发出信号后可以通过缝隙连接直接到达相邻细胞，也可以与相邻细胞的膜表面蛋白、糖蛋白、糖脂等表面分子特异性相互识别、相互作用，还可以与另一细胞的跨膜受体蛋白结合，使后者状态发生改变，并从其细胞内转录一个信号，启动信号通路。信号通路是细胞内的一些中间体，当第一个中间体被信号激活后，即可转而激活下一个中间体，而其自身恢复到非激活状态，如此逐一传递，形成信号通路。在通路的末端，所传递的信号使靶蛋白激活或抑制，从而调控基因转录表达及细胞增殖、分化、移动、存活等。因此，细胞通信在胚胎发育尤其是组织器官发生过程中有十分重要的作用。

研究发现，胚胎发育的各个阶段都有不同的细胞通信方式存在，细胞通信受到破坏就可以影响正常的细胞生物学过程，引起畸形或其他发育毒性。小鼠早期胚胎在囊胚早期分化出滋养层和内细胞团，这一分化与8细胞晚期细胞间形成的间隙连接有关。将大鼠肝细胞缝隙连接的纯化蛋白抗体注入8细胞阶段的蟾蜍胚和单个细胞中，这些抗体在没有出现细胞毒性或抑制细胞分裂的水平下，就可以使细胞产生异常的形态，并在成熟蝌蚪中出现可重复的特征性畸形。目前已证实多种致畸物，如灭蚊灵、杀鼠灵、苯巴比妥、氯丙嗪、苯妥英钠、多种烷基乙二醇醚和乙醇等，可以抑制细胞缝隙连接通信。反应停代谢活化产物引起胚胎细胞的粘连受体（adhesive receptor）表达下调，阻碍发育过程中细胞与细胞、细胞与基质之间的相互作用，干扰了细胞之间的通信，从而导致肢芽结构异常。

支持细胞-支持细胞连接（**Sertoli-Sertoli cell junction**）形成血睾屏障，位于间质毛细血管腔和生精小管腔之间，促进营养素、激素等在血液和生精小管内液体之间的自由交换，维持近腔室和远腔室一定的离子梯度，且阻止一些化学物、药物等进入生精小管内损伤生殖细胞。这些连接在未成熟或幼小的哺乳动物睾丸中很少形成，因此这就为外源化学物进入生精小管提供了可能。镉、顺铂、棉酚等环境毒物可以破坏支持细胞-支持细胞连接，允许一些大分子物质通过，使近腔室的组成发生变化，从而对该室的生殖细胞产生选择性损害。此外，生殖细胞依靠与支持细胞的紧密连接维持早期发育，后期迁移到外胞质特化区发育为成熟精子，**支持细胞-生殖细胞连接**（**Sertoli-germ cell junction**）发生障碍，最终可导致生殖细胞从生精上皮释放到近腔室的数量减少，这一过程称为**生殖细胞丢失**（**germ cell sloughing**），若丢失严重，则可引起睾丸萎缩。生殖细胞丢失是许多支持细胞毒物引起的一种毒性反应，2,5-己二酮（2,5-HD）、1,3-二硝基苯（1,3-DNB）、秋水仙碱和PAE等支持细胞毒物均可以引起生殖细胞丢失。给大鼠经口一次染毒DEHP的活化代谢产物MEHP（2g/kg），支持细胞的波形蛋白中间丝早期快速发生萎陷，波形蛋白中间丝从支持细胞的核周区域朝生殖细胞附着部位的细胞膜凸出，从而把生殖细胞固定在支持细胞隐窝中。这提示，波形蛋白中间丝破坏可能是MEHP引起支持细胞-生殖细胞连接障碍的机制之一。

第三节　生殖与发育毒性的分子机制

一、基因突变与染色体改变

胚胎发育过程受众多基因的调控，这些基因在时间和空间上高度有序地表达，控制着胚胎细胞的增殖和死亡、细胞形态变化和运动、细胞识别和黏着、组织分化及其相互影响，直到器官形成和胚胎的生长成熟。各种发育相关基因都可能成为某些发育毒物的靶标。已知的诱变剂往往有潜在致畸性，如电离辐射、烷化剂、亚硝酸盐、多数致癌物均可以引起基因突变和染色体畸变，也有致畸作用。**环磷酰胺（cyclophosphamide，CP）**是一种烷化剂，也是典型的发育毒物，常作为动物致畸试验的阳性对照，其致畸作用机制研究得比较充分。妊娠第 13 天的大鼠胚胎羊膜内注入 CP 及其两个具有致畸活性的代谢产物**磷酰胺芥（phosophoramide mustard，PM）**和**丙烯醛（acrolein，AC）**后，CP和 AC 均可引起脑积水、露眼、腭裂、小颌畸形、脐疝、尾部和肢体缺陷，而 PM 仅仅引起脑积水、尾部和肢体缺陷。^{3}H 标记 CP 的实验显示大约 87.0% 的 CP 与蛋白质结合，5.0% 与 DNA 结合，8.0% 与 RNA 结合。使用碱洗脱，证实 CP 和 PM 引起 DNA 单链断裂、DNA-DNA 和 DNA-蛋白质交联。进一步的实验证实，PM 的一个单功能烷化衍生物能产生 DNA 单链断裂，但无 DNA 交联作用，其效应谱和 PM 一样，而 PM 的一个非烷化衍生物（CP 类似物）和 AC 则不引起 DNA 损伤。AC 易与蛋白质结合，而 PM 易与 DNA 结合。PM 和 AC 对培养中的肢芽有明显不同的效应。这些结果提示，PM 和AC 在胚胎中有不同的靶，PM 主要诱导 DNA 损伤，而 AC 可能通过与蛋白质结合而致畸。有报道，**染色体畸变（chromosome aberration）**占人类发育缺陷原因的 3% 左右。这个数字可能比实际低得多，因为常染色体数目改变常导致孕体死亡，其中着床前丢失难以发现，自发流产的胚胎中至少 50% 存在染色体畸变。两性生殖细胞各种染色体结构和数目异常引起的流产、死胎，以及胎儿畸形、智力低下或功能缺陷已为人们所知。

　　许多致突变剂对生殖细胞可产生毒作用。于交配前 0.5—3.5 天染毒，许多化学毒物显示对雌性小鼠有显性致死效应（表现为活胎数减少和吸收胎数增加），但在雄性小鼠精子发生期的任何时段染毒均不会产生该效应，这些化学物包括 DNA 插入剂阿霉素、抗血吸虫药海蒽酮、抗生素博来霉素和交联剂顺铂等。对形成合子的第一次有丝分裂中期的染色体分析证实，这些化学毒物可诱导染色体畸变，且合子转移试验排除了母体毒性诱导的可能性。某些活性化学物如丙烯酰胺和氧化乙烯也是合子的靶标毒物，对雌、雄动物均可产生显性致死效应。因此，显性致死试验常用于检测雌、雄性生殖细胞的致突变性。

二、表观遗传突变

　　近年来大量研究表明，除基因序列改变以外，非基因序列改变所致基因表达水平和基因功能的改变，即**表观遗传学（epigenetics）**改变，也可以影响胚胎发育。目前，已经明确的表观遗传修饰过程包括 DNA 甲基化，组蛋白乙酰化、磷酸化、泛素化和泛素样修饰，染色质重塑，以及非编码 RNA 等。其中对 DNA 甲基化的研究最为深入。孕鼠饲料中添加染料木黄酮等诱发 DNA 甲基化的化学物，可以改变子代毛发颜色。人工合成的非甾体激素己烯雌酚（DES）是典型的内分泌干扰物，可以引起人和啮齿类动物生殖道发育异常和子代肿瘤易感性增加。最近一些研究表明，C57BL/6 雄性小鼠出生第 1—5 天接触低剂量 DES（3μg/kg），15—30 天后发现其附睾中 DNA 甲基转移酶基因表达增加和甲基化水平改变，且新生期暴露 DES 也可引起雌性仔鼠子宫 DNA 甲基转移酶基因表达增加和甲基化水平改变。环磷酰胺（CP）的发育毒性也涉及表观遗传修饰。雄性小鼠交配前接触 CP，可以影响着床前胚胎的 DNA 甲基化和组蛋白乙酰化，这些改变可能与胚胎丢失、畸形及行为缺陷有关。

以往认为多数表观遗传修饰在配子形成时和受精后，在每一新代中都会消除，但 Anway 等（2005）发现，这些表观遗传改变可以在后代中持续存在。怀孕大鼠短期接触高水平的杀虫剂**甲氧氯（methoxychlor）**和杀菌剂**乙烯菌核利（vinclozolin）**，可以引起雄性仔鼠精子生成减少和雄性不育，其作用机制之一是 DNA 甲基化，并发现在 F_1—F_4 代所有检查的后代中，有 90% 存在这种不良影响。此外，微小 RNA 和 piRNA 等非编码 RNA 在环境毒物诱导生殖与发育毒性过程中也起十分重要的作用（详见后述）。

三、基因表达失调

胚胎发育过程受到各种基因在时间、空间上高度有序表达的调控。发育的不同关键期，基因表达的调控可能发生在转录、转录后加工、翻译等不同水平，以各种不同的调控机制进行。其中一些机制与遗传物质本身的改变（基因的缺失、放大、移位重组、修饰以及染色质构造变化等）有关，另一些则只涉及基因表达过程的不同环节（基因及其转录本 RNA 的选择和利用、mRNA 存活时间长短等）的调节。发育相关基因的表达受到干扰，也可以影响基因的功能，最终引起包括畸形在内的各种发育异常表现。已知，原癌基因 *Wnt-1* 和 *Wnt-3a* 与中脑、后脑的发育有关。有学者采用反义寡核苷酸技术抑制体外培养的小鼠胚胎 *Wnt-1* 表达，引起与体内 *Wnt-1* 失效突变小鼠相似的中脑和后脑畸形；单纯 *Wnt-3a* 反义衰减表达引起中脑、后脑和脊髓畸形；*Wnt-1* 和 *Wnt-3a* 同时反义衰减影响所有的脑区和更严重的脊髓畸形。反之，通过连接 β-肌动蛋白启动子诱导小鼠胚胎中 *Hoxa7* 基因异位表达，产生复合颅面部和颈椎畸形。

四、氧化损伤

正常生理情况下，机体内氧化和抗氧化处于相对动态平衡。妊娠期母体内氧自由基代谢及抗氧化活性均显著增强，一旦体内氧化反应过强或抗氧化剂缺乏，就会使机体的**活性氧（reactive oxygen species，ROS）**产生和清除失衡，过多产生的 ROS 则可造成组织细胞内生物大分子氧化损伤，导致细胞突变和细胞凋亡，使胚胎发育迟滞或畸形。由于胚胎抗氧化保护机制尚未发育成熟，故对氧化损伤的敏感性较高。胚胎的低抗氧化能力是与子宫内低氧状态及胚胎细胞增殖分化需要在一个相对较低的氧化还原状态下进行相适应的，一旦这一相对较低的氧化还原状态被破坏，就极易产生胚胎毒性。El-Bassiouni 等（2005）研究发现，妊娠糖尿病诱发的畸形胚胎体内的还原型谷胱甘肽（glutathione，GSH）水平明显降低和脂质过氧化产物**丙二醛（malondialdehyde，MDA）**含量显著升高，伴有体内硒和维生素 C 含量减少。进一步研究发现，维生素 C 和维生素 E 均可以缓解糖尿病诱发的受孕第 10.5 天大鼠胚胎氧化应激反应，继而降低糖尿病引起的胎儿发育损伤。氧化应激反应在反应停致畸中也起关键作用。Parman 等（1999）研究发现，反应停（400mg/kg）经口给予受孕第 12 天家兔后，明显诱导家兔胎盘和胚胎 DNA 氧化损伤，继而使胚胎死亡、短趾畸形发生增多，而自由基清除剂 **2-苯叔丁基硝酮（2-phenyltert-butyronitrone PBN）**明显使拮抗反应停止阶段胎儿畸形和胚胎死亡。

研究还发现，反应停（1200mg/kg）经腹腔给予受孕小鼠没有产生胎鼠畸形等发育异常，同时也未引起胎盘和胚胎 DNA 氧化损伤。此外，孕期母体接触细菌脂多糖（LPS）引起的胚胎死亡、早产、胎儿畸形和生长发育迟缓等子代发育毒作用也与氧化应激有关。

GSH 是胞内主要的游离巯基，在保护细胞免受氧化损伤中起重要作用。GSH 在卵巢中的浓度相对较高，成熟卵母细胞中的含量显著高于非成熟卵母细胞。卵母细胞中 GSH 对于精卵融合后不久激发精子染色质分散具有重要意义。体外卵母细胞染毒特异性的、可逆的 GSH 氧化剂二酰胺，可导致精子染色质分散的可逆性抑制以及减数分裂期纺锤体过早的溶解。进一步研究显示，二酰胺处理引起卵母细胞 GSH：GSSG 明显下降。上述结果提示，诱发氧化应激的外源化学物既可损伤精子染色质的生理过程，又可阻断受精卵减数分裂的完成。

五、炎症

炎症是临床常见的一个病理过程，可发生于机体各部位的组织和器官，其本质是机体与致炎因子进行抗争的过程。致炎因子作用于机体后，一方面，引发组织细胞损伤，使局部组织细胞发生变性和坏死；另一方面，诱导机体防御机能增强，以利于清除致炎因子，使受损组织得到修复，从而使机体的内环境以及内环境和外环境之间达到新的平衡。众多研究发现，孕期母体接触 LPS 可以升高母鼠血清、胎盘、羊水、胎儿体内肿瘤坏死因子-α（TNF-α）、白细胞介素-1β（IL-1β）、白细胞介素-6（IL-6）、白细胞介素-10（IL-10）、前列腺素（PG）、干扰素-γ（IFN-γ）等炎性细胞因子水平。此外，国内徐德祥教授课题组系列研究发现，孕期母体 LPS 暴露可引起胚胎死亡、早产，以及胎儿畸形、生长发育迟缓和神经行为功能异常等子代发育毒作用。进一步研究发现，在孕鼠给予 LPS 前 30min 腹腔注射 TNF-α 合成抑制剂己酮可可碱（PTX），结果显示，与 LPS 模型组相比，PTX 干预组母鼠血清和羊水中 TNF-α 明显降低，胚胎死亡显著减少，胎鼠体重和体长均明显升高。另一项研究发现，环氧合酶 2（COX2）选择性抑制剂 SC-236 显著减弱 LPS 升高子宫、卵巢中 PG 合成，继而明显缓解 LPS 诱发的早产。此外，环境化学物、感染或自身免疫性疾病引起的全身或局部炎症能够抑制睾丸类固醇激素合成及精子发生，引起暂时或永久性生殖功能障碍。最近的一项研究还发现，新生期雄性和雌性大鼠暴露 LPS 明显降低青春期发育指标体重年龄比，显著干扰成年后类固醇激素合成（雄鼠血清睾酮和黄体生成素含量下降，雌鼠血清黄体生成素含量下降），以及引起成年后交配等性行为的异常改变。

六、与发育相关的信号通路紊乱

2000 年，美国国家研究委员会发表了题为"发育毒理学及危险度评价的科学前沿"的专题报告（NRC，2000），报告中总结了许多现有的科学发现和科研思路，描述了 17 种保守的细胞间信号通路，在人和各种动物发育过程中的不同时间和不同部位重复使用，见表 23-1。Hedgehog 信号转导途径是兴奋关联的经典例子，联系着胚胎学、毒理学和遗传学，这一通路首先是在果蝇中被发现，脊椎动物中也存在，且对于许多组织和器官的发育过程尤为重要，包括中枢神经系统、面部和四肢。Hedgehog 受体家族的配体要经过蛋白水解并与胆固醇结合后才能活化，这一过程通过音猬因子（Sonic Hedgehog，SHH）途径放大。Sonic Hedgehog 是 5 种刺猬因子（Hedgehog，HH）中的一种。Hedgehog 信号转导途径非常重要，而音猬因子则是 Hedgehog 信号转导途径中研究最为透彻的配体。这种因子作为重要的形态发生素（morphogen），在调节脊椎动物器官发育中起关键作用，如它决定四肢以及脑脊髓正中线的形成。音猬因子在成年个体中也很重要。它控制成年体细胞的分裂。音猬因子的失控将导致癌症。SHH 信号传递受靶细胞膜上两种受体 patched（Ptc）与膜蛋白 smoothened（Smo）的控制。正常情况下，Ptc 抑制 Smo。SHH 和 Ptc 的结合能够解除 Smo 的功能，引起特定转录因子的激活，继而促进靶基因转录（Choudhry et al.，2014）。小鼠和人 SHH 基因突变可诱发前脑无裂畸形。从毒理学角度来看，植物碱、**蒜藜芦碱（jervine）**和**环杷胺（cyclopamine）**能够与 Ptc 结合，诱导动物发生前脑无裂畸形。此外，SHH 还需要与胆固醇共价结合方能活化，因此，胆固醇合成抑制剂也可诱导动物前脑无裂畸形，通过了解 Hedgehog 发育信号通路的生化机制和功能，以期帮助阐明诱发子代前脑无裂畸形的毒作用机制；另外，合成这些信号涉及的关键分子的药理学探针，可以明确这一信号转导途径在大脑发育过程中的作用。

表 23-1　多细胞动物发育过程中细胞间信号转导途径（卡萨瑞特·道尔，2005）

发育期	信号转导途径
器官发生期前、随后生长和组织更新	Wingless-Int 途径
	转化生长因子 β 途径
	Hedgehog 途径
	酪氨酸激酶途径
	Notch-Delta 途径
	细胞因子途径（STAT 途径）
器官发生、细胞分化、随后的生长和组织更新	白细胞介素-1-信号 NF-κB 途径
	核激素受体途径
	凋亡途径
	酪氨酸受体磷酸化途径
幼体和成体生理	鸟苷酸环化酶途径
	一氧化氮途径
	G 蛋白连接受体途径
	整合素途径
	钙黏蛋白（cadherin）途径
	缝隙连接途径
	配体门控阳离子通道途径

第四节　生殖与发育毒作用机制研究进展

近年来，生命科学特别是细胞与分子生物学理论与技术的飞速发展，赋予了生殖与发育毒理学强大的生命力，相关研究取得了许多重要的进展，生殖与发育毒理学成为生命科学最活跃的领域之一。

一、生殖与发育毒作用的发育起源和传代效应

大量动物实验和人群调查结果表明，生命发育早期暴露于乙烯菌核利、甲氧氯、邻苯二甲酸酯、镉和铅等环境化学物，可能引起成年后生殖系统损害、内分泌干扰和子代发育异常等。这提示，生殖与发育毒作用可能存在发育起源。

生殖与发育毒性的传代效应尚存在争议。早期 Anway 等（2005）发现，怀孕大鼠短期接触高水平的杀虫剂甲氧氯和杀菌剂乙烯菌核利，可以引起雄性仔鼠精子生成减少和雄性不育，并发现在 F_1—F_4 代所有检查的后代中，有 90%存在这种不良影响。该课题组后续研究进一步发现，F_0 代孕鼠暴露于乙烯菌核利后，其 F_1—F_4 代成年后代前列腺疾病、免疫系统异常、肾脏疾病、乳腺癌和高胆固醇血症等疾病发生率较对照组明显升高。然而，Radford 等（2014）报道，F_0 代小鼠孕期营养不良引起其 F_1 代雄性仔鼠成年后精子多个基因位点的低甲基化以及 F_2 代仔鼠脂质代谢紊乱。进一步研究发现，模型组 F_2 代雄性仔鼠糖耐受和脂质代谢紊乱相关基因表达异常，但 F_2 代雄性仔鼠精子 DMR 区的甲基化水平在模型组和对照组之间无差异。综上，生殖与发育毒性的传代效应尚需要更多的相关研究来证实。

二、内分泌干扰效应与生殖/发育毒作用

环境内分泌干扰物（environmental endocrine disruptor，EED）是一大类在环境中天然存在或污染的，可模拟天然激素生理、生化作用，干扰或抑制生物体神经、内分泌、免疫和生殖系统功能，产生可逆或不可逆性生物学效应的化学物。EED 具有种类繁多和分布广泛等特点。目前，EED 对生殖系统的损害作用机制包括：干扰内源性激素的合成、分泌、代谢、排泄和生物利用度；改变激素受体的识别、结合、跨膜信号转导等。此外，EED 还可以影响母体内源性激素水平，改变母体内环境稳态，引起流产、着床前丢失和畸形等发育毒作用，其作用机制包括：作为类固醇受体的配体起作用；改变类固醇激素代谢酶活性；扰乱下丘脑-垂体激素释放；其他未知的作用机制。

三、内质网应激与生殖/发育毒作用

内质网是细胞内重要的细胞器，负责跨膜蛋白和分泌型蛋白的合成、修饰、折叠和组装。细胞内质网受损、蛋白质合成量超过内质网负荷或错误折叠蛋白过多均可引起内质网应激（ER stress）。轻度内质网应激后，细胞通过启动未折叠蛋白反应（unfolded protein response，UPR）信号而缓解内质网应激，以维持细胞稳态。UPR 信号主要包括 IRE1α、PERK 和 ATF6 信号。生理情况下，IRE1α、PERK 和 ATF6 分别与内质网伴侣蛋白 GRP78 结合而处于灭活状态，当内质网腔内未折叠蛋白聚集时，竞争结合 GRP78 以促进折叠。处于灭活状态的 IRE1α、PERK 和 ATF6 蛋白因释放 GRP78 后分别被激活。IRE1α 被激活

后具有核酶作用，切割 XBP1 为剪切型 XBP1（sXBP1），进而上调 *GRP78* 和 *EDEM* 等基因表达，以促进蛋白质折叠和降解；PERK 被激活后通过自身磷酸化诱导下游 EIF2α 磷酸化，抑制蛋白质合成；ATF6 被激活后转位于高尔基体，被蛋白酶降解为裂解型 ATF6（cATF6），转位于细胞核而上调 *GRP78*、*PDI* 和 *EDEM* 等基因表达，以促进蛋白质折叠和蛋白质降解。中重度或持续性内质网应激通过激活 pIRE1α/pJNK、pPERK/ATF4/CHOP 和 caspase-12 途径而启动细胞凋亡。早期人群研究发现了宫内生长受限儿的胎盘组织发生内质网应激及其相关的胎盘滋养细胞凋亡、蛋白质合成抑制和细胞增殖减缓的分子证据；随后的动物实验发现，IRE-1α 基因敲除、EIF2α 的 Ser51 突变或衣霉素处理均可以诱导胎盘内质网应激反应，促进胎盘细胞凋亡并抑制胎盘细胞增殖，进而损害胎盘结构和功能，最终引起胎鼠体重降低（Yung et al.，2008）。此外，徐德祥课题组研究发现，内质网应激在镉诱导成年小鼠睾丸生殖细胞凋亡中起关键作用（Ji et al.，2011）。

四、miRNA 与生殖/发育毒作用

微小 RNA（microRNA，miRNA）是一种广泛存在于真核生物中的单链小分子非编码 RNA，长 21—25nt，与 ARGONAUTE（AGO）/PIWI 蛋白家族中的 AGO 亚族结合。主要由一段具有发夹结构的长度为 70—90nt 的单链 RNA 前体（pre-miRNA）剪切生成，成熟 miRNA 主要通过 5′端的第 2—8 个 nt（seed sequence）与靶 mRNA 3′UTR（3′-untranslated region）互补而发挥 mRNA 降解或抑制翻译作用。miRNA 在物种间有高度保守性、时序性和组织特异性；多个 miRNA 可能同时调控同一靶基因，一种 miRNA 也可能作用于多个靶基因。系列表达谱研究结果显示，哺乳动物睾丸组织中有多种 miRNA。Yan 等（2007）利用芯片研究比较未成熟与成熟小鼠睾丸中 miRNA 的表达，发现 19 种 miRNA 在这两种睾丸中的表达有显著不同，提示这些差异表达的 miRNA 可能对睾丸发育产生影响。成年小鼠睾丸组织的粗线期精母细胞、精子细胞和支持细胞 miRNA 芯片分析结果显示，miR-34c 特异性高表达于睾丸粗线期精母细胞和精子细胞。进一步研究发现，miR-34c 通过下调 ATF1 蛋白表达加快雄性小鼠生殖细胞凋亡。这些结果提示，miRNA 可能参与精子发生中有丝分裂、减数分裂及后减数分裂阶段的基因表达调控。

五、piRNA 与生殖/发育毒作用

piRNA（piwi-interacting RNA）是从哺乳动物生殖细胞中分离到的一类长度为 26—31nt、具有单链结构的 RNA 分子，与 AGO/PIWI 蛋白家族的 PIWI 亚族结合才能调控基因沉默过程，主要表达于生殖细胞中（Iwasaki et al.，2015）。PIWI 亚家族主要包括 MIWI、MILI 和 MIWI2，均为生殖细胞中的特异性蛋白，若分别敲除 *miwi*、*mili* 或 *miwi2* 基因，小鼠精子发生障碍，表现为雄性不育。生殖细胞中存在数以百万种 piRNA，其数目远远超过其他非编码 RNA 总和，且 piRNA 序列可对应到所有类型的基因组序列，包括**基因编码区（gene-coding region）**和**基因间区（intergenic region）**，这提示 piRNA 可能在生殖细胞发育中调控基因表达。在线虫、果蝇、斑马鱼和小鼠中，*piwi* 基因突变引起生殖细

发育缺陷，如无法维持**生殖干细胞（germline stem cell，GSC）**增殖，减数分裂异常，最后造成不育。许多 PIWI 相互作用蛋白，包括多个 TUDOR 蛋白家族成员，其基因突变导致类似于 PIWI 的突变表型（Ku and Lin，2014）。PIWI 蛋白和多数相互作用蛋白皆参与 piRNA 的生物合成。piRNA 从转座子、编码蛋白的基因以及基因间区产生的 RNA 衍生而来，piRNA 负责引导 PIWI 蛋白至特定靶序列，主要参与调节雄性生殖细胞减数分裂及后减数分裂的过程，在精子发生中起抑制**反转录转座子（retrotransposon）**的作用。

（王 华 庄志雄）

参 考 文 献

卡萨瑞特·道尔. 2005. 毒理学——毒物的基础学. 6 版. 黄吉武，周宗灿译. 北京: 人民卫生出版社.

Anway MD, Cupp AS, Uzumcu M, et al. 2005. Epigenetic transgenerational actions of endocrine disruptors and male fertility. Science, 308: 1466-1469.

Choudhry Z, Rikani AA, Choudhry AM, et al. 2014. Sonic hedgehog signalling pathway: a complex network. Ann Neurosci, 21(1): 28-31.

Crotzer VL, Blum JS. 2005. Autophagy and intracellular surveillance: modulating MHC class II antigen presentation with stress. Proc Natl Acad Sci USA, 102(22): 7779-7780.

El-Bassiouni EA, Helmy MH, Abou Rawash N, et al. 2005. Embryopathy in experimental diabetic gestation: assessment of oxidative stress and antioxidant defence. Br J Biomed Sci, 62: 71-76.

Feychting M, Plato N, Nise G, et al. 2001. Paternal occupational exposures and childhood cancer. Environ Health Perspect, 109: 193-196.

Fimia GM, Stoykova A, Romagnoli A, et al. 2007. Ambra1 regulates autophagy and development of the nervous system. Nature, 447(7148): 1121-1125.

Hooiveld M, Haveman W, Roskes K, et al. 2006. Adverse reproductive outcomes among male painters with occupational exposure to organic solvents. Occup Environ Med, 63: 538-544.

Iwasaki YW, Siomi MC, Siomi H. 2015. PIWI-interacting RNA: its biogenesis and functions. Annu Rev Biochem, 84: 405-433.

Ji YL, Wang H, Zhao XF, et al. 2011. Crosstalk between endoplasmic reticulum stress and mitochondrial pathway mediates cadmium-induced germ cell apoptosis in testes. Toxicol Sci, 124(2): 446-459.

Ku HY, Lin HF. 2014. PIWI proteins and their interactors in piRNA biogenesis, germline development and gene expression. Natl Sci Rev, 1(2): 205-218.

Kuhn DE, Nuovo GJ, Martin MM, et al. 2008. Human chromosome 21-derived miRNAs are overexpressed in Down syndrome brains and hearts. Biochem Biophys Res Commun, 370(3): 473-477.

Lacasaña M, Vázquez-Grameix H, Borja-Aburto VH, et al. 2006. Maternal and paternal occupational exposure to agricultural work and the risk of anencephaly. Occup Environ Med, 63: 649-656.

Nicholls RD, Knepper JL. 2001. Genome organization, function, and imprinting in Prader-Willi and Angelman syndromes. Annu Rev Genomics Hum Genet, 2: 153-175.

NRC. 2000. Scientific Frontiers in Developmental Toxicology and Risk Assessment. National Research Council (US)Committee on Developmental Toxicology. Washington (DC): National Academies Press.

Parman T, Wiley MJ, Wells PG. 1999. Free radical-mediated oxidative DNA damage in the mechanism of thalidomide teratogenicity. Nat Med, 5: 582-585.

Pierik FH, Burdorf A, Deddens JA, et al. 2004. Maternal and paternal risk factors for cryptorchidism and hypospadias: a case-control study in newborn boys. Environ Health Perspect, 112: 1570-1576.

Radford EJ, Ito M, Shi H, et al. 2014. In utero undernourishment perturbs the adult sperm methylome and intergenerational metabolism. Science, 345: 1255903.

Regidor E, Ronda E, García AM, et al. 2004. Paternal exposure to agricultural pesticides and cause specific fetal death. Occup Environ Med, 61: 334-339.

Toso L, Roberson R, Abebe D, et al. 2007. Neuroprotective peptides prevent some alcohol-induced alteration in gamma-aminobutyric acid A-beta3, which plays a role in cleft lip and palate and learning in fetal alcohol syndrome. Am J Obstet Gynecol, 196(3): 259. e1-5.

Yan N, Lu Y, Sun H, et al. 2007. A microarray for microRNA profiling in mouse testis tissues. Reproduction, 134(1): 73-79.

Yung HW, Calabrese S, Hynx D, et al. 2008. Evidence of placental translation inhibition and endoplasmic reticulum stress in the etiology of human intrauterine growth restriction. Am J Pathol, 173(2): 451-462.

索　引

其他